AF672114

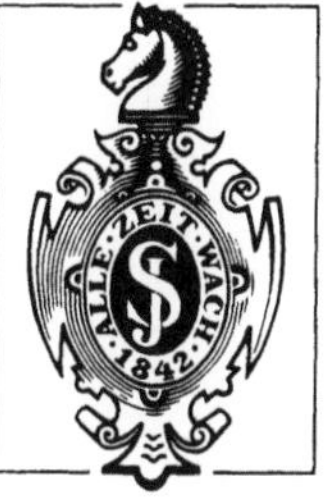
ALLE ZEIT WACH
1842

B. Runnebaum T. Rabe

Gynäkologische Endokrinologie und Fortpflanzungsmedizin

BAND 2 Fortpflanzungsmedizin

Unter Mitarbeit von
G. Bastert G. Dallenbach-Hellweg S. Ditz W. Eggert-Kruse
J. F. H. Gauwerky I. Gerhard U. B. Gör C. Maier-Kirstätter
T. Rabe F. Raue S. Rimbach B. Runnebaum W.-B. Schill
M. Sillem C. Sohn W. Stolz J. Urbancsek D. Wallwiener

Mit 195 überwiegend farbigen Abbildungen und 121 Tabellen

Springer-Verlag
Berlin Heidelberg GmbH

Prof. Dr. med. Dr. h.c. Benno Runnebaum
Prof. Dr. med. Thomas Rabe
Universitäts-Frauenklinik
Abteilung Gynäkologische Endokrinologie
und Fertilitätsstörungen
Voßstraße 9, D-69115 Heidelberg

ISBN 978-3-662-07634-7

Die Deutsche Bibliothek – CIP-Einheitsaufnahme
Gynäkologische Endokrinologie und Fortpflanzungsmedizin / B. Runnebaum; T. Rabe.

NE: Runnebaum, Benno [Hrsg.]
Bd. 2. Fortpflanzungsmedizin: mit 121 Tabellen / unter Mitarb. von G. Bastert ... – 1994
ISBN 978-3-662-07634-7 ISBN 978-3-662-07633-0 (eBook)
DOI 10.1007/978-3-662-07633-0

NE: Bastert, Gunther

Dieses Werk ist urheberrechtlich geschützt. Die dadurch begründeten Rechte, insbesondere die der Übersetzung, des Nachdrucks, des Vortrags, der Entnahme von Abbildungen und Tabellen, der Funksendung, der Mikroverfilmung oder der Vervielfältigung auf anderen Wegen und der Speicherung in Datenverarbeitungsanlagen, bleiben, auch bei nur auszugsweiser Verwertung, vorbehalten. Eine Vervielfältigung dieses Werkes oder von Teilen dieses Werkes ist auch im Einzelfall nur in den Grenzen der gesetzlichen Bestimmungen des Urheberrechtsgesetzes der Bundesrepublik Deutschland vom 9. September 1965 in der jeweils geltenden Fassung zulässig. Sie ist grundsätzlich vergütungspflichtig. Zuwiderhandlungen unterliegen den Strafbestimmungen des Urheberrechtsgesetzes.

© Springer-Verlag Berlin Heidelberg 1994
Ursprünglich erschienen bei Springer-Verlag Berlin Heidelberg New York 1994
Softcover reprint of the hardcover 1st edition 1994

Die Wiedergabe von Gebrauchsnamen, Handelsnamen, Warenbezeichnungen usw. in diesem Werk berechtigt auch ohne besondere Kennzeichnung nicht zu der Annahme, daß solche Namen im Sinne der Warenzeichen- und Markenschutz-Gesetzgebung als frei zu betrachten wären und daher von jedermann benutzt werden dürften.

Produkthaftung: Für Angaben über Dosierungsanweisungen und Applikationsformen kann vom Verlag keine Gewähr übernommen werden. Derartige Angaben müssen vom jeweiligen Anwender im Einzelfall anhand anderer Literaturstellen auf ihre Richtigkeit überprüft werden.

Einbandgestaltung: E. Kirchner, Heidelberg
Herstellung: PRO EDIT GmbH, Heidelberg
Satz: K+V Fotosatz GmbH, Beerfelden

SPIN: 10134314 21/3130-5 4 3 2 1 0 – Gedruckt auf säurefreiem Papier

Vorwort

Seit dem Erscheinen der ersten Auflage sind 7 Jahre vergangen. In der Zwischenzeit wurden auf dem Gebiete der Endokrinologie und Fortpflanzungsmedizin eine Reihe von regulatorisch wirksamen Peptiden (u. a. Wachstumsfaktoren, Zytokine, Inhibine, Aktivine, Enzymsysteme) entdeckt oder weiter untersucht und ihre Wirkungsweisen und die Einflüsse auf endokrine Regelkreise studiert. Manche Signalwege von Hormonwirkungen (z. B. GnRH, Gonadotropine) werden inzwischen umfassender verstanden. Große Bedeutung für das Verständnis von Hormonwirkungen haben parakrine und autokrine Regulationsmechanismen gewonnen. So sind Störungen der Follikelreifung und der Corpus-luteum-Funktion ohne lokale Einflüsse von Wachstumsfaktoren (IGF I und II und deren Bindungsproteine, Tumornekrosefaktor), von Zytokinen (Interleukine) und von follikelregulierenden Proteinen sowie von Prostaglandinen nicht zu verstehen. Die Fortschritte in der Grundlagenforschung und klinische Weiterentwicklungen von Nachweismethoden und Therapieverfahren sowohl in der gynäkologischen Endokrinologie als auch in der Fortpflanzungsmedizin machten es notwendig, das Buch „Gynäkologische Endokrinologie" der 1. Auflage aus dem Jahre 1987 um einige neue Kapitel zu erweitern. Dadurch nahm der Umfang derart zu, daß die Neuauflage in zwei Bänden erscheint. Im ersten Band „Gynäkologische Endokrinologie" der Neuauflage wurden zwei neue Kapitel aufgenommen, die sich mit verschiedenen Hormonen hinsichtlich Herkunft, Sekretion, Stoffwechsel, Konzentration, Wirkungen und Klinik befassen sowie mit Therapiemöglichkeiten mit Hormonen. Die meisten Beiträge sind nach heutigen Kenntnissen neu verfaßt worden, wobei die Kapitel *„Physiologie und Pathophysiologie des menstruellen Zyklus"*, *„Kontrazeption"* und *„Klimakterium der Frau"* wegen der großen klinischen Bedeutung sehr ausführlich behandelt wurden. Durch die Auswahl der Autoren wird deutlich, wie stark es sich bei der gynäkologischen Endokrinologie um ein interdisziplinäres Fachgebiet handelt. Hierdurch sind bei der Darstellung mancher Krankheitsbilder, wie dem adrenogenitalen Syndrom, bei hormonaktiven Tumoren oder bei Erkrankungen von Schilddrüse und Nebennieren Überschneidungen und Wiederholungen nicht immer zu vermeiden gewesen.

Im zweiten Band „Fortpflanzungsmedizin" wurden Beiträge zu morphologischen Veränderungen der weiblichen Genitalorgane unter Einfluß von Sexualhormonen, zu Umweltbelastungen und Infertilität sowie zur Bedeutung der Schilddrüse für die Fertilität neu aufgenommen. Die anderen Kapitel wurden nach heutigem Kenntnisstand und nach aktuellen klinischen Erfahrungen neu geschrieben. Sehr ausführlich wurden die Beiträge *„Sterilität", Assistierte Fortpflanzung"* und *„Endokrinologie der Schwangerschaft"* dargestellt. Die wesentlichen Aspekte der Physiologie und Pathologie der an der Fortpflanzung beteiligten Organe wurden berücksichtigt, wobei die heute einsetzbaren diagnostischen und therapeutischen Maßnahmen, einschließlich derjenigen beim Mann, behandelt werden. Das Konzept des unerfüllten Kinderwunsches des Paares soll in dem Kapitel *„Sterilität"* vermittelt werden, wobei in Ergänzungsbeiträgen psychosomatische und andere somatische Aspekte vertieft werden. Die gleichzeitige Betreuung von Frau und Mann in der diagnostischen und therapeutischen Phase ist außerordentlich wichtig, sie läßt sich jedoch durch die Aufteilung in einzelne Kapitel nicht immer deutlich genug vermitteln.

Die Verfasser danken allen Mitautoren dieser zwei Bände. Sie haben mit ihrem Spezialwissen und mit ihren klinischen Kenntnissen und Erfahrungen zum Gelingen dieser Bücher entscheidend beigetragen. Allen Mitarbeitern der Universitäts-Frauenklinik Heidelberg gilt der besondere Dank der Herausgeber, insbesondere Frau Gärtner und Frau Mahrla für die Erstellung von Manuskripten sowie Herrn Dr. phil. Okyayuz für die Überarbeitung der Manuskripte und Erstellung der Graphiken. Ebenfalls gilt unser Dank dem Springer Verlag, insbesondere Frau Dr. Heilmann und Herrn Schwind, für die Hilfe bei der Drucklegung der Manuskripte und für das großzügige Eingehen auf unsere Gestaltungswünsche.

Heidelberg, im Juli 1994

Benno Runnebaum
Thomas Rabe

Meiner Frau *Hety*
und den Kindern
Ingo, Karsten und *Silke*
gewidmet

(B. Runnebaum)

Inhaltsverzeichnis

Mitarbeiterverzeichnis

Prof. Dr. med. Dr. h.c. G. Bastert
Universitäts-Frauenklinik
Abt. Allgemeine Gynäkologie und Geburtshilfe
Voßstraße 9
69115 Heidelberg

Prof. Dr. Gisela Dallenbach-Hellweg
Institut für Pathologie
A 2
68159 Mannheim

Dr. med. Susanne Ditz
Zentralinstitut für seelische Gesundheit
Psychosomatische Klinik
I 5
68159 Mannheim

Dr. med. Waltraut Eggert-Kruse
Universitäts-Frauenklinik
Abt. Gynäkologische Endokrinologie und
Fertilitätsstörungen
Voßstraße 9
69115 Heidelberg

Priv. Doz. Dr. med. J.F.H. Gauwerky
Universitäts-Frauenklinik
Abt. Allgemeine Gynäkologie u. Geburtshilfe
Voßstraße 9
69115 Heidelberg

Prof. Dr. med. Ingrid Gerhard
Universitäts-Frauenklinik
Abt. Gynäkologische Endokrinologie und
Fertilitätsstörungen
Voßstraße 9
69115 Heidelberg

Dr. med. Ü.B. Gör
Universitäts-Frauenklinik
Abt. Gynäkologische Endokrinologie und
Fertilitätsstörungen
Voßstraße 9
69115 Heidelberg

Dipl. Psych. Claudia Maier-Kirstätter
Leiblstraße 17
68163 Mannheim

Prof. Dr. med. T. Rabe
Universitäts-Frauenklinik
Abt. Gynäkologische Endokrinologie und
Fertilitätsstörungen
Voßstraße 9
69115 Heidelberg

Prof. Dr. med. F. Raue
Medizinische Universitätsklinik
Abt. Innere Medizin I
Endokrinologie und Stoffwechsel
Bergheimerstr. 58
69115 Heidelberg

Dr. med. S. Rimbach
Universitäts-Frauenklinik
Abt. Allgemeine Gynäkologie und Geburtshilfe
Voßstraße 9
69115 Heidelberg

Prof. Dr. med. Dr. h.c. B. Runnebaum
Universitäts-Frauenklinik
Abt. Gynäkologische Endokrinologie und
Fertilitätsstörungen
Voßstraße 9
69115 Heidelberg

Prof. Dr. med. W.-B. Schill
Universitäts-Hautklinik
Abteilung Allgemeine
Dermatologie und Andrologie
Gaffkystr. 14
35392 Gießen

Dr. med. M. Sillem
Universitäts-Frauenklinik
Abt. Gynäkologische Endokrinologie und
Fertilitätsstörungen
Voßstraße 9
69115 Heidelberg

Priv. Doz. Dr. med. C. Sohn
Universitäts-Frauenklinik
Sektion für Pränatale Medizin und
Gynäkologischen Ultraschall
Voßstraße 9
69115 Heidelberg

Priv. Doz. Dr. med. W. Stolz
Ingolstädter Straße 166
80939 München

Dr. med. habil. J. Urbancsek
Universitäts-Frauenklinik
SOTE I. sz. Nöi Klinika
Baross utca 27
H-1088 Budapest/Ungarn

Priv. Doz. Dr. med. D. Wallwiener
Universitäts-Frauenklinik
Abt. Allgemeine Gynäkologie und
Geburtshilfe
Voßstraße 9
69115 Heidelberg

1 Physiologie der Fortpflanzung

T. Rabe, Ü. B. Gör und B. Runnebaum

Im folgenden Kapitel soll auf die Grundlagen der menschlichen Fortpflanzung, d. h. auf die Eizellreifung, die Ovulation, mit nachfolgender Eizellaufnahme und die Fertilisierung der Eizelle eingegangen werden. Daran schließt sich die frühe Embryonalphase und die Implantation an. Ferner wird die Spermiogenese, der Ablauf des Spermientransits mit Kapazitation und Akrosomreaktion behandelt. Außerdem erfolgt ein Vergleich des Sexualverhaltens und der Zeugung zwischen Mensch und Tier. Die Abb. 1.1 zeigt eine schematische Darstellung wichtiger Vorgänge vor und während des Befruchtungsvorgangs.

1.1 Spermatogenese

Anatomie. Die Testes sind der Ort für die Entwicklung und morphologische Differenzierung der Samenzellen. Dieser Prozeß wird als Spermatogenese bezeichnet und läuft in den Samenkanälchen (Tubuli seminiferi contorti) ab. Aus den Tubuli contorti fließt ein steter spermatozoenenthaltender Flüssigkeitsstrom in das Rete testis, dessen Spalträume am oberen Hodenpool Anschluß an die Ductuli efferentes des Nebenhoden haben. In Abb. 1.2 ist der anatomische Aufbau des menschlichen Hodens dargestellt. Als wesentlicher Teil der ableitenden Samenwege ist der Nebenhoden zugleich auch Samenspeicher und produziert gemeinsam mit dem hochdifferenzierten Drüsenapparat, Samenblase und Prostata Sekrete, die in ihrer Gesamtheit das notwendige biologische Milieu für die bei der Ejakulation ausgestoßenen Samenzellen schaffen. Hier werden Nährstoffe zur Verfügung gestellt, um ein vorzeitiges Absterben der Spermien zu verhindern.

Regulation der Spermatogenese

Die Testes erfüllen zwei wichtige Aufgaben: die Steroidogenese durch die Leydig-Zellen, die sich im Interstitium zwischen den Tubuli befinden, und die Spermatogenese, die im Keimepithel der Tubuli seminiferi stattfindet. Die Produktion der Gameten und der Steroide erfolgt zwar in morphologisch voneinander getrennten Strukturen, beide Kompartimente stehen jedoch in enger Wechselbeziehung zueinander. Die Testesfunktionen werden durch Hypothalamus und Hypophyse reguliert und hängen von der Gonadotropinstimulation ab. LH regt die Synthese und Sekretion des Testosteron in den Leydig-Zellen an, die durch FSH verstärkt wird, indem es die Zunahme der LH-Rezeptoren an der Zelloberfläche fördert. Langfristig ansteigende Testosteronspiegel führen sowohl im Hypothalamus, als auch in der Hypophyse zu einer negativen Rückkopplung auf die LH-Sekretion. Leydig-Zellen enthalten auch Prolaktinrezeptoren. In niedrigen Konzentrationen regt Prolaktin die Testosteronsekretion an, während eine Hyperprolaktinämie über einen zentralen Mechanismus zu einem Abfall der Testosteronspiegel führt. FSH und Testosteron regen gemeinsam die Spermatogenese in den Tubuli seminiferi an. FSH bindet sich an spezifische Rezeptoren und führt auf diese Weise zur Synthese verschiedener Proteine: das bedeutendste unter ihnen ist das androgenbindende Protein (ABP). Steinberger (1977) gibt an, daß der Prozeß der Spermato- und Spermiogenese eine Androgenkonzentration innerhalb des Tubulusepithels erfordert, die 100mal höher ist, als in der Peripherie. Der Mechanismus durch den diese hohen intrazellulären Konzentrationen erreicht werden, basiert auf der

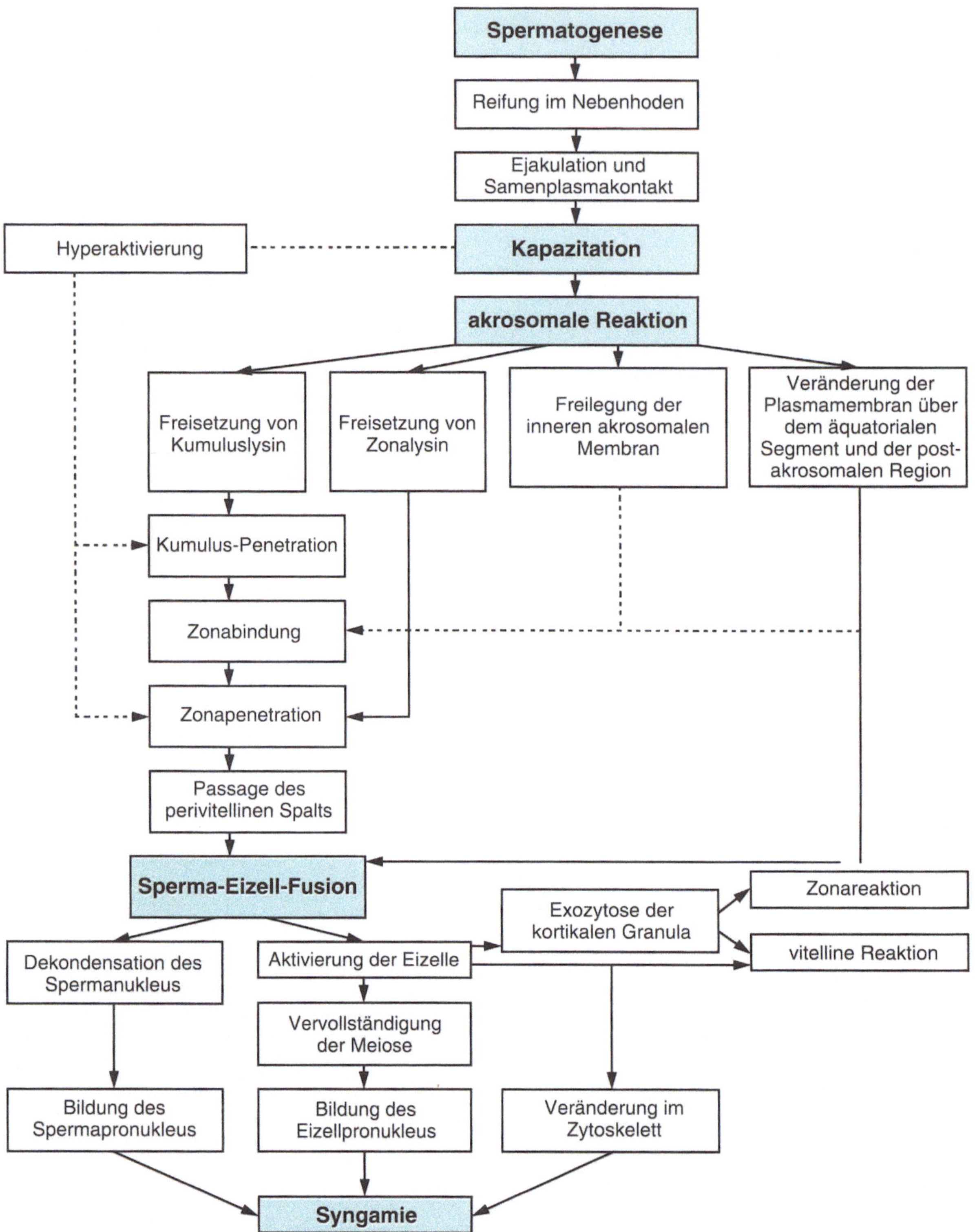

Abb. 1.1. Schematische Darstellung wichtiger Vorgänge vor und während des Befruchtungsvorgangs. (Nach Diedrich et al. 1985)

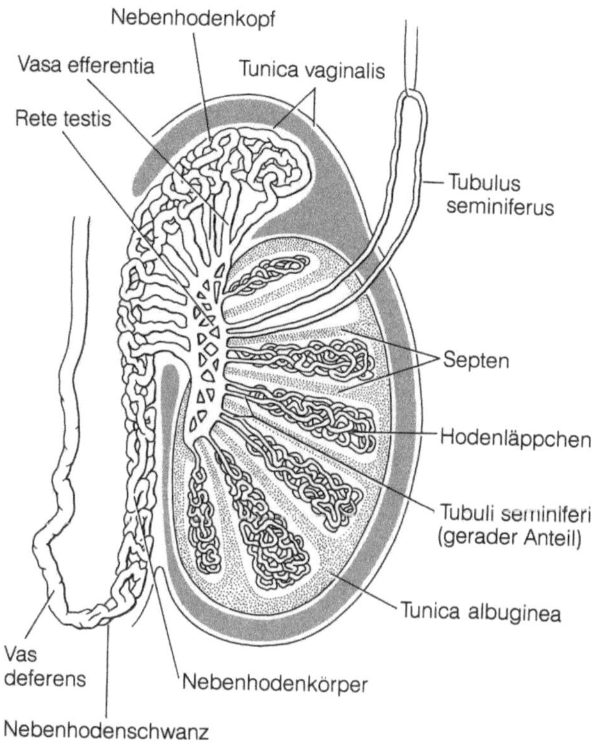

Abb. 1.2. Anatomie des menschlichen Hodens

Produktion eben dieses ABP durch die Sertoli-Zellen. ABP, das eine hohe Affinität zum Androgen hat, fängt diffundiertes Testosteron auf und der ABP-Testosteron-Komplex wandert durch das Zytoplasma der Sertoli-Zelle zu den heranreifenden Spermien, in denen auch Kernrezeptoren für Androgene nachgewiesen wurden (Sanborn et al. 1975; Wright u. Frenkel 1980; Isomaa et al. 1985). Androgene werden dann aus dem ABP-Androgen-Komplex freigegeben und an diese Rezeptoren gebunden.

Funktion der Sertoli- und Leydig-Zellen

Die Spermato- und Spermiogenese läuft in unmittelbarer Umgebung der Sertoli-Zellen ab (Abb. 1.3). Die Sertoli-Zellen sitzen der Basalmembran der Tubuli seminiferi unmittelbar auf und erstrecken sich bis in das Tubuluslumen. Von ihren weit verzweigten Zytoplasmaausläufern werden alle Spermatogenesezellen umfaßt. Benachbarte Sertoli-Zellen stehen über spezielle Zellverbindungen („tight junctions") miteinander in engem Kontakt, über die auch der Stoffaustausch erfolgt. Durch ihre Verbindung stellen sie ein Diffusionshindernis zwischen Interstitium und Tubuluslumen dar und sind daher als Bestandteil der Blut-Hoden-Schranke anzusehen. Stoffe, die aus der Blutbahn stammen oder von den Leydig-Zellen sezerniert werden, müssen so das Zytoplasma der Sertoli-Zellen passieren, um die Keimzellen zu erreichen. Aufgrund ihrer anatomischen Anordnung dienen die Sertoli-Zellen als mechanische Stützzellen für die Zellen der Spermatogenese und gewährleisten durch ihre metabolische und sekretorische Aktivität ein biochemisch günstiges Milieu für die Differenzierung der Keimzellen. Ein Sekretionsprodukt der Sertoli-Zellen ist der sog. „Sertoli cell factor" bzw. das Inhibin, eine Substanz, die über einen negativen Feedbackmechanismus die FSH-Sekretion der Hypophyse unterdrückt. Eine schematische Darstellung der hormonellen Regulationsmechanismen des Hypothalamus-Hypophyse-Testis-Systems findet sich in Abb. 1.4. Neben der sekretorischen Funktion besitzen die Sertoli-Zellen eine ausgeprägte Phagozytoseaktivität. Degenerierte Keimzellen und die bei der Freisetzung der Spermatozoen in das Tubuluslumen (Spermiation) entstandenen Residualkörper werden auf diese Weise aus dem Keimepithel entfernt.

Eine weitere wichtige Zellgruppe sind die Leydig-Zellen. Sie stellen das eigentliche endokrine Organ des Hodens dar und finden sich im interstitiellen Gewebe zwischen den Tubuli seminiferi, meist in Form epithelartiger Zellkomplexe in der Nähe von Kapillaren. Die wichtigste Funktion der Leydig-Zellen besteht in der Produktion von Androgenen, die für die funktionelle Aktivität des männlichen Genitaltrakts und die Ausprägung der männlichen Geschlechtsmerkmale verantwortlich sind.

Zusammenfassend kann über die hormonelle Regulation der Spermatogenese folgendes gesagt werden:

- Die Steroidbiosynthese in den Leydig-Zellen wird durch LH über einen spezifischen membranständigen Rezeptor stimuliert. Bindung von LH an den Rezeptor führt zur Aktivierung der Adenylatzyklase, die die Bildung des zyklischen AMP (cAMP) katalysiert. Das cAMP aktiviert seinerseits eine Proteinkinase im Zytoplasma der Leydig-Zelle, die mittelbar die Konversion von Cholesterin zu Pregnenolon und damit die Testosteronsynthese anregt.
- Durch Bindung von FSH an spezifische Rezeptoren der Sertoli-Zellmembran erfolgt eine Aktivierung der Adenylatzyklase, die Bildung von zyklischem AMP und Steigerung der Transkription, unter anderem mit Bildung von Inhibin und ABP.

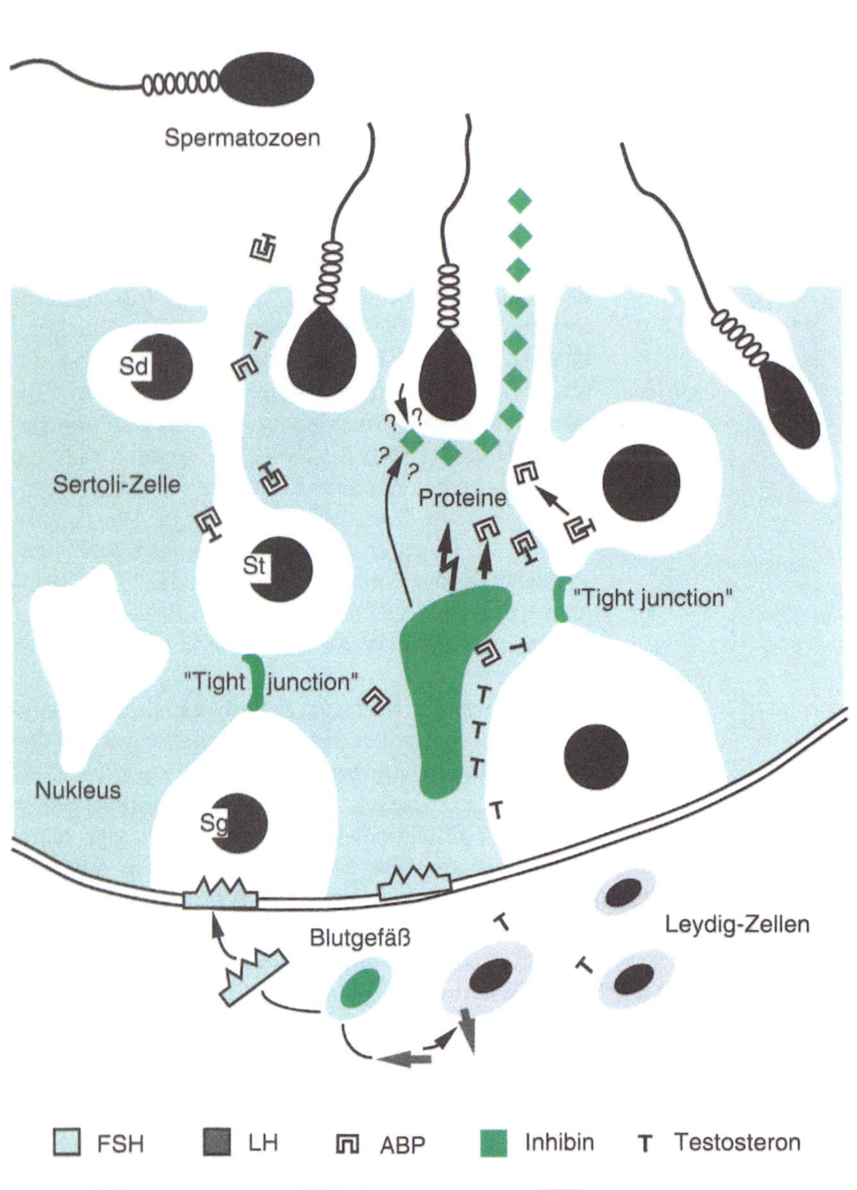

Abb. 1.3. Schematische Darstellung des Keimepithels mit Funktion der Sertoli-Zellen. (Nach Lunenfeld 1993)

- Inhibin, das von den Sertoli-Zellen gebildet wird, hemmt die Ausschüttung von FSH.
- Durch den ABP-Transportmechanismus werden die erforderlichen Testosteronkonzentrationen in den Zellen erreicht und werden dort teilweise zu Dehydrotestosteron und Östradiol umgewandelt. Die Androgene innerhalb der Tubuli seminiferi stimulieren daraufhin die Spermatogenese.
- Die Androgene haben einen hemmenden Effekt auf die Gonadotropinsekretion: Sie regulieren primär die LH-Sekretion. Androgene vermindern das Ansprechen der Hypophyse auf GnRH in bezug auf die LH-Freisetzung, haben aber keinen wesentlichen Effekt auf FSH.
- In diesem komplizierten Regelkreis spielen neben den Androgenen auch Östrogene eine Rolle. In physiologischen Konzentrationen hemmen

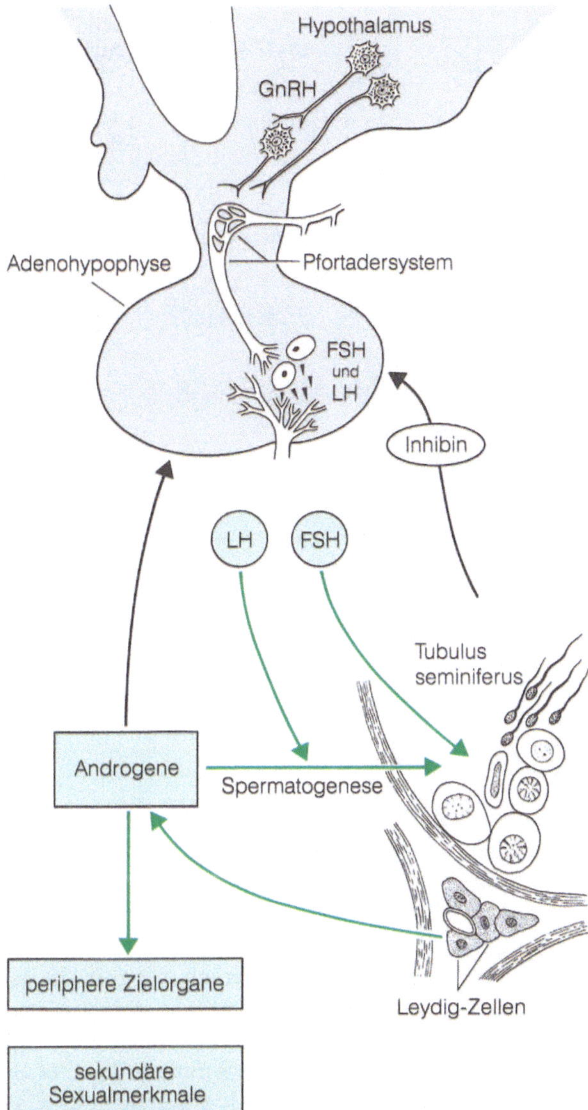

Fig. 1.4. Endokrine Regulationsmechanismen des männlichen Reproduktionstrakts. GnRH aus dem Hypothalamus erreicht über das Pfortadersystem die Adenohypophyse. FSH und LH stimulieren die Zellen der Spermatogenese und die Leydig-Zellen. Androgene und auch Östrogene der Gonaden bewirken eine negative Rückkopplung auf die neuroendokrine Funktion von Hypothalamus und Hypophyse. Nach Diedrich et al. 1985)

Androgene die LH-Sekretion stärker als Östrogene, Östrogene aber die FSH-Sekretion stärker als die LH-Sekretion.

Reifungsschritte

Die Tubuli contorti sind mit einem 60–80 µm hohen Keimepithel ausgekleidet, bestehen aus Keimzellen und Stützzellen, den sog. Sertoli-Zellen. Die Keimzellen vermehren sich im Keimepithel und machen die Reifeteilungen durch. Anschließend differenzieren sie sich zu Samenzellen. Die Entwicklung beginnt mit den Spermatogonien, die außen an der Basalmembran der Samenkanälchen liegen, und schreitet über Spermatozoen I. und II. Ordnung bis zu den Spermatiden fort, wobei die reifen Spermatiden das Lumen der Kanälchen säumen. In Abb. 1.5 ist ein Querschnitt durch einen Tubulus seminiferus dargestellt.

1. Reifeteilung. Die Spermatogonien bilden die basale Schicht des Keimepithels, wobei man 2 Typen unterscheidet. Spermatogonien Typ A gelten als Stammzellen der Spermatogenese, Spermatogonien Typ B stellen einen weiter entwickelten Zelltyp dar und sind an ihren nukleolenhaltigen Kernen erkennbar. Sie liegen teils der Basalmembran an, teils sind sie nur noch über einen Zytoplasmafuß mit dieser verbunden. Aus den mitotischen Teilungen der Spermatogonien Typ B gehen die Spermatozyten I hervor. Diese besitzen den normalen diploiden Chromosomensatz, d.h. 44 Autosomen und 2 Geschlechtschromosomen. Diese verdoppeln vor Eintritt in die Prophase I der Meiose (Präleptotän) ihren DNA-Gehalt (4 n DNA). Die Prophase dauert mit 24 Tagen sehr lange und bestimmt die neue Kombination des genetischen Materials in jeder Keimzelle. Während der verschiedenen Stadien der Prophase der 1. Reifeteilung (Leptotän, Zygotän, Pachytän, Diplotän, Diakenese) zeigen die Kerne der Keimzellen typische Chromosomenkonfigurationen:

Leptotän. Die zarten, fädigen Chromatinstrukturen bestehen bereits aus 2 Chromosomenuntereinheiten, den Chromatiden.

Zygotän. Jetzt erfolgt die Paarung homologer Chromosomen mit Ausnahme der Geschlechtschromosomen, die als einzelne Stränge (Sexchromatin) an der Kernmembran angeheftet sind.

Pachytän. Hier findet eine Spiralisation der Autosomen und eine Überkreuzung benachbarter Chromatiden (crossing over) statt. Dabei wird ein Austausch genetischen Materials zwischen den gepaarten homologen Chromosomen ermöglicht.

Diplotän. Die Überkreuzungsstellen (Chiasmen) werden sichtbar.

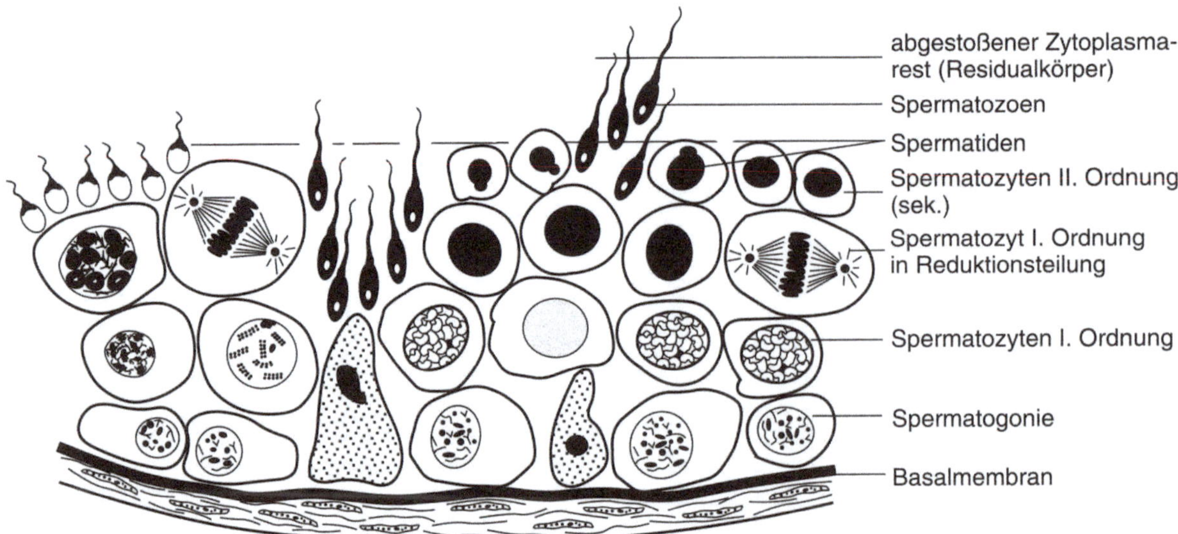

Abb. 1.5. Querschnitt durch einen Tubulus siminiferus mit schematischer Darstellung von Spermatogenesezellen verschiedener Entwicklungsstadien

Diakinese. Sie leitet mit Auflösung der Kernmembran schließlich zur Metaphase I über. Diese erfolgt ebenso wie die Anaphase und Telophase sehr rasch. Damit ist die 1. Reifeteilung vollendet, und es sind 2 Spermatozoen II. Ordnung entstanden. Ihre Kerne besitzen einen Chromosomensatz von 22 Autosomen und 1 Geschlechtschromosom (2 n DNA).

Der bedeutsamste Schritt im Verlauf dieser Stadien ist die Rekombination von genetischem Material.

2. Reifeteilung. Die Spermatozyten II treten nach kurzer Interphase, ohne DNA-Reduplikation, in die 2. meiotische Teilung ein, wobei die beiden Chromatiden jedes Chromosoms auf die beiden Tochterzellen (Spermatiden) verteilt werden, so daß diese zwar die gleiche Chromosomenzahl, jedoch nur noch in DNA (haploider Chromosomensatz), enthalten. In Abb. 1.6 ist die Reifeteilung männlicher Keimzellen dargestellt.

Durch eine komplizierte Differenzierung erhalten sie die Gestalt reifer Spermatiden, die eine Transportform der Keimzellen darstellen. Nach Ausreifung von Geißel, Kern und Akrosom (Spermiogenese) wird die Spermatide aus dem Keimepithel entlassen (Spermiatio) und von nun an als Spermatozoon bezeichnet. Die Abb. 1.7 zeigt den Aufbau eines Spermatozoon. In Tabelle 1.1 sind normale und pathologische Spermiogrammparameter aufgeführt.

1.2 Eizellreifung

Anatomie. Die Ovarien sind paarige, etwa pflaumengroße Organe, die an beiden Seiten der Beckenwand anliegen. Ihre Maße sind etwa 2,5 – 5,0 cm in der Länge, 1,5 – 3,0 cm in der Breite, 0,7 – 1,5 cm in der Höhe und wiegen zwischen 4 und 8 g. Man unterscheidet ein uterines von einem tubaren Ende. Das Ovar ist durch das Mesovar mit dem Lig. latum und durch das Lig. suspensorium ovarii mit der seitlichen Beckenwand verbunden. Das Ovar besteht aus einem Mark und einer Rinde. Das Mark ist zusammengesetzt aus Bindegewebe, glatten Muskelzellen und zahlreichen Gefäßen, Nerven und Lymphgefäßen. Die Rinde ist aus areolärem Stroma mit zahlreichen Gefäßen und verstreuten Follikeln in verschiedenen Entwicklungsstadien zusammengesetzt. Die heranreifenden Follikel vergrößern sich und sind mit dem bloßen Auge auf der Eierstockoberfläche zu erkennen. Wenn die Follikel rupturieren, wird die Eizelle freigesetzt und das verbliebene Gewebe des Follikels bildet sich zum Corpus luteum um. Das Corpus luteum wiederum wird durch narbige Umbildung zum Corpus albicans. Die Abb. 1.8 zeigt den anatomischen Aufbau des Ovars.

Die primordialen Keimzellen haben ihren Ursprung im Entoderm des Dottersackes. Von hier gelangen diese Zellen um die 5. Schwangerschaftswo-

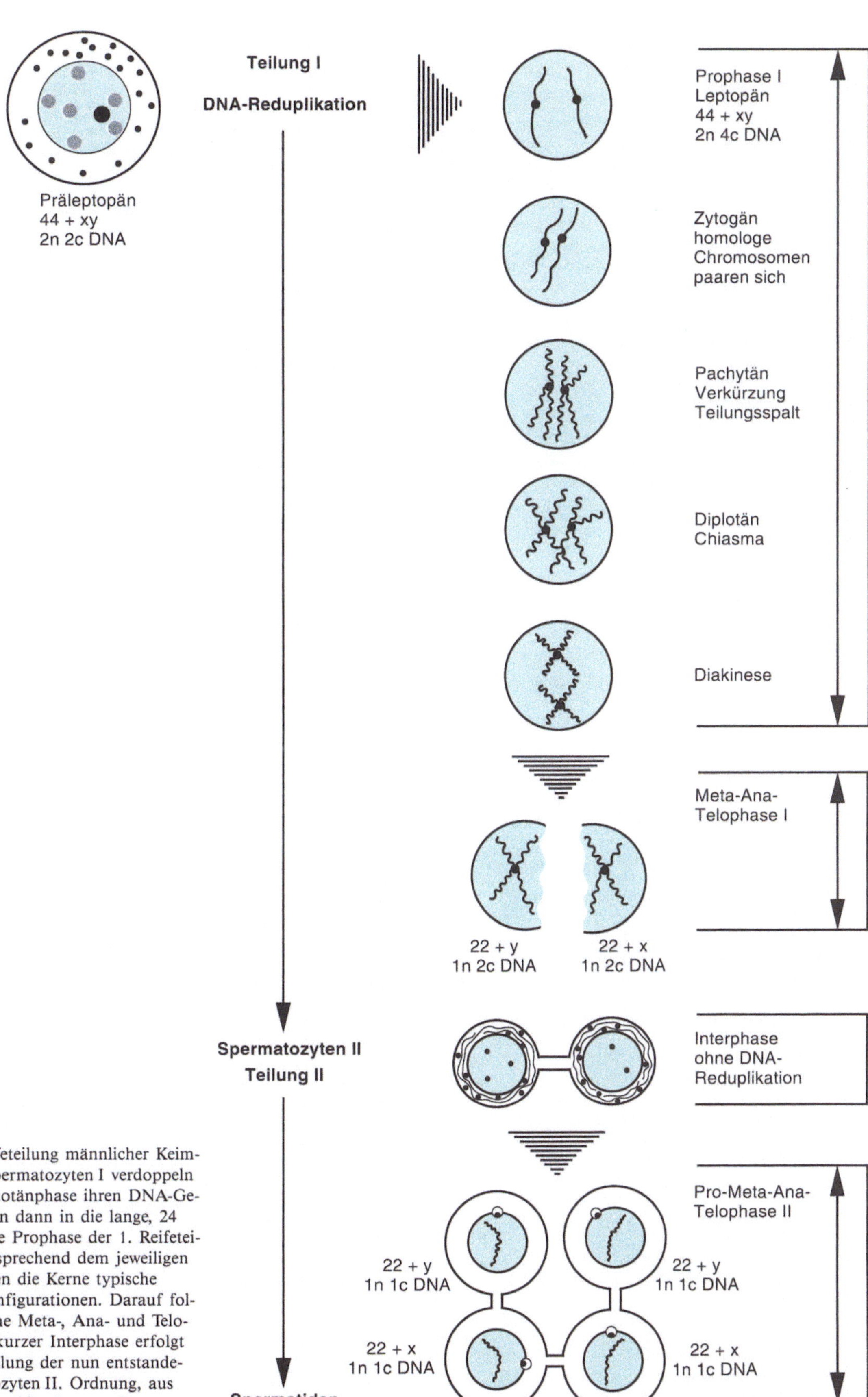

Abb. 1.6. Reifeteilung männlicher Keimzellen. Die Spermatozyten I verdoppeln in der Präleptotänphase ihren DNA-Gehalt und treten dann in die lange, 24 Tage dauernde Prophase der 1. Reifeteilung ein. Entsprechend dem jeweiligen Stadium zeigen die Kerne typische Chromatinkonfigurationen. Darauf folgen eine rasche Meta-, Ana- und Telophase. Nach kurzer Interphase erfolgt die 2. Reifeteilung der nun entstandenen Spermatozyten II. Ordnung, aus der die Spermatiden hervorgehen

Tabelle 1.1. Normale und pathologische Spermiogrammparameter

Spermiogramm			
Diagnose	Befunde Spermienzahl	Motilität prozentualer Anteil beweglicher Spermien	Morphologie prozentualer Anteil normaler Formen
Polyzoospermie	>250 Mill./ml	–	–
Hyperzoospermie	>120 Mill./ml	–	–
Normozoospermie	≥20 Mill./ml (Normospermie)	≥80% (Normokinospermie)	≥80% (Normomorphospermie)
Asthenospermie	Normospermie	≤60% (Hyperkinospermie)	Normomorphospermie
Teratospermie	Normospermie	–	≤60%
Oligozoospermie	<50 Mill./ml (Oligospermie)	<80% (Oligospermie)	<80% (Pathomorphospermie)
Nekrospermie	Normo- oder Oligospermie	Akinospermie	Normo- oder Pathomorphospermie
Kryptospermie	<1 Mill./ml mit oder ohne Zellen der Spermiogenese	–	–
Azoospermie	nur unreife Spermien vorhanden	–	–
Aspermie	weder reife noch unreife Spermien vorhanden	–	–
Aspermatismus	kein Ejakulat	–	–

che an die Keimleiste und werden als Oogonien bezeichnet. Im weiteren Verlauf des intrauterinen Lebens nimmt die Zahl dieser Oogonien durch Mitose zu. Der Höhepunkt der Keimzellzahl wird etwa um die 20. Schwangerschaftswoche mit 6 Millionen Zellen erreicht. Ab dieser Zeit wird die Zahl der Keimzellen durch Atresie bis zum Ende des reproduktiven Alters vermindert. Bei der Geburt sind noch 1–2 Millionen Oogonien vorhanden. Mit Beginn der Pubertät hat sich die Anzahl der Keimzel-

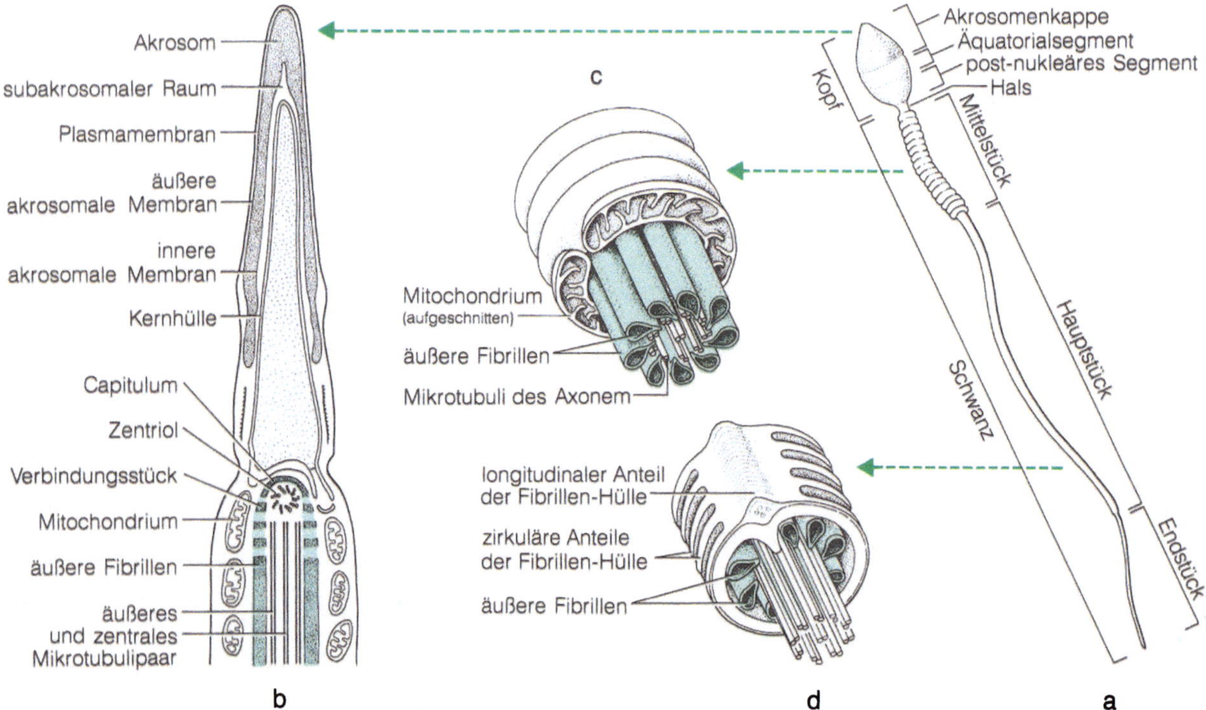

Abb. 1.7. Morphologie des menschlichen Spermatozoons: Die Akrosomkappe umhüllt den vorderen Teil des Spermatozoenkopfes. Die innere akrosomale Membran liegt der Nuklearmembran auf. Die äußere akrosomale Membran ist von der Plasmamembran bedeckt, die die gesamte Oberfläche des Spermatozoons überzieht

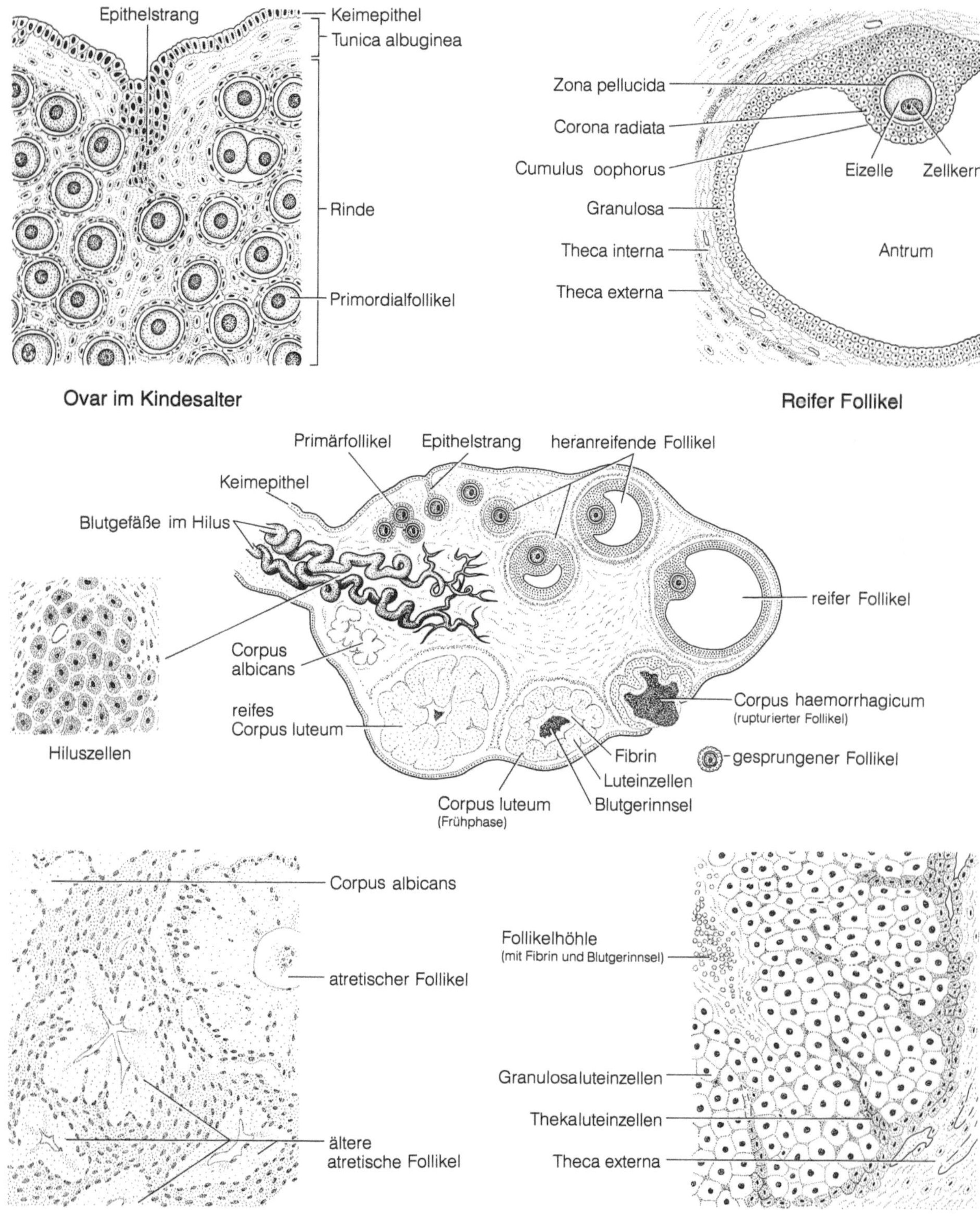

Abb. 1.8. Struktur des Ovars mit Follikeln in verschiedenen Entwicklungsstadien. (Nach Netter)

len auf etwa 300000–400000 reduziert. Für jeden ovulierenden Follikel werden ca. 1000 weitere nach einer unterschiedlichen Wachstumsphase atretisch. Es erreichen demnach nur ca 0,1% der heranreifenden Follikel die volle Reife bis zur Ovulation. Während der fortpflanzungsfähigen Zeit kommen jährlich 13 Ovulationen, d.h. ungefähr 400 im gesamten Leben zustande, so daß sich die Oozyten bis zur Menopause fast vollständig aufbrauchen.

Phasen der Follikelreifung

Bei der Follikelreifung können im Ovarialzyklus 3 Phasen unterschieden werden: Rekrutierungs-, Selektions- und Dominanzphase. Unter mehreren rekrutierten Follikeln entwickelt sich nur einer zum dominanten sprungreifen Follikel, während die anderen in Atresie übergehen. An der Follikelreifung und der Ovulation sind neben Peptiden und anderen Hormonen vor allem 2 Hormongruppen wesentlich beteiligt: die Steroide (Östrogene und Progesteron) und die Godadotropine (LH und FSH), die vom Ovar bzw. der Hypophyse gebildet werden.

Rekrutierungsphase. Am 1.–4. Tag eines Zyklus werden unter dem Einfluß des hypophysären FSH mehrere Primordialfollikel rekrutiert, um die weitere Entwicklung zum Primär- und Sekundär- bzw. Tertiärfollikel zu vollziehen.

Selektionsphase. In dieser Phase findet die Auswahl zum dominanten Follikel (5.–7. Tag) statt. Das Wachstum der rekrutierten Follikel untersteht dem Einfluß von Östradiol, dessen Bildung durch FSH stimuliert wird. Die steigenden FSH-Spiegel stimulieren zunächst die Granulosazellproliferation und vermehren mit der Zellzahl auch die Anzahl der auf FSH reagierenden Rezeptoren. Östradiol induziert die Ausprägung seiner eigenen Rezeptoren auf den Granulosazellen und regt die mitotische Aktivität des Granulosaepithels an, so daß die FSH-Wirkung potenziert wird. Dadurch wird ein rasches Follikelwachstum induziert, die Östradiolproduktion wird gesteigert und bleibt später im dominanten Follikel auch bei sinkenden FSH-Spiegeln erhalten.

Dominanzphase. Die steigenden Östrogenspiegel unterstützen einerseits das Follikelwachstum, andererseits werden die Östrogene über den Blutkreislauf den an der Fortpflanzung beteiligten Organen, aber auch dem hypothalamo-hypophysären System vermittelt und bewirken dort gemeinsam mit dem ebenfalls im Ovar gebildeten Inhibin eine Hemmung der FSH-Ausschüttung. Dadurch kommt es zu einer Hemmung der Ausreifung weiterer Follikel. Ausschließlich der dominante Follikel verfügt nach Abschluß der Selektionsphase (ca. ab dem 8. Tag) über die Voraussetzung, trotz nachlassender FSH-Sekretion sich weiter zu entwickeln, während andere Follikel durch intraovarielle Mechanismen und hypophysäre Rückkopplung im weiteren Wachstum gehemmt werden und in Atresie übergehen. Der dominante Tertiärfollikel ist in der späten Follikelphase (12.–14. Tag) für nahezu die gesamte Östradiolproduktion verantwortlich. Er steuert über hypothalamisch-hypophysäre positive Feedbackmechanismen die gipfelartige LH-Ausschüttung und leitet die letzten Stadien der Reifung und die Ovulation ein. Auf die genauen Mechanismen der hormonellen Regulation wird im Kap. 4, Band 1 näher eingegangen.

Morphologische Aspekte

Die Oozyten der ruhenden Follikel befinden sich im Diktyotän der Prophase I und sind 50–70 µm groß. Während des Wachstums zum Primär- und Sekundärfollikel bilden sich aus der zunächst einschichtigen Lage flacher, die Oozyten umgebender Granulosazellen mehrere Schichten. In diesem Stadium entsteht auch die Zona pellucida, eine aus Glykoproteinen bestehende hyaline, homogen wirkende Schicht zwischen Oozyte und angrenzenden Granulosazellen. Sie ist ein Abscheidungsprodukt des Granulosaepithels.

Durch Lösung von Zellverbindungen im Granulosaepithel entsteht dann ein Hohlraum im Epithelzellverband, der sich durch Flüssigkeitseinstrom zu einer Höhle, dem sog. Antrum, ausweitet. Aus dem Sekundärfollikel ist so ein Tertiärfollikel entstanden. Der reife Tertiärfollikel, der kurz vor der Ovulation auch Graaf-Follikel genannt wird, kann einen Durchmesser von 1,5–2,5 cm erreichen. Die Eizelle liegt randständig im sog. Cumulus oophorus, der sich in den flüssigkeitsgefüllten Hohlraum des Tertiärfollikels vorwölbt.

Man unterscheidet jetzt im Follikel 2 Zellgruppen; die des Stratum granulosum, die die Follikelwand ausmacht und die des Cumulus oophorus, dessen radiär um die Oozyte gelagerte Zellen als Corona radiata bezeichnet werden. Der Stoffaustausch erfolgt hauptsächlich durch die über die Zona pellucida unmittelbar mit der Oozyte verbundenen Corona-radiata-Zellen, die den Kontakt mit der Eizelle bis zum LH-Peak behalten. Sie sorgen bis zum Eisprung für Ernährung und Erhaltung der Keimzelle, während das Stratum granulosum endokrine Funktionen zur Steuerung der weiteren Eireifung übernimmt. Je größer der Follikel wird, um so deutlicher tritt die Hülle der ihn umgebenden hormonproduzierenden Stromazellen als sog. Theca folliculi in Erscheinung. Am Tertiärfollikel läßt sich eine bindegewebsreiche, gefäßarme innere Zone (Theca interna) von einer gut vaskularisierten, zellreichen äußeren Schicht (Theca externa) unterscheiden. Die Zellen der Theca interna synthetisieren unter Stimulation durch LH vorwiegend Androgene, von denen ein Teil durch die Basalmembran diffundiert und das Innere des Follikels erreicht. Dort werden sie durch Granulosazellen aufgenommen, die ein wirksames Enzymsystem (Aromatase) besitzen, um thekale Androgene in Östrogene umzuwandeln. Die Entwicklung dieses Aromatasesystems wird seinerseits durch FSH stimuliert. Auf diesem Weg wird als Ergebnis einer ausreichenden Stimulation durch die beiden Gonadotropine eine tausendfach höhere intrafollikuläre Konzentration von 17-β-Estradiol als im Blut erreicht. Diese hohe lokale Konzentration von Östrogenen fördert das Follikelwachstum. Darüber hinaus werden die intrafollikulären Östrogene in den Blutstrom abgegeben und üben eine differenzierte Rückwirkung auf die Hypophyse aus. Zunächst kommt es durch kontinuierlichen Östradiolanstieg im Serum zu zunehmender Hemmung der Gonadotropinfreigabe (v.a. FSH) aus der Hypophyse (negatives Feedback). Überschreiten jedoch die Serumöstradiolkonzentrationen ausreichend lange einen Schwellenwert, so wird die hemmende Wirkung unterbrochen und eine abrupte Entleerung der hypophysären Gonadotropinspeicher induziert (positives Feedback). Daraus resultiert ein ausgeprägter Anstieg der Serumgonadotropine (Mittzyklusgipfel), vor allem von LH, der zur vollen Ausreifung des präovulatorischen Follikels, zur Ovulation und der Bildung des Corpus luteum führt.

Wenige Stunden nach dem LH-Peak setzt die Oozyte im sprungreifen Follikel die weiteren Differenzierungsschritte der Prophase I der 1. Reifeteilung fort und tritt in das Stadium der Diakinese ein, um so die Differenzierungsschritte zu einer befruchtungsfähigen Oozyte II. Ordnung durchmachen zu können. Der Chromosomensatz wird halbiert, indem sich der erste Polkörper von der Oozyte abschnürt. Eine Oozyte II. Ordnung und der erste Polkörper enthalten somit jeweils einen haploiden Chromosomensatz (2 n DNA). Die Chromosomen arrangieren sich in der sekundären Oozyte in Methaphasekonfiguration, in der sie bis zur Befruchtung verbleiben. In Abb. 1.9 sind die einzelnen Schritte der Reifeteilung dargestellt. Die 2. Reifeteilung wird nur durchgeführt, wenn eine Befruchtung zustande gekommen ist. Die Oozyte II. Ordnung geht nicht mehr wie bei der Samenzellreifung in eine zytologische Differenzierungsphase über, sondern verbleibt in ihrer relativen Undifferenziertheit bis zu ihrer Ausschleusung aus der Keimdrüse.

1.3 Sexualverhalten und Zeugung

Bei den Säugern lassen sich verschiedene Muster von weiblichen Reproduktionszyklen unterscheiden, auf die im folgenden kurz eingegangen werden soll.

Vergleich Sexualverhalten Tier/Mensch

Zyklusverhalten. Ebenso wie Frauen ovulieren die meisten Säuger spontan in zyklischer Form. Die meisten dieser Säuger sind polyzyklisch, d.h. sie durchlaufen wie der Mensch mehrere Zyklen im Jahr. Zu unterscheiden sind diejenigen, deren Zyklen das ganze Jahr über kontinuierlich aufeinanderfolgen, bis eine Schwangerschaft eintritt (Kuh, Schwein), von denen, deren Zyklen in Abhängigkeit von der Jahreszeit auftreten (Schaf). Einige Säuger, wie z. B. der Hund, sind monozyklisch, d. h., bei ihnen treten nur 1 oder höchsten 2 Zyklen pro Jahr auf. Einen Überblick über die Menstruations- bzw. Östruszyklen der spontan ovulierenden Säuger zeigt Tabelle 1.2. Eine Regression des Endometriums in Form der Menstruationsblutung findet nur bei Primaten statt. Die Entwicklung des Endometriums ist bei allen Tieren, die lebende Jungen gebären, eine notwendige Voraussetzung zur Implantation.

Brunst. Im Gegensatz zu den Primaten findet man bei den übrigen Tierarten das Stadium der Brunst (Östrus, Hitze), in dem die weiblichen Tiere empfänglich für die Paarung sind. Dieses Stadium entspricht der ovulatorischen Phase und ist bei den Primaten nicht ausgeprägt. Folgerichtig spricht man bei diesen Tieren von Brunst- bzw. Östruszyklus. Der Tag, an dem die Brunstsymptome einsetzen, wird normalerweise als Tag 1 des Brunstzyklus bezeichnet. Man unterscheidet allgemein folgende Stadien des Brunstzyklus: 1. Proöstrus (Follikelreifungszeit), 2. Östrus (ovulatorische Phase), 3. Metöstrus (Gelbkörperphase), 4. Diöstrus (Rückbildungsphase).

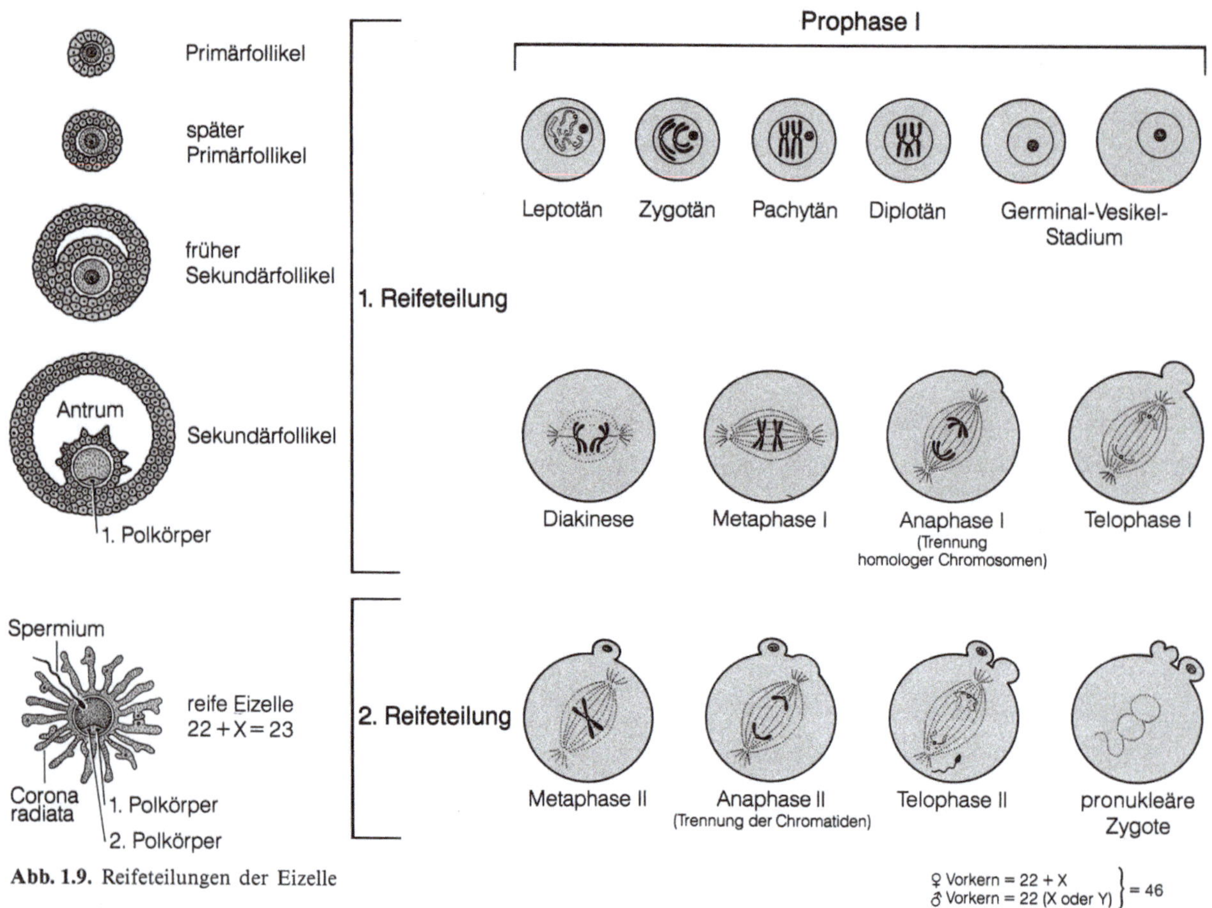

Abb. 1.9. Reifeteilungen der Eizelle

Tabelle 1.2. Menstruations- bzw. Östruszyklen der spontan ovulierenden Säuger. Der Zyklustyp beinhaltet die Unterscheidung von monozyklisch (*m*) and polyzyklisch (*p*), der Zyklusablauf kann kontinuierlich (*k*) oder saisonbedingt sein

Spezies	Zyklus-länge (Tage)	Zyklus-typ	Zyklus-ablauf	Östrus-dauer	Ovula-tionstyp	Zeitpunkt d. Ovulation	Tragzeit (Tage)	Anzahl der Jungen
Kuh	21	p	k	13–14 h	spontan	12–16 h nach Östrusende	280	1
Ziege	20–21	k.A.	k.A.	1–3 Tage	spontan	30–36 h Östrusbeginn	151	1–3
Schaf	16	p	Herbst – Winter	20–48 h	spontan	12–124 h vor Östrusende	150	1–4
Schwein	21	p	k	2–3 Tage	spontan	36 h nach Östrusbeginn	112	3–12
Pferd	19–23	p	k	4–7 Tage	spontan	1–2 Tage vor Östrusende	336	1
Hund	60	m	Frühjahr – Herbst	7–9 Tage	spontan	1–3 Tage nach Östrusbeginn	60	3–10
Katze	–	k.A.	k.A.	4–10 Tage	induziert	20–30 h nach der Paarung	63	1–6
Frettchen	–	k.A.	k.A.	kontinuierl.	induziert	30 h nach der Paarung	42	4–8
Nerz	8–9	k.A.	k.A.	2 Tage	induziert	40–50 h nach der Paarung	44	2–6
Fuchs	90	k.A.	k.A	1–5 Tage	spontan	1–2 Tage nach Östrusbeginn	53	3–5
Eichhörnchen	–	k.A.	k.A.	6–11 h	induziert	8–12 h nach der Paarung	38	3–8
Goldhamster	–	k.A.	k.A.	20 h	spontan	8–12 h nach Östrusbeginn	16	5–6
Maus	4	k.A.	k.A.	10 h	spontan	2–3 h nach Östrusbeginn	20	6–13
Ratte	4	p	k	13–15 h	spontan	8–10 h nach Östrusbeginn	21	6–12
Kaninchen	–	k.A.	k.A.	kontinuierl.	induziert	10 h nach der Paarung	30	2–5
Rhesusaffe	28	p	–	–	spontan	14 Tage vor d. Menstruation	168	1
Mensch	28	p	k	–	spontan	14 Tage vor d. Menstruation	270	1

k.A. = keine Angabe

Vergleich der Ovulationsformen bei verschiedenen Tiergattungen

Eine andere Art von Zyklus beobachtet man bei den Tierarten, die reflektorisch ovulieren (Katze, Kaninchen). Bei dieser Gruppe reifen mehrere Follikel heran und die Tiere bleiben normalerweise im Östrus, bis eine Paarung stattgefunden hat. Der Paarungsakt ist der nervöse Stimulus, der über LH-RH-Freisetzung und LH-Peak die Ovulation auslöst. Die Östrusdauer ist nicht unbegrenzt, sie beträgt je nach Tierart einige Tage bis zu über 4 Wochen. Falls bis dahin keine Paarung stattgefunden hat, atrophieren die Follikel. Im Gegensatz zu den übrigen Säugern, bei denen das Brunstverhalten durch die gemeinsame Wirkung von Östradiol und Progesteron hervorgerufen wird, ist bei diesen Tieren die Östradiolsekretion des heranreifenden Follikels zur Auslösung des Brunstverhaltens ausreichend.

Zusammenhang zwischen Brunstverhalten und Umwelt

Eine bemerkenswerte Form der Regulation der Fortpflanzung findet man bei den Schafen. In der nördlichen Hemisphäre besitzen die Schafe eine begrenzte Paarungszeit vom Herbst bis zum Frühjahr („breeding season") innerhalb derer regelmäßige 16tägige Brunstzyklen ablaufen. Der wichtigste Umweltreiz, der die Fortpflanzungsaktivität reguliert, scheint die Tageslichtdauer zu sein, d.h. die Zyklen werden durch die Abnahme der Tageslichtmenge ausgelöst.

Vergleich verschiedener physiologischer Parameter zwischen Mensch und Tier

Im folgenden sind einige Parameter bezüglich der Fortpflanzung im Vergleich Mensch/Tier tabellarisch aufgeführt (Tabelle 1.3).

Vergleichende Physiologie in bezug auf periovulatorische hormonelle Veränderungen

Hinsichtlich des periovulatorischen Verlaufs der Serumhormonkonzentrationen von LH, Östradiol und Progesteron sind Untersuchungen an Primaten (Rhesusaffen und Paviane) durchgeführt worden. Die Kurvenverläufe dieser Hormone sind in Abb. 1.10 dargestellt. Das Durchschnittsintervall vom Östradiolpeak bis zum Ovulationszeitpunkt ist beim Menschen und beim Rhesusaffen gleich, bei Pavianen jedoch signifikant länger. Das Durchschnittsintervall zwischen dem Östradiol- und LH-Peak ist bei Menschen und Pavianen ähnlich, bei Rhesusaffen ist es kürzer (Abb. 1.11). In Zusammenhang mit dem Progesteronverhalten ist festzustellen, daß sowohl beim Menschen als auch bei Pavianen die Serumkonzentration einen Tag vor der Ovulation signifikant ansteigt. Ferner stimmt die Progesteronerhöhung mit der LH-Zunahme überein; sie geht also wie beim Menschen dem LH-Gipfel voraus.

Unterschiede im Hinblick auf verschiedene Körpermerkmale zwischen Mensch und Tier

Unterschiede bei bestimmten männlichen und weiblichen Körpermerkmalen von Menschenaffen und Menschen spiegeln unterschiedliche „Fortpflanzungsstrukturen" wider. Bei einehigen (monogamen) Arten wie den Gibbons sind Männchen

Tabelle 1.3. Vergleich verschiedener physiologischer Parameter zwischen Mensch und Tier

Art	Überlebensdauer der Gameten [h]		Zeitraum in dem verschiedene embryonische und mütterliche Ereignisse eintreten					
	Spermien	Eizelle	Erreichen des 4-Zellstadiums [Tage]	Erste Genaktivierung [Zellstadium]	Eintritt des Embryo in den Uterus [Tage]	Formation der Blastozyste [Tage]	Beginn der Implantation [Tage]	Schwangerschaftsdauer [Tage]
Mensch	30–45	6–24	2	4–8	4–5	4	6	270
Maus	6–12	6–15	1,5–2	2	3	3	4,5	21
Ratte	k.A.	k.A.	2–3	k.A.	3	4,5	4,5–5,5	22
Hase	30–36	6–8	1–1,5	k.A.	3,5	3,5	7–8	28–30
Schwein	25–50	10–20	1–3	k.A.	2–4	5–6	18	114
Schaf	30–48	15–25	4	8–16	2–4	6–7	16	145–150
Kuh	30–48	12–24	2–3	8–16	3–4	7–8	30–45	282
Pferd	140–150	15–25	1,5–2	k.A.	4–5	6	30–40	340

k.A. = keine Angaben

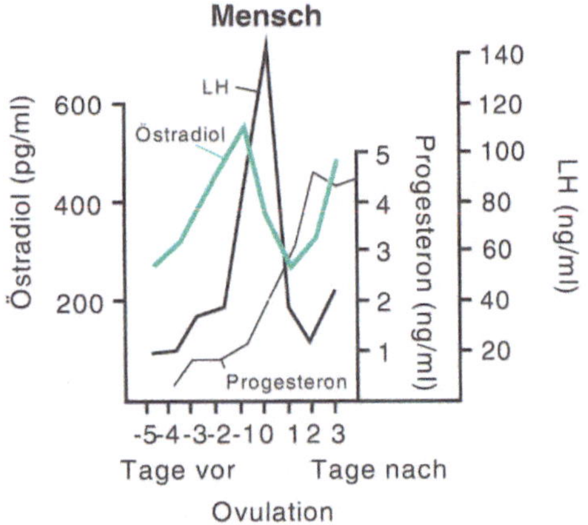

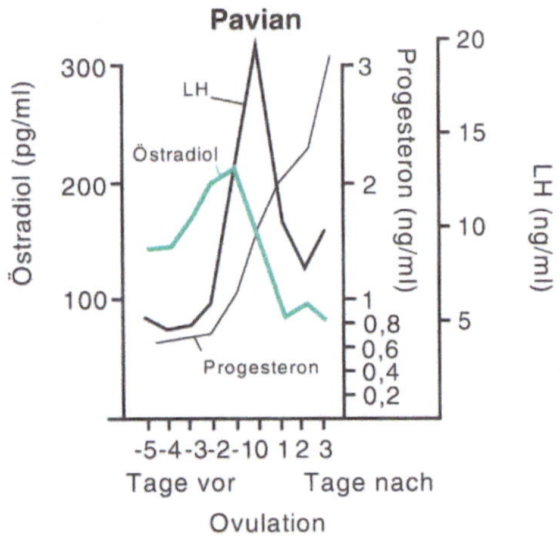

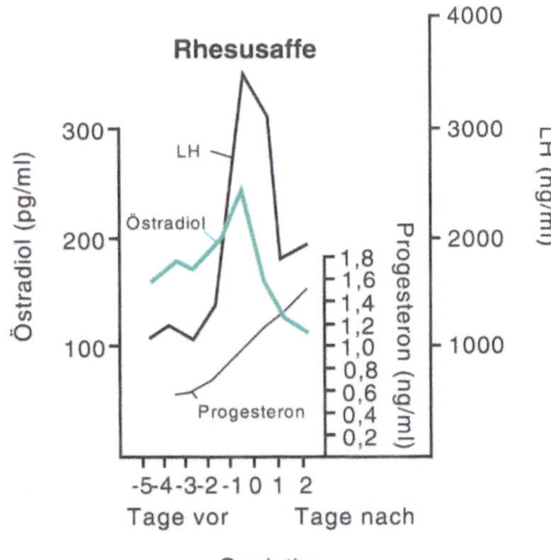

Abb. 1.10. Periovulatorischer Verlauf der Serumhormonkonzentrationen. Die Kurven zeigen Durchschnittswerte der Serumplasmakonzentration von Östradiol, LH und Progesteron während der Zyklen von 23 Frauen, 46 Rhesusaffen und 53 Pavianen (Tag der Ovulation mit 0 bezeichnet). (Nach TEMPO MEDICAL 1982)

und Weibchen gleich groß; bei Arten, wie Orang-Utan und Gorilla, die in Vielweiberei (Polygynie) leben, ist der „Haremshalter" viel größer als seine Partnerinnen. Bei den in sexueller Freizügigkeit (Promiskuität) lebenden Schimpansen fällt die Größe der Hoden und der weiblichen Brunstschwellung auf. Der Mensch ist am flexibelsten (Monogamie, Polyandrie, Polygynie).

Schwangerschaftschancen

Studien, die sich mit der Anzahl eingetretener Schwangerschaften in bezug auf die Häufigkeit des Geschlechtsverkehrs befaßt haben, zeigen, daß mit Zunahme der Frequenz – bis zu einem gewissen Grad –, sich die Schwangerschaftschance erhöht. Die Annahme, daß das „Aufsparen" von Spermien durch sexuelle Enthaltsamkeit die Spermaqualität verbessert, ist jedoch falsch. Die optimale Spermienzahl und -funktion ist nach 3–5 Tagen erreicht, bei längerer Karenz nimmt die Beweglichkeit ab. In Abb. 1.12 sind die Ergebnisse von 2 Studien dargestellt, in denen die Bedeutung der Häufigkeit des Geschlechtsverkehrs auf die Schwangerschaftschance untersucht wurde.

Veränderungen der Libido im Zyklus der Frau

Die Meinung, daß die Zeit höchster Fruchtbarkeit im Zyklus, also periovulatorisch, mit der Zeit des höchsten sexuellen Verlangens der Frau übereinstimme, ist weit verbreitet. Diese Ansicht läßt sich jedoch nicht aufrechterhalten, wenn man eine größere Anzahl verschiedener Publikationen über Libidoschwankungen im Zyklus kritisch betrachtet. Es zeigt sich, daß die Maxima der Libido häufiger im Postmenstruum und im Prämenstruum liegen, als in der Zeit optimaler Fruchtbarkeit im Intermenstruum (Döring u. Sollfrank 1988).

Sexualverhalten aus verhaltensbiologischer Sicht

Nach Ergebnissen der Tierforschung, insbesondere bei einigen Vogel- und Säugerarten, steht das Kopulationsverhalten nicht ausschließlich im Dienste der Fortpflanzung. So führen bei Löwen 80% der Paarungen nicht zur Schwangerschaft (Schaller 1976). Häufige Kopulationen gibt es auch bei Lachmöven noch nach der Eiablage, vereinzelt sogar nach dem Schlüpfen der Jungen (Neumann 1989). Bei dem Kopulationsverhalten während der Schwangerschaft bei den Löwen und bei dem entsprechenden Verhalten der Lachmöven kann die geschlechtliche Vereinigung aufgrund dieser Beobachtungen somit

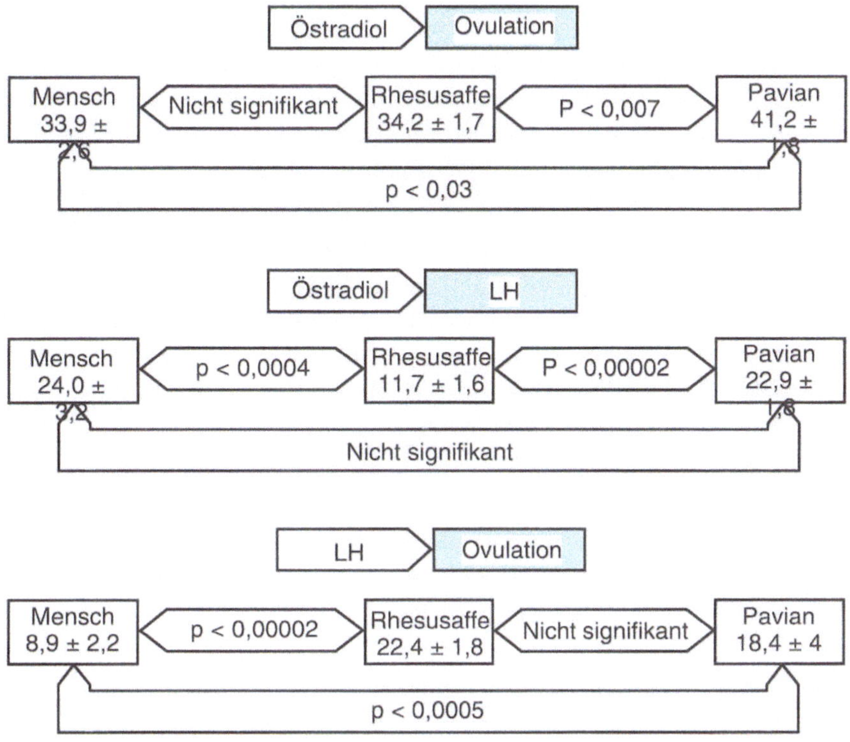

Abb. 1.11. Zeitspanne (in Stunden) zwischen Hormongipfel und Ovulation bzw. zwischen Östradiol- und LH-Gipfel bei Menschen und Primaten. (Nach: TEMPO MEDICAL 1982)

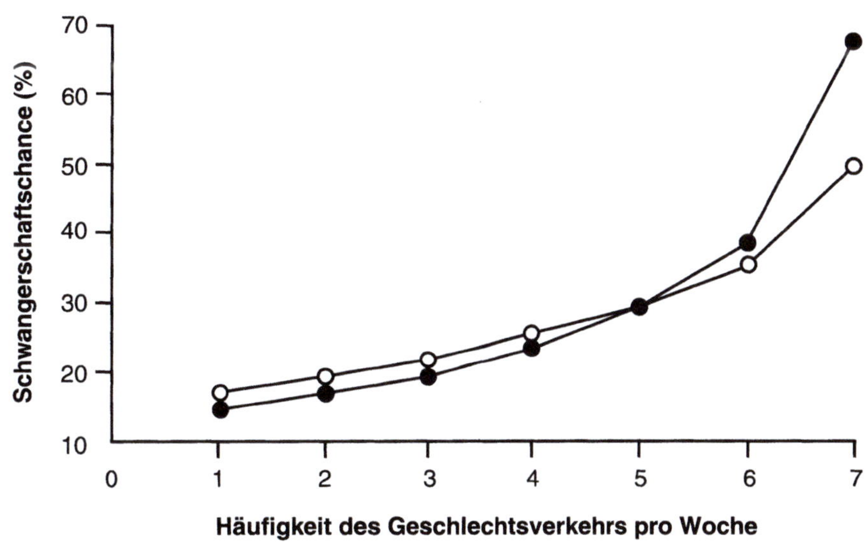

Abb. 1.12. Auswirkung der Häufigkeit des Geschlechtsverkehrs auf die Schwangerschaftschance

nicht allein im Dienste der Fortpflanzung stehen, sondern hat eine zusätzliche soziale Bindungsfunktion. Bei den genannten Tieren ist das Paarungsverhalten somit multifunktional. Beim Menschen ist die Multifunktionalität des Sexualverhaltens besonders deutlich ausgeprägt und beinhaltet a) die Sexualität, b) die Fortpflanzung und c) die Partnerbindung.

1.4 Spermientransit und Mukusinteraktion

Ejakulation. Bei der Ejakulation werden bis zu 100 Millionen Spermien im Fornix posterior der Vagina und auf der Zervixoberfläche deponiert.

Spermiendichte im Zervixmukus. Bereits 90 s nach dem Koitus finden sich viele Spermien im zervikalen Mukus (Sobrero u. McLeod 1962). Beobachtungen nach intravaginalen Inseminationen haben gezeigt, daß die Spermienanzahl in der Zervix nach ca. 1 min ein Maximum erreicht und danach ein Plateau zeigt, das für ca. 24 h konstant bleibt (Tredway et al. 1975).

pH-Wert. In der Vagina befinden sich die Spermien in einem Milieu, in dem sie nicht lange überleben können, bedingt hauptsächlich durch den sauren pH-Wert des Vaginalsekrets. Das Ejakulat verfügt jedoch über eine enorme Pufferkapazität, die den vaginalen pH-Wert innerhalb von Sekunden anheben kann.

Spermieneintritt im Mukus. Der genaue Mechanismus des Spermieneintritts in den Zervikalkanal ist nicht bekannt. Möglicherweise spielen hierfür bestimmte Faktoren des Seminalplasmas eine Rolle (Overstreet et al. 1980). Die initiale Spermien-Mukus-Interaktion ist der erste Schritt einer Reihe von Ereignissen während des Spermientransits durch den weiblichen Genitaltrakt.

Spermientransport im Mukus. Nach dem ersten Mukuskontakt unterscheidet man eine Phase des schnellen und eine Phase des langsamen Spermientransports. Bereits 5 min nach Insemination wurden Spermatozoen in den Tuben gefunden (Settlage et al. 1973), eine Transportrate, die weit über die propulsive Kapazität des Spermienflagellums hinausgeht. Die Beobachtungen sind übereinstimmend mit tierexperimentellen Ergebnissen, die zugrundeliegenden genauen Mechanismen beim Menschen sind jedoch unklar. Vermutet werden koordinierte Kontraktionen von Vagina, Uterus und Tuben, die jedoch nicht mit dem Orgasmus zusammenhängen, pharmakologisch aktive Substanzen im Sperma könnten zur Auslösung eine Rolle spielen (Overstreet u. Tom 1982). Der langsame Transport beruht auf der Eigenmotilität der Spermatozoen, die postkoital nach und nach aus dem zervikalen Mukusreservoir in den oberen Genitaltrakt aszendieren. Es wird vermutet, daß durch Mikroheterogenität und „Schienen" unterschiedlicher Viskosität ein gewisser Teil der Spermien nach Penetration in die Tiefe der Kryptenreservoire geleitet werden (Wergin 1979; Meyer u. Silberberg 1980). Während beim Kaninchen nachgewiesen wurde, daß die Spermienpenetration mit der Ovulation synchronisiert ist (Overstreet u. Cooper 1979), ist beim Menschen unklar, ob die Penetration der Spermien vom Zervixreservoir in höhere Bereiche des weiblichen Genitaltraktes durch Substanzen, die in Zusammenhang mit der Ovulation stehen, gefördert wird.

Spermien-Mukus-Interaktion. Die Spermien-Mukus-Interaktion ist ein komplexer Prozeß. Der enge Kontakt der Spermien mit den Filamenten des Mukus hat einen deutlichen Effekt auf die Motilität der Spermien. Durch die spezifische Makro- und Mikrostruktur des Zervixmukus zeigen Spermien im Zervixmukus ein uniformeres Bewegungsmuster als im Ejakulat. Dies unterscheidet sich von dem in anderen viskösen Medien, was mit Hilfe eines normalen Lichtmikroskopes leicht zu erkennen ist und sich auch im Detail mit Hilfe der computergestützten Bewegungsanalyse der Spermien nachweisen ließ (Katz et al. 1978, 1982; Katz u. Overstreet 1981). Es konnte auch nachgewiesen werden, daß einige Arten von Bewegungsstörungen der Spermatozoen eine Penetration in den Zervixmukus nicht zulassen (Feneux et al. 1985). Die hydromechanische Interaktion zwischen Spermien und viskösen Medien, wie humanem Zervixmukus, ist sehr ausgeprägt.

Es können morphologisch abnorme Spermien durch die Mukusbarriere herausgefiltert werden (Fredricson u. Bjoerk 1977; Hanson et al. 1982). Eine morphologische Veränderung der Spermien ist häufig mit einer reduzierten Motilität vergesellschaftet, was ein zusätzlicher Faktor für die erschwerte Zervixmukusmigration ist (Katz et al. 1982). Motilität wird als entscheidender Parameter für die Penetrationsfähigkeit der Spermien angesehen. Für die Qualität der Spermienmigration bzw. die Qualität der penetrierenden Spermien sind auch Oberflächeneigenschaften im Bereich des Spermienkopfes bedeutsam. So konnte gezeigt werden, daß die Spermien-Mukus-Interaktion signifikant beeinträchtigt wird, wenn mehr als 30% der Spermien im Ejakulat mit IgA-Oberflächenantikörpern besetzt sind (Eggert-Kruse et al. 1991a).

Mukusveränderungen durch Spermieneintritt. Es wird vermutet, daß dem ersten in den Zervixmukus eindringenden Spermium eine gewisse Schrittmacherfunktion zukommt (Katz et al. 1981, 1982). Es ist jedoch bisher unklar, ob durch die ersten eindringenden Spermien Strukturveränderungen des Zervixmukus ausgelöst werden, die z. B. durch proteolytische Enzyme, möglich wären. Die Geschwindigkeit der Spermien im zervikalen Mukus in vitro variiert von 0,1 – 3 mm/min (Moghissi 1972; Katz et al. 1982), in eigenen Untersuchungen wurde bei Patientinnen aus der Fertilitätssprechstunde eine Geschwindigkeit von 1,2 mm/min ermittelt. Dies ergäbe bei longitudinaler Passage durch die Zervix eine Zeit von 20 – 30 min. Das Überleben der Spermien für mehr als 48 h im Sekret der Endozervix korreliert unter kontrollierten Bedingungen mit der Fertilität in einem Inseminationsprogramm (Hanson et al. 1982). In unseren Untersuchungen erwies sich insbesondere die Dauer der Progressivmotilität im Zervixmukus der Partnerin als entscheidender Parameter für die Spermienfunktion mit signifikanter fertilitätsprognostischer Bedeutung. Gould et al. (1984) konnten zeigen, daß die lineare Geschwindigkeit der Spermien auch nach einem Aufenthalt von 120 h im weiblichen Organismus erhalten bleiben kann. Noch nach 80 h zeigten die Spermien eine positive Reaktion im Hamsterovumtest, sowie eine adäquate Bindung an die Zona pellucida im Hemizonaassay (Gould et al. 1985). Je länger progressiv motile und funktionell intakte Spermien zur Verfügung stehen, um so wahrscheinlicher ist das Zusammentreffen mit einem funktionell intakten Ovum.

Spermientransport in den Tuben. Über den Spermientransport jenseits des zervikalen Niveaus liegen wenig experimentelle Daten vor. Auf dem Weg durch die Tuben wird die Spermienzahl auf ca. 1/5 – 1/6 reduziert (Ahlgren et al. 1975; Mortimer und Templeton 1982), dabei wurde die höchste Anzahl von motilen Spermien im Eileiter 10 – 45 min nach intravaginaler Insemination gefunden (Tredway et al. 1975; Settlage et al. 1973). Bei der direkten Beobachtung von Hamsterspermatozoen im Ovidukt wurde eine progressive Motilität in gewissen „Bahnen" beobachtet (Katz u. Yanagimashi 1980), außerdem eine episodische Motilitätsänderung in einen hyperaktivierten Zustand (Yanagimashi 1981; Cummins 1982). Diese hyperaktive Phase kann auch bei Humanspermatozoen in vitro induziert werden (Yanagimashi 1981; Burkman 1984), jedoch nur bei im Kopfbereich morphologisch normalen Spermien, was auf einen Zusammenhang von morphologischen Deformitäten mit einer herabgesetzten Funktion hinweist (Morales et al. 1985). Es wird vermutet, daß diese Bewegungsänderung der Spermien in einen sog. höheren Energiezustand für die Penetration des Ovums notwendig ist und der besseren Verfügbarkeit von notwendigen Ionen, Enzymen und Nährstoffen dient.

1.5 Kapazitation

Bevor es zur Penetration des Spermiums in die Eizelle kommt, durchlaufen die Spermien im weiblichen Genitaltrakt einige physiologische Veränderungen. Der erste wichtige Prozeß wird als Kapazitation bezeichnet. Er ist ein auf biochemische und funktionelle Veränderungen beschränkter physiologischer Reifungsvorgang der Spermienzellmembran und wird von den anschließend ablaufenden morphologischen Veränderungen des Spermaakrosoms, der sog. akrosomalen Reaktion, unterschieden. Die Veränderungen der Membranverhältnisse im vorderen, akrosomalen Bereich der Spermien befähigt sie dann zur Penetration der Zona pellucida und der Eizellmembran. Die Kapazitation gilt als Voraussetzung für die Akrosomreaktion und nimmt einige Stunden in Anspruch.

Die beim Kapazitierungsprozeß ablaufenden molekularen Mechanismen sind bisher weitgehend unklar (Yanagimashi 1981; Clegg 1983). Es gibt jedoch deutliche Hinweise dafür, daß unter natürlichen Gegebenheiten die Passage der Spermien durch den zervikalen Mukus von entscheidender Bedeutung für die Kapazitierung ist (Lambert et al. 1985). Während Spermien aus dem Ejakulat nicht in der Lage waren, Oozyten zu fertilisieren, zeigten Spermien desselben Ejakulats eine positive Reaktion im Hamsterovumtest nach Zervixmukuspassage (Overstreet et al. 1980b; Gould et al. 1984). Schon in den frühen 50er Jahren wurde im Tierexperiment gezeigt, daß in den weiblichen Organismus gebrachte Spermatozoen nicht direkt in der Lage waren, zu fertilisieren (Austin 1951; Chang 1951). Im Tierexperiment war die In-vitro-Fertilisierung möglich mit Spermien aus dem Uterus, nicht jedoch aus dem Ejakulat. Auf die Filterfunktion des Zervixmukus ist vorne eingegangen worden. Diese Untersuchungen deuten auch darauf hin, daß im Hinblick auf die Fertilität die Qualität des zervikalen Mukus von Bedeutung ist. Er bietet den Spermien bei den zur Fertilisierung notwendigen Prozessen als Nährmedium optimale Bedingungen. Der ovariellen Funktion des weiblichen Organismus sowie beeinflussenden autokrinen und parakrinen Faktoren kommt somit eine entscheidende Bedeutung auch hierfür zu.

Der Vorgang der Kapazitation beinhaltet wahrscheinlich die Entfernung und Umverteilung von Membranbestandteilen der Spermatozoenoberfläche. Diese Oberflächenveränderungen betreffen eine Vielzahl makromolekularer Bestandteile, die sich während der Passage durch den männlichen Reproduktionstrakt dem Spermium aufgelagert und auch spermaspezifische Membranstrukturen haben. In Abb. 1.13 sind die Membranveränderungen während des Kapazitationsvorgangs schematisch dargestellt. Die Kapazitation verläuft bei den meisten Säugetieren hormonabhängig. Das östrogendominierte Milieu der Follikel und Tuben fördert den Kapazitationsablauf, Progesteron übt einen hemmenden Einfluß auf die Kapazitation aus, so daß sie entweder nicht zustandekommt oder experimentell sogar rückgängig gemacht werden kann.

Während der Kapazitation erfolgt somit die Entfernung oder Veränderung samenplasmatischer Bestandteile, die u. a. Kalziumtransportinhibitoren darstellen. Die Entfernung dieser Faktoren aktiviert spezifische Kalziumkanäle. Damit ist eine wesentliche Voraussetzung für das Ingangkommen der akrosomalen Reaktion geschaffen.

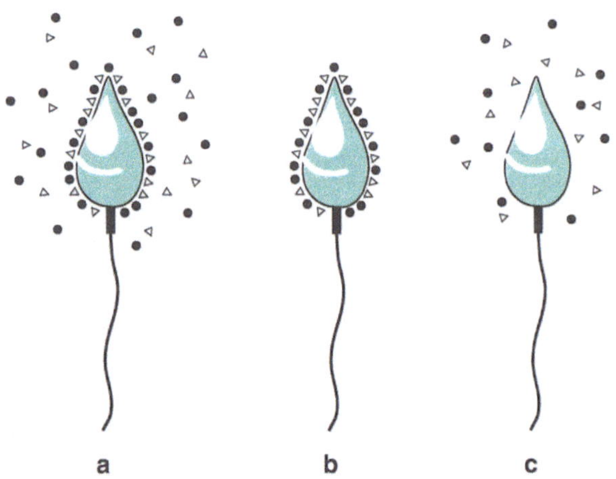

Abb. 1.13 a – c. Membranveränderungen während des Kapazitationsvorgangs. (Nach Diedrich et al. 1985):
a Ejakuliertes Spermium. Verschiedene Bestandteile des Seminalplasmas, u. a. Enzyminhibitoren (△) und membranstabilisierende Proteine (●), lagern sich der Spermaoberfläche auf.
b Spermium in der Zervix. Durch Aszension verlassen Spermatozoen das Seminalplasma.
c Kapazitiertes Spermium. In Uterus und Eileitern erfolgt die Entfernung der gebundenen Bestandteile des Seminalplasmas von der Spermatozoenoberfläche (.) und die Veränderung spermaeigener Membranstrukturen

1.6 Akrosomreaktion

Nach der Kapazitation folgt als abschließender Schritt zur Erlangung der Befruchtungsreife der Spermien die Akrosomreaktion.

Das Akrosom ist eine mit Enzymen gefüllte, membranumschlossene Struktur, die während der Spermatogenese aus Anteilen des Golgi-Apparates hervorgeht und im vorderen Anteil des Spermakopfes dem Nucleus kappenförmig aufliegt. Die Plasmamembran des Spermium umschließt das Akrosom so eng, daß nur ein hauchdünner Plasmaraum zwischen Zellmembran und äußerer Akrosomenmembran liegt. Die innere akrosomale Membran steht in direktem Kontakt mit der Kernmembran.

Wenn die Kapazitation abgeschlossen ist, öffnen sich wahrscheinlich Ionenkanäle durch Plasmamembran und äußere Akrosomenmembran. Eine essentielle Rolle für die folgenden morphologisch-ultrastukturell gut sichtbaren Membranveränderungen spielen Ca^{++}-Ionen, dagegen sollen Mg^{++}-Ionen hemmend wirken (Rink 1977). Der entscheidende Schritt der Akrosomreaktion ist die partielle Membranauflösung und die Membranfusion der äußeren Akrosommembran mit dem Plasmalemm. Hierdurch entstehen als Übergangsstadium bis zur völligen Ablösung größerer Akrosomanteile vesikuläre Membranstrukturen, zwischen denen sich Öffnungen bilden, durch die der Inhalt des Akrosom in die nächste Umgebung ausfließen kann: lytische Enzyme, z. B. das Akrosin, und andere Proteasen, Hyaluronidase, β-Glucuronidase und N-acetyl-Glucosaminidase. Der typische Ablauf der akrosomalen Reaktion bei Säugetierspermatozoen ist in der schematischen Abb. 1.14 dargestellt.

Im Bereich des Äquatorialsegments des Spermium bleibt die äußere Akrosommembran erhalten und fusioniert mit dem Plasmalemma. Wenn die Membranfusion an dieser Stelle erfolgt, spricht man von einer „echten" Akrosomreaktion. Im Gegensatz dazu findet man bei der „falschen" Akrosomreaktion diese spezielle Membranverschmelzung nicht. Die innere Akrosomenmembran wird zur freien rostralen Fläche des Spermiums. Auf ihr bleiben Akrosin- und Proakrosinmoleküle fest gebunden, so daß nach partieller Aktivierung diese proteolytischen Enzyme das hochmolekulare, vernetzte Material der Zona pellucida auflösen können. Bei einigen Säugetierarten wurde ein scharf konturierter Stichkanal in der Zona pellucida beobachtet, der auf eine eng begrenzte Lyse schließen läßt.

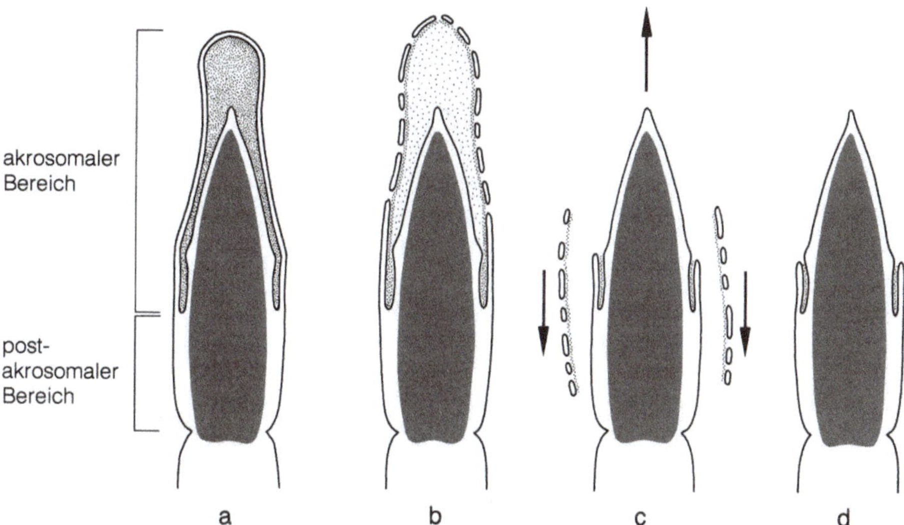

Abb. 1.14a–d. Ablauf der akrosomalen Reaktion. (Nach Diedrich et al. 1985)
a intaktes Spermium.
b Fusion der Plasmamembran mit der äußeren akrosomalen Membran, Vesikelbildung und Austritt der akrosomalen Inhaltsstoffe (Enzyme).
c, d Akrosomreagiertes Spermium: Verlust des Akrosoms mit Ausnahme des äquatorialen Segments

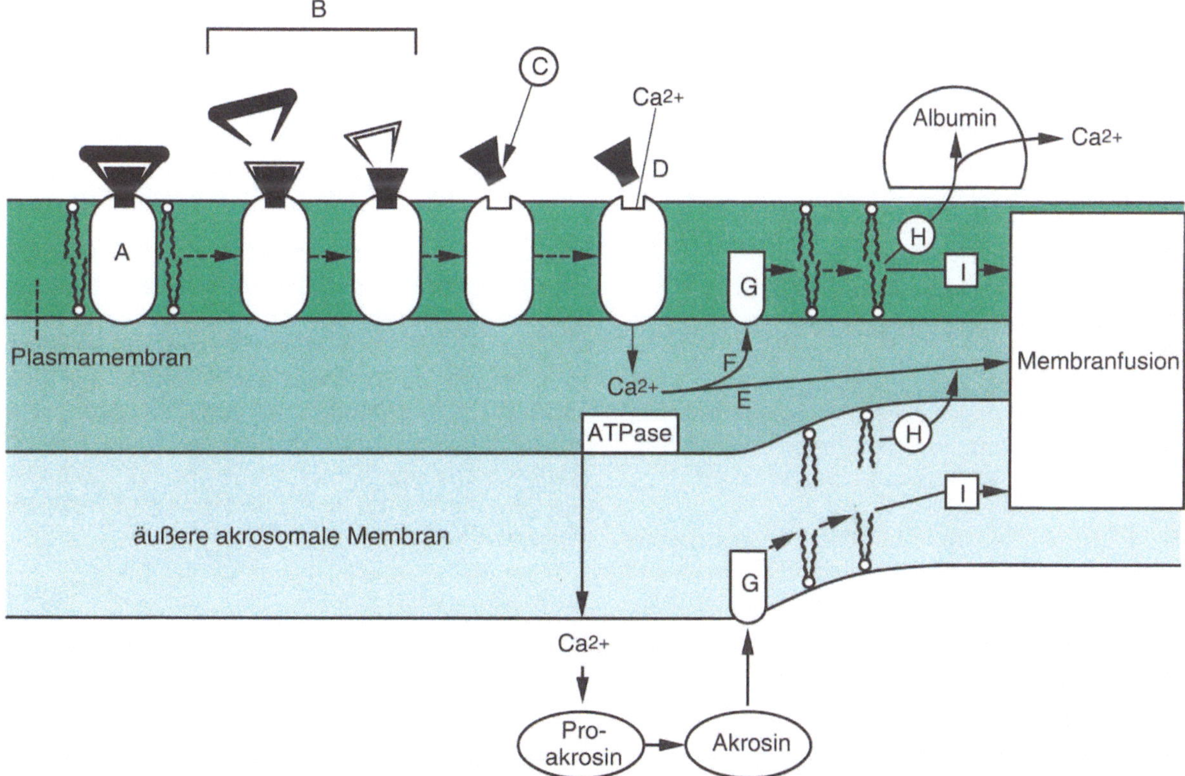

Abb. 1.15. Mögliche molekulare Mechanismen für den Ablauf der akrosomalen Rektion. (Nach Diedrich et al. 1985): (*A*) intramembranales Protein, (*B*) Kapazitation mit Entfernung von Coatingmaterial, möglicherweise durch spezifische Faktoren (*C*). (*D*) Ca^{2+} Transport durch die Plasmamembran. Ca^{2+} begünstigt eine Membranfusion durch Neutralisierung des negativen Oberflächenpotentials (*E*) oder durch Aktivierung einer Phospholipase (*G*), die Membranphospholipide in fusionsfördernde Lysophospholipide (*I*) und freie Fettsäuren spaltet. Eine Aktivierung der Phospholipase ist auch durch Akrosin möglich

Während die Entfernung oder die Veränderung membranstabilisierender Substanzen der Kapazitation zuzuordnen sind, wird der Einstrom von Kalzium zwischen die Plasmamembran und die akrosomale Membran als Schlüsselereignis für die Initiierung der akrosomalen Reaktion angesehen. Die Abb. 1.15 zeigt die möglichen molekularen Mechanismen für den Ablauf der akrosomalen Reaktion. Durch eine Erhöhung der intrazellulären Kalziumkonzentration, insbesondere in der Region zwischen der Plasmamembran und der äußeren akrosomalen Membran, ist es möglich, die gegenseitige negative Ladung dieser beiden Membranen zu neutralisieren und damit eine Annäherung zu ermöglichen.

Für die Erhöhung der intrazellulären Kalziumkonzentration werden folgende Faktoren diskutiert:

- Eine ATPase an der äußeren akrosomalen Membran pumpt Kalzium in das Akrosom und fördert die Konversion von Proakrosin zu Akrosin, welches Membranbestandteile enzymatisch verändert und damit die Fusion der Membranen begünstigt.
- Durch das Kalzium erfolgt eine direkte Aktivierung der Phospholipase, die daraufhin nahegelegene Phospholipide in Lysophospholipide und freie Fettsäuren spaltet. Da ein Teil der freien Fettsäuren möglicherweise an extrazelluläre Moleküle gebunden wird, können die Lysophospholipide eine Membranfusion begünstigen.
- Durch die direkte Wirkung von Kalzium auf bestimmte membranständige Phospholipide verändert sich das Fließvermögen dieser Membranen und steigert über eine Destabilisierung der Membran deren Fusionsvermögen.
- Die Umverteilung bestimmter Membranlipide, wie z. B. Cholesterin oder Phospholipide trägt zur Destabilisierung der Membranen bei.

Welche spezifischen Faktoren unter In-vivo-Bedingungen die Membranfusion einleiten, ist zur Zeit noch unbekannt. Substanzen der Follikelflüssigkeit, des Cumulus oophorus, der Zona pellucida oder der Eizelle selbst werden hierfür verantwortlich gemacht.

1.7 Ovulation

Unter Ovulation versteht man die Ausstoßung der reifen Eizelle aus dem Graaf-Follikel etwa 14 Tage vor der Menstruation. Die Ovulation erfolgt beim Menschen ca. 24–36 h nach dem LH-Gipfel und nach dem Abfall der Östradiol- sowie dem initialen Anstieg der Progesteronplasmaspiegel.

Mit dem Anstieg des LH wird die Bildung des zyklischen AMP stimuliert, das die Luteinisierung und die Beendigung der Meiose induziert. Mit fortschreitender Luteinisierung steigt die Progesteronkonzentration, wodurch die Aktivität der proteolytischen Enzyme verstärkt und die Follikelwand erweicht wird. Die Konzentration der aus den Granulosazellen freigesetzten Prostaglandine steigt an. Zusammen mit Plasmin und Kollagenase wird die Follikelwand enzymatisch angedaut und reißt daraufhin ein. Durch die Prostaglandine wird möglicherweise die glatte Muskulatur in der Theca externa zur Kontraktion gebracht, wodurch die Oozyte ausgetrieben wird. Der Oozyten-Kumulus-Komplex wird aus dem Follikel freigesetzt und vom Fimbrienapparat der Tube aufgenommen. Obwohl die Menge der Follikelflüssigkeit zunimmt, gibt es unmittelbar vor der Ruptur keine Erhöhung des intrafollikulären Drucks. Auf die Vorgänge bei der Ovulation wird in Kap. 4, Band 1 näher eingegangen.

1.8 Eizellaufnahme und Transport

Vorbereitung zur Ovulation. Kurz vor der Ovulation kommt es im sprungreifen Follikel zu einer lokalen Ischämie, die zur Ablösung des Eihügels von der Follikelwand führt, woraufhin der Cumulus oophorus mit der Eizelle dann frei in der Follikelflüssigkeit schwimmt. Von den Follikelepithelien werden proteolytische Enzyme gebildet, die das Bindegewebe der Tunica albuginea, das Keimepithel und die Follikelwand auflösen und das Austreten der Eizelle ermöglichen.

Aufnahme der Eizelle. Über den Mechanismus der Eizellaufnahme liegen nur wenige Untersuchungen vor. Man geht davon aus, daß die Annäherung des Fimbrientrichters an die Oberfläche des Ovars durch Kontraktionen der Tuben- und Fimbrienmuskulatur sowie durch passive Bewegungen des Ovars, bedingt durch Kontraktionen des Mesenteriums und der Ligamente des Ovars, erreicht wird. Laparoskopische Beobachtungen haben gezeigt, daß zum Zeitpunkt der Ovulation kurze, aber wiederholte Kontakte zwischen Fimbrien und Ovaroberfläche bestehen. Unterstützt wird der Ei-

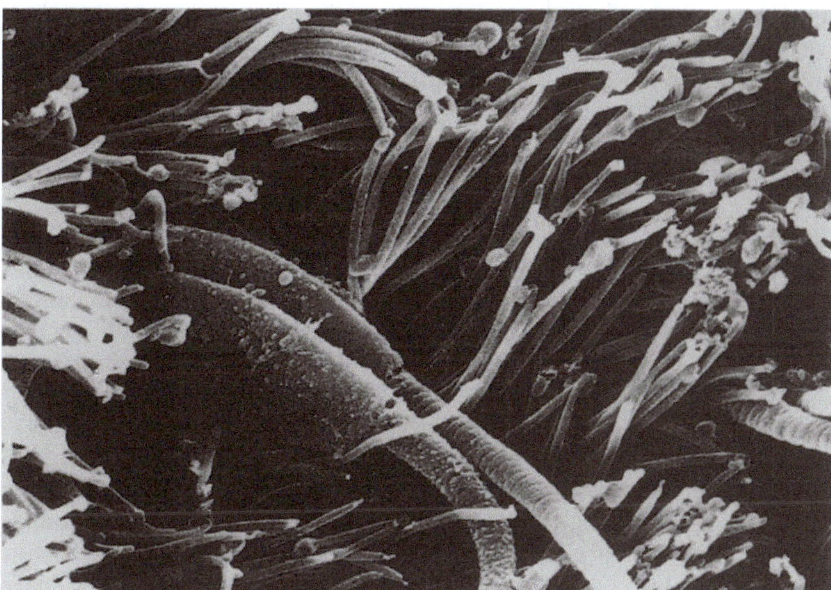

Abb. 1.16. Rasterelektronenmikroskopische Aufnahme des Tubenepithels im Bereich des uterotubaren Übergangs. Zwei Spermien sind in Bildmitte zu erkennen. Vergrößerung 7200fach. (Mit freundlicher Genehmigung der Schering Aktiengesellschaft Berlin)

aufnahmemechanismus durch die Öffnung des Tubenostiums und die büschelförmige Gestalt der Fimbrien zum Zeitpunkt der Ovulation, was auf eine vermehrte Durchblutung und venöse Stase zurückzuführen ist. Inwieweit der Zilienschlag, der Flüssigkeitsstrom in der Tube, die Viskosität von Follikel- und Tubensekret für die Eiaufnahme mit von Bedeutung sind, ist beim Menschen noch nicht endgültig geklärt.

Tubentransport. Für den weiteren Transport der Eizelle durch die Tube sind dann folgende Faktoren verantwortlich: 1. der Zilienschlag, 2. der Sekretstrom und 3. die Kontraktionen der Tubenmuskulatur. Die Beobachtung, daß Frauen mit einem Kartagener-Syndrom (kongenitales Fehlen zilientragender Zellen) schwanger werden können, läßt jedoch für den Zilienschlag eine untergeordnete Bedeutung vermuten. Die Abb. 1.16 zeigt eine REM-Aufnahme des Tubenepithels mit Spermien im Bereich des uterotubaren Übergangs.

1.9 Fertilisierung der Eizelle

Dauer der Fertilisierungsfähigkeit. Der Zeitraum, in dem das menschliche Ei befruchtet werden kann liegt zwischen 12 und 24 h, wohingegen die Spermatozoen durchschnittlich 48 h eine Eizelle fertilisieren können.

Ort der Fertilisierung. Das Zusammentreffen von Eizelle und Spermatozoen findet in der Mehrzahl der Fälle am Übergang der Pars ampullaris des Eileiters zum Isthmus statt (Diaz et al. 1980). Es wird als ein zufälliger Vorgang angesehen, wobei jedoch Untersuchungen von Ralt et al. (1991) auf einen chemotaktischen Vorgang hindeuten.

Funktion der Zona pellucida. Die Zona pellucida hat während des Fertilisierungsprozesses 2 Funktionen: 1. Sie enthält speziesspezifische Spermatozoenrezeptoren. 2. Sie verhindert das Eintreten weiterer Spermatozoen, nachdem das fertilisierende Spermatozoon in die Eizelle eingedrungen ist. Auf diese Weise wird eine Polyploidie verhindert.

Vorbereitung der Spermatozoen. Bevor es zur Penetration der Spermatozoen kommt, müssen diese auf ihrem Weg einige Veränderungen ihrer Zellmembran durchmachen, um die Zona pellucida überhaupt penetrieren zu können. Dies sind zum einen die Kapazitation (s. oben) und zum anderen die Akrosomreaktion, bei der es zu einer teilweisen Membranauflösung bzw. einer Fusionierung der äußeren Akrosomenmembran mit dem Plasmalemma und zur Entstehung von Membranporen kommt, durch die der akrosomale Inhalt ausfließen kann.

Penetration des Spermatozoon. Wenn die oben angeführten Schritte erfolgt sind, kann die Granulosazellschicht und die Zona pellucida der Eizelle mit Hilfe der lytischen Enzyme wie z. B. Akrosin, Hyaluronidase und andere Proteasen lokal aufgelöst werden (Abb. 1.17).

Imprägnation. Nach der Penetration durchwandert das Spermatozoon den perivitellinen Raum und heftet sich an die Oozytenoberfläche. Dabei kommt es zur Verschmelzung der beiden sich berührenden Zellmembranen und es erfolgt die Inkorporation von Spermienkopf und -mittelstück in das Zytosplasma der Eizelle. Der Spermienschwanz wird oft mit inkorporiert. Nach diesem Schritt beginnt durch eine Dekondensation des Spermienzellkerns die Vorbereitung zur männlichen Vorkernbildung.

Polyspermieblock. Die während der Fertilisation zur Verhinderung einer polyspermen Befruchtung ablaufenden Veränderungen der äußeren Schichten der Eizelle werden durch die Fusion des Spermiums mit der Eizelloberfläche in Gang gesetzt. Diese kann in eine schnelle Reaktion (Depolarisation der Oozytenmembran) und eine langsame Reaktion (Extrusion der kortikalen Granula, sog. „kortikale Reaktion") unterteilt werden. Den möglichen Ablauf der kortikalen Reaktion gibt Abb. 1.18 wieder. Die Exozytose der Granula führt zu Veränderungen im Aufbau und Organisation der vitellinen Membran (sog. „vitelline Reaktion"), wodurch die Fusion weiterer Spermatozoen mit der Eizelloberfläche verhindert wird. Die Veränderung der vitellinen Membran erfolgt zum einen durch die Wirkung der Inhaltsstoffe der kortikalen Granula und zum anderen dadurch, daß im Verlauf der Exozytose Membranbestandteile der kortikalen Granula direkt in die Plasmamembran der Eizelle inkorporiert werden. Die Verhinderung der Spermapenetration auf der Ebene der Zona pellucida, die sog. „Zonareaktion", erfolgt wahrscheinlich durch Inaktivierung spermaspezifischer Rezeptoren an der Zona pellucida, möglicherweise durch Wirkung proteolytischer Enzyme aus den kortikalen Granula.

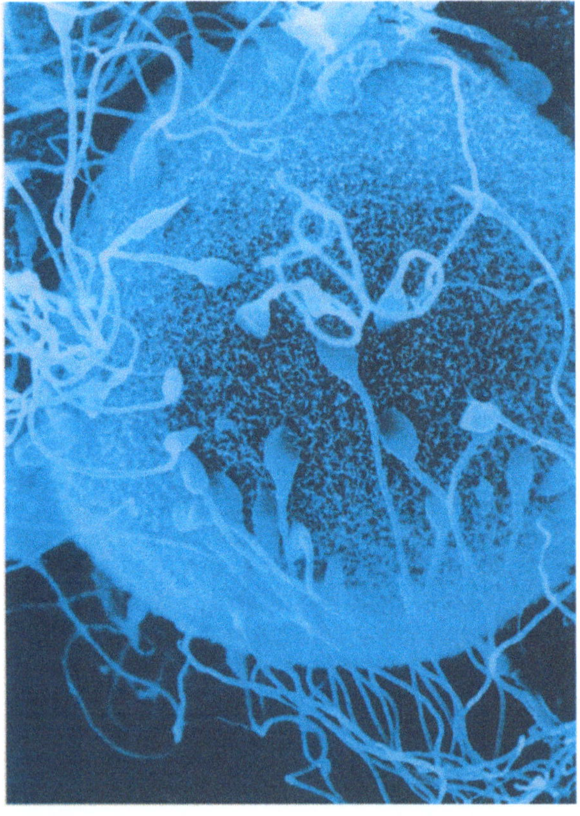

Abb. 1.17. Rasterelektronenmikroskopische Aufnahme einer Eizelle während der Insemination. Zahlreiche Spermien haben sich an der Oberfläche der Zona pellucida gebunden. (Mit freundlicher Genehmigung der Schering Aktiengesellschaft Berlin)

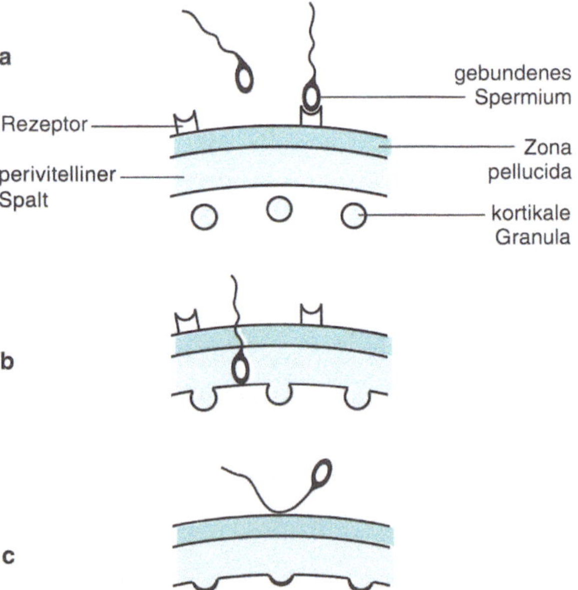

Abb. 1.18 a – c. Ablauf der kortikalen Reaktion. (Nach Diedrich et al. 1985)
a Ein Spermium wird an die Zona pellucida gebunden.
b Nach der Fusion eines Spermatozoons mit der vitellinen Membran erfolgt die Exozytose der kortikalen Granula.
c Die Inhaltsstoffe der kortikalen Granula bewirken Veränderungen im molekularen Aufbau der Zona pellucida und der vitellinen Membran, die eine Bindung und Penetration überzähliger Spermatozoen verhindern

Entstehung von Polyploidien. Der oben beschriebene Polyspermieblock verhindert in der Regel die Befruchung der Eizelle mit mehreren Spermien. Beim unreifen und gealterten Oozyten treten jedoch gehäuft sog. Mehrfachbefruchtungen auf, die zu Polyploidien (meist Triploidien) führen. Diese Polyploidien zeigen sich durch die Ausbildung von mehr als 2 Pronuklei (Abb. 1.19). Die weitere Entwicklung dieser Embryonen kann unterschiedlich ablaufen (Abb. 1.20).

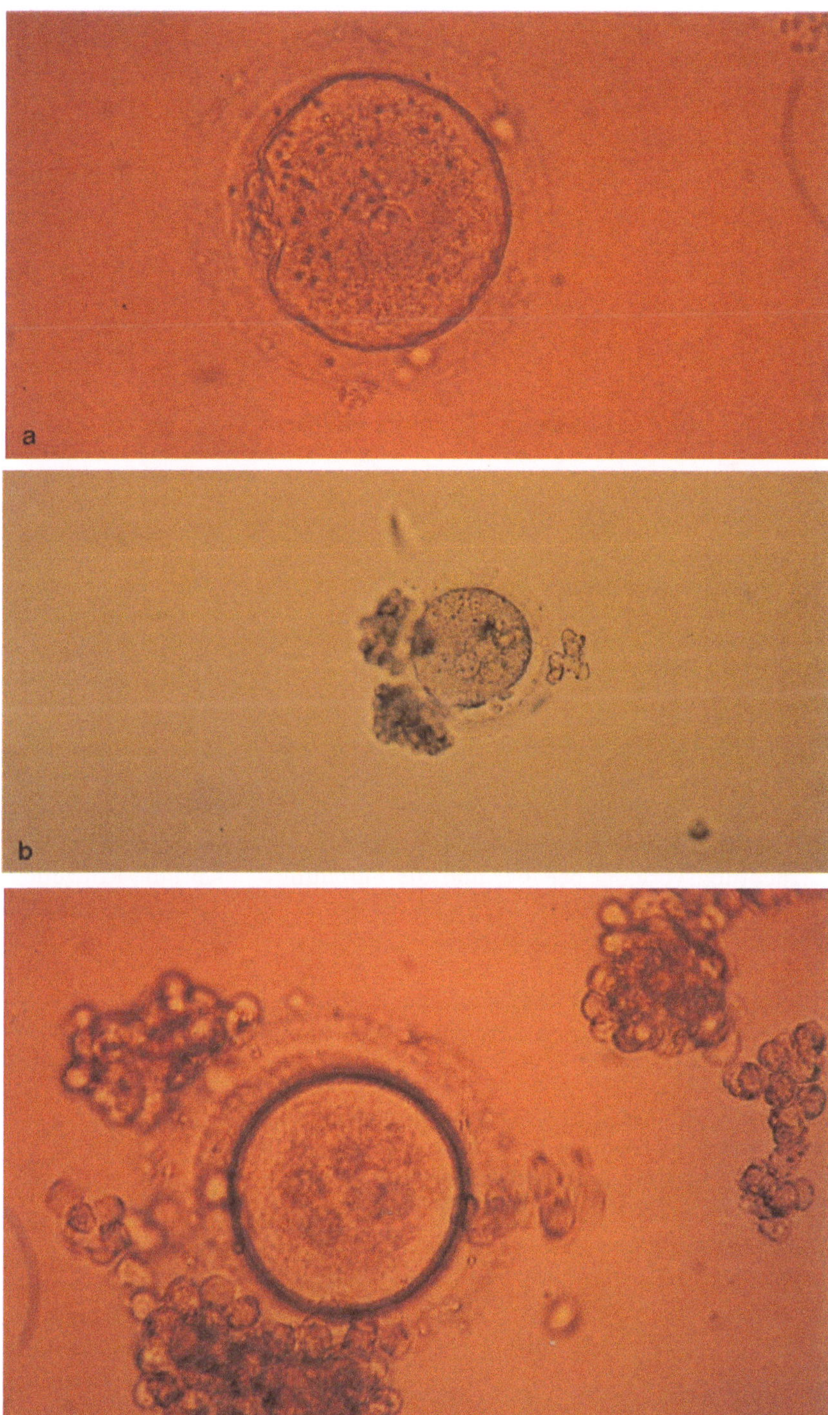

Abb. 1.19. **a** Eizelle mit 3 Pronuclei (Vergr. 1:250).
b Eizelle mit 4 Pronuclei (Vergr. 1:125).
c Eizelle mit 5 Pronuclei (Vergr. 1:250).

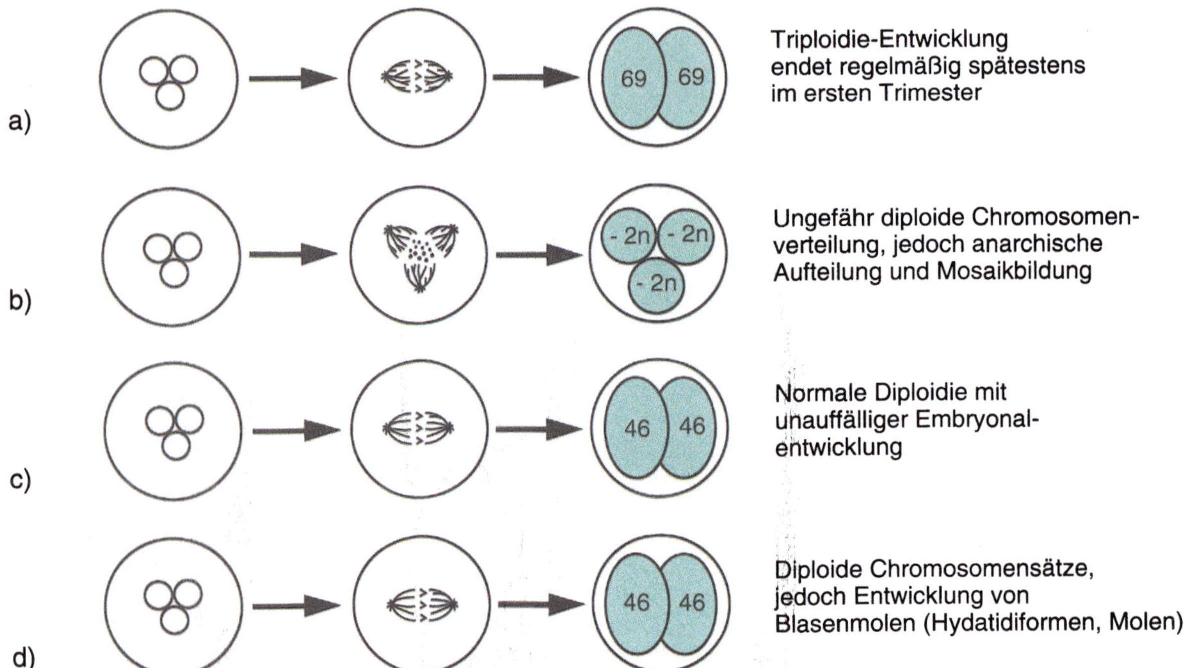

Abb. 1.20 a–d. Entwicklungsmöglichkeiten von Eizellen mit 3 Pronuclei. (Nach Hinrichsen 1990):
a Die Triploidie kann maximal bis in das erste Drittel der Schwangerschaft reichen, danach kommt es zum Abort.
b Für Embryonalstadien, bei der diploide Kerne und Mosaikmuster entstehen, bestehen keine Entwicklungschancen.
c Beim Zugrundegehen eines der männlichen Pronuclei kann eine normale weitere Embryonalentwicklung resultieren.
d Beim Zugrundegehen des weiblichen Vorkerns bleiben die beiden männlichen Pronuclei übrig, aus der in der Regel Blasenmolen hervorgehen

Abschluß der Befruchtung. Bald danach vereinigt sich der einfache Chromosomensatz des männlichen Vorkerns mit dem des weiblichen, und es entsteht der diploide Chromosomensatz. Damit ist der Befruchtungsvorgang beendet und die Furchungsteilungen beginnen. In Abb. 1.21 sind die einzelnen Schritte des Befruchtungsprozesses dargestellt.

Konzeptionschancen. Angaben über Normwerte von Spermaproben dienen eher zur groben Orientierung, denn unterhalb dieser Werte für Konzentration, Morphologie und Motilität können durchaus Schwangerschaften eintreten, wenn auch ihre Wahrscheinlichkeit verringert ist. In Tabelle 1.4 sind die Konzeptionsraten in Abhängigkeit von der Spermienkonzentration aufgeführt.

Tabelle 1.4. Konzeptionschancen in Abhängigkeit von der Spermienkonzentration. (Nach Bender 1953)

Spermienkonzentration [mill/ml]	[n]	Schwangerschaftsrate [%]
< 100	110	55
60–99	155	51
40–59	51	53
20–39	68	44
10–19	35	37
7–9	15	30
4–6	13	38
1–3	13	38

1.10 Implantation und frühe Embryonalphase

Nach der Fertilisierung der Eizelle im ampullären Teil der Tube folgen die mitotischen Teilungen zum 2-, 4-, 8-Zeller usw., die die Zahl der Blastomeren (Tochterzellen) gleichmäßig erhöhen, wobei beim Menschen auch asynchrone Teilungen (3-, 5-Zeller usw.) vorkommen können. Etwa ab dem 16-Zell-Stadium kommt es in der Tube zu einer Differenzierung der Blastomeren in eine äußere (Trophoblast) und eine innere Zellschicht (Embryoblast). In Abb. 1.22 sind verschiedene Stadien der Eizellentwicklung während der Tubenpassage dargestellt.

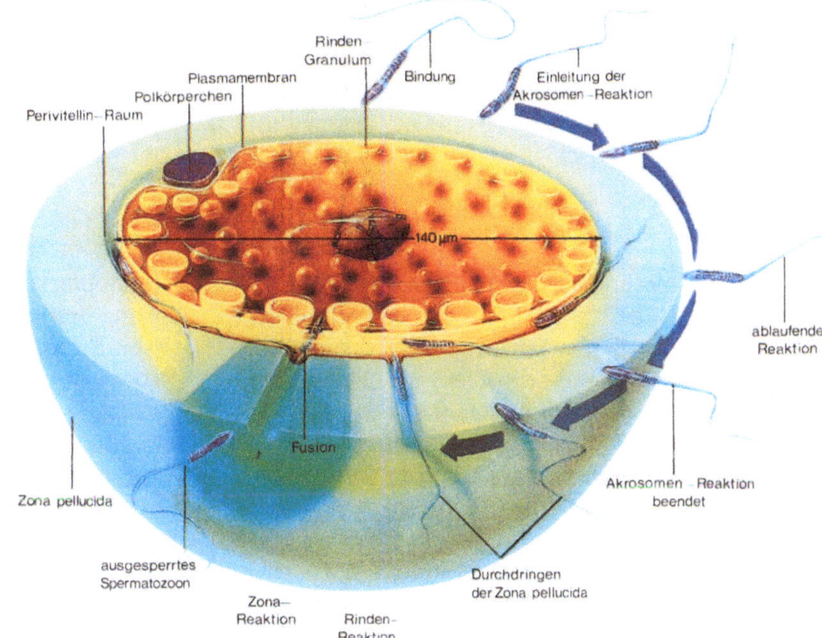

Abb. 1.21. Ablauf der Fertilisierung einer Eizelle. Nachdem ein Spermium es geschafft hat die Eizellmembran zu durchdringen, bildet sich der sog. Polyspermieblock aus. Die blauen Pfeile zeigen die einzelnen Schritte der Befruchtung. Bald danach vereinigt sich der einfache Chromosomensatz des männlichen Vorkerns mit dem des weiblichen. Es entsteht der diploide (doppelte) Chromosomensatz, wie er in jeder Körperzelle zu finden ist. (Mit freundlicher Genehmigung der Schering Aktiengesellschaft Berlin)

Auflösung der Zona pellucida. Am 5.–6. Tag kommt es zur Auflösung der Zona pellucida mit anschließender Größenzunahme des Keimes. Es ist noch ungeklärt, ob bei der Blastozyste des Menschen unter In-vivo-Bedingungen ebenfalls wie in der In-vitro-Kultur ein Hatching erfolgt, oder ob sich die Zona pellucida allmählich unter der Einwirkung spezifischer Enzyme der uterinen Flüssigkeit auflöst. Tierexperimentelle Untersuchungen haben eine hormonale Beeinflussung des Ausschlüpfvorgangs gezeigt, wobei eine östrogenabhängige Produktion proteolytischer Enzyme vermutet wird. Diese Ergebnisse erlauben jedoch nur begrenzt Rückschlüsse über die Vorgänge beim Menschen, da hier wie beim Polyspermieblock starke Speziesunterschiede auftreten können.

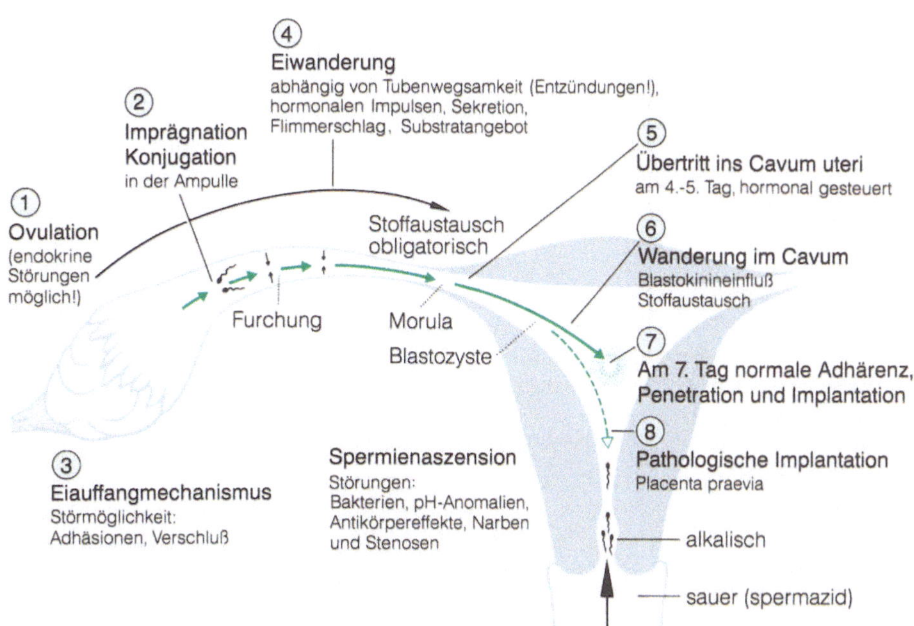

Abb. 1.22. Verschiedene Stadien der Eizellentwicklung während der Tubenpassage. (Nach Schmidt-Matthiesen 1989)

Ausschlüpfvorgang („hatching"). Unter „hatching" versteht man das Herausschlüpfen des Embryos aus der sie umgebenden Zona pellucida. Eine zu harte Zona pellucida, die möglicherweise diesen Ausschlüpfvorgang verhindert, kann zu Mehrlingen führen. Der Vorgang des „hatching" kann auch therapeutisch beeinflußt werden (assisted hatching). Dies ist durch Anbringen von Öffnungen in die Zona pellucia mit Hilfe von Mikromanipulationsmethoden (mechanisch, mit saurer Tyrode Lösung oder mit einem Laser) möglich. Dabei wird das „Ausstülpen" des Embryos erleichtert und damit möglicherweise die Chancen für die Implantation verbessert; s. Kap. 11, Band 2.

Anheftung der Blastozyste an das Endometrium. Am 6.–7. Tag nimmt die Blastozyste Kontakt mit der Endometriumoberfläche auf. Der Umstand, daß die Implantation stets am embryonalen Pol der Blastozyste stattfindet, ist jedoch bisher nicht endgültig geklärt. In Abb. 1.23 sind die Stadien der Frühentwicklung des Keimes während der Tubenpassage bis zur Implantation dargestellt.

Invasion der Blastozyste in das Endometrium. Der Trophoblast beginnt nunmehr mit Hilfe enzymatischer Vorgänge in das Endometrium einzuwachsen. Es erfolgt eine Differenzierung in den Synzytiotrophoblasten, der ohne erkennbare Zellgrenzen in das Uterusstroma vordringt, und den Zytotrophoblasten, der die Blastozyste umgibt. Die Ernährung des Keims erfolgt in dieser Zeit aus verflüssigten Endometriumzellen. Die Abb. 1.24 zeigt den Prozeß der Invasion der Blastozyste in das Endometrium.

Bildung der Amnionhöhle und weitere Entwicklung. Am 8. Tag tritt eine Spaltbildung im Embryoblast auf, aus der sich die Amnionhöhle bildet. Am 9. Tag entstehen Lakunen im Synzytiotrophoblasten, die mit mütterlichem Blut aus eröffneten Kapillaren und Sekreten aus eröffneten endometrialen Drüsen gefüllt sind und die Ernährung des Embryos gewährleisten. Etwa gegen den 12. Tag schließt sich dann das Endometrium über der Implantationsstelle. Am embryonalen Pol führt die Arrodierung der mütterlichen Kapillaren und das Zusammenfließen der Lakunen zu einem Durchfließen des Lakunensystems mit mütterlichem Blut. Die Abb. 1.25 zeigt die Entwicklungsstufen des Embryos während des Implantationsvorgangs in Abhängigkeit vom Tag post ovulationem.

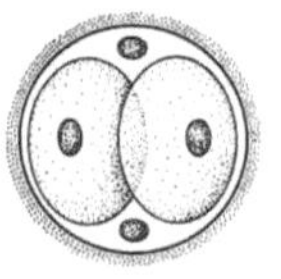
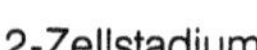

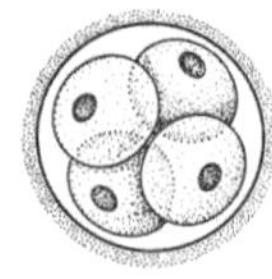

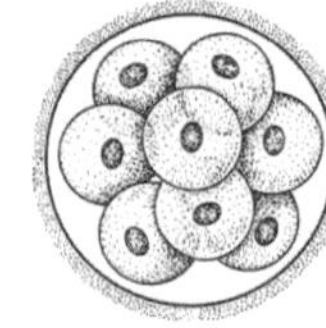

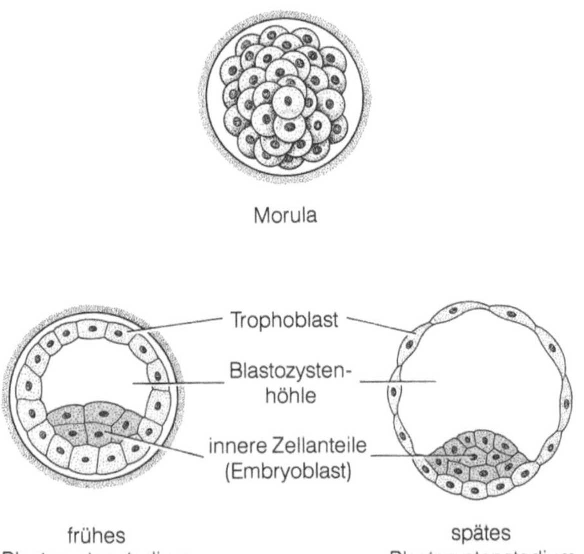

Abb. 1.23. Verschiedene Stadien der Frühentwicklung des Keimes bis zur Implantation

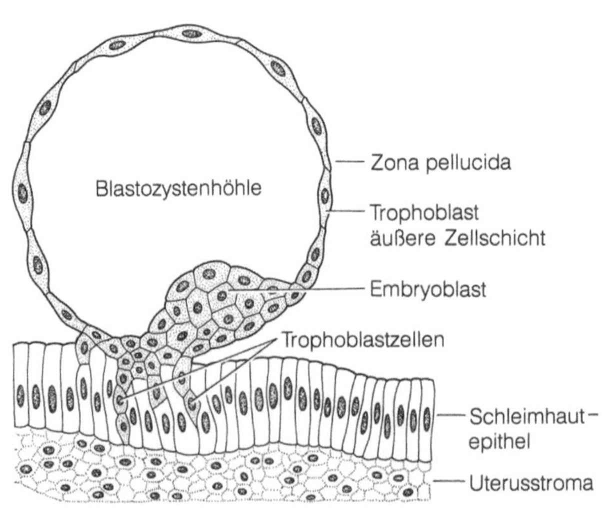

Abb. 1.24. Invasion der Blastozyste in das Endometrium

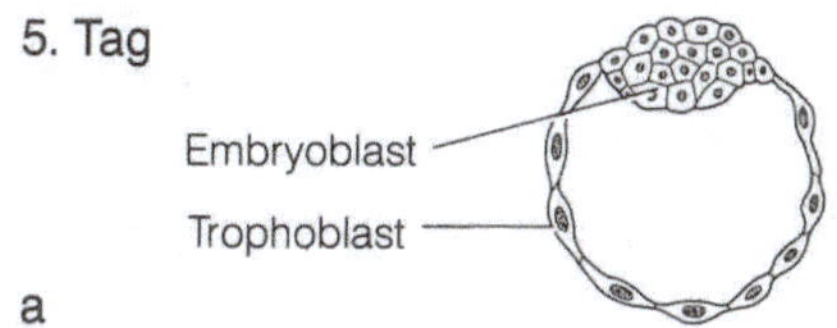

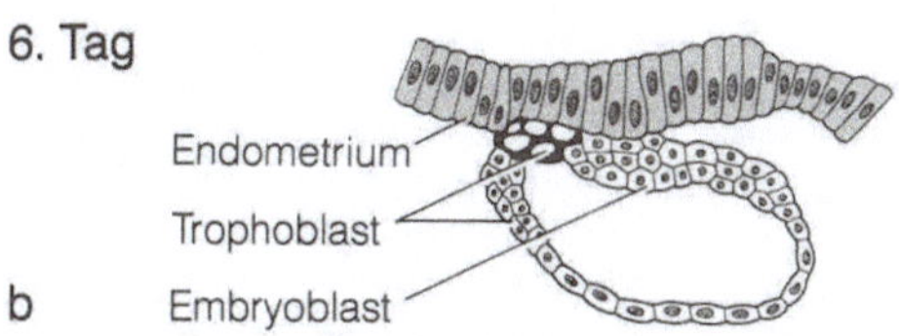

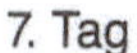

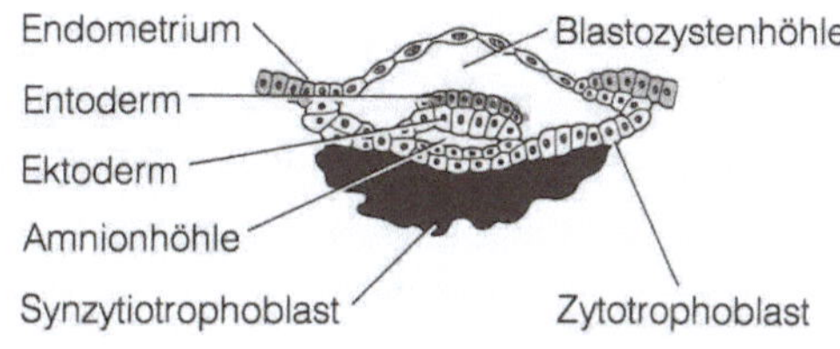

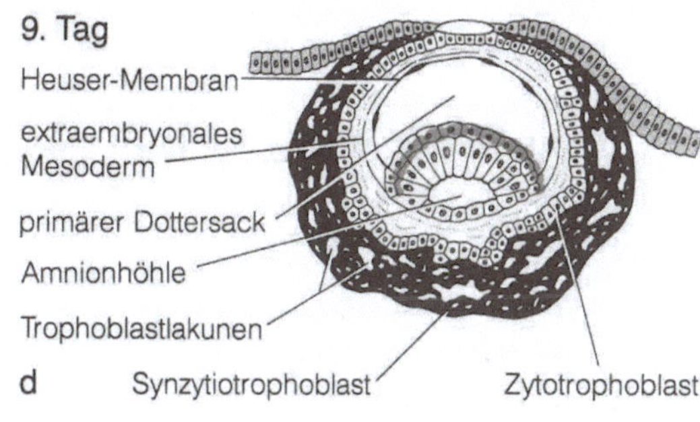

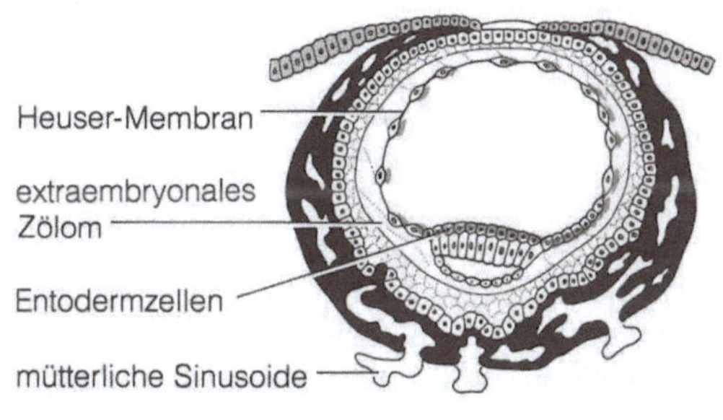

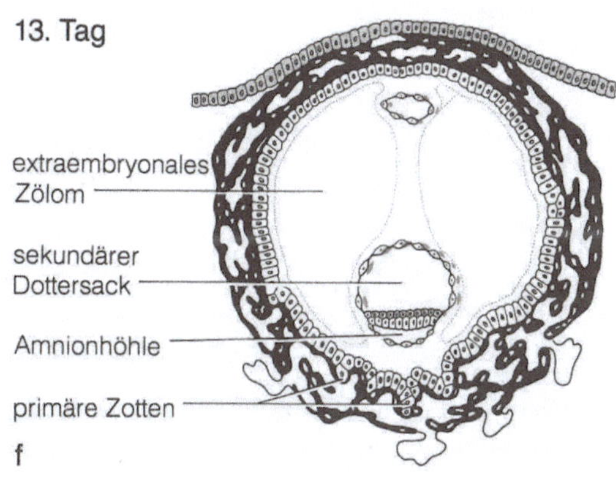

Abb. 1.25 a–f. Entwicklungsstufen des Embryos während des Implantationsvorgangs in Abhängigkeit vom Tag post ovulationem. (Nach Diedrich et al. 1985) **a** 5. Tag. Stadium der Differenzierung im Embryoblast und Trophoblast und Blastozystenhöhle. **b** 6. Tag. Fixierung der Blastozyste mit dem embryonalen Pol an der Endometriumoberfläche. **c** 7. Tag. Differenzierung in Synzytio- und Zytotrophoblast, Ektoderm und Endoderm, Ausbildung der Amnionhöhle. **d** 9. Tag. Ausbildung von Trophoblastlakunen. **e** 12. Tag. Endometrium schließt sich über der Implantationsstelle, Ausbildung mütterlicher Sinusoide. **f** 13. Tag. Proliferation des Zytotrophoblasten zu primären Chorionzotten

1.11 Literatur

Ahlgren M, Bostrom K, Malmquist R (1975) Sperm transport and survival in women with special reference to the fallopian tube. In: Hafez ESE, Thibault CG (eds) The biology of spermatozoa. Karger, Basel, pp 63–71

Austin CR; Braden AWH (1954) Time relations and their significance in the ovulation and penetration of eggs in rats and rabbits. Aust J Biol Sci 7:179–185

Bender S (1953) End-results in the treatment of primary infertility. Fertil Steril 4:34–48

Burkman LJ (1984) Characterization of hyperactivated motility by human spermatozoa during capacitation: comparison of fertile and oligozoospermic sperm populations. Arch Androl 13:153–158

Chang MC (1951) The fertilizing capacity of spermatozoa deposited into the fallopian tubes. Nature 168:697–702

Clegg ED (1983) Mechanisms of mammalian sperm capacitation. In: Hartman JF (eds) Mechanism and control of animal fertilization. Academic Press, New York, pp 177–189

Cummins JM (1982) Hyperactivated motility patterns of ram spermatozoa recovered from the oviducts of mated ewes. Gam Res 6:53–60

Diaz S, Oritz ME, Croxatto HB (1980) Studies on the duration of ovum transport by the human oviduct. III: Time intervall between the luteinizing hormone peak and recovery of ova by transcervical flushing of the uterus in normal women. Am J Obstet Gynecol 137:116–121

Diedrich K, van der Ven H, Krebs D (1985) Physiologie der Reproduktion. In: Klinik der Frauenheilkunde und Geburtshilfe, Bd 3. Urban & Schwarzenberg, München, S 1985

Döring GK, Sollfrank R (1988) Wann die Liebe am schönsten ist. Sexualmedizin I:8–13

Eggert-Kruse W, Gerhard I, Näher H, Tilgen W, Runnebraum B (1990a) Chlamydial infection – a female and/or male infertility factor? Fertil Steril 53:1037–1043

Feneux D, Serres C, Jouannet P (1985) Sliding spermatozoa: A dyskinesia responsible for human infertility? Fertil Steril 4:508–511

Fredricsson B, Björk G (1977) Morphology of postcoital spermatozoa in the cervical secretion and its clinical significance. Fertil Steril 28:841–845

Gould JE, Overstreet JW, Hanson FW (1984) Assessment of human sperm function after recovery from the female reproductive tract. Biol Reprod 31:888–895

Gould JE, Overstreet JW, Hanson FW (1985) Interaction of human spermatozoa with the human zona pellucida and zona-free hamster oocyte following capacitation by exposure to human cervical mucus. Gam Res 12:47–52

Hanson FW, Overstreet JW, Katz DF (1982) A study of the relationship of motile sperm numbers in cervical mucus 48 hours after artificial insemination with subsequent fertility. Am J Obstet Gynecol 143:85–92

Hinrichsen KV (1990) Humanembryologie. Springer, Berlin Heidelberg New York Tokyo

Isomaa V, Parvinen M, Jane OA, Bardin CW (1985) Nuclear androgen receptors in different stages of the seminiferous epithelial cycle and the interstitial tissue of rat testis. Endocrinology 116:132

Katz DF, Overstreet JW (1981) Sperm motility assessment by videomicrography. Fertil Steril 35:188–191

Katz DF, Yanagimachi R (1980) Movement characteristics of hamster spermatozoa within the oviduct. Biol Reprod 22:759–763

Katz DF, Mills RN, Pritchett TR (1978) The movement of human spermatozoa in cervical mucus. J Reprod Fertil 53:259–264

Katz DF, Diel L, Overstreet JW (1982a) Differences in the movement of morphologically normal and abnormal human seminal spermatozoa. Biol Reprod 26:566–570

Katz DF, Brofeldt BT, Overstreet JW et al (1982b) Alteration of cervical mucus by vanguard human spermatozoa. J Reprod Fertil 65:171–178

Lambert H, Overstreet JW, Morales P et al (1985) Sperm capacitation in the human female reproductive tract. Fertil Steril 43:325–331

Lunenfeld B, Insler V, Glezerman M (1993) Diagnosis and treatment of functional infertility. Blackwell Wissenschaft, Berlin 1993

Meyer FA, Silberberg A (1980) The rheology and molecular organization of epithelial mucus. Biorheology 17:163–174

Moghissi KS, Syner FN, Evans TN (1972) A composite picture of the menstrual cycle. Am J Obstet Gynecol 114:405–418

Morales P, Katz DF, Overstreet JW (1985) Simultaneous analysis of the morphology and movement of spermatozoa from fertile and infertile men using highspeed videomicography. J Androl 6 [Suppl]:33–41

Mortimer D, Templeton AA (1982) Sperm transport in the human female reproductive tract in relation to semen analysis characteristics and time of ovulation. J Reprod Fertil 64:401–408

Neumann G-H (1989) Wie natürlich ist die „natürliche Familienplanung"? Gynäkologe 22:1–6

Sanborn BM, Steinberger A, Meistrich WL, Steinberger E (1975) Androgen binding sites in testis fractions as measured by a nuclear exchange assay. J Steriod Biochem 6:1459

Schaller GB (1976) Unter Löwen in der Serengeti. Herder, Frankfurt

Schmitt-Matthiesen H (1989) Gynäkologie und Geburtshilfe. Schattauer, Stuttgart

Settlage DSF, Motoshima M, Tredway DR (1973) Sperm transport from the external cervical os to the fallopian tubes in women: a time and quantitation study. Fertil Steril 24:655–663

Sobrero AJ, MacLeod J (1962) The immediate post-coital test. Fertil Steril 13:184–189

Steinberger E (1977) Male reproductive physiology. In: Cocket ATK, Urry RL (eds) Male infertility. Grune & Stratton, New York, p 1

Tempo Medical (1982) Ovulationszeitpunkt. Tempo Medical 15:11–14

Tredway DR, Settlage DSF, Nakamura RM, Motoshima M, Umezaki CU, Mishell DR (1975) Significance of timing for the postcoital evaluation of cervical mucus. AM J Obstet Gynecol 121:387–393

Wergin WP (1979) Cyclic changes in the surface structure of the cervix from the ewe as relevated by scanning electron microscopy. Tissue Cell 2:359–366

Wright WW, Frenkel AI (1980) An androgen receptor in the nuclei of late spermatid in testes of male rats. Endocrinology 107:314

Yanagimashi R (1981) Mechanisms of fertilization in mammals. In: Mastroianni L, Biggers JD (eds): Fertilization and embryonic development in vitro. Plenum, New York, p 81

2 Funktionsteste und Untersuchungsmethoden in der gynäkologischen Endokrinologie und Fortpflanzungsmedizin

T. Rabe und B. Runnebaum

2.1 Einleitung

Die im folgenden dargestellten Untersuchungsmethoden und Funktionsteste in der Gynäkologie und Geburtshilfe wurden getrennt nach klinischen Testen, die ohne großen apparativen Aufwand möglich sind, paraklinischen Untersuchungsmethoden mit z.T. komplizierten medizinisch-technischen Geräten sowie Testen mit Laboraufwand aufgeteilt. Einen Überblick über die Funktionsteste gibt Tabelle 2.1.

Bei den Angaben von Normalwerten ist zu beachten, daß die Normalbereiche von den verschiedenen Labors in Abhängigkeit der Bestimmungsmethode unterschiedlich angegeben werden. Insbesondere ist darauf zu achten, daß die Maßeinheiten übereinstimmen bzw. richtig umgerechnet werden. Es handelt sich daher bei den im Text angegebenen Normwerten nur um Richtwerte. Auf die einzelnen Hormone und deren Bestimmungsmethoden wurde im Kap. 2, Band 1, eingegangen.

2.2 Klinische Untersuchungsmethoden

Eine Reihe von klinischen Untersuchungsmethoden befaßt sich mit der Funktionsdiagnostik des menstruellen Zyklus (z. B. Aufwachtemperaturmessung, Vaginalzytologie, Farnkraut-, Spinnbarkeits-, Gestagen- und Östrogentest) sowie einer immunologischen Beurteilung der Spermien-Mukus-Interaktion im Rahmen der Sterilitätsdiagnostik (z. B. Sims-Huhner-Test); die In-vitro-Testsysteme hierzu werden in Abschnitt 2.4.2.4 dargestellt.

Tabelle 2.1. Zusammenstellung von Funktionstesten in Gynäkologie und Geburtshilfe

Fachgebiet	Name des Tests	Hauptsächliche Indikation
Gynäkologie	Gestagentest	Nachweis einer basalen Östrogenbildung
Klinische Teste	Östrogentest	Nachweis eines funktionsfähigen Endometriums
	Farnkrauttest	Nachweis einer stärkeren Östrogenaktivität
	Spinnbarkeitstest	Maß für die Östrogenaktivität
	HMG-Test	Nachweis der Follikelreifung und Östrogensekretion der Ovarien
	Sims-Huhner-Test	Nachweis der Verträglichkeit von Spermien im Zervikaltest
	Kremer-Test	Nachweis der Verträglichkeit zwischen Spermien und Zervixschleim in vitro
Laborteste	Metopirontest	Überprüfung der hypophysären ACTH-Reserve
	TRH-Test	Überprüfung der Schilddrüsenfunktion durch Bestimmung des basalen und stimulierten TSH
	Clomifentest	Nachweis der hypothalamisch-hypophysären Stimulation der Gonadotropinsekretion
	LH-RH-Test	Nachweis der hypophysären LH-Sekretion Prüfung der LH-Reserve
	Dexamethasontest	Nachweis der Suppression der adrenalen Steroidogenese
	ACTH-Test	Überprüfung der Nebennierenfunktion
	STH-Test	Nachweis der STH-Reserve der Hypophyse
Geburtshilfe	DHEA-S-Test	Ausschluß einer intrauterinen Wachtumsretardierung bei unbekanntem Gestationsalter

2.2.1 Zyklusdiagnostik

2.2.1.1 Aufwachtemperaturmessung

Prinzip. Erste Veröffentlichungen über einen biphasischen Verlauf der Aufwachtemperaturen während des weiblichen menstruellen Zyklus gehen auf Quire (1868) und später auf van de Velde (1905) zurück. Beobachtungen während einer Laparotomie konnten zeigen, daß der Temperaturanstieg mit dem Auftreten von neuen Corpora lutea einhergeht; es besteht dabei eine Diskrepanz zwischen dem Auftreten des Gelbkörpers und dem Anstieg der Temperatur von ca. 2–3 Tagen. Nach erfolgtem Eisprung bildet der Gelbkörper insbesondere Progesteron. Progesteron bzw. seine Metabolite wirken auf das temperaturregulierende Zentrum in der Rautengrube auf dem Boden des 4. Ventrikels. Über einen thermodynamischen Effekt wird die Kerntemperatur des Körpers um 0,3–0,5 °C angehoben. Mittels dieser Temperaturerhöhung kann retrospektiv der Eisprung diagnostiziert und die Gelbkörperphase beurteilt werden (Abb. 2.1).

Indikationen

- Nachweis eines ovulatorischen Zyklus im Rahmen der Sterilitätsdiagnostik.
- Beurteilung des Temperaturanstiegs sowie der Dauer der Gelbkörperphase.
- Die Messung der Aufwachtemperatur empfiehlt sich auch in Kombination mit der Vaginalschleimmethode (Billings-Methode) bei Abneigung bzw. Unverträglichkeit der hormonalen Kontrazeptiva zur Familienplanung.

Durchführung

- Messung der morgendlichen Aufwachtemperatur nach ausreichender Ruhephase.
- Die Messung sollte über 3–5 min, ggf. mit einem speziellen Thermometer zur Bestimmung der Aufwachtemperatur bzw. mit einem elektronischen Thermometer bestimmt werden (Abb. 2.2).

Bewertung

- Ein Temperaturanstieg von 0,3–0,5 °C innerhalb von 48 h spricht für einen erfolgten Eisprung. An 3 aufeinanderfolgenden Tagen sollte die Aufwachtemperatur wenigstens 0,3° C höher liegen als an den 7 vorausgegangenen Tagen (Definition der WHO).
- Bei treppenförmigem Temperaturanstieg bzw. verkürzter Lutealphase liegt wahrscheinlich eine Corpus-luteum-Insuffizienz vor. In diesen Fällen empfiehlt sich eine Progesteronbestimmung an 3 verschiedenen Tagen (z.B. 3., 5., 7. hyperthermer Tag) während der Lutealphase sowie eine Prolaktinbestimmung.
- Die Messung der Aufwachtemperatur dient nur als grober Indikator zum Nachweis einer Ovulation. Bei Luteinisierung von Follikeln besteht durchaus die Möglichkeit, daß die Temperatur

a

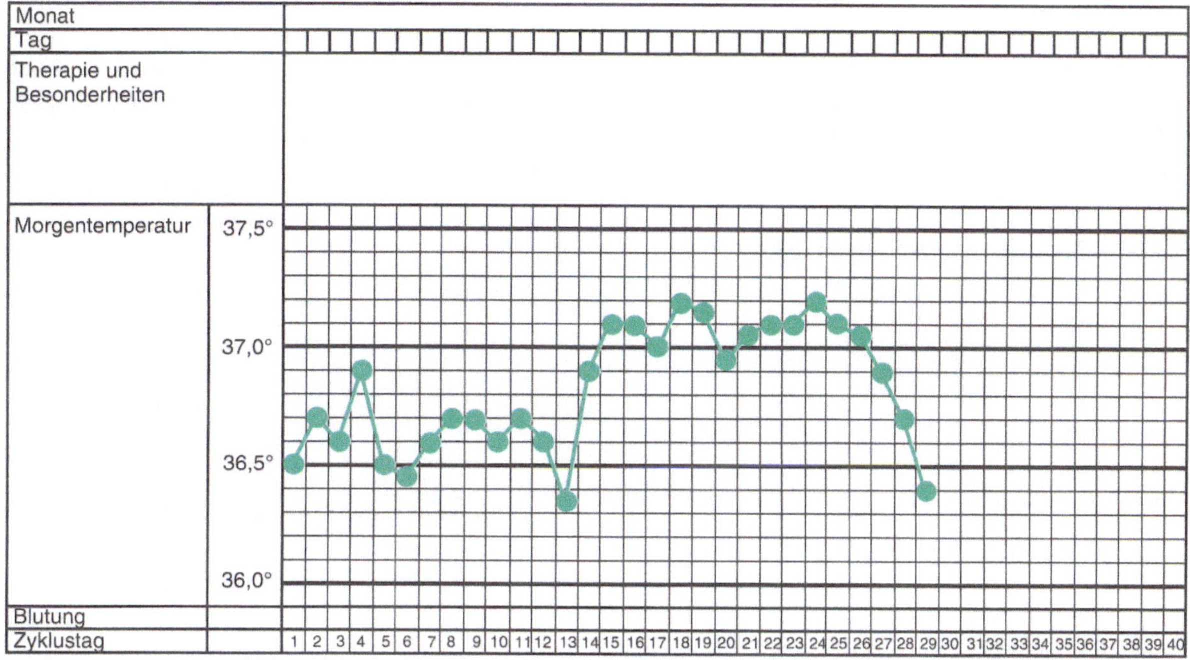

b

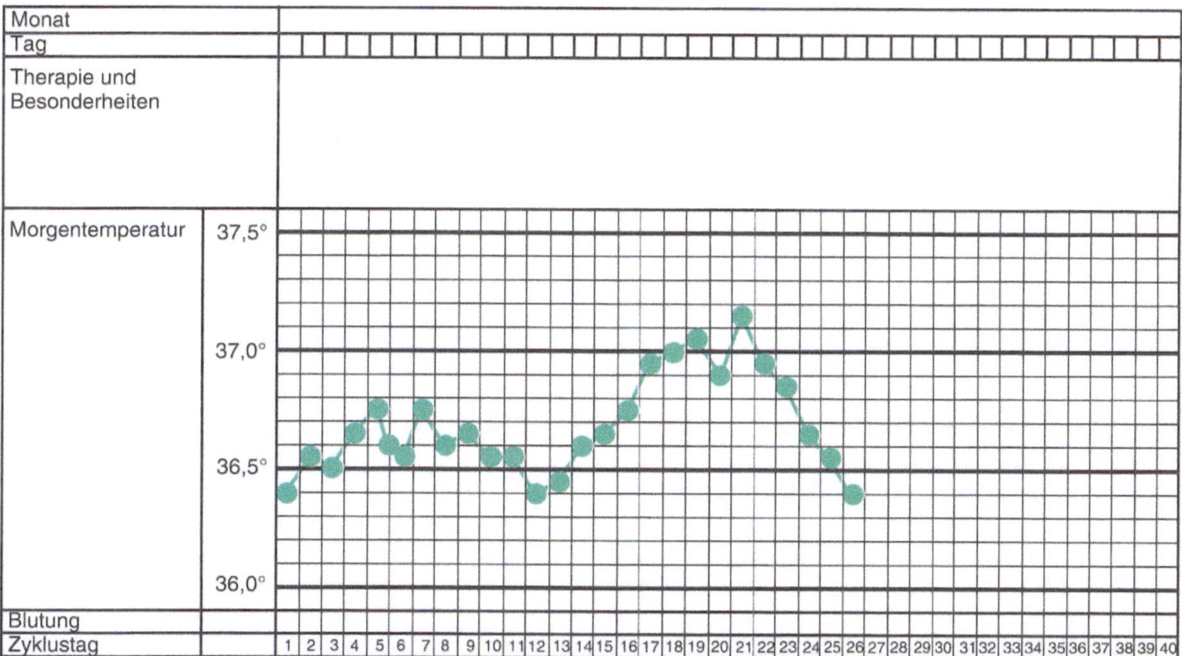

Abb. 2.1 a, b. Aufwachtemperaturkurven. **a** Normale biphasische Aufwachtemperaturkurve: Ovulation zwischen dem 13./14. Zyklustag. **b** Zyklus mit Lutealinsuffizienz: treppenförmiger Anstieg der Aufwachtemperatur, verkürzte Corpus-luteum-Phase

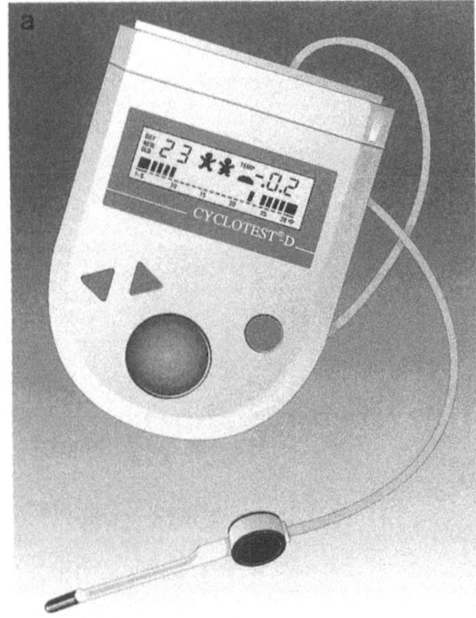

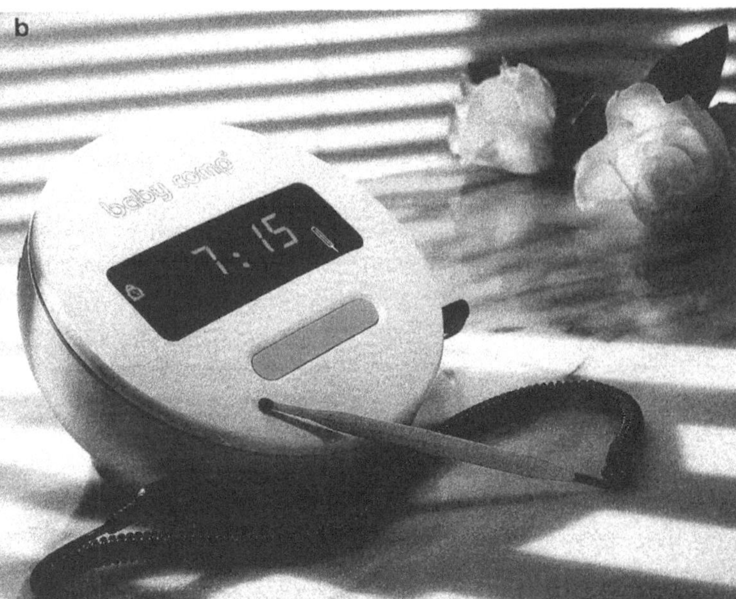

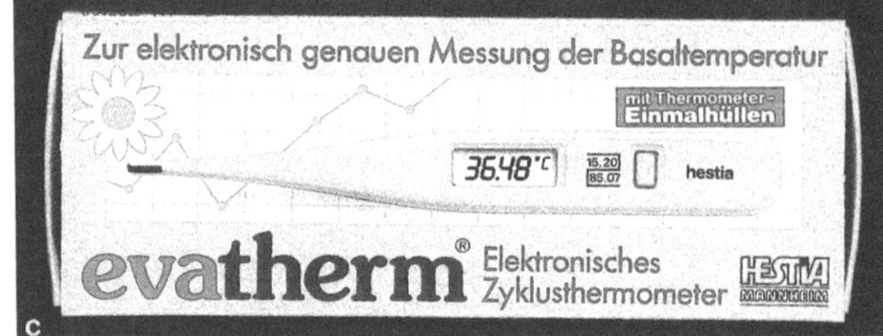

Abb. 2.2a–c. Möglichkeiten zur Messung der Aufwachtemperatur. a Cyclotest-Zykluscomputer, b Babycomp-Zykluscomputer elektronische Zyklusthermometer c elektronisches Zyklusthermometer

ansteigt, ohne daß es zum Eisprung gekommen ist (LUF-Syndrom = Luteinization of the Unruptured Follicle). In diesen Fällen sollte die Ovulation ultrasonographisch (Ultraschallfollikelmessung vor und nach dem zu erwartenden Eisprung) nachgewiesen werden.

2.2.1.2 Vaginalzytologie

Prinzip. Die Oberflächenepithelien der Scheide machen hormonabhängig bestimmte Veränderungen durch, die als charakteristisch für Östrogen- und Gestageneffekte angesehen werden können. Unter dem Östrogeneinfluß werden die Plattenepithelien der Scheide groß und hell, die Zellkerne pyknotisch. Daraus läßt sich ein Karyopyknoseindex ermitteln, der ein Gradmesser für die Östrogenstimulation ist. Unter dem Gestageneinfluß kommt es zur Einkrempelung der Zellränder und zur Aggregation der Plattenepithelien.

Indikationen

- Funktionsdiagnostik im Verlaufe des menstruellen Zyklus und bei der Sterilitätsabklärung.
- Nachweis von bestimmten Infektionen (z. B. Trichomonaden, Pilze, Mischinfektionen).
- Spermiennachweis postkoital.

Durchführung

- Entnahme von etwas Scheidensekret vom Rande des Spekulums und Auftragen auf 2 Objektträger.
- Zugabe von physiologischer Kochsalzlösung.
- Zugabe von KOH-Lösung zum Pilznachweis.

Bewertung

- Aus der Vitalzytologie der Vaginalzellen läßt sich die hormonelle Stimulation sowie eine bakterielle Besiedlung der Vaginalepithelien ablesen (Abb. 2.3).

  Östrogeneinfluß. Helle, große Plattenepithelien mit pyknotischen Kernen; reine Döderlein-Flora.

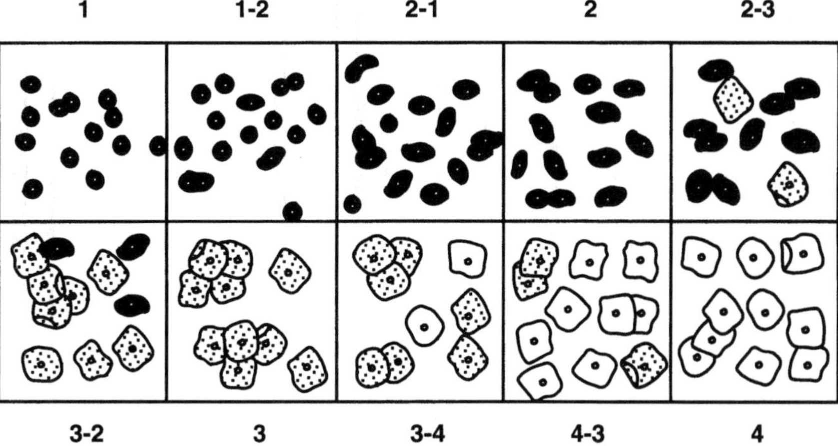

Grade	Zellbilder
1	nur **Parabasalzellen**
1-2	überwiegend Parabasalzellen, einzelne Intermediärzellen
2-1	überwiegend Intermediärzellen, einzelne Parabasalzellen
2	nur **Intermediärzellen**
2-3	überwiegend Intermediärzellen, einzelne innere Oberflächenzellen
3-2	überwiegend innere Oberflächenzellen, einzelne Intermediärzellen
3	nur **innere Oberflächenzellen**
3-4	überwiegend innere, vereinzelt äußere Oberflächenzellen
4-3	überwiegend äußere, vereinzelt innere Oberflächenzellen
4	nur **äußere Oberflächenzellen**

Abb. 2.3. Gradeinteilung des Vaginalabstriches. (Nach Schmitt)

Gestageneinfluß. Einkrempelung der Zellränder, Aggregation der Plattenepithelien, bakterielle Mischflora.

- Weiterhin lassen sich bestimmte Infektionskrankheiten (z. B. Candida, Trichomonaden) erkennen.
- Spermanachweis postkoital; fehlen die Spermien, so liegt u. U. eine Ejakulationsstörung (z. B. retrograde Ejakulation) bzw. Spermadeponierungsstörung (z. B. erektile Dysfunktion) vor (Jonas et al. 1991).

2.2.1.3 Farnkrauttest

Prinzip. Unter dem Östrogeneinfluß in der Follikelphase wird von den zervikalen Drüsen vermehrt Schleim produziert. Eine klare Schleimstraße fließt vom Muttermund ins hintere Scheidengewölbe. Mit zunehmender Östrogenwirkung wird der Schleim immer dünnflüssiger, besser spinnbar und bildet beim Trocknen große Kristalle (Abb. 2.4).

Indikationen

- Orientierende Untersuchungen im Rahmen der Sterilitätsdiagnostik.
- Beurteilung der basalen Östrogensekretion z. B. bei sekundärer Amenorrhö.
- Beurteilung der Östrogensubstitution in der Peri- und Postmenopause.

Durchführung

- Mit Hilfe einer Tuberkulinspritze oder mittels eines Schleimsaugers, d. h. eines Plastikröhrchens mit Stempel (Aspiglaire, Hersteller: IMV L'Aigle, Frankreich) wird Schleim aus dem Endozervikalkanal gesaugt. Die Spinnbarkeit des Zervikalschleims wird als Maximalabstand zwischen Spritze (Schleimsauger oder Pinzette) und dem Objektträger bestimmt (vgl. 2.2.1.4), bevor der Schleimfaden abreißt.
- Nach Antrocknen des Schleims auf dem Objektträger erkennt man unter dem Mikroskop mehr oder weniger stark ausgeprägte Farnkrautphänomene.

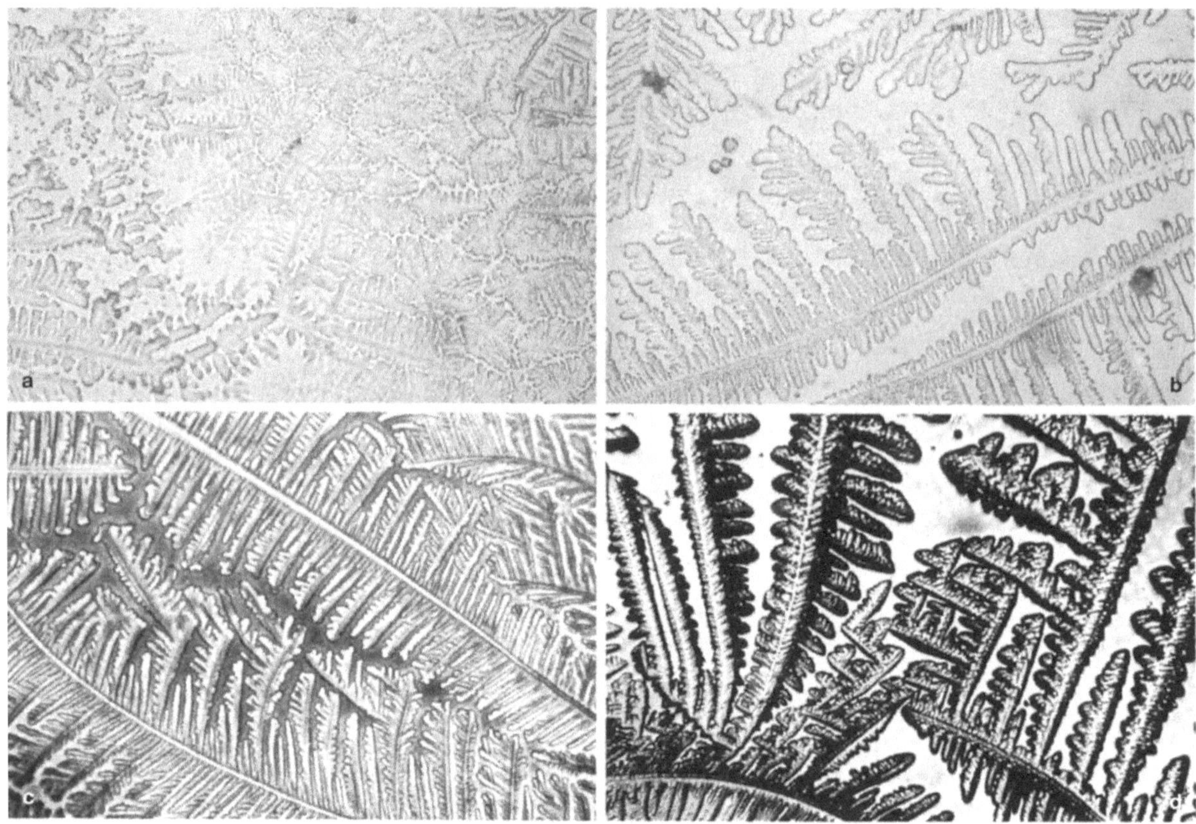

Abb. 2.4a–d. Farnkrautphänomen. **a** Kristallisierter Zervixschleim ohne Östrogeneinwirkung; Östrogeneinfluß, **b** gering (frühe Follikelphase), **c** mittel (mittlere Follikelphase), **d** stark (späte Follikelphase)

Bewertung

- Präovulatorisch sollte der Zervikalschleim ein typisches Farnkrautmuster zeigen (Abb. 2.4).
- Zu schwach ausgeprägte Farnkrautphänome sind auf eine mangelnde Östradiolsekretion zurückzuführen. Diese kann auf einer unzureichenden Follikelreifung beruhen.

2.2.1.4 Spinnbarkeitstest

Prinzip. Unter Östrogeneinfluß kommt es zu einer Zunahme der Spinnbarkeit des Zervikalschleims. Eine zunehmende Spinnbarkeit ist ein Indiz für eine normale Östradiolproduktion des heranreifenden Follikels sowie für eine normal ablaufende Eireifung.

Indikation

Indirekter Nachweis der Östrogenaktivität und der Östrogenansprechbarkeit der zervikalen Schleimproduktion vor der zu erwartenden Ovulation.

Durchführung

- Präovulatorisch wird mit Hilfe eines Schleimsaugers oder einer Tuberkulinspritze Schleim aus dem äußeren Muttermund abgesaugt.
- Anschließend wird die Spinnbarkeit des Schleimfadens zwischen dem Konus der Tuberkulinspritze und einem Objektträger bestimmt (Abb. 2.5).

Bewertung

- Die Spinnbarkeit sollte präovulatorisch auf 12–15 cm zunehmen.
- Ein Ausbleiben der Spinnbarkeit kann bei verfrühter Ovulation und beginnendem Gestageneinfluß sowie bei ausbleibender Follikelreifung eintreten. Ferner wird dieses bei bakterieller Besiedlung des zervikalen Drüsenfeldes beobachtet. In solchen Fällen empfiehlt sich eine Bestimmung von 17β-Östradiol im Serum, eine Ultraschalluntersuchung der Follikelgröße sowie eine Zervixbakteriologie.

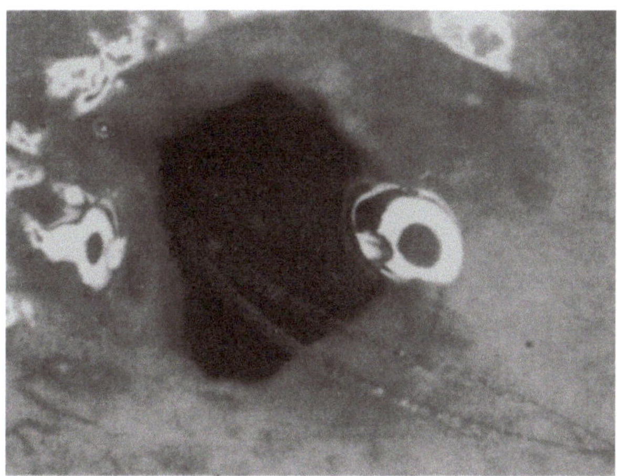

Abb. 2.5. Portio mit präovulatorischem Zervixschleim und Faden einer Intrauterinspirale

2.2.1.5 Zervixscore

Prinzip. Beurteilung von Muttermundsweite, Schleimmenge, Schleimqualität und Spinnbarkeit des Schleims zur Beurteilung der basalen Östrogensekretion im Rahmen der Sterilitätsdiagnostik.

Indikationen

Sterilitätsdiagnostik:

- Beurteilung der Veränderungen des Zervixscores als indirekter Parameter für die Follikelreifung.
- Bewertung des Zervixscores zur Beurteilung der Schleimqualität bei Testen zur Prüfung der Spermien-Mukus-Interaktion (z. B. Sims-Huhner-, Kurzrok-Miller-, Kremer-, SCMC-Test).
- Beurteilung des Zervixscores bei ungeschütztem Verkehr in Zyklusmitte vor Gabe der Pille, danach zur groben Beurteilung der Zyklusphase.

Durchführung

- Nach Spiegeleinstellung der Portio uteri Beurteilung der Muttermundsweite (Abb. 2.5)
- Absaugen von Zervixschleim mit Hilfe eines Absaugröhrchens (siehe 2.2.1.3), Beurteilung der Spinnbarkeit und der Farbe (Abb. 2.6).
- Zusätzlich ist die Bestimmung des pH-Wertes (z. B. mittels pH-Indikatorpapier) als wichtiger Einflußparameter der Spermien-Mukus-Interaktion vor diesbezüglichen Testen zu empfehlen.

Bewertung. Bewertung des Zervixfaktors nach dem Zervixscore von Insler et al. (1972, 1981) (Tabelle 2.2). Es gibt auch eine Klassifikation der WHO (1992), nach der neben dem Volumen, dem Farnkrauttest und der Spinnbarkeit auch noch die Konsistenz bzw. Viskosität gehört (0 Punkte: dicker hochvisköser prämenstrueller Mukus, 1 Punkt: Mukus mittlerer Viskosität, 2 Punkte: leicht visköser Mukus, 3 Punkte: typischer mittzyklischer präovulatorischer Mukus). Außerdem gehört nach

Tabelle 2.2. Beurteilung der Zervixfunktion: Zervixscore nach Insler (1972, 1981)

Punktezahl	0	1	2	3
Menge des Zervikalsekrets (A)	Kein Sekret	Wenig Eine geringe Menge Sekret ist im ZK feststellbar	Vermehrt Ein glänzender Tropfen ist im ZK sichtbar	Reichlich Sekret fließt spontan aus dem ZK
Muttermundsweite (B)	Geschlossen Mukosa blaßrosa Os externum kaum für dünne Sonde durchgängig		Teilweise offen Mukosa rosa, ZK für Sonde leicht durchgängig	Offen Mukosa hyperämisch, Os externum weit offen
Spinnbarkeit (C)	Keine	Leicht Ein Faden kann ohne abzureißen auf etwa 1/4 des Abstandes zwischen äußerem Muttermund und Vulva gezogen werden	Gut Dies ist auf 1/2 des Abstandes möglich	Sehr gut Der Faden kann bis über die Vulva gezogen werden, ohne abzureißen
Farnbildung (D)	Kein kristallisierbares Sekret	Linear Feine Linien an einigen Stellen	Partiell Gutes Farnkrautphänomen mit seitlichen Verzweigungen an einigen Stellen	Komplett Volles Farnkrautphänomen über das ganze Präparat

Zervixindex = A + B + C + D (maximale Punktzahl = 12, ZK = Zervikalkanal)

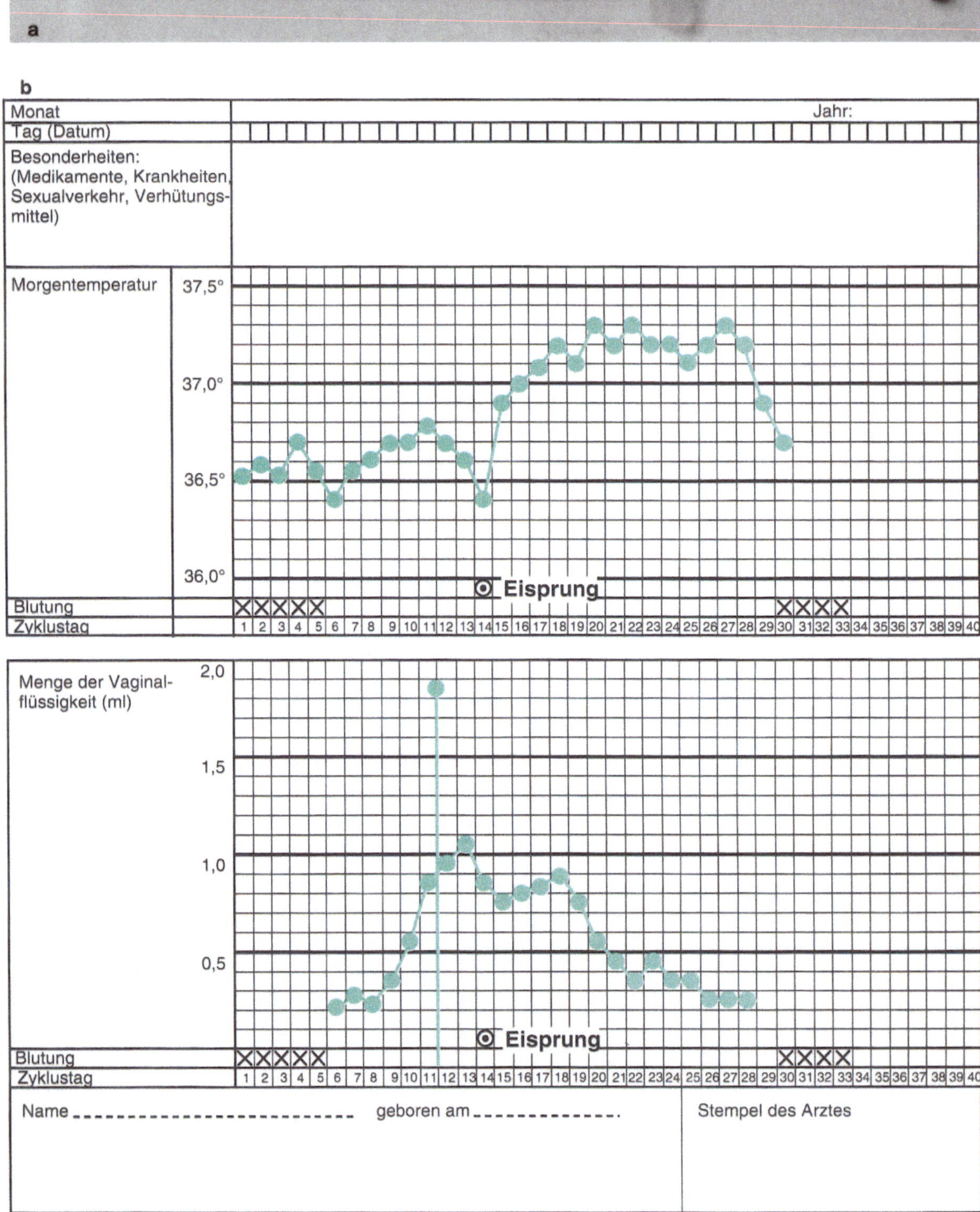

Abb. 2.6. a Ovumeter zur Messung der täglichen vaginalen Schleimsekretion. **b** Zyklusabhängige Veränderungen der Aufwachtemperatur und der vaginalen Schleimsekretion

WHO die Zellularität dazu, die ebenfalls mit 0–3 Punkten bewertet wird (0⇒20 Zellen/HPF; 1 = 11–20 Zellen/HPF; 2 = 1–10 Zellen/HPF; 3 = 0 Zellen/HPF; HPF = High power field).

2.2.1.6 Gestagentest

Prinzip. Auslösung einer Entzugsblutung mit Gestagenen nach sekretorischer Umwandlung des bereits unter endogenem Östrogeneinfluß proliferierten Endometriums.

Indikationen
- Primäre oder sekundäre Amenorrhö.
- Terminierung der Menstruation (Vorverlegen oder Verschieben).

Durchführung
- Ausschluß einer Schwangerschaft.
- Orale Gabe von 10–20 mg Gestagen pro Tag für 10 Tage: Retroprogesteron (Duphaston) (oral) (2mal 1 Tbl. = 20 mg pro Tag); Allylestrenol (Gestanon) (oral) (2mal 1 Tbl. = 10 mg pro Tag); Medrogeston (Prothil 5) (oral) (2mal 1 Tbl. = 10 mg pro Tag); 17α-Hydroxyprogesetroncapronat (Proluton Depot) einmalig (parenteral 500 mg i.m.)

Bewertung
- Die Entzugsblutung tritt gewöhnlich innerhalb einer Woche nach Absetzen der Gestagene auf.
- Der Gestagentest ist auch bei geringer Blutung als positiv zu werten.
- Bei negativem Gestagentest besteht entweder ein mangelhafter Endometriumaufbau aufgrund zu geringer Östrogenbildung, ein in seltenen Fällen auf Gestagene nicht reagierendes Endometrium (silent menstruation), eine Uterusmißbildung oder Verlust des Endometriums z.B. durch operative Eingriffe.

2.2.1.7 Östrogentest

Nach Aufbau des Endometriums durch Östrogenbehandlung wird durch die zusätzliche Gabe von Gestagenen eine sekretorische Umwandlung bewirkt. Nach Absetzen der Östrogen-Gestagen-Kombination kommt es zu einer Entzugsblutung.

Prinzip. Auch bei geringer Blutung ist dieser Test als positiv zu bewerten.

Indikationen
- Primäre oder sekundäre Amenorrhö.
- Negativer Gestagentest.

Durchführung
- Ausschluß einer Schwangerschaft.
- 20 Tage 60 µg Ethinylestradiol (3mal 1 Tbl. Progynon C) (1.–20. Testtag).
- Einnahme von zusätzlich 10 mg Gestagen vom 11.–20. Testtag (s. 2.2.1.6 Gestagentest)

Bewertung
- Der Östrogentest ist positiv, wenn Entzugsblutungen auftreten. Die Blutungen treten gewöhnlich innerhalb von 1 Woche nach Absetzen der Östrogene und Gestagene auf.
- Bei positivem Östrogentest ist funktionsfähiges Endometrium vorhanden.
- Bei negativem Östrogentest besteht der Verdacht, daß funktionsfähiges Endometrium fehlt oder nicht mehr vorhanden (z.B. Abrasio, Synechien) bzw. stark verändert ist (z.B. Tuberkulose). Bei negativem Östrogentest ist es empfehlenswert, den Test mit höherer Östrogendosis zu wiederholen (z.B. 80–100 µg Ethinylöstradiol). Vorher ist eine Hysteroskopie sinnvoll.

2.2.2 Allgemeine klinische Untersuchungen

2.2.2.1 Multitest Merieux

Zusammensetzung. Gebrauchsfertiger Teststempel mit 7 Antigenen und einer Kontrolle zur einmaligen intrakutanen Anwendung. Die Antigene sind wie folgt standardisiert: Tetanustoxoid (550000 E/ml); Diphterietoxoid (100000 IE/ml), Streptokokkenantigen (2000 E/ml); Alttuberkulin (300000 IE/ml); Glyzerin (Candidaantigen, albicans) (2000 E/ml), Trichophytonantigen (mentagrophytes) (150 E/ml); Proteusantigen (mirabilis) (150 E/ml).

Anwendungsgebiete. Das Testsystem Multitest Merieux dient zur Bestimmung des Status der zellvermittelten Immunität durch Messung der Reaktionen vom verzögerten Typ gegenüber 7 Antigenen (s. oben).

Gegenanzeigen. Bei aktiver Tuberkulose kann die Anwendung des Multitest Merieux – ähnlich wie bei allen intradermalen Tuberkulin-Applikationen – Herdreaktionen hervorrufen. Gegenüber den anderen Antigenen wurde dies nicht beobachtet.

Nebenwirkungen. Persistenz einer leichten erythematösen Reaktion während 3–10 Tagen, jedoch ohne Vernarbung, ist in seltenen Fällen möglich. Bei hochsensiblen Personen kann die lokale Reaktion auf einzelne Antigene sehr stark sein und möglicherweise Bläschenbildung hervorrufen. Bei einem Teil der Testpersonen kann ein Anstieg der Antikörpertiter gegen Diphtherie und Tetanus beobachtet werden. Im Falle von Schmerzen oder Juckreiz an der Teststelle werden kalte Umschläge oder Kortikoidsalbe empfohlen.

Wechselwirkung mit anderen Mitteln. Die Reaktion auf die Antigene kann in folgenden Fällen vermindert sein oder zeitweise völlig ausfallen:

- nach oder bei Vorliegen einer fieberhaften Krankheit (z. B. Masern, Röteln oder andere Virusinfektionen),
- nach Impfungen mit Lebendvakzinen (z. B. Masern, Röteln),
- bei Behandlung mit Kortiokosteroiden oder Immusuppressiva.

Dosierung und Art der Anwendung. Die Anwendung des Teststempels erfolgt intrakutan an der Vorderseite des Unterarms (s. Packungsbeilage).

Hinweise zur Auswertung. Die Ablesung findet 48 h später statt. Als Positivreaktion gegenüber den 7 Antigenen ist nur die Induration anzusehen. Hier dient Glyzerin als Vergleich, um schwache Positivreaktionen ebenfalls abzusichern. Man sollte mit dem Faserschreiber die Indurationsoberfläche markieren, um sie gut abzugrenzen. Mit Hilfe einer Ablesescheibe oder eines Lineals mißt man die Indurationsdurchmesser und notiert sie. Bei ovaler Indurationsstelle werden die Durchmesser gemittelt (d. h. (a+b)/2) (Abb. 2.7).

Eine Reaktion ist dann als positiv anzusehen, wenn der mittlere Durchmesser >2 mm beträgt. Kleinere Reaktionen als 2 mm sind schwer abzumessen und werden willkürlich mit 0 festgesetzt.

Berechnung des Ablesungsergebnisses. Das Ablesungsergebnis setzt sich aus der Summe der mittleren Durchmesser aller positiven Reaktionen (>2 mm), abgelesen nach 4 h, zusammen und wird in Milimeter angegeben. Dieses Ablesungsergebnis ist ein quantitativer Wert und ermöglicht einen Vergleich beim gleichen Kranken, bei einer Serie von Patienten und von mehreren Patientengruppen.

2.3 Paraklinische Teste

2.3.1 Uterus- und Tubendiagnostik

2.3.1.1 Pertubation

Prinzip. Uterus und Tuben werden mit Kohlendioxyd in der präovulatorischen Phase des Zyklus durchblasen. Der Grad der Tubendurchgängigkeit (physikalische Grundlage: Hagen-Poiseuille-Strömungsgesetz) kann am Pertubationsgerät abgelesen werden.

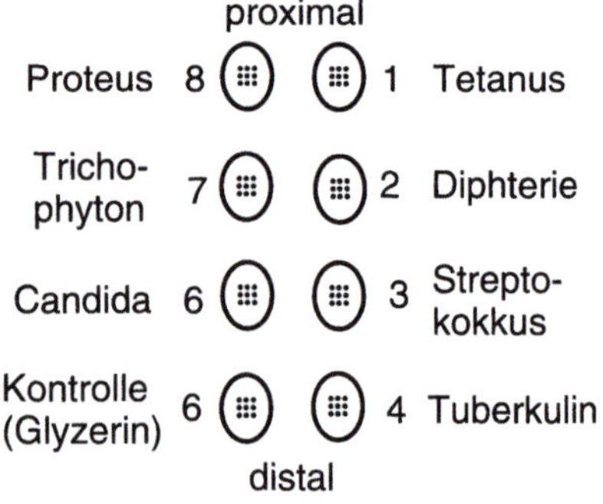

Ablesung nach 48 h

Für jede Reaktion werden 2 Durchmesser bestimmt (in mm):
a) größter Durchmesser
b) größter Durchmesser senkrecht zum Durchmesser (a)

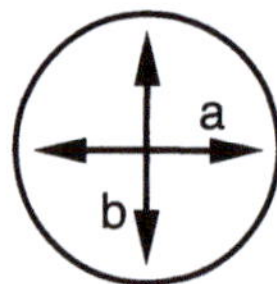

Eine Reaktion ist dann als positiv anzusehen, wenn der mittlere Durchmesser (a+b) : 2 2 mm beträgt. Schwächere Reaktionen werden einheitlich mit Null festgesetzt.

Abb. 2.7. Multitest Merieux

Indikationen

- Erste Maßnahme zur Prüfung der Tubendurchgängigkeit (besonders bei jüngeren Frauen).
- Vor der Durchführung von teuren Gonadotropinbehandlungen (HMG/HCG).
- Orientierende Maßnahme nach mikrochirurgischen Operationen an den Tuben, nach Laparotomien oder Operationen im kleinen Becken.
- Orientierende Maßnahme nach abgelaufener Salpingitis.

Kontraindikationen

- Verdacht auf Gravidität.
- Blutungen aus dem Uterus.
- Akute oder chronische Infektionen im Bereich der Genitalorgane.
- Vorgenommene Eingriffe an den Genitalorganen, die weniger als 2 Wochen zurückliegen.
- Schwere Herz- und Kreislauferkrankungen.
- Hypertherme Zyklusphase; erhöhte Gefahr einer Extrauteringravidittät.
- Entzündungen der Vagina und des Uterus.
- Erhöhte Körpertemperatur, BKS und Leukozytenzahl.
- Maligne Tumoren der Genitalorgane.

Nebenwirkungen/Risiko

- Eine Pertubation der Tuben stellt einen intraabdominellen Eingriff dar, der die sorgfältige Durchführung einer antibakteriellen und antimykotischen Vorbehandlung der Scheide erfordert. Selten kommen aszendierende Entzündungen der Eileiter bis zur Pelveoperitonitis vor. Bei Einhalten der Vorbedingungen ist das Risiko für Entzündungen unter 1%.
- Schmerzen im Leib (z. B. Muskelkater nach Dehnung der Bauchdecken durch CO_2-Pneumoperitoneum) und in den Schultern (Ursache: Phrenikusreiz).

Vorbedingungen

- Zyklusdiagnostik durch Aufwachtemperaturkurve.
- Vorbehandlung der Scheide mit Antibiotika (z. B. Fluomycin oder Betaisodona) ab dem 4. Zyklustag für 5–7 Tage.
- 3 bis 5tägige sexuelle Karenz.
- Durchführung der Untersuchung in der präovulatorischen Phase zwischen dem 9. und 11. Zyklustag.
- Ausschluß einer Adnexerkrankung durch Palpation (evtl. Ultraschall).
- Bakteriologischer Abstrich aus dem Zervikalkanal und Bestimmung des Reinheitsgrades der Scheidenflora.
- Einverständniserklärung der Patientin.

Praktikabilität

- Geräte: Pertubationsgerät nach Semm-Fikentscher (Abb. 2.8) Portioadapter verschiedener Größen.
- Durchführung: läßt sich leicht erlernen; evtl. Schwierigkeiten bei der Befestigung des Adapters an großer Portio (hält nicht); manchmal Adapter nach Schultze verwenden.

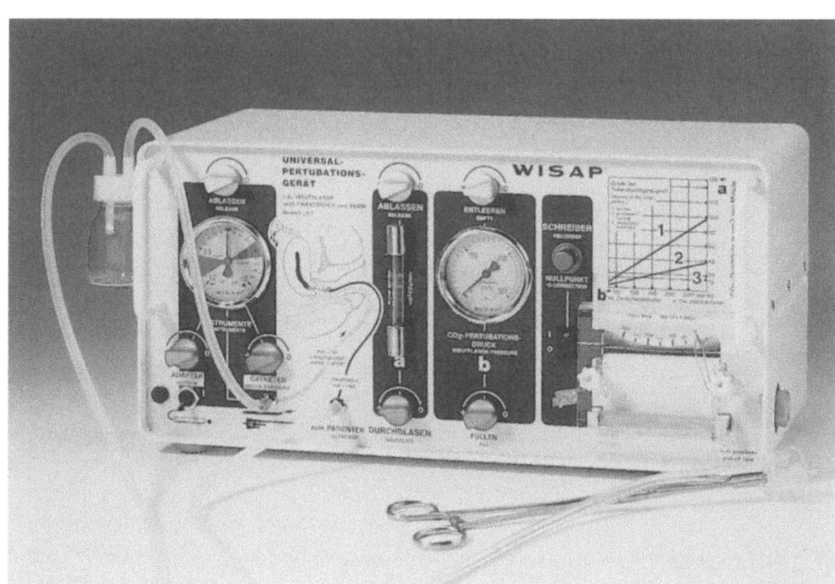

Abb. 2.8. Pertubationsgerät zur Durchführung der Chromopertubation im Rahmen einer Laparoskopie nach Semm u. Fikentschner

- Zeit: Vorbereitung durch die Schwester (Dauer ca. 5 min): Blutentnahme für Leukozyten, BKS; Vorbereitung des Apparates; eventuell spasmolytisches Zäpfchen (z.B. Spasmo Cibalgin). Arzt: Dauer des Eingriffs ca. 10 min; die Patientin sollte nach dem Eingriff die Gelegenheit haben, sich hinzulegen.
- Manchmal wird eine Hydropertubation mit verschiedenen Medikamenten angeschlossen (s. 2.3.1.2).

Durchführung
- Nach Ausschluß von Kontraindikationen kann die Pertubation durchgeführt werden.
- Bimanuelle Untersuchung vor der Pertubation.
- Auswahl des geeigneten Portioadapters (Größe 28, 30, 32).
- Einsetzen eines selbsthaltenden Spekulums.
- Anlegen des Portioadapters und Evakuieren der Saugglocke (Abb. 2.9). Der Adapter sollte gut sitzen.
- Öffnung der CO_2-Gasflasche und Füllung des Zwischenbehälters bis zum gewünschten Pertubationsdruck. In der Regel wird mit einem Druck von 50 mmHg begonnen. Dieser Druck sollte zunächst ca. 30 s aufrechterhalten werden. Durch Bewegung des Portioadapters soll ausgeschlossen werden, daß die Spitze an der zervikalen Wand anliegt.
- Stufenweise Steigerung des Pertubationsdruckes um max. 50 mmHg/30 s unter kontinuierlicher Druckschreibung.
- Registrierung des CO_2-Durchflusses in ml/min bei dem jeweiligen Pertubationsdruck, gewöhnlich 50–60 ml CO_2 Durchfluß bei 150 mmHg Druck, Festlegung des Durchgängigkeitsgrades.

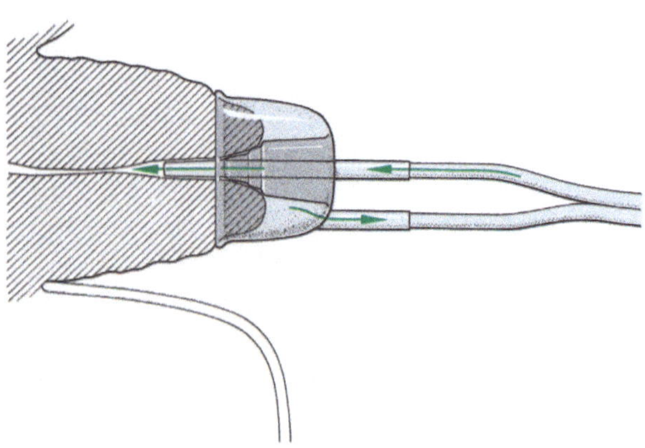

Abb. 2.9. Anlage des Portioadapters bei der Pertubation. (Nach Martius 1980)

- Auskultation im Bereich des Unterbauches, Prüfung des Geräusches auf beiden Seiten.
- Beachtung von Schmerzäußerungen der Patientin:
  - lokale Unterbauchschmerzen,
  - Schulterschmerz (durch Phrenikusreizung!)
- Etwa 60 min nach dem Eingriff kann die Patientin die Praxis verlassen.

Bewertung
- Die charakteristischen Kurvenverläufe sind in Abb. 2.10 dargestellt.
- Bei einem Tubenverschluß bis 200 mmHg besteht die Möglichkeit eines spastischen Tubenverschlusses bzw. eines mechanischen Verschlusses. In diesen Fällen empfiehlt sich die Durchführung einer Hysterosalpingographie und/oder einer Chromolaparoskopie.
- Bei freier Tubenpassage läßt sich noch keine Aussage machen über die Innenwandverhältnisse der Gebärmutter sowie über Zustand und Funktion der Tube (mögliche peritubare Adhäsionen).

2.3.1.2 Hydropertubation

Prinzip. Prüfung und Verbesserung der Tubendurchgängigkeit mittels Durchspritzen einer speziellen Pertubationslösung.

Indikationen
- Erschwerte Tubendurchgängigkeit bei
  - Pertubation,
  - Hysterosalpingographie,
  - Chromopertubation bei Laparoskopie.
- Tubenverschluß bei Pertubation (nur in Ausnahmefällen, besser zuerst Hysterosalpingographie oder Chromolaparoskopie).
- Aufrechterhaltung der Tubendurchgängigkeit nach mikrochirurgischen Operationen an der Tube.

Kontraindikationen. Gleiche Kontraindikationen wie für die Pertubation (s. 2.3.1.1), vorbekannte Allergien auf die verwendeten Medikamente zur Hydropertubation.

Nebenwirkungen
- Entzündungen der Eileiter bis zur Pelveoperitonitis; durch Einspritzen der Pertubationslösung

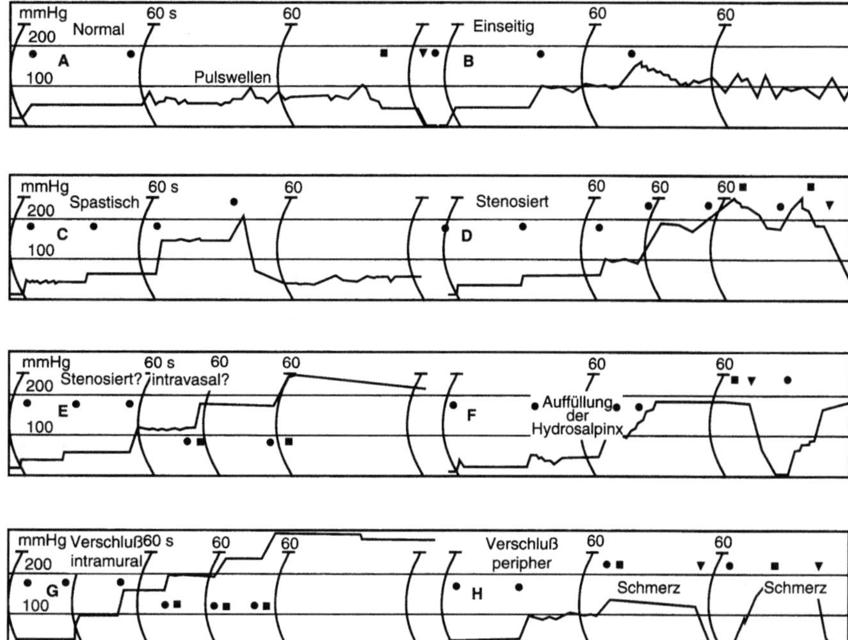

Abb. 2.10. Typische Verläufe der Druckkurven bei der Pertubation

in die freie Bauchhöhle ist die Gefahr der Keimverschleppung aus der Vagina höher als bei der Pertubation.
- Risiko für Entzündungen unter 1%.
- Allergische Reaktionen.

Vorbedingungen. Wie bei der Pertubation. Ausschluß einer Allergie auf eines der verwendeten Präparate.

Praktikabilität. Die Hydropertubation läßt sich einfach auch in der Praxis durchführen, wenn die Möglichkeit besteht, daß sich die Patientin nach dem Eingriff hinlegen kann.

Durchführung
- Durchführung genau wie bei der Pertubation. Für eine Hydropertubation wird gewöhnlich ein Pertubationsgerät nach Fikentscher und Semm angewandt. Nach Möglichkeit sollte sich die Patientin anschließend 1–2 h hinlegen.
- Nach Anlegen des Portioadapters Hydropertubation mit einer speziellen Pertubationslösung (1/2 Amp. Totocillin (1 Amp. = 1,5 g), 1 Amp. Solu Decortin-H 25 mg, 1 Amp. Alpha-Chymotrase-H 25 mg, 2 Amp. Kinetin (150 I.E.)).

Bewertung
- Bei freier Tubenpassage sind Pertubationsdruck und Schmerzen gering.
- Bei erschwertem Druck und heftigem Schmerz besteht Verdacht auf eine Hydrosalpinx oder auf peritubare Adhäsionen. In diesem Fall sollte eine Chromolaparoskopie durchgeführt werden, falls nicht schon vorher erfolgt.

2.3.1.3 Hysterosalpingographie

Prinzip. Prüfung der Uterushöhle und der Tubendurchgängigkeit durch intrauterine Einspritzung einer wasserlöslichen Kontrastmittellösung (z. B. Biligraphin) (Rötgentechnik) bzw. eines Ultraschallkontrastmittels (Ultraschalltechnik).

Indikationen
- Erschwerte Tubendurchgängigkeit oder Tubenverschluß bei Pertubation bzw. Chromopertubation während der Laparoskopie.
- Primär Ausschluß einer Tubenerkrankung bzw. eines Tubenverschlusses.
- Untersuchung von Zervix (z. B. Zervixinsuffizienz) und Cavum uteri (z. B. Adhäsionen, Wanddefekte, Myome).

Kontraindikationen. Gleiche Kontraindikationen wie zur Pertubation (s. 2.3.1.1).

Nebenwirkungen
- Entzündungen der Eileiter bis zur Pelveoperitonitis; hierdurch bedingt möglicher Tubenver-

schluß. Durch Einspritzen des Kontrastmittels in die freie Bauchhöhle ist die Gefahr der Keimverschleppung aus der Vagina höher! Risiko für Entzündungen 1–2%.
– Unverträglichkeit des Kontrastmittels.

Vorbedingungen
– Lokale Vorbehandlung der Scheide mit Antibiotikazäpfchen (z. B. Mysteclin, Fluomycin für 5–7 Tage).
– Keine Entzündung im kleinen Becken (negative bakteriologische Abstriche von Zervikalkanal und Urethra; keine BKS-Beschleunigung, keine Leukozytose).
– Keine Kohabitation im Untersuchungszyklus.
– Präovulatorische Zyklusphase.
– Aufklärung und schriftliche Einverständniserklärung.

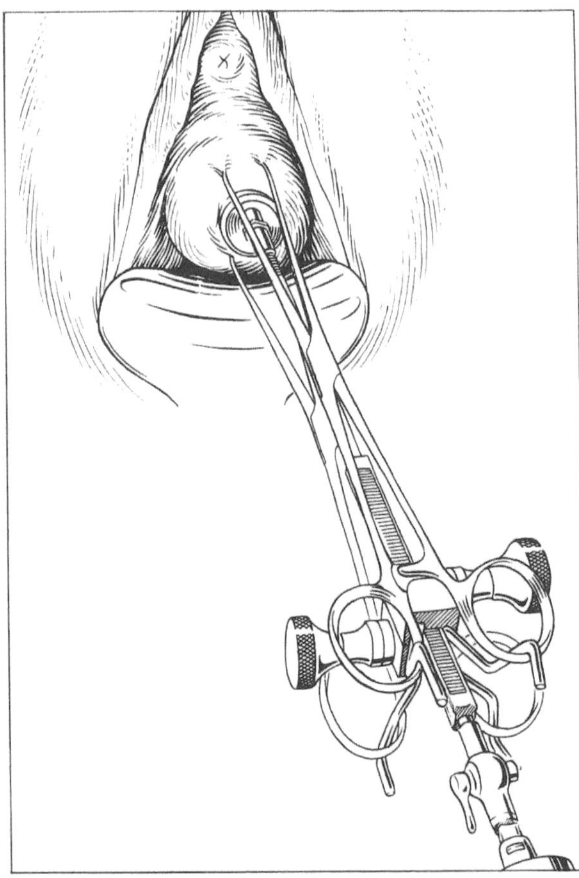

Abb. 2.11. Hysterosalpingographie: Hysterosalpingographiebesteck nach G. K. F. Schultze. Das Salpingographiebesteck ist mit 2 Kugelzangen an der Portio fixiert. Über die aufgesetze Injektionsspritze kann ein Röntgenkontrastmittel injiziert werden. (Nach Martius 1980)

Praktikabilität
– Ambulant durchführbar, Methode abhängig von der jeweiligen Röntgeneinrichtung.
– Möglichkeit einer Narkose sollte bei schmerzhafter Hysterosalpingographie gegeben sein.

Durchführung
– Bimanuelle Untersuchung.
– Spiegeleinstellung der Portio.
– Desinfektion der Portio.
– Anlegen des Schultze-Apparates (Abb. 2.11).
– Kontrastmittelgabe bei gleichzeitiger Kontrolle unter Rötgendurchleuchtung mit Einzelbildaufnahme bzw. im Ultraschallgerät..
– Zur Dokumentation 1–2 Röntgenaufnahmen.

Bewertung
– Typische Befunde bei der Hysterosalpingographie sind in Abb. 2.12 dargestellt.
– In Abhängigkeit vom Befund empfiehlt sich zur Überprüfung der Tubenfunktion und möglicher peritubarer Adhäsionen eine Chromolaparoskopie.
– Bei Wandunregelmäßigkeiten des Cavum uteri wird eine Hysteroskopie empfohlen.
– Bei Verdacht auf Tubenfunktionsstörung kann eine kombinierte Hysteroskopie und Fallpioskopie durchgeführt werden.

2.3.1.4 Chromolaparoskopie

Prinzip. Bauchspiegelung zur Beurteilung des inneren weiblichen Genitale mit gleichzeitiger Blaudurchspritzung (von der Vagina her) zur Überprüfung der Eileiterdurchgängigkeit.

Indikationen
– Verdacht auf Genitalmißbildung, Entzündung, Endometriose oder Verwachsungen im kleinen Becken.
– Vorbedingung zur Refertilisierungsoperation an Uterus und Tuben.
– Erkrankungen der Ovarien (z. B. polyzystische Ovarien).

Kontraindikationen
– Gleiche Kontraindikationen wie zur Pertubation (s. 2.3.1.1).
– Vorsicht bei Nabelanomalien und nach mehrfachen Laparotomien.

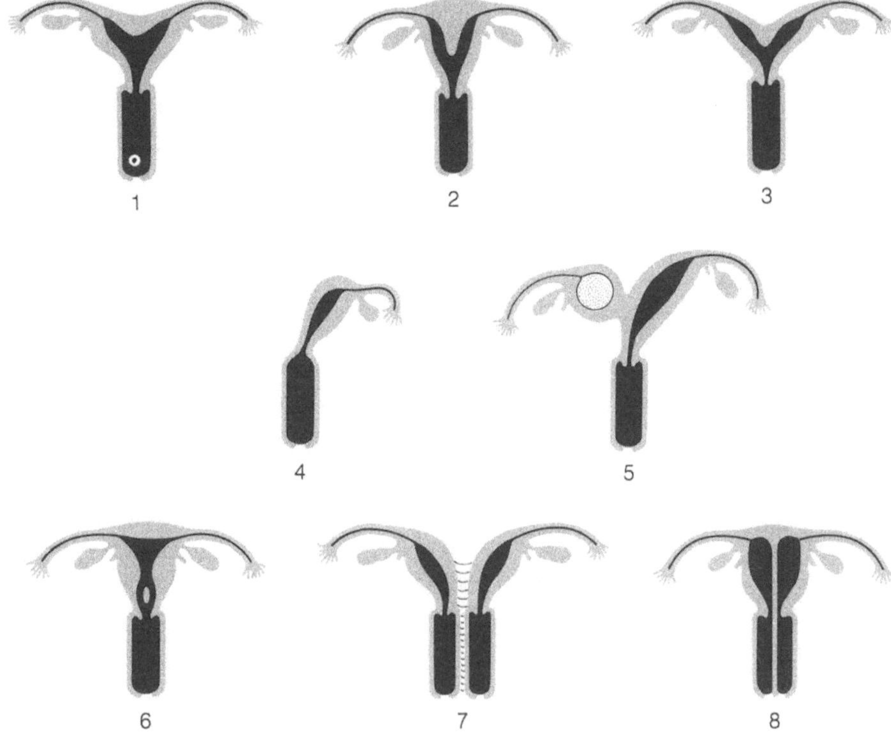

Abb. 2.12. Hysterosalpingographischer Nachweis von uterinen Mißbildungen. *1* Uterus subseptus; *2* Uterus arcuatus; *3* Uterus bicornis unicollis; *4* Uterus bidelphys; *5* Uterus unicornis, Haematometra in einem nicht kommunizierenden Horn; *6* Normaler Uterus mit normalen Tuben; intrauterine Adhäsionen; *7* Uterus unicornis beidseits, Vagina duplex; *8* Uterus septus cum vagina septa

Nebenwirkungen

- Entzündungen der Eileiter bis zur Pelveoperitonitis; hierdurch bedingt möglicher Tubenverschluß. Durch Einspritzen der Pertubationslösung in die freie Bauchhöhle ist die Gefahr der Keimverschleppung aus der Vagina höher!
- Risiko für Entzündungen: 1–2%
- Verletzungsgefahr von Darm, Blutgefäßen (z. B. A. iliaca) und Blase.
- Nabelinfektion.

Vorbedinungen. Gleiche Vorbedingungen wie bei Hysterosalpingographie.

Praktikabilität

- Operative Möglichkeiten notwendig.
- Operationsteam bei Notwendigkeit einer Laparotomie erforderlich.
- CO_2-Insufflator nach Semm erforderlich (Abb. 2.13).

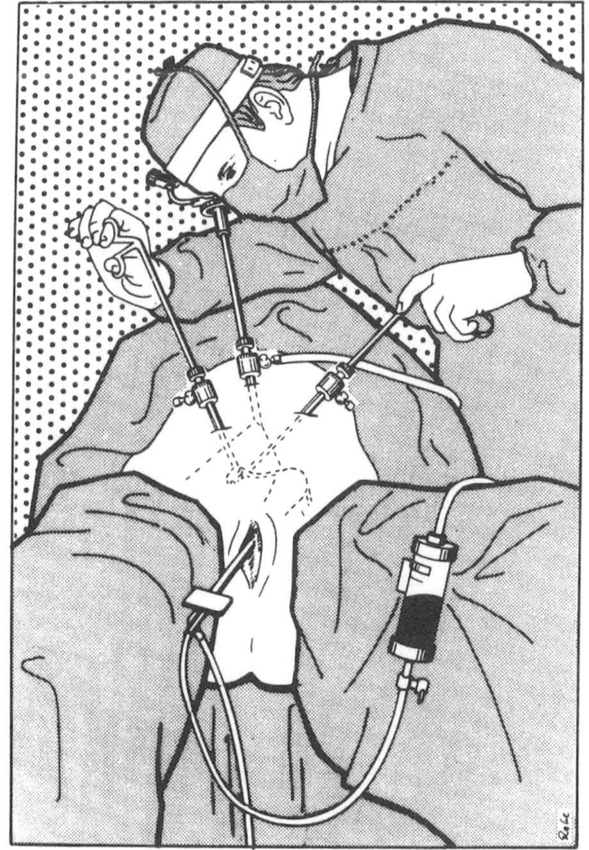

Abb. 2.13. Durchführung der Chromolaparoskopie (nach Semm): Der Operateur kann mit Hilfe von 2 weiteren Einstichen eine Tubenfaßzange einführen sowie über eine Schere Adhäsionen lösen. Durch den an der Portio angebrachten Portioadapter wird intraoperativ Methylenblau eingespritzt. (Nach Semm)

Durchführung

- Vollnarkose.
- Anlegen des Schultze-Apparates an die Portio.
- Laparoskopie.
- Blaupertubation mit gleichzeitiger Beurteilung der Tubendurchgängigkeit durch das Laparoskop.

Bewertung

- Bei der Laparoskopie kann der Uterus (Größe, Form, Lage, Myomknoten, Mißbildungen, Endometriose, Adhäsionen z.B. Netz, Blasendach, Douglas, Darm) beurteilt werden (Abb. 2.14).
- Beurteilung der Tuben: Verhandensein (DD: Tube vorhanden, Tubenaplasie, Doppelmißbildung), Verlauf (DD kettengliedartig: Tubenwandendometriose; geschlängelt bei langer Tube; Fixation an z.B. seitlicher Beckenwand; Narben bei Status nach Mikrochirurgie, konservativen EUG-Operationen oder Sterilisation), Dicke (DD: normal, Saktosalpinx, Pyosalpinx, Tubenwandendometriose), Länge (DD: normal, lange Tube, kurze Tube nach Mikrochirurgie), entzündliche Veränderungen (DD: frische Entzündung, peritubare Adhäsionen, Endometriose), Motilität des Fimbrientrichters (DD normal: auf ca 2 cm mobil; fixiert durch Adhäsionen), Beschaffenheit des Fimbrientrichters (DD: normal angelegt und für Sonde passierbar; Stenose = Phimose; verschlossen = Saktosalpinx; Verdoppelung).

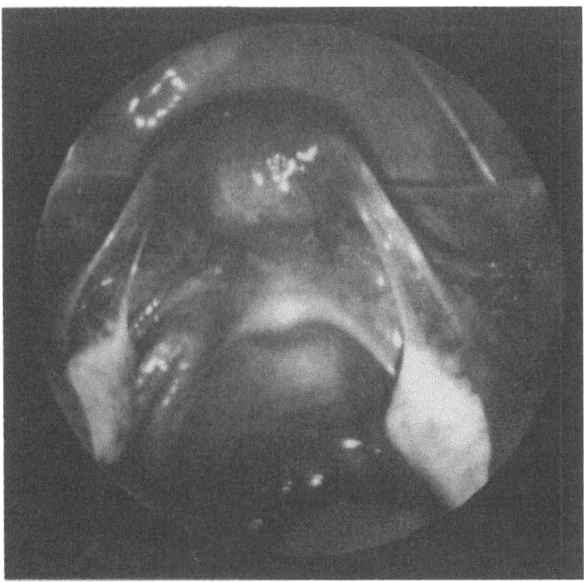

Abb. 2.14. Genitalbefund im kleinen Becken bei einer Chromolaparoskopie

- Größe und Beschaffenheit der Ovarien (DD: normale Größe und Aussehen; Aplasie, Streakgonaden, Hypoplasie, vergrößerte Ovarien z.B. Dermoid, Ovarialzyste (Follikel-, Corpus luteum-, Endometriosezyste), mögliches Vorhandensein von Follikeln, oberflächliche Endometrioseherde, Adhäsionen (DD: keine; zur Tube, seitlichen Beckenwand, Netz, Darm)
- Douglas-Raum (DD: unauffällig; freie Flüssigkeit; Adhäsionen, Endometriose).
- Darmschlingen (DD normal; Adhäsionen; Entzündungszeichen)

2.3.1.5 Hysteroskopie

Prinzip. Uterusspiegelung zur Beurteilung des Uterusinnenraums.

Indikationen

- Verdacht auf intrauterine Adhäsionen (Synechien).
- Verdacht auf Asherman-Syndrom (= Endometriumaplasie).
- Verdacht auf submuköse Myome, Polypen.
- Verdacht auf intrauterine Mißbildungen (z.B. Uterussepten).
- Unklare Genitalblutungen.
- Verlorenes IUP.

Kontraindikationen

- Entzündliche Genitalerkrankungen.
- Uterine Blutungen.

Nebenwirkungen

- Möglichkeit einer Entzündung (Endomyometritis).
- Zervixrisse bei Dilatation.

Vorbedingungen. Gleiche Vorbedingungen wie bei Hysterosalpingographie.

Praktikabilität

- Läßt sich in der Praxis durchführen.
- Bei schmerzhaftem Eingriff Lokal- oder evtl. Vollnarkose notwendig.

Durchführung (Abb. 2.15).

- Prostaglandinpriming der Portio (z.B. Cergem 1 h präoperativ) (fakultativ!)
- Bimanuelle Untersuchung.
- Spiegeleinstellung der Portio und Desinfektion.
- Einführen des Hysteroskops.

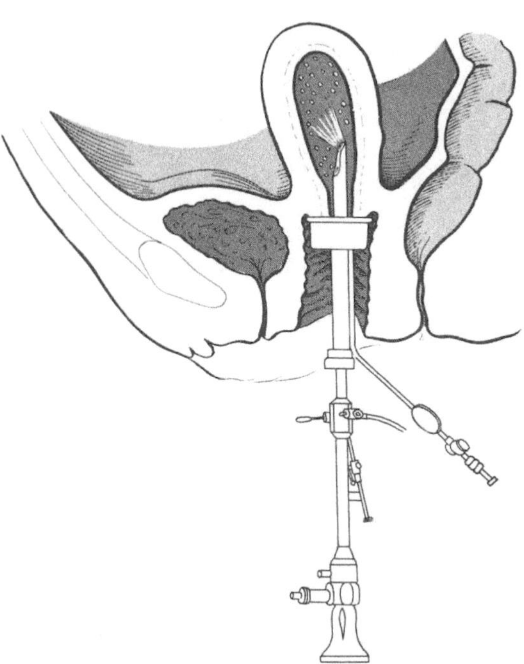

Abb. 2.15. Hysteroskopie: Nach Auffüllen des Cavum uteri mit Kohlendioxyd ist die Einsicht mit einer Optik möglich. (Nach Kern 1985)

Bewertung
- Intrauterine Synechien, Septen, Myome, Mißbildungen.
- Schleimhautpolypen.
- Adenomyosis uteri.
- Tubenostien.
- Verlorenes IUP.

2.3.1.6 Endometriumbiopsie

Prinzip. Entnahme von Endometrium ca. 2 Tage vor erwarteter Periodenblutung mit Hilfe einer Hohlnadel zur morphologischen Beurteilung der Schleimhautqualität.

Indikationen
Sterilitätsdiagnostik:
- Beurteilung der Ovarialfunktion.
- Beurteilung der Schleimhautqualität:
  - Follikelreifungsstörung,
  - Östrogenmangel.
- Corpus-luteum-Insuffizienz:
  - Progesteronmangel.
- Steroidrezeptormangel (nur von wissenschaftlichem Interesse).

Transformationswirkungen von Gestagenen (Transformationsdosis).

Kontraindikationen
- Entzündungen.
- Nachgewiesene Gravidität.

Nebenwirkungen
- Selten Endometritis.
- Blutungen.

Vorbedingungen
- Ausschluß einer Entzündung.
- Zyklusphase muß festgelegt sein.

Praktikabilität
- Leicht durchführbar aber schmerzhaft für die Patientin.

Durchführung
- Bimanuelle Untersuchung.
- Anhaken der Portio.
- Sondieren des Zervikalkanals und Bestimmung der Sondenlänge.
- Einführen der Biopsiekanüle oder spezieller Biopsiezange bis zum Fundus und Entnahme einer PE von der Korpusvorderwand.
- Fixieren des Materials zur histologischen Untersuchung.

Bewertung. Nach histologischer Untersuchung wird die Zyklusphase des Endometriums bestimmt und mit der rechnerischen Zyklusphase verglichen (Abb. 2.16a-c).

- Zykluskonkordanz: Normale Endometriumentwicklung – man kann von einer ausreichenden Östrogen- und Progesteronsekretion sowie deren Wirkung ausgehen.
- Zeitliche Verschiebung zwischen morphologischer Entwicklung und Zyklusphase von mehr als 2 Tagen spricht für Corpus-luteum-Insuffizienz, oft auf dem Boden einer Follikelreifungsstörung (Abb. 2.16d–e).
- Bedeutung umstritten; wenn sinnvoll nur nach genauer Bestimmung der Zyklusphase sowie Wiederholung in 2–3 aufeinanderfolgenden Zyklen.

2.3.2 Allgemeine Untersuchungemethoden

2.3.2.1 Ultraschalluntersuchungen

Prinzip. Mit Hilfe der Ultraschalluntersuchung können Flächen mit unterschiedlicher Schallreflexion dargestellt werden.

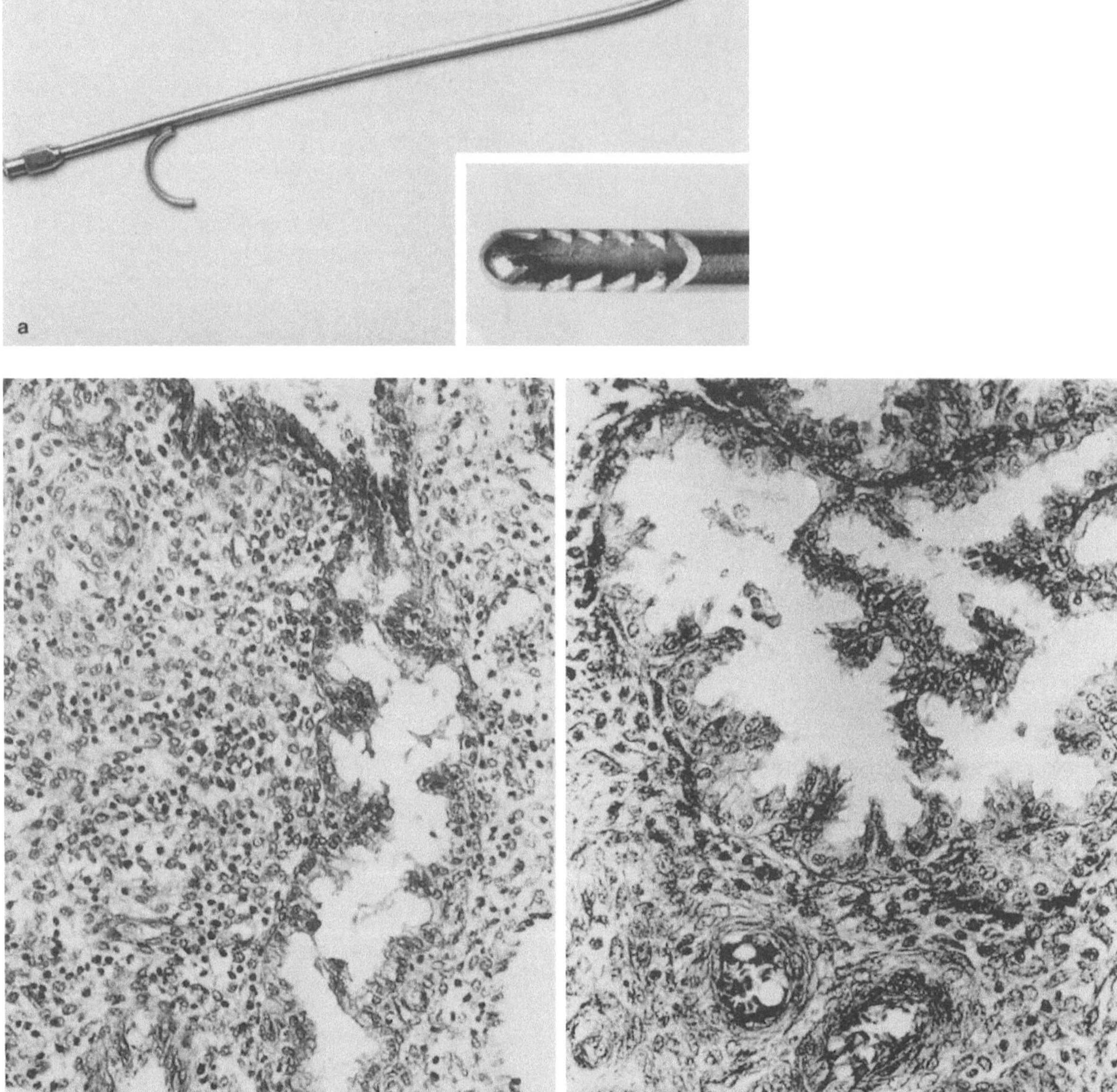

Abb. 2.16a–c. a Hohlnadel zur Entnahme einer Endometrium PE. **b, c** Mikroskopisches Bild des normalen Endometriums mit schwacher Vergrößerung (**b**) und starker Vergrößerung (**c**)

Methode. Drei physikalische Eigenschaften der Schallwellen ermöglichen die diagnostische Nutzung:

- Reflexion von Schallwellen, teilweise oder ganz, an den Grenzflächen von Medien verschiedener mechanischer Eigenschaften (z. B. verschiedene Dichte und Elastizität).
- Die Ausbreitungsgeschwindigkeit ist in allen Stoffen so niedrig, daß sie für heutige elektronische Meßverfahren bestimmbar sind. Mittelwert der Schallgeschwindigkeit liegt bei 1500 m/s im menschlichen Körper.

Abb. 2.16d, e. Mikroskopisches Bild eines Endometriums mit unterwertiger Sekretion mit schwacher Vergrößerung (**d**) und starker Vergrößerung (**e**). (Die mikroskopischen Bilder des Endometriums wurden uns freundlicherweise von Frau Prof. Dallenbach-Hellweg zur Verfügung gestellt)

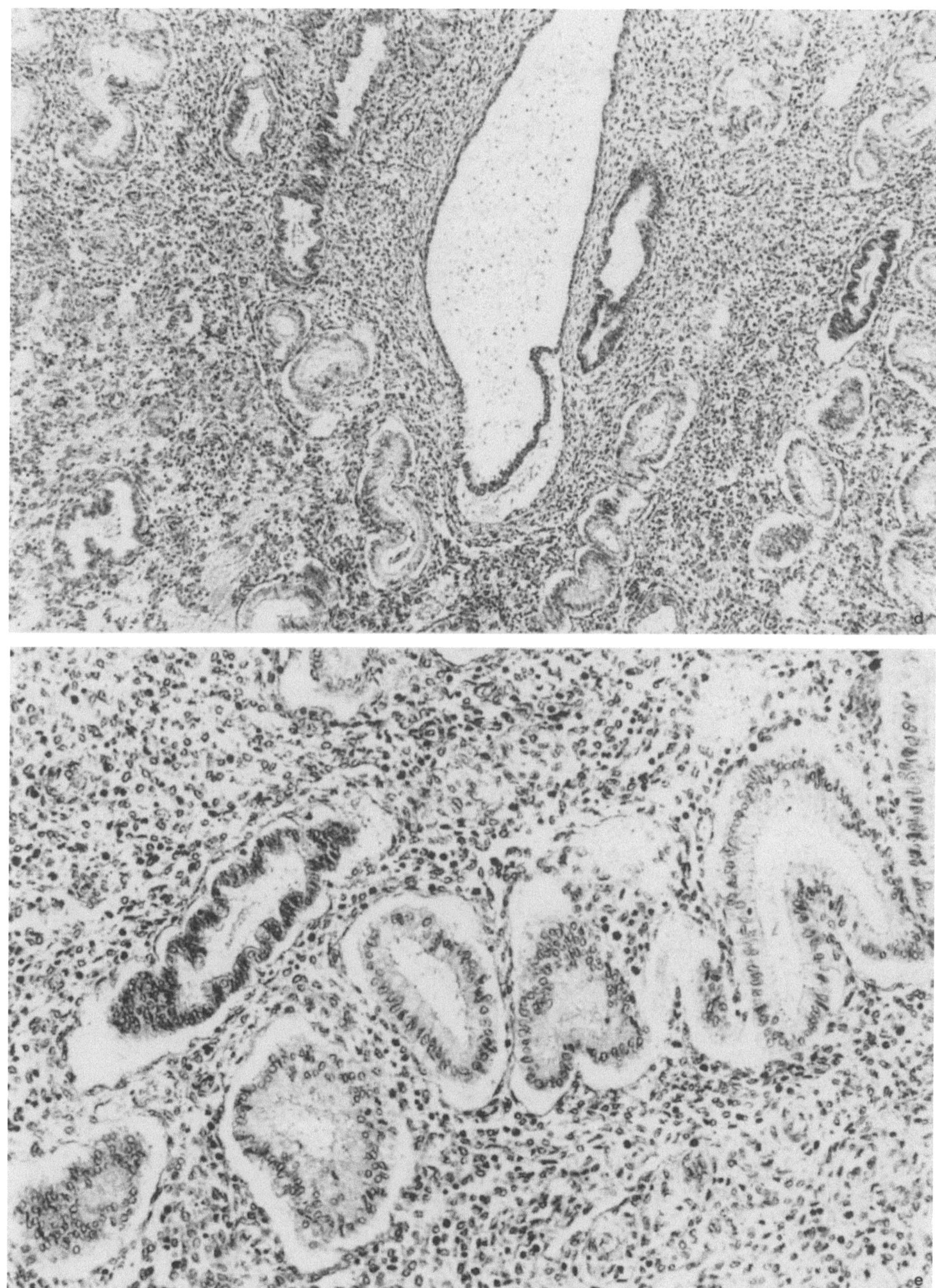

– DopplerEffekt: Ein Schallstrahler oder Schallreflektor bewegt sich in bezug auf einen Detektor, dabei ändert sich die Frequenz der beobachteten Schallwellen.

Der Ultraschall des Abdomens wird in definierten Schnittebenen durchgeführt; beginnend rechts lateral mit Longitudinalschnitten bei maximaler Inspiration. Dann beginnend mit dem Querschnitt der rechten Niere und dem kaudalen rechten Leberlappen – in transversaler Richtung von kaudal nach kranial.

Erzeugung und Nachweis von Ultraschall für diagnostische Zwecke beruhen auf dem piezoelektrischen Effekt. Durch bestimmte Stoffe wird ein elektrisches Wechselfeld zu entsprechenden mechanischen Schwingungen angeregt, umgekehrt entstehen durch mechanische Kräfte an diesen Stoffen Spannungen.

Der bekannteste Schallwandler ist Quarz, in der Ultraschalldignostik werden Blei-Zirkonat-Titanat oder Bariumtitanat verwendet (hoher Wirkungsgrad im Frequenzbereich des Ultraschalls).

Je höher die Frequenz ist, um so besser gebündelt sind in der Regel die vom Schallwandler ausgehenden Wellen. Gleichzeitig nimmt die Schwächung des US im Gewebe mit der Frequenz zu. Der für die Diagnostik mögliche Frequenzbereich liegt daher zwischen 1 bis 10 MHZ.

Wie in der Seefahrt das Echolot, wird in der medizinischen Ultraschalldiagnostik von der Reflexion der Schallwellen an den Grenzflächen, d.h. dem Echo, Gebrauch gemacht. Von einem Schallwandler (Transducer) wird ein Ultraschallimpuls in das Gewebe ausgestrahlt und gleichzeitig eine Zeitmessung gestartet. Der Transducer ist unmittelbar nach dem Impuls bereit zum Empfang der reflektierten Signale von den Grenzflächen. Einzelheiten finden sich im Kap. 13.

2.3.2.2 Röntgendiagnostik

Prinzip. Nachweis von Strukturveränderungen mit Hilfe der unterschiedlichen Absorption der Röntgenstrahlung in Geweben verschiedener Dichte; Möglichkeit der Durchleuchtung mit Röntgenstrahlen und Darstellung auf einem Film.

Indikationen (Tabelle 2.3).
- Knochenalter (DD: Pubertas praecox).
- Knochendeformitäten, Osteoporose (DD: vorzeitige Ovarialerschöpfung, Kastration, Postmenopause).
- Hypophysentumoren (DD: Prolaktinom, Morbus Cushing).
- Hysterosalpingographie (DD: Sterilitätsdiagnostik)
- I.v.-Zysto-Urethro-Pyelographie (DD: Urogenitalmißbildungen bei z.B. Genitalmißbildungen).
- Röntgenübersicht Becken (DD: Lokalisation bei okkultem IUP).

Durchführung. Je nach Indikationsstellung gute Nachweismethode von ossären Veränderungen, so-

Tabelle 2.3. Röntgendiagnostik in der Gynäkologie

Organsystem	Röntgenaufnahme	Bewertung
Hypophyse	Sella turcica einschließlich Schichtung	Ausschluß eines Prolaktinoms (nur bedingt möglich) Erkennung von Gehirnmißbildungen bei primärer Amenorrhö
Kleines Becken	Beckenübersicht	Erkennung eines Dermoids Extrauterine Lage eines IUP Beckenmaße
Ableitendes Harnsystem	I.v.-Pyelozystographie	Mißbildungen im uropoetischen System
Skelettsystem	Knochen	Bestimmung des Knochenalters Erkennung von Mißbildungen Diagnostik der Akromegalie Knochendichte
Mammae	Mammographie	Diagnostik suspekter Knoten, Erkennung von Verkalkungen
Uterus, Tuben	Hysterosalpingographie	Mißbildungen Lageanomalien Durchgängigkeit der Eileiter

wie Beurteilungen von Hohlorganen (z. B. Uterus, harnableitendes System) möglich.

Bewertung. Je nach Indikationsstellung in Abhängigkeit vom Organsystem.

2.3.2.3 Computertomogramm

Prinzip. Röntgenverfahren, welches eine überlagerungsfreie Darstellung von Ganzkörperquerschnitten und sekundären Rekonstruktionsebenen möglich macht.

Mittels einer Röntgenröhre und einem speziellen Blendensystem wird ein zwischen ca. 2 mm und 12 mm variabel einstellbarer Fächerstrahl mit einem Winkel von ca. 42° als Röntgenpuls (ca. 1 m/s) erzeugt. Dieser Fächerstrahl wird innerhalb der durchstrahlten Körperschicht des Patienten in Abhängigkeit von den vorhandenen Strukturen verschieden stark geschwächt. Mittels eines mit bis zu ca. 1000 Detektoren bestückten Detektorkranzes wird diese abgeschwächte Röntgenstrahlung als Signal empfangen, elektronisch aufbereitet und einem Rechner zugeführt. Anschließend dreht sich das System Röhre-Detektoren geringfügig weiter, um die „Patientenschicht" wiederum mit einem Röntgenpuls zu durchstrahlen.

Auf diese Weise werden 360–720 verschiedene Projektionen derselben Schicht erzeugt und im Rechner über Dichtemessungen zu einem Bild verarbeitet.

Bewährt hat sich eine transversale oder sagittale Schnittführung in 11 Multislice-Technik mit T2-Gewichtung und Doppelecho; bei unklaren Befunden erfolgen ergänzende spezielle Aufnahmen.

Diagnostische Bedeutung. Beim Vergleich mit den üblichen Röntgenbildern weisen CT-Bilder eine höhere Kontrast- und geringere Struktur- und Formauflösung auf. Die CT-Aufnahmen dienen insbesondere zum Nachweis umschriebener und diffuser morphologischer Veränderungen z. B. infolge von Tumoren, Metastasen, Abszessen, lymphatischen Systemerkrankungen, in Ergänzung zum Ultraschall, Szintigraphie und zum Röntgenbild.

Indikationen
- Hypophyse: Erkennung von Hypophysentumoren durch CT der Sella turcica. Differenzierung zwischen intra- und extrasellären Tumoren.
- Nebennieren: Erkennung von Tumoren.
- Ovarien: Erkennung und Abgrenzung von Tumoren (schwierig).

Durchführung. Intensivuntersuchung mit oder ohne gleichzeitige Gabe von Kontrastmitteln.

Bewertung
- Je nach Indikationsstellung in Abhängigkeit vom untersuchten Organsystem.
- Nebenniere: In 95–100% sind die Nebennieren bei enger Schnittechnik im CT abgrenzbar. Erkennungsschwierigkeiten treten bei kachektischen Patienten mit stark reduziertem retroperitonealem Fettgewebe oder durch Artefakte auf. Nebennierentumore sind durch das CT von einer Größe ab 0,5 (bis 1 cm) sicher abgrenzbar.
- Hypophyse: Durch die Kombination mit intravenöser Kontrastmitteldarstellung kann die Hypophysendiagnostik verbessert werden. Bei einer CT-Untersuchung direkt im Anschluß an die Gabe von einem jodhaltigen Kontrastmittel können Hypophysenadenome, die nicht so stark perfundiert werden, als Defekte der vergrößerten Hypophyse dargestellt werden. Bei Mikroadenomen hängt die Diagnose von dem Massendefekt ab, insbesondere von der Vergrößerung der Hypophyse.
- Ovar: Geringe Bedeutung im Vergleich zum Ultraschall und zur NMR-Tomographie.

2.3.2.4 Selektive Venenkatheterisierung mit Blutentnahme

Prinzip. Venenangiographie von Ovarien und Nebennieren mit gleichzeitiger selektiver Blutentnahme zur Hormonbestimmung (z. B. Androgene, Kortikoide) aus den abfließenden Organvenen (Abb. 2.17) (Kirschner et al. 1973; Northrop et al. 1975).

Indikationen
- Verdacht auf androgenproduzierenden Ovarialtumor.
- Verdacht auf androgenproduzierenden Nebennierentumor.

Durchführung
- Normales Gerinnungssystem (z. B. Thrombozyten, Gerinnungszeit etc.).
- Durchführung in einer radiologischen Abteilung.
- Präoperativ muß die Patientin über die Risiken bei Kontrastmittelgabe aufgeklärt sein.

Bewertung
- Bei der Bewertung der selektiven Venenkatheterisierung mit Blutentnahmen sei auf die Über-

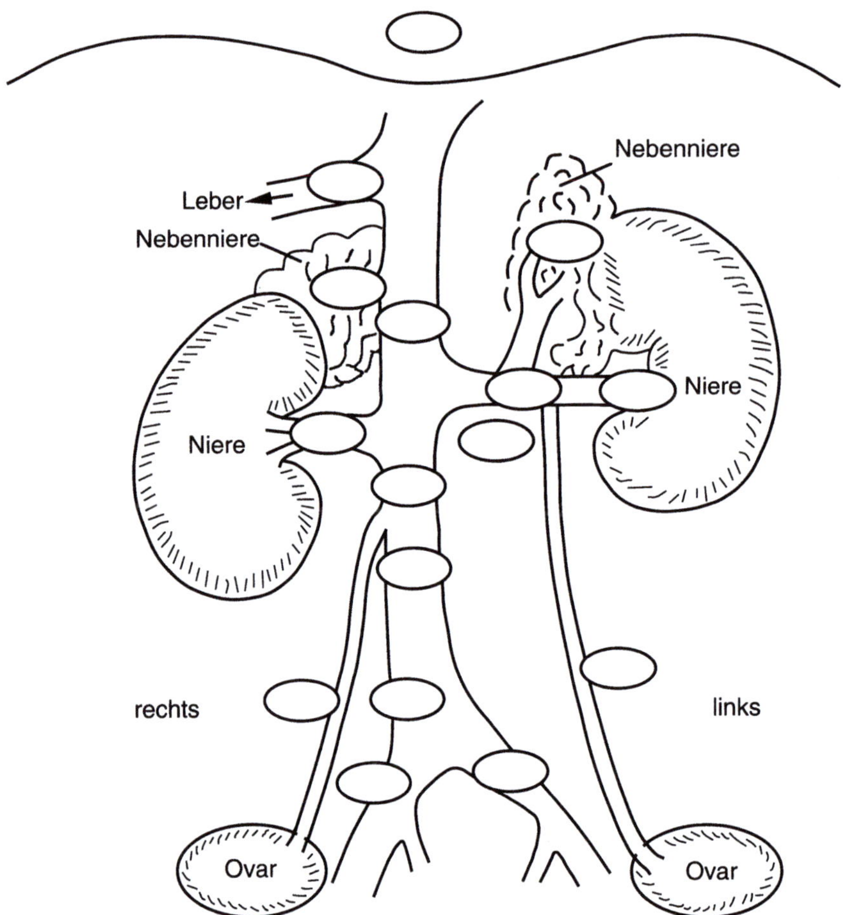

Abb. 2.17. Selektive Venenkatheterisierung zur Blutentnahme für Hormonbestimmungen

sichtsarbeit von Moltz et al. (1984) hingewiesen (Tabelle 2.4).

- Bei den Hormonbestimmungen wird auf Seitendifferenzen der Androgenkonzentrationen (Testosteron, Androstendion, DHEA-S) zwischen Organvenenblut und peripherem Blut untersucht.
- Dieser Eingriff ist technisch aufwendig und kann in ungeübten Händen zu Komplikationen führen. Er führt auch nicht immer zu eindeutigen Ergebnissen. Aus diesem Grunde kommt er als Routinetechnik zur Differentialdiagnose des Hirsutismus nicht in Frage (Wentz et al. 1976).

Tabelle 2.4. Diagnostik androgenproduzierender Tumoren von Ovar und Nebennieren mit Hilfe von Venenblutgewinnung bei einer selektiven Katheterisierung und Angiographie: Steroidkonzentrationen im Venenblut (obere Grenzwerte bei selektiver Venenkatheterisierung von 60 Patienten mit nichttumorbedingten Hyperandrogenämien und normalen Zyklen) (Moltz et al. 1984). In Abb 2.17 ist die Möglichkeit gegeben, die gemessenen Hormonwerte einzutragen

Blutgefäß	Testosteron (ng/ml)	5α-Dihydrotestosteron (ng/ml)	Androstendion (ng/ml)	DHEA (ng/ml)	DHEA-S (ng/ml)	17α-Hydroxyprogesteron (ng/ml)
Nichttumorbedingte Hyperandrogenämie						
Periphere Vene	1,54	0,58	6,29	26,6	6685	8,1
Ovarialvene	2,70	0,47	17,5	214	785	21,3
Nebennierenvene	3,54	2,96	91,2	1061	3300	104
Normalkollektiv						
Periphere Vene	0,68	0,43	1,62	7,85	3505	0,96
Ovarialvene	0,21	0,15	3,23	5,30	335	4,21
Nebennierenvene	1,62	1,89	24,1	575	2354	18,50

2.3.2.5 Nuclear Magnetic Resonance (NMR)

Prinzip. Atomkerne mit ungerader Ordnungszahl verfügen über eine Eigenrotation (Spin) und ein sie umgebendes Magnetfeld. Diese magnetische Kernkomponente richtet sich in einem von außen angelegten Magnetfeld zum Feld parallel bzw. antiparallel.

Die Kernspinresonanz beruht darauf, daß Wasserstoffkerne (Protonen) in einem Magnetfeld elektromagnetische Wellen definierter Frequenz absorbieren.

Mit der NMR-Spektroskopie können molekulare Strukturen fester, flüssiger oder gasförmiger Stoffe ohne deren Zerstörung chemisch analysiert werden.

Diagnostische Bedeutung. Mit der NMR-Spektroskopie sind inzwischen die Kerne nahezu aller chemischen Elemente grundsätzlich differenzierbar. Die absorbierten Frequenzen elektromagnetischer Wellen erweisen sich als charakteristisch für die magnetischen Eigenschaften der Kerne und geben Auskunft über molekulare chemische Bindung und Umgebung.

Bei der NMR-Tomographie können durch Aufnahmen mit unterschiedlichen Repetitions- und Echozeiten pathologische Prozesse im Bereich des Leberparenchyms deutlich von normalem Gewebe unterschieden werden. Liquide Raumforderungen können gut von fetthaltigen, angiomatösen oder soliden Prozessen unterschieden werden.

Speziell. Die Sensitivität der Methode entspricht der von CT und Ultraschall. Die Spezifität ist in Einzelfällen der Aussagekraft von CT und Ultraschall überlegen.

Indikationen für die NMR-Tomographie im Rahmen der endokrinologischen Diagnostik
- Hypophyse: Erkennung und Bewertung der Ausdehnung von Hypophysentumoren.
- Nebenniere: Erkennung und Bewertung von Nebennierentumoren
- Ovar: Beurteilung der Ausdehnung und des Innenaufbaus von Ovarialtumoren.
- Mamma: Erkennung und Bewertung von Mammatumoren.

Bewertung
Vorteile der NMR-Tomographie:
- Ionisierende Strahlung ist nicht erforderlich, insbesondere wichtig bei Langzeit- und Volluntersuchungen während einer Therapie mit wiederholten Kontrollen.
- Gewebebestimmung ist verbessert wegen Verhaltenscharakteristika von Gewebeprotonen, die eher auf Protoneneigenschaften der einzelnen Substanzen, als auf der mechanischen Absorption von Röntgenstrahlen beruht.
- Wie beim CT wird bei dünneren Gewebeschnitten (5–7 mm) die Auflösung von kleineren Organstrukturen besser.
- Mit höheren Magnetfeldern (1,5 Tesla und mehr) kann z.B. der Hypophysenstiel, das Chiasma opticum und der Tractus opticus sowie der Blutfluß ohne invasive Techniken dargestellt werden.
- Die Darstellung der Hypophyse z. B. kann nahezu in jeder Ebene erfolgen.
- Weiterhin sind intravenöse Gaben eines Kontrastmittels nicht notwendig für eine gute Darstellung der Hypophyse, wie bei der CT-Untersuchung.
- Zahnfüllungen haben keinen Effekt als Artefakt wie beim CT.

2.3.2.6 Methoden zur Knochendichtemessung

Im Rahmen der Abklärung der Osteoporose (z.B. bei der Diagnose und Behandlung der postmenopausalen Osteoporose) nimmt die Knochendichtemessung einen zunehmenden Raum ein (s. hierzu auch Kap. 14, Band 1). Das Verfahren beruht auf der Messung der Abschwächung monochromatischer Röntgenstrahlen durch die Knochen und Weichteile. In Tabelle 2.5. werden verschiedene Methoden der Knochendichtemessung gegenübergestellt.

2.4 Funktionsteste mit Hormonbestimmungen

2.4.1 Hormonelle Methoden

In Tabelle 2.6 sind die Funktionsteste der Hypothalamus-Hypophyse-Ovar-Achse sowie von Nebennieren und Schilddrüse zusammengefaßt.

Tabelle 2.5. Verschiedene Methoden zur Knochendichtemessung

Parameter	Quantitative Computertomographie	Periphere quantitative Computertomographie	Ein-Isotopen-Photon-Absorptionsmessung*	Dualphotonenabsorptionsmessung	Dualphotonenabsorption mit Röntgenstrahlen
Abkürzung	QCT	pQCT-X-ray	SPA	DPA	DPX
Meßort	LWS.	Radius/Tibia	Radius	LWS/Femur/Ganzkörper	LWS/Femur/Radius Ganzkörper
Spongiosaanteil	100%	100%	5–80%	50–60%	50–60%
Physikalisches Prinzip	Rö-Röhre wird in der zu untersuchenden Körperschicht axial (um die Körperlängsachse) bewegt. Die Transmissionsstrahlung wird auf der gegenüberliegenden Seite von bewegten oder stationären Detektoren (meist Halbleiterdetektoren) registriert	Speziell für die quantitative Mineralsalz-Bestimmung konzipierte, hochauflösende Computertomographie-Scanner für periphere Skelettabschnitte	Messung der vom Knochen absorbierten Gammastrahlung eines J-125 (200 mCi) Photonenstrahls und Natriumjodid als Detektor	Messung der vom Knochen absorbierten Gammastrahlung eines 153-Gadolinium photonenstrahls und Natriumjodid als Detektor	Energieabhängige, selektive Filtrierung der Röntgenstrahlen – seltene Erdenfilter ergeben nieder- und hochenergetische Photonen, die gleichzeitig mit einem Natriumjodid-Detektor gemessen werden können
Strahlenquelle	Röntgen-Röhre	Röntgen-Röhre	J-125	Gd-153	Röntgen-Röhre
Energie	40/70 KeV	40 KeV	28 KeV	44/100 KeV	40/70 KeV
Strahlenexpositon (effektiv)	0,1–0,3 mSv	≤0,001 mSv	≤0,001 mSv	≤0,005 mSv	≤0,001 mSv
Reproduzierbarkeit (Variationskoeffizient)	1–5%	0,3%	1–3%	2–5%	1–2%
Untersuchungsdauer (min)	20–40	5–10	5–10	20–60	5–10

* Methode für kassenärztliche Versorgung nicht zugelassen.

Tabelle 2.5 (Fortsetzung)

Parameter	Quantitative Computertomographie	Periphere quantitative Computertomographie	Single-Photonen-Absorptionsmessung	Dualphotonen-absorptionsmessung	Dual-Röntgen-absorptiometrie
Finanzieller Aufwand					
– Meßgerät	2000000	120000	Nicht mehr im Handel	Nicht mehr im Handel	100000
– Strahlenquelle	–	–			–
Vorteile	– Knochenmineralgehalt kann auf ein extaktes anatomisches Knochenvolumen bezogen werden – getrennte Messung von spongiösem und kortikalem Gewebe möglich – hohe Sensitivität – hohe Spezifität	– Knochenmineralgehalt kann auf ein extaktes anatomisches Knochenvolumen bezogen werden – getrennte Messung von spongiösem und kortikalem Gewebe möglich – hohe Sensitivität – hohe Spezifität	– Einschätzung des Schweregrades einer Osteopathie (Einzelmessung) möglich – zuverlässige Rückschlüsse auf Veränderungen am Gesamtskelett bei renalen, intestinalen und endokrinen Osteopathien (nicht jedoch bei primär (idiopathischer) Osteoporose)	– Messung an Wirbelsäule und Femur möglich (potentielle Frakturorte der Osteoporose) – Korrektur der Änderung der Strahlenabsorption (Muskulatur, Darmluft, Fett) durch zweite Energie möglich – Definition der Fraktrugrenze möglich	– kürzere Meßzeiten als DPA – erhöhte Präzision als DPA – geringere Strahlendosis pro Patient als DPA – bessere Bildauflösung als DPA – keine Genehmigung für den Umgang mit radioaktivem Material notwendig
Nachteile	– Messung schwierig, da Fett im trabekulärem Knochen die Knochendichte erniedrigt, daher CT-Scanner (hochauflösend für Radius und Tibia) erforderlich – keine Ermittlung des Frakturrisikos möglich, – hohe Strahlenbelastung – hohe finanzieller Aufwand – lange Meßdauer	– hoher finanzieller Aufwand durch zusätzlichen CT-Scanner zum QCT-Gerät	– Radiusepiphysenmessung korreliert schlecht Knochendichte der Wirbelsäule oder des Schenkelhalses	– mäßig gute Aussagekraft bei Messungen der LWS von Patientinnen mit Wirbelkompressionsfrakturen im Vergleich zu Kontrollen (Überlagerung der Werte) – lange Meßzeiten	– falsch hohe LWS Meßergebnisse bei degenerativen Wirbelsäulenveränderungen

Tabelle 2.6. Untersuchungsmethoden zur Überprüfung endokriner Systeme bei Zyklusstörungen

Endokrines System	Hormone	Name des Tests
Hypothalamus	LH-RH	Clomifentest
	PRF	
	TRH	
	CRF	
	GRF	
Hypophyse	Prolaktin	TRH-Test Metoclopramid-test
	LH	LH-RH (GnRH)
	FSH	LH-RH (GnRH)
	TSH	TRH-Test
	STH	Arginin-stimulationstest
	ACTH	Metopirontest
Schilddrüse	TSH T4, T3	TRH-Test
Nebenniere	Kortisol	ACTH-Test Metopirontest
	Testosteron	Dexamethasontest
	DHEA-S	Dexamethasontest
Ovar	17β-Estradiol	Steroidbelastung, HMG
Testosteron	HCG-Test, GnRH-Antagonisten	
	Progesteron	„Progesteron-Profil"

2.4.1.1 Hypothalamus/Hypophyse

GnRH-Test

Prinzip. Eine kontinuierliche oder Bolusapplikation von GnRH führt zu einem Anstieg von LH und FSH während der ersten 4 h nach Infusionsbeginn, später aber zu einem beständigen und dauerhaften Abfall nach 4–18 h (Belchetz et al. 1978). Das Maximum des Anstiegs ist 25 bis 35 min nach Injektion von GnRH zu erwarten (Abb. 2.18).

Indikationen. Der GnRH Test mit einer einzigen Dosis GnRH (z. B. 100 μg) (Wentz 1977; Leyendecker et al. 1981) eignet sich zur Differentialdiagnose zwischen einer Störung auf hypothalamischer/hypophysärer Ebene oder im Rückkopplungssystem zwischen Ovarien und Hypophyse.

- Beurteilung einer hypogonadotropen primären oder sekundären Amenorrhö, nachdem vorherige Tests andere Ursachen ausgeschlossen haben.
- Verlaufskontrolle des Therapieerfolgs bei bestimmten Erkrankungen, z. B. Anorexia nervosa.
- Beurteilung von Patientinnen mit negativem Gestagen- und Clomifentest.

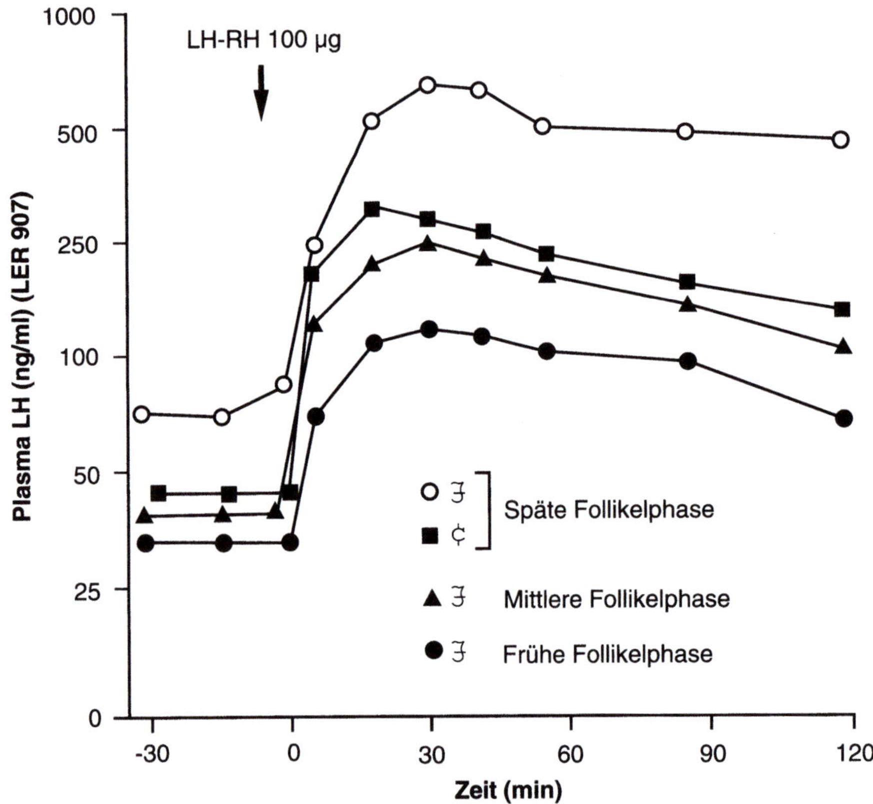

Abb. 2.18. LH-RH-Test mit 100 μg LH-RH- i.v. in Abhängigkeit von der Zyklusphase

- Unterscheidung zwischen primärem und sekundärem Hypogonadismus.
- Pubertas praecox (Tumorausschluß!).

Durchführung

- Der GnRH-Test kann sowohl durch parenterale als auch durch nasale GnRH-Applikation durchgeführt werden.
- Beim parenteralen GnRH-Test werden 100 μg GnRH entweder einmalig oder in bestimmten Abständen, d.h. wiederholt, appliziert. GnRH wird im Bolus injiziert.
- Die nasale GnRH-Applikation mit Hilfe eines Nasensprays ist wenig verbreitet.
- Beim intravenösen Test werden 100 (25, 50) μg LHRH langsam (30 s) intravenös gegeben. 30 min vor, sowie (20 min) 30 min (40 min) nach der Injektion erfolgt die Blutentnahme zur Bestimmung von LH (und evtl. FSH).

Bewertung

- Der GnRH-Test dient zur Überprüfung der hypophysären LH-Reserve. Das Ausmaß des Anstieges ist abhängig von der Zyklusphase und bei Amenorrhö vom Östrogenspiegel im Serum (s. Abb. 2.26).
- Nach GnRH-Gabe muß der LH-Spiegel im Blut mindestens um den Faktor 3 (3- bis 5fach) ansteigen. Ein positiver Test (ein 3- bis 5facher Anstieg von LH) ausgehend von normalen oder erhöhten Basalwerten, schließt einen sekundären Hypogonadismus aus. Beim intravenösen GnRH-Test mit 100 μg tritt eine Maximalantwort 30–40 min nach der Injektion auf.
- Etwa 15% der Patientinnen mit Hypophysentumoren zeigen im GnRH-Test eine normale Antwort (Taymor 1978).
- Stark erhöhte Basal- und insbesondere stark stimulierte Werte sprechen für das Vorliegen eines primären Hypogonadismus (Abb. 2.19).
- Erniedrigte Basalwerte bei normalem reaktivem Anstieg können Anzeichen eines sekundären oder tertiären Hypogonadismus bedeuten. In diesem Fall sollten die Basalwerte zur Befundsicherung wiederholt werden.
- Erniedrigte Basalwerte, die nicht stimulierbar sind, sprechen für einen sekundären Hypogonadismus, eine Hypophysenfunktionsstörung, bei

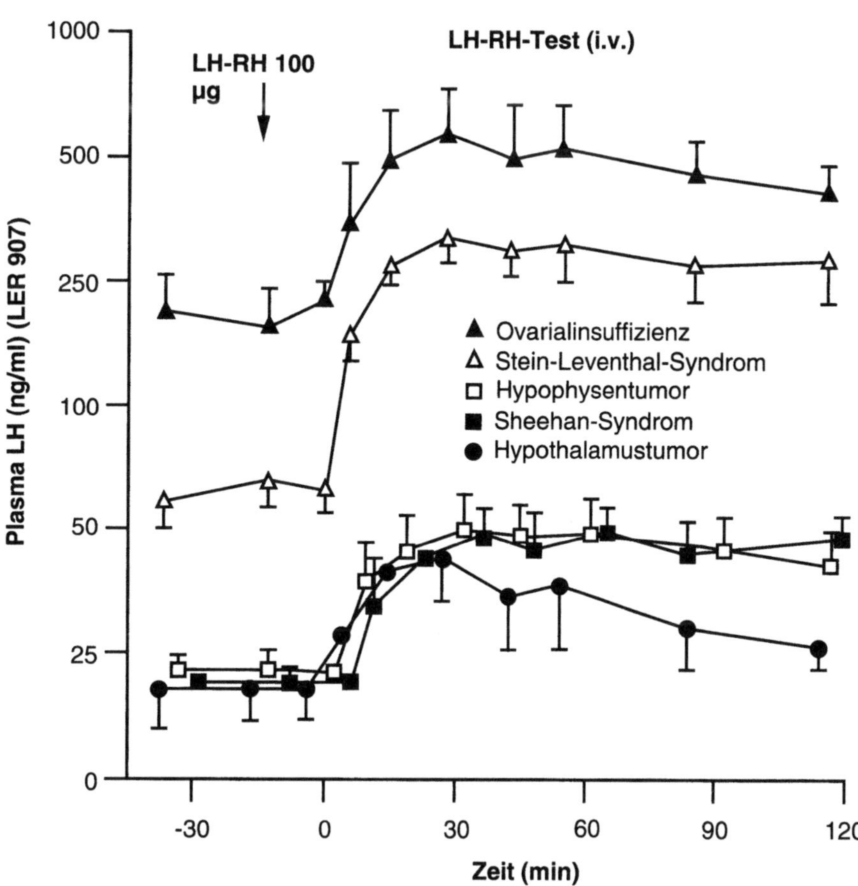

Abb. 2.19. LH-RH-Test bei unterschiedlichen Krankheitsbildern

der auch die übrigen Hypophysenfunktionen unbedingt überprüft werden sollten.
- Über den Normbereich erhöhte Basalwerte von LH bei normalen FSH- Basalwerten legen den Verdacht einer HCG-Produktion (Gravidität) nahe.

Achtung: Auf die zyklusbedingten Schwankungen bei der Frau sei besonders hingewiesen, da schon im normalen Zyklus die Reaktion zur Zeit der Ovulation wesentlich ausgeprägter ist als prä- oder postmenstruell. Der zusätzliche Aussagewert des GnRH-Tests zu den LH-Basalwerten im Hinblick auf Diagnose und Therapie ist begrenzt; der routinemäßige Einsatz dieses Tests ist nicht indiziert.

GnRH-Doppeltest

Zur besseren Beurteilung der LH-Reserve können GnRH-Teste mit wiederholter GnRH-Applikation durchgeführt werden (Wentz 1977; Römmler et al. 1980).

Prinzip (s. GnRH-Test).

Indikationen (s. GnRH-Test).

Durchführung. Der GnRH-Test mit 100 µg GnRH wird 2mal hintereinander im Abstand von 2 h durchgeführt (Römmler et al. 1980).

Bewertung
- Der LH-Anstieg erfolgt wenigstens auf das 4fache des Ausgangswertes (auch eindeutiger FSH-Anstieg) mit Maximalwert nach 30 min (20–40 min).
- Der eindeutige Anstieg von LH und FSH beweist eine funktionsfähige Hypophyse.
- Bei negativem Ausfall sollten die Stimulationen in 2stündigen Abständen 3mal wiederholt werden, um dieses Ergebnis zu bestätigen.
- Die erhöhte Aussagefähigkeit dieses Tests ist umstritten.

Pulsatile GnRH-Stimulation

Prinzip. Die primäre hypophysäre Insuffizienz kann zu differentialdiagnostischen Schwierigkeiten gegenüber der hypothalamischen Insuffizienz (GnRH-Mangel) führen. Zum Ausschluß einer primären hypophysären Störung wird GnRH pulsatil appliziert und die Reaktion der Hypophyse anhand der LH- und FSH-Spiegel im Serum überprüft.

Indikationen
- Verdacht auf hypothalamische Amenorrhö.
- Verdacht auf primäre Hypophyseninsuffizienz.
- Sterilitätsbehandlung.

Durchführung
- Die Voraussetzung zur Durchführung einer pulsatilen GnRH-Stimulation besteht in einem positiven GnRH-Test (s. dort).
- Alle 90 min werden mit Hilfe einer Hormonpumpe (Zyklomat) für 1 min 50 µl GnRH (5 bis 20 µg GnRH) aus der in einem sterilen Reservoir befindlichen Lösung i.v. abgegeben. Die entsprechende Behandlung muß mindestens 14–21 Tage durchgeführt werden, um eine Follikelreifung und Ovulation zu induzieren.
- Im Verlaufe der Behandlung können in Abständen von 2–3 Tagen LH, FSH und Östradiol im Blut bestimmt sowie ab dem 8. Behandlungstag der Follikeldurchmesser im Ultraschall untersucht werden.
- Das GnRH kann auch subkutan appliziert werden.

Bewertung
- Läßt sich mit Hilfe der Testbehandlung mit GnRH (pulsatil) ein Anstieg der LH- und FSH-Spiegel erzielen, so spricht dies für einen hypothalamischen Mangel an GnRH; in diesem Fall ist eine hypophysäre Insuffizienz ausgeschlossen.
- Als zusätzliche Parameter können die Östradiolkonzentrationen im Serum, die Follikelgröße sowie die Ovulation hinzugezogen werden.

Suppressionstest mit GnRH-Analoga

Prinzip. Durch Überstimulation der Hypophyse mit GnRH-Analoga (Buserelin) wird die hypophysäre LH- und FSH-Sekretion supprimiert. Als Folge hiervon kommt es zu einer Abnahme der ovariellen Steroidproduktion.

Indikationen
- Verdacht auf ovariell vermehrte Androgenproduktion.
- Differentialdiagnose zwischen Tumor und funktioneller Übersekretion der Ovarien.

Durchführung
- Suppressionsbehandlung per Nasenspray: Applikation von 6–12 Sprühstößen (morgens, mittags und abends) à 100 µg Buserelin (Supre-

fact) in beide Nasenlöcher (Tagesdosis: 600–1200 µg) (Neuerdings als Suprecur à 300 µg per Sprühstoß).
- Blutentnahmen nach 0, 1, 2 und 4 Wochen und Bestimmung von FSH, LH, Testosteron und Östradiol.

Bewertung
- Eine Supprimierbarkeit der ovariellen Steroidproduktion spricht dafür, daß z. B. die vermehrte ovarielle Androgenbildung unter dem hypophysären Gonadotropineinfluß steht (z. B. PCO-Syndrom).
- Ein Nichtansprechen auf GnRH-Agonisten spricht für eine autonom vermehrte Androgenproduktion des Ovars (androgenproduzierender Ovarialtumor).

Clomifentest

Prinzip. Der Clomifentest dient zum Nachweis der hypothalamisch-hypophysären Funktion. Vor und nach Clomifenstimulation (5.–9. Zyklustag) werden am 5. und 10. Zyklustag Estradiol und LH im Serum bestimmt. Durch Clomifen wird der negative Östrogenfeedback des Hypothalamus aufgehoben. Es kommt zu einer vermehrten Sekretion von GnRH und einer vermehrten Sekretion der Gonadotropine LH und FSH der Hypophyse. Durch Messung der LH- und Östradiolkonzentration im Blut vor und nach Clomifenstimulation kann die funktionellle Integrität der Hypothalamus-Hypophyse-Achse beurteilt werden (Abb. 2.20).

Durchführung
- Nach basaler Blutabnahme am 5. Zyklustag Gabe von 100 mg Clomifen (2mal 1 Tbl.) über 5 Tage.
- Weitere Blutabnahme am 10. Zyklustag für LH und Estradiol.
- Gegebenenfalls Messung der Follikelgröße durch Ultraschall am 5., 10. u. 14. Zyklustag.

Indikation. Untersuchung der Zyklusfunktion im Rahmen der Sterilitätsdiagnostik.

Bewertung
- Bei einem Clomifentest sollte es innerhalb von 5 Tagen mindestens zu einem Anstieg von LH und Östradiol um den Faktor 2 kommen. Ein Östradiolanstieg weist auf die Stimulation der Gonadotropinsekretion hin und spricht für ein positives Testergebnis.
- Ein mangelhafter LH-Anstieg spricht für eine Störung im Bereich von Hypothalamus und Hypophyse. Diese kann durch einen GnRH-Test weiter differenziert werden.
- Ein Ausbleiben des Östradiolanstiegs bei vermehrter LH-Ausschüttung spricht für nicht ansprechende Ovarien.
- Bei gleichzeitigem LH- und Östradiolanstieg ist von einer intakten Hypothalamus-Hypophysen-Ovar-Funktion auszugehen.

TRH-Test mit Prolaktinbestimmung

Prinzip. Unter TRH-Stimulation kommt es zum Anstieg der Prolaktinkonzentration im Serum (Abb. 2.21).

Indikation
- Hyperprolaktinämie.
- Galaktorrhö eventuell mit Gynäkomastie.
- Schilddrüsendysfunktion (Unter-, Überfunktion).

Durchführung
- Der TRH-Test wird am 3.–5. Zyklustag durchgeführt.
- Basale Blutentnahme für Prolaktin (evtl. für TSH etc.).
- Gabe von 200 µg TRH i.v. (100 µg/m2 Körperoberfläche) intravenös im Bolus.
- Anschließend Bestimmung der Prolaktinkonzentration nach 30 und 60 min.
- Der TRH-Test kann mit einem GnRH-Test kombiniert werden, in dem GnRH und TRH in einer Spritze aufgezogen werden.

Bewertung
- Der stimulierte Wert sollte mindestens doppelt so hoch sein wie der Basalwert.
- Ein Ausbleiben des Prolaktinanstiegs spricht für eine mangelnde Stimulierbarkeit der hypophysären Prolaktinreserve.
- Es sind keine Rückschlüsse auf das Vorhandensein oder den Sitz eines hypophysären bzw. hypothalamischen Tumors möglich.
- Bei TSH-Bestimmung wird gleichzeitig die Schilddrüsenfunktion als mögliche Ursache einer Zyklusstörung erfaßt.
- Der TRH-Test hat für die Beurteilung einer Hyperprolaktinämie nur eine begrenzte Aussagekraft.

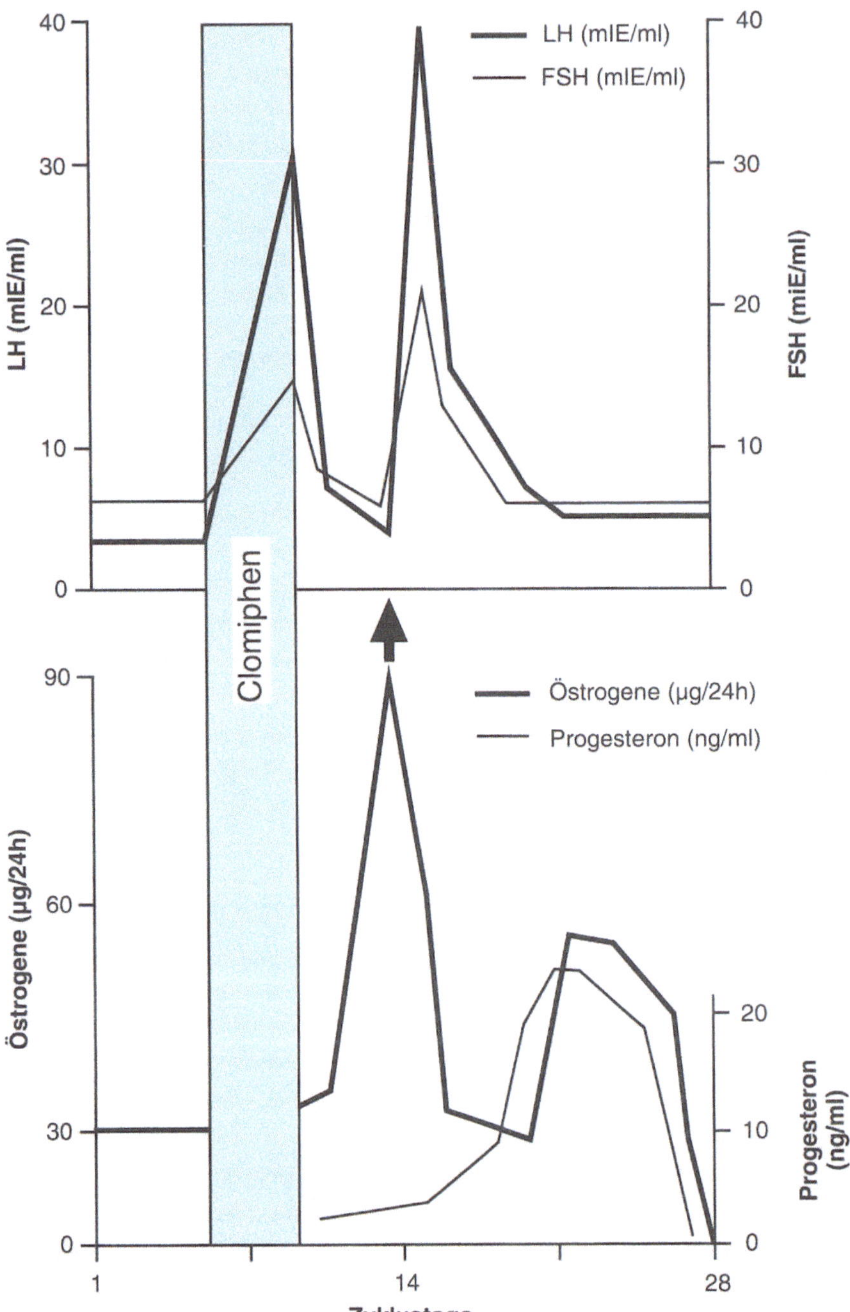

Abb. 2.20. Clomifentest zur Prüfung der Hypothalamus- und Hypophysenfunktion

Metoclopramidtest

Prinzip. Nach I.v.-Gabe von Metoclopramid kommt es durch Hemmung dopaminerger Rezeptoren zur Stimulation der Prolaktinsekretion. Durch die Gabe von Metoclopramid wird eine Sekretion von Prolaktin aus der Hypophyse hervorgerufen. Die Beurteilung der hypophysären Prolaktinreserve ist im Hinblick auf die Diagnostik einer latenten Hyperprolaktinämie von Bedeutung (Abb. 2.22).

Indikationen

- Differentialdiagnostische Abklärung einer manifesten oder latenten Hyperprolaktinämie.
- Galaktorrhö.
- Prämenstruelles Syndrom.
- Corpus-luteum-Insuffizienz.

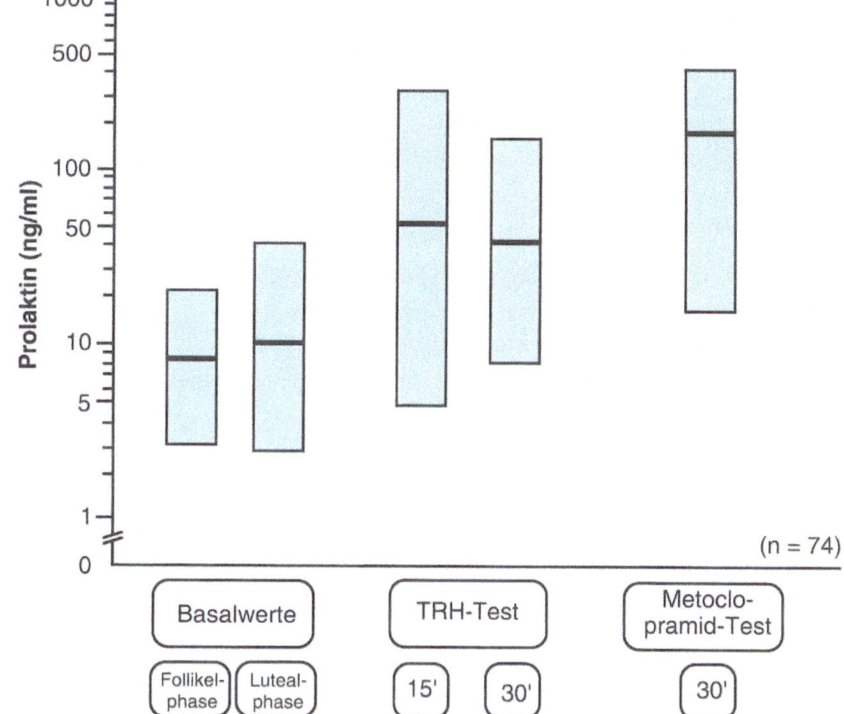

Abb. 2.21. TRH-Test zur Stimulation der Prolaktinsekretion der Hypophyse. Vergleich zu den Basalwerten von Prolaktin in der Follikel- und Lutealphase sowie zum Metoclopramidtest (n = 74). Die Differenzen der Mediane zum Ausgangswert betragen 15 min nach TRH-Stimulation 49 ng/ml Serum, 30 min nach TRH-Stimulation 32 ng/ml und 30 min nach Metoclopramidstimulation 168 ng/ml. (Gerhard u. Runnebaum 1983)

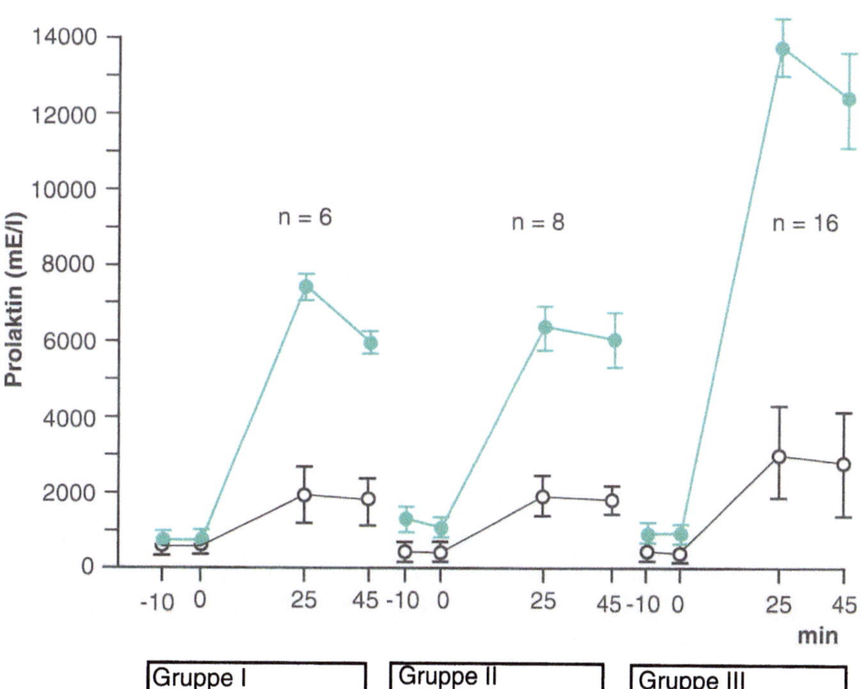

Abb. 2.22. Metoclopramidtest bei gesunden Frauen sowie bei Frauen mit latenter und manifester Hyperprolaktinämie. (Nach Bohnet 1981)

Durchführung
- Der Ausfall des Tests ist zyklusabhängig und sollte möglichst unter standardisierten Bedingungen, z. B. zwischen dem 20. und 22. Zyklustag durchgeführt werden.
- 2 basale Blutentnahmen in 10minütigen Abständen.
- Anschließend werden 10 mg Metoclopramid (Paspertin) i.v. injiziert.
- Eine erneute Blutentnahme erfolgt nach 30 min.
- Prolaktin (RIA) im Serum wird bestimmt.
- Der Metoclopramidtest kann mit dem GnRH-Test kombiniert werden.

Bewertung
- Ein stimulierter Prolaktinwert bis zu 200 ng/ml Serum gilt als normal (Tabelle 2.7).
- Ein Anstieg auf 200–300 ng/ml weist auf eine latente Hyperprolaktinämie und ein Anstieg auf mehr als 300 ng/ml auf eine manifeste Hyperprolaktinämie hin. Das Testergebnis gilt als pathologisch, wenn der Anstieg mehr als das 20fache des Ausgangswertes beträgt.

Tabelle 2.7. Interpretation der Testergebnisse mit dem Metoclopramidtest in Abhängigkeit von der Zyklusphase (Blutentnahme nach 0 und 25 min) (nach Leidenberger 1992)

Zyklusphase	Prolaktin (Normalwerte) im Serum (ng/ml) Basal	Prolaktinwerte (ng/ml Serum) Nach 10 mg Metoclopramid i.v.
Follikelphase	6–10	100–150
Ovulationsphase	8–12	100–180
Lutealphase	10–16	100–200

Metopirontest

Prinzip. Der Metopirontest dient zur Überprüfung der ACTH-Reserve der Hypophyse. Metopiron hemmt die 11β-Hydroxylase der Nebennierenrinde und verhindert dadurch die Biosynthese von Kortisol, Kortikosteron und Aldosteron, während die Vorstufen 11-Desoxycortisol und 11-Desoxycortikosteron nicht weiter verstoffwechselt und somit angestaut werden. Durch den Ausfall der suppressiven Wirkung der 11-hydroxylierten Steroide auf den Hypothalamus kommt es zu einer erhöhten Sekretion von CRF und ACTH, die wiederum zu einer gesteigerten Syntheseleistung der Nebennieren führen. Die gesteigerte Syntheseleistung der Nebennierenrinde läßt sich am besten durch Bestimmung des 11-Desoxycortisols (DOC) im Serum nachweisen.

Indikationen
- Verdacht auf sekundäre Nebenniereninsuffizienz.
- Überprüfung der ACTH-Reserve bei Hypophysentumoren.

Kontraindikation. Bei manifester primärer Nebennierenrindeninsuffizienz kann eine Addison-Krise ausgelöst werden.

Durchführung
- Alle sedierenden Pharmaka 24 h vorher absetzen.
- Basalwertbestimmung von 11-Desoxycortisol (fakultativ: ACTH und Kortisol) zwischen 8 und 9 Uhr. Um 24 Uhr 30 mg Metopiron/kg Körpergewicht per os. Am nächsten Morgen zwischen 8 und 9 Uhr Blutentnahme für 11-Desoxycortisol, (fakultativ ACTH und Kortisol).
- Nach Abnahme des Basalwertes für den Metopirontest kann ggf. am gleichen Vormittag ein Argininstimulationstest durchgeführt werden.

Bewertung
- Bei intaktem Hypothalamus-Hypophyse-Nebennierensystem kommt es unter Metopiron zu einem starkem Anstieg von ACTH und damit auch von 11-Desoxycortisol (s. Abb. 2.23).
- Kommt es zum Ausbleiben des 11-Desoxycortisolanstieges nach Metopirongabe, so ist der hypophysäre Regelkreis mit ACTH-Ausschüttung gestört.
- Beim hypothalamisch-hypophysären Cushing-Syndrom wird meistens sogar ein überschießender Anstieg beobachtet, wohingegen es beim Cushing-Syndrom auf der Grundlage eines autonomen Nebennierenrindentumors zu keinem Anstieg der genannten Parameter kommt.

CRF-Test

Prinzip. CRF (Corticotropin Releasing Factor) ist zusammen mit Vasopressin der physiologische Stimulus der hypophysären ACTH-Sekretion.

Indikation. Differentialdiagnostik des Cushing-Syndroms. Zur Differentialdiagnose eines ACTH-Mangels aufgrund einer hypothalamischen (tertiäre NNR-Insuffizienz) oder hypophysären Insuffizienz (Schädigung).

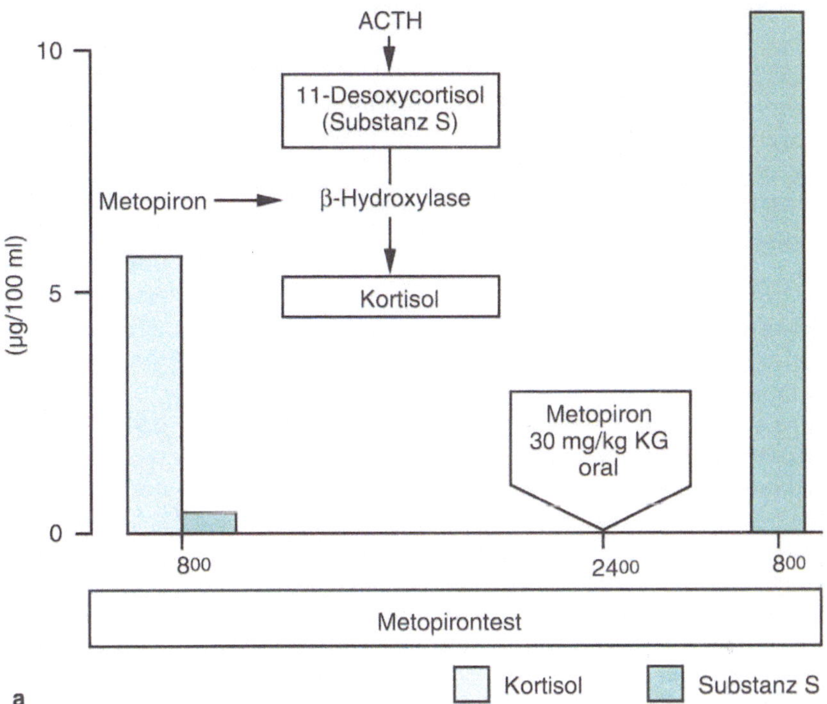

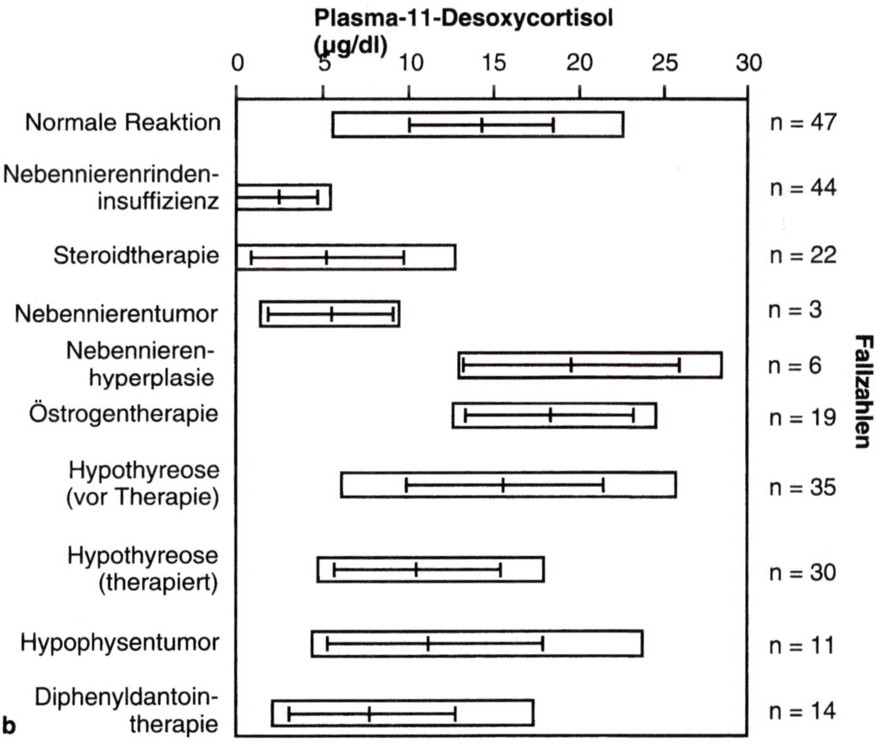

Abb. 2.23. **a** Metopirontest. **b** Metopirontest bei einer gesunden Patientin und bei unterschiedlichen Krankheitsbildern (Spiger et al. 1975). (Die Testergebnisse bei Frauen sind mit denen bei Männern vergleichbar)

Durchführung. Nach einer Ruhepause von 2 h werden dem nüchternen Patienten 50 µg humanes CRF (CRH Ferring) i.v. als Bolus injiziert. Die Blutentnahmen zur ACTH- und Kortisolbestimmung erfolgen vor und 15 min nach Injektion. Dieser Test hat den Lysin-Vasopressin-Test verdrängt, da im Gegensatz zum letzteren nicht mit Kreislaufauswirkungen oder anderen Nebenwirkungen zu rechnen ist.

Bewertung. Beim gesunden Patienten hängt die relative Kortisolreaktion von dem Ausgangswert vor Stimulation ab; aus diesem Grund sollte die 2-stündige Ruhepause eingehalten werden. Ein Ausbleiben des Anstiegs beweist eine hypophysäre ACTH-Sekretionsstörung; bei der hypothalamischen Insuffizienz läßt sich ein ACTH-Anstieg erzielen (CRF-Mangel). Beim zentralen Cushing-Syndrom steigen Kortisol und ACTH exzessiv an, während beim Cushing-Syndrom durch autonome NNR-Sekretion kein Anstieg des Kortisols beobachtet wird.

Somatotropin-Releasinghormon(STR)-Test

Prinzip. Der STR-Test kann zur Überprüfung der STR-Reserve der Hypophyse bei Patienten mit einem Hypophysentumor, z. B. Prolaktinom dienen. Die Stimulation der STH-Freisetzung erfolgt dabei durch Infusion von Argininhydrochlorid.

Indikationen

- Abklärung der STH-Reserve bei Patienten mit Hypophysentumoren (z. B. Prolaktinom).
- Hyperprolaktinämien ohne ausreichende Reaktion auf TRH, d. h. Anstieg unter 50% des Basalwertes.
- Akromegalie.

Durchführung

- Nüchterner Patient, Bestimmung des Körpergewichts.
- Herstellung der Infusionslösung: Nach Bestimmung des Körpergewichts (kg): 8 (abgerundet) = Anzahl der Ampullen von 20 ml L-Argininhydrochlorid 21% (Braun-Melsungen) in 500 ml physiologische Kochsalzlösung, falls über 10 Ampullen in 1000 ml physiologisches NaCl. Eine entsprechende Menge NaCl wird jeweils vorher der Infusionsflasche entnommen.
- Vormittags, nach 1 h Bettruhe, Infusion von 0,5 g Arginin/kg Körpergewicht, verdünnt mit 0,9% NaCl innerhalb von 30 min. Blutentnahmen 0, 10, 20, 30, 60 und 90 min nach Beginn der Infusion. Jeweils 5 ml Blut in Zentrifugenröhrchen mit 2–3 Tropfen Liquemin.
- Nach Abnahme der letzten Probe müssen die Blutröhrchen sofort zur Serumgewinnung ins Labor gebracht werden. Das Serum kann eingefroren und weiterversandt werden.

Bewertung

- Nach STH-Stimulation mit Hilfe einer Arginin-Hydrochlorid-Infusion sollte das STH über 9 ng/ml ansteigen (Abb. 2.24).
- Ein mangelhafter STH-Anstieg spricht für eine unzureichende STH-Reserve, wie diese bei Patientinnen mit Prolaktinom gefunden wird.

ClonidinTest

Prinzip. Beurteilung der Wachstumshormon (STH)-Reserve der Hypophyse durch Stimulation der STH-Freisetzung mit Clonidin.

Indikationen. Steriliätspatientinnen, die auf HMG-Stimulation schlecht ansprechen.

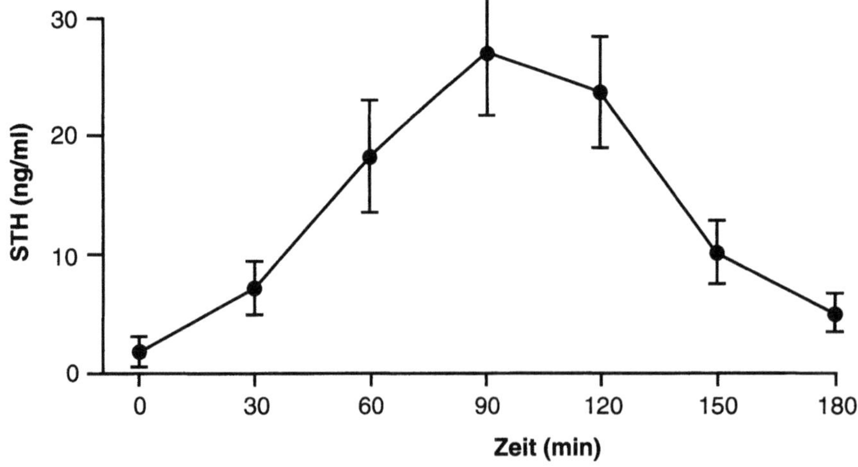

Abb. 2.24. STH-Stimulationstest mit Argininhydrochlorid (10%ige Argininhydrochloridinfusion, 0,5 g/kg Körpergewicht über 30 min infundiert) bei 28 gesunden männlichen Probanden. (Podoldsky u. Sivaprasad 1972)

Durchführung
- Basale Blutentnahme für STH-Bestimmung.
- Orale Gabe von 1 Kapsel Clonidin (Ratiopharm) (0,3 mg Clonidin HCl).
- Weitere Blutentnahmen nach 60, 90 und 120 min für die STH-Bestimmung.

Beurteilung
- Positiver Ausfall des Tests: STH-Anstieg über 5 ng/ml.
- Grauzone: STH-Anstieg zwischen 3,5 und 5 ng/ml.
- Negativer Ausfall des Tests: STH Anstieg <3,5 ng/ml.

Bewertung. Diagnostische Bedeutung für die Indikation einer nachfolgenden Kombinationstherapie von Wachstumshormonen und HMG ist umstritten. Clomifennegative Patienten, die mit HMG behandelt werden, bekommen während eines Zyklus eine reine HMG-Therapie, und danach einen Zyklus HMG-Therapie mit Wachstumshormongabe.

2.4.1.2 Ovar

Humanes Choriongonadotropin(HCG)-Test

Prinzip. Das Schwangerschaftshormon HCG (Choriongonadotropin) stimuliert aufgrund seiner strukturellen Ähnlichkeit mit dem LH die ovarielle Androgensynthese.

Indikationen
- Verdacht auf Stein-Leventhal-Syndrom.
- Verdacht auf androgenproduzierenden Ovarialtumor.

Durchführung
- Nach Dexamethasonsuppressionsbehandlung Gabe von jeweils 5000 IE HCG an 3 aufeinanderfolgenden Tagen i.m.
- Blutabnahme am Tag vor und am Tag nach der letzten HCG-Gabe zur Bestimmung von Testosteron, Androstendion und DHEA-S.

Bewertung
- Die zusätzliche Stimulation des Ovars mit HCG liefert keine eindeutigen Resultate für die Klassifizierung in adrenal oder ovariell bedingtem Hirsutismus (Lopez et al. 1967; Ettinger 1971). Auch beim Syndrom der polyzystischen Ovarien (PCO-Syndrom) hat dieser Test versagt (Schwarz 1979).
- Der HCG-Stimulationstest kann nicht zur Diagnostik bei Androgenisierungserscheinungen empfohlen werden.

Humanes Menopausengonadotropin (HMG)-Test

Prinzip. Der HMG-Test dient zum Nachweis der Östrogensekretion der Ovarien und der Follikelreifung bei Verdacht auf Verlust oder Verbrauch der Follikel bzw. Mangel oder Defekt des ovariellen Gonadotropinrezeptors.

Indikationen. Nachweis der ovariellen Östrogenproduktion und der Follikelreifung bei Patientinnen mit Verdacht auf

- vorzeitige Ovarialerschöpfung,
- gonadotropinresistente Ovarien.

Durchführung
- Ovarialstimulation mit 2 Ampullen HMG über 10 Tage.
- Blutabnahme nach 0,5 und 10 Tagen zur Östradiolbestimmung.
- Am 1. und 10. Tag Ultraschall zum Follikelnachweis.

Bewertung
- Normaler HMG-Test bei deutlichem Östradiolanstieg sowie Nachweis von Follikeln >1cm im Ultraschall.
- Negativer HMG-Test bei Ausbleiben des Östradiolanstiegs sowie Nichtnachweisbarkeit von Follikeln im Ultraschall. In solchen Fällen kann eine diagnostische Laparoskopie mit Biopsie aus den Ovarien (Normalbefund: Nachweis von Primordialfollikeln) häufig weiterhelfen.

2.4.1.3 Nebenniere

Kortisoltagesprofil

Prinzip. Die Kortisoltageskonzentration erreicht in den frühen Morgenstunden ein Maximum und fällt während des Tages ab. Da ein Hyperkortisolismus auch bestehen kann, wenn die morgendlichen Kortisolwerte normal sind, der Tagesrhythmus jedoch aufgehoben ist, sind mehrere Stichproben zur Kontrolle des normalen Tagesrhythmus der Kortisolsekretion, der etwa am Ende des 1. Lebensjahres entsteht, erforderlich (Abb. 2.25).

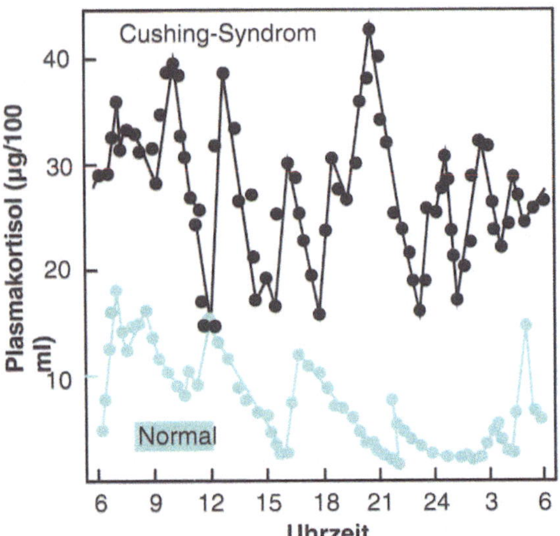

Abb. 2.25. a Kortisoltagesrhythmik über 24 Std. bei einem normalen Mann (0) und einer Frau mit hypothalamisch-hypophysär bedingtem Cushing-Syndrom (·) (Nach Hellmann et al. 1970a,b). **b** Tagesrhythmik der 17-Hydroxykortikosteroide (17-OHCS) im Plasma und im Urin. Durchschnittswerte bei 8 Normalpersonen. (Nach Cope et al. 1956)

Indikationen

- Diagnosesicherung eines Cushing-Syndroms
- Überprüfung des intakten Regelkreises von Hypothalamus-Hypophyse-Nebennierenrinde.

Durchführung

- Blutentnahmen zur Plasmakortisolbestimmung um 8, 12, (16), 20 und 24 Uhr.
- Zur orientierenden Untersuchung des Kortisoltagesprofils reicht eine Kortisolbestimmung um 8 Uhr und um 22 Uhr (Abb. 2.25).

Bewertung

- Normal ist ein Kortisolmaximum um 8 Uhr morgens mit Plasmaspiegeln von 50–250 ng/ml (0,14–0,69 µmol/l) und ein Minimum um 24 Uhr mit Werten von 0–50 ng/ml (bis 0,14 µmol/l), d. h. der Kortisolwert sollte abends um mehr als 50% niedriger liegen als der Morgenwert (Abb. 2.25).
- Der Tagesrhythmus für Kortisol ist beim Cushing-Syndrom aufgehoben. Differentialdiagnostisch kommen jedoch als Ursache einer aufgehobenen zirkadianen Rhythmik des Kortisols auch akute Psychosen und starke Streßwirkungen (Operationen, schwere Allgemeinerkrankungen) in Frage.
- Die Diagnose eines Cushing-Syndroms kann durch den ACTH-Stimulationstest unterstützt werden.
- Zur Differentialdiagnostik hypophysärer ACTH-Überschuß/ autonom adrenaler Hyperkortisolismus/ ektoper ACTH-Bildung ist die Bestimmung des Plasma-ACTH wertvoll (zentral: hohe Kortisolwerte/ACTH normal bis leicht erhöht; adrenal: hohe Kortisolwerte/ACTH nicht meßbar niedrig; ektop: hohes Kortisol/ ACTH stark erhöht) (s. auch Dexamethasontest).

Adrenokortikotropes Hormon(ACTH)-Test

Prinzip. Der ACTH-Stimulationstest dient zur Überprüfung der Hormonreserve der Nebennierenrinde bei Verdacht auf primäre oder sekundäre Nebennierenrindeninsuffizienz, zur Differentialdiagnostik des Cushing-Syndroms und zur Erkennung von adrenalen Enzymdefekten (Tabelle 2.8). Er kann entweder als Kurzzeittest (einmalige Gabe von ACTH) oder als Langzeittest (ACTH in Dauerinfusion) durchgeführt werden.

Indikationen

- Verdacht auf primäre oder sekundäre Nebenniereninsuffizienz.
- Androgenisierungserscheinungen; Nachweis von Enzymdefekten in der Nebenniere.
- Differentialdiagnostik des Cushing-Syndroms.

Durchführung des Kurzzeittestes

- Zeitpunkt des Testes: zwischen 8–11 Uhr vormittags; 3.–5. Zyklustag (wenn zyklusabhängige Steroide gemessen werden).
- Blutentnahme (Basalwert) (z. B. Kortisol; bei Untersuchung von Enzymdefekten der Nebenniere: DHEA, 17α-Hydroxyprogesteron, 17α-Hydroxypregnenolon, 11-Desoxycortisol, evtl. 21-Desoxycortisol).
- Dann Gabe von 25 (30) I. E. ACTH i.v. oder i.m.
- Blutabnahmen zur Serumkortisolbestimmung (bei Diagnostik von Enzymdefekten zusätzliche Steroidbestimmung vgl. Basalwert) 30, 60 und 120 min nach der Injektion.
- Der Test ist gut geeignet für ambulante Untersuchungen.

Durchführung des Infusionstestes

- Zeitpunkt des Testes: zwischen 8–11 Uhr vormittags; 3.–5. Zyklustag (wenn zyklusabhängige Steroide gemessen werden).

Tabelle 2.8. ACTH-Test: 17α-Hydroxyprogesteronwerte (ng/ml) bei Frauen mit und ohne 21-Hydroxylasemangel. Basalwert und Stimulationswerte (25 IE ACTH i.v., Messung bei 0 und 60 min.

Autor (Jahr)	Klassisches adrenogenitales Syndrom	Nichtklassisches adrenogenitales Syndrom (Late-Onset oder kryptische Form)	Heterozygote Patienten (Late-Onset oder kryptische Form)	HLA-negative Probanden	Allgemeine Bevölkerung
Basalwerte					
Levine et al. (1980)					
X ± s	348	17,2 ± 9,2	1,5 ± 1,1	1,45 ± 1,20	1,34 ± 0,95
Spannweite	–	5,3 – 33,1	0,38 – 4,7	0,2 – 4,0	0,26 – 3,75
n	1	12	82	12	13
Stimulationswerte					
New et al. (1983)					
X ± s	394,5 ± 123,5	73,5 ± 37,2	6,4 ± 2,6	2,08 ± 0,9	3,51 ± 2,2
Spannweite	126,6 ± 503	21 – 160,5	3,2 – 16,5	1,2 – 3,5	1,2 – 9,2
n	6	20	123	5	51
Milevicz et al. (1985)					
X ± s	–	24,7 ± 15,6	–	–	3,49 ± 2,02
Spannweite	–	7,9 – 48,0	–	–	1,34 – 5,93
n	–	8	–	–	15
Pang et al. (1985)					
X ± s	–	10,7 ± 17,7	–	–	–
Spannweite	–	1,1 – 67,5	–	–	–
n	–	16	–	–	–

- 50 I. E. ACTH werden in 500 ml physiologischer NaCl-Lösung während 4 – 8 h infundiert.
- Blutentnahmen vorher und 4, 6 und 8 h nach Beginn der Infusion zur Bestimmung von Serumkortisol und je nach Indikation von anderen Steroiden.
- Am Tag vor der ACTH-Belastung sowie am Tag der ACTH-Belastung kann auch der 24-h-Urin gesammelt werden zur Bestimmung des freien Kortisols, der 17-Hydroxycorticosteroide, der 17-Ketosteroide und der 11-Hydroxycorticoide.

Anmerkung. Die Bestimmung der Androgenmetabolite im Urin ist mittlerweile zugunsten der Steroidbestimmungen im Serum verlassen worden.

Nebenwirkungen. Besonders bei der NNR-Insuffizienz gibt es in sehr seltenen Fällen Überempfindlichkeitsreaktionen, die durch die Gabe von 0,1 – 0,2 mg 9α-Fluorkortisol morgens vor der ACTH-Belastung verringert werden können.

Bewertung

- Nach 60 min soll der Anstieg des Kortisolspiegels wenigstens das Doppelte des Basalwertes betragen, jedoch mindestens 160 ng/ml (Abb. 2.26).
- Sicherster Test zur Erkennung der Nebennierenrindeninsuffizienz.
- Durch mehrtägige Wiederholungen der ACTH-Belastung kann zwischen primärer und sekundärer NNR-Insuffizienz unterschieden werden, da es bei sekundärer NNR-Insuffizienz durch die wiederholte ACTH-Gabe zu einer zunehmenden Stimulierbarkeit der NNR kommt. Infolge des langzeitigen ACTH-Ausfalls bei sekundärer NNR-Insuffizienz kann es erforderlich sein über 2 – 12 Tage 60 – 80 I. E. ACTH i.m. 1- bis 2mal täglich zu geben, um durch Kontrollen der Plasmakortisolspiegel eine Zunahme der Stimulierbarkeit bzw. ein fehlendes Ansprechen der NNR endgültig zu diagnostizieren.
- Beim zentralen Cushing-Syndrom mit beidseitiger NNR-Hyperplasie kommt es zu einem überschießenden Anstieg des Plasmakortisols ausgehend von erhöhten Ausgangswerten (Hypersensitivität der Nebennierenrinde).
- Beim Cushing-Syndrom, verursacht durch einen autonomen Prozeß der NNR, wird in etwa 50% ein mäßiger bis normaler Kortisolanstieg und in 50% kein Kortisolanstieg zu beobachten sein.

a)

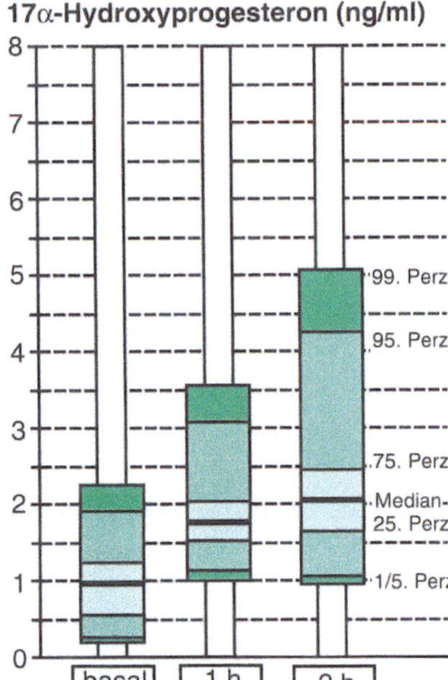

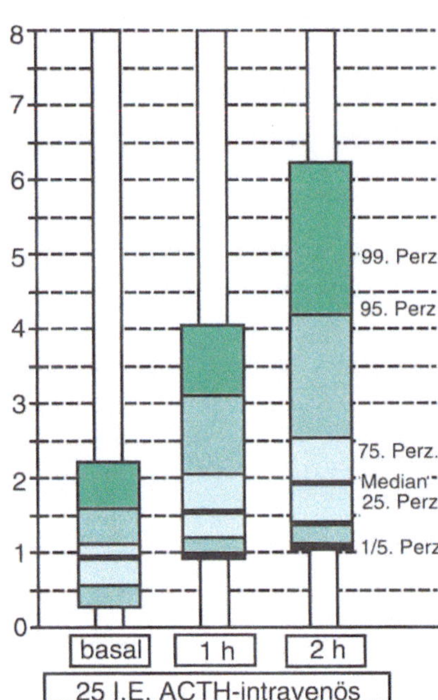

b)

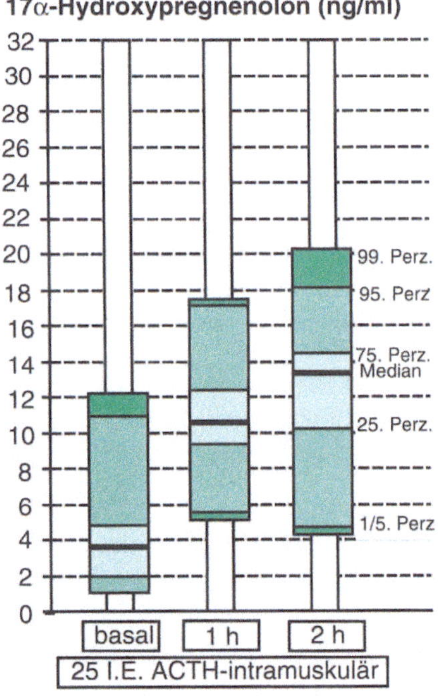

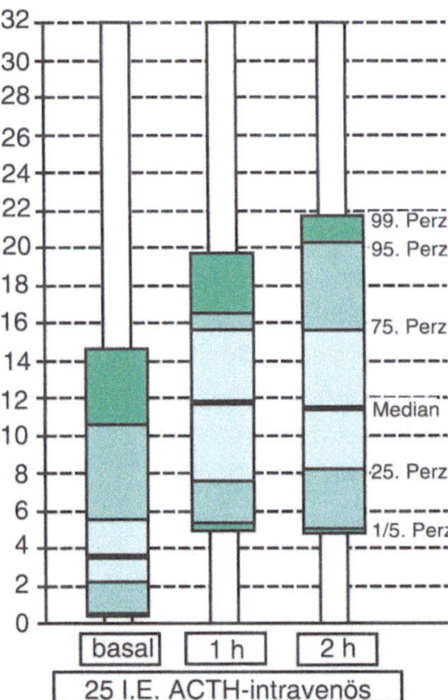

Abb. 2.26 a–d. ACTH-Test (linke Abbildung: 25 IE ACTH, i.m.; rechte Abbildung 25 IE ACTH i.v.): **a** Normalbereiche für 17α-Hydroxyprogesteron, **b** 17α-Hydroxypregnenolon,

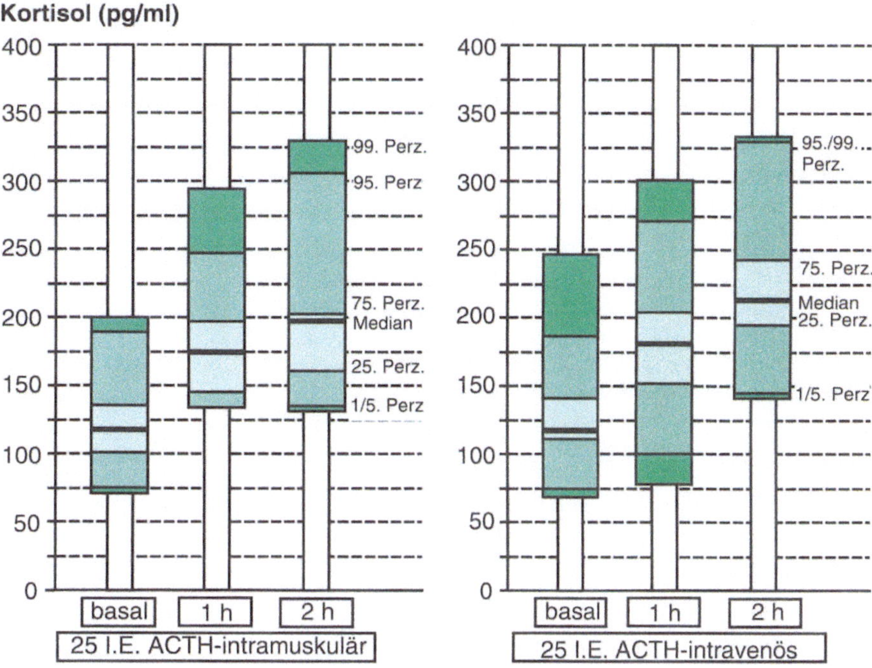

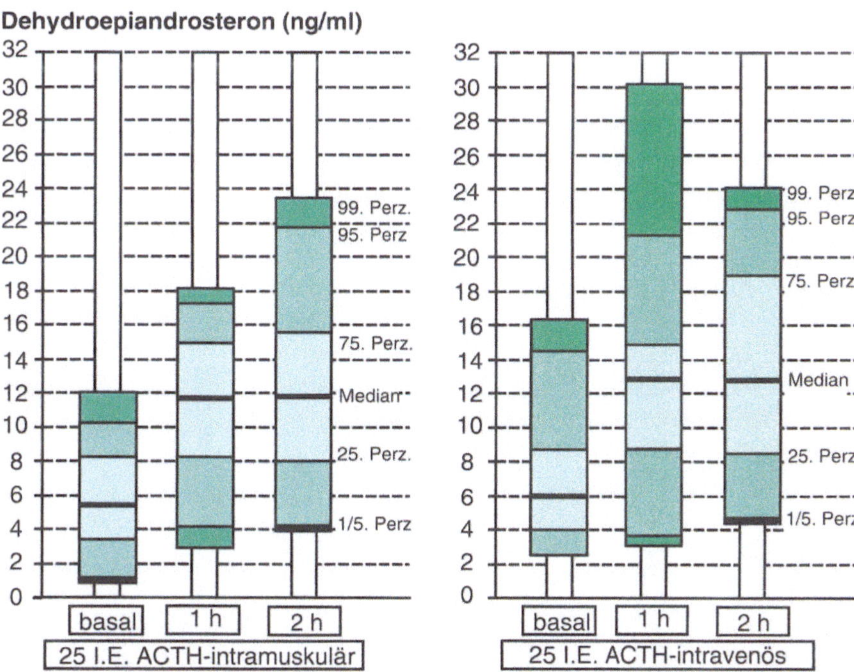

c Normalbereiche for Kortisol,
d Normalbereiche für DHEA

Tabelle 2.9. ACTH-Test: Diagnostik von Enzymdefekten der Nebennierenrinde.

Hormon	Enzymdefekt			
	21-Hydroxylasedefekt	3β-Hydroxysteroid-dehydrogenasedefekt	11β-Hydroxylasedefekt	Kombinierter 21-Hydroxylase/ 11β-Hydroxylasedefekt
17α-Hydroxyprogesteron				
Basal	normal/erhöht	normal	normal/erhöht	normal/erhöht
Stimuliert	stark erhöht	normal	normal	erhöht
17α-Hydroxypregnenolon				
Basal	normal (erhöht)	normal/erhöht	normal	normal/niedrig
Stimuliert	normal (erhöht)	starkt erhöht	normal	normal
21-Desoxycortisol				
Basal	normal/erhöht	normal	normal	normal/erhöht
Stimuliert	starkt erhöht	normal	normal	normal
11-Desoxycortisol				
Basal	normal	normal	normal/erhöht	normal/erhöht
Stimuliert	normal	normal	stark erhöht	stark erhöht
17α-Hydroxypregnenolon/17α-Hydroxyprogesteron				
Basal	normal/niedrig	normal/erhöht	normal	normal/niedrig
Stimuliert	normal	stark erhöht	normal	niedrig

– Veränderungen weiterer Nebennierenhormone unter ACTH-Stimulation können zur Differentialdiagnostik von Enzymdefekten der Nebenniere hinzugezogen werden (Tabelle 2.8 u. 2.9).

Dexamethasontest

Prinzip. Der Dexamethasonsuppressionstest dient zur Erkennung und Differenzierung von NNR-Überfunktion mit oder ohne Hyperandrogenämie unterschiedlicher Genese. Synthetische Glukokortikoide hemmen bei intaktem hypothalamo-hypophysär-adrenalem Regelkreis die ACTH-Ausschüttung der Hypophyse und damit die davon abhängige Produktion von Androgenen und Kortikoiden der Nebennierenrinde. Beim Morbus Cushing (ACTH-produzierendes Hypophysenadenom) wird durch 2 mg DXM über 2 Tage keine Suppression erzielt, erst bei Erhöhung auf 8 mg über 2 Tage wird in der Regel eine Suppression erzielt (ca. 50% der Basalwerte). Bei kortisolproduzierenden autonomen Nebennierenrindentumoren und ektoper ACTH-Bildung wird, von seltenen Ausnahmen abgesehen, auch bei höherer Dosierung keine nennenswerte Suppression erreicht.

Bei Hyperandrogenämie geht man davon aus, daß Dexamethason den adrenalen Anteil der Androgenproduktion hemmt und somit die verbleibende Konzentration an Androgenen im Plasma den Ovarien zuzurechnen ist. Als ausreichende Dosierung des DXM zur Suppression gilt die Gabe von 4mal 0,5 mg DXM täglich über einen Zeitraum von 1–2 Wochen (Judd et al. 1977; Yen u. Jaffe 1978), wobei eine sichere Suppression erst nach 2 Wochen zu erzielen ist (Maroulis 1981). Als Indikator für eine ausreichende Suppression der Nebennierenrinde dienen Kortisol und Dehydroepiandrosteronsulfat (DHEA-S). DHEA-S-Plasmaspiegel sollen nach 2wöchiger Suppression unter 400 ng/ml fallen, Kortisolspiegel sollten niedriger als 40 ng/ml sein (Maroulis 1981). Es empfiehlt sich ebenfalls Testosteron mitzubestimmen.

Indikationen

– Verdacht auf Hyperkortizismus.
– Diagnostik bei Androgeniserungserscheinungen.
– Beurteilung der Nebennierenrindenfunktion im Rahmen der Sterilitätsdiagnostik.

Durchführung. Die im folgenden erwähnten Bestimmungen der 17-Hydroxycorticosteroide und der 17-Ketosteroide im Urin sind heute durch Steroidbestimmungen im Serum ersetzt worden; die Bestimmungen sowie ihre Interpretation ist der Vollständigkeit halber erfolgt.

– *Verdacht auf Hyperkortizismus.*
  – *Dexamethasonkurzzeittest* (Over-night-suppression-Test nach Nugent): Gabe von 2 mg (1,5 mg/m^2) Dexamethason per os um genau 23 Uhr. Am folgenden Tag zwischen 8

und 9 Uhr Blutentnahme zur Bestimmung des Plasmakortisols. Bei nicht eindeutig negativem Ergebnis:
  - *2-mg-Dexamethason-Test* (Low-dose-suppression Test nach Liddle): Blutentnahme zur Basalwertbestimmumg von Plasmakortisol und DHEA-S um 8 Uhr morgens, danach Gabe von 0,5 mg Dexamethason (2 mg täglich) alle 6 h über 2 Tage. Tägliche Bestimmumg der 17-Hydroxycorticosteroide und des freien Kortisols im 24-h-Urin. Am Morgen des 3. Tages um 8 Uhr Blutentnahme zur Bestimmung des Plasmakortisols und ACTH. Bei fehlender Supprimierbarkeit:
- *Klärung der Ätiologie des Hyperkortizismus.*
  - *8-mg-Dexamethasontest* (High-dose-suppression-Test): Alle 6 h 2 mg Dexamethason (8 mg täglich) über 2 Tage. Bestimmungen wie bei 2-mg-Dexamethasontest (ohne DHEA-S-Bestimmung).
- *Hyperandrogenämie und Sterilität.*
  - *2-mg-Dexamethasonsuppression über 14 Tage* (nach Abraham): Blutentnahme 8 Uhr morgens zur Bestimmumg von Testosteron (T), freiem Testosteron (fT), 5α-Dihydrotestosteron (DHT), Dehydroepiandrosteronsulfat (DHEA-S) und Kortisol (F), danach Gabe von 0,5 mg Dexamethason alle 6 h (2 mg täglich) über 14 Tage. Am 15. Tag um 8 Uhr morgens erneute Blutabnahme zur Bestimmung der gleichen Hormone wie am 1. Tag.

Bewertung der Teste

- *Dexamethasonkurzzeittest:* Eine Suppression unter 30 ng/ml Kortisol ist normal, höhere Werte nach Dexamethason sprechen für einen autonomen Hyperkortisolismus.
- *2-mg-Dexamethasontest über 2 Tage:* Ein Basalwert von DHEA-S unter 400 ng/ml im Serum in Kombination mit nichtsupprimierbaren Kortisolwerten weist auf einen kortisolproduzierenden Nebennierenrindentumor hin. Der 2-mg-DXM-Test läßt keine Unterscheidung der Genese des Cushing-Syndroms zu, sondern bestätigt nur den klinischen und/oder den aus der Kurzzeitsuppression erwachsenen Verdacht (Tabelle 2.10).
- *8-mg-Dexamethasontest über 2 Tage:* Durch 8 mg Dexamethason kann in der Regel auch beim hypothalamo-hypophysären Cushing-Syndrom eine Suppression erreicht werden, nicht aber beim Cushing-Syndrom durch einen autonomen Nebennierenrindentumor (DD: Nebenierenrindenhyperplasie und Nebenierenrindentumor bzw. ektope ACTH-Produktion) (Tabelle 2.11). Besteht trotz ungenügender Suppression mit 8 mg Dexamethason aufgrund der anderen Funktionsteste der Verdacht auf ein hypothalamo-hypophysäres Cushing-Syndrom, kann der Test mit höherer Dosierung (zunächst 12 mg Dexamethason/Tag) wiederholt werden. In Einzelfällen sind Dosen bis zu 32 mg nötig.
- *2 mg Dexamethasonsuppressionstest über 14 Tage:* Bei Suppression der Plasma DHEA-S-Spiegel unter 400 ng/ml und des Kortisols unter

Tabelle 2.10. Dexamethasontest bei verschiedenen Erkrankungen (2 mg DXM über 2 Tage): Interpretation der Suppressionswerte.

Hormon	M. Cushing (Hypophysentumor)	Nebennierenrindentumor	Ektope ACTH-Bildung
Plasma			
Kortisol	erhöht	erhöht	erhöht
ACTH	erhöht	niedrig/ nicht meßbar	erhöht
Urin			
17-Hydroxycorticosteroide	erhöht	erhöht	erhöht
Freies Kortisol	erhöht	erhöht	erhöht

Tabelle 2.11. Dexamethasontest bei verschiedenen Erkrankungen (8 mg DXM über 2 Tage): Interpretation der Suppressionswerte.

Hormon	Normalwerte nach Suppression	M. Cushing (Hypophysentumor)	Nebennierenrindentumor	Ektope ACTH-Bindung
Plasma				
Kortisol	50% Basalwert	normal	erhöht	erhöht
ACTH		normal	nicht meßbar	erhöht
Urin:				
17-Hydroxycorticosteroide	50% Basalwert	normal	erhöht	erhöht
Freies Kortisol	20% Basalwert	normal	erhöht	erhöht

Tabelle 2.12. Dexamethasontest bei Frauen mit Hyperandrogenämie und Kinderwunsch (2 mg DXM über 14 Tage) im Serum: Interpretation der Suppressionswerte (nach Abraham et al. 1976).

	Testosteron (ng/ml)	Freies Testosteron (ng/ml)	5α-Dihydrotestosteron (ng/ml)	DHEA-S (ng/ml)	Kortisol (ng/ml)
Gesamtplasmaspiegel					
Obere Grenze + Basalwert	0,55	12	0,3	2900	180
Ovarieller Anteil					
Obere Grenze nach Suppression	0,35	8	0,1	400	40
Adrenaler Anteil					
Differenz: Basalwert Suppressionswert	0,2	4	0,2	2500	140

30 ng/ml wird die Nebennierenrinde als ausreichend gehemmt betrachtet. Liegen bereits die Basalwerte von DHEA-S über 7000 ng/ml und/oder Testosteron über 2 ng/ml, und erfolgt unter Dexamethasongabe keine Suppression, so besteht dringender Verdacht auf einen androgenproduzierenden Tumor der Nebennierenrinde oder des Ovars. Erhöhtes DHEA-S spricht eher für einen adrenalen Tumor, wohingegen erhöhte Testosteronwerte eher bei ovariellen Tumoren zu finden sind. Allerdings ist keine Hormonerhöhung beweisend für die Lokalisation eines bestimmten Tumors. Die Basalwerte und Suppressionswerte der einzelnen Androgene werden in Tabelle 2.12 betrachtet.

Bei adäquater Suppression von Kortisol und DHEA-S wird die Herkunft des Überschusses des einzelnen Androgens wie folgt bestimmt (Abraham et al. 1976):

- Adrenaler Überschuß – Basalwert erhöht: normale Suppression.
- Ovarieller Überschuß – Basalwert erhöht: schlechte Suppression.
- Adrenal-ovariell – Basalwert erhöht: schlechte Suppression. Differenz (s. oben) liegt über dem Grenzwert.

Zur genaueren Untersuchung einer evtl. zugrundeliegenden adrenalen Funktionstörung, besonders im Hinblick auf Enzymdefekte, eignet sich die Suppression mit Dexamethason nicht. Hierzu ist die Durchführung eines ACTH-Stimulationstestes bei Bestimmung der für die einzelnen Enzymdefekte spezifischen Hormonparameter erforderlich. Im Rahmen der Diagnostik von Androgenisierungserscheinungen ist der DXM-Suppressionstest bei fehlendem Tumorverdacht weitgehend verlassen worden, da sich hieraus keine therapeutische Konsequenz ergibt.

Fehlerquellen

- Adipositas,
- schwere Allgemeinerkrankungen,
- Medikation mit Phenobarbital oder Östrogenen,
- endogene Depression (bei 40% der Patientinnen mit schwerer Deppression findet sich ein pathologischer DXM-Suppressionstest),
- Streß.

Nebenwirkungen

- psychoseähnliche Krankheitsbilder,
- Gewichtszunahme durch Wassereinlagerung mit Dehnungsstreifen,
- Steroidakne,
- Schlaflosigkeit.

2.4.1.4 Schilddrüse

Thyreotropin-Releasinghormon(TRH)-Test

Prinzip. Nach TRH-Stimulation wird die TSH-Konzentration basal und nach der Stimulation bestimmt. Die TSH-Konzentration ist ein empfindlicher Indikator für die Kontrolle der Schilddrüse (Abb. 2.27). Bei Personen mit gesunder Schilddrüsenfunktion kommt es innerhalb von 5 min zu einer Erhöhung des TSH-Spiegels, das Maximum ist nach 20–30 min erreicht. Etwa 3 h danach hat der TSH-Spiegel wieder seinen ursprünglichen Wert erreicht (Abb. 2.28). Die größere Aussagekraft des TRH-Tests im Vergleich zu den anderen Schilddrüsen-in-vitro-Tests beruht auf der Tatsache, daß dieser als Funktionstest keine Absolutwerte voraussetzt, sondern als qualitativer Test sichere Urteile erlaubt.

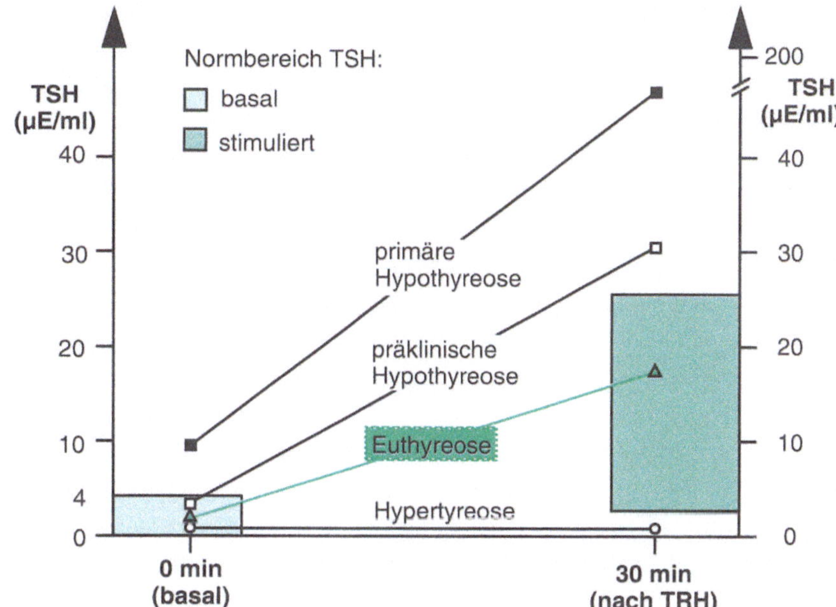

Abb. 2.27. TRH-Test mit TSH-Bestimmung im Serum zur Beurteilung der Schilddrüsenfunktion (Nach Pfannenstiel 1982)

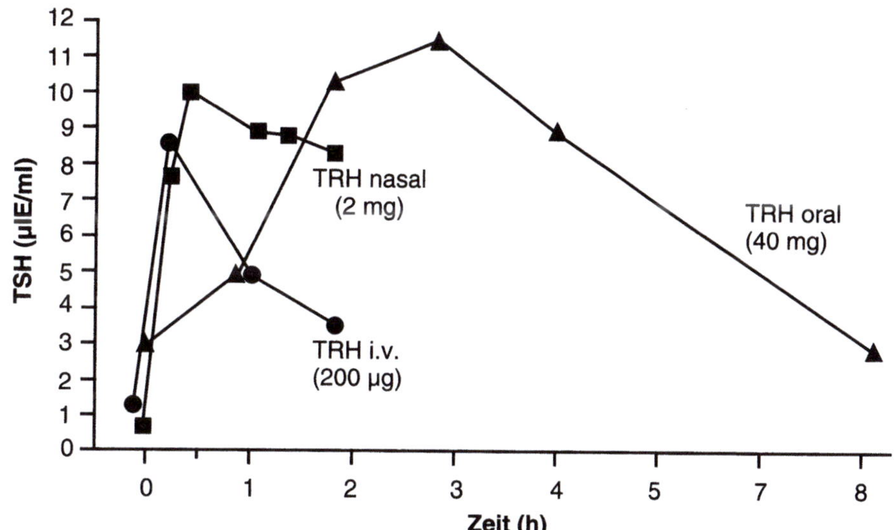

Abb. 2.28. TSH-Verlauf im Serum nach i.v. (200 µg), oraler (40 mg) oder nasaler (2 mg) Applikation von TRH (Boehringer Mannheim 1986)

Indikationen

Verdacht auf Schilddrüsenfunktionsstörung:

- Nachweis einer euthyreoten Schilddrüsenfunktion und damit positiver Ausschluß einer Funktionsstörung.
- Erkennung einer präklinischen Hyper- und Hypothyreose bei Risikopatienten.
- Bestätigung einer Hyperthyreose in Verbindung mit den Schilddrüsenhormonen T4 und T3.
- Differentialdiagnostik bei autonomen Adenomen.
- Differentialdiagnostik einer Hypothyreose (primär, sekundär, tertiär).
- Therapiekontrolle der Substitution bei primärer Hypothyreose;
- Überprüfung der Effizienz der Suppressionstherapie bei euthyreoten Strumen.
- Überwachung der Schilddrüsenhormontherapie bei Schilddrüsenkarzinomen.

Hyperprolaktinämie: Nicht selten ist eine latente oder manifeste Hypothyreose die Ursache einer Hyperprolaktinämie.

Kontraindikationen. Schwangerschaft und schwere Hypophysenerkrankung.

Nebenwirkungen

- Bei rascher Injektion können vegetative Reaktionen und Kreislaufstörungen auftreten, die sich in Harndrang, leichter Übelkeit, Wärmegefühl, Schwindelgefühl sowie ungewöhnlichen Geschmacksempfindungen äußern.
- Gelegentlich Auftreten von Blutdruckerhöhungen.
- Starker Blutdruckabfall bis zur Bewußtlosigkeit (selten).
- Anaphylaktischer Schock (selten, aber stets akut lebensbedrohlich!).

Durchführung. TRH kann i.v., nasal oder oral gegeben werden. Im folgenden wird nur auf den i.v.-Test eingegangen.

- Manche Pharmaka (Glukokortikoide, L-Dopa, Azetylsalizylsäure, STH, ACTH, und Thyreostatika) schränken den Aussagewert des TRH-Testes ein und sollten vorher abgesetzt werden (s. Tabelle 2.13).
- Der Test wird am 3.–5. Zyklustag durchgeführt.
- Der Test sollte frühestens 2 h postprandial morgens nach einem leichten Frühstück durchgeführt werden.
- Blutentnahmen zur Bestimmung des Basal-TSH-Wertes, Gesamt-T4, -T3 sowie TBG-Spiegels.
- Anschließend Gabe von 200 µg (400 µg) TRH als Bolus intravenös.
- Nach 30 min 2. Blutabnahme zur Bestimmung des TSH-Stimulationswertes.

Tabelle 2.13. Einige Medikamente mit Einfluß auf den TRH-Test (Boehringer Mannheim 1986).

a) Hemmung	
– Zustand nach Behandlung mit Thyreostatika (frühestens 4 Wochen nach Absetzen der Schilddrüsentherapie ist TRH-Test aussagefähig)	
– Kortikoide (chronisch hochdosiert)	
– Azetylsalizylsäure	
– L-Dopa, Dopamin	
– Cyproheptadin	
– D-Thyroxin	
– Bromocriptin	
– ACTH	
b) Stimulation	
– Metoclopramid	
– Chlopromazin	sehr geringe Beeinflussung
– Biperiden	sehr geringe Beeinflussung
– Haloperidol	sehr geringe Beeinflussung

Bewertung

- *Altersabhängigkeit:* Nach dem Anstieg direkt nach der Geburt bleiben die basalen TSH-Spiegel bis zu einem Alter von etwa 50 Jahren unverändert gleich. Ein Geschlechtsunterschied bei basalem TSH-Spiegel und nach TRH-Stimulation wurde nicht beobachtet.
- *Tageszeitliche Änderungen:* Der basale TSH-Spiegel sowie der TSH-Spiegel nach Stimulation unterliegen einer zirkadianen Rhythmik. Zwar ändert sich der Serum-TSH-Spiegel signifikant im Laufe des Tages, wobei ein Maximum zwischen 20 bis 2 Uhr morgens und das Minimum zwischen 7 und 13 Uhr liegt, doch bewegen sich diese Schwankungen innerhalb des Normbereiches. Ein deutlich stärkerer TSH-Anstieg nach TRH-Belastung findet sich jedoch am Morgen. Zu vergleichenden Messungen sollte der TRH-Test möglichst zur gleichen Tageszeit erfolgen.
- *Anwendungsweg:* Die Unterschiede der TSH-Serumkonzentration nach intravenöser (200 µg), oraler (40 mg) und nasaler (2 mg) Gabe von TRH bei euthyreoten Versuchspersonen sind in Abb. 2.28 dargestellt.
- Bei der Beurteilung werden der Basalwert, der Maximalwert von TSH sowie deren Differenz verglichen. Nach 30 min sollten die TSH-Spiegel zwischen 2 und 20 µE/ml liegen (s. Abb. 2.27). Vom normalen Basalspiegel aus kommt es bei der gesunden Frau zu einer 3- bis 4fachen Erhöhung; der Maximalwert wird nach 20–30 min erreicht.
- Die Ergebnisse des TRH-Stimulationstests können eingeteilt werden in einen positiven und negativen TRH-Test (s. auch Abb. 2.29).

Positiver TRH-Test

- Normale Ausgangswerte und ein normaler TSH-Anstieg werden bei euthyreoter Schilddrüsenfunktion gefunden (TSH_{basal} = 0,5–4 µE/ml; TSH 2,5–25 µE/ml).
- Normale Ausgangswerte und ein erhöhter TSH-Anstieg bedeuten eine präklinische Hypothyreose (TSH_{basal} = 0,5–4 µE/ml; TSH $\geqslant$25 µE/ml).
- Erhöhte Ausgangswerte und ein überschießender TSH-Anstieg bestätigen eine manifeste primäre Hypothyreose (TSH_{basal} > 4 µE/ml; TSH $\geqslant$25 µE/ml).
- Ein positiver TRH-Test schließt eine bestehende Schilddrüsenüberfunktion mit großer Wahrscheinlichkeit aus, kann andererseits jedoch

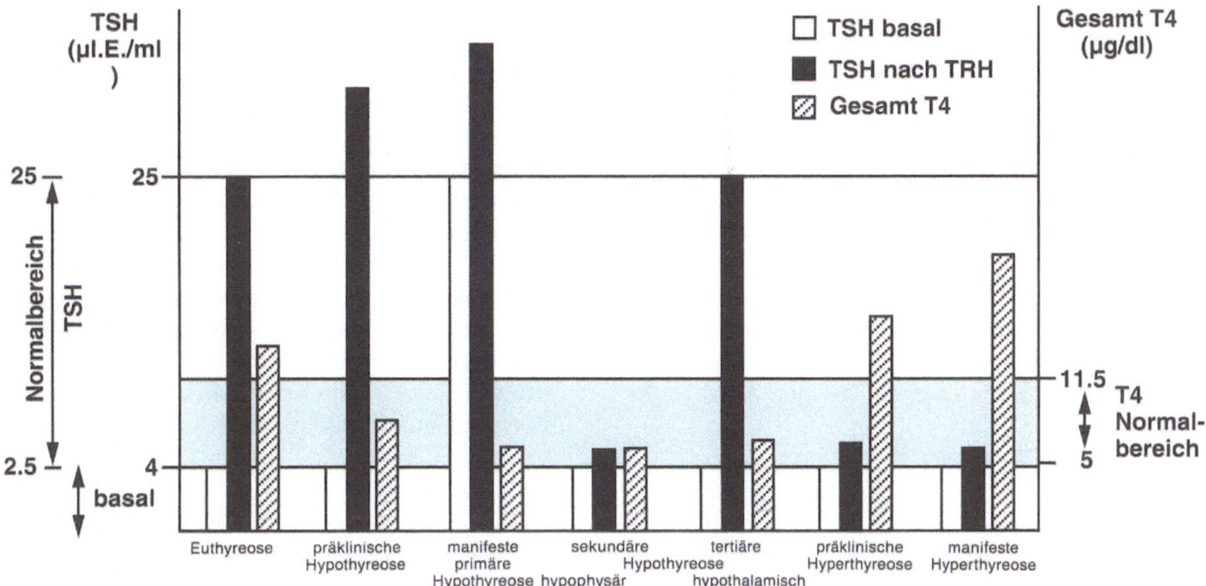

Abb. 2.29. Gesamt-T4 sowie TSH im Serum vor und nach TRH-Stimulation bei verschiedenen Schilddrüsenerkrankungen. Der Schattierungsgrad gibt die häufigsten Wiederfindungen der Parameter an. (Boehringer Mannheim 1986)

nicht mit einer euthyreoten Funktion gleichgesetzt werden.

Negativer TRH-Test

- Im Normbereich erniedrigte Ausgangswerte und kein signifikanter TSH-Anstieg (supprimierter TRH-Test) können verschiedene Ursachen haben ($TSH_{basal} < 4$ µE/ml; TSH > 2,5 µE/ml).

Neben einem Hinweis auf eine Hyperthyreose kann dieser Befund einer sekundären Hypothyreose oder einem „falsch"-negativen TRH-Test (euthyreote Schilddrüsenfunktion) entsprechen. Zur Abklärung sind daher weitere Schilddrüsenparameter erforderlich.

Bei *Hyperthyreose* wird ein niedriger Basalwert von TSH und kein oder nur ein geringer Anstieg gemessen. Bei Hypothyreose wird ein normaler oder erhöhter Basalwert und ein mehr als 10facher Anstieg des TSH gefunden (größer 25 µE/ml).

Extrathyreoidale Beeinflussung des TRH-Tests: Neben dem Befund des negativen TRH-Tests mit hyperthyreoter Stoffwechsellage gibt es zahlreiche extrathyreodale Erkrankungen und Medikamente, die zu einem negativen TRH-Test ohne entsprechende Schilddrüse führen (vgl. Boehringer Mannheim 1986).
Erkrankungen, die einen hemmenden Einfluß auf den TRH-Test haben, sind:

- hohes Alter mit schweren Krankheiten,
- psychiatrische Krankheiten,
- Urämie,
- Morbus Cushing,
- chronisches Nierenversagen,
- Leberzirrhose,
- Depression,
- Anorexia nervosa,
- Akromegalie.

Diese Erkrankungen müssen nicht immer zu einem negativen TRH-Test führen, sondern schwächen die Antwort auf TRH unterschiedlich ab. Keine Änderung des TRH-Testergebnisses wurde bei akuten Infektionskrankheiten, Diabetes mellitus, Hungerzustand, Schizophrenie und TBG-Anomalie gefunden. Ursachen negativer TRH-Tests ohne hyperthyreote Stoffwechsellage sind:

- fehlerhafte Testdurchführung (z. B. zu langsame TRH-Injektion),
- zu kurzer Zeitraum bei Wiederholung des TRH-Tests (Wartezeit sollte 1 Woche betragen),
- Patientinnen mit euthyreoter Struma (bis 20% der Fälle),
- Zustand nach Morbus Basedow,
- bei euthyreoter endokriner Ophthalmopathie,
- bei Hypophysentumoren (sekundäre Hypothyreose).

Neben den Schildrüsenhormonen und deren Analoga sind eine Reihe von pharmakologischen Substanzen beschrieben, die ebenfalls die Antwort auf eine TSH-Stimulation dämpfen können (Tabelle 2.13). Nicht immer macht sich dieser Einfluß durch einen negativen TRH-Test bemerkbar. Generell gilt, daß dopaminerge Stimulation die TSH-Freisetzung reduziert, Dopaminantagonisten die TSH-Freisetzung jedoch begünstigen. Keine Testbeeinflussung wurde durch folgende Medikamente festgestellt: jodhaltige Kontrastmittel, akute Alkoholzufuhr, α- oder β-stimulierende oder -blockierende adrenerge Substanzen, Propanolol bei Hyperthyreosebehandlung, Carbamazepin und Indomethacin.

Durch eine Schwangerschaft wird der TRH-Test nicht beeinträchtigt; eine Östrogenmedikation führt ebenfalls nicht zu einer falschen Aussage des TRH-Tests.

TRH-Test zur Therapiekontrolle. Neben der Diagnostik von Funktionsstörungen der Schilddrüse wird der TRH-Test auch zur Therapiekontrolle bei Schilddrüsenerkrankungen eingesetzt. Zur Interpretation des TRH-Tests bei Therapie muß der Einfluß der Schildrüsentherapeutika auf den Regelkreis, speziell auf den Feedbackmechanismus, beachtet werden.

– *Therapiekontrolle bei blander Struma:* Das Ziel der Hormontherapie (L-Thyroxin-Monotherapie) bei euthyreoter Struma besteht in der Suppression des Hypophysenvorderlappens, um über eine unterbundene TSH-Ausschüttung und

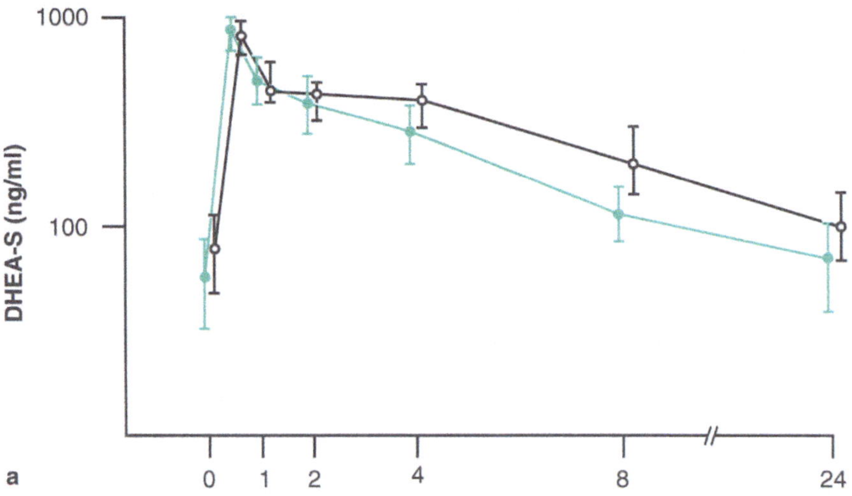

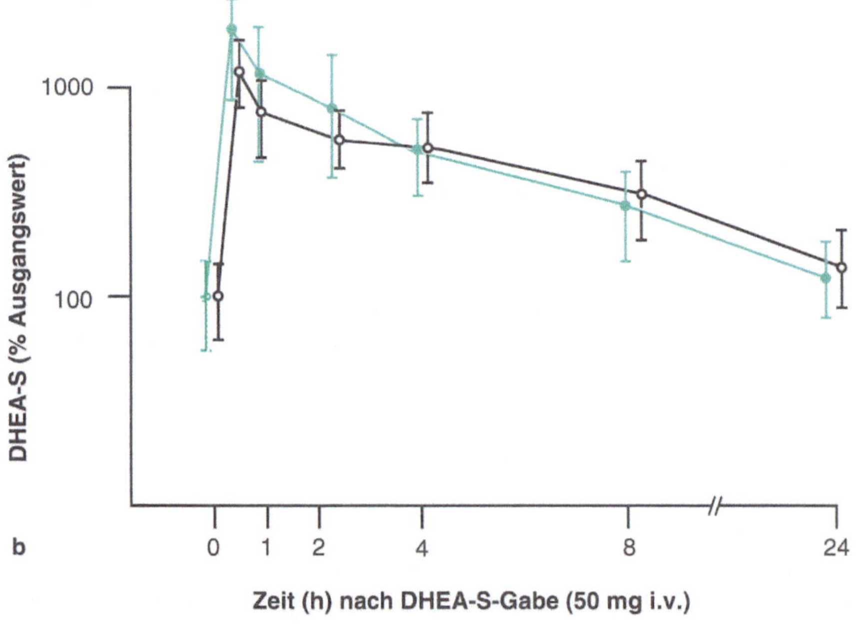

Abb. 2.30a, b. Dehydroepiandrosteron-Suflat (DHEAS-Test) zur Erkennung einer intrauterinen fetalen Wachstumsretardierung. Nach Angabe der absoluten DHEA-S-Konzentration im Serum (**a**) sowie der auf den Ausgangswert bezogenen DHEAS-Konzentration (**b**) Neugeborene mit normalem Wachstum (größer 10. Gewichtsperzentile) (·) und Neugeborene mit intrauteriner fetaler Wachstumsretardierung (kleiner 10. Gewichtsperzentile) (0). (Rabe et al. 1982, 1986)

damit Entlastung der Schilddrüse eine Strumaverkleinerung zu erreichen. Bei optimaler Dosierung zur Behandlung der Struma sollte der Anstieg von TSH nach TRH nur geringfügig oder negativ sein. Die Schilddrüsenhormondosis soll jedoch keine Symptome einer latenten oder manifesten Überfunktion hervorrufen. Hier geben die TBG sowie T3- und T4-Bestimmungen Aufschluß darüber, ob eine Überdosierung erfolgt ist.

- *Therapiekontrolle bei Hypothyreose:* Ziel dieser Behandlung ist die Wiederherstellung einer euthyreoten Stoffwechsellage. Daher sollte unter Therapie ein normaler basaler TSH-Spiegel und eine Stimulation nach TRH-Gabe im Normalbereich gefunden werden. Die T4- und T3-Spiegel sollten jeweils im oberen Normbereich gefunden werden.
- *Therapiekontrolle bei Hyperthyreose:* Bestimmung des TSH-Spiegels nach TRH-Stimulation hilft nicht bei der Verlaufskontrolle einer thyreostatischen Therapie, da sich während und auch nach der Behandlung für unbestimmte Zeit ein negatives Testergebnis einstellt, andererseits erlaubt ein positiver TRH-Test keine prognostische Aussage. Von Bedeutung sind Kontrollen der Spiegel von T4, T3 und TBG
- *Schilddrüse und menstrueller Zyklus:* Schilddrüsenfunktionsstörungen sind bei Zyklusstörungen und bei ungeklärter Sterilität sorgfältig auszuschließen.

2.4.1.5 Plazenta

HPL und Östradiol im mütterlichen Serum
S. hierzu bitte Kap. 1, Band 1.

Dehydroepiandrosteronsulfat (DHEA-S)-Belastungstest

Prinzip. Die Stoffwechselrate von DHEA-S hängt ab von der Integrität der fetoplazentaren Funktion. Bei Kindern mit einer intrauterinen fetalen Wachstumsretardierung ist die Stoffwechselrate von DHEA-S erniedrigt.

Indikationen. Verdacht auf intrauterine fetale Wachstumsretardierung.

Durchführung. Nach initialer Blutabnahme um 8 Uhr morgens werden 50 mg DHEA-S i.v. injiziert und weitere Blutproben nach 1, 2, 4 und 8 h entnommen (Abb. 2.30). In den Blutproben wird DHEA-S bestimmt und die Halbwertszeit des DHEA-S berechnet.

Bewertung
- Liegt die Halbwertszeit von DHEA-S über 4,5 h, so ist mit einer intrauterinen fetalen Wachstumsretardierung zu rechnen.
- Bei einer kürzeren Halbwertszeit als 4,5 h ist davon auszugehen, daß die kindliche Entwicklung zeitgerecht erfolgt ist.
- Die klinische Bedeutung des DHEA-S-Testes ist von Rabe et al. (1982, 1986) dargestellt; der Test steht z. Z. nur für wissenschaftliche Fragestellungen zur Verfügung, da das Medikament DHEA-S in Ampullenform nicht im Handel ist.

2.4.2 Andrologische Diagnostik

2.4.2.1 Basisdiagnostik

Spermiogramm
Als Basisdiagnostik gilt das Spermiogramm. Nähere Einzelheiten finden sich im WHO-Manual zur Ejakulatanalyse. Die Normwerte sind in Tabelle 2.14 aufgeführt.

Makroskopische Diagnostik
- Volumenmessung des verflüssigten Ejakulats.
- Bestimmung der Liquifizierungszeit.
- pH-Messung mit Indikatorpapier.
- Viskositätsprüfung durch Ausziehen/Spinnbarkeit des Ejakulatfadens.

Mikroskopische Diagnostik. Die genaue Arbeitsanweisung zur Bestimmung der Spermienkonzentration, der Motilität, sowie der Spermienmorphologie kann im WHO-Manual (1992) gefunden werden.

Morphologische Kriterien
- Die Parameter zur Identifizierung pathologischer Spermienformen finden sich im WHO-

Tabelle 2.14. Spermiogramm: Referenzbereich normaler Ejakulatparameter. (Nach WHO 1992)

Volumen	2,0 ml oder mehr
pH	7,2 – 7,8
Spermienkonzentration	20 mill/ml oder mehr
Gesamtspermienzahl	40 mill pro Ejakulat oder mehr
Motilität	≥ 50% Vorwärtsbeweglichkeit
Morphologie	≥ 30% normale Formen
Leukozyten	< 1 mill/ml

Manual (WHO 1992). Darüber hinaus existieren andere striktere Morphologieklassifikationen, z. B. die Tygerberg-Morphologiekriterien).

Zusatzverfahren

– Differenzierung der Rundzellen in Leukozyten/Spermiogenesezellen ist durch verschiedene Färbeverfahren möglich (Auroux u. Couvillers 1985; Couture et al. 1976). Eine genaue Differenzierung, auch in der Routine gut einsetzbar, ist mittels spezifischer monoklonaler Antikörper möglich (Eggert-Kruse et al. 1992a).

Vitalitätsprüfung

– Einen Objektträger mit einem Tropfen Ejakulat beschichten und einen Tropfen 0,5%ige Eosinlösung dazugeben,
– Mit Deckglas bedecken und nach einigen Minuten betrachten: Die rot angefärbten Spermatozoenköpfe sind die toten Spermatozoen, die nicht rot angefärbten sind die lebenden Spermatozoen. Das Verhältnis wird in Prozent angeben.

Fruktosebestimmung

– Enzymatische Bestimmung der Frutosekonzentration nach der Hexokinase-Methode. Weitere biochemische Untersuchungen im Sperma siehe WHO-Manual (1992).

Bewertung. Die Spermienmotilität, die Spermienanzahl pro Mililiter sowie über das Spermavolumen die Gesamtzahl progressiv beweglicher Spermien einschließlich der Spermienmorphologie sind die wichtigsten Parameter beim Spermiogramm und dienen zur Basisdiagnostik bei der Sterilitätsabklärung. Aus den Parametern des Spermiogramms kann jedoch nicht, außer in Extremfällen wie einer Azoospermie oder ausgeprägten Asthenozoospermie direkt auf die Fertilitätsprognose geschlossen werden (Polansky und Lamb 1988). Zur weiteren Abklärung, auch bei gutem Ausfall des Routinespermiogramms, sollte die Spermienfunktion überprüft und eine adäquate Spermien-Mukus-Interaktion sichergestellt werden.

Hypoosmolarer Spermatozoenschwelltest (HOS-Test)

Prinzip. Schwellung der Spermatozoen unter hypoosmotischen Bedingungen. Die Fertilisierung hängt teilweise von der funktionellen Integrität der Spermienmembran ab. Durch den hypoosmotischen Spermienschwelltest (HOS) wird dieser Faktor gemessen und hinsichtlich einer Konzeptionschance bewertet. In Abb. 2.31 sind typische morphologische Veränderungen im hyposomotischen Medium dargestellt.

Indikationen. Überprüfung der funktionalen Integrität der Spermatozoenmembran bei männlichen Fertilitätsstörungen. Der HOS-Test stellt einen zusätzlichen, einfach durchzuführenden Spermienvitalitätstest dar und gibt Informationen über die funktionelle Integrität der Spermienmembran (Jeyendran et al. 1984; van der Ven et al. 1986; Coetzee et al. 1989; Check et al. 1989).

Durchführung. Inkubation der Spermatozoen mit einer hypoosmotischen Lösung aus Fruktose und Natriumzitrat (Jeyendran et al. 1984).

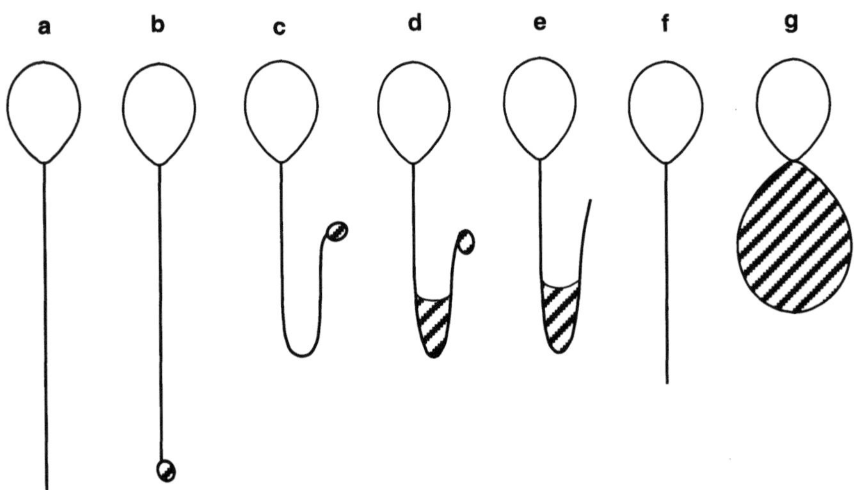

Abb. 2.31. Spermatozoenschwelltest: Typische morphologische Veränderungen im hypoosmotischen Medium
a keine Veränderungen, **b–g** die schraffierten Flächen zeigen Regionen mit unterschiedlich ausgeprägter Schwellung

Bewertung. Als zusätzlicher Vitalitätstest kann der HOS-Test Zusatzinformationen, die durch das Routinespermiogramm nicht gewonnen werden können, liefern. Die Bedeutung dieses Testes in der Abklärung der männlichen Subfertilität, der In-vitro-Fertilisierungskapazität sowie im Hinblick auf die Fertilitätsprognose ist jedoch umstritten (Van den Saffele et al. 1992; Smith et al. 1992; Avery et al. 1990; Chan et al. 1988).

2.4.2.2 Spermien-Oozyten-Interaktion

Hamsteroozyten-Test

Prinzip. Inkubation von vorbehandelten Spermien einer bestimmten Konzentration mit einer definierten Anzahl von zonafreien Hamsteroozyten. Nach 2 h erfolgt eine mikroskopische Untersuchung auf das Vorkommen von geschwollenen oder dekondensierten Spermaköpfen in den Oozyten. In Abb. 2.32 ist der Hamsteroozyten-Penetrationstest dargestellt.

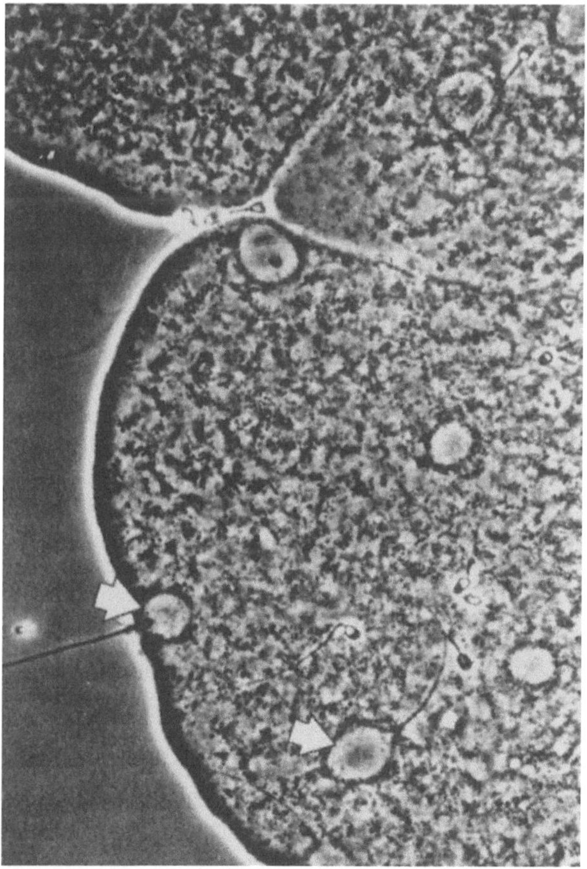

Abb. 2.32. Hamsteroozytenpenetrationstest: Geschwollener Spermatozoenkopf (Pfeil) in den Zona-freien Hamsteroozyten (nach Aitken et al. 1983)

Indikationen. Abklärung der männlichen Subfertilität.

Durchführung. Die Aussagekraft des Testes kann möglicherweise durch die zusätzliche Verwendung eines Ca-Ionophors verbessert werden (Aitken et al. 1987, 1991). Das genaue Procedere kann dem WHO-Manual (1992) entnommen werden.

Bewertung. Gemessen wird die Anzahl der Fusionen mit Hamsteroozyten in Prozent:

$$SPA = \frac{\text{Anzahl der Fusionen}}{\text{Anzahl der verwendeten Eizellen}} \times 100$$

Der Zona-freie-Hamsteroozyten-Test mit menschlichem Sperma (SPA = „sperm penetration assay") kann als zusätzlicher Test zur Beurteilung der männlichen Fertilität verwendet werden. Als biologischer Test beurteilt er die funktionelle Spermienkapazität (dabei hauptsächlich die Fähigkeit zur Akrosomreaktion), im Gegensatz zur routinemäßig durchgeführten Spermaanalyse, bei der nur morphologische und numerische Parameter mit der männlichen Infertilität korreliert werden. Beide Tests zusammen können die Einschätzung hinsichtlich der Langzeitfertilität von oligospermen Männern und von Paaren mit ungeklärter Sterilität verbessern (Kremer und Jager 1990). Da bei den verwendeten Eizellen und den vorbehandelten Spermien jedoch keine der In vivo-Situation entsprechenden Verhältnisse vorliegen, ist die fertilitätsprognostische Bedeutung des SPA umstritten.

Hemizonatest (HZA)

Prinzip. Ermittlung der Anzahl gebundener Spermien subfertiler und sicher fertiler Männer an eine in 2 gleiche Teile geschnittenen humanen Zona pellucida.

Indikationen. Prognostische Einschätzung des In-vitro-Fertilisierungsverhaltens und damit der Fertilisierungsfähigkeit von Spermien.

Durchführung
- Spaltung der Zona pellucida einer Eizelle mit Hilfe eines Mikromanipulators in 2 gleiche Teile.

- Zugabe je einer vorbehandelten Samenprobe des subfertilen Patienten und eines sicher fertilen Spenders.
- Zählung der an der Oberfläche der Hemizona gebundenen Spermien nach einer definierten Zeit der Koinkubation (ca. 4–5 h).
- Eine genaue Beschreibung des Procedere findet sich bei Burkman et al. (1988) und im WHO-Manual (1992).

Bewertung. Verschiedene Untersuchungen zeigen, daß Spermien fertiler Männer eine höhere Bindungskapazität besitzen als Spermien infertiler Männer und daß das Ergebnis des HZA mit dem IVF-Erfolg korreliert (Burkman et al. 1988; Franken et al. 1989). Auch bei Männern mit Auto-Antikörpern gegen Spermatozoen zeigte sich eine Reduktion der Anzahl gebundener Spermien im Vergleich zu Kontrollgruppen (Franken et al. 1991). Somit stellt der HZA eine Methode zur Voraussage der Fertilisierungsfähigkeit von Spermien dar und kann zur Identifikation von Patienten mit erhöhtem Risiko für einen Fertilisationsmißerfolg bei einer IVF-Therapie beitragen. Die Bedeutung des HZA für die Fertilitätseinschätzung unter In-vivo-Bedingungen ist noch unklar. Das Prinzip des Hemizona Tests ist in Abb. 2.33 dargestellt.

2.4.2.3 Spermien-Mukus-Interaktion In vivo

Sims-Huhner-Test oder Postkoitaltest (PCT)

Prinzip. Beurteilung der Anzahl und der Beweglichkeit von Spermien im Zervixsekret 8–12 h nach Geschlechtsverkehr; hierdurch können Hinweise auf eine Penetrationsstörung der Spermien erhalten werden.

Erstbeschreiber. Sims (1866), Huhner (1913).

Indikationen
- Basisuntersuchung bei der Fertilitätsdiagnostik.
- Abklärung der Spermien-Mukus-Interaktion.
- Verdacht auf zervikalbedingte Störungen (z.B. unzureichende Schleimqualität, Infektionen).
- Überprüfung der Spermienfunktion (-penetrationsfähigkeit).
- Verdacht auf immunologische Störungen zwischen Mukus und Spermien.

Durchführung. Nach Bestimmung des Ovulationstermins soll sich die Patientin 1–2 Tage vor dem er-

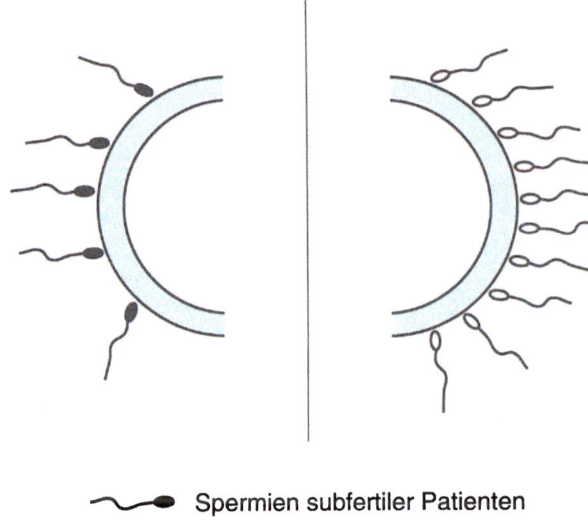

Abb. 2.33. Prinzip des Hemizonatest (Unterschiedliche Bindungskapazität sicher fertiler Donorspermatozoen und Spermatozoen subfertiler Patienten an der äußeren Oberfäche einer humanen Hemizona pellucida)

warteten Eisprung zum Sims-Huhner-Test vorstellen. Im einzelnen sind zu beachten (genaues Procedere ist im WHO-Manual 1992 zu finden):

- Vorbereitungen: Spontanzyklus, d.h. medikamentös nicht beeinflußter Zyklus, falls primär ein biphasischer Zyklus und eine terminierbare Ovulation vorlag. Messung der Aufwachtemperaturen (BTK).
  Optimale Terminierung des PCT: Neben der Beurteilung des Zervixindexes BTK, Selbstbeobachtung der Patientin, sowie Bestimmung der Follikelgröße durch Ultraschall und die Bestimmung des endogenen LH-Peaks durch Urinuntersuchung (Ovuquick).
- Sexuelle Karenz von 5 Tagen.
- Untersuchungstermin 8–12 h post cohabitationem.
- Postkoital keine Scheidenspülung und kein Waschen des äußeren Genitale mit Seife.
- Mit Hilfe einer Tuberkulinspritze oder mittels eines Schleimsaugers, d.h. eines Plastikröhrchens mit Stempel (Aspiglaire Hersteller: IMV L'Aigle, Frankreich) wird Schleim vorsichtig aus dem Endozervikalkanal gesaugt; hierbei ist zu beachten, daß kein Scheidensekret aspiriert wird.
- Überprüfung der Spinnbarkeit des Mukus und des Zervixindexes (s. auch Abschn. 2.2.1.5).

- Eine Bestimmung des pH-Wertes des Zervikalmukus ist zu empfehlen (Eggert-Kruse et al. 1993a); dieses kann durch Verwendung von pH-Indikatorpapier (z.B. Merck Darmstadt) geschehen.
- Auftragen des Zervikalschleims auf einen Objektträger, Abdecken mit einem Deckgläschen und Beurteilung zunächst bei 100facher, später bei 400facher Vergrößerung: Anzahl der Spermatozoen mit guter propulsiver Motilität; das Mittel aus mindestens 20 Gesichtsfeldern wird bewertet.
- Bei allen Patientinnen Entnahme von Vaginalsekret zur Untersuchung auf Samenzellen, um bei negativem Ausfall des PCT eventuelle Ejakulationsstörungen zu erkennen.

Bewertung
- Die Anzahl der mobilen Spermien wird in Abhängigkeit von der Vergrößerung des Mikroskops ausgezählt (Tabelle 2.15).
- Das Testergebnis wird als gut klassifiziert, wenn mehr als 7 progressiv motile Spermien [ergrößerung ×400] im endozervikalen Sekret gefunden werden, als leicht eingeschränkt beim Nachweis von 2–6 progressiv beweglichen Spermatozoen, als stark eingeschränkt, falls weniger als 2 motile Spermatozoen bei 400facher Vergrößerung nachgewiesen werden und als negativ, falls im gesamten Präparat keine beweglichen Spermien im CM zu finden sind.
- Bei eingeschränktem Ausfall des PCT, inbesondere aufgrund einer reduzierten Zervikalmukusqualität, wird eine Wiederholung des Tests im folgenden Zyklus nach standardisierter Östrogenvorbehandlung (80 µg Ethinylestradiol/Tag für 7 Tage vor Testdurchführung) empfohlen. Eine primäre orale Östrogenmedikation erweist sich auch bei Patientinnen mit anovulatorischem Zyklus, ausgeprägter Lutealinsuffizienz sowie bei Patientinnen, bei denen sich der Ovulationstermin nicht genau festlegen läßt, als hilfreich.
- Bei negativem Sims-Huhner-Test, d.h. ohne Nachweis von Spermien im Zervikalschleim, stellt sich die Frage, ob Spermien im hinteren Scheidengewölbe deponiert wurden. Dies läßt sich durch eine Untersuchung des Vaginalsekrets auf Spermien abklären. Eine möglicherweise streßbedingte Störung der Ejakulation oder der Erektion sollte in Erwägung gezogen werden.
- Der PCT ist als Screeningtest zur Abklärung der lokalen Kompatibilität geeignet, doch ist streng auf die standardisierte Durchführung zu achten (richtiges Timing, Karenzzeit, Abnahmetechnik und mikroskopische Beurteilung).
- Einschlußparameter wie der hormonelle Effekt auf die Qualität des Zervixmukus oder der pH-Wert sind von großer Bedeutung (Eggert-Kruse et al 1993a). Ein pathologischer Ausfall des PCT beruht wesentlich häufiger auf Veränderung dieser Parameter, als auf immunologischen Phänomenen wie spezifischen Spermatozoenantikörpern (ASA). Der Postkoitaltest sollte daher bei inadäquaten Ausfall nach Optimierung (z.B. Östrogenvorbehandlung) wiederholt werden.

Tabelle 2.15. Bewertung des Postkoitaltests nach Sims-Huhner (bei 400facher Vergrößerung; Mittel aus 20 Gesichtsfeldern)[a]

Bewertung	Zahl der Spermatozoen im präovulatorischen Zervixschleim 8–12 h nach Koitus	
Negativ	0	Spermien im Zervikalschleim[b]
Gering	⩽2	propulsiv motile Spermien
Eingeschränkt positiv	2–6	propulsiv motile Spermien
Positiv	7 und mehr	propulsiv motile Spermien

[a] Wie in der Universitäts-Frauenklinik Heidelberg gebräuchlich.
[b] Nachweis von Spermien im Vaginalsekret erforderlich.

Praktikabilität
- Geräte: Absaugröhrchen oder Tuberkulinspritze.
- Einfache Durchführung während der Sprechstunde.
- Dauer ca. 2 min zur Entnahme des Mukus und weitere 2 min zur Beurteilung des Sims-Huhner-Testes.

2.4.2.4 Spermien-Mukus-Interaktion In vitro

Kurzok-Miller-Test

Prinzip. Objektträgertest, bei dem das Invasionsvermögen (die Zahl und die Beweglichkeit von Spermien im Zervixschleim) überprüft wird; hierdurch sollen pathologische und immunologische Reaktionen zwischen Spermien und Mukus erkannt werden (Kurzrok u. Miller 1928).

Indikation. Verdacht auf gestörte Spermien-Mukus-Interaktion.

Durchführung. Nach Bestimmung des Ovulationstermins anhand von Aufwachtemperaturkurven oder Hormonbestimmungen (Ovuquick) soll sich die Patientin vor dem zu erwartenden Eisprung vorstellen. Im einzelnen sind folgende Punkte zu beachten (Abb. 2.34):

- Exakte Terminierung des Tests.
- Mindestens 3 Tage vor dem Untersuchungstermin kein Geschlechtsverkehr.
- Vor der Untersuchung keine Scheidenspülung sowie kein Waschen des äußeren Genitales mit Seife.
- Spermagewinnung durch Masturbation, Verwendung nach Liquifizierung.
- Mit Hilfe einer Insulinspritze, eines Schleimsaugers, d.h. eines Plastikröhrchens mit Stempel (Aspiglaire, Hersteller: IMV L'Aigle, Frankreich) oder eines Plastikschlauches wird Schleim aus dem Endozervikalkanal gesaugt;

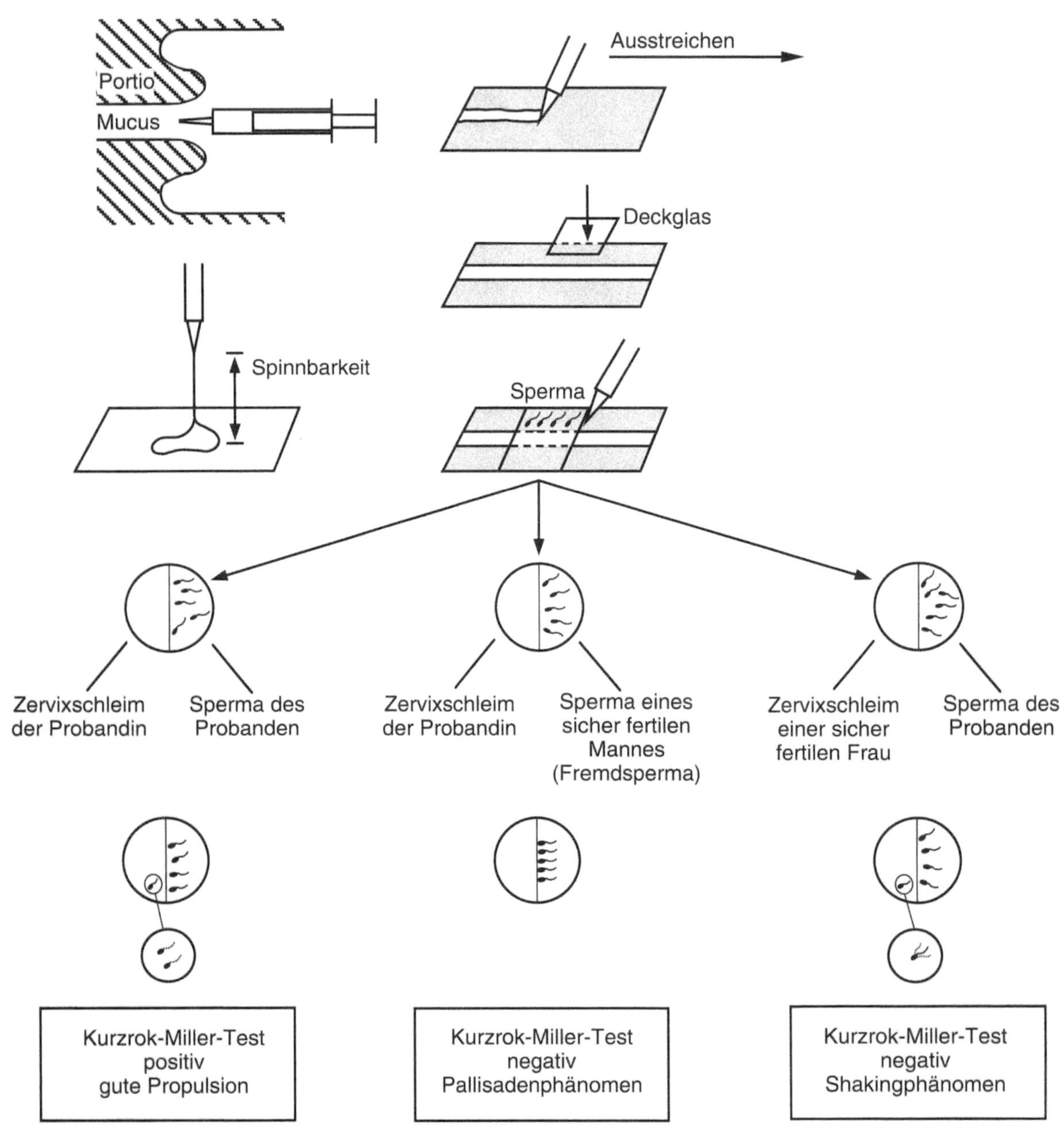

Abb. 2.34. Durchführung des Kurzrok-Miller-Testes

hierbei ist zu beachten, daß kein Scheidensekret aspiriert wird. Nach Bestimmung des Zervixindex, einschließlich des pH-Wertes (siehe Beschreibung bei PCT) wird unter dem Mikroskop (gewöhnlich 400fach vergrößert) nach Spermien gesucht.
- Sperma und Schleim werden auf einem Objektträger unter einem Deckgläschen zusammengebracht. Die Invasionstiefe sowie die Motilität der Spermatozoen im Zervikalschleim wird in Abhängigkeit von der Zeit beurteilt.
- Dieser Test kann jeweils auch gekreuzt mit Spendersperma und Spenderschleim durchgeführt werden.

Bewertung
- Innerhalb von einer halben Stunde nach Testbeginn wird die Anzahl sowie die Motilität der Spermien beurteilt.
- Normaler Test: Invasion von propulsiv beweglichen Spermatozoen in den Zervikalschleim.
- Pathologischer Test: Palisadenförmiges Anhäufen immobiler Spermien an der Grenzfläche Schleim-Sperma.
- Weitere pathologische Phänomene sind Agglutinationen und Immobilisation der Spermatozoen im Schleim.
- Durch einen gekreuzten Test mit Spendersperma bzw. Spenderschleim kann versucht werden, immunologische Reaktionen zwischen Spermien und Mukus zu erkennen. Die Aussagefähigkeit des Testes ist begrenzt und umstritten; insbesondere bei ungenügender CM-Qualität durch inadäquates Timing des Tests, Follikelreifungsstörungen, niedrigem pH-Wert des CM, Fehler bei der Mukusentnahme, Lagerung des CM oder des Sperma vor dem Test, Austrocknen des Untersuchungsmaterials oder bakterieller Kontamination von Mukus oder Sperma kommt es zu falsch-negativen Aussagen. Ein zuverlässigeres quantitatives Ergebnis liefert der Kremer-Test (s. unten).

Praktikabilität
- Geräte: Absaugröhrchen oder Tuberkulinspritze.
- Einfache Durchführung während der Sprechstunde.
- Beurteilung des Tests nach 5 und nach 30 min.
- Exaktes Timing im Zyklus und Spermagewinnung zur Verwendung frischen Ejakulats nach Liquifizierung sind erforderlich.

Kremer-Test/Spermien-Zervikalmukus-Penetrationstest (SCMPT)

Prinzip. Der In-vitro-Spermien-Zervikalmukus-Penetrationstest (SCMPT) beruht auf der Methode von Kremer (Kremer 1965) und wurde von Eggert-Kruse et al. (1989a,b) modifiziert. Mit Hilfe dieser Teste läßt sich die Penetrationsfähigkeit der Spermatozoen in Zervikalschleim unter standardisierten Bedingungen, prüfen. Durch Ablesung zu verschiedenen Zeitpunkten lassen sich Aussagen machen über die Anzahl der penetrierenden Spermien, die Eindringtiefe, Interaktion der Spermien mit dem Zervikalsekret, sowie die Qualität und Dauer der Motilität.

Indikationen
- Bei Verdacht auf Subfertilität des Mannes und gestörte Spermien-Mukus-Interaktion.
- Im Rahmen der Sterilitätsabklärung, bei vorher negativem oder eingeschränktem Postkoitaltest.
- Als Ergänzung zur andrologischen Diagnostik; er erlaubt eine bessere Beurteilung der Spermienfunktion als dies im Spermiogramm möglich ist.
- Mit Hilfe dieses Testes lassen sich, insbesondere wenn er im gekreuzten Ansatz durchgeführt wird, mögliche Antikörperreaktionen zwischen Sperma und Mukus prüfen.

Durchführung
- Der Test wird in erster Linie durchgeführt mit Sperma und Zervikalschleim des zu untersuchenden Paares. Außerdem kann er gekreuzt mit Donorsperma und Donormukus beurteilt werden, um eventuelle immunologische Faktoren beurteilen zu können bzw. den pathologischen Mukus und Spermafaktor besser zu definieren.
- Einbestellung der Paare zwischen dem 9. und 14. Tag des Zyklus der Frau.
- Eine orale Vorbehandlung mit Ethinylestradiol (80 µg/Tag) für mindestens 7 Tage vor dem Test (z. B. 5.–11. Tag des Zyklus; bei SCMPT am 12. Tag) wird empfohlen, um eine vergleichbare Qualität des Zervixmukus zu gewährleisten.
- Medikamente mit einem potentiell negativen Einfluß auf die Schleimqualität, wie z. B. Clomifen, sollten vor dem Testzyklus abgesetzt werden.
- Nach einer sexuellen Karenz von 5 Tagen Gewinnung von Sperma in der Klinik durch Masturbation und direkte Verwendung nach Liqui-

fizierung. Zusätzlich kann wegen der geringen für den SCMPT benötigten Menge ein Spermiogramm nach Standardkriterien erstellt werden.

- Bei den Frauen Entnahme von Endozervikalschleim. Eine Messung des pH-Wertes des CM wird empfohlen.
- Bestimmung des Zervixindexes.
- Die Spermienpenetrationsfähigkeit in vitro wird mit Hilfe des Spermien-Penetrationsmeters (SPM) (Kremer 1965) überprüft. Es handelt sich um eine mit einer Stufe versehene Glasplatte in der Größe eines Objektträgers mit einer Zentimetergraduierung. Am unteren Ende sind eine oder mehrere Glaskammern mit einer halbkreisförmigen Öffnung nach oben befestigt (Abb. 2.35).
- Die Reservoire des Penetrationsmeters werden mit frischem Sperma direkt nach Liquifizierung gefüllt.
- Der frische Zervikalmukus wird in Glaskapilla-

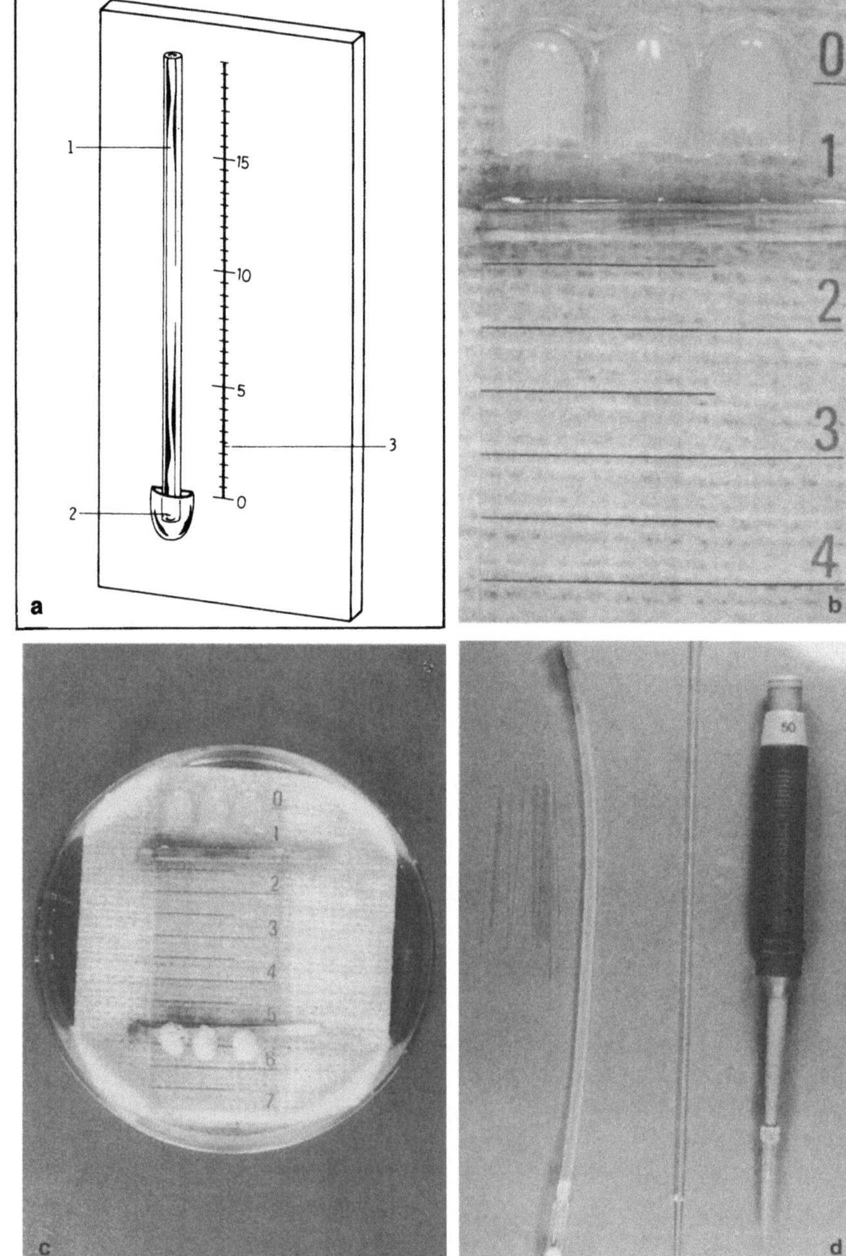

Abb. 2.35 a–d. Kremer-Test. **a** Glaskapillare mit Zervixschleim (1) taucht in einen Vorratsbehälter mit Sperma (2) ein. Die Spermienzahl wird nach unterschiedlichen Zeitabschnitten unter dem Mikroskop über einer an der Testplatte angebrachten Skala bestimmt. **b** Kremer-Testkammer mit Spermaproben in den Vorratsbehältern und Glaskapillaren. **c** Kremer-Testkammer liegt auf Streichhölzer auf einer angefeuchteten Gaze in einer Petrischale, die verschlossen im Brutschrank inkubiert werden kann. **d** Zubehör für den Kremer-Test (von links nach rechts): Mikrokapillare für Zervikalschleim, daneben Silikonschlauch zum Ansaugen des Zervikalschleims, daneben Stempelsauger zum Ansaugen von Sperma bzw. Zervikalschleim, Eppendorf-Pipette (50 µl) mit gelber Spitze für Sperma. (Kremer 1965)

ren aufgezogen, unter strenger Vermeidung von Luftblasen.

- Das obere Ende der Kapillare wird mit Plastillin verschlossen, welches in die Kapillaren hineingepreßt wird, so daß am anderen Ende ein Tropfen Zerivikalmukus „herausquillt". Dieses Ende wird in die Spermareservoire getaucht.
- Mit der Knetmasse wird das obere Ende der Kapillare auf dem Penetrationsmeter befestigt.
- Die Inkubation des Testsystems erfolgt bei 37 °C in einer feuchten Petri-Schale (Einlage einer mit Aqua dest. getränkten sterilen Mullkompresse).
- Nach 30 min., 2 h und 6 h wird die Eindringtiefe (des vordersten Spermatozoons in mm), die Anzahl der Spermatozoen pro Gesichtsfeld (×100) (Penetrationsdichte) sowie die Art der Beweglichkeit (Motilitätsindex) beurteilt.

Bewertung

- Die beurteilten Parameter wie Anzahl der penetrierenden Spermien, Eindringtiefe, Art und Dauer der Motilität lassen sich zur Vereinfachung und zum besseren Vergleich in einem Score zusammenfassen (Tabelle 2.16).
- Der SCMPT liefert wichtige Informationen über die funktionelle Spermienkapazität.
- Ohne großen Laboraufwand gibt dieser Test Aufschlüsse über die lokale Kompabilität zwischen Spermien und Zervikalschleim.
- Der SCMPT erlaubt bei der zusätzlichen gekreuzten Versuchsanordnung mit Donorspermien und Donormukus eine weitere Abklärung bei Penetrationsstörungen zwischen Spermien und Zervikalschleim eines bestimmten Paares.
- In prospektiven Studien zeigte der SCMPT fertilitätsprognostische Bedeutung.
- Durch die genauere Ablesbarkeit und bessere Reproduzierbarkeit ist die Kapillarmethode nach Kremer den Objektträgermethoden bezüglich der Aussage zur Spermien-Mukus-Interaktion überlegen.

Praktikabilität

- Der Kremer-Test ist billig und läßt sich ohne großen Laboraufwand durchführen.
- CM und Sperma müssen frisch verwendet werden.
- Der Test ist relativ zeitintensiv.

Gekreuzter Spermien-Mukus-Penetrationstest (SCMPT)

Prinzip. Im parallelen Testansatz des SCMPT kann außer Zervikalmukus und Sperma des zu untersuchenden Paares

- Zervixmukus von Donorinnen mit erwiesener Fertilität verwendet werden, um die Penetrationsfähigkeit der Spermien des Patienten näher zu untersuchen,
- und außerdem Spermien eines fertilen Donors, um die Penetrierbarkeit des Zervikalschleims der betreffenden Patientin genauer zu bestimmen.

Indikation (s. unter 2.4.2.4).

Durchführung (s. auch unter 2.4.2.4).

- Die Entnahme von Donorzerivikalmukus kann ebenfalls nach hormoneller Standardisierung der Mukusqualität mit Ethinylestradiol erfolgen. Die Gewinnung von Donorsperma sollte unter den gleichen Bedingungen wie für die Patienten angegeben erfolgen. (genaue Beschreibung bei Eggert-Kruse et al. 1989b)

Bewertung. Der gekreuzte SCMPT ist insbesondere bei Verdacht auf immunologische Sterilität zu empfehlen und erlaubt den pathologischen Faktor der gestörten Spermien-Mukus-Interaktion besser zu definieren.

Tabelle 2.16. Beurteilung des Spermien-Zervikalmukus-Penetrationstestes (SCMPT) mit Hilfe eines Scores. (Nach Eggert-Kruse et al. 1989a)

	0	1	2	3
Eindringtiefe[a] (in mm)	<15	15–29	30–44	≥45
Anzahl der beweglichen Spermien[a]	0–9	10–49	50–99	≥100
Art der Beweglichkeit	Unbeweglich	Beweglich, jedoch auf der Stelle	Mittelgut beweglich einige propulsiv	Sehr gut, propulsiv (größter Teil)

[a] Bei 100facher Vergrößerung
[b] Bestimmt nach 1/2, 2 und 6 h

Spermienpenetrationstest mit Ersatzmedien

Prinzip. Prüfung der Spermienpenetration in viskösen Medien, als Ersatz für humanen Zervikalschleim. Dies kann aus praktischen Gesichtspunkten Vorteile bieten (einfacher verfügbar, teilweise gut lagerbar, in großen Mengen herstellbar). Als Penetrationsmedien kommen z.B. boviner Zervikalschleim (frisch gewonnen oder in einer kommerziell erhältlichen Präparation (Penetrak) (Alexander 1981), eine Fraktion von frischem Hühnereiweiß (HEW) (Eggert-Kruse et al. 1990a), Hyaloronsäure (Mortimer et al. 1990) sowie synthetische Medien z.B. Polyacrylamid-Gel (PAC) (Lorton et al. 1981; Eggert-Kruse et al. 1993b) in Frage.

Durchführung. Füllung der Kapillaren mit dem betreffenden Ersatzmedium statt mit CM der Partnerin des Patienten (s. auch 2.4.2.4).

Bewertung
- Beurteilung der Spermienfunktion.
- Hierbei ist jedoch, insbesondere im Hinblick auf die Fertilitätsprognose, Ersatzmedium humanem CM deutlich unterlegen (Marshburn et al. 1989, Eggert-Kruse et al. 1989a, 1993b) und für immunologische Fragestellungen nicht zu empfehlen.

Spermien-Zervikalmukus-Kontakttest (SCMC)

Prinzip. Der „Sperm cervical mucus contact test" (SCMC-Test) beruht auf der Methode von Kremer u. Jager (1976) und ist dort ausführlich beschrieben. Das Prinzip des Testes beruht darauf, daß nach Vermischen von frischem Ejakulat und frischem Zerikalmukus beim Vorliegen von Spermaantikörpern das sog. „Shaking Phänomen" auftritt, d.h. die vorher progressive Motilität der Spermien verwandelt sich in eine In-situ-Motilität, bei der entweder Spermienschwanz oder -kopf wie angeklebt erscheinen, bei vorhandener Motilität des anderen Teils, jedoch ohne progressive Beweglichkeit.

Durchführung. Der prozentuale Anteil der Spermien, der das Shaking Phänomen zeigt, wird bestimmt (SCMC %).

Bewertung. Wenn die Mehrzahl der Spermien nach Vermischen ein Shaking-Phänomen zeigt (SCMC ≥ 75%) besteht der Verdacht auf eine lokale immunologische Störung (Spermaantikörper im Sperma oder Zervixmukus (Kremer u. Jager 1988, 1992). Durch eingeschränkte Spermien- oder CM-Qualität (z.B. inadäquate hormonale Situation, herabgesetzter pH-Wert des CM) kann der Test jedoch unspezifisch (falsch-) positiv ausfallen. Bei positivem Ausfall sollte dieser Test durch gekreuzten SCMPT und Bestimmung lokaler ASA (Anti-Spermatozoen-Antikörper) im Sperma und CM ergänzt werden.

2.4.3 Immunologische Methoden

2.4.3.1 Serum-Diagostik zum Nachweis von zirkulierenden Spermaantikörpern

Tray-Agglutination-Test (TAT)

Prinzip. Bestimmung von zirkulierenden Antispermatozoen-Antikörpern (ASA) im Serum von Männern und Frauen mit Hilfe des Tray-Agglutination-Test (TAT), der auf der Methode von Friberg (1974) beruht. Das Prinzip beruht darauf, daß nach Inkubation von verdünnter Serumprobe (AK) und aufbereiteten intakten Donorspermatozoen (Antigen) die möglichen Agglutinationen direkt unter dem Invertmikroskop beobachtet werden können. Die höchste Verdünnung, bei der noch Agglutinationen auftreten, wird als TAT-Titer bezeichnet.

Durchführung
- Prüfung der Agglutination von Donorspermien nach Zusatz von Serum des subfertilen Mannes und/oder der Frau.
- Ablesung auf Mikrotiterplatten unter einem dünnen Paraffinfilm.
- Beurteilung des Agglutinationstyps, gemäß WHO-Empfehlung (Rose et al. 1976).
- Bei jeder Analysenserie sollte ein Referenzserum als positive Kontrolle mitgeführt werden. Es handelt sich dabei um Seren mit Spermaagglutininen von definierter Titerhöhe und Agglutinationstyp.
- genaue Testbeschreibung siehe bei Eggert-Kruse et al. 1989c
- Nach Friberg (1984) gilt ein Serum dann als positiv, wenn sich entsprechende Agglutinate mindestens in ersten (1 : 4) und in der zweiten (1 : 8) Verdünnungsstufe ausgebildet haben. Die relevante Höhe ist jedoch umstritten. Bei positivem

Ausfall wird eine Kontrolle mit Sperma eines anderen Donors empfohlen.

Bewertung. Die Bedeutung von Spermaantikörpern im Serum im Rahmen der Fertilitätsdiagnostik ist umstritten; der Nachweis von zirkulierenden ASA wird häufig überbewertet. Zirkulierende Spermaantikörper im Serum sind von untergeordneter Bedeutung im Rahmen der Sterilitätsdiagnostik (Eggert-Kruse et al. 1989c). Von größerer Bedeutung ist der Nachweis von lokalen Spermaantikörpern (Kremer u. Jager 1988, 1992) auf der Spermienoberfläche bzw. im Sperma oder im Zervixmukus, insbesondere lokale Spermatozoenantikörper der IgA-Klasse. Der positive Nachweis von zirkulierenden ASA (z. B. durch TAT) korrelierte in prospektiven Studien nicht mit der Spermien- bzw. Mukusqualität, dem Ausfall des PCT und dem gekreuzten SCMPT und zeigte insbesondere keinen negativen Einfluß auf die Fertilitätsprognose.

Enzyme-linked-Immunosorbent-Assay (ELISA) zum Nachweis von Spermaantikörpern

Prinzip. Bestimmung zirkulierender ASA beim Mann und/oder der Frau durch einen Enzyme-linked-Immunosorbent-Assay (ELISA).

Durchführung
- Mit Hilfe verschiedener kommerziell erhältlicher Teste (z. B. Firma Elias Freiburg, Biotec Hannover).
- Nähere Beschreibung des Tests bei Eggert-Kruse et al. (1993c).

Beurteilung
- Der Test zeigte in prospektiven Studien keine Korrelation zur funktionellen Spermienkapazität, der Spermien- und CM-Qualität und der Fertilität des Mannes und/oder der Frau (Eggert-Kruse et al. 1993c).
- Außerdem zeigte sich kein signifikanter Unterschied im Nachweis von ASA durch ELISA bei subfertilen Patientinnen, Schwangeren, Prostituierten und Virgines.
- Die Bestimmung zirkulierender ASA durch ELISA kann daher nicht empfohlen werden (s. auch Empfehlungen der Arbeitsgemeinschaft für Gynäkologische Endokrinologie und Fortpflanzungsmedizin 1993).

2.4.3.2 Nachweis von lokalen Spermaantikörpern

Mixed-Antiglobulin-Reaction-Test (MAR)

Prinzip. Der MAR-Test wurde ursprünglich von Coombs (Coombs et al. 1956) zur Demonstration von Thrombozytenantikörpern entwickelt. Er ermöglicht infolge gradueller Modifizierung durch Jager (Jager et al. 1978, 1980) den Nachweis von Anti-Spermatozoen-Antikörpern (ASA). Durch Verwendung unterschiedlicher Indikatorpartikel bzw. Antiseren ist eine Differenzierung in ASA der IgG- bzw. IgA-Klasse möglich.

Durchführung. Nachweis von lokalen IgG- und IgA-Antikörpern mit der Mixed-Antiglobulin-Reaction (MAR) Test, der auf der Methode von Jager et al. (1978) beruht. Der Nachweis von IgG-Antikörpern beruht auf folgendem Prinzip: Bei Vermischen von mit IgG-Antikörpern beschichteten Erythrozyten bzw. anderen Indikatorpartikeln (z. B. Latex Microspheres) und frischem Sperma (verwendet direkt nach Liquifizierung ohne weitere Vorbehandlung) bilden sich im Falle von Antikörpern im Sperma gemischte Agglutinate. Es werden 100 motile Spermien ausgezählt, wobei zwischen den frei progressiv beweglichen und den an den Ery-Agglutinaten fixierten mobilen Spermien unterschieden wird. So wird der prozentuale Anteil der in den gemischten Agglutinaten involvierten Spermien ermittelt (MAR %). Während zum Nachweis von IgG die Reaktion auf einem Objektträger (nach Vermischen einer Suspension von mit IgA beschichteten Erythrozyten des spezifischen IgA-Antiserums und der Spermien) abgelesen werden kann, ist es wegen der langsameren Bindung beim IgA erforderlich die Reaktion in einer Kapillare, die bis zu einer halben Stunde inkubiert wird, zu beobachten (Jager et al. 1980). Das genaue Procedere ist bei Eggert-Kruse et al. (1991) beschrieben.

Bewertung. Einfach durchführbarer und zuverlässiger Test zur Bestimmung von lokalen Spermaantikörpern (Kremer u. Jager 1988, 1992). (s. auch Empfehlungen der Arbeitsgemeinschaft Gynäkologische Endokrinologie und Reproduktionsmedizin 1993). Durch Verwendung unterschiedlicher Indikatorpartikel bzw. Antiseren im parallelen Testansatz ist eine Differenzierung der Antikörper der IgG- bzw. IgA-Klasse möglich. Eine besondere Bedeutung kommt dem Nachweis von lokalen Spermaantikörpern der IgA-Klasse zu. In prospektiven

Studien besteht eine signifikante Korrelation zwischen positivem MAR-Test und Ausfall des SCMPT, sowie ein signifikanter negativer Einfluß auf die Fertilitätsprognose bei Vorhandensein von lokalen ASA (Eggert-Kruse et al. 1991).

Nachweis von lokalen Spermaantikörpern im Zervikalmukus durch indirekten MAR-Test

Prinzip. Nachweis von lokalen IgG- und/oder IgA-Spermaantikörpern im Zervikalschleim. Die Testdurchführung und -auswertung ist mit dem direkten MAR-Test vergleichbar. Der Unterschied besteht darin, daß der verflüssigte und damit pipettierbare Zerivalschleim als weitere Testsubstanz zugefügt wird. Der Zervikalschleim kann dazu auf mehrere Arten verflüssigt werden: Zu empfehlen ist die Behandlung des Zervikalschleims durch einen Ultraschallhomogenisator (z. B. Branson Sonifier), während für diesen Test der Zusatz von Bromelinlösung zum frischen Zervikalschleim zu Artefakten führen kann.

Durchführung. Nach Verflüssigung wird der Zervikalschleim zusammen mit Donorspermien, die zuvor ihrerseits auf das Vorliegen bzw. Nichtvorliegen von lokalen ASA getestet wurden, vermischt und mit der IgG- bzw. IgA-Erythrozytensuspension sowie mit Anti-IgG bzw. Anti-IgA-Antiserum vermischt. Auch hier wird der prozentuale Anteil der Spermien, der in gemischten Agglutinaten involviert ist, an der Gesamtzahl der progressiv motilen Spermien bestimmt (indirekter MAR %) (Jager et al. 1977, 1980). Das genaue Procedere ist näher beschrieben bei Eggert-Kruse et al. (1993d).

Bewertung
- Einfach durchzuführender und spezifischer Test zum Nachweis von lokalen Spermaantikörpern im Zervixmukus.
- Durch parallelen Testansatz und Verwendung unterschiedlicher Indikatorpartikel/Antiserum Differenzierung von Spermaantikörpern der IgG- bzw. IgA-Klasse möglich.
- Spezifische Spermaantikörper im Zervixmukus finden sich in unselektierten Kollektiven sehr selten, stellen jedoch bei Vorhandensein einen signifikant negativen Faktor für die Fertilitätsprognose dar (Eggert-Kruse et al. 1993d).
- Nähere Angaben zur Spermaantikörperbestimmung finden sich auch in den Empfehlungen der Arbeitsgemeinschaft Gynäkologische Endokrinologie und Reproduktionsmedizin (1993).

2.4.4 Umweltdiagnostik

2.4.4.1 Schwermetallbelastung

Dimavaltest

Prinzip. Nachweis von Schwermetallen im Urin, die im Körper gespeichert wurden, nach oraler Gabe eines Komplexbildners (z. B. Dimercaptoäthanol, Dimaval).

Durchführung
- Die Patientin muß nüchtern sein.
- Abgabe der ersten Urinprobe zum Zeitpunkt 0 min. Anschließend erhalten die Patientinnen den Chelatbildner DMPS = 2,3-Dimercapto-propan-l-sulfonsäure (1 Kps. = 100 mg) 1 Kps. pro 10 kg KG.
- Zum Zeitpunkt 0 min sowie 60 bis 400 min nach Gabe der Dimaval-Kapseln wird der Urin je nach Indikation auf folgende Inhaltsstoffe untersucht: Kreatinin, Arsen, Blei, Kadmium, Kupfer, Quecksilber, Nickel, Thallium, Zink, Zinn, Selen und Ameisensäure.
- Die Konzentrationsangabe erfolgt in µg/g Kreatinin, da das Urinvolumen unberücksichtigt bleibt (Tabelle 2.17).

Aussage. Über den Normwert hinausgehende Kupfer- und Quecksilberwerte weisen auf eine Schwermetallbelastung aus Amalgamfüllungen hin. Bei chronischer Amalgambelastung kommt es zu einer Kupferdepotbildung. Aufgrund der höheren Affinitat zu Dimaval wird Kupfer dann zunächst verstärkt ausgeschieden, so daß trotz Amalgambela-

Tabelle 2.17. Normalwerte vor und nach Durchführung des Dimavaltestes (Normwerte)

	Vor Dimaval-Gabe	Nach Dimaval-Gabe	Maßeinheit
Kupfer	<50	<500	µg/g Kreatinin
Quecksilber	<4	<50	µg/g Kreatinin
Cadmium	<3	<5	µg/g Kreatinin
Blei	<50	<150	µg/g Kreatinin
Arsen	<25	<25	µg/g Kreatinin
Nickel[a]	<1,7		µg/g Kreatinin
Th[a]	<5		µg/g Kreatinin
Sn[a]	<2		µg/g Kreatinin
Selen[a]	5,0 bis 30		µg/g Kreatinin
Ameisensäure[a]	<15		mg/g Kreatinin

[a] Bestimmung nur der Basalwerte, da keine vermehrte Ausscheidung nach Dimaval-Gabe. (Normwerte des Labors, Schiwara, Bremen)

stung die Quecksilberwerte noch im Normbereich liegen können.

Vorkommen. Die Frage einer Quecksilberbelastung aus Amalgamfüllungen wird in zunehmendem Maße diskutiert. Zur diagnostischen Abklärung dient der Dimaval-Test, der einfach und ohne Nebenwirkungen durchzuführen ist. Abgesehen von den Amalgamplomben fällt Quecksilber in der Erdöl- und Elektroindustrie (Batterien) an und ist in Kosmetika, Farben und Schädlingsbekämpfungsmitteln enthalten.

Toxikologisch muß die chemisch-physikalische Form des Quecksilbers berücksichtigt werden. In Amalgamlegierungen ist metallisches Quecksilber enthalten. Während des Kauvorgangs kommt es bei gesteigerter Mundatmung vor allem zur Resorption (80%) von dampfförmigem Quecksilber über die Lungen, enteral werden dagegen nur 15% resorbiert. Das aufgenommene Quecksilber wird durch das Enzym Katalase in Erythrozyten und Leberzellen in Hg (II) umgewandelt und in lipidreichen Organen wie Niere, Leber und ZNS gespeichert. Quecksilber geht sehr stabile Bindungen mit den Sulfhydrilgruppen von Proteinen ein. Die Ausscheidung erfolgt über den Urin mit einer HWZ von 60 Tagen. Im Gehirn wird Quecksilber allerdings über Jahre gespeichert.

Anorganisches Quecksilber (Mercuro-, Mercuri-Salze) wird zu 10–15% enteral resorbiert. Eine große Gefahr stellt hier die starke lokale Ätzwirkung v.a. von Hg-Sublimat dar.

Organisches Quecksilber wird hauptsächlich als Methylquecksilber über kontaminierte Nahrungsmittel (z. B. Fisch, Saatgetreide) aufgenommen. Die Resorption erfolgt zu 80% enteral, die Ausscheidung vornehmlich (90%) über die Galle.

Klinik. Eine chronische Quecksilberbelastung führt überwiegend zu vielfältigen unspezifischen Symptomen wie Schwäche, Müdigkeit, Gewichtsverlust, gastrointestinale Beschwerden, migräneartige Kopfschmerzen, sowie psychischen Veränderungen. In der Diskussion sind in erster Linie die Grenzwerte oder Werte bei denen eindeutig mit gesundheitlichen Schädigungen gerechnet werden muß. Von der WHO wurde 1980 die Empfehlung ausgesprochen, daß die individuelle Urinkonzentration 50 µg/g Kreatinin nicht übersteigen soll. Da Amalgam eine Legierung aus Quecksilber, Kupfer, Silber und Zinn ist, kommt es bei chronischer Amalgambelastung zu einer Kupferdepotbildung. Da Kupfer das Zink verdrängt, kommt es zu einem relativen Zinkmangel, der sich auch in Symptomen wie Haarausfall, Infektanfälligkeit und z. B. Sterilität äußern kann. Kupfer hat zudem eine höhere Affinität zu DMPS als Quecksilber, so daß es bei großen Kupferdepots zu einer verzögerten Quecksilberausschwemmung kommt.

Nachweis. Bestimmung im Urin vor und nach Dimavalgabe (s. oben).

Therapievorschlag
- Eventuelle Exposionsprophylaxe.
- Entfernung von Amalgamplomben.
- Entgiftung mit Dimaval unter Kontrolle der Quecksilberausscheidung.
- Zusatztherapie mit Zink und Vitamin C.

Neben dem Nachweis von Quecksilber (s. oben) ist die Bestimmung der Schwermetalle Arsen, Blei und Cadmium bei Verdacht auf Intoxikationen von besonderem klinischen Interesse (Tabelle 2.18).

Kaugummitest

Prinzip. Nachweis der Amalgambelastung durch Bestimmung von Schwermetallen im Sputum vor und nach Stimulation durch Kaugummikauen.

Durchführung. Die Patientin muß nüchtern sein. Sammeln von 5 ml Sputum. Anschließend kauen eines zuckerfreien Kaugummis über 10 min. Währenddessen werden erneut 5 ml Sputum gesammelt. Untersuchung des Sputums auf Quecksilber, Kupfer, Zinn und Silber (Amalgamlegierung).

Normwerte. Vor und nach Kauen des Kaugummis sollten die Werte für Cu, Hg, Ag und Sn unter 2,7 µg/l liegen (Labor Schiwara, Bremen).

Aussage. Bei deutlich erhöhten Konzentrationen nach dem Kaugummikauen ist davon auszugehen, daß sich das Amalgam beim Kauvorgang löst. Bei der Beurteilung dieses Testergebnisses ist (wie beim Dimavaltest) die Anamnese und das Beschwerdebild des Patienten von entscheidender Bedeutung.

2.4.4.2 Holzschutzmittel

Neben den Schwermetallintoxikationen spielen die Intoxikationen u.a. mit Holzschutzmitteln aus der Gruppe der chlorierten Kohlenwasserstoffe insbesondere die 3 Isomeren des Hexachlorcyclohexan, das Pentachlorphenol und die Ameisensäure als

Tabelle 2.18. Klinisches Bild, Nachweis und Therapievorschlag bei Schwermetallintoxikationen

Substanz	Vorkommen	Intoxikation	Klinik	Nachweis	Therapievorschlag
Arsen	– Metall-, Glas-, Lederindustrie – Holzschutz- und Ameisenvertilgungsmittel – bei der Kohleverbrennung	Bindung an Sulfhydrylgruppen von Enzymen, dadurch Störung im Zellmetabolismus	– Haarausfall – vaskuläre Darmschädigung mit schwersten Druchfällen – neurologische Symptome	Urin vor und nach Dimavalgabe	– Expositionsprophylaxe – Entgiftung mit Dimaval unter Quecksilberkontrolle – Zusatztherapie mit Zink und Vitamin C
Blei	– Autoabgase – alte Wasserableitungen – Kosmetika – Keramik – Bleiglas, Bleifarben		– Schwäche – Bleianämie – gastrointestinale Beschwerden	Urin vor und nach Dimavalgabe	– Expositionsprophylaxe – Entgiftung mit Dimaval unter Quecksilberkontrolle – Zusatztherapie mit Zink und Vitamin C
Cadmium	– Autoabgase – Müllverbrennungsanlagen – Farben, Lacke – Keramik	Bindung an Sulfhydrylgruppen von Enzymen, dadurch Störung im Zellmetabolismus	– Durchfall – Reizung der Atemwege („Kadmiumschnupfen“) – Leber-, Nierenschäden	Urin vor und nach Dimavalgabe	– Expositionsprophylaxe – Entgiftung mit Dimaval unter Quecksilberkontrolle Zusatztherapie mit Zink und Vitamin C

Tabelle 2.19. Intoxikationen mit Holzschutzmitteln aus der Gruppe der chlorierten Kohlenwasserstoffe

Substanz	Vorkommen	Intoxikation	Klinik	Nachweis	Therapievorschlag
Hexachlorcyclohexan (HCH) – 3 isomere Formen (alpha-, beta-, gamma-HCH)	– Insektizide – Holzschutzmittel	Aufnahme des gamma-HCH über die Lunge, die des alpha- und beta-HCH enteral über kontaminierte Nahrungsmittel; auch chronische Aufnahme über Hautkontakt ist möglich	– Erbrechen – Druchfall – Leber- und Tubulusschäden – aplastische Anämie	Bestimmung im Urin nach Extraktion, Reinigung über Silicagel und Kapillar-Gaschromatographie/ECD („electron capture detection")	– Expositionsprophylaxe – gezielte Entgiftung nicht möglich – siehe auch Kapitel „Umwelt"
Pentachlorphenol	– Holzschutzmittel (v.a. als Fungizid) – Textil-, Leder-, Klebstoff-, Lack-Farbstoff-industrie	Entkopplung der oxidativen Phosphorylierung, dadurch Beeinträchtigung der zellulären Energieversorgung Aufnahme hauptsächlich durch Ausgasen von behandelten Gegenständen über die Lungen und über kontaminierte Nahrungsmittel	– allergische Hautreizungen – neurologische Störungen – eventuell mutagen kanzerogen wirksam – Schädigung des zellulären Immunsystems	Bestimmung im EDTA-Blut nach Extration, Derivatisierung und Kapillar-Gaschromatographie mit ECD	– Expositionsprophylaxe – gezielte Entgiftung nicht möglich
Ameisensäure (Oxidationsprodukt des Formaldehyds)	– Klebstoffe (v.a. auf der Rückseite von Teppichböden) – Preßspanplatten – Entkalkungsmittel für Haushaltsgeräte	Aufnahme des Formaldehyds über Hautkontakt oder Atmung; Oxydation hauptsächlich in Erythrozyten und in der Leber zu Ameisensäure	– stark ätzende Wirkung des Formaldehyds auf Schleimhäute – schwere Schäden des Magen-Darm-Traktes und der Nieren	Bestimmung im Urin (Methode: enzymatische Oxidation zu Kohlendioxid)	– Expositionsprophylaxe – gezielte Entgiftung nicht möglich

Oxydationsprodukt des Formalin eine Rolle (Tabelle 2.19). Als Verursacher zahlreicher gesundheitlicher Schäden kommen diese „ausgasenden Wirkstoffe", die über die Atmung aufgenommen werden, in den letzten Jahren immer mehr in Betracht. Wegen der weitreichenden Anwendung dieser Stoffe muß von einer ubiquitären Grundbelastung ausgegangen werden. Es gilt nun herauszufinden, bei welchen Schwellenwerten mit Gesundheitsschäden zu rechnen ist. Da keine Normal- und Grenzwerte existieren, ist prinzipiell jeder Nachweis als Belastung zu betrachten. In dieser Hinsicht sind die Beteiligung an der Verarbeitung, die tägliche Expositionsdauer, die Zeitdauer seit der Verarbeitung und eine eventuell stattgefundene Sensibilisierung zu berücksichtigen.

Indikationen

- Alopezie.
- Sterilität von Mann und Frau.
- Hirsutismus.
- Zellulärer Immundefekt.
- Belastende Anamnese (z. B. berufliche oder private Exposition).

Bewertung

- Berücksichtigung von Dauer der Exposition, Zeitinterval seit letzter Exposition, Giftsummierung aus verschiedenen Quellen, Lokalisation im Körper, Frage der Mehrfachbelastung, zusätzliche internistische Erkrankungen, evtl. Vitamin- und Mineralstoffmangel.
- Schwierigkeit der Bewertung bei häufig unspezifischen, diffus auftretenden Symptomen.
- Schwierigkeit der Festlegung von Grenzwerten, da keine Formal- bzw. Nullwerte exsistieren. Jeder Nachweis muß daher als Belastung angesehen werden, wobei die zu erwartende Gesundheitsschädigung schwer zu klassifizieren und individuell sehr unterschiedlich ist.

2.5 Mikrobielle Untersuchungen

Prinzip. Nachweis von Bakterien (z. B. Enterokokken, Chlamydien, Mykoplasmen), Viren (z. B. Herpesvirus), Spirochäten, Protozoen (z. B. Trichomonaden) oder Pilzen (z. B. Candida) mit Hilfe geeigneter Färbetechniken bzw. nach Versand des Materials und Anzüchtung auf spezifischen Nährböden. Mikrobiologische Diagnostik im Zervixbereich: Nach Einstellen der Portio und Abtupfen der Ektozervix mit einem sterilen Baumwolltupfer werden nacheinander verschiedene Abstriche unter sterilen Bedingungen entnommen.

Indikationen

- Verdacht auf Entzündung im Genitalbereich (z. B. Urethritis, Zervizitis, Endometritis, Adnexitis) bei klinischen Symptomen oder vor tubendiagnostischen Maßnahmen.
- Verdacht auf Entzündung im Bereich des Harntraktes (z. B. Zystitis, Pyelonephritis).
- Erregernachweis im Rahmen der Reproduktionsmedizin (Eggert-Kruse et al. 1992b).
- Da Chlamydien zu den häufigsten sexuell übertragenen Mikroorganismen in Industrieländern gehören und einer Infektion eine sehr große Bedeutung für den Tubenfaktor zukommt (sehr häufig asymptomatischer Verlauf), ist eine Bestimmung von Chlamydienantikörpern im Serum als Nachweis einer früheren Infektion mit diesen Mikroorganismen zu empfehlen (Eggert-Kruse et al. 1990b). Der serologische Nachweis von Chlamydien-IgG-Antikörpern kann auch hilfreich bei der Wahl der Methode zur Abklärung der Tubendurchgängigkeit sein.

Durchführung

- *Bakteriologie:* Abstriche aus Urethra und Zervix mit Hilfe einer sterilen Öse bzw. Spezialtupfer und Ausstreichen auf einem Objektträger zur Gramfärbung bzw. bakteriologische Abstriche mit Watteträger und Überführung in ein spezielles Transportmedium zur Keimzüchtung.
- Nachweis von *Leukozyten* nach Gramfärbung (angegeben pro Gesichtsfeld (GF), Ölimmersion × 1000, Mittel aus 10 GF).
- *Amintest:* Ein Tropfen von 10%iger KOH-Lösung, die dem Vaginalsekret zugefügt wird, dient durch den Geruchsnachweis von flüchtigen Aminen der zusätzlichen Untersuchung auf anaerobe Mikroorganismen (z. B. Gardnerella vaginalis).
- Spezifische Nachweismethoden für Krankheitserreger in der Fortpflanzungsmedizin sind in Tabelle 2.20 aufgeführt.

Für Einzelheiten sei auf Lehrbücher der Mikrobiologie hingewiesen (z. B. Burkhardt, 1992).

Tabelle 2.20. Übertragung, Erkrankung, Nachweismethode und Therapievorschlag bei Infektionen in der Fortpflanzungsmedizin

Krankheitserreger	Übertragung	Erkrankung	Nachweis	Therapie
HPV Human Papilloma Virus Typ 6/11	– Geschlechtsverkehr – direkter Kontakt mit infiziertem Hautpartien	– Condyloma accuminata (Feigwarzen)	– elektronenmikroskopischer Erregernachweis – DNS-Hybridisierung und DNS-Klonierung	– Abätzen mit Podophyllin oder keratolytischer Lösung – Kryotherapie – Chirurgische Therapie: Laser, Exkochleation mit scharfen Löffel, Exzision – Partnermitbehandlung
HIV 1/2-Virus Human Immunodefiency Virus	– Geschlechtsverkehr – infizierte Blutkonserven – Gebrauch infizierter Injektionsnadeln, Infusionsbestecke u.ä. – intrauterin	– AIDS (siehe Spezialliteratur)	– direkter Erregernachweis in Körperflüssigkeiten (Blut, Samenflüssigkeit, Muttermilch, Urin, Speichel) – Nachweis virusspezifischer Antikörper mit ELISA – Immunofluoreszenztest (hohe Aussagekraft im Zusammenhang mit ELISA) – Bestätigungstest: Westernblot	– symptomatische Therapie
Listerien (Listeria monocytogenes)	– diaplazentar – infizierter Geburtskanal	– Pyelonephritis – beim Neugeborenen abhängig vom Infektionszeitpunkt *früher Infektionszeitpunkt:* Granulomatosis infantiseptica (polysymtomatische Sepsis) *später Infektionszeitpunkt:* monosymptomatisches Bild z.B. Pneumonie, Meningitis	– direkter Erregernachweis im Blut, Urin, Mekonium, Vaginal-, Zervixschleim	– Ampicillin u. Penicillin – in schweren Fällen: Kombination mit Gentamycin
Zytomegalievirus	– Schmierinfektion im Zuge der Virämie Übertragung auf Fetus – intrauterin – infizierte Muttermilch	– Asymptomatische Form am häufigsten – Milde Form: psychomotorische Retardierung (Prognose günstig) – Schwere Form: Mikrocephalie, Porencephalie, Hirnblutungen, Hydrocephalus, intracerebrale Verkalkungen, Krampfleiden, Hörschädigungen	– Virusnachweis im Urin oder Zervixabstrich der Schwangeren, im fetalen Urin oder Rachenabstrich beweisend für Infektion – Virusnachweis und/oder IgM-AK im Nabelschnurblut beweisend für fetale Erkrankung	– rein symptomatsiche Therapie – humanes Immunglobulin mit hohem Antikörpergehalt gegen das Zytomegalievirus

Tabelle 2.20. (Fortsetzung)

Krankheitserreger	Übertragung	Erkrankung	Nachweis	Therapie
Herpes simplex Virus Typ II	– Geschlechtsverkehr – infizierter Geburtskanal	– Herpes genitalis	– Virusnachweis aus verdächtigem Bläscheninhalt oder Gewebematerial (IFT, Anzüchtung, PCR, Elektronenmikroskop) – Serologische Untersuchung bei primären Herpes genitalis: KBR, ELISA, IFT mikroskop – Titeranstieg nach 6–8 Tagen	Aciclovir
Candida albicans	– z. B. Geschlechtsverkehr	– Candidiasis	– kultureller Nachweis aus Vaginalabstrich vom hinteren Scheidengewölbes – Phasenkontrastmikroskopie (nativ)	– lokale Therapie mit Imidazol – systemische mit Miconazol i.v. möglich
Gardnerella vaginalis	– Geschlechtsverkehr	– bakterielle Vaginose (sog. Aminkolpitis)	– KOH-Probe: fischählicher Geruch, wird durch Zugabe von 10%-iger KOH verstärkt – Phasenkontrast- oder Dunkelfeld mikroskopnachweis von „Clue-cells“ (normale Plattenepithelien mit dichtem Bakterienrasen auf der Oberfläche) – Färbung nach Papanicolou, Nachweis von „Clue-Cells“ – Färbung nach Gram, Anzüchtung auf Agarnährböden	– Wiederaufbau der normalen Scheidenflora mit Milchzucker- und Östrogenhaltiger Präparaten – Metronidazol
Trichomonas vaginalis	– Geschlechtsverkehr – infizierte Gegenstände, Schwimmbäder	– Trichomonadenkolpitis	– mikroskopischer Erregernachweis im Vaginalabstrich im Hell- Dunkel- oder Phasenkontrastmikroskop – Färbung nach Papanicolou – kultureller Nachweis	– Metronidazol – Partnermitbehandlung notwendig

Tabelle 2.20. (Fortsetzung)

Krankheitserreger	Übertragung	Erkrankung	Nachweis	Therapie
Neisseria gonorroheae	– Geschlechtsverkehr – infizierte Gegenstände – infizierter Geburtskanal	– Gonorrohoe – Opthalmoblenorrhoe – Monoarthritis	– Gram- oder Methylenblaufärbung eines Abstriches vom Zervikalkanal sowie der Urethra – kultureller Nachweis aus Spezialmedium – serologischer Antikörpernachweis nur bei Verdacht auf extragenitale Gonorrhoe (begrenzte Aussagekraft)	– Penicillin G
Toxoplasma gondii	– rohe Fleischprodukte oder Haustiere – diaplazentar	– allgemeine Lymphknotenschwellung – Toxoplasmoseenzephalitis (bei AIDS-Kranken) – pränatale Toxoplasmose	– Sabin-Feldmann Test >1:1000 (positiv) – KBR >1:8 (positiv, Abklärung erfoderlich) – IgM und IgG-Antikörpernachweis im IFT oder ELISA (heute bevorzugte Methode) – Titeranstieg (>2 Stufen) bei laufenden Kontrollen	– Pyrimethamin + Sulfadiazin (cave: Pyrimethamin = Folsäureantagonist, nicht vor der 16.–17. SSW anwenden)
Treponema pallidum	– Geschlechtsverkehr – intrauterin	– Syphilis (Lues)	– Nachweis von Lues-Antikörpern im Blut: TPHA-Test als Suchtest; FTA-Test mit IgG- und IgM-Antikörpern; VDRL-Test zur Klärung einer aktiven Infektion – dunkelfeldmikroskopischer Nachweis des Erregers im Reizserum mit Material aus Primärläsion (heute weniger gebrächliches Verfahren)	– Penicillin tgl. über 2–3 Wochen – Depotpenicilline

Tabelle 2.20. (Fortsetzung)

Krankheitserreger	Übertragung	Erkrankung	Nachweis	Therapie
Tuberkelbakterien (Mycobakterium tuberculosis)	– hämatogen – intrakanalikulär – per continuitatem	– Genitaltuberkulose (Sekundärinfektion)	– Bakterielle Diagnostik: Nachweis von Tuberkelbakterien im Menstrualblut, Untersuchung in der Kultur – Histologische Diagnostik: Nachweis von Tuberkeln im Gewebe (Gewebegewinnnung durch z. B. Kürret tage, Probeexzision, Douglaspunktion)	– Tuberkulostatika: Dreierkombination (INH, Rifampicin, Ethambutol)
Mykoplasmen (Ureaplasma urealyticum, M. hominis)	– Geschlechtsverkehr	– Uretritis, Kolpitis, Zervizitis – bei schweren Verlaufsformen: Endometritis, Adnexitis, Salpingitis	– Anzüchtung	– Tetrazyklin, Doxycyclin – Partnerbehandlung notwendig
Chlamydien (Chlamydia trachomatis, Serotypen D-K)	– Geschlechtsverkehr – infizierter Geburtskanal	– Urethritis, Kolpitis, Zervizitis, Prokitis, Adnexitis, Salpingitis – bei Neugeborenen: v. a. Konjunktivitis, Pneumonie	– Direktnachweis Zellkultur und Identifizierung der Einschlußkörpoer – direkter Immunfluoreszenztest (IFT) – ELISA – KBR	– Tetrazyklin, Doxycyclin – Partnermitbehandlung notwendig

2.6 Haut- und Haardiagnostik

2.6.1 Trichogramm

Prinzip. Beurteilung des Funktionszustandes der Haare bzw. der Haarwachstumskapazität durch lichtmikroskopische Untersuchung des Haarfollikels und Beurteilung des Haarzyklus. Ferner sind zu beurteilen: die Wachstumsrate (Längenzunahme innerhalb von 10 Tagen), die Haardichte (Anzahl der Haare/cm^2), die Haardicke (Einteilung in dick: 1/10 mm, mittel: 1/20 mm und dünn: 1/40 mm), die Regenerationsperiode, d.h. die Zeitspanne in der 90% der Haare, die vorher mit einer Klemme ausgerissen wurden, wieder nachwachsen und schließlich die Anzahl der täglich ausfallenden Haare beim Waschen und Kämmen.

Indikation. Gesteigerter Haarverlust.

Durchführung

- 5–7 Tage vor der Untersuchung keine Haarwäsche.
- Epilation eines Haarbüschels, ca. 50–70 Haare, durch raschen synchronen Zug mit einer Klemme.
- Aufbewahren der Haare in einer feuchten Kammer um Schrumpfungsvorgänge zu vermeiden.
- Beurteilung des Haarfollikels bei ca. 30facher Vergrößerung, dazu Einbettung des Haarfollikels zwischen 2 Objektträger in physiologische Kochsalzlösung.

Normwerte. Anagenhaare 85% (Wachstumsphase), Katagenhaare 0,5–1% (Übergangsphase), Telogenhaare 15% (Ruhephase); s. auch Tabelle 2.21.

Tabelle 2.21. Unterschiedliches Verhalten des Kopfhaarwachstums

Durchschnittliches Wachstum 0,35 mm/Tag
Weibliches Haar wächst schneller als männliches
Wachstumsgeschwindigkeit im Sommer höher als im Winter
Zirkadianschwankungen
Maximum der Wachstumsgeschwindigkeit zwischen 15 und 30 Jahren
Abnahme zwischen 50 und 60 Jahren
Asynchrones Muster
Durchschnittliche Anzahl: ca. 100000 Kopfhaare
Durchschnittlicher Haarausfall 25–100 Kopfhaare/Tag (physiologischer Haarwechsel)

Bewertung

- Gesteigerte Telogenrate (>20%) aufgrund eines gesteigerten Haarwechsels (verkürzter Haarzyklus) unter Androgeneinfluß v.a. im Frontalbereich (s. auch Kap. 15, Band 1).
- Erhöhte Telogenrate v.a. im Okzipitalbereich bei akuten diffusen Effluvien, d. h. bei Schädigungen, die zu einer Proliferationshemmung führen und so einen schubweisen vorzeitigen Eintritt in die Telogenphase verursachen.
- Erhöhte Rate dystrophischer Haare (Haare minderer Qualität) bei intensiver toxischer Schädigung wachsender Follikel. Es kommt zu einer abrupten Proliferationshemmung mit Ausbildung einer dystrophischen Wurzel und Abbrechen des Haares im Follikel. Häufig schwarze sandförmige Einlagerungen als Ausdruck der akuten Proliferationshemmung; bei schwächeren Noxen auch häufig telogen-dystrophisches Effluvium.
- Verminderte Haardichte (d.h. verminderte Anzahl der Haare/cm^2) bei diffusem Haarausfall.
- Dysplastische Anagenhaare (>1%) bei Schilddrüsenstörungen (Hyper- und Hypothyreose) und toxischen Schädigungen: Verstärkte Haarbrüchigkeit, Reduzierung der keratogenen Zone sowie Deformierungen, spiralenförmige, unregelmäßige Distorsionen der Längsachse v.a. in der Okzipitalregion.

2.7 Literatur

Abraham GE, Maroulis GB, Buster JE, Chang RJ Marshall JR (1976) Effect of dexamethasone or serum cortisol and androgen levels in hirsute patients. Obstet Gynecol 47:395–402

Aitken RJ, Thatcher S, Clarkson IS, Wu FCW, Baird DT (1987) Relative ability of modified versions of the hamster oocyte penetration test, incorporating hyperosmotic medium or the ionophore A 23187, +0 predict IVF outcome. Hum Reprod 2:227–231

Aitken RJ, Irvin DS, Wu FCW (1991) Prospective analysis of sperm-oocyte fusion and reactive oxygen generation as criteria for the diagnosis of infertility. Am J Gynecol 164:542–551

Alexander N (1981) Evaluation of male infertility with an in vitro cervical mucus penetration test. Fertil Steril 36:201

Arbeitsgemeinschaft Gynäkologische Endokrinologie und Fortpflanzungsmedizin (1993) Empfehlungen zur Spermaantikörper-Bestimmung im Rahmen einer differenzierten Sterilitätsdiagnostik. Frauenarzt 34:397–398

Auroux M, Couvillers ML (1985) Do nonspermatozoal cells mainly stem from spermiogenesis? Arch Androl 14:73–78

Ausmanas M, Tureck RW, Blasco L, Kopf GS, Ribas J, Mastroianni L Jr (1985) The zona-free egg penetration assay as a prognostic indicator in a human in vitro fertilization program. Fertil Steril 43:433

Avery S, Bolton VN, Mason BA (1990) An evaluation of the hypo-osmotic sperm swelling test as a predictor of fertilizing capacity in vitro. Int J Andrology 13:93–99

Belchetz PE, Plant TM, Nakai Y, Keogh EJ, Knobil E (1978) Hypophyseal responses to continuous and intermittent delivery of hypothalamic gonadotropin releasing hormone (GnRH). Science 202:631–633

Boehringer Mannheim (1986) Enzym-Immunologie. Grundlagen und Anwendung der Enzymimmunoassays. Publikation der wissenschaftlichen Abteilung Diagnostika

Bohnet HG (1981) Prolaktin und seine Bedeutung für die Frau. In: Schirren C, Semm K (Hrsg) Fortschritte der Fertilitätsforschung (FDF) 9. Grosse, Berlin

Bohnet HG, Fischer R, Weise HC, Leidenberger FA (1984) Die diagnostische Wertigkeit eines Prolaktin-Stimulationstestes bei infertilen Frauen mit Galaktorrhoe. Fortschr Med 102/14:394–396

Bostofte E, Serup J, Rebbe H (1984) Interrelations among the characteristics of human semen, and a new system for classification of male infertility. Fertil Steril 41:95–102

Bostofte E, Serup J, Rebbe H (1984) Relation between number of immobile spermatozoa and pregnancies obtained during a twenty-year follow-up period. Andrologia 16:136–140

Burkhardt F (1992) Mikrobiologische Diagnostik., Thieme Stuttgart

Burkman LJ, Coddington CC, Franken DR, Kruger TF, Rosenwaks Z, Hodgen GD (1988) The hemizona assay (HZA): development of a diagnostic test for the binding of human spermatozoa to the human hemizona pellucida to predict fertilization potential. Fertil Steril 49:688–697

Chan SY, Fox EJ, Chan MMC, Tsoi Wi, Tang LCH, Tang GWK, Ho PC (1985) The relationship between the human sperm hypo-osmotic swelling test, routine semen analysis, and the human sperm zona-free hamster ovum penetration assay. Fertil Steril 44:668

Chan SYW, Wang C, Ng M, So WWK, Ho PC (1988) Multivariate discriminant analysis of the relationship between the hypo-osmotic swelling test and the in vitro fertilizing capacity of human sperm. Int J Andrology 11:369–378

Check JH, Epstein R, Nowroozi S, Shanis BS, Wu CH, Bollendorf A (1989) The hypoosmotic swelling test as a useful adjunct to the semen analysis to predict fertility potential. Fertil Steril 52:159–161

Check JH, Shanis BS, Epstein R, Wu CH, Nowroozi K, Bollendorf A (1989) The hypoosmotic swelling test as a useful adjunct to the semen analysis to predict fertility potential. Fertil Steril 52:159–161

Coetzee K, Kruger TF, Menkveld R, Lombard CJ, Swanson RJ (1989) Hypoosmotic swelling test in the prediction of male fertility. Arch Androl 23:131–138

Cohen J, Edwards R, Fehilly C et al (1985) In vitro fertilization a treatment for male infertility. Fertil Steril 43:422

Coombs RRA, Marks J, Bedford D (1956) Specific mixed agglutination erythrocyte-platelet antiglobulin reaction for the detection of platelet antibodies. Br J Haematol 2:84–88

Corson SL, Batzer FB, Go KJ et al (1987) Correlation between the human sperm-hamster egg penetration assay and in vitro fertilization results. J Reprod Med 32:879

Couture M, Ulstein M, Leonard J, Paulsen CA (1976) Improved staining method for differentiating immature germ cells from white blood cells in human seminal fluid. Andrologia 8:61–66

Dallenbach-Hellweg G, Poulsen H (1980) Atlas der Histopathologie des Endometriums. Springer, Berlin Heidelberg New York

Doe RP, Flink EB, Goodsell MG (1956) Relationship of diurnal variation in 17-hydroxycorticosteroid levels in blood and urine to eosinophils and electrolyte excretion. J Clin Endocrinol 16:196

Eggert-Kruse W, Leinhos G, Gerhard I, Tilgen W, Runnebaum B (1989a) Prognostic value of in vitro sperm penetration into hormonally standardized human cervical mucus. Fertil Steril 51:317–323

Eggert-Kruse W, Gerhard I, Tilgen W, Runnebaum B (1989b) Clinical significance of crossed in vitro sperm-cervical mucus penetration test in infertility investigation. Fertil Steril 6:1032–1040

Eggert-Kruse W, Christmann M, Gerhard I, Pohl S, Klinga K, Runnebaum B (1989c) Circulating antisperm antibodies and fertility prognosis: a prospective study. Hum Reprod 4:513–520

Eggert-Kruse W, Gerhard I, Tilgen W, Runnebaum B (1990a) The use of hen's egg white (HEW) as a substitute for human cervical mucus in assessing human infertility. Int J Androl 13:258–266

Eggert-Kruse W, Gerhard I, Näher H, Tilgen W, Runnebaum B (1990b) Chlamydial infection-a female and/or male infertility factor? Fertil Steril 53:1037–1043

Eggert-Kruse W, Hofsäß A, Haury E, Tilgen W, Gerhard I Runnebaum B (1991) Relationship between local antisperm antibodies and sperm-mucus interaction in vitro and in vivo. Hum Reprod 6:267–276

Eggert-Kruse W, Bellmann A, Rohr G, Tilgen W, Runnebaum B (1992a) Differentiation of round cells in semen by means of monoclonal antibodies and relationship with male fertility. Fertil Steril 58:1046–1055

Eggert-Kruse W, Pohl S, Näher H, Tilgen W, Runnebaum B (1992b) Mikrobial colonization and sperm-mucus interaction: results in 1000 infertile couples. Hum Reprod 7:612–620

Eggert-Kruse W, Köhler A, Rohr G, Runnebaum B (1993a) The pH as an important determinant of sperm-mucus interaction. Fertil Steril 59:617–628

Eggert-Kruse W, Schwalbach B, Rohr G, Klinga K, Tilgen W, Runnebaum B (1993b) Evaluation of polyacrylamide gel as substitute for human cervical mucus in the sperm penetration test. Fertil Steril 60:540–549

Eggert-Kruse W, Huber K, Rohr G, Runnebaum B (1993c) Determination of antisperm antibodies in serum samples by means of enzyme-linked immunosorbent assay- a procedure to be recommended during infertility investigation? Hum Reprod 8:1405–1413

Eggert-Kruse W, Böckem-Hellwig S, Doll A, Rohr G, Tilgen W, Runnebaum B (1993d) Antisperm antibodies in cervical mucus in an unselected subfertile population. Hum Reprod 8:1025–1031

Ettinger B, von Werder K, Thomas GC, Forsham PH (1971) Plasma testosterone stimulation – suppression dynamics in hirsute women. Arn J Med 51:170–175

Franken DR, Oehninger S, Johnson-Burkman L, Coddington C, Kruger T (1989) The hemizona assay (HZA): A predictor of human sperm fertilizing potential in in vitro fertilization (IVF). J In Vitro Fert Embryo Transfer 6:44–50

Franken D, Windt ML, Oosthuizen T, Kruger T, Menkveld R, Coddington C, Hodgen GD (1991) Assisted reproductive technologies may obviate apparent immunologic infertility. Andrologia 23:291–295

Friberg J (1974) Relation between serum agglutinating antibodies in serum and seminal fluid. Acta Obstet Gynecol Scand 36:73–76

Gerhard I, Runnebaum B (1983) Evaluation of luteal insufficiency by hormone load tests. In: Taubert H-D, Kuhl H (eds) The inadequate luteal phase. MTP Press, Lancaster, pp 123–141

Gourmelen M, Pham-Huu-Trung MT, Bredon MG, Girard F (1979) 17-hydroxyprogesterone in the cosyntropin test: results in normal and hirsute women and in mild congenital adrenal hyperplasia. Acta Endocrinol (Copenh) 90:481–489

Grunwald K, Rabe T, Urbancsek J, Runnebaum B, Vecsei P (1990) Normal values for a short-time ACTH intraveneous and intramuscular stimulation test in women in the reproductive age. Gynecol Endocrinol 4:287–306

Hall JL (1981) Relationship between semen quality and human sperm penetration of zona-free hamster ova. Fertil Steril 35:457

Hellmann L, Nakada F, Curti J et al (1970a) Cortisol is secreted episodically by normal man. J Clin Endocrinol 30:411

Hellmann L, Weitzman ED, Roffwarg H, Fukushima DK, Yoshida K, Gallagher TF (1970b) Cortisol is secreted episodically in Cushing's syndrome. J Clin Endocrinol 30:686

Huhner M (1913) Sterility in the male and female and its treatment. Rebman, New York

Insler V, Melmed H, Ser D, Lunenfeld B (1972) The cervical score. Int J Gynecol Obstet 10:223

Insler V, Potashnik G, Glassner M (1981) Some epidemiological aspects of fertility evaluation. In: Insler V, Bettendorf G (eds) Advances in diagnosis and treatment of infertility. Elsevier, New York, pp 165–177

Jager S, Kremer J, Kuiken J, van Slochteren-Draaisma T (1977) Immunoglobulin class of sperm agglutinins in cervical mucus. In: Boettcher B (ed) Immunological influence on human fertility. Proceedings of the Workshop on Fertility in Human Reproduction, Newcastle, July 11–13. Academic Press, Sydney, pp 289–293

Jager S, Kremer J, Slochteren-Draaisma T (1978) A simple method of screening for antisperm antibodies in the human male: detection of spermatozoal surface IgG with the direct mixed antiglobulin reaction carried out on untreated fresh human semen. Int J Fertil 23:12–21

Jager S, Kremer J, Kuiken J, Slochteren-Draaisma T (1980) Immunoglobulin class of antispermatozoal antibodies from infertile men and inhibition of in vitro sperm penetration into cervical mucus. Int J Androl 3:1–14

Jeyendran RS, Van der Ven HH, Perez-Palaez M, Crabo BG, Zaneveld LJD (1984) Development of an assay to assess the functional integrity of the human sperm membrane and its relationship to the semen characteristics. J Reprod Fertil 70:219

Jonas U, Thon WF, Stief CG (1991) Erectile dysfunction. Springer Berlin Heidelberg New York

Judd HL, McPherson RA, Rakoff JS, Yen SS (1977) Correlation of the effects of dexamethasone administration on urinary 17-ketosteroid and serum androgen levels in patients with hirsutism. Am J Obstet Gynecol 128:408–415

Karp LE, Williamson RA, Moore DE Shy KK, Plymate R, Smith WD (1981) Sperm penetration assay: usefull test in evaluation of male fertility. Obstet Gynecol 5:620

Kern (1985) Gynäkologie, 4. Aufl., bearb. von J. Baltzer u. H. Mickan. Thieme, Stuttgart

Kirschner MA, Sinhamahapatra S, Zucker IR, Lorriaux L, Nieschlag LE (1973) The production, origin and role of dehydroepiandrosterone and androstenediol as androgen prehormones in hirsute women. J Clin Endocrinol Metab 37:183–189

Kremer J (1965) A simple sperm penetration test. Int J Fertil 10:209–215

Kremer J, Jager S (1976) The sperm-cervical mucus contact test: a preliminary report. Fertil Steril 27:335–338

Kremer J, Jager S (1988) Sperm-cervical mucus interaction, in particular in the presence of antispermatozoal antibodies. Hum Reprod 3:69–73

Kremer J, Jager S (1990) The significance of the zona-free hamster oocyte test for the evaluation of male fertility. Fertil Steril 54:509

Kremer J, Jager S (1992) The significance of antisperm antibodies for sperm-cervical mucus interaction. Hum Reprod 7:781–784

Kurzrok R, Miller E (1928) Biochemical studies of human sperma and its relation to mucus of the cervix uteri. Am J Obstet Gynecol 15:56

Leidenberger FA (1992) Klinische Enodkrinologie für Frauenärzte. Springer Berlin Heidelberg New York Tokyo

Levine LS, Dupont B, Lorenzen F et al (1980) Cryptic 21-hydroxylase deficiency in families of patients with classical congenital adrenal hyperplasia. J Clin Endocrinol Metab 51:1316–1324

Levine LS, Dupont B, Lorenzen F et al (1981) Genetic and hormonal characterization of cryptic 21-hydroxylase deficiency. J Clin Endocrinol Metab 53:1193–1198

Levine LS, Zachmann M, New Ml et al (1978) Genetic mapping of the 21-hydroxylase-deficiency gene within the HLA linkage group. N Engl J Med 299:911–915

Leyendecker G, Wildt L, Plotz EJ (1981) Die hypothalamische Ovarialinsuffizienz. Gynäkologe 14:84–103

Lopez JM, Migeon CJ, Jone GES (1967) Hirsutism and evaluation of the dexamethason suppression and chorionic gonadotropin stimulation test. Am J Obstet Gynecol 198:749–758

Lorton SP, Kummerfeld HL, Foote RH (1981) Polyacrylamide as a substitute for cervical mucus in sperm migration tests. Fertil Steril 35:222–225

Ludwig G. (1986) Arbeitsanleitung zur Ejakulatanalyse. Andrologie für die Praxis. Sexualmedizin 7:340–349

Marshburn PB, Dodson WC, Haney AF (1989) Bovine cervical mucus penetration by human spermatozoa: lack of association with conception. Arch Androl 22:29–34

Margolioth EJ, Laufer N, Navot D, Voss R, Schenker JS (1983a) Reduced fertilization ability of zona-free hamster ova by spermatozoa from male partners of normal infertile couples. Arch Androl 10:67

Margalioth EJ, Navot D, Laufer N, Mor Yosef S, Rabinowitz R, Schenker JG (1983b) Zona-free hamster ovum penetration assays a screening procedure for in vitro fertilization. Fertil Steril 40:386

Margalioth EJ, Navot D, Laufer N, Mor Yosef S, Rabinowitz R, Schenker JG (1986) Correlation between the zona free hamster egg sperm penetration assay and human in vitro fertilization. Fertil Steril 45:665

Margalioth EJ, Mordel N, Feinmesser M, Bronson RA, Navot D (1989) The long-term predictive value of the zona-free hamster ova sperm penetration assay. Fertil Steril 52:490–494

Maroulis GB (1981) Evaluation of hirsutism and hyperandrogenaemia. Fertil Steril 36:273–305

Martius G (1980) Gynäkologische Operationen. Thieme, Stuttgart

Mettler L, Czupon AB (1985) Spermaantikörper-Nachweis, in Seren steriler Patientinnen mittels RIA und ELISA im Vergleich zu den herkömmlichen Agglutinations- und Immobilisationstests und Hamster-Oozyten-Penetrationstest. Lab Med 9:70–73

Milewicz A, Vecsei P, Korth-Schütz S et al (1985) Development of plasma 21-desoxycortisol radioimmunoassay and application to the diagnosis of patients with 21-hydroxylase deficiency. J Steroid Biochem 21:185–191

Mishell DR, Paulsen CA, Lobo RA (1990) Year Book of Infertility 1990. Mosby Year Book, Chicago

Moltz L, Pickartz H, Sörensen R, Schwartz U, Hammerstein J (1984) Ovarian and adrenal vein steroids in seven patients with androgen-secreting ovarian neoplasms: selective catheterization findings. Fertil Steril 42:585–593

Mortimer D, Mortimer ST, Shu MA, Swart R (1990) A simplified approach to sperm-cervical mucus interaction testing using a hyaluronate migration test. Hum Reprod 5:835–841

New MI, Lorenzen F, Lemer AJ et al (1983) Genotyping steroid 21-Hydroxylase deficiency: hormonal reference data. J Clin Endocrinol Metab 57:320–326

Northrop G, Archie JT, Patel SK, Wilbands GD (1975) Adrenal and ovarian vein androgen levels and laparoscopic findings in hirsute women. Am J ObstetGynecol 122:193–198

Pang S, Lerner AJ, Stoner E, Levine LS, Oberfield SE, Engel 1, New MI (1985) Lateonset adrenal steroid 3-Hydroxysteroid dehydrogenase deficiency. I. A cause of hirsutism in pubertal and postpubertal women. J Clin Endocrinol Metab 60:428–439

Pfannenstiel P (1982) Therapie von Schilddrüsenerkrankungen. Henning, Berlin. Grosse, Berlin

Podolsky S, Sivaprasad R (1972) Assessment of growth hormone reserve: comparison of intravenous arginine and subcutaneous glucagon stimulation tests. JCE & M 35:580–584

Polansky FF, Lamb EJ (1988) Do the results of semen analysis predict future fertility? A survival analysis study. Fertil Steril 49:1059–1065

Rabe T, Runnebaum B, Koeppen U, Widmaier G, Kubli F (1982) Diagnosis of intrauterine fetal growth retardation by prolongation of dehydroepiandrosterone sulfate (DHAS) half-life after DHAS loading. Europ J Obstet Gynecol Reprod Biol 13:145–158

Rabe T, Hösch R, Kiesel L, Runnebaum B, Keller PJ, Kubli F (1986) Diagnosis of intrauterine fetal growth retardation by DHAS half-life. Eur J Obstet Gynecol Reprod Biol 22:41–51

Rogers BJ (1985) The sperm penetration assay: its usefullness reevaluated. Fertil Steril 43:821

Rogers BJ, Van Campen H, Ueno M, Lambert H, Bronson R, Hale R (1979) Analysis of human spermatozoal fertilizing ability using zona-free ova. Fertil Steril 32:664

Römmler A, Baumgarten S, Hammerstein J (1980) Doppelstimulierung der Hypophyse mit synthetischen LH-Releasinghormon an drei aufeinanderfolgenden Tagen bei Männern sowie menstruierenden und amenorrhoischen Frauen. Geburtshilfe Frauenheilkd 34:842–850

Rose NR, Hjort T, Rümke P, Harper MJK, Vyazov O (1976) World Health Organisation. Techniques for detection of isoand autoantibodies to human spermatozoa. Clin Exp Immunol 23:175–199

Schmitt A (1953) Eine Gradeinteilung für die funktionelle Zytodiagnostik in der Gynäkologie. Geburtshilfe Frauenheilkd 13:593–603

Schwarz A (1979) Aussagewert des Dexamethason-HCG-Tests zur Abklärung eines adrenal oder ovariell bedingten Hirsutismus. Medizin. Dissertation, Universität Heidelberg

Sims lM (1866) Clinical notes on uterine surgery. W Wood, New York

Smith R, Madariaga M, Bustos-Obregon E (1992) Reappraisal of the hypo-osmotic swelling test to improve assessment of seminal fertility status. Int J Andrology 15:5–13

Spiger M et al (1975) Arch Intern Med 135:699

Taymor ML (1968) Gonadotropin therapy. JAMA 203:362–364

Van de Velde TH (1905) Über den Zusammenhang zwischen Ovarialfunktion, Wellenbewegung und Menstrualblutung. F. Bohn, Haarlem, S 39

Van den Saffele J, Vermeulen L, Schoonjans F, Comhaire FH (1992) Evaluation of the hypo-osmotic swelling test in relation with advanced methods of semen analysis. Andrologia 24:213–217

Van der Ven HH, Jeyendran RS, Al-Hasani S, Perez-Palaez M, Diedrich K, Zaneveld LJD (1986) Correlation between human sperm swelling in hypo-osmotic medium (hypo-osmotic swellinng test) and in vitro fertilization. J Androl 7:190

Van Kooij RF, Balerna M, Roatti A (1986) Oocyte penetration and acrosome reactions of human sperms. II. Correlation with other seminal parameters. Andrologia 18:503–535

Wentz AC, White RI, Migeon CJ, Hsu TH, Barnes HV, Jones GS (1976) Differential ovarian and adrenal vein catheterization. Am J Obstet Gynecol 125:1000–1007

Wentz AC (1977) Clinical applications of luteinizing hormone – releasing hormone. Fertil Steril 28:901–912

WHO (1988) WHO Handbuch zur Laboruntersuchung des menschlichen Ejakulates und der Spermatozoen-Zervikalschleim-Interaktion. Schattauer, Stuttgart

WHO (1992) WHO laboratory manual for the examination of human semen and sperm-cervical mucus interaction. 3rd edn. The Press Syndicate of the University of Cambridge, Cambridge

Wolf DP, Sokolski JE, Quigley MM (1983) Correlation of human in vitro fertilization with the hamster egg bioassays. Fertil Steril 40:53

Yanagimachi R (1984) Zona free hamster eggs: their use in assessing fertilizing capacity and examining chromosomes of human spermatozoa. Gamete Res 10:187

Yen SSC, Jaffe RB (1978) Reproductive endocrinology. Saunders, Philadelphia

3 Morphologische Veränderungen der Weiblichen Genitalorgane unter dem Einfluß von Sexualhormonen

G. Dallenbach-Hellweg

3.1 Einleitung

Steroidhormone verursachen bereits in kleinsten Dosen morphologisch faßbare Veränderungern an den Erfolgsorganen, indem sie über hormonspezifische Zellrezeptoren Proliferation und Differenzierung der Target-Zellen beeinflussen. Diese Auswirkungen sind abhängig von der chemischen Zusammensetzung und der Dosierung der Hormone und lassen sich unter physiologischen Verhältnissen bei nur geringen individuellen Schwankungen sehr genau voraussagen. Eine Vorraussage ist auch unter pathologischen Bedingungen möglich, soweit diese klinisch bekannt sind, z. B. Erkrankungen von endokrinen Organen, Leberstoffwechselstörungen, Schädigung oder Verlust von Hormonrezeptoren. Umgekehrt ermöglichen morphologische Veränderungen der Genitalorgane Rückschlüsse auf die exogen oder endogen bedingte hormonelle Stimulation der Patientin.

3.2 Physiologische Auswirkungen der Ovarialhormone

3.2.1 Allgemeine Voraussetzungen

Steroidhormone besitzen eine hohe Affinität zu ihren Erfolgsorganen, da deren Target-Zellen über die Bildung spezifischer Rezeptoren Hormone an sich binden. Die Rezeptoren haben 2 wesentliche Funktionen: die Erkennung und Auswahl des spezifischen Hormons in der Gewebsflüssigkeit und dessen Weiterleitung zum Zellkern, wo es durch Einwirkung auf das Genom spezifische Zellveränderungen auslöst (Baxter u. Funder 1979). Die Zahl der Rezeptoren in einer Zelle und damit deren Affinität zur Hormonbindung variiert je nach den physiologischen Bedürfnissen des Organs örtlich, zeitlich und funktionell. Störungen des hormonellen Gleichgewichts können Affinitätsänderungen auslösen; dabei kann z. B. ein Hormon die Zahl seiner eigenen oder anderer Rezeptoren vermindern (Downregulation) oder auch vermehren. Bei biochemisch meßbaren Hormonkonzentrationen ist das Ausbleiben einer hormonellen Reaktion nahezu immer durch das Fehlen von Rezeptoren im Erfolgsorgan bedingt (Baulieu 1979). Der Nachweis von Rezeptoren gelingt am genauesten immunhistochemisch, da positive Zellen individuell im Gewebe lokal und zahlenmäßig erfaßt werden können. Zusätzlich ermöglichen monoklonale Antikörper gegen Rezeptorproteine die Erkennung sowohl der freien, als auch der besetzten Rezeptor-Antigen-Valenzen („Sites") (King et al. 1985).

3.2.1.1 Östrogene

Östrogene führen in ihren Erfolgsorganen über die Bindung an spezifische Rezeptoren in den Target-Zellen zur DNS-Aktivierung im Kern. Dieser folgt eine Transskription von RNS mit Steigerung der RNS-Synthese, welche je nach Zellart und -lokalisation zur gesteigerten Proliferation oder Differenzierung der Zelle führt (Marks 1979) (Tabelle 3.1). Parallel dazu läuft eine Beschleunigung der wachstumsfördernden und eine Enthemmung der wachstumsregulierenden Enzymsysteme. Als erste morphologisch faßbare Wirkung des Östrogen auf die hochsensiblen Target-Zellen des Endometrium ist die Steigerung der RNS-Synthese in Kern und Zytoplasma bekannt, die durch Eiweißproduktion Zellwachstum und -vermehrung stimuliert.

3.2.1.2 Progesteron

Auch für Progesteron konnte eine Bindung an spezifische Rezeptoren im Zytoplasma der Target-Zellen und eine Transkription von Kern-DNS mit folgender Proteinsynthese nachgewiesen werden (Rao et al. 1974). Erste Zeichen der Progesteronwirkung auf die hochsensiblen Target-Zellen des Endometrium sind 3 h nach der Ovulation lichtoptisch erkennbare Aufhellungen und Abrundungen der Drüsenepithel-Kerne und das Auftreten basaler Glykogenkörnchen im Zytoplasma. Elektronenoptisch werden in Umgebung dieser Glykogenkörnchen DNS-haltige Riesenmitochondrien sichtbar, als Zeichen einer progesteronstimulierten Proteinsynthese in den Mitochondrien. Im weiteren Zyklusverlauf kommt es unter Verlust der Mitosetätigkeit zur Differenzierung der Drüsen- und Stromazellen.

Unterschiede in der Funktion zwichen Östrogen und Progesteron bestehen somit weniger in der Art, als im Ort ihrer Auswirkungen: beide Hormone stimulieren ihre entsprechenden Target-Zellen zur Proliferation und Differenzierung (Tabelle 3.2).

Tabelle 3.1. Auswirkungen endogener Hormone auf die Target-Zellen

	Östrogen	Progesteron
Tubenepithel	Proliferation	Differenzierung
Endometrium	Proliferation	Differenzierung
Zervixschleimhaut	Differenzierung	Proliferation
Portio- und Vaginalepithel	Proliferation	

3.2.2 Auswirkungen zugeführter Östrogene

Trotz klinisch bedeutender Unterschiede in der chemischen Zusammensetzung zugeführter konjugierter und veresterter natürlicher oder synthetischer Östrogene sind infolge der allgemein starken Wirksamkeit bereits kleinste Hormonmengen sehr effektiv, während hohe Konzentrationen infolge einer Blockierung der spezifischen Enzymsysteme zum Ausfall der Rezeptoren und damit der Östrogenwirkung führen können (Nordquist 1970). Eine Östrogenwirkung tritt auch dann nicht ein, wenn die Rezeptoren vorher mit Antiöstrogenen (Tamoxifen, Clomiphen, Norethisteron) blockiert werden. Die Potenzen verschiedener Östrogene sind oft umgekehrt proportional zur Rezeptoraffinität. So erwies sich z. B. Ethinylestradiol als 15fach aktiver als Mestranol, bezogen auf seine wachstumsstimulierende Wirkung am endometrialen Stroma, und 2mal aktiver bezogen auf das Drüsenwachstum (Delforge u. Ferin 1970). Im Gegensatz dazu hat Östriol nur ein zehntel der Potenz von Ethinylestradiol (Haskins et al. 1968).

3.2.2.1 Die Östrogenwirkung auf das Ovar

Das menschliche Ovar zeigt eine permanente Ovulationshemmung für die Zeitdauer der Verabreichung isolierter Östrogene (Arronet et al. 1969; Tabelle 3.3). Auffallend ist die häufige Kombination von polyzystischen Ovarien mit vorausgegangener langjähriger Östrogentherapie zur Zyklusregulierung bei jungen Frauen (Dallenbach-Hellweg u. Niehoff 1971). Retrospektiv läßt sich nicht entscheiden, ob die polyzystischen Veränderungen bereits vor Beginn der Östrogentherapie bestanden oder durch sie ausgelöst wurden, was sich aufgrund der Tierexperimente zumindest nicht ausschließen läßt (Tabelle 3.3). Die Östrogenbehandlung nach

Tabelle 3.2. Auswirkungen exogener Hormone auf die Target-Zellen

	Östrogene	Gastagene
Ovar	Anovulation, Follikeldegeneration	Follikelatresie u. -zysten
Tube	Atypische Epithelproliferation	Unterdrückung der Epithelsekretion, Verlust von Zilien u. Mikrovilli
Endometrium	Kleine kontinuierliche Dosen: Glandulär-zystische→adenomatöse Hyperplasie,→ggf. Adenokarzinom. Toxisch hohe Dosen: Atrophie	Starre Proliferation→Starre Sekretion→Atrophie, zuweilen endozervikale Metaplasien
Zervixschleimhaut	Drüsendifferenzierung m. Schleimsekretion und Bildung zervikaler Retentionszysten	Adenomatöse u. mikroglanduläre Hyperplasie, Reservezellhyperplasie
Portio- und Vaginalepithel	Hyperproliferation, Verhornung (: Parakeratose, Leukoplakie), Plattenepithelmetaplasie	

Tabelle 3.3. Ovarveränderungen durch Östrogene

Autoren	Jahr	Spezies	Präparat	Dauer der Zufuhr	Auswirkungen
Demoll et al.	1970	Ratte	Östradiol	Neonatal	Anovulatorische Ovarien
Hendricks u. Gerall	1970	Ratte	Östradiol	Neonatal	Anovulatorische Ovarien
Bruzzone	1971	Maus	Östradiol	10 Tage	Follikelzahl reduziert
Chang et al.	1970	Kaninchen	Östradiol	Implantation vor der Kopulation	Zahlenmäßige Reduktion und Degeneration der befruchteten Ova
Graham u. Bradley	1971	Affe	Diäthylstilböstrol	Implantation	30% der Follikel polyovulär mit nicht mehr teilungsfähigen Oozyten
Jabora	1962	Hund	Stilböstrol	3–14 Monate	Metastasierende papillöse Adenokarzinome des Ovars

der Menopause hat dem gegenüber nach eigenen Beobachtungen keinen Einfluß auf die Ovarialstruktur.

3.2.2.2 Die Östrogenwirkung auf die Tube

Unter alleiniger Östrogenzufuhr kommt es zu hoher, zuweilen atypischer Proliferation des Tubenepithels mit Mehrschichtigkeit und Bildung intraluminaler Epithelpapillen mit deutlichem Flimmerbesatz (Dallenbach-Hellweg u. Niehoff 1971; Gaddum-Rosse et al. 1975; s. Abb. 3.1 und Tabelle 3.2). Das Ausmaß der Proliferation steigt mit der Dauer der Zufuhr und bleibt im Vergleich mit der atypischen Proliferation des Korpusendometrium etwas hinter dieser zurück, offenbar aufgrund einer etwas schwächeren Ansprechbarkeit des Tubenepithels auf östrogenen Reize.

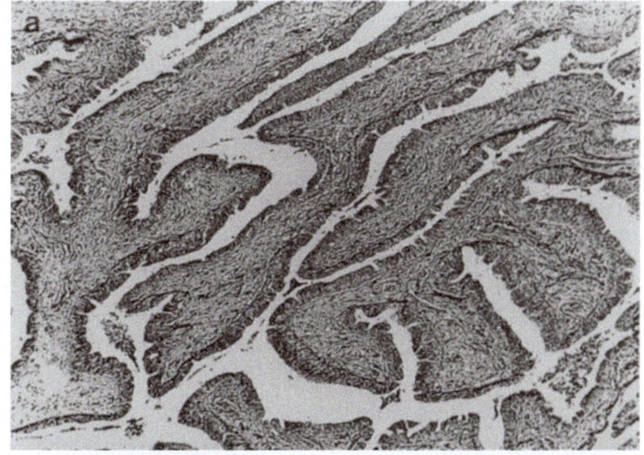

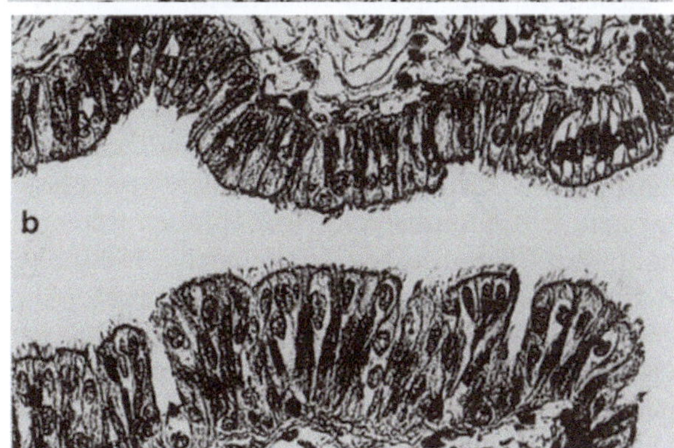

Abb. 3.1 a, b. Hohe Proliferation des Tubenepithels unter Östrogenzufuhr. **a** Übersicht, **b** starke Vergrößerung

3.2.2.3 Die Östrogenwirkung auf das Endometrium

Die alleinige Verabreichung von Östrogen zu Beginn des Zyklus führt dosisabhängig zur Blockierung der hypophysären Gonadotropinsekretion, insbesondere des FSH, zur Verlängerung der Proliferationsphase mit Verschiebung von Ovulation und Menstruation und schließlich zur Östrogenentzugsblutung, ähnlich wie bei einer Follikelpersistenz. Eine Östrogenbehandlung während der Sekretion führt zu Stromaödem (Egger u. Kindermann 1974), Verzögerung der sekretorischen Umwandlung und Zerstörung des nukleolären Channelsystems (Gordon et al. 1973). Wird Östradiol erst nach längerer Verabreichung abgesetzt oder über längere Zeit in gleichbleibender Dosis zugeführt, so kommt es zur Östrogenentzugsblutung bzw. Durchbruchsblutung. Diese kann durch Progesteronzufuhr verhindert werden. Die darauffolgende Abbruchblutung ist nicht so profus wie die Östrogenentzugsblutung, bei der es ohne vorherige Faserlösung zu Gewebsnekrosen kommt. Die kontinuierliche Zufuhr kleiner bis mittlerer Östrogendosen ruft Hyperplasien hervor, deren Schweregrad von der Dauer der Medikation abhängt und von der glandulär-zystischen bis zur präkanzerösen adenomatösen Hyperplasie reicht. Die Auslösung dieser Hyperplasien gelingt bei zahlreichen Spezies und mit so gut wie allen Derivaten des Östradiol. Ähnliche Beobachtungen sind seit längerem beim Menschen bekannt (Schröder 1954; Greenblatt u. Zarate 1967; Ober u. Bronstein 1967) und in der Gewebekultur reproduzierbar (Csermely et al. 1971). Nur Östriol beeinflußt das Korpusendometrium wenig (Sjöstedt u. Strandh 1971). Die nach langjähriger Östrogentherapie auftretenden Hyperplasien zeichnen sich durch besondere morphologische Charakteristika aus: sie beginnen multizentrisch und können selbst bei Erreichen des adenomatösen Stadium noch umschrieben, oft polypenförmig sein. Die adenomatösen Wucherungen wechseln in der Struktur von Kern und Zytoplasma von Drüse zu Drüse. Flächenhafte und knötchenförmige Plattenepithelmetaplasien sind besonders häufig (Abb. 3.2 und 3.3). Auch andere Metaplasieformen, z. B. Flimmerepithelmetaplasien treten gehäuft auf (Hendrickson u. Kempson 1980). Die Zahl der Östrogenrezeptoren ist vermehrt (Abb. 3.4). Bei anhaltendem ungehemmtem Einfluß von Östrogen können präkanzeröse adenomatöse Hyperplasien mit Kernatypien auftreten. Bei dieser Umwandlung ist weniger die Höhe der Einzeldosis, als die Kontinuität der Applikation maßgebend. Die grundlegenden Erkenntnisse über den Wirkungsmechanismus der Östrogene und deren enge Verknüpfung mit Genaktivität und Zellteilung unterstützen die Annahme einer kokarzinogenen Bedeutung dieser Substanzen.

Die im Klimakterium und nach der Menopause meistens wegen subjektiver Beschwerden kontinuierlich verabreichten Östrogene sind daher keineswegs harmlos. Die hyperproliferative Wirkung kann aber durch Zusatz von Gestagenen verhindert werden (Gambrell 1982; Gelfand u. Ferenczy 1989). Treten under der Behandlung Blutungen auf, so ist deren histologische Abklärung dringend erforderlich. Werden der Östrogentherapie anstelle synthetischer Gestagene natürliches Progesteron zugesetzt, so lassen sich in der Regel sowohl Blutungen als auch Lipidstoffwechselstörungen vermeiden (Haargrove et al. 1989).

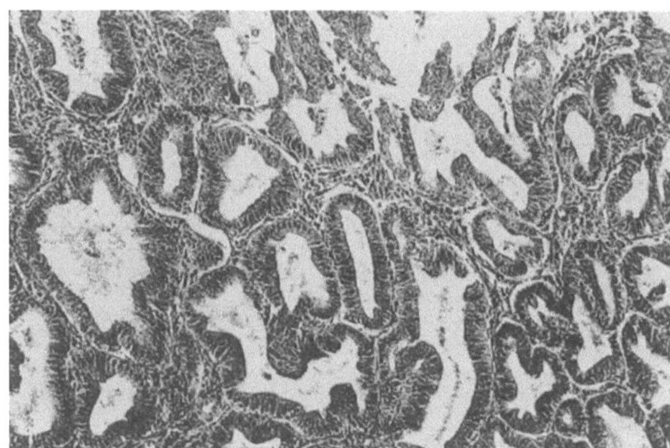

Abb. 3.2. Adenomatöse Hyperplasie des Endometrium unter Östrogentherapie

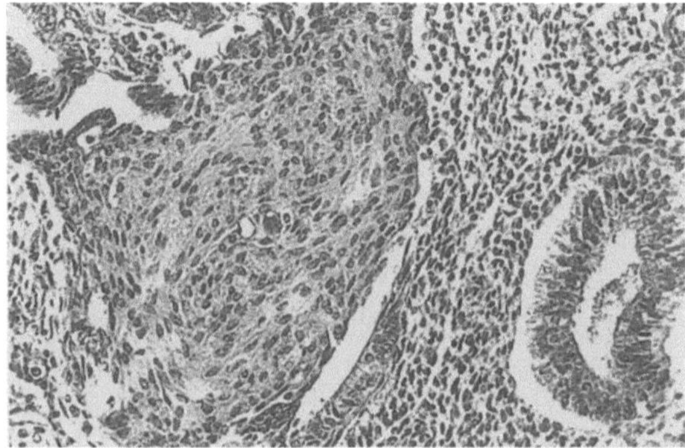

Abb. 3.3. Plattenepithelmetaplasie im hyperplastischen Endometrium

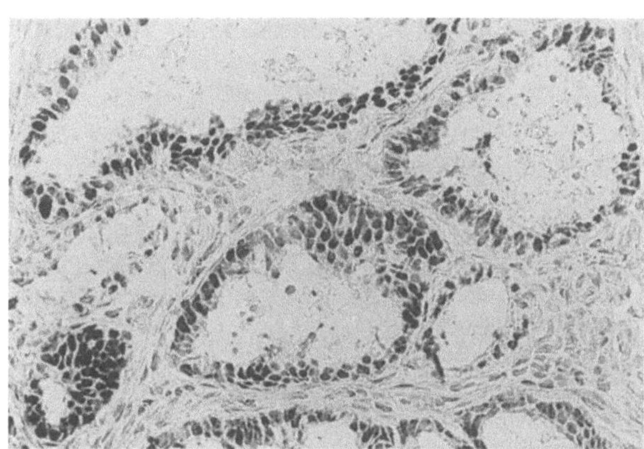

Abb. 3.4. Adenomatöse Hyperplasie des Endometrium. Stark positive Reaktion auf Östrogenrezeptoren in den Zellkernen des hyperplastischen Drüsenepithels. Immunhistochemische Reaktion mit dem ER-ICA-Assay

Nach Absetzen der Östrogentherapie kann auch eine hochgradige adenomatöse Hyperplasie sich spontan zurückbilden, während die endogenbedingte Form zur Rückbildung einer hochdosierten Gestagenbildung bedarf. Irreversibilität besteht nach Östrogentherapie erst im Stadium des manifesten Karzinoms, vor der Menopause erst bei eindeutiger Invasion des Myometrium.

Durch toxisch hohe Dosen von Östrogen kommt es sowohl tierexperimentell wie z. B. bei Affen, als auch beim Menschen zur Atrophie des Endometrium (s. Tabelle 3.2).

3.2.2.4 Die Östrogenwirkung auf die Endozervix

Die Zervixschleimhaut verhält sich endokrinen Reizen gegenüber grundsätzlich anders als das Korpusendometrium, zuweilen geradezu entgegengesetzt. Gegenüber dem Mitoseanstieg im Endometrium bewirkt neonatal verabreichtes Östradiol bei Mäusen eher eine Abnahme der Mitosezahl in der Endozervix (Forsberg 1971).

Die menschliche Endozervix reagiert unter reiner Östrogenbehandlung zunächst gar nicht, nur das Oberflächenepithel kann bizarre Kerne aufweisen; bei anhaltender Zufuhr kommt es zur Atrophie mit Verschiebung der Plattenepithel-Zylinderepithel-Grenze in den Zervikalkanal. Anders verhält es sich mit der Differenzierung: Die Zervixdrüsen produzieren unter Östrogen reichlich wäßriges Sekret aus kohlehydratreichen Glykoproteiden vom mukoiden Typ mit nur geringem Anteil an löslichen Proteinen (Schumacher 1970). Insbesondere ist die Produktion von Sialomucin gesteigert (Gaton et al. 1982). Durch Hypersekretion kommt es zur Bildung von Retentionszysten, welche sich infolge des Sekretdruckes bis weit in die Zervixwand ausdehnen können (s. Tabelle 3.2).

3.2.2.5 Die Östrogenwirkung auf das Epithel von Portio, Vagina und Vulva

Das geschichtete Plattenepithel dieser Lokalisationen reagiert unter der Einwirkung exogener Hormone grundsätzlich gleich. Eine kurzdauernde Östrogenapplikation führt zur Proliferation des Epithels bis auf 40 Schichten (Bo, 1970) mit Keratinisierung (Datta et al. 1968); dabei ist die S-Phase bei der DNS-Synthese meßbar verkürzt (Galand et al. 1971). Wird Östradiol Mäusen neonatal appliziert, so kommt es zur irreversiblen Veränderung der DNS-, RNS- und Proteinsynthese in der Keimschicht des Vaginalepithels (Kohrmann u. Greenberg 1968; Gibson et al. 1991) mit bleibender Proliferation und Verhornung (Terenius et al. 1969), aus der sich später Epithelatypien (Forsberg 1969) oder invasive Portiokarzinome (Dunn u. Green 1963) entwickeln können.

Reine Östrogentherapie führt klinisch zur Hyperproliferation (Hammond 1967; Boquoi u. Staisch 1968), später zur Entwicklung einer breiten Parakeratose mit Übergang in Leukoplakie und zu Plattenepithelmetaplasien, die unter Bildung der sog. 3. Schleimhaut unterschiedlich weit auf die Zervixschleimhaut übergreifen (Abb. 3.5).

Das mit den natürlichen Östrogenen chemisch nicht verwandte synthetische Stilbestrol hat bei jungen Mädchen nach entsprechender Behandlung der Mütter während der frühen Gravidität zu einer Häufung von klarzelligen Vaginalkarzinomen ge-

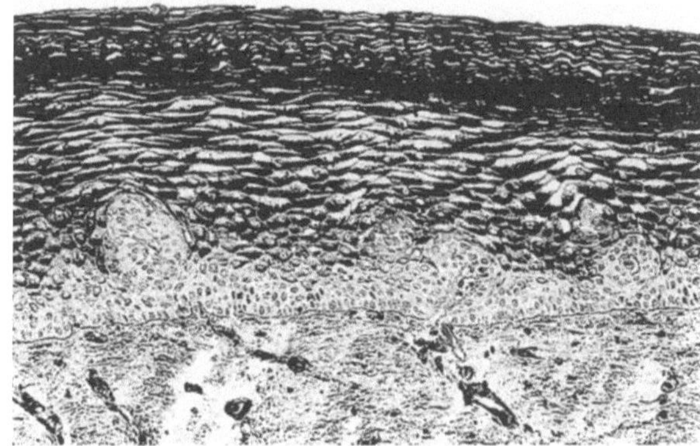

Abb. 3.5. Breite Parakeratose des Portioepithels unter Östrogeneinfluß. PAS-Färbung

führt (Folkmann 1971; Greenwald et al. 1971; Herbst et al. 1971, 1977; Tsukada et al. 1972).

3.2.3 Auswirkungen zugeführter Gestagene

Dem natürlichen Progesteron stehen eine große Anzahl synthetischer Gestagene gegenüber, die das natürliche Hormon in ihrer Potenz mehr oder weniger deutlich übertreffen. Im Gegensatz zum Östrogen bestehen aufgrund der meist sehr starken Wirksamkeit deutliche Unterschiede in der Reaktion der Erfolgsorgane auf synthetische Gestagene im Vergleich zur Reaktion auf natürliches Progesteron. Das gilt besonders für die Nortestosteronderivate, etwas weniger für die Derivate des Medroxyprogesteron (s. Tabelle 3.2).

3.2.3.1 Die Gestagenwirkung auf das Ovar

Die Einwirkungen im Tierexperiment sind in der Tabelle 3.4 zusammengefaßt. Klinisch fanden sich in Keilexzisionen des Ovars von 27 Patientinnen nach 6–37 Monate langer Behandlung mit Depotmedroxyprogesteronazetat außer dem Fehlen von Corpora lutea keine pathologischen Veränderungen (Zanartu et al. 1970). In Kurzzeituntersuchungen (eine Zykluslänge) konnte nach Norgestrel allein keine Unterdrückung der Ovulation festgestellt werden, so daß eine andersartige Störung der Ovarialfunktion diskutiert wird (Wright et al. 1970). Ähnliche Ungewißheit über den antikonzeptionellen Wirkungsmechanismus reiner Gestagene besteht für Chlormadinonazetat und Norethisteron (Diczfalusky et al. 1969). Nach intraovarieller Injektion von Lynestrenol (50–500 γ in Kristallsuspension) während der Proliferationsphase war die Hemmung der Follikelreifung 5- bis 10mal größer als die des Progesteron, aber 2- bis 4mal schwächer als die des Östradiol (Hoffmann et al. 1969); eine Ovulationsverschiebung um einige Tage konnte nach 0.5 mg Lynestrenol täglich auch histologisch nachgewiesen werden (Mall-Haefeli et al. 1976).

3.2.3.2 Die Gestagenwirkung auf die Tube

Die meisten synthetischen Gestagene führen am Tubenepithel zu einem Organellenverlust mit Unterdrückung der Sekretion; das Epithel ist niedrig, Zilien und Mikrovilli verschwinden (Fredricsson u. Björkman 1973; Oberti et al. 1974). Lediglich unter Lynestrenol wurde eine Neubildung von Zilien beobachtet (Spornitz et al. 1977), die sehr wahrscheinlich auf die auch von anderen Lokalisationen bekannte östrogene Restwirkung dieses synthetischen Gestagens zurückgeht.

3.2.3.3 Die Gestagenwirkung auf das Endometrium

Die alleinige Verabreichung von Gestagenen führt in der Proliferationsphase zunächst zur Hemmung der Follikelreifung, der Endometriumproliferation und der Ovulation und somit zur Zyklusverzögerung. Bei Absetzen kommt es in wenigen Tagen zur Entzugsblutung, bei Zufuhr zu geringer Mengen treten Durchbruchsblutungen bereits während der

Tabelle 3.4. Ovarveränderungen durch Gestagene

Autoren	Jahr	Spezies	Präparat	Dauer der Zufuhr	Auswirkungen
Wharton u. Scott	1964	Rhesusaffe	Norethindron	Während der Gravidität	80% Totgeburten, bei den übrigen rudimentäre Ovarien starke Virilisierungserscheinungen
Cupceancu et al.	1971	Ratte	Verschiedene Progesteron- u. Nortestosteronderivate	Einmalig neonatal	Bleibende Sterilität
Baker et al.	1965	Ratte	Norethynodrel	Kurz	Hypertrophische Corpora lutea, Atrophie der interstit. Drüse
Guthrie et al.	1970	Färse	Megestrolazetat	23 Tage	Follikelatresie, -zysten Kernpyknose im Follikelepithel
Lipschutz et al.	1966	Maus	Norethindron	7,7 μg täglich 18 Monate	Granulosazelltumoren bei 50%
	1967	Maus	Progesteron	665 μg täglich 18 Monate	Granulosazelltumoren bei 30%

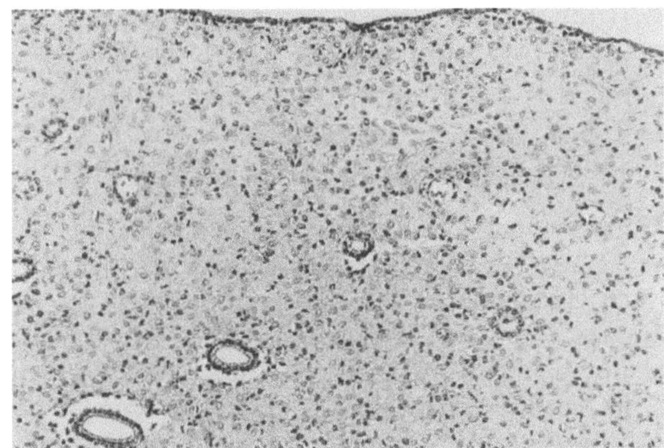

Abb. 3.6. Starre Sekretion des Endometrium nach Gestagentherapie

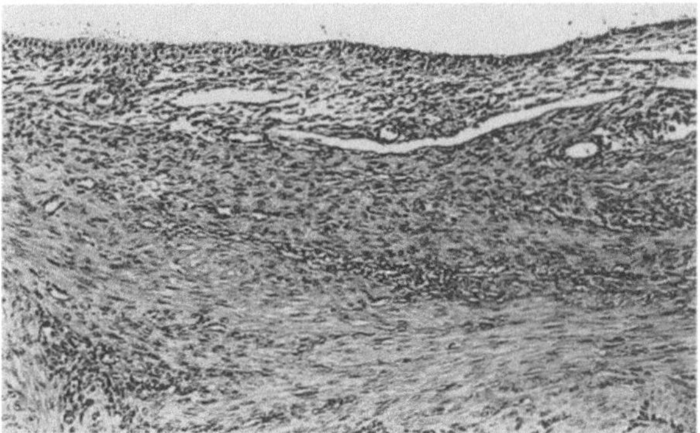

Abb. 3.7. Komplette Endometriumatrophie nach längerer Gestagentherapie

Medikation auf. Wird die Zufuhr von 5–6 mg Chlormadinonazetat täglich 4 Wochen und länger kontinuierlich fortgesetzt, so wird die sekretorische Umwandlung ganz unterdrückt, das Endometrium verharrt in „starrer Proliferation" (Bayer 1965). Diese geht bei längerer Behandlung in eine zunehmende Drüsenatrophie bei gleichzeitiger Dezidualisierung des Stromas über, die nach 3 Monaten das Bild der „starren Sekretion" (Abb. 3.6) erreicht (Winter u. Pots 1956; Scommegna et al. 1970), das experimentell am Affenendometrium reproduzierbar ist (Hisaw u. Hisaw 1961). Die deziduale Umwandlung ist nach 19-Nor-Testosteron-Derivaten deutlicher als nach Progesteronderivaten. Bei fortgesetzter Applikation geht die starre Sekretion in eine irreversible echte Atrophie mit derbfaseriger Verödung des Stromas über (Charles 1964; Bayer 1965).

Im Gegensatz zur physiologischen Altersatrophie sind bei der gestageninduzierten Atrophie immunhistochemisch sehr wenige oder keine Hormonrezeptoren mehr nachweisbar (Lang et al. 1989); therapieresistente Sterilitäten und atrophische Endometrien bei nachgewiesener Extrauteringravidität lassen sich aufgrund dieser Rezeptorbefunde erklären.

Da auch physiologisch das Drüsenepithel früher und empfindlicher auf Progesteron reagiert als das Stroma, wird das Epithel wahrscheinlich pathologischen Gestagenreizen gegenüber eher refraktär, während das Stroma erst nach längerer Dezidualisierung ebenfalls atrophisch wird (Abb. 3.7). Ultrastrukturell wird der Verlust des Nukleolar-channel-Systems sichtbar sowie eine Schädigung der Mitochondrien und des endoplasmatischen Retikulum (Verhagen u. Themann 1970). Die Ziliogenese des Oberflächenepithels ist defekt (Ludwig 1982). Bestimmungen der Gewebefibrinolyse ergaben eine Hemmung der Plasminaktivität (Staffeldt et al. 1969).

Die antiproliferative Wirkung der Gestagene macht man sich vor allem bei der Behandlung der Endometriose zunutze, sowie auch zur Erzielung einer langfristigen Menstruationsverschiebung. Nach längerer Gestagenzufuhr kann sich auch nach der Menopause eine typische Dezidua entwickeln, die sich von der Schwangerschaftsdezidua nur durch die Atrophie der Drüsen unterscheidet.

Adenomatöse Hyperplasien des Korpusendometrium benötigen je nach Schweregrad und in Abhängigkeit vom Alter der Patientin unterschiedliche Gestagendosen zur Rückbildung (Dallenbach-Hellweg et al. 1986); dabei wird bei Frauen im reproduktiven Alter die Wiedergewinnung der Implantationsfähigkeit, in der Postmenopause die komplette Atrophie des Endometrium als Behandlungsziel angestrebt. Darüber hinaus kommt es unter adjuvanter Gestagentherapie zuweilen zur Proliferationshemmung inoperabler Endometriumkarzinome und ihrer Metastasen. Natürliche Gestagene werden zur Substitution z. B. bei der unterwertigen Sekretionsphase während der letzten beiden Zykluswochen mit Erfolg angewandt. Da bei einigen dieser Fälle jedoch auch ein Östrogendefizit besteht, erfordern diese die Zufuhr beider Hormone. Gelegentlich kommt es im atrophischen Endometrium unter der Einwirkung synthetischer Gestagene zu umschriebenen endozervikalen Metaplasien des endometrialen Drüsen- und Oberflächenepithels, welche nach längerer Einwirkung in atypische Proliferationen übergehen können. Auf ihrem Boden können später muzinöse Adenokarzinome entstehen (Dallenbach-Hellweg et al. 1991) (Abb. 3.8 und 3.9)

Analog zur Gestagenwirkung auf das Endometrium bei systemischer Anwendung kommt es bei

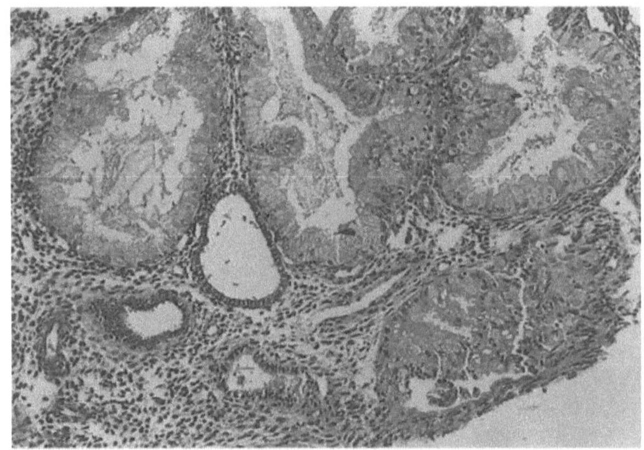

Abb. 3.8. Endozervikale Metaplasie neben atrophischen Endometriumdrüsen nach Gestagentherapie

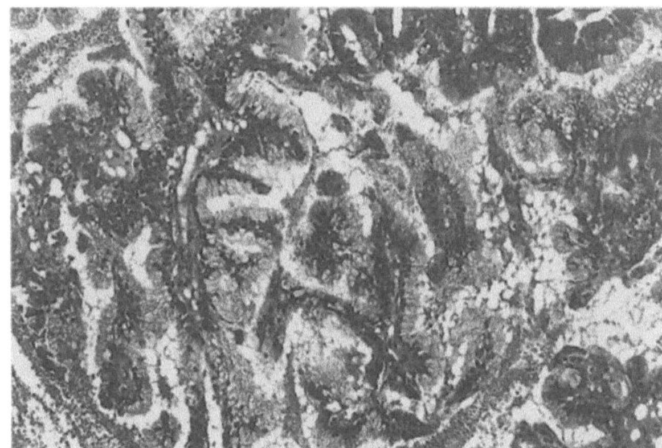

Abb. 3.9. Muzinöses Adenokarzinom des Endometrium nach hochdosierter Gestagentherapie

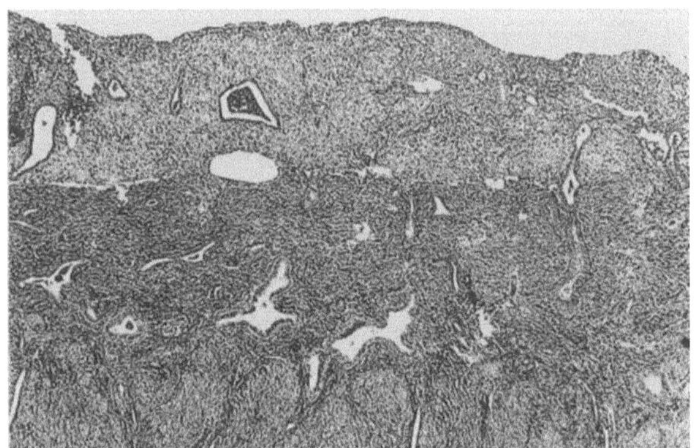

Abb. 3.10. Fokale Gestageneinwirkung auf das Endometrium bei Biograviplanpessar. Horizontale Diffusionsgrenze

Lokalanwendung mit einem gestagenbeladenen IUP zur starren Sekretion, jedoch nur im Diffusionsbereich des Gestagens: die starre Sekretion endet gemeinsam mit der Diffusionstiefe mit scharfer horizontaler Grenze; das darunter gelegene Endometrium entwickelt sich zyklusgerecht (Abb. 3.10).

3.2.3.4 Die Gestagenwirkung auf die Endozervix

Unter synthetischen Gestagenen kommt es zu teilweise atypischen adenomatösen und mikroglandulären Hyperplasien der Zervixschleimhaut, die das aus der Gravidität bekannte Ausmaß sowohl quantitativ, als auch qualitativ weit übertreffen und in scharfem Kontrast stehen kann zu der unter reiner Gestagentherapie auftretenden Endometriumatrophie. Das zervikale Drüsenepithel ist weitgehend undifferenziert, zuweilen mehrreihig und häufig kleinalveolär aufgegliedert. Subepithelial entstehen flächenhaft ausgedehnte Reservezellhyperplasien. Diese Therapie läßt sich dem extirpierten Uterus daher schon makroskopisch ansehen. Der meist weitere Zervikalkanal wird von sehr zähem eingedicktem Schleim ausgefüllt, der vermindert und biochemisch verändert ist. Die histologisch vorgetäuschte Hypersekretion der prall gefüllten Drüsen

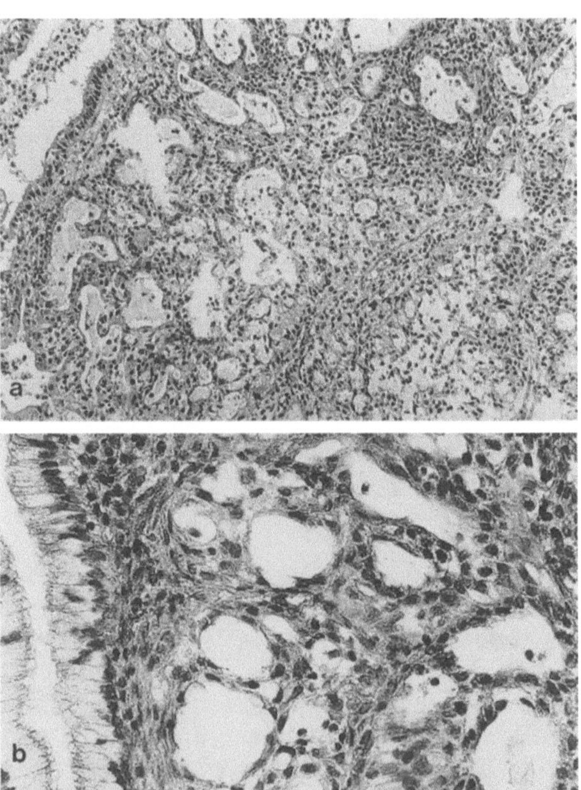

Abb. 3.11 a, b. Mikroglanduläre Hyperplasie der Zervixschleimhaut unter Gestagentherapie. **a** Übersicht, **b** starke Vergrößerung

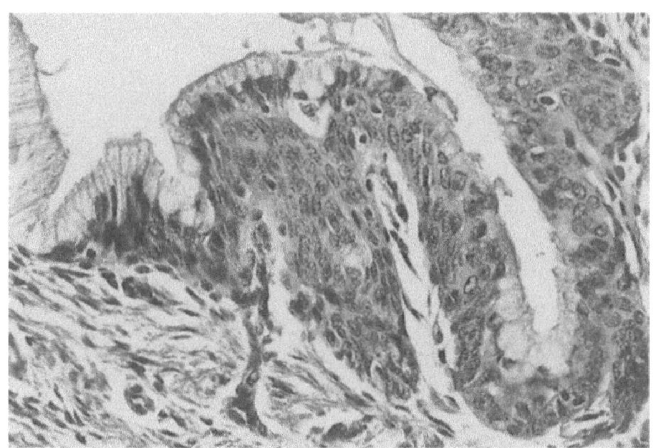

Abb. 3.12. Reservezellhyperplasie der Zervixschleimhaut unter Gestageneinwirkung

entspricht nicht einer echten Mehrproduktion von Sekret, sondern erklärt sich durch dessen Eindickung und Stauung in den erweiterten Drüsen. Die Veränderungen sind um so ausgeprägter, je höher die Gestagendosis bzw. -potenz (Maqueo et al. 1966; Candy u. Abell 1968; Hilliard u. Norris 1979; Cullberg et al. 1982; Dallenbach-Hellweg u. Fenzel 1985) (Abb. 3.11 und 3.12).

3.2.3.5 Die Gestagenwirkung auf das Epithel von Portio, Vagina und Vulva

Im Gegensatz zu Östrogen haben zugeführte Gestagene keine Wirkung auf das geschichtete Plattenepithel von Portio, Vagina und Vulva, weder experimentell (Datta et al. 1968), noch klinisch (Wied u. Bibbo 1970). Auffallend ist nur manchmal eine blasige Auftreibung der Plattenepithelien, in denen sich histochemisch im Gegensatz zu Östrogeneinwirkung anstelle von Glykogen diastaseresistente Mukopolysaccharide nachweisen lassen (Bartels 1968).

3.2.4 Hormonelle Kombinationspräparate

Im Vordergrund aller hormonellen Therapien in der Gynäkologie steht die Verabreichung von Ovulationshemmern, bei denen es sich meist um Kombinationspräparate, weiterhin Sequentialpräparate oder um reine Gestagene handelt. Ihre Wirkung hängt nicht nur von der Zusammensetzung der Präparate und der Dosierung ab, sondern auch von der Reihenfolge der Verabreichung beider Komponenten, von der Zyklusphase und von der Dauer der Zufuhr. Auch zur peri- und postmenopausalen Substitutionstherapie werden heute fast ausschließlich Kombinationen von Östrogen und Gestagen verwandt, um die proleferativen Auswirkungen ungehemmter Östrogene auf das Endometrium zu vermeiden. Dabei ist zu beachten, daß die Potenz eines Präparates wichtiger ist, als die Höhe der Dosierung (Heinen 1970; 1971). Zu berücksichtigen ist weiterhin, daß die Gestagenkomponente einiger Kombinationspräparate (Norethisteronderivate) im Stoffwechsel zu östrogenen und androgenen Substanzen umgebaut wird. Aufgrund der meist sehr hohen Potenz der synthetischen Gestagene im Vergleich zu Östrogenen kommt es unter der Anwendung von Kombinationspräparaten in der Regel zu einem Gestagenübergewicht und demzufolge zu morphologischen Auswirkungen auf die Erfolgsorgane, die denen nach Anwendung reiner Gestagenpräparate weitgehend entsprechen.

3.2.4.1 Auswirkungen kombinierter Östrogene und Gestagene auf das Ovar

Klinisch hat die nur einmonatige Einnahme von Ovulationshemmern keinen Einfluß auf die Entwicklung der reifenden Follikel, wohl aber auf das trotz der Therapie entstehende Corpus luteum: Diesem fehlt oft die Theca interna als wahrscheinliche Ursache der kontrazeptiven Wirkung (Erb u. Ludwig 1965). Auch den atretischen Follikeln fehlt die physiologische Thekazellwucherung schon nach 2-monatiger Pilleneinnahme (Ludwig 1965; Weber 1969). Ein regressives anovulatorisches Corpus luteum im ersten Behandlungszyklus beschrieben Ludwig u. Horowitz (1969). Nach 3- bis 6monatiger Einnahme ist die Tunica albuginea stark verdickt, die Sekundärfollikel befinden sich in Atrophie oder zystischer Degeneration. Auch hämorrhagische Follikelzysten wurden schon nach wenigen Monaten beobachtet (Lauweryns u. Ferin 1964). Nach längerer Einnahme wird das Rindenstroma fibrös umgewandelt, die Primärfollikel sind zahlenmäßig vermindert, die erhaltenen oft degeneriert (Zussman et al. 1967; Pujol-Amat et al. 1969), wachsende Follikel fehlen so gut wie ganz, stattdessen finden sich reichlich atretische Follikel. Die Abnahme der Ovulationen und damit der Lazerationen des ovariellen Deckepithels steht offenbar im Zusammenhang mit einem verminderten Karzinomrisiko (Stanford 1991).

Tabelle 3.5. Chromosomenbefunde bei Aborten von Frauen, die innerhalb von 6 Monaten nach Absetzen der oralen Kontrazeptiva konzipiert hatten, im Vergleich zu unausgewählten Fällen. (Nach Carr, 1969)

Chromosomenbefund		unausgewählte Fälle		nach Absetzen oraler Kontrazeptiva	
Normal			177		16
Trisomie			27		5
Monosomie (45.X)			12	3	
Polyploidie	↗ Triploidie	11	9	14	8
	– Tetraploidie		2		3
	↘ höhere Ploidiegrade und Mosaike		–		3
Gesamtzahl der Aborte			227		38
%-Satz der chromosomalen Anomalien		22%		58%	

Tabelle 3.6. Anomalietyp der Aborte von Frauen, die innerhalb von 6 Monaten nach Absetzen oraler Kontrazeptiva konzipiert hatten. (Nach Poland 1970)

	Gesamtzahl der Aborte	Systemanomalien (= kongenitale Anomalien)		Entwicklungsstörung (Abortiveier)	
		[abs.]	[in %]	[abs.]	[in %]
Nach Absetzen der oralen Kontrazeptiva	58	14	24	20	34
Kontrollgruppen	72	20	28	12	17
Statistische Sicherung			∅		+++

Häufig sind polyzystische Veränderungen mit dichtstehenden hämorrhagischen Follikelzysten. Diese Ovarien erinnern mit ihrer derb-fibrösen Rinde schon makroskopisch an ein Stein-Leventhal-Syndrom. Katamnestisch hatten diese Patientinnen jedoch vor Einnahme der Ovulationshemmer regelrechte Zyklen.

Die Auswirkungen der Degeneration von Primärfollikeln zeigen zytogenetische Untersuchungen and Aborten von Frauen, die innerhalb von 6 Monaten nach Absetzen von Ovulationshemmern konzipierten: Es fand sich eine fast 3fache Häufigkeit von Chromosomenanomalien verglichen mit Aborten von unausgewählten Fällen. Bei diesen Anomalien standen Polyploidien mit 30% gegenüber 5% bei den Kontrollen weit im Vordergrund (Carr 1969, 1970, Tabelle 3.5). Auch eine Häufung von Chromosomenbrüchen wurde nachgewiesen (Mc Quarrie et al. 1970). Histologische und embryologische Untersuchungen ergaben eine doppelte Häufigkeit von frühembryonalen Entwicklungsstörungen (sog. Abortiveier) nach Absetzen von Ovulationshemmern (Poland 1970, Tabelle 3.6). Ursächlich ist aufgrund der festgestellten Chromosomenanomalien eine Störung der Eireifung, insbesondere der Meiose naheliegend, die physiologisch unter dem Einfluß von Progesteron einem subtilen Zeitplan folgt.

3.2.4.2 Auswirkungen kombinierter Östrogene und Gestagene auf die Tube

Nennenswerte morphologische Veränderungen der Tubenschleimhaut sind unter der Zufuhr kombinierter Östrogene und Gestagene bisher nicht bekannt. Bei Überwiegen der Gestagenkomponente kommt es zu gleichen Epithelveränderungen wie bei reiner Gestagentherapie (Fredricsson u. Björkman 1973).

3.2.4.3 Auswirkungen kombinierter Östrogene und Gestagene auf das Endometrium

Charakteristisch für so gut wie alle Kombinationspräparate sind in den ersten Einnahmezyklen einerseits eine unvollständige Proliferation von Drüsen und Stroma, andererseits vorzeitige, abortiv bleibende Sekretionserscheinungen bei fehlender Drüsenschlängelung (Dallenbach-Hellweg 1987). Diese Befunde sind leicht erklärlich: Die zum regelrechten Aufbau des Endometrium benötigte 14tägige ungestörte Östrogenstimulation wird vom 5. Tag des Hemmzyklus an durch Gestagengaben unterbrochen. Diese bewirken eine Differenzierung des noch nicht voll entwickelten Drüsenepithels, die

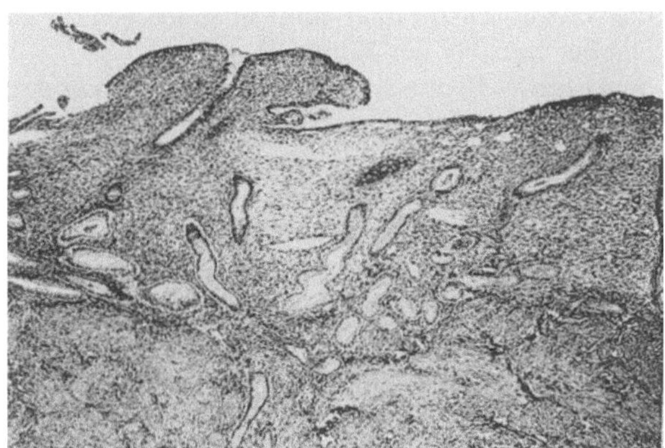

Abb. 3.13. Unvollständig proliferierendes und abortiv sezernierendes Endometrium unter Ovulationshemmereinnahme

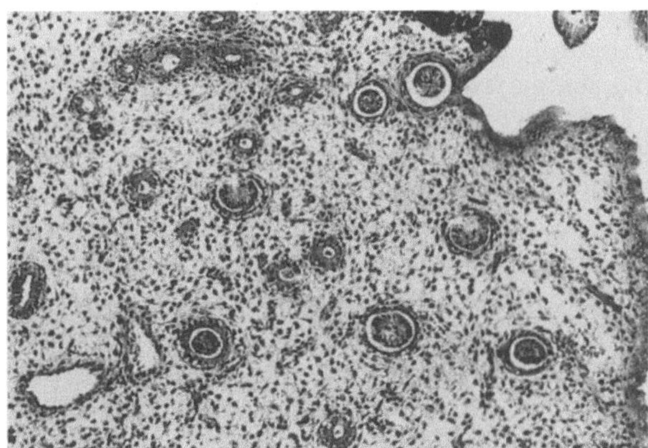

Abb. 3.14. Endometrium nach längerer Ovulationshemmereinnahme: Abortive Sekretion mit Übergängen in Atrophie

daher notgedrungen abortiv bleiben muß. Ein weiteres Charakteristikum der exogenen Hormonzufuhr ist das bunte Nebeneinander von Drüsen- und Stromabezirken verschiedener nicht zyklusgerechter Ausreifungsgrade und die dadurch bedingten polypenförmigen Unebenheiten der Endometriumoberfläche (Abb. 3.13). Die Glykogenbildung schwankt je nach Höhe und Zusammensetzung des Gestagenanteils (Siegel u. Heinen 1965; Böhm 1979), ein Sekret im Lumen fehlt infolge einer Sekretionshemmung so gut wie immer, saure Mukopolysaccharide werden nur nach Einnahme von Progesteronabkömmlingen in kleiner Menge gebildet. Das Stroma kann bei höherem Gestagenanteil vorzeitig fleckig dezidual umgewandelt sein (Taymor 1961), wobei umschriebene Ansammlungen von Körnchenzellen durch artefiziell bedingte Gestagenschwankungen fokal Relaxin ausschütten und zu herdförmigen hämorrhagischen Nekrosen führen, die sich klinisch als Zwischenblutungen bemerkbar machen können. Derartige Blutungen können aber auch durch Östrogenentzug bedingt sein; sie sind immer Ausdruck eines gestörten hormonellen Gleichgewichts und erklären sich durch den dosisabhängigen temporären relativen oder absoluten Mangel eines der beiden zugeführten Hormone. Die Konzentration der zytoplasmatischen Progesteronrezeptoren nimmt umso mehr ab, je stärker die Gestageneinwirkung auf das Endometrium ist (Carol et al. 1989). Drüsen- und Stromazellen sind auch histochemisch (Hester et al. 1968) und in ihrer Ultrastruktur stark verändert, wobei eine erhebliche Verminderung des endoplasmatischen Retikulum, der Ribosomen und Polysomen im Vordergrund steht (Clyman 1963; Sirtori 1969; Verhagen u. Themann 1970). Besondere Abnormitäten zeigen weiterhin das Gitterfasernetz (Waidl et al. 1968) und das Gefäßsystem (Grant 1969; Blaustein u. Shenker 1970; Maqueo et al. 1970), dieses vor allem Endothelproliferationen im Bereich der Sinusoide, wie sie experimentell beim Affen durch Relaxin erzeugt werden (Dallenbach-Hellweg et al. 1966).

Nach längerer Einnahme von Ovulationshemmern wirkt sich auch eine anfangs nur geringe Verschiebung des hormonellen Gleichgewichts stärker aus (Maqueo et al. 1970); meist kommt es infolge eines Gestagenübergewichts zur Endometriumatrophie mit allmählichem Schwund zunächst der Drüsen und schließlich des Stromas (Abb. 3.14). Analoge Veränderungen werden postmenopausal bei der kombinierten hormonellen Substitutionstherapie beobachtet (Leather et al. 1991). Die Reste der Drüsenepithelien gleichen Kapillarendothelien, das Stroma besteht zuletzt nur aus Bindegewebsfasern. Diese Veränderungen können in seltenen, fortgeschrittenen Fällen infolge vollständigen Verlustes von hormonellen Rezeptoren für längere Zeit refraktär bleiben (Shearman 1971, 1975; Friedman u. Goldfien 1969) und unterscheiden sich dadurch von der hormonell noch stimulierbaren physiologischen Altersatrophie des Endometrium. Kommt es nach Absetzen des Ovulationshemmers zur Regeneration der Atrophie, so nimmt diese je nach eingenommenem Präparat unterschiedlich lange Zeit in Anspruch (Ferin 1964), die längste Zeit beanspruchen die Depotgestagene (Gardner u. Mishell 1970; Maqueo et al. 1970).

In seltenen Fällen kam es bei Langzeiteinnahme, insbesondere von Sequentialpräparaten mit höherem Östrogenanteil, zum Überwiegen des Östrogen mit hyperplastisch-adenomatösen Veränderungen des Endometrium. Dieses Überwiegen erklärte sich z. T. durch die Umwandlung synthetischer Gestagene in Substanzen mit östrogener Wirkung (Henzl et al. 1964). Auch invasive Endometriumkarzinome wurden von einigen Autoren beobachtet (Lyon 1975; Kelley et al. 1976; Cohen u. Deppe 1977; Silverberg et al. 1977). Dem gegenüber steht eine Senkung des Karzinomrisikos bei Verwendung der modernen, überwiegend gestagenbetonten Hormonpräparate; diese Senkung betrifft allerdings nur die endometrialen Adenokarzinome der frühen Postmenopause (Schlesselman 1991). Andererseits kann bei Überwiegen des Gestagenanteils die prädeziduale Reaktion nach Langzeitbehandlung pseudosarkomatösen Charakter annehmen (Dockerty et al. 1959).

3.2.4.4 Auswirkungen kombinierter Östrogene und Gestagene auf die Endozervix

Auch an der Zervix läßt sich das Überwiegen eines der beiden zugeführten Hormone anhand der beschriebenen isolierten Hormonwirkungen leicht erkennen. Hinzu kommt jedoch bei dieser Lokalisation eine quantitative Potenzierung der Veränderungen bei kombinierter Hormonzufuhr.

Ähnlich wie beim Endometrium stehen meist die gestagenbedingten Veränderungen im Vordergrund. Die Hyperproliferation der Zervixschleimhaut bewirkt bereits in den ersten Behandlungszyklen bei den meisten Frauen eine Ektopie. Diese ist um so ausgeprägter, je höher die Dosis und Potenz der Gestagenkomponente.

Kehrer u. Hauser (1968) beobachteten diese Entwicklung bei 70% einer Gruppe von Patientinnen, die vor der Einnahme von Ovulationshemmern nachweislich keine Ektopie hatten. Die ektropionierte stark hyperplastische Zervixschleimhaut zeigt polypöse oder papilläre adenomatöse Wucherungen mit erheblichen Veränderungen des Drüsenepithels, die sich nicht nur quantitativ, sondern auch qualitativ deutlich von den physiologischen Veränderungen während einer Gravidität unterscheiden. Das Epithel ist mehrreihig bis mehrschichtig, bildet Papillen oder kleinalveoläre Aufgliederungen. Es enthält große, polymorphe Kerne im schlecht differenzierten Zytoplasma.

Die Drüsen sind von Resevezellhyperplasien umgeben und liegen unter weitgehendem Verlust des Stromas dicht aneinander. Das restliche Stroma ist sehr reich an stark erweiterten, dünnwandigen Gefäßen und entzündlichen Infiltraten. Gmür (1970) fand die adenomatöse Hyperplasie bei 47% aller Ovulationshemmer einnehmenden Frauen gegenüber nur 7% der Kontrollen.

Ähnliche Beobachtungen machten auch andere Autoren (Kyriakos et al. 1968; Gall et al. 1969; Mingeot u. Fierez 1974; Werner u. Dinges 1976; Wilkinson und Dufour 1976).

Bei Anwendung der modernen niedrig dosierten Kombinationspräparate sind die überschießenden Proliferationen der Zervixschleimhaut quantitativ geringer, aber immer noch nachweisbar. Ihre klinische Bedeutung, insbesondere die der Reservezellhyperplasie, ist außerdem in der erhöhten Anfälligkeit für HPV-Infektionen zu sehen. Zusätzlich wird ein aktivitätssteigernder Einfluß zugeführter Steroidhormone auf das virale Genom diskutiert (Pater et al. 1988).

Die neueren molekularbiologischen Erkenntnisse untermauern klinisch pathologische Beobachtungen an Vergleichskollektiven, die ein erhöhtes Risiko oder ein häufigeres Auftreten von Präkanzerosen endozervikaler Abstammung unter oralen Kontrazeptiva ergaben (Qizilbash 1975; Gallup u. Abell 1977; Bousfield et al. 1980; Dallenbach-Hellweg 1984; Negrini et al. 1990), zuweilen kombiniert mit erhöhtem Nachweis von HPV 16 und 18 (Brinton et al. 1990).

Das Karzinomrisiko wird unter Einnahme von Ovulationshemmern mit 1.19 angesehen (WHO Collaborative Study 1985). In einer Zusammenstellung mehrerer Fallkontrollstudien ist es nahezu verdoppelt und verhält sich direkt proportional zur Einnahme der Ovulationshemmer (Brinton 1991). Dabei handelt es sich überdurchschnittlich häufig um Adenokarzinome der Zervixschleimhaut.

3.2.4.5 Auswirkungen auf das Epithel von Portio, Vagina und Vulva

Das geschichtete Plattenepithel dieser Lokalisationen ist unter der Zufuhr sowohl hoch, als auch niedrig dosierter Kombinationspräparate meist unverändert, da in der Regel die Gestagenkomponente funktionell überwiegt. Besteht jedoch unter der kombinierten Zufuhr beider Hormone ein Östrogenübergewicht (z. B. bei den Sequentialpräparaten), so entwickeln sich häufig breite Parakeratosen dieses Epithels (s. Abb. 3.5).

3.2.5 Gonadotropine

Die morphologischen Auswirkungen zugeführter Gonadotropine gehen mit den bereits geschilderten

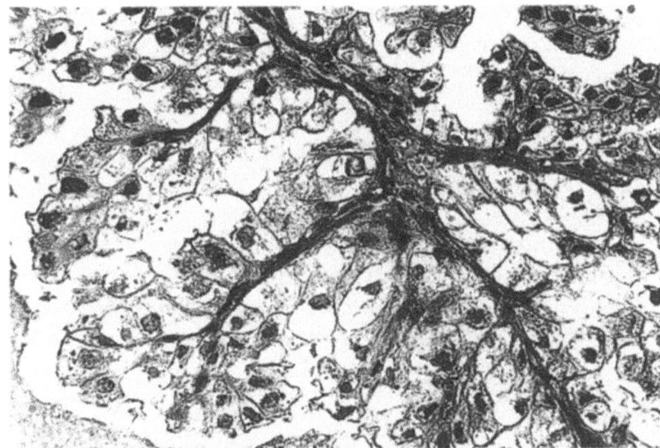

Abb. 3.15. Endometriale Drüsen mit Arias-Stella-Phänomen nach HMG/HCG-Behandlung

biochemischen parallel. In den Ovarien kommt es nach Zufuhr von HMG/HCG zur Follikelreifung und postovulatorisch zur Bildung zuweilen mehrerer, oft persistierender Corpora lutea. Gleichzeitig kommt es zu einer unregelmäßigen sekretorischen Umwandlung des Endometrium, in dem hyperstimulierte Drüsen mit großen polygonalen Kernen und klarem unregelmäßig begrenztem Zytoplasma auftreten, entsprechend dem Arias-Stella-Phänomen. Die Umwandlung ist um so ausgeprägter, je länger HCG kontinuierlich verabreicht wird (Abb. 3.15).

3.2.6 Antiöstrogene

Diese den Östrogenen chemisch verwandten Substanzen entfalten ihre antiöstrogene Wirkung durch Blockierung der Östrogenrezeptoren.

3.2.6.1 Clomiphen

Unter Clomiphengaben kommt es zwar einerseits durch Blockierung des negativen Feed-back-mechanismus zum Anstieg der Gonadotropine mit resultierender Follikelreifung; diese ist für den Ovulationsauslösenden Effekt des Clomiphen verantwortlich. Andererseits erreichen die vermehrt produzierten Östrogene die rezeptorblockierten Target-Zellen nicht; die Folge ist eine unterwertige Proliferation des Endometrium mit folgender unterwertiger Sekretion: die Endometriumdrüsen bleiben klein, eng und sind von niedrig, höchstens abortiv sezernierendem Epithel ausgekleidet. Die morphologische Auswirkung von Clomiphen am Endometrium ist somit derjenigen synthetischer Gestagene durchaus vergleichbar (Cook et al. 1984; Benda 1992). Diese Wirkung bleibt nur dann aus, wenn das Endometrium bereits vorher hochproliferiert war. Demnach eignet sich Clomiphen in der Sterilitätsbehandlung nur bei hyperöstrogenen, anovulatorischen Zyklen, oder wenn die zur unterwertigen Sekretion führende Corpus-luteum-Insuffizienz relativ war aufgrund einer vorausgegangenen östrogenen Überstimulation. In diesen Fällen kann durch die antiöstrogene Clomiphenwirkung eine Normalisierung der Sekretionsphase erzielt werden. Verlief jedoch die Proliferation in der ersten Zyklushälfte bereits unterwertig, so wird die sekretorische Umwandlung des Endometrium durch Clomiphen noch weiter unterdrückt. Diese Zusammenhänge sind bei der Vorbehandlung vor einer In-vitro-Fertilisation und bei der Auswahl der hormonellen Stimulation im Behandlungszyklus von vorrangiger Bedeutung (Dallenbach et al. 1987; Sterzik et al. 1988). Der morphologischen Funktionsdiagnose einer Endometriumbiopsie kommt in diesen Fällen eine besondere Bedeutung zu.

3.2.6.2 Tamoxifen

Dieses nichtsteroidale Antiöstrogen bewirkt neben der Hemmung von Östrogenrezeptoren eine Stimulation von Progesteronrezeptoren (Gottardis et al. 1988). Im bereits atrophischen Endometrium kommt diese Stimulation nicht mehr zur Geltung; das Endometrium bleibt unter Tamoxifentherapie in aller Regel atrophisch. Bestand jedoch prätherapeutisch eine unregelmäßige Proliferation oder eine glandulär-zystische Hyperplasie, so führt eine Behandlung mit Tamoxifen in der zur adjuvanten Therapie des Mammakarzinoms üblichen Dosierung bereits nach einigen Monaten in größeren Abschnitten zur Drüsenatrophie, zwischenzeitlich jedoch zu endozervikalen Metaplasien unterschiedlichen Ausmaßes. Diese Metaplasien können nach langjähriger Tamoxifenbehandlung in seltenen Fällen karzinomatös entarten und sind dann Ausgangspunkt muzinöser Adenokarzinome vom endozervikalen Typ im Endometrium. Sie sind somit anderer Histogenese, als die durch Östrogene stimulierten endometrioiden Adenokarzinome des Endometrium. Die bisher bekannt gewordenen Endometriumhyperplasien, Polypen (Nuovo et al. 1989) und Endometriumkarzinome nach Tamoxifentherapie eines primären Mammakarzinoms (Fornander et al. 1989, Segna et al. 1992) bedürfen somit zur Erklärung ihrer Entstehung keiner östrogenen Restwirkung von Tamoxifen, sondern sind einer Gestagen- (= Antiöstrogen-) stimulierten Hyperproliferation endozervikalen Epithels zuzuordnen, wie sie sowohl in der Zervixschleimhaut selbst, als auch in den von ihr histogenetisch abzuleitenden endozervikalen Metaplasien zum Ausdruck kommt (s. Abb. 3.8).

3.3 Literatur

Arronet GH, Arrata WSM, Latour JPA, Broda S (1969) A study on ovulation inhibition by quinestrol. One dose a month. Int J Fertil 14:195

Bartels C (1968) Histochemische und enzymtopochemische Untersuchungen an hormoninduzierten Metaplasien des Vaginalepithels der Ratte. Acta histochem 31:82

Baulieu EE (1979) Current approaches to steroid hormone cell interactions. In: Juxe K, Hökfelt T, Luft R (eds) Central regulation of the endocrine system. Plenum, New York, pp 239–260

Baxter JD, Funder JW (1979) Hormone receptors. N Engl J Med 301:1149

Bayer R (1965) Die Endometriumreaktion auf Chlormadinoazetat bei Frauen mit monophasischer und biphasischer Zyklussteuerung. I. Langzeitbehandlung mit Kleindosen. II. Langzeitbehandlung mit ansteigenden Dosen zwischen 10 mg und 30 mg Chlormadinoazetat, Z Geburtshilfe Gynäkol 164:47, 62

Benda JA (1992) Clomiphene's effect on endometrium in infertility. Int J Gynecol Pathol 11:273–282

Blaustein A, Shenker L (1970) Responsiveness of endothelium in spiral arterioles of endometrium. Obstet Gynec 35:12

Bo WJ (1970) The effect of progesterone and progesterone-estrogen on the glycogen deposition in the vagina of the squirrel monkey. Am J Obstet Gynecol 107:524

Böhm W (1979) Vergleichende morphologische Untersuchung am Endometrium zur differenzierten Wirksamkeit hormonaler Kontrazeptiva. Ergebn exp Med 31:119–131

Boquoi E, Staisch KJ (1968) Vaginalzytologische Untersuchungen zur Dosis-Wirkungsbeziehung konjugierter Östrogene (Presomen) bei Frauen in der Postmenopause. Geburtshilfe Frauenheilkd 28:1132

Bousfield L, Pacey F, Young Q, Krumis I, Osborn R (1980) Expanded cytologic criteria for the diagnosis of adenocarcinoma in situ of the cervix and related lesions. Acta Cytologia 24:283–296

Brinton LA (1991) Oral contraceptives and cervical neoplasia. Contraception 43:581–595

Brinton LA, Reeves WC, Brenes MM, Herrero R et al (1990) Oral contraceptive use and risk of invasive cervical cancer. Int J Epidemiol 19:4–11

Candy J, Abell MR (1968) Progestogen-induced adenomatous hyperplasia of the uterine cervix. JAMA 203:323–326

Carol W, Jäger R, Martin P, Möller U (1989) Das Verhalten der zytoplasmatischen Progesteronrezeptoren im zyklischen Endometrium und unter der Einwirkung hormonaler Kontrazeptiva. Zentralbl Gynökol 111:793–799

Carr DH (1969) Genetic factors in pregnancy wastage. Med Clin of North Amer 53:5

Carr DH (1970) Chromosome studies in selected spontaneous abortions. 1. Conception after oral contraceptives. Can Med Assoc J 103:343

Charles D (1964) Iatrogenic endometrial patterns. J Clin Pathol 17:205

Clyman MJ (1963) Electron-microscopic changes produced in the human endometrium by norethindrone acetate with ethinyl estradiol. Fertil Steril 14:352

Cohen CJ, Deppe G (1977) Endometrial carcinoma and oral contraceptive agents. Obstet Gynecol 49:390

Cook CL, Schroeder JA, Yussman MA, Sanfilippo JS (1984) Induction of luteal phase defect with clomiphene citrate. Am J Obstet Gynecol 149:613

Csermely T, Hughes EC, Demers LM (1971) Effect of oral contraceptives on human endometrium in culture. Am J Obstet Gynecol 109:1066

Cullberg G, Eriksson O, Knutsson F, Steffensenk (1982) Desogestrel, a new progestational compound. Acta Obstet Gynecol Scand Suppl 111:13–19

Dallenbach Chr, Sterzik K, Dallenbach-Hellweg G (1987) Histologische Endometriumbefunde bei Patientinnen am Tage eines geplanten Embryo-Transfers. Geburtshilfe Frauenheilkd 47:623–629

Dallenbach-Hellweg G (1984) On the origin and histological structure of adenocarcinoma of the endocervix in women under 50 years of age. Path Res Pract 179:38–50

Dallenbach-Hellweg G (1987) Histopathology of the endometrium Springer-Verlag Berlin Heidelberg New York London Paris Tokyo

Dallenbach-Hellweg G, Niehoff B (1971) Das Tubenepithel in Korrelation zu histologischen Befunden an Endometrium und Ovar. Virchows Arch Abt. A Path Anat 354:66

Dallenbach-Hellweg G, Fenzel J (1985) Die Abhängigkeit morphologischer Veränderungen an Portio, Zervix und Endometrium von Dosierung oder Potenz synthetischer Gestagene. Geburtshilfe Frauenheilkd 45:238–243

Dallenbach-Hellweg G, Dawson GB, Hisaw FL (1966) The effect of relaxin on the endometrium of monkeys. Histological and histochemical studies. Am J Anat 119:61

Dallenbach-Hellweg G, Czernobilsky B, Alleman J (1986) Medroxyprogesteron-acetat bei der adenomatösen Hyperplasie des Korpusendometriums. Klinische und morphologische Untersuchungen zur Frage der Dauer und Dosierung der Gestagentherapie. Geburtshilfe Frauenheilkd 46:601

Dallenbach-Hellweg G, Lang-Averous G, Hahn U (1991) The value of immunohistochemistry in the differential diagnosis of endometrial carcinomas. APMIS Suppl 23:91–99

Datta IC, Karkun JN, Kar AB (1968) Studies on physiology and biochemistry of the cervix: effect of estrogen and progesterone on the rat cervix. Acta biol med germ 20:155

Delforge JP, Ferin J (1970) A histometric study of two estrogens: ethinyl-estradiol and its 3-methylether derivative (mestranol): their comparative effect upon the growth of human endometrium. Contraception 1:57

Diczfalusy E, Goebelsmann U, Johannisson E, Tillinger KG, Wide L (1969) Pituitary and ovarian function in women on continuous low dose progesterone; effect of chlormadinone acetate and norethisterone. Acta Endocrinol (Kbh) 62:679

Dockerty MB, Smith RA, Symmonds RE (1959) Pseudomalignant endometrial changes induced by administration of new synthetic progestins. Proc Mayo Clin 34:321

Dunn TB, Green AW (1963) Cysts of the epididymis, cancer of the cervix, granular cell myoblastoma, and other lesions after estrogen injection in newborn mice. JNCI 31:425

Egger H, Kindermann G (1974) Effect of estrogens at high dosage on the human endometrium. Arch Gynäkol 216:399

Erb H, Ludwig KS (1965) Corpus-Luteumbildung während der Einnahme eines hormonalen Antikonzeptivums. Gynaecologia (Basel) 159:309

Ferin J (1964) Hypoestrogenic amenorrhea and/or sterility induced by lynestrenol. Int J Fertil 9:29

Folkmann J (1971) Transplacental carcinogenesis by stilbestrol. N England J Med 285:404

Fornander T, Rutqvist LE, Cedermark B, et al (1989) Adjuvant tamoxifen in early breast cancer: Occurrence of new primary cancers. Lancet I:117–120

Forsberg JG (1969) The development of atypical epithelium in the mouse uterine cervix and vaginal fornix after neonatal oestradiol treatment. Br J exp Path 50:187

Forsberg JG (1971) A difference in mitotic rate response between the uterine and cervical epithelium in neonatal mice after oestradiol treatment. In: Basic actions of sex steroids on target organs. Karger: Basel

Fredricsson B, Björkman N (1973) Morphologic alterations in the human oviduct epithelium induced by contraceptive steroids. Fertil Steril 24:19

Friedman S, Goldfien A (1969) Amenorrhea and galactorrhea following oral contraceptive therapy. JAMA 210:1888

Gaddum-Rosse P, Rumery RE, Blandau RJ, Thiersch JB (1975) Studies on the mucosa of postmenopausal oviducts: surface appearance, ciliary activity and the effect of estrogen treatment. Fertil Steril 26:951

Galand P, Leroy F, Chretien J (1971) Effect of oestradiol on cell proliferation and histological changes in the uterus and vagina of mice. J Endocrinol 49:243

Gall SA, Bourgeois CH, Maguire G (1969) The morphologic effects of oral contraceptive agents on the cervix. JAMA 207:2243–2247

Gallup DG, Abell MR (1977) Invasive adeno-carcinoma of the uterine cervix. Obstet Gynecol 49:596–603

Gambrell RD (1982) The menopause: Benefits and risks of estrogenprogesteron replacement therapy. Fertil Steril 37:457–474

Gardner JM, Mishell DR (1970) Analysis of bleeding patterns and resumption of fertility following discontinuation of a long acting injectable contraceptive. Fertil Steril 21:286

Gaton E, Zejdell L, Bernstein D, Glezerman M, Czernobilsky B, Insler V (1982) The effect of estrogen and gestagen on the mucus production of human endocervical cells: a histochemical study. Fertil Steril 38:580–585

Gelfand MM, Ferenczy A (1989) A prospective 1-year-study-study of estrogen and progestin in postmenopausal women: effects on the endometrium. Gynecol 74:398–402

Gibson DFC, Roberts SA, Evans GS (1991) Changes in the hormone dependency of epithelial cell proliferation in the genital tract of mice following neonatal oestrogen treatment. Eur J Cancer 27:1295–1301

Gmür H (1970) Die Wirkung der Ovulationshemmer auf Portio- und Cervix-Schleimhaut. Inaugural-Dissertation, Luzern

Gordon M, Kohorn EI, Gore BZ, Rice SI (1973) Effect of postovulatory oestrogens on the fine structure of the epithelial cell in human endometrium. J Reprod Fertil 34:375

Gottardis MM, Robinson SP, Satyas-Waroop PG, Jordan VC (1988) Contrasting actions of tamoxifen on endometrial and breast tumor growth in the athymic mouse. Cancer Res 48:812–815

Grant ECG (1969) Venous effects of oral contraceptives. Br Med J 4:73

Greenblatt RB, Zarate A (1967) Endometrial studies following quinestrol administration. Int J Fertil 12:187

Greenwald P, Barlow JJ, Nasca PC, Burnett WS (1971) Vaginal cancer after maternel treatment with synthetic estrogens. N England J Med 285:390

Hammond D (1967) Potency of quinestrol as reflected by vaginal cytologic maturation. Int J Fertil 12:164

Hargrove JT, Maxson WS, Wentz AC, Burnett LS (1989) Menopausal hormone replacement therapy with continuous daily oral micronized estradiol and progesterone. Obstet Gynecol 73:606–612

Haskins AL, Moszkowski EF, Whitelock VP (1968) The estrogenic potential of estriol. Am J Obstet Gynec 102:665

Heinen G (1970) Die differenzierte Anwendung von Kombinations- und Sequentialpräparaten in der hormonalen Ovulationshemmung. Der praktische Arzt, Heft 12/70

Heinen G (1971) The discriminating use of combination and sequential preparations in the hormonal inhibition of ovulation. Contraception 4:393

Hendrickson MR, Kempson RL (1980) Endometrial epithelial metaplasias: proliferations frequently misdiagnosed as adenocarcinoma. Report of 89 cases and proposed classification. Am J Surg Pathol 4:525

Henzl M, Jirasek J, Horsky J, Presl J (1964) Die Proliferationswirkung des 17-α-Äthinyl-19-Nor-Testosterons. Arch Gynäkol 199:335

Herbst AL, Ulfelder A, Poskanzer DC (1971) Adenocarcinoma of the vagina. Association of maternel stilbestrol therapy with tumor appearence in young women. N England J Med 284:878

Herbst AC, Cole P, Colton T, Robboy SJ, Scully RE (1977) Age incidence and risk of diethylstilbestrol related clear cell adenocarcinoma of the vagina and cervix. Am J Obstet Gynecol 128:43–50

Hester LL, Kellett WW, Spicer SS, Williamson HO, Pratt-Thomas HR (1968) Effects of a sequential oral contraceptive on endometrial enzyme and carbohydrate histochemistry. Am J Obstet Gynec 102:771

Hilliard GD, Norris HJ (1979) Pathologic effects of oral contraceptives. Rec Results in Cancer Research 66:49–71

Hisaw FL, Hisaw FL (1961) Action of estrogen and progesterone on the reproductive tract of lower primates. In: Young WC (ed) Sex and internal secretions. Williams and Wilkins, Baltimore, p 556

Hoffmann F, Eckert J, Kayser W (1969) Über die Wirkung des Lynestrenol auf die Ovulation der Frau bei intraovarieller Applikation. Geburtshilfe Frauenheilkd 29:242

Kehrer B, Hauser GA (1968) Häufigkeit und Auftreten der Portioektopien unter Ovulationshemmern. Gynaecologia 165:209

Kelley HW, Miles PA, Buster JE, Scragg WH (1976) Adenocarcinoma of the endometrium in women taking oral contraceptives: Obstet Gynecol 47:200

King WJ, Desombre ER, Jensen EV, Greene GL (1985) Comparison of immunocytochemical and steroid binding assays for estrogen receptor in human tumors. Cancer (Philad) 45:293

Kohrmann AF, Greenberg RE (1968) Permanent effects of estradiol on cellular metabolism of the developing mouse vagina. Dev Biol 18:632

Kyriakos M, Kempson RL, Konikov NF (1986) A clinical and pathologic study of endocervical lesions associated with oral contraceptives. Cancer 22:99–110

Lang G, Lang M, Dallenbach-Hellweg G (1989) Immunhistochemische Rezeptorbefunde im Endometrium und therapeutische Konsequenzen bei endogenen und exogenen Funktionsstörungen und im Karzinom. Geburtshilfe Frauenheilkd 49:1044–1049

Lauweryns J, Ferin J (1964) Effects on the ovary of prolonged administration of lynestrenol: a histological study. Int J Fertil 9:35

Leather A, Savvas M, Studd JWW (1991) Endometrial histology and bleeding patterns after 8 years of continous combined estrogen and progestogen therapy in postmenopausal women. Obstet Gynecol 78:1008–1010

Ludwig H (1982) The morphologic response of the human endometrium to long-term treatment with progestational agents. Am J Obstet Gynecol 142:796

Ludwig KS (1965) Über die morphologischen Veränderungen am menschlichen Ovar unter Einwirkung eines hormonalen Antikonzeptivums. Experientia 21:726

Ludwig KS, Horowitz M (1969) Anovular corpus luteum in a woman taking an oral contraceptive. Obstet Gynec 33:696

Lyon FA (1975) The development of adenocarcinoma of the endometrium in young women receiving long-term sequential oral contraception. Report of 4 cases. Am J Obstet Gynec 123:299

Mall-Haefli M, Ludwig KS, Spornitz VM, Wettwiller A (1976) Die Low-Dosis-Gestagen-Therapie. Geburtshilfe Frauenheilkd 36:645–660

Maqueo M, Azuela JC, Calderon JJ, Goldzieher JW (1966) Morphology of the cervix in women treated with synthetic progestins. Am J Obstet Gynec 96:994

Maqueo M, Gorodovsky J, Rice-Wray E, Goldzieher JW (1970) Endometrial changes in women using hormonal contraceptives for periods up to ten years. Contraception 1:115

Maqueo M, Rice-Wray E, Gorodovsky J, Goldzieher JW (1970) Endometrial regeneration in patients discontinuing oral contraceptives. Fertil Steril 21:224

Marks F (1979) Molekulare Biologie der Hormone. Fischer, Stuttgart

McQuarrie HG, Scott CD, Ellsworth HS, Harris JW, Stone RA (1970) Cytogenetic studies on women using oral contaceptives and their progency. Am J Obstet Gynec 108:659

Mingeot R, Fierez CL (1974) Endocervical changes with the use of synthetic steroids. Obstet Gynecol 44:53–59

Negrini BP, Schiffman MH, Kurman RJ et al (1990) Oral contraceptive use, HPV infection, and risk of early cytological abnormalitis of the cervix. Cancer Res 50:4670–4675

Nordqvist S (1970) The synthesis of DNA and RNA in human carcinomatous endometrium in short-term incubation in vitro and its response to oestradiol and progesterone. J Endocrinol 48:29

Nuovo MA, Nuovo GJ, McCaffrey RM, Levine RU, Winkler B (1989) Endometrial polyps in postmenopausal patients receiving tamoxifen. Int J Gynec Path 8:125

Ober WB, Bronstein SB (1967) Endometrial morphology following oral administration of quinestrol. Int J Fertil 12:210

Oberti C, Dabancens A, Garcia-Huidobro M, Rodriguez-Bravo R, Zanartu J (1974) Low-dosage oral progestogens to control fertility. II. Morphologic modifications in the gonad and oviduct. Obstet Gynec 43:285

Pater MM, Hughes GA, Hyslop DE et al (1988) Glucocorticoid-dependant carcinogenic transformation by type 16 but not type 11 papillomavirus DNA. Nature 335:832–835

Poland PJ (1970) Conception control and embryonic development. Am J Obstet Gynecol 106:365

Pujol-Amat P, Urgell-Roca JM, Esterban-Altirriba J, Marquez-Ramirez M (1969) Studies of ovarian biopsies from women cyclically treated with the combination ethynodiol-diacetate and mestranol alone and together with human menopausal gonadotropin (Pergonal) + HCG. Gynaecologia 167:237

Qizilbash AH (1975) In-situ and microinvasive adenocarcinoma of the uterine cervix. Am J Clin Pathol 64:155–170

Rao BR, Wiest WG, Allen WM (1974) Progesterone "receptor" in human endometrium. Endocrinology 95:1275

Schlesselman JJ (1991) Oral contaceptives and neoplasia of the uterine corpus. Contraception 43:557–580

Schröder R (1954) Endometrial hyperplasia in relation to genital function. Am J Obstet Gynecol 68:294

Schumacher CFB (1970) Biochemistry of cervical mucus. Fertil Steril 21:697

Scommegna A, Pandya GN, Lee AW, Cohen MR (1970) Intrauterine administration of progesterone by a slow releasing device. Fertil Steril 21:201

Segna RA, Dottino PR, Deligdisch L, Cohen CJ (1992) Tamoxifen and endometrial cancer. Mt Sinai J Med 59:416–418

Shearman RP (1971) Prolonged secondary amenorrhoea after oral contraceptive therapy. Lancet 2:64

Shearman RP (1975) Secondary amenorrhoea after oral contraceptive treatment and follow-up. Contraception 11:123

Siegel P, Heinen G (1965) Endometriumbefunde bei Ovulationshemmern. Arch Gynäkol 202:248

Silverberg SG, Makowski EL, Roche WD (1977) Endometrial carcinoma in women under 40 years of age. Comparison of cases in oral contraceptive users and non-users. Cancer (Philad) 39:592

Sirtori C (1969) Some ultrastructural aspects of human uterine physiopathology; cyclosenility, senility, antisenile and antitumoral therapies and contraceptive drugs. Proc Int Symos Obstet Gynecol. Erba, Milano

Sjöstedt S, Strandh J (1971) Effect of polyestriol phosphate on the vaginal cytology and uterine endometrium of postmenopausal women. Acta Obstet Gynecol Scand 50:30

Spornitz UM, Ludwig KS, Mall-Haefeli M (1977) Morphologic alterations in the epithelium of the human oviduct induced by a low dosis gestagen. Arch Gynäkol 223:269

Staffeldt K, Kreuzer G, Hoffbauer H (1969) Histologische und gerinnungsanalytische Untersuchungen zur Wirkung der niedrig dosierten Gestagen-Dauerapplikation auf das Endometrium. Arch Gynäkol 207:50

Stanford JL (1991) Oral contraceptives and neoplasia of the ovary. Contraception 43:543–556

Stern E, Forsythe AB, Youkeles L, Coffelt CF (1977) Steroid contraceptive use and cervical dysplasia: increased risk of progression. Science 196:1460–1462

Sterzik K, Sasse V, Dallenbach Chr, Dallenbach-Hellweg G, Schneider V (1988) In vitro fertilization: the degree of endometrial insufficiency varies with the type of ovarian stimulation. Fertil Steril 50:457–462

Taymor ML (1961) Laboratory and clinical effects of nortestosterone. II. The endometrial response. Am J Obstet Gynecol 81:95

Terenius L, Meyerson BJ, Palis A (1969) The effect of neonatal treatment with 17β-oestradiol or testosterone on the binding of 17β-oestradiol by mouse uterus and vagina. Acta endocrinologica 62:671

Tsukada Y, Hewett WJ, Barlow JJ, Pickren JW (1972) Clear-cell adenocarcinoma ("Mesonephroma") of the vagina. Three cases associated with maternel synthetic nonsteroid estrogen therapy. Cancer 29:1208

Verhagen A, Themann H (1970) Elektronmikroskopische Untersuchungen am menschlichen Endometrium unter Einwirkung von Ovulationshemmern mit gleichzeitiger Östrogen- und Gestagenwirkung. Arch Gynäkol 209:162

Waidl E, Fikentscher H, Brückner W (1968) Die interzellulären Strukturen des Endometrium bei der oralen Kontrazeption. Geburtshilfe Frauenheilkd 28:159

Weber W (1969) Zur funktionellen Morphologie des menschlichen Ovariums nach Absetzen von Oestrogen-Gestagen-Kombinationspräparaten. Geburtshilfe Frauenheilkd 29:149

Werner R, Dinges HP (1976) Über durch Ovulationshemmer verursachte spezifische Veränderungen der Cervix uteri. Zbl Gynäk 98:919–926

WHO Collaborative Study of Neoplasia and Steroid Contraceptives. Invasive cervical cancer and combined oral contraceptives. Br Med J 290:961–965

Wied GL, Bibbo M (1970) The effects of sex steroids on the vaginal epithelium. In: MH Briggs: Advances in steroid biochemistry and pharmacology. I:453. Academic Press: London and New York

Wilkinson E, Dufour DR (1976) Pathogenesis of microglandular hyperplasia of the cervix uteri. Obstet and Gynec 47:189–195

Winter GF, Pots P (1956) Morphologische Untersuchungen über die medikamentöse Transformation des Endometrium. Z Geburtsh Gynäkol 147:44

Wright SW, Fotherby K, Fairweather F (1970) Effect of daily small doses of norgestrel on ovarian function. J Obstet Gynaec Br Cwlth 77:65

Zanartu J, Pupkin M, Rosenberg D, Davansens A, Guerrero R, Rodriguez-Bravo R, Garcia-Huidobro M (1970) Long term effect of medroxyprogesterone acetate in human ovarian morphophysiology and sperm transport. Fertil Steril 21:525

Zussmann WK, Forbes DA, Carpenter jr RJ (1967) Ovarian morphology following cyclic norethindrone-mestranol therapy. Am J Obstet Gynec 99:99

4 Sterilität

B. Runnebaum, T. Rabe, M. Sillem und W. Eggert-Kruse

4.1 Einführung

Durch eine rasante methodische Entwicklung in der Grundlagenforschung mit Erarbeitung hochempfindlicher Nachweisverfahren von Hormonen kam es zu einem enormen Wissenszuwachs auf dem Gebiete der menschlichen Fortpflanzung. Durch die Fortschritte in der Grundlagenforschung wurde es auch möglich, die Releasinghormone für einige Hypophysenhormone, zahlreiche Wachstumsfaktoren (EGF, IGF, TGF etc.) sowie andere Peptidhormone in der Struktur aufzuklären und für klinische Zwecke einzusetzen.

Bereits Ende der 60er und zu Beginn der 70er Jahre wurden eine Reihe von Radioimmunoassays entwickelt, die den zuverlässigen Nachweis von Proteo- und Steroidhormonen bis in den Nano- und Pikogrammbereich erlauben. Auf diese Weise konnte das Verständnis für die Regulation der Gonadenfunktion entscheidend erweitert und neue Ansätze für die Therapie entwickelt werden. Diese neuen methodischen Möglichkeiten brachten einen ungeahnten Aufschwung in die klinische Endokrinologie und Fortpflanzungsmedizin. Parallel zu dieser Entwicklung einer verbesserten Diagnostik und Therapie einer Ehesterilität ist auch in der Bevölkerung das Interesse gewachsen, eine Ehesterilität genauestens abklären zu lassen. Dieses hat verschiedene Gründe. Einmal wird der Kinderwunsch in der Ehe häufig wegen Realisierung anderer Bedürfnisse und wegen einer langen Berufsausbildung der Frau zunächst zurückgestellt. So nahm in England und Wales zwischen 1977 und 1985 die Zahl der Geburten bei Frauen über 35 Jahre um 65% zu gegenüber einer Steigerung von nur 15% bei allen Frauen (Holloway u. Brock 1988). Für einen solchen Aufschub bei der Realisierung des Kinderwunsches stehen heute gute kontrazeptive Methoden zur Verfügung. Wenn dann die erste Schwangerschaft geplant wird und nicht sofort eintritt, so entstehen Ungeduld und Insuffizienzgefühle. Durch die Medien sind die Paare meist auch darüber aufgeklärt, daß Sterilität verschiedene Ursachen haben kann, die sowohl beim Mann als auch bei der Frau liegen können. Es wird vom Arzt verlangt, daß er zügig und systematisch eine Abklärung der Sterilitätsursachen vornehmen kann. Hierbei ist zu bedenken, daß mit dem Alter einer Frau die Fruchtbarkeit abnimmt. Ferner scheint durch die sexuelle Liberalisierung und durch die spät geplante erste Gravidität die Häufigkeit der tubarbedingten Sterilität zuzunehmen.

Nicht selten ist auch im fortgeschrittenen Alter der Leistungsdruck zur Realisierung der ersten Schwangerschaft sehr hoch. Der psychische Streß und unter Umständen die jetzt sichtbar werdenden Konflikte in der Partnerschaft können die Reproduktionsfähigkeit ebenfalls beeinträchtigen (Moller u. Fallstrom 1991).

Durch die moderne Andrologie mit verbesserten diagnostischen Methoden hat sich gezeigt, daß der Mann etwa gleich häufig an der Ehesterilität beteiligt ist wie die Frau. Deshalb ist von Anfang an der Ehemann mit in das diagnostische Programm einzubeziehen. Eine ungeklärte Ehesterilität darf erst als solche akzeptiert werden, wenn alle Sterilitätsfaktoren mit den heute zur Verfügung stehenden Methoden abgeklärt sind. Dabei haben die differenzierte Hormonanalytik und die Chromolaparoskopie mit subtiler Beurteilung des Zustandes von Tuben, Ovarien und kleinem Becken entscheidende Bedeutung.

Definition und Epidemiologie

Eine Ehe oder Partnerschaft wird als steril bezeichnet, wenn die Frau nicht innerhalb von 2 Jahren bei ungeschütztem regelmäßigem Geschlechtsverkehr empfängt. Für die Beurteilung der Hauptursachen der weiblichen Sterilität ist es notwendig, zwischen primärer Sterilität (Patientin war vorher noch nie schwanger) und sekundärer Sterilität zu unterscheiden. Unter Infertilität versteht man in Deutschland, daß die Frau zwar schwanger werden, aber das Kind nicht bis zur Lebensreife ausgetragen werden kann.

Es wird geschätzt, daß weltweit etwa 60 bis 80 Millionen Paare von einem unerfüllten Kinderwunsch betroffen sind (Fathalla 1992). Während diese Prävalenzrate sich in den letzten 30 Jahren wenig verändert hat, hat sich die Zahl der Frauen, die einen unerfüllten Kinderwunsch weiter abklären lassen, fast verdoppelt (Johnson et al. 1987; Leridon 1992). Allerdings ergeben sich bei der epidemiologischen Untersuchung der unerwünschten Kinderlosigkeit einige spezifische Probleme. So wird beispielsweise nicht, wie sonst in der Epidemiologie üblich, der Eintritt eines Ereignisses bei einem Individuum sondern das Ausbleiben eines Ereignisses bei einem Paar gemessen (Spira 1986; Riphagen 1990; Grey 1990; Thonneau u. Spira 1990; Thonneau 1992). Die Prävalenz der Sterilität in verschiedenen Ländern ist in Tabelle 4.1 dargestellt.

Tabelle 4.1. Prävalenz der Sterilität in verschiedenen Ländern

Land	Prävalenz [%]	[n]	Autor
Großbritannien	14	1024 Frauen	Templeton et al. 1991
Frankreich	14,1	1686 Paare	Thonneau et al. 1992a
China	5	2578 Frauen	Li et al. 1990
Marokko	11,7	663 Paare	Zhiri u. Benyahia 1987
Finnland	15,4	4879 Frauen	Rantala u. Koskimies 1986
Schweden	17,6	4299 Frauen	Hogberg et al. 1992
USA	13,9	k.A.	Hirsch u. Mosher 1987

Regionale Unterschiede

Die Ursachen der weiblichen Sterilität können sich qualitativ und quantitativ von Land zu Land unterscheiden. Die Weltgesundheitsorganisation ließ 1982 in verschiedenen Ländern eine Studie zur groben Einteilung der Sterilität durchführen: Brasilien, Kamerun, Indien, Pakistan, Tansania und Thailand. Man kam zu dem Ergebnis, daß der Anteil der primären Sterilität im allgemeinen niedrig ist. Demgegenüber findet sich bei sterilen Paaren in Industrieländern meist eine Verteilung von 2/3 mit primärer gegenüber 1/3 Drittel mit sekundärer Sterilität (Högberg et al. 1992; Thonneau et al. 1992b; Templeton et al. 1990; Gerhard et al. 1990a; Hirsch u. Mosher 1987; Rantala u. Koskimies 1986).

Häufigkeit der einzelnen Ursachen

Von den verschiedenen Faktoren, die eine Sterilität verursachen, kommen nach neueren Untersuchungen etwa 45% bei der Frau und 40% beim Mann vor. In etwa 15% der Fälle ist die Ursache nicht klärbar. Einige wichtige Ursachen für die weibliche Sterilität sind in Tabelle 4.2 zusammengefaßt.

Die Fertilität hängt von ethnischen, ernährungsbedingten, geographischen und regionalen (z.B. Höhe über dem Meeresspiegel/durchschnittliche Temperatur) und sozioökonomischen Faktoren ab. Der Einfluß von Licht-Dunkelperioden spielt nur beim Tier eine Rolle und ist beim Menschen bisher nur bei der Zyklusregulation bei IVF-Patientinnen (natürlicher Zyklus) beobachtet worden (Edwards, persönliche Mitteilung 1990). Störungen der Follikelreifung oder eine Gelbkörperinsuffizienz werden bei einem Drittel der Frauen gefunden (Dor et al. 1977; Taymor et al. 1966). Vergleichsweise fanden Bickenbach u. Döring (1967) in 38,6% der Fälle ovarielle Störungen. Trotz subtiler biochemischer Diagnostik scheint dieser Faktor nicht zugenommen zu haben.

Relativ häufig weisen beide Partner eine Minderung ihrer Fertilität auf; dieser Anteil liegt zwischen 16,6% (Winkhaus 1981) und 39% (Thonneau et al. 1992a). Pusch (1986) berichtete, daß in seinem Krankengut bereits bei 21% aller Frauen invasive diagnostische Schritte vorgenommen wurden, bevor eine suffiziente Abklärung des Partners durchgeführt worden war.

Regionale Unterschiede. Cates et al. (1985) verglichen die ätiologischen Faktoren der Sterilität in Industrieländern mit denen in Entwicklungsländern und zeigten, daß insbesondere in Afrika über 85% der Sterilitätsursachen zu Lasten von Infektionen gehen; auch Collet et al. (1988) fanden in Zentralafrika bei 82,8% der sterilen Frauen einen Tubenverschluß.

In Entwicklungsländern (Subsahara, Afrika) spielt auch die Genitaltuberkulose als Ursache für die Sterilität eine große Rolle und tritt dort bei 5–20% der Paare auf.

Uterus- und Tubenfaktor. Große Bedeutung hat der Uterus- und Tubenfaktor, der gleichfalls in einem Drittel der Fälle als wesentliche Ursache einer Sterilität anzusehen ist. Eine Prüfung der Tubendurchgängigkeit reicht für die Beurteilung der Tubenfunktion nicht aus. Etwa die Hälfte der Frauen mit Kinderwunsch hat eine asymptomatische Salpingitis durchgemacht, wie sich bei laparoskopischen Untersuchungen zeigte (Rosenfeld et al.

Tabelle 4.2. Häufigkeit verschiedener Sterilitätsursachen

Autor	Jahr	n	Ovar [%]	Tube [%]	Mann [%]	Andere [%]		Beide Partner [%]
Thonneau et al.	1992	1686	32	26	57	–		39
Weiss et al.	1992	2895	29	57[a]	22	–		–
Hull et al.	1985	708	21	14	24	– Endometriose	6	–
						– Zervixfaktor	3	
						– Sexuelle Probleme	6	
						– Ungeklärt	28	
Winkhaus	1981	2877	32,5	27,1	36,7	– Uterus	7,3	16,6
						– Zervix	8,1	
						– Vagina	1,0	
						– Ungeklärt	10,7	

n = Anzahl untersuchter Paare.
[a] „Pelvic disorder".
[b] Anderes Kollektiv.

1983). Als Ursachen einer häufig schleichend verlaufenden Tubeninfektion kommen neben anderen Erregern insbesondere Chlamydien in Frage. Im Zusammenhang mit dem Tubenfaktor ist die Endometriose zu sehen, die bei Frauen mit Ehesterilität in 20–30% der Fälle zu finden ist (Peterson u. Behrman 1970; Taymor 1968; Audebert 1980; Semm 1981). Bei entzündlich veränderten Tuben haben die therapeutischen Bemühungen mittels Mikrochirurgie unterschiedliche aber letzlich bescheidene Erfolge gezeigt (generell 20% Erfolgsrate). Die weltweiten Erfolge der In-vitro-Fertilisierung mit Embryotransfer liegen in ähnlicher Größenordnung und sind in den letzten Jahren nicht wesentlich angestiegen.

In der quantitativen Bewertung macht der psychische Faktor bei Sterilität erhebliche Schwierigkeiten. Nach neueren Untersuchungen scheint der rein psychische Faktor in etwa 5% der Fälle ausschlaggebende Bedeutung zu haben (Seibel u. Taymor 1982). Eine ausführliche Darstellung findet sich im Kap. 6.

Kontrazeptiva. Bei der Oxford Family Planning Association-Studie ergab sich, daß insbesondere ältere Nulliparae nach Absetzen der Pille länger auf den Eintritt einer Schwangerschaft warteten als Frauen, die zuvor andere Kontrazeptiva verwandt hatten (Vessey et al. 1986). Wurden Depotgestagene verwendet, so verzögerte sich insbesondere nach Depotmedroxyprogesteronazetat der Eintritt einer Schwangerschaft (Pardthaisong et al. 1980). Gegenstand zahlreicher Untersuchungen war auch die Inzidenz eines pathologischen Tubenfaktors im Zusammenhang mit intrauterinen Pessaren. Ungeachtet eines möglichen kleinen Risikokollektivs konnte jedoch für größere Anwenderinnenzahlen ein erhöhtes Sterilitätsrisiko nicht gezeigt werden (Fraser u. Weisberg 1982). Die Schwangerschaftsrate nach Entfernung von Intrauterinpessaren ist in Tabelle 4.3 dargestellt.

Tabelle 4.3. Entfernung von Intrauterinpessaren und nachfolgende Fertilität (n = Anzahl der Paare)

n	Schwangerschaftsrate	Autor
540	90% nach 24 Monaten (Alter 25–34)	Andolsek et al. 1986
1051	91,5% Nulligravidae nach 48 Monaten, 95,7% Eins- oder Mehrgravide nach 48 Monaten	Wilson 1989
97	90,4% nach 23 Monaten	Skjeldestad u. Bratt 1987

Weitere Ursachen für die weibliche Sterilität und Infertilität können chronische Intoxikationen (z. B. Alkohol, Nikotin, bestimmte Drogen), Chromosomenanomalien beider Partner und immunologische Störungen sein. Eine Bewertung ätiologischer Faktoren bei Frauen mit habituellen Aborten findet sich bei Gerhard et al. (1991) sowie im Kap. 5, Band 1.

Alter und Fertilität

Die Fertilität der Frau wird durch die biologische Alterung des Ovars bestimmt. Bei Sterilitätspatientinnen konnte gezeigt werden, daß auch nach der Menopause nach entsprechender hormoneller Vorbehandlung die Möglichkeit besteht, durch Eizellspende, In-vitro-Fertilisation und Embryotransfer eine Schwangerschaft zu erreichen und auszutragen.

Die Einstellung bzw. Akzeptanz hinsichtlich unterschiedlicher kontrazeptiver Verfahren, das Alter und die soziale Zugehörigkeit bestimmen unter anderem das Sexualverhalten und die Möglichkeit einer Exposition gegenüber Geschlechtskrankheiten (z. B. Chlamydien). Eine Chlamydieninfektion der Frau steht in erhöhtem Maße mit einer Störung der Tubenfunktion in Zusammenhang zu stehen.

Die altersabhängige Abnahme der Fertilität der Frau ist in einer Vielzahl von Studien belegt. Wouts et al. (1987) untersuchten die spontane Konzeptionsrate bei 892 Paaren und fanden eine deutlich schlechtere kumulative Schwangerschaftsrate, wenn die Frau bei Aufnahme in die Studie bereits ihr 30. Lebensjahr überschritten hatte. Gleiches galt für eine Sterilitätsdauer von mehr als 4,5 Jahren (Abb. 4.1 und 4.2).

Gerhard et al. (1990b) beobachteten bei 543 Sterilitätspatientinnen, von denen 183 schwanger wurden, eine altersabhängige Abnahme der Chance, ein lebendes Kind zu bekommen von 38% bei Frauen bis zum 24. Lebensjahr auf 12% bei Frauen ab dem 35. Lebensjahr. In einer Untersuchung von 731 Frauen fanden Dunphy et al. (1989) keinen Einfluß des Alters auf die behandlungsunabhängige Konzeptionsrate bei Frauen vor dem 40. Lebensjahr, wohl aber eine altersabhängige Zunahme der Inzidenz und des Schweregrades von Adhäsionen, Endometriose, Ovulationsstörungen und Tubenverschlüssen.

Durch welche Faktoren eine Zunahme an Ovarfunktionsstörungen verursacht wird, ist im einzelnen nicht bekannt. Neben einer Abnahme rekrutierbarer Follikel werden neuroendokrine Veränderungen der hypothalamisch-hypophysären Achse,

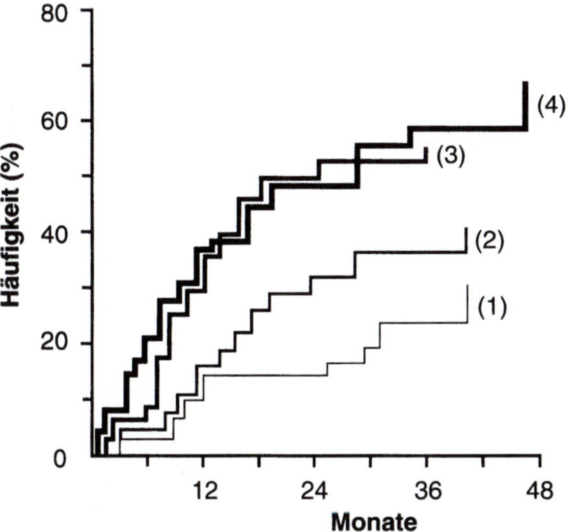

Abb. 4.1. Kumulative, spontan eingetretene Schwangerschaften in Abhängigkeit vom Alter der Frau bei der Erstvorstellung in einer Sterilitätssprechstunde. (Aus Wouts et al. 1987)
(*1*) = o. ≥35 Jahre; (*2*) 30–35 Jahre; (*3*) 25–29 Jahre; (*4*) <25 Jahre

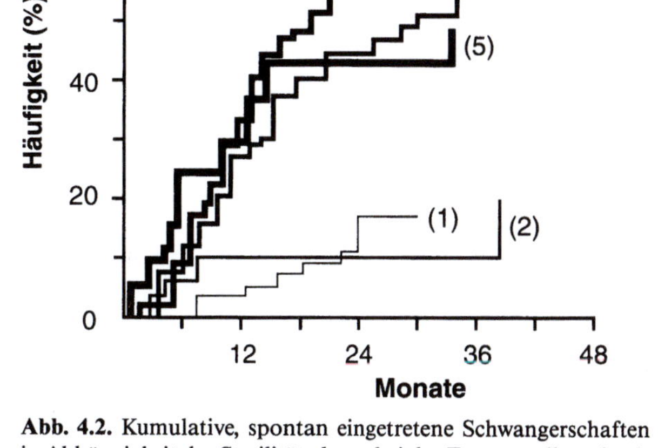

Abb. 4.2. Kumulative, spontan eingetretene Schwangerschaften in Abhängigkeit der Sterilitätsdauer bei der Erstvorstellung in einer Sterilitätssprechstunde. (Aus Wouts et al. 1987)
(*1*) > 6 Jahre; (2) 4,5–6 Jahre; (*3*) 3–4,5 Jahre; (*4*) 1,5–3 Jahre; (*5*) <1,5 Jahre

die im Tiermodell bereits gut dokumentiert sind, auch beim Menschen diskutiert (Gindoff u. Jewelewicz 1986; Wise et al. 1991). Für ein multifaktorelles Geschehen spricht auch die Tatsache, daß bereits 10 Jahre vor Eintritt der Menopause selten Konzeptionen beobachtet werden. Ein deutlicher Einfluß des Alters läßt sich auch bei den Erfolgsaussichten für verschiedene Therapiemodalitäten dokumentieren (Tabelle 4.4).

Dabei ist jedoch zu beachten, daß die Erfolgsaussichten einer Sterilitätsbehandlung bei jüngeren Paaren absolut gesehen zwar günstiger sind, jedoch die Schwangerschaftsraten eines fertilen Vergleichskollektivs nicht erreichen. Altersunabhängig zeigte sich lediglich die Erfolgsrate einer IVF-Behandlung kombiniert mit Eizellspenden von jungen Frauen (Navot et al. 1991a).

Auch das zunehmende Alter des Mannes ist mit der Fruchtbarkeit negativ korreliert, sie schlägt sich jedoch in den meisten Spermiogrammparametern nicht nieder und wird auf unspezifische Einflüsse, wie das gleichzeitig steigende Alter der Frau oder abnehmende Koitusfrequenz zurückgeführt (Check et al. 1989; Bostofte et al. 1990). Bujan et al. (1988) beobachteten eine altersabhängige Zunahme mißgebildeter Spermatozoen, die aber die 90er Perzentile des Normbereichs nicht überschritt. Check et al. (1989) fanden einen signifikanten Unterschied

Tabelle 4.4. Erfolgsraten bei verschiedenen Behandlungsverfahren der Sterilität in Abhängigkeit vom Alter

Methode	n	Mittleres Alter	Autor (Jahr)
Insemination mit Spendersamen (AID)	1637	31 Jahre: 54% vs[a] 74% Schwangerschaften nach 12 Zyklen	van Noord-Zaadstra et al. 1991
HMG-Stimulation und Insemination (AIH)	424	35 Jahre: 5,8% vs[a] 12,7% Geburtenrate pro Zyklus	Dickey et al. 1991
Insemination (AIH)	126	36 Jahre: 7,2% vs[a] 15,7% Schwangerschaft pro Zyklus	Horbay et al. 1991
IVF	2692	40 Jahre: 6% Schwangerschaften, davon 83% Aborte	Harrison et al. 1989
GIFT	399	40 Jahre: 9,6% vs[a] 27,3% Schwangerschaftsrate pro Transfer	Penzias et al. 1991

[a] Im Vergleich zu Normalkollektiven.

zwischen über 50jährigen und jüngeren Männern nur für den hyperosmotischen Schwelltest und die Progressivbeweglichkeit bei der computergestützten Spermiogrammauswertung, und deuteten diese Befunde nicht als relevante Einschränkung der Fruchtbarkeit.

Ärzte sollten Paare mit unerfülltem Kinderwunsch darüber aufklären, daß es Zeit braucht, bis eine Schwangerschaft eintritt. Daher sollten Paare, die ein Kind haben möchten, möglichst versuchen, vor dem 30. Lebensjahr eine Schwangerschaft zu realisieren.

Aus systematisch-didaktischen Gründen ist es notwendig, die Ätiologie der Sterilität nach einzelnen Ursachen zu untergliedern. Diesem Bedürfnis nach Einteilung steht sowohl die Pathophysiologie als auch die klinische Praxis entgegen. Pathophysiologisch sind die verschiedenen Sterilitätsfaktoren mannigfach untereinander verknüpft, sie gehen fließend ineinander über. Die klinische Praxis zeigt, daß häufig nicht ein einzelner Sterilitätsfaktor verantwortlich ist, sondern daß vielmehr das Symptom Sterilität oft eine Summation oder Multiplikation von einzelnen Faktoren darstellt.

4.2 Hormonelle Ursachen

Im folgenden werden die hormonellen Ursachen der Sterilität nach der jeweils primären Ursache der Störung getrennt abgehandelt, wobei die einzelnen hormonellen Faktoren zahlreiche und ausgeprägte Wechselwirkungen untereinander aufweisen. Dies äußert sich nicht zuletzt in einer gemeinsamen funktionellen Endstrecke, nämlich der Follikelreifung und der Gelbkörperfunktion. Besonders unter therapeutischen Aspekten ist jedoch eine differenzierte Betrachtung der Ursachen unerläßlich.

4.2.1 Hypothalamisch-hypophysäre Ovarialinsuffizienz

Definition

Unter diesem Begriff werden alle diejenigen Zustände zusammengefaßt, bei denen Follikelreifung, Lutealfunktion und Steroidbiosynthese der Ovarien sekundär aufgrund einer Störung der Steuerungsfunktionen beeinträchtigt sind. Charakteristischerweise finden sich niedrig-normale oder erniedrigte Gonadotropinspiegel.

Häufigkeit

Merzoug et al. (1990) fanden bei 780 sterilen Frauen in 3,3% der Fälle eine Störung der hypothalamo-hypophysären Achse und in weiteren 8,9% Störungen der hormonellen Kontrollmechanismen.

Pathophysiologie

In neurophysiologischer Hinsicht stellt der Hypothalamus das Bindeglied zwischen Kortex, Vegetativum und Endokrinium dar. Sowohl psychische als auch physische Streßzustände („Notstandsamenorrhö") können daher über Störungen der Regelkreise für Katecholamine, Glukokortikoide, Prolaktin, Melatonin und endogene Opiate die GnRH-Sekretion beeinflussen (Schenker et al. 1992). So wiesen Barnes et al. (1986) einen signifikanten Abfall des Serum-LH-Spiegels nach intravenöser Dopamininfusion nach. Während eine direkte Messung des GnRH im peripheren Blut wegen der niedrigen Konzentrationen derzeit noch nicht möglich ist, kann seine Wirkung indirekt am peripheren LH-Spiegel abgelesen werden. Auch das LH wird pulsatil sezerniert, klinisch ist eine Analyse der Pulsfrequenz jedoch nicht verwertbar. Im Tierversuch konnte gezeigt werden, daß sozial untergeordnete Weibchen bei Haltung in der Gruppe niedrigere LH-Konzentrationen aufwiesen als in Einzelhaltung (Abbott et al. 1988).

Hypothalamische Ursachen. Klassische klinische Beispiele für hypothalamisch bedingte Ovarialinsuffizienzen sind die Amenorrhö der Athletinnen und der Anorektikerinnen (Highet 1989; De Souza u. Metzger 1991). Green et al. (1986) fanden diese Konstellationen besonders bei Frauen mit primärer Sterilität und intensivem körperlichem Training von mehr als 1 h Stunde täglich. Neben einer hormonellen Therapie wird empfohlen, die Trainingsintensität zu reduzieren und eine Zunahme des Körpergewichts von etwa 20% anzustreben (Prior u. Vigna 1985).

Als seltene hypothalamische Ursache der Infertilität ist noch das Kallman-Syndrom zu nennen, das ursprünglich nur bei Männern beschrieben wurde, das jedoch auch bei Frauen auftritt und sich klinisch in einer primären Amenorrhö äußert (James et al. 1990). Es handelt sich hierbei um einen hypogonadotropen Hypogonadismus mit Anosmie (Soules und Hammond 1980). Histologisch findet sich ein isolierter Defekt der adenohypophysären Gonadotrophzellen sowie eine Fehlentwicklung hypothalamischer Kernregionen (Kovacs u. Sheehan 1982).

Tabelle 4.5. Schweregrade der hypothalamischen Ovarialinsuffizienz und therapeutische Prinzipien. (Leyendecker et al. 1981)

Hypothalamische Ovarialinsuffizienz Grad	Therapie	
Corpus-luteum-Insuffizienz Anovulatorischer Zyklus Oligomenorrhö Amenorrhö 1. Clomiphen – positiv (Blutung) a. mit biphasischem Zyklus b. mit Lutealinsuffizienz c. mit anovulatorischem Zyklus	Mobilisierung der endogenen Gonadotropinreserve mit Antiöstrogenen evtl. in Kombination mit Gonadotropinen (HMG/HCG: HCG) und niedrig dosierten Östrogenen	Bei Therapieversagen HMG/HCG
2. Gestagen-positiv/Clomiphen-negativ 3. Gestagen negativ a. GnRH-Test: normale („adulte") Reaktion b. GnRH-Test: eingeschränkte („präpuberale") Reaktion c. GnHR-Test: fehlende Reaktion	chronische-intermittierende (pulsatile) GnRH-Substitution	

Hypophysäre Ursachen. Mit Ausnahme der laktotrophen Zellen (vgl. Kap. 1, Band 1) sind isolierte Störungen auf der Ebene der Hypophyse (Trauma, Tumoren, Infektionen, vaskuläre Prozesse, Operationsfolgen) eher selten. Das klassische Beispiel ist hier das Sheehan-Syndrom; hierunter versteht man hypophysäre Funktionsausfälle, die eine oder mehrere Achsen betreffen können, infolge mütterlicher Schockzustände unter der Geburt. Neben einem negativen Ausfall der verschiedenen Funktionsprüfungen (vgl. Kap. 2) fällt in der Computertomographie der Hypophyse regelmäßig eine partiell oder vollständig leere Sella („empty sella"-Syndrom) auf (Hanker u. Schneider 1987; Boucekkine et al. 1980; Bakiri et al. 1991).

Adrenale Ursachen. Auch der Morbus Cushing kann neben den meist augenfälligen Folgen einer Hyperandrogenämie oder eines Hyperkortisolismus zu einer Störung des LH-Sekretionsmusters führen und hierdurch die Ovarialfunktion zusätzlich beeinträchtigen (Hompes et al. 1992).

Diagnostik

Die Diagnose „hypothalamisch-hypophysäre Ovarialinsuffizienz" stützt sich im wesentlichen auf den Ausschluß anderer Störfaktoren (Leyendecker et al. 1990).

Der Schweregrad der vorliegenden Störung kann durch den Gestagentest, den Clomiphentest sowie den GnRH-Test näher eingegrenzt werden (Tabelle 4.5, Leyendecker et al. 1981). Nach Lunenfeld et al. (1993) ist mit dem GnRH-Test ebenfalls eine Differenzierung in hypothalamische und hypophysäre Ursachen möglich (vgl. auch Kap. 2).

Therapie

Die Therapie der hypothalamisch-hypophysären Ovarialinsuffizienz im Hinblick auf den Kinderwunsch besteht in der Unterstützung der Eireifung durch Antiöstrogene, Gonadotropine oder pulsatile GnRH-Applikation (s. Kap. 11).

4.2.2 Hyperprolaktinämie

Definition

Basale, d.h. am Zyklusanfang (z.B. 3.–5. Zyklustag) gemessene Prolaktinspiegel von über 410 mE/ml Serum können die Ovarfunktion und damit die Fertilität beeinträchtigen. Unter Stimulation mit TRH oder Metoclopramid kommt es zu einem sofortigen Anstieg der Prolaktinsekretion. Ob ein überschießender oder ausbleibender Anstieg diagnostische Bedeutung hat, ist unklar (Archer 1987).

Häufigkeit

Erhöhte Prolaktinspiegel lassen sich bei Frauen mit funktioneller Amenorrhö in 13–20%, bei einer Gelbkörperschwäche in bis zu 40% finden (Literaturübersicht bei Hanker und Schneider 1985). Batrinos et al. (1992) bestimmten die Prolaktinspiegel in einem Kollektiv von 4199 Frauen im Alter von 14–43 Jahren; Frauen mit normaler Zyklusdauer und Unfruchtbarkeit, Frauen mit Zyklusstörungen und Frauen mit Hirsutismus wiesen jeweils in etwa 10% erhöhte Prolaktinwerte auf, lag eine Galaktorrhö vor, so betrug dieser Anteil 17%. Moltz et al. (1991) fanden in bei 32,2% aller Frauen mit normozyklischer funktioneller Sterilität erhöhte Prolaktinwerte.

Die Häufigkeitsangaben für manifeste Hyperprolaktinämien bei sterilen Frauen liegen zwischen 9,2% und 18,8% (Thomas u. Forrest 1980; Bohnet 1982) und 32% für manifeste und latente Hyperprolaktinämien (Gerhard et al. 1990b).

Ätiologie

Neben einer quantitativen Vermehrung prolaktinsezernierender Zellen (Hyperplasie, Mikroprolaktinom, Makroprolaktinom) kann die Ursache bei sporadisch erhöhten Prolaktinwerten situationsbedingt sein (Streß in der Untersuchungssituation, Blutabnahme nach palpatorischer Untersuchung der Mammae) sowie in der Einnahme von Medikamenten mit dopaminerger Wirkung liegen.

- Über die vermehrte Prolaktinfreisetzung durch TRH kann auch eine Schilddrüsenunterfunktion (präklinisch, latent, manifest) über eine fehlende Feedbackhemmung zu erhöhten Prolaktinspiegeln führen.
- Da die Prolaktinfreisetzung aus der Hypophyse hauptsächlich über eine dopaminrezeptorvermittelte Inhibition reguliert wird, führt auch eine Unterbrechung dieser Inhibition z. B. durch Tumore, Entzündungen oder Traumata auf der Ebene des Hypothalamus oder des Hypophysenstiels häufig zu einer Hyperprolaktinämie.
- McCutcheon und Oldfield (1991) beschreiben einen Fall einer lymphozytären Adenohypophysitis als Ursache einer Sterilität mit Hyperprolaktinämie.

Pathophysiologie

Ein erhöhter Prolaktinspiegel beeinflußt die Zyklusfunktion auf verschiedenen Ebenen:

- Abnahme der GnRH-Pulsatilität und hierdurch herabgesetzter Gonadotropinspiegel.
- Herabgesetzter Gonadotropinspiegel führt zur Beeinträchtigung der Ovarialfunktion.
- Direkter positiver Feedbackmechanismus der Östrogene auf die LH-Sekretion.
- Ungünstiger Effekt auf die Follikelreifung durch Förderung der Atresiebildung (direkte Wirkung von Prolaktin).
- Bei lang andauernder starker Hyperprolaktinämie können die Hypophysenzellen auf eine GnRH-Stimulation refraktär werden.

Das Ausmaß der Ovarfunktionsstörung hängt von der Dauer und der Höhe der Hyperprolaktinämie ab.

Diagnostik

Einzelheiten zu den diagnostischen Methoden bei Hyperprolaktinämie finden sich in Kap. 2.

Therapie

Ein Überblick über die medikamentöse Therapie bei Hyperprolaktinämie findet sich in Kap. 2.

Medikamentöse Therapie. Therapie der ersten Wahl ist derzeit die orale Gabe von Bromocriptin (Pravidel) oder Lisurid (Dopergin). Die übliche Dosierung vom Bromocriptin beträgt 2,5–5 mg pro Tag. Bei Beginn der Therapie sollte aufgrund der zu erwartenden Nebenwirkungen (Hypotonie, Übelkeit) eine einschleichende Dosierung gewählt werden. Es empfiehlt sich, in der 1. Woche 2mal täglich eine halbe Tablette, dann morgens und abends 1 Tablette zu verordnen, je nach Höhe der Prolaktinwerte. Die Patientin sollte das Medikament nach dem Essen einnehmen.

Lisurid kann in einer Dosierung von 0,2–0,6 mg täglich gegeben werden, die Tabletten sind mit den Mahlzeiten einzunehmen.

Andere medikamentöse Therapieformen. Im Laufe der letzten Jahre sind einige weitere Dopaminagonisten entwickelt worden, die bis auf die Substanz CV 205–502 sämtlich zu den Mutterkornalkaloidderivaten gehören. Sollten Mutterkornalkaloide nicht vertragen werden oder unwirksam bleiben, so ist ein Versuch mit Antiöstrogenen, Gonadotropinen oder pulsatiler GnRH-Applikation gerechtfertigt (s. Kap. 3, Band 1).

Operation. Steigen unter einer medikamentösen Behandlung die Prolaktinwerte an oder liegt ein

Makroprolaktinom vor, so sollte die Operation als alternative Behandlungsmethode erwogen werden.

Im folgenden soll zur Therapie der Hyperprolaktinämie bei Frauen mit und ohne Kinderwunsch näher Stellung genommen werden.

Allgemeines

Die Therapie einer Hyperprolaktinämie ist meistens symptomorientiert. Bei funktionellen Hyperprolaktinämien bis 50 ng/ml (1200 mE/l) besteht im allgemeinen keine Beeinträchtigung der Hypophysenfunktion bzw. Kompression des Sehnerven. Nach Ausschluß einer positiven Medikamentenanamnese kann eine Therapie mit Dopaminagonisten in Abhängigkeit der zugrundeliegenden Zyklusstörung vorgenommen werden.

Frauen ohne Kinderwunsch

Die Therapie der Hyperprolaktinämie bei Patientinnen ohne Kinderwunsch richtet sich nach der Art der Zyklusstörung. Bei leichten funktionellen Hyperprolaktinämien ohne Zyklusstörungen ist keine Therapie erforderlich. Bei unregelmäßigem Zyklus kann eine Gestagentherapie in der zweiten Zyklushälfte in Erwägung gezogen werden. Bei anovulatorischem Zyklus bzw. bei sekundärer Amenorrhö richtet sich die Notwendigkeit einer Therapie nach der Art der Zyklusstörung bzw. der Höhe des 17β-Estradiospiegels. Bei niedrigen Östrogenspiegeln ist entweder eine Östrogen-Gestagen-Therapie bzw. eine Suppression des Prolaktinspiegels und eine hierdurch bedingte Normalisierung der Zyklusfunktion anzustreben.

Bei Verdacht auf Mikroprolaktinome (ca. 50–200 ng/ml) (1200–4800 mE/l) sollte eine Röntgenuntersuchung der Sella turcica, gegebenfalls eine NMR-Untersuchung der Hypophyse vorgenommen werden. Je nach Tumorgröße (>5 mm) ist eine Abklärung endokrinologischer Partialfunktionen der Hypophyse sowie eine Gesichtsfelduntersuchung erforderlich. Weiteres Vorgehen erfolgt je nach Ausfallserscheinungen, Kompression des Sehnerven und radiologischer Tumorausdehnung. Die Indikation zur medikamentösen oder chirurgischen Therapie des Makroprolaktinoms stellen die potentiellen Komplikationen dar. Auch bei Mikroprolaktinomen mit einem Tumordurchmesser unter 10 mm und einem Prolaktinwert unter 200 ng/ml (4800 mE/l) entsteht Handlungsbedarf aufgrund möglicher endokriner Ausfallerscheinungen sowie einer eventuellen Kompression des Nervus opticus (Klinik: Gesichtsfeldausfälle). Bei Prolaktinomen wurde unter Therapie mit Dopaminagonisten eine Regression sowie Rekalzifizierung der Sella turcica beobachtet. Durch eine dopaminerge Behandlung wird der Verlauf der Krankheit nicht wesentlich beeinflußt (Sluijmer u. Lappohn 1992).

Frauen mit Kinderwunsch

Bei Patientinnen mit Kinderwunsch und Hyperprolaktinämie bzw. Prolaktinomen stellen sich 2 Fragen:

- Beeinträchtigung der Fertilität durch die Hyperprolaktinämie.
- Einfluß einer Schwangerschaft auf das Prolaktinomwachstum.

Bei funktioneller Hyperprolaktinämie bzw. bei Mikroprolaktinomen ist nach entsprechender Normalisierung der Prolaktinsekretion durch Dopaminagonisten auch bei einer nachfolgenden Schwangerschaft nicht mit ernsthaften Komplikationen zu rechnen; in jedem Fall empfiehlt sich eine Kontrolle der Serumprolaktinspiegel und bei überschießendem Anstieg eine Kontrolle des Gesichtsfelds. Endokrine Partialfunktionen der Hypophyse sollten nur bei gezielter klinischer Symptomatik untersucht werden (z.B. Verdacht auf Hypokortisolismus durch Abfall der ACTH-Sekretion).

Bei Anstieg der Prolaktinwerte unter medikamentöser Behandlung oder Vorliegen eines Makroprolaktinoms, sollte – wie oben erwähnt – die Operation als alternative Behandlungsmethode erwogen werden. Für die Kinderwunschpatientinnen bedeutet dies, daß möglichen Komplikationen durch eine Schwangerschaft (Tumorwachstum, Blutung) bereits vor Eintritt der gewünschten Schwangerschaft vorgebeugt wird. Richards et al. (1986) beobachteten 40 Frauen mit hyperprolaktinämisch bedingter Sterilität, die über einen transsphenoidalen Zugang mikrochirurgisch operiert worden waren; bei 26 Frauen kam es zu einer Normalisierung des Prolaktinspiegels, 7 mußten mit Bromocriptin nachbehandelt werden. Insgesamt kam es zu 49 Schwangerschaften bei 31 Frauen. Scanlon et al. (1985) berichten über Nachuntersuchungen bei 35 operierten Patientinnen mit Prolaktinomen; alle Patientinnen, die zuvor über eine Sterilität geklagt hatten, wurden postoperativ schwanger. Nahezu alle Patientinnen mit einer Tumorgröße zwischen 5 und 19 mm hatten postoperativ normale Prolaktinspiegel, während dies bei nur der Hälfte der Patientinnen mit sehr kleinen oder sehr großen Prolaktinomen der Fall war. Auch bei präoperativen Prolaktinspiegeln von über 10000 mE/l

Tabelle 4.6. Behandlungsergebnisse bei Zyklusstörungen unter der Therapie mit Dopaminagonisten (Bromocriptin). (Nach Pepperell 1981)

Zyklusstörung	Behandelte Patientinnen	Schwangerschaften	Schwangerschaftsrate [%]
Ovulatorische Zyklen, normales Prolaktin	103	11	10,7
Ovulatorische Zyklen, erhöhtes Prolaktin	3	1	
Anovulation, normales Prolaktin	71	7	9,9
Anovulation, hohes Prolaktin	83	61[a]	73,5[a]
Insgesamt	260	80[a]	30,8[a]

[a] 18 Patientinnen hatten je 2 Schwangerschaften.

wurde durch die Operation allein eine Normalisierung in keinem Fall erreicht.

Die Erfolgsraten einer Behandlung mit Dopaminagonisten sind in Tabelle 4.6 zusammengestellt; es fällt auf, daß insbesondere Patientinnen mit Anovulationen und hohen Prolaktinspiegeln von einer Bromocriptintherapie profitieren. Weil (1986) berichtete über die Behandlungsergebnisse bei 614 Patientinnen und errechnete eine Schwangerschaftsrate von 81%. Die Erfolge für Lisurid liegen in der gleichen Größenordnung. Nach Absetzen der Medikation kommt es häufig zu einem Wiederanstieg des Prolaktinspiegels, einen nachhaltigen Effekt scheint nur eine eingetretene Schwangerschaft auszuüben (Crosignani et al. 1992b). Hieraus ergibt sich, daß die suppressive Therapie über die gesamte Dauer der Sterilitätsbehandlung aufrechterhalten werden sollte.

Eine neue Therapiemodalität mit Bromocriptin stellt die 4wöchige intramuskuläre Injektion dar (Parlodel L.A.R.R); dieses Präparat steht in Deutschland jedoch noch nicht zur Verfügung. Brue et al. (1992) behandelten 42 Patientinnen mit prolaktinsezernierenden Makroadenomen auf diese Weise und konnten bei 62% eine Normalisierung des Prolaktinspiegels erreichen. Von den 22 behandelten Frauen wurde eine unter dieser Behandlung schwanger, diese Schwangerschaft wurde jedoch auf Wunsch der Frau abgebrochen. Bei dieser Therapieform ist zu bedenken, daß sie bei Eintritt der gewünschten Schwangerschaft nicht kurzfristig abgesetzt werden kann.

Schwangerschaft

Tritt unter Einnahme von Dopaminagonisten eine Schwangerschaft ein, so sind nach Rolland (1989) insbesondere im Hinblick auf größere Prolaktinome folgende Überlegungen anzustellen:

1. Absetzen der Medikation nach Feststellung der Schwangerschaft. Unter der Bromocriptintherapie kommt es nicht zu einer Zunahme der Abort- und Mißbildungsrate (Turkalj et al. 1982). Das gleiche gilt für die Lisuridtherapie (Scholz u. Horowski 1985). Da jedoch die Prolaktinsekretion sowohl bei der Mutter als auch beim Kind herabgesetzt wird, sollte die Medikation im allgemeinen bei Diagnose der eingetretenen Schwangerschaft abgesetzt werden, es sei denn, schwerwiegende Gründe sprechen für eine Fortführung. Ein negativer Effekt der relativen Hypoprolaktinämie wurde nicht beobachtet (Weil 1986).
2. Im Falle eines Makroprolaktinoms sollte die Bromocriptintherapie weitergeführt werden; alternativ kann im ersten Schwangerschaftstrimester Bromocriptin vorübergehend abgesetzt und die Therapie im 2. und 3. Schwangerschaftstrimester wieder aufgenommen werden.
3. Eine Bromocriptintherapie im Wochenbett führt nicht zu einer Erhöhung der psychiatrischen Morbidität. Möchte die Patientin stillen, so kann die Therapie mit Dopaminagonisten unter entsprechender Kontrolle für 4–6 Monate ausgesetzt werden.

Hypoprolaktinämie

Die Bedeutung der Hypoprolaktinämie hinsichtlich der Zyklusregulation und Fertilität ist nicht geklärt. Niedrige Prolaktinspiegel scheinen die Fertilität zu beeinflussen, wie eine Untersuchung von Oda et al. (1991) zeigen konnte. Man beobachtete, daß auch subnormale Prolaktinspiegel mit schlechteren Erfolgsraten bei der IVF-Behandlung einhergingen als Normo- oder Hyperprolaktinämien.

Eine Therapie der Hypoprolaktinämie mit Dopaminantagonisten ist denkbar, wurde aber bisher noch nicht in größerem Umfang eingesetzt.

4.2.3 Störungen der Schilddrüsenfunktion

Definition und Häufigkeit

Hypothyreose. Besonders in Jodmangelgebieten sind latente Hypothyreosen häufig. Hierunter versteht man Schilddrüsenfunktionsstörungen, bei denen die peripheren Hormonspiegel noch normal sind, während basales TSH oder die TSH-Sekretion nach Stimulation durch TRH erhöht sind (vgl. Kap. 2). Emrich und Klaushenke (1986) schätzen, daß in den alten Bundesländern etwa 1 Million Patienten wegen einer Jodmangelstruma mit Schilddrüsenhormonen behandelt werden. Der Anteil von Frauen mit pathologischem TRH-Test betrug in einem Kollektiv infertiler Frauen etwa 20%, was der Prävalenz in der Bevölkerung der Region entsprach. Spontane Schwangerschaften traten in diesem Kollektiv bei hypothyreoten Frauen allerdings nur in 6% gegenüber 16% bei euthyreoten Frauen auf (Gerhard et al. 1991 a).

Hyperthyreose und Schilddrüsenautonomie. Im Gegensatz zur latenten Hypothyreose sind diese Störungen in der Sterilitätssprechstunde eher selten, hier kommt es auch weniger zu Ovulationsstörungen, sondern vielmehr zu vermehrten Fehlgeburten (Thomas u. Reid 1987; Leidenberger 1992).

Pathophysiologie

Der genaue Pathomechanismus, über den die latente Hypothyreose die Fruchtbarkeit beeinträchtigt, ist nicht bekannt. Möglicherweise spielen die durch TSH stimulierten erhöhten Prolaktin- und LH-Werte eine Rolle (Thomas u. Reid 1987). Ferner ist das SHBG erniedrigt, dadurch sind die Konzentrationen des freien Testosterons und freien Östradiols erhöht. Kommt es trotz Bestehen einer Schilddrüsenunterfunktion zur Schwangerschaft, so sind die Abortraten, die Rate an Totgeburten, Frühgeburten und angeborenen Mißbildungen erhöht (Thomas u. Reid 1987; Gerhard et al. 1990a).

Diagnostik

- Manifeste Schilddrüsenerkrankungen werden durch Bestimmung von, TSH, TBG, T3 und T4 diagnostiziert.
- Latente und präklinische Hypothyreosen werden durch den TRH-Test diagnostiziert (vgl. Kap. 2).
- Bildgebende Verfahren (Szintigraphie, Ultraschall) sollten in Absprache mit Internisten oder Nuklearmedizinern eingesetzt werden.

Therapie

Hypothyreose latent oder manifest

- Die latente wie auch die manifeste Hypothyreose läßt sich durch eine Substitution einfach behandeln. Man gibt zunächst über 14 Tage 50 µg L-Thyroxin und möglichst gleichzeitig 50 µg Jodid. Diese Dosis kann nach 14 Tagen erhöht werden. 4–6 Wochen später kann der Therapieerfolg durch einen erneuten TRH-Test überprüft werden; am Untersuchungstag sollte die Medikation ausgesetzt werden.
- Kommt es unter einer derartigen Therapie zu einer Normalisierung des TRH-Tests, so sollte sie über mindestens 1 Jahr weitergeführt werden, bevor ein Auslaßversuch unternommen wird. Bei derartigem Vorgehen kommt es nur selten zu klinischen Zeichen einer Schilddrüsenüberfunktion, diese sind nach Absetzen der Therapie meist rückläufig (Emrich u. Klaushenke 1986).
- Während sich der TRH-Test unter adäquater Therapie schnell normalisiert, können Hyperprolaktinämien oder Vergrößerungen der Hypophyse gelegentlich noch für einige Zeit bestehen bleiben (Fish u. Mariash 1988).
- Gerhard et al. (1990a) erreichten mit einer reinen Schilddrüsensubstitution 11% Schwangerschaften; wenn mit anderen Medikamenten kombiniert wurde, so ließen sich weitere 18% Schwangerschaften erreichen, allerdings war die Kombinationstherapie mit einer Abortrate von 58% behaftet, was von den Autoren als Hinweis auf eine multifaktorielle Genese der Fruchtbarkeitsstörung gedeutet wird. Auch Bispink et al. (1989) erreichten mit einer ausschließlichen Thyroxinbehandlung bei 31 Frauen 4 Schwangerschaften.

Hypothyreose in der Schwangerschaft.

- Wird eine Schilddrüsenunterfunktion erst in der Schwangerschaft entdeckt, so ist sofort mit 100–150 µg Levothyroxin und 100–200 µg Jodid pro Tag zu substituieren. Ist die Unterfunktion vorher bekannt, so sollte ab dem 2. Trimenon eine Steigerung um ca 25% durchgeführt werden.
- Der TRH-Test ist in der Schwangerschaft kontraindiziert, da Uteruskontraktionen ausgelöst werden könnten (Spielmann u. Steinhoff 1989).

Hyperthyreose in der Schwangerschaft.

- Bei der Therapie der Hyperthyreose in der Schwangerschaft ist zu bedenken, daß Thyreostatika die Plazentaschranke passieren, andererseits bei unbehandelter Hyperthyreose die oben aufgeführten Komplikationen zu befürchten sind. Mittel der ersten Wahl sind die Thiocarbamidderivate, z. B. Carbimazol.

- Im Gegensatz zur Schilddrüsenunterfunktion gehört die Behandlung der Hyperthyreose unbedingt in die Hand des erfahrenen Internisten.

Neugeborene:

- Die Untersuchung des Schilddrüsenstoffwechsels bei Neugeborenen, deren Mütter mit schilddrüsenwirksamen Medikamenten behandelt worden sind, ist obligatorisch.

4.2.4 Störungen des Androgenstoffwechsels und das polyzystische Ovarial-(PCO-)Syndrom

Definition

Von einer Hyperandrogenämie spricht man bei basalen, d.h. zu Zyklusanfang gemessenen Serumspiegeln von über 600 pg/ml für Testosteron und 4000 ng/ml für DHEA-S (3–5. Zyklustag).

Unterschiede in den einzelnen Literaturangaben zur Hyperandrogenämie und Sterilität beruhen z.T. auf unterschiedlichen Meßmethoden (mit und ohne Chromatographie) der verschieden Steroide; wahrscheinlich sind auch die Grenzwerte entsprechend der unterschiedlichen ethnischen Zugehörigkeit regional unterschiedlich.

Häufigkeit

Bei etwa einem Drittel aller Patientinnen mit hormonell bedingter Sterilität finden sich Androgenwerte von über 500 pg/ml (Gerhard et al. 1990b). Von diesen Angaben weichen die Befunde von Steinberger et al. (1981) ab, der bei 73% seiner Patientinnen einen Plasmatestosteronspiegel von über 400 pg/ml fand. Cohen et al. (1988) fanden bei sterilen Frauen signifikant höhere basale und durch ACTH stimulierte Testosteronwerte gegenüber einem Vergleichskollektiv. Ähnliche Befunde wurden für das basale freie Testosteron berichtet (Rantala et al. 1988). Während Rosen et al. (1990) in mehr als der Hälfte der Fälle 2 oder mehr erhöhte Androgenparameter fanden, war dies im Kollektiv von Gerhard et al. (1990b) in nur 11% der Fall.

Diese Befunde weisen auf einen deutlichen Zusammenhang zwischen Hyperandrogenämie und gestörter Fertilität hin. Die klinische Erscheinungsform einer chronischen Hyperandrogenämie ist das PCO-Syndrom, das in einer normalen Bevölkerung häufig gefunden wird. Da dieses Syndrom nicht genau definiert ist, schwanken die Inzidenzzahlen zwischen 0,6 und 92% (Insler und Lunenfeld 1991); werden ultrasonographische und hormonanalytische Parameter herangezogen, so ergibt sich eine Prävalenz von etwa 23% in einer unselektierten Population (Clayton et al. 1992; Polson et al. 1989).

Pathophysiologie

Ursachen. Quellen für eine vermehrte Androgenbildung bei der Frau können in unterschiedlichem Ausmaße die Nebennierenrinde und das Ovar sein. Dabei kann eine Erhöhung des DHEA-S als adrenal bedingt gelten, wohingegen Testosteron überwiegend im Ovar synthetisiert wird. Die ovarielle Testosteronsynthese ist zyklusabhängig, wobei sich in der frühen Follikelphase die niedrigsten Spiegel finden. Darüber hinaus findet im subkutanen Fettgewebe eine Konversion von androgenwirksamen Steroiden in Östrogene, überwiegend Östron (Aromatase-Stoffwechsel-Weg) statt, weiterhin ist das Fettgewebe in der Lage, über die 5 α-Reduktase aus androgenen Vorstufen biologisch hochwirksame Androgene, wie das 5 α-Dihydrotestosteron zu bilden.

Nur bei einer Minderheit der Frauen mit chronischer Hyperandrogenämie läßt sich eine isolierte Ursache feststellen. Hierzu gehören der Morbus Cushing (ACTH-sezernierendes Hypophysenadenom), Nebennierenrindentumoren, androgensezernierende Ovarialtumoren, die Hypertheosis ovarii und schließlich eine iatrogen induzierte Hyperandrogenämie.

Je nach ethnischer Abstammung weist etwa 1/4 bis 1/3 aller hyperandrogenämischen Frauen Enzymdefekte im Sinne eines spät einsetzenden adrenogenitalen Syndroms (Late Onset Congenital Adrenal Hyperplasia) auf (Hassiakos et al. 1991; Eldar-Geva et al. 1990). Die Veranlagung zur Hyperandrogenämie scheint sich schon peripubertär abzuzeichnen; Apter und Vihko (1990) beobachteten über 13 Jahre eine Kohorte von 200 Mädchen zwischen 7 und 17 Jahren und fanden eine hochsignifikante Korrelation der Meßwerte zu Beginn der Untersuchung mit denjenigen am Ende des Beobachtungszeitraums. Auch in dieser Untersuchung war der mittlere Testosteronspiegel singnifikant höher bei Patientinnen, die bis dahin nicht schwanger geworden waren gegenüber solchen, die bereits eine Schwangerschaft hatten.

Endokrine und parakrine Mechanismen. Die erhöhte adrenale Sekretion von Androstendion führt zu einer vermehrten peripheren Konversion von Östron. Hierdurch wird das FSH unterdrückt, wobei die Androgene möglicherweise die Sekretion von LH erhöhen. Lunenfeld und Insler (1991) extrapolieren aus Ergebnissen von Tierversuchen, daß auch das ZNS aus Androgenen Östrogene bilden kann und durch das vermehrte Östrogenangebot das Pulsatilitätsmuster des GnRH so gestört werden kann. Es kann auch aufgrund von Enzymschwächen intraovariell zu einer vermehrten Androgenbildung kommen, die gleiche Effekte auslöst wie die vermehrte adrenale Sekretion von Androgenen. Durch eine veränderte Pulsatilität von GnRH bzw. durch die veränderte Sekretion von LH und FSH (Verhältnis LH : FSH > 2 : 1) wird die ovarielle Androgensekretion noch verstärkt. Die Hyperandrogenämie führt zur vermehrten Follikelatresie, zur vorzeitigen Luteinisierung und damit zu Störungen der Ovulation.

An der Pathogenese einer Hyperandrogenämie sind auch intraovarielle Faktoren wie Renin, Inhibin und Wachstumsfaktoren, so wie das IGF-1 beteiligt, während die Rolle des mehr parakrin/autokrin wirksamen IGF-2 in diesem Zusammenhang noch unklar ist (Geisthövel et al. 1990a). Nach den Untersuchungen von Homburg et al. (1988a) können Wachstumshormone den Effekt der Gonadotropine am Ovar modulieren.

Ferner wurde bei Frauen mit PCO-Syndrom (s. unten) beobachtet, daß die Serumspiegel der bindenden Proteine für Wachstumsfaktoren wie IGF-1 vermindert sind. Dieses würde bedeuten, daß vermehrt freies IGF-1 in der Zirkulation und wahrscheinlich auch intraovariell zur Verfügung steht. Es gibt Hinweise dafür, daß durch IGF-1 die LH-Wirkung verstärkt wird und auf diese Weise die Androgensekretion der Ovarien stimuliert wird. Diese Befunde würden auch erklären, weshalb Frauen mit PCO-Syndrom sehr empfindlich auf HMG- oder FSH-Behandlungen reagieren. Schließlich ist bei der Pathogenese von Interesse, daß bei Frauen mit PCO-Syndrom häufiger eine Insulinresistenz auftritt mit der Folge einer Hyperinsulinämie. Diese wirkt sich negativ auf das Bindungsprotein für IGF-1 aus, d.h. freies IGF-1 ist auch auf diese Weise erhöht. Darüber hinaus kann Insulin über den IGF-Rezeptor auf den Steroidstoffwechsel des Ovars einwirken (Barbieri 1990b).

Sowohl Barbieri und Hornstein (1988) als auch Homburg et al. (1992) berichten, daß sich das Kollektiv von Patientinnen mit PCO-Syndrom in solche mit hohem LH-Spiegel und solche mit hohem Insulinspiegel unterteilen läßt. Die Hyperinsulinämie und der erhöhte LH-Spiegel waren in der Untersuchung von Homburg unabhängig voneinander in der Lage, die ovarielle Androgenproduktion zu stimulieren. Welche Bedeutung die Hyperinsulinämie bei diesen Frauen für therapeutische Überlegungen hat, ist noch nicht geklärt.

Ob eine gleichzeitige Erhöhung des Prolaktins, wie sie häufig beobachtet wird, ursächliche Bedeutung hat, oder nur ein Epiphänomen ist, ist unklar. Möglicherweise geht mit der Hyperprolaktinämie eine Prolaktin- und ACTH-unabhängige Stimulation der Nebennierenrinden einher (Blake et al. 1986).

PCO-Syndrom

Die Pathogenese dieses Krankheitsbildes ist komplex und bis heute letztlich nicht geklärt. Einheitlich ist eine Hyperandrogenämie sowie eine Hyperöstrogenämie. Ultrasonographisch finden sich an den Ovarien multiple kleine subkapsuläre Follikel, die sich teilweise in der Frühphase ihrer Entwicklung befinden, teilweise aber bereits atretisch sind (Haney et al. 1986). Familiäre Häufungen sind beschrieben und zum Teil scheint ein autosomal-dominanter Erbgang vorzuliegen (Lunde et al. 1989). Je nach Untersucher finden sich in 15–77% der Fälle Amenorrhöen, in 12–40% allerdings biphasische Zyklen und in 35–94% der Fälle Sterilität (Goldzieher und Green 1962). Das Vollbild des klinischen Syndroms, das erstmals von Stein und Leventhal (1935) beschrieben wurde (Amenorrhö, Hirsutismus, Adipositas und vergrößerte, polyzystisch veränderte Ovarien mit einer verdickten Tunica albuginea) wird eher selten beobachtet.

Nach allen vorliegenden Befunden scheint die chronische Hyperandrogenämie unabhängig von der ursprünglich zugrunde liegenden Störung zu einem Teufelskreis zu führen, der sich schließlich verselbständigt und seine klinische Erscheinungsform im PCO-Syndrom hat (vgl. Abb. 4.3).

Diagnostik

Klinik. Neben der klinischen Untersuchung unter besonderer Beachtung der Körperbehaarung, etwa vorhandener Akne, Alopezie oder Klitorisvergrößerung sowie des Körpergewichts spielt die Ultrasonographie eine besondere Rolle (s. unten). Wird im Rahmen der Sterilitätsdiagnostik eine Laparoskopie durchgeführt, so sollte auch in diesem Zusammenhang auf das häufig typische Bild geachtet werden, welches in einer mäßiggradigen Vergrößerung der Ovarien zusammen mit einer derben blassen Tunica albuginea bestehen kann. Auch eine Biopsie aus den Ovarien wurde empfohlen (Eden et al. 1989). Besteht der Verdacht auf einen androgen-

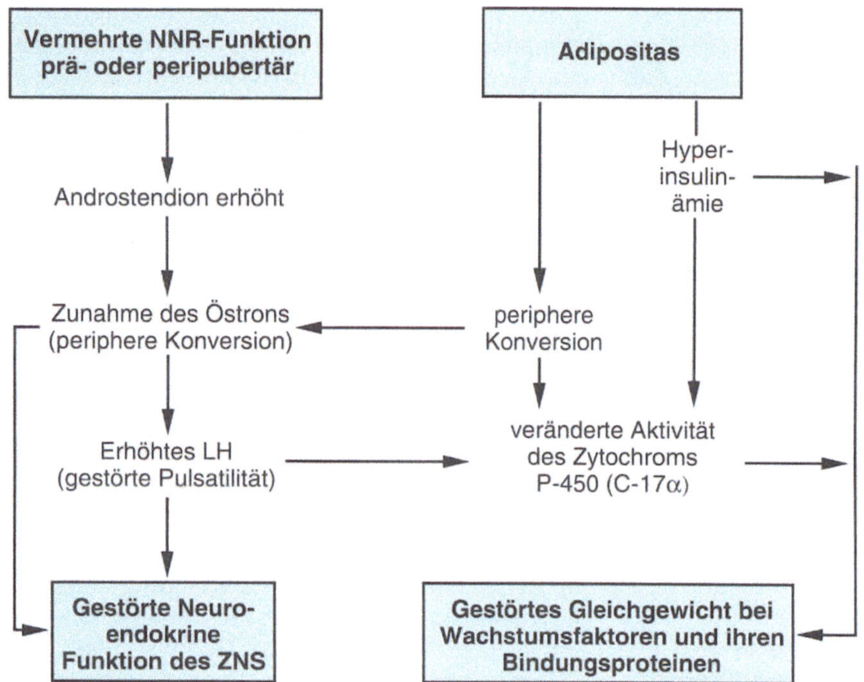

Abb. 4.3. Hypothetisches Modell der pathophysiologischen Mechanismen beim Syndrom der polyzystischen Ovarien. Der circulus vitiosus, der schließlich zur klinischen Manifestation des PCO-Syndroms führt, besteht aus erhöhten Androgenspiegeln, einer vermehrten Fähigkeit des Fettgewebes und anderer Gewebe, Androgene in Östrogene zu verstoffwechseln mit der Folge einer gestörten LH-Pulsatilität. Die auslösenden Faktoren können ihren Ursprung in den Nebennieren, dem Hypothalamus oder höheren ZNS-Zentren, im Ovar selbst (deregulierte Cytochrom-P-450 c/17-α-Aktivität) haben. Möglicherweise besteht die Ursache auch in einem Überschuß von Fettgewebe, was oft mit einer Hyperinsulinämie einhergeht, oder sie ist das Ergebnis einer Zunahme aktiver Wachstumsfaktoren. Alle diese Faktoren treten wahrscheinlich schon früh im Leben auf, lange vor Manifestation der Erkrankung. (Nach Lunenfeld u. Insler 1991)

produzierenden Tumor, so muß dieser mit Hilfe sequentieller Blutentnahmen aus einem Kavakatheter lokalisiert werden. Bildgebende Verfahren (CT, NMR, Ultraschall) bleiben bei kleinen Tumoren dagegen oft unergiebig.

Labor. In etwa der Hälfte der Fälle ist der LH : FSH-Quotient zugunsten des LH verschoben, im klassischen Falle auf mehr als 2 : 1. Dieser Effekt wird besonders deutlich, wenn die Messungen mittels RIA und nicht mittels IRMA vorgenommen werden (Fauser et al. 1991). Der ACTH-Test dient zum Erkennen adrenaler Steroidstoffwechseldefekte oder eines Morbus Cushing (vgl. Kap. 2) (Eden et al. 1989).

Vaginaler Ultraschall. Vergrößerte Ovarien mit subkapsulär angeordneten multipler Follikeloysten.

Medikamentöse Therapie

Körpergewicht. Vor Einleitung einer medikamentösen Therapie sollte ein erhöhtes Körpergewicht mit diätetischen Maßnahmen reduziert werden, da bei hyperandrogenämischen Frauen häufig hierdurch eine Normalisierung des Zyklusgeschehens erreicht werden kann (Gerhard et al. 1988a, Gerhard u. Postneek 1988). Im allgemeinen ist es nicht vorhersehbar, welche Behandlungsmethode zur Ovulationsinduktion für eine bestimmte Frau mit PCO-Syndrom die effektivste ist. Zu den verschiedenen Behandlungsmethoden wird in neueren Übersichtsarbeiten Stellung genommen (Coney 1984; Keller u. Jewelewicz 1990; Insler u. Lunenfeld 1990).

Kortikoidtherapie. Die Therapie der Wahl besteht in der Suppression der adrenalen (und vermutlich auch ovariellen) Steroide mittels Dexamethason (zunächst 0,25 – 0,5 mg abends oral). Diese kann entweder als Dauertherapie z. B. 1 Jahr lang durchgeführt werden, oder aber als intermittierende Therapie während einer kombinierten Stimulationsbehandlung. Zur Unterstützung der Follikelreifung kommen primär Behandlungen mit Clomiphen in einer Dosierung von 50–100 mg in Frage, wobei die Behandlungsdauer zwischen 5 und 10 Tagen variieren kann. Die erreichte Schwangerschaftsrate ist mit etwa 30% niedrig.

Besteht gleichzeitig eine Hyperprolaktinämie und haben weder die Monotherapie mit Dexamethason noch deren Kombination mit einer Stimulationsbehandlung Erfolg, so kann Bromocriptin zusätzlich gegeben werden. Homburg und Mitarbeiter (1988b) berichten über 8 Frauen, die innerhalb von 11 Zyklen unter dieser Behandlung schwanger wurden.

HMG-Therapie. Bei clomiphenresistenten Patientinnen können in einem 2. Therapieschritt HMG-Behandlungen durchgeführt werden. Die erreichten Schwangerschaftsraten liegen bei ebenfalls 30% (Wang u. Gemzell 1980).

In kleineren ausgewählten Gruppen von Frauen mit PCO-Syndrom werden auch Schwangerschaftsraten von über 50% erreicht (Insler 1988).

Behandlungen mit reinem FSH ergeben bei Frauen mit PCO-Syndrom ähnliche Schwangerschaftsraten wie mit HMG-Präparaten (McFaul u. Traub 1989). Andere Autoren berichten auch über höhere Schwangerschaftsraten bis zu 60% (Birkhauser et al. 1988; McFaul et al. 1990). Letztere Autoren bevorzugen reine FSH-Präparate bei Frauen mit PCO-Syndrom, da sie weniger Überstimulationen beobachtet haben. Venturoli et al. (1987) und Gadir et al. (1990) sahen allerdings weder weniger Überstimulationen noch höhere Schwangerschaftsraten als unter HMG-Therapie. Auch der Einsatz von GnRH-Analoga bei gleichzeitiger HMG-Behandlung hat hinsichtlich einer höheren Schwangerschaftsrate und einer Reduzierung von Überstimulationen bei Frauen mit PCO-Syndrom wenig bewirkt.

Nach den Ergebnissen von Sagle et al. (1991) wirkt sich eine niedrig dosierte FSH- oder HMG-Behandlung bei Frauen mit PCO-Syndrom günstig aus. Es wurden 30 Frauen ab dem 2. oder 3. Zyklustag mit täglich einer Ampulle FSH oder HMG für 14 Tage behandelt. Wenn der Follikel nicht größer als 10 mm war, dann wurde die Dosis um eine halbe Ampulle gesteigert und zwar jeweils alle 7 Tage bis der Leitfollikel 12 mm groß war. Ab dieser Follikelgröße wurde die Gonadotropindosis beibehalten, bis die Follikelgröße 18 mm betrug. Die Ovulationsauslösung erfolgte mit 5000 Einheiten HCG. Die Ovulationsrate betrug 74 bzw. 85%, wobei in 65 bzw. 72% Monoovulationen auftraten. Die Gefahr einer Überstimulation scheint verringert.

Von Hamilton-Fairley et al. (1991) wurden 100 Frauen mit polyzystischem Ovarialsyndrom ebenfalls niedrig dosiert mit Gonadotropinen behandelt. Alle Frauen waren clomiphenresistent. 83 Frauen erhielten Pergonal und 17 Frauen reines FSH (Fertinorm). Die Behandlung mit einer Ampulle begann am 1. Zyklustag zunächst für 14 Tage. Wenn im Ultraschall kein Follikel über 11 mm groß war, dann wurde um eine halbe Ampulle für weitere 7 Tage gesteigert. Die Steigerung erfolgte jeweils pro Woche um eine halbe Ampulle bis höchstens 3 Ampullen pro Tag. Es waren von 401 behandelten Zyklen 72% ovulatorisch. Hiervon waren in 73% der Fälle Monoovulationen festzustellen. Es kam zu einer kumulativen Konzeptionsrate von 55% in 6 Monaten. Die Abortrate betrug 32%. Es kam in 2 Fällen zu einer mäßigen Überstimulation. Wenn mehr als 3 Follikel größer als 15 mm waren, dann wurde kein HCG gegeben.

Eine weitere Verbesserung der FSH-Therapie wurde erreicht, durch Einführung des sog. Highly purified FSH (Metrodin HP) das im Vergleich zum reinen FSH nur noch einen geringen Anteil an Fremdproteinen enthält und daher von der Patientin selbst subkutan gespritzt werden kann. Eine weitere Verbesserung in dieser Hinsicht ist erst durch die in naher Zukunft zu erwartenden gentechnologischen FSH-Präparate zu erwarten.

Eine weitere Möglichkeit der kombinierten Suppression und Stimulation besteht in der sukzessiven Gabe von GnRH-Agonisten und Gonadotropinen. Filicori et al. (1991) behandelten 51 Frauen mit PCO-Syndrom in 92 Zyklen mit GnRH-Agonisten und anschließend mit GnRH pulsatil. Die Vorbehandlung erfolgte mit Buserelin täglich 2mal 300 µg subkutan für 6–8 Wochen. 12 h nach der letzten Buserelininjektion wurde mit der GnRH-Pumpe begonnen, wobei 2,5–5 µg GnRH i.v. alle 60 min gegeben wurden. Es kam in 76% der Fälle zu Ovulationen. Die Schwangerschaftsrate betrug 28% und die Abortrate 43%. Die Erfolgsrate lag niedriger bei den Frauen mit Adipositas. Im Anschluß an die GnRH-Analogatherapie kann auch mit HMG oder mit reinem FSH behandelt werden.

Durch einen Clonidintest läßt sich ermitteln, ob eine Verminderung der Wachstumshormonreserve vorliegt. Falls dieser Test negativ ist, profitieren die Patientinnen, die eine HMG-Therapie benötigen von einer gleichzeitigen Wachstumshormonbehandlung (Menashe et al. 1990).

In schwierigen Fällen mit PCO-Syndrom, in denen FSH oder HMG-Behandlungen immer wieder zu Überstimulierungen und zu der großen Gefahr einer Mehrlingsgravidität führen, bieten sich zusammenfassend 2 interessante Möglichkeiten an. Einmal kann eine pulsatile GnRH-Behandlung bis zur Ovulation oder bis Zyklusende vorgenommen werden, wobei zusätzlich HMG oder reines FSH gegeben wird. Erste Resultate sprechen dafür, daß bei akzeptabler Schwangerschaftsrate vorwiegend Monoovulationen auftreten (Homburg et al. 1990b; Remorgida et al. 1991). Zweitens scheint es durch eine niedrig dosierte FSH- oder HMG-Behandlung, die über mehrere Wochen durchgeführt wird, zu gelingen, deutlich weniger Follikel zu stimulieren. Auf diese Weise kann eine Überstimulierung weitgehend vermieden werden. Die Schwangerschaftsrate scheint nach ersten Ergebnissen akzeptabel zu sein. Ebenfalls ist eine GnRH-Analogaverbehandlung von 6–8 Wochen vor einer pulsatilen GnRH- oder HMG-Therapie erfolgversprechend.

Ein neuer, derzeit noch in klinischer Prüfung befindlicher Ansatz besteht in der Gabe eines langwirksamen Somatostatinanalogons; Prelevic et al. (1990) beobachteten unter dieser Behandlung eine signifikante Abnahme der LH-Konzentration und LH-Pulsamplituden sowie der Serumspiegel für Östradiol, Testosteron und Androstendion. Außerdem wurden die Insulin- und C-Peptid-Antworten auf einen oralen Glukosetoleranztest unterdrückt.

Operative Therapie

Bereits kurz nach der Erstbeschreibung des Stein-Leventhal-Syndroms wurde zur Therapie dieses Krankheitsbildes die keilförmige Resektion von Ovarialgewebe beschrieben (Stein u. Cohen 1939). Während man zunächst die Vorstellung hatte, durch operative Korrektur der Tunica albuginea die Ovulation zu erleichtern, zeigte sich später, daß durch diesen Eingriff eine vorübergehende Normalisierung der hormonellen Situation erreicht werden kann. Während die Bandbreite der Schwangerschaftsraten mit 13–89% (Goldzieher u. Green 1962) sehr groß ist, treten als Folge dieser Operationen nicht selten periovarielle und peritubare Adhäsionen auf (Buttram u. Vaquero 1975; Toaff et al. 1976).

Keilresektion. Durch die weite Verbreitung laparoskopischer Therapieformen mit der geringeren Gefahr der Adhäsionsbildung, hat jedoch das Prinzip der Keilresektion eine gewisse Renaissance erfahren. Gjönnaess (1984) behandelte 62 Frauen, die unter einem PCO-Syndrom litten, mit multiplen Punktkoagulationen der Ovarialoberfläche laparoskopisch mittels einer unipolaren Elektrode und konnte hierdurch bei 24 von 35 Frauen mit einer Sterilität eine Schwangerschaft erreichen. Weitere 6 Patientinnen wurden unter einer zusätzlichen Clomiphentherapie schwanger. Fast alle Schwangerschaften traten in den ersten 2 Jahren nach dem Eingriff auf. Eine Variante dieser Therapieform besteht in der Anwendung von Hitzekoagulation (Armar et al. 1990).

Laserkoagulation. Eine noch subtilere Operationstechnik erlaubt die Verwendung von Laserstrahlen; Daniell und Miller (1989) beschreiben die laserlaparoskopische Behandlung mit CO_2 oder Kalium-Titanyl-Phosphat-Laser im Rahmen einer Laparoskopie bei 85 Frauen. Innerhalb von 6 Monaten erreichten sie bei 56% der Patientinnen eine Schwangerschaft. Gürgan et al. (1992) überprüften die Adhäsionsbildung nach Behandlung der Ovarialoberfläche mit dem Neodym-YAG-Laser. Bei 2/3 der untersuchten Patientinnen fanden sich 3–4 Wochen nach der ersten Laparoskopie feine Adhäsionen, die problemlos gelöst werden konnten. Die erzielte Schwangerschaftsrate von 47% unterschied sich allerdings nicht von einer Rate von 55% bei Patientinnen, bei denen keine Adhäsiolyse durchgeführt worden war.

Transvaginale Zystenpunktion. Als neue Methode der operativen Behandlung des PCO-Syndroms wird von Mio et al. (1991) die transvaginale ultraschallgesteuerte Aspiration von Zysten beschrieben. In ihrem kleinen Kollektiv von 8 Patientinnen mit polyzystischen Ovarien und hormonellen Veränderungen und 10 Patientinnen mit polyzystischen Ovarien und normalen Hormonparametern kam es jeweils in der Hälfte der Fälle zu Schwangerschaften.

In-vitro-Fertilisierung

Als letzte Maßnahme stellt die IVF und ET-Behandlung bei Frauen mit PCO-Syndrom eine Möglichkeit dar. Es können in 20% der Fälle klinische Schwangerschaften erreicht werden (Macnamee et al. 1989). Auch andere Autoren berichten über Schwangerschaftsraten bis zu 30% durch IVF und ET bei Frauen mit PCO-Syndrom, wobei die Fehlgeburtenrate hoch war und die Geburten nur 11,5% betrugen (Dor et al. 1990).

4.2.5 Hypergonadotrope Ovarialinsuffizienz

Definition

Mit diesem Begriff wird eine Gruppe von Frauen beschrieben, bei denen vorzeitig (d.h. nach Meinung der meisten Autoren vor dem 40. Lebensjahr) die ovarielle Steroidbiosynthese derart gestört ist, daß es über eine Entkoppelung der Feedbackhemmung an Hypophyse und Hypothalamus zu einer Steigerung der Gonadotropinsekretion wie in der Postmenopause kommt.

Häufigkeit

Starup u. Sele (1973) fanden eine wie oben beschriebene Konstellation bei 26 von 539 Patientinnen mit sekundärer Amenorrhö (4,8%). Dem steht die Prävalenzangabe von 1% der Frauen mit natürlicher Menopause vor dem 40. Lebensjahr an einem unselektierten Krankengut gegenüber (Coulam et al. 1986). Die Häufigkeit aller Formen der hypergonadotropen Ovarialinsuffizienz wird mit 10 bis 15% aller Amenorrhöen veranschlagt (Breckwoldt et al. 1981).

Ätiologie

Folgende Ursachen kommen für die hypergonadotrope Ovarialinsuffizienz in Frage:

Idiopathisches Climacterium praecox. Hierunter versteht man die afollikuläre primäre Ovarialinsuffizienz ohne erkennbare exogene Ursache (Breckwoldt et al. 1981; Aiman u. Smentek 1985).

Syndrom der resistenten Ovarien. Dieser Begriff beschreibt ein Krankheitsbild, bei dem sich histologisch zahlreiche Primordialfollikel zeigen, ohne Anzeichen für eine weitergehende Follikelreifung (Jones u. de Moraes-Ruehsen 1969).

Autoimmunerkrankungen. Insbesondere im Zusammenhang mit dem immunologisch bedingten Morbus Addison wird das Auftreten einer vorzeitigen Ovarialinsuffizienz beschrieben (Irvine et al. 1968). Gleiches gilt für das Polyendokrinopathiesyndrom (Tan et al. 1986; Wieacker et al. 1991). Mit immunologischen Methoden lassen sich nach Luborsky et al. (1990) in nahezu 70% aller Patientinnen mit vorzeitiger Ovarialinsuffizienz Serumantikörper entweder gegen Ovarien oder Oozyten nachweisen. Antikörper gegen LH waren dagegen nur in 3 von 45 Fällen nachzuweisen. Williamson et al. (1980) beschreiben 2 Fälle eines Syndroms aus Myasthenie, vorzeitiger Ovarialerschöpfung und Autoantikörpern gegen Ovarial- und Schilddrüsengewebe.

Zustand nach Zytostatikabehandlung. Der wesentliche Prognosefaktor neben Art und Dosis der applizierten Medikamente ist hierbei das Alter zum Therapiezeitpunkt (Chapman 1982; Shalet et al. 1985; Beard et al. 1984; Fisher u. Cheung 1984; Whitehead et al. 1983; Schilsky et al. 1981). Selbst wenn nach Therapieende sich die Ovarialfunktion normalisiert, besteht bei diesen Frauen ein erheblich erhöhtes Risiko, die Menopause vorzeitig zu erreichen, was bei Überlegungen zur Familienplanug beachtet werden muß (Byrne et al. 1992). Als besonders gonadentoxisch gelten alkylierende Substanzen (Bonadonna et al. 1984; Gradishar u. Schilsky 1988).

Zustand nach Strahlentherapie. Die LD-50-Bestrahlungsdosis für menschliche Oozyten wird auf 4 Gray geschätzt. Gelingt es, die Ovarien aus dem Strahlenfeld auszublenden, so kann insbesondere bei jungen Frauen die Ovarialfunktion erhalten werden (Fisher u. Cheung 1984; Stillman et al. 1981). Williams und Mendenhall (1992) beschreiben als neue Methode der Oophoropexie die laparoskopische Fixierung der Ovarien hinter dem Uterus. Eine Ganzkörperbestrahlung führt meist zu einem totalen Ausfall der Ovarialfunktion (Cust et al. 1989; Sanders et al. 1988). In Tabelle 4.7 ist eine Übersicht zur Ovarfunktion nach Chemotherapie und Strahlentherapie aufgeführt.

Zustand nach weitgehender operativer Entfernung von Ovarialgewebe.

Chromosomale Ursachen. Besonders numerische Aberrationen des X-Chromosoms können mit einer vorübergehenden Ovarialfunktion und anschließender vorzeitiger Erschöpfung einhergehen (Aleem 1981; Hens et al. 1989; Itu et al. 1990). Gadir und Ramadan (1990) beschreiben eine Patientin, bei der der Karyotyp in Lymphozyten aus peripherem Blut unauffällig war, die jedoch im Ovar einen 45, X0 Chromosomensatz aufwies. Patientinnen mit 45 X-/46 XX-Mosaik oder Stückdeletion eines X-Chromosoms können schwanger werden, ihre fertile Periode scheint jedoch verkürzt zu sein (Fitzgerald et al. 1984).

Das Syndrom der Blepharophimose, Ptose und des Epicanthus inversus scheint vererbbar zu sein

Tabelle 4.7. Ovarfunktion nach Chemotherapie und Bestrahlung (Übersicht)

Autor	Grunderkrankung	Therapie	n	Ovarin-suffizienz	normale Pubertät	Gravidität	Kinder
Clayton et al. 1989	Gehirntumoren im Kindesalter	BCNU[a] oder CCNU[b] + Bestrahlung	21	3	alle		
Specht et al. 1984	Morbus Hodgkin	MOPP[c] + Bestrahlung	16	4		8	9
Whitehead et al. 1983	Morbus Hodgkin	MVPPI[d], MOPP[c]	44			17	9
Schilsky et al. 1981	n.a.	MOPP[c] + Bestrahlung	27	11			13
Nygaard et al. 1991	Leukämie im Kindesalter	a) myeloische Leukämie	19				0
		b) ALL[e]	149				41
Sanders et al. 1988	Aplastische Anämie	a) 200 mg/kg Cyclophosphamid	43			12	8
		b) 120 mg/kg Cyclophosphamid + Ganzkörperbestrahlung	144	135		3	0
Lacher u. Toner 1986	Morbus Hodgkin	TVPP[f] + Bestrahlung	34			17	12
Wallace et al. 1989b	Osteosarkom im Kindesalter	Cisplatin u. Adriamycin	7	4			
Gershenson 1988	Maligne Keimzelltumoren des Ovars	verschieden	40				22

[a] Carmustin.
[b] Lomustin.
[c] Mustargen, Oncovin, Procarbazin und Prednison.
[d] Mustargen, Vinblastin, Procarbazin, Prednisolon.
[e] Akute lymphatische Leukämie.
[f] Thiotepa, Vinblastin, Vincristin, Procarbazin, und Prednison.

und geht mit einer vorzeitigen Ovarialerschöpfung einher (Graf et al. 1986; Smith et al. 1989).

Kongenitale Fehlbildung der Ovarien. Obwohl diese Frauen selten primär die Sterilitätssprechstunde aufsuchen werden, sondern vielmehr zunächst mit einer primären Amenorrhö klinisch auffällig werden, seien sie hier der Vollständigkeit halber erwähnt. Hierzu zählen Frauen mit Turner-Syndrom, testikulärer Feminisierung und Swyer-Syndrom (zur Systematik und Nomenklatur vgl. Coulam 1982).

Galaktosämie. Selbst bei frühzeitiger Diagnose und optimaler diätetischer Einstellung scheinen diese Frauen häufig einen gonadalen Defekt aufzuweisen (Morrow et al. 1985; Beauvais u. Guilhaume 1984).

Hiervon abgegrenzt werden sollten die seltenen Fälle eines Gonadotropin-sezernierenden Hypophysenadenoms (Cook et al. 1986), bei denen trotz hoher Gonadotropinspiegel die Ovarfunktion primär nicht gestört ist.

Diagnostik

Labor. Die Diagnose der hypergonadotropen Ovarialinsuffizienz stützt sich im wesentlichen auf einen wiederholt erhöht gemessenen FSH-Spiegel. Dabei ist zu beachten, daß z. B. durch Kreuzreaktionen mit Serumantikörpern falsch-positive Diagnosen vorkommen können (Jockenhövel et al. 1989; Padova et al. 1991). Insbesondere in der Frühphase der Störung kann das Östradiol noch normal sein, während sich im Laufe der Zeit ein zunehmender Lutealphasendefekt einstellen kann (Rosenberg et al. 1982; Cameron et al. 1988; Buckler et al. 1991). Zum Ausschluß eines Polyendokrinopathiesyndroms ist eine umfassende endokrinologische Diagnostik angezeigt (Wieacker et al. 1991).

Klinik. Während die Anamnese Hinweise auf mögliche exogene Noxen gibt, kann die allgemeine körperliche Untersuchung den Verdacht auf eine genetische Störung lenken. Eine Karyotypisierung im peripheren Blut ist sinnvoll, selbst wenn der hierdurch festgestellte Karyotyp nicht mit demjenigen im Ovarialgewebe übereinstimmen muß. Soweit entsprechende Testverfahren zur Verfügung stehen, können Autoantikörper im Serum bestimmt werden, insbesondere solche, die gegen Ovarialgewebe oder Oozyten sowie andere endokrine Organe gerichtet sind.

Ovarialbiopsie. Bei der Indikation zur Ovarialbiopsie ist zu bedenken, daß bei einer Laparoskopie die Wahrscheinlichkeit einer repräsentativen Probeexzision begrenzt ist. Nur mit Hilfe einer aussagefähigen Biopsie, die den gesamten Ovarquerschnitt erfaßt, läßt sich die Diagnose des Syndroms der resistenten Ovarien positiv sichern, darüber hinaus können immunhistologische Färbungen und eine Karyotypisierung vorgenommen werden. Allerdings bleibt die Notwendigkeit der zyklischen Substitution mit Östrogenen und Gestagenen unabhängig vom Ergebnis der Biopsie bestehen (s. unten), außerdem sind auch bei „afollikulären" Patientinnen Schwangerschaften beschrieben, so daß aus klinischer Sicht keine unbedingt relevanten Schlußfolgerungen aus dem Befund gezogen werden können. Mehta et al. (1992) schlagen vor, mit Hilfe des transvaginalen Ultraschalls die Ovarien auf das Vorhandensein von Follikeln zu untersuchen.

Therapie

Operation. Kreiner et al. (1988) beobachteten bei 86 Patientinnen mit hypergonadotroper Ovarialinsuffizienz insgesamt 3 Fälle einer Schwangerschaft, wobei die Ovarialinsuffizienz einmal auf eine Operation und einmal auf eine Chemotherapie zurückzuführen war. Ovulationen traten nur bei Patientinnen mit sekundärer Amenorrhö auf. Auch der spontane Eintritt von Schwangerschaften bei gesicherter hypergonadotroper Ovarialinsuffizienz ist wiederholt beobachtet worden (Taylor et al. 1989; Shalet et al. 1985).

Hormontherapie. In einer Literaturübersicht berichten Bateman et al. (1983) über insgesamt 11 Schwangerschaften, von denen 1 nach Clomiphentherapie, 2 nach Gonadotropintherapie und 7 unter oder kurz nach einer Östrogensubstitutionstherapie eintraten. Eine Schwangerschaft trat 2 Jahre nach einer Therapie mit Gonadotropinen ein. Zwei weitere Schwangerschaften werden von Aiman und Smentek (1985) beschrieben. Keettel und Bradbury (1964) sahen eine Schwangerschaft nach Progesteronentzug; Nakai et al. (1984) beschreiben eine Patientin, die bei persistierenden hohen Gonadotropinwerten einmal nach Clomiphen konzipierte, und deren 2. Schwangerschaft nach einer intramuskulären Progesteronapplikation beobachtet wurde.

Check et al. (1988) beobachteten bei einer Patientin mit Hypergonadotropinämie Ovulationen dosisabhängig sowohl unter alleiniger Gabe von Leuprorelinacetat als auch unter Kombination von Leuprorelinacetat mit humanem Menopausengonadotropin. Die zur Substitution ohnehin notwendige zyklische Substitutionstherapie kann ausnahmsweise auch zu ovulatorischen Zyklen führen; werden natürliche Östrogene in niedriger Dosierung verwendet (z. B. 0,625 mg equine Östrogene), so ist hierdurch keine Störung der Ovulation zu befürchten (Hamilton-Fairley u. Franks 1990). Zur Behandlung bei therapiebedingter hypergonadotroper Ovarialinsuffizienz nach Mammakarzinom vgl. Abschn. 4.6.

Immunsuppressiva. Bei Verdacht auf eine Autoimmunerkrankung sollte eine immunsuppressive Therapie mit Steroiden versucht werden (Finer et al. 1985; Cowchock et al. 1988).

Eizellspende. Eine Behandlung der primären Ovarialinsuffizienz ist hinsichtlich des Kinderwunsches durch eine Eizellspende möglich (Devroey et al. 1988b; Sauer et al. 1989), durch den Transfer von Embryonen, d. h. nach der In-vivo-Befruchtung der Spendereizelle mit Sperma des Ehemanns der Patientin (Formigli et al. 1989) oder einen tubaren Gameten- oder Embryotransfer (Rotsztejn et al. 1990; Formigli et al. 1989). Durch eine Eizellspende wurde sogar eine Schwangerschaft bei einer Patientin mit dem Karyotyp 46 XY (Swyer-Syndrom) erreicht (Frydman et al. 1988). In Deutschland sind diese Verfahren durch das Embryonenschutzgesetz von 1990 verboten (Bundesgesetzblatt 1990).

4.2.6 Störungen anderer endokriner Systeme

Diabetes mellitus. Ist ein Diabetes mellitus gut eingestellt, so sind Störungen der Ovarfunktion selten. Ein schlecht eingestellter Diabetes kann dagegen mit Störungen der hypothalamisch-hypophysären Funktion einhergehen. Eine seltene Ausnahme bilden die Diabetikerinnen, bei denen ein Insulinrezeptordefekt vorliegt; hier findet man hohe Insulinspiegel, eine Amenorrhö, einen Hirsutismus, polyzystische Ovarien und eine Acanthosis nigricans (vgl. Abschn. 4.2.4) (Übersicht bei Leidenberger 1992).

Während vor der Entdeckung des Insulins Schwangerschaften bei Diabetikerinnen selten waren, und dann mit einer hohen mütterlichen und kindlichen Mortalität einhergingen (Gabbe 1992), ist heute bei Diabetikerinnen der Anteil steriler Frauen nicht mehr höher als bei Gesunden. Jedoch ist die Rate an Fehl- und Totgeburten erhöht (Kjaer et al. 1992; Burkart et al. 1989).

Bei der Diabetikerin mit Kinderwunsch sollte vor Eintritt einer Schwangerschaft der Blutzuckerspiegel optimal eingestellt sein, da erhöhte Blutzuckerspiegel bereits in der Frühschwangerschaft die Rate an Fehlbildungen und Makrosomien negativ beeinflussen. Dies bedeutet, daß neben einem unauffälligen Blutzuckertagesprofil auch der HBA1c-Wert im Normbereich liegen sollte (bis 7%). Da orale Antidiabetika in der Schwangerschaft kontraindiziert sind, ist bei den jungen Patientinnen, die mit diesen Medikamenten behandelt werden, eine präkonzeptionelle Umstellung auf Insulin erforderlich.

Zur Abschätzung der mütterlichen Gefährdung sollte durch eine Augenhintergrunduntersuchung eine diabetische Mikroangiopathie und durch die Bestimmung der Kreatininclearance eine Nierenfunktionsstörung in Abstimmung mit dem behandelnden Internisten ausgeschlossen werden.

Endokrin aktive Tumoren. Ferner können endokrin aktive Tumoren die Ovarfunktion stören (s. Kap. 5, Band 1).

4.2.7 Klinische Erscheinungsformen der gestörten Ovarialfunktion

Definition und Häufigkeit

Die bisher besprochenen Störungen der Ovarialfunktion können sich durch eine Follikelreifungsstörung, eine Störung der Ovulation sowie die Ausbildung einer Gelbkörperinsuffinzienz äußern. Die ausgeprägteste Störung stellt die Amenorrhö dar.

Gestörte Follikelreifung. Die Follikelreifung kann durch einen Reifungsarrest oder eine vorzeitige Atresiebildung gekennzeichnet sein. Bei einigen Frauen bleibt nach scheinbar normaler Follikelreifung die Ovulation aus und es kommt zu einer Luteinisierung des nicht gesprungenen Follikels. Dieses Syndrom wird als LUF-Syndrom (Luteinised Unruptured Follicle Syndrome) bezeichnet (Koninckx et al. 1980; Koninckx u. Brosens 1982). Während die auf dieses Ereignis folgende Lutealphase normal lang ist, finden sich niedrigere Serumprogesteronspiegel, sonographisch fehlen die Zeichen einer Follikelruptur, der Follikel nimmt noch leicht an Größe zu, Sekret im Douglas ist nicht nachweisbar. Wird in der 2. Zyklushälfte laparoskopiert, so fehlen auch hier die Zeichen einer stattgefundenen Ovulation (Ovulationsnarbe, Corpus haemorrhagicum). Das LUF-Syndrom kommt in etwa 5% der Fälle vor und scheint sporadisch aufzutreten (Kerin et al. 1983).

Bleibt die Ovulation aus, so kann es durch übermäßige Flüssigkeitsretention auch zur Ausbildung einer Follikelzyste kommen. Ein vorzeitiger LH-Anstieg kann zur Luteinisierung eines noch unreifen Follikels führen.

Folgt auf eine unauffällige Eireifung eine Follikelruptur ohne Ausstoßung der Eizelle, sondern bleibt diese vielmehr an der inneren Follikelwand haften, so spricht man von einer Oozytenretention. Dieses Phänomen tritt nach eigenen Beobachtungen häufiger dann auf, wenn im Rahmen einer In-vitro-Fertilisation zu niedrige HCG-Dosen zur Ovulationsinduktion verwendet werden.

Gestörte Corpus-luteum-Funktion. Je nach Ausmaß der Follikelreifungs- oder Ovulationsstörung kann die Ausbildung eines Gelbkörpers ganz ausbleiben oder dieser in seiner Funktion beeinträchtigt sein. Diese Fehlfunktion kann sich klinisch in verschiedener Weise äußern, eine Übersicht bietet die Tabelle 4.8

Strott et al. (1970) bezeichnen eine Gelbkörperphase von 8 Tagen oder kürzer als kurze Lutealphase, andere Autoren halten bereits eine hypertherme Phase von weniger als 12 Tagen für den Ausdruck einer Fehlfunktion des Gelbkörpers. Nach Jones (1976) und Wentz (1979) soll ein Lutealphasendefekt bei etwa 3–15% aller infertilen Frauen vorliegen. Die Ursache für eine mangelhafte Reaktion des Endometriums kann allerdings auch im Endometrium selbst liegen. (vgl. Abschn. 4.4.4).

Unklar ist, ob ein Lutealphasendefekt bei derselben Patientin sporadisch oder dauernd auftritt (Aksel 1980). Eine zystische Degeneration des Gelbkörpers kann klinisch als Corpus-luteum- oder

Tabelle 4.8. Klinische Einteilung der Gelbkörperphase. (Bestimmung der Progesteronkonzentrationen zwischen dem 4. und 8. Tag nach dem LH-Gipfel bzw. dem Temperaturanstieg in der Aufwachtemperaturkurve)

Beschreibung	Kriterien	
Normale Lutealphase	Hyperthermie	12–14 Tage
	Progesteron	über 10 ng/ml Serum
	Endometrium	zeitgerechte Entwicklung
Kurze Lutealphase	Hyperthermie	8 Tage verkürzt
	Progesteron	über 10 ng/ml Serum
	Endometrium	normal oder geringe Phasenverschiebung
Inadäquate Lutealphase	Hyperthermie	12 Tage normal
	Progesteron	unter 10 ng/ml Serum
	Endometrium	Phasenverschiebung von mehr als 2 Tagen
Verzögert einsetzende Lutealphase	Hyperthermie	12 Tage atypische
	Progesteron	unter Normalbereich bzw. unter 10 ng/ml Serum
	Endometrium	häufig geringe Phasenverschiebung

Thekaluteinzyste imponieren. Solche Zysten wurden von Hamilton et al. (1990) bei der Hälfte aller Frauen mit insuffizientem Progesteronanstieg beobachtet.

In seltenen Fällen tritt bei sterilen Frauen eine Persistenz des Gelbkörpers ohne Eintritt einer Schwangerschaft auf. Sie ist gekennzeichnet durch eine verlängerte hypertherme Phase der Aufwachtemperatur. In welcher Weise hierbei der Mechanismus der Luteolyse gestört ist, kann zur Zeit noch nicht beantwortet werden. Es handelt sich um eine nur sporadisch auftretende Störung, eine Therapie ist nicht erforderlich; die Patientin kann die nächste Periode abwarten. Schneider und Hanker (1988) bezeichnen das persistierende Corpus luteum als „Miniaturvariante der Pseudogravidität".

Diagnostik

Die Follikelreifung läßt sich durch serielle Ultraschalluntersuchungen und Hormonbestimmungen überwachen. Der Durchmesser eines normal heranreifenden Follikels nimmt etwa um 2 mm pro Tag zu. Pro sprungbereitem Follikel werden im Serum etwa 300 pg/ml Östradiol gemessen.

LH. Der mittzyklische LH-Anstieg kann im Serum oder mittels Teststreifen im Urin nachgewiesen werden.

Progesteron. Das Ergebnis einer einzelnen Bestimmung von Progesteron hat begrenzten Wert, da die Progesteronkurve in der postovulatorischen Phase eine Glockenform zeigt. Sowohl zirkadiane als auch inter- und intraindividuelle Schwankungen treten auf. Eine Einzelbestimmung von Progesteron hat nur eine Bedeutung um zu zeigen, ob eine Ovulation stattfand oder nicht. Israel et al. (1972) hielten eine Progesteronkonzentration von 3 ng/ml Serum oder höher in der mittleren Lutealphase für einen Hinweis auf eine Ovulation; Strott et al. (1970) nehmen dagegen einen unteren Grenzwert von 5 ng Progesteron pro Milliliter an. Die Werte von 3 Progesteronbestimmungen zusammen 4, 6, und 8 Tage vor der zu erwartenden Menstruation sollten bei einer normalen Lutealfunktion nach Strott et al. (1970) über 15 ng/ml liegen; Lehmann (1978) gibt dagegen einen Gesamtwert von 20 ng/ml bei 3 Bestimmungen als untere Grenze an.

Auch die Progesteronkonzentration im Speichel wird zur Beurteilung der Lutealfunktion herangezogen (Adekunle et al. 1989). Ginsburg (1992) beschreibt weitere Methoden, die in der Zukunft zur Anwendung kommen könnten. Hierzu gehören Untersuchungen des progesteronassoziierten Endometriumproteins und der Steroidrezeptoren oder der Prolaktinsekretion in der Dezidua.

Endometriumbiopsie. Nach Jones (1976) kann von einem Lutealphasendefekt nur dann gesprochen werden, wenn sich bei einer histologischen Untersuchung des Endometriums die typischen Veränderungen auch bei Kontrolluntersuchungen reproduzieren lassen; hierzu gehört eine Phasenverschiebung des Endometriums von mehr als 3 Tagen bei Endometriumbiopsie am 26. Zyklustag. Nach Moghissi und Wallach (1983) scheint es empfehlenswert, diesen Zeitpunkt auf den 12. postovulatorischen Tag festzulegen. Shepard und Senturia (1977) fanden eine Korrelation zwischen dem Endometriumbild und dem Serumprogesteron in 75% bei 53 Fällen. In neueren Arbeiten wird dagegen aufgrund der Ungenauigkeit und Subjektivität der histologischen Beurteilung der Endometriumbiopsie nachgeordnete Bedeutung beigemessen (Davis et al. 1989; Gerhard et al. 1990c; Peters et al. 1992; Balasch et al. 1992a).

Wir bestimmen Progesteron und Östradiol bei 28tägigem Zyklus am 20. und 22. Zyklustag und nehmen als untere Grenze für eine normale Lutealfunktion einen Mittelwert von 100 pg 17β-Estradiol/ml Serum und 10 ng Progesteron pro ml an.

Therapie

Es sollte zunächst versucht werden, die Ovarialinsuffizienz nach ihrer Ursache gezielt zu behandeln. Bleibt diese unklar oder ist die ursächliche Therapie zur Wiederherstellung einer normalen Ovarialfunktion nicht ausreichend, muß symptomatisch behandelt werden.

Präovulatorisch. Die Follikelreifung kann durch Gabe von Clomiphen oder anderen Antiöstrogenen, Gonadotropinen oder GnRH pulsatil unterstützt werden. Mit humanem Choriongonadotropin in einer Dosierung von 5000–10000 IE kann bei sprungreifem Follikel die Ovulation ausgelöst werden. Durch diese Maßnahmen läßt sich in den meisten Fällen bereits eine deutliche Verbesserung der Lutealfunktion erreichen.

Postovulatorisch. Postovulatorisch können die Implantationsbedingungen durch Progesteronsubstitution verbessert werden. Hier hat sich besonders die Gabe von Vaginalsuppositorien in einer Dosierung von 25–50 mg 2mal täglich bewährt. Eine weitere Möglichkeit besteht in der Stimulation der Corpus-luteum-Funktion mit HCG, 5000 IE 2mal wöchentlich. Zu Einzelheiten vgl. Abschn. 4.8 und Kap. 3, Band 1 sowie Kap. 11.

4.3 Tubare Ursachen

4.3.1 Anatomie und Physiologie

Die Tube gliedert sich in 3 anatomisch und funktionell voneinander unterscheidbare Abschnitte, den intramuralen Abschnitt mit dem Ostium uterinum, die etwa 2–3 cm lange Pars isthmica und schließlich den ampullären Teil mit etwa 5–8 cm Länge, dessen freies Ende den Fimbrientrichter bildet. Die Mukosa des ampullären Teils besteht hauptsächlich aus zilientragenden Zellen und bildet durch vielfache Faltung eine Art Labyrinth. Zum isthmischen Anteil hin nehmen die zilientragenden Zellen ab, hier dominieren sekretorische Zellen. Das Lumen im isthmischen Anteil hat einen Durchmesser von etwa 5 mm, während der Fimbrientrichter am distalen Ende etwa eine Weite von 1 cm aufweist. Die Muskulatur ist im isthmischen Anteil dreischichtig angelegt, im ampullären Teil finden sich dagegen mehr ungeordnete Muskelbündel, die bis in die Lamina propria der Mukosa reichen.

Die Ausstattung mit Muskelfasern und die Zilien scheinen für den Eiauffangmechanismus große Bedeutung zu haben. Sowohl die muskuläre Kontraktilität als auch die Mukosa der Tuben unterliegen einer hormonellen Kontrolle (Paterson u. Petrucco 1987).

4.3.2 Angeborene Fehlbildungen

Im Rahmen der Differenzierungsstörungen der Müller-Gänge können auch die Tuben fehlgebildet bzw. hypoplastisch sein oder ganz fehlen; eine isolierte angeborene Tubenfehlbildung dürfte extrem selten sein.

4.3.3 Infektiöse Ursachen des pathologischen Tubenfaktors

Ursache des pathologischen Tubenfaktors, der abhängig vom untersuchten Patientinnengut in 30–40% gefunden wird (Trimbos-Kemper et al. 1982; Eggert-Kruse et al. 1990a; Greenhill 1956), ist in den meisten Fällen eine durchgemachte Salpingitis oder Adnexitis. Weström (1987) gibt das Risiko, nach einer Adnexitis eine tubare Sterilität zu entwickeln mit 17,4% an. Rosenfeld et al. (1983) fanden laparoskopisch bei etwa der Hälfte aller Frauen mit unerfülltem Kinderwunsch Anzeichen einer abgelaufenen asymptomatischen Salpingitis. Zunehmend wird hierbei der Chlamydieninfektion eine kausale Rolle zugeschrieben. Während die Prävalenz für Chlamydienantikörper in der Normalbevölkerung bei etwa 1/3 liegt, beträgt der Anteil bei sterilen Frauen mit pathologischem Tubenfaktor 85% (Hawes u. Gilbert 1986; Quinn et al. 1987). Im eigenen Krankengut war ein positiver IgG-Antikörpertiter im Serum gegen Chlamydia trachomatis (>256) sowohl bei der Frau als auch beim Mann signifikant mit einem pathologischen Tubenfaktor korreliert (Eggert-Kruse et al. 1990a). Trotz der Symptomarmut der Primärinfektion können einerseits schwere Adhäsionen bis zum Vollbild des „frozen pelvis“ oder ein „Fitz-Hugh-Curtis“-Syndrom resultieren; andererseits spielen sie möglicherweise als Wegbereiter akuter bakterieller Adnexitiden mit Anaerobiern, Streptokokken und Gonokokken sowie deren chronisch rezidivierenden Folgezuständen eine Rolle.

Die Prävalenz sexuell übertragbarer Erkrankungen hat weltweit in den letzten 25 Jahren stark zugenommen (WHO 1986).

Während in den Industrienationen die klassischen sexuell übertragbaren Erkrankungen gegenüber der Infektion mit Chlamydia trachomatis deutlich an Bedeutung verloren haben, stellen sie in den Entwicklungsländern nach wie vor eine bedeutende Ursache der tubarbedingten Sterilität dar (De Schryver u. Mehues 1990). Genitaltuberkulosen führen fast immer zu einem Tubenverschluß (Saracoglu et al. 1992). Als seltene Ursache ist schließlich in endemischen Gebieten die Schistosomiasis beschrieben (Ville et al. 1991).

Eine vorangegangene perforierte Appendizitis scheint dagegen keine Auswirkungen auf die Fertilität zu haben (Puri et al. 1989).

Die kausale Rolle von modernen Intrauterinpessaren in der Ätiologie der Adnexitis wird heute sehr als gering beurteilt, ein erhöhtes Risiko zeigt sich für die ersten Wochen nach Einsetzen des IUPs.

4.3.4 Nichtinfektiöse Ursachen des pathologischen Tubenfaktors

Die Endometriose kann in ihren fortgeschrittenen Stadien die Tubenfunktion weniger durch eine Okklusion als vielmehr durch Adhäsionsbildung und narbige Veränderungen der Tubenwand nachhaltig beeinträchtigen (vgl. Abschn. 4.9). Eine Sonderform stellt die Salpingitis isthmica nodosa dar, die gehäuft nach Aborten oder Schwangerschaftsabbrüchen gefunden wird. Skibsted et al. (1991) fanden bei 24 von 193 Patientinnen mit Extrauteringravidität oder Adnexitis histologische Zeichen einer Salpingitis isthmica nodosa. Weitere Ursachen für ausgedehnte Adhäsionsbildungen und damit Beeinträchtigungen der Tubenmotilität können operative Eingriffe im kleinen Becken, insbesondere Operationen im Bereich der Adnexe sein.

David et al. (1981) fanden bei einer retrospektiven Auswertung von 2156 Hysterosalpingogrammen in 54 Fällen Tubenpolypen. Von diesen 54 Patientinnen konzipierten etwa die Hälfte im weiteren Verlauf. Die Autoren ziehen hieraus den Schluß, daß Polypen ein relatives Konzeptionshindernis darstellen, und diese erst behandelt werden sollten, wenn andere vorhandene Sterilitätsursachen korrigiert sind. Dem gegenüber beobachteten Reasbeck et al. (1988) in ihrem Krankengut eine Prävalenz von 10,5% hysterosalpingographisch diagnostizierter intramuraler Tubenpolypen.

Schließlich sind Patientinnen mit Zustand nach Tubensterilisation zu erwähnen. Abgesehen von unvorhergesehenen Änderungen der Lebenssituation scheint der Wunsch nach Refertilisierung besonders bei Frauen, die unmittelbar postpartal oder vor dem 25. Lebensjahr sterilisiert wurden, häufiger aufzutreten (Neuhaus et al. 1991; Wilcox et al. 1991).

4.3.5 Therapie

Besteht ein beidseitiger Tubenverschluß, so stehen 2 in ihren Erfolgsraten vergleichbare Verfahren zur Verfügung, nämlich die In-vitro-Fertilisation und die mikrochirurgische Sanierung. Indikationsstellung, Durchführung und Erfolgsraten sind in den jeweiligen Kapiteln ausführlich dargestellt. Eine neue Methode stellt die hysteroskopisch gesteuerte Katheterdilatation beim proximalen Tubenverschluß dar (Rimbach et al. 1993).

4.4 Uterine Ursachen

4.4.1 Anatomie und Physiologie

Im Hinblick auf seine Fortpflanzungssfunktion läßt sich der Uterus funktionell in Zervix und Korpus uteri unterteilen. Das Größenverhältnis von Zervix zu Korpus beträgt bei der geschlechtsreifen Frau etwa 1 zu 2, eine Sondenlänge von 6–8 cm zwischen äußerem Muttermund und dem Fundus kann als normal angesehen werden. Das Cavum uteri ist normalerweise dreizipfelig konfiguriert und von Endometrium ausgekleidet, das als klassisches Zielorgan der Sexualsteroide ausgeprägten zyklischen Veränderungen unterworfen ist. Es handelt sich dabei um eine Schleimhaut mit einem einreihigen Zylinderepithel und einem bindegewebigen Stroma. Die endometrialen Drüsen reichen in das Myometrium hinein, eine Subserosa fehlt. Die mit dem Myometrium verbundene Schicht des Endometriums nennt man Lamina basalis, die darauf sitzende Schicht Lamina functionalis. Unter Östrogeneinfluß proliferiert die Lamina functionalis und erreicht gegen Ende der Follikelphase das etwa 4fache ihrer anfänglichen Dicke. Unter Progesteroneinfluß kommt es in der 2. Zyklushälfte zur Glykogeneinlagerung und sekretorischen Umwandlung. Der Abfall der Progesteronspiegel zum Zyklusende führt zu einer Vasokonstriktion und leukozytären Infiltration mit der Folge von Nekrosebildungen und Abstoßung oberflächlicher Zellverbände, was schließlich zur Menstruationsblutung führt.

4.4.2 Angeborene Fehlbildungen

Zu den angeborenen Fehlbildungen des Uterus zählen v.a. die Fehlbildungen der Müller-Gänge (Uterus subseptus, Uterus septus, Uterus bicornis, Uterus unicornis, Uterus duplex).

Die seltene Aplasia uteri kommt im Rahmen des Rokitansky- Küstner-Hauser-Syndroms vor, vergesellschaftet mit einer Aplasia vaginae. Ob die Fehlbildungen der Müller-Gänge (vgl. Abb. 4.13) tatsächlich einen Sterilitätsgrund darstellen, ist im Gegensatz zu ihrer Rolle bei den habituellen Aborten umstritten (Patton 1988). Heinonen u. Pystynen (1983) berichten über 208 Patientinnen mit Uterusfehlbildungen. Von diesen klagten lediglich 19 über eine primäre Sterilität. Hiervon wiesen 12 einen nichtuterinen Sterilitätsfaktor auf. Zur Rolle bei habituellen Aborten vgl. Kap. 5, Band 1.

Die Rolle einer Uterus-„Hypoplasie" als Sterilitätsursache wird meistens überschätzt, eine einfache Retroflexio uteri stellt keinen Sterilitätsfaktor dar.

Uterussepten sind eine häufige Ursache von habituellen Aborten (vgl. Kap. 8). Sie lassen sich entweder mit dem Elektroresektoskop oder mit der Nd-YAG-Laser abtragen.

4.4.3 Myome

Die Rolle von Myomen in der Pathogenese der Sterilität ist unklar. Die Bedeutung der Myome im Hinblick auf die Fertilität hängt von der Lage sowie der Größe der Myome ab (z. B. submukös bzw. intramural). Gestielte Myome (subserös) haben keinen Einfluß auf die Fertilität. Hiervon ausgenommen sind Fälle, bei denen die Tubenabgänge komprimiert werden. Ein kausaler Zusammenhang sollte erst dann angenommen werden, wenn andere Sterilitätsfaktoren ausgeschlossen bzw. ausgeglichen sind. Für die Annahme, daß in diesen Fällen die Myome eine tatsächliche Ursache der Sterilität darstellen, spricht die Tatsache, daß es nach Myomektomien in etwa 40% zu Schwangerschaften bis zum errechneten Termin kommt (Übersicht bei Patton 1988 und bei Jones und Rock 1987). Vor Einleitung einer Sterilitätstherapie ist zu bedenken, daß große Myome in der Schwangerschaft zu Komplikationen führen können (Fehl- und Frühgeburt, vorzeitige Wehen, starke Schmerzen, Wachstum und Degeneration).

4.4.4 Gestörte Endometriumfunktion und Sterilität

Bereits im Abschnitt 4.2.7 wurde erwähnt, daß es im Rahmen einer Lutealinsuffizienz zu einer Phasenverschiebung des histologischen Endometriumbildes um mehr als 3 Tage kommen kann. Hierfür werden Störungen auf Rezeptorebene angenommen. Graham et al. (1990) beschreiben die verminderte Synthese und Sekretion eines Oligosaccharidepitops als Maß für die biochemische Leistungsfähigkeit des Endometriums der Lutealphase von Frauen mit unerklärter Sterilität, d. h. auch in Gegenwart normaler Progesteronserumspiegel. Posttraumatische (häufige, forcierte Kürettagen) und postinfektiöse Destruktionen des Endometriums mit Synechiebildung werden als Asherman-Syndrom bezeichnet. Sie gehen oft mit einer uterinen Amenorrhö einher. Als wichtigster Erreger der isolierten Endometritis ist das Mycobacterium tuberculosis zu nennen. Die diesbezügliche Bedeutung von Ureaplasma urealyticum ist umstritten, eine Antibiotikatherapie hatte keinen Einfluß auf die Schwangerschaftsrate (Stray-Pedersen et al. 1982). Sowohl bei Septen als auch bei submukösen Myomen scheint die funktionelle Endometriumqualität aufgrund vaskulärer Störungen beeinträchtigt zu sein.

Auch echte Neubildungen des Endometriums kommen als seltene Sterilitätsursache in Frage (Dallenbach-Hellweg 1984). Muechler et al. (1986) und Baer et al. (1989) beschreiben jeweils eine Patientin bei der es nach der Abrasio zu 1 bzw. 2 unauffälligen Schwangerschaften kam.

4.4.5 Therapie

Angeborene oder erworbene Fehlbildungen des Uterus sollten im Rahmen der Sterilitätstherapie im allgemeinen erst angegangen werden, wenn andere mögliche Sterilitätsfaktoren ausgeschlossen bzw. korrigiert sind. Isolierte Myome können laparoskopisch enukleiert werden. Wenn sie submukös liegen, können sie hysteroskopisch mit Hilfe des Elektroresektors abgetragen werden. Uterussepten werden entweder mit dem Elektroresektoskop (gebogene Nadel) bzw. laserchirurgisch (Nd-YAG Laser) abgetragen. In beiden Fällen ist eine präoperative Behandlung mit einem GnRH-Analogon über 3 Monate ratsam. Einzelheiten finden sich in Kap. 3, Band 1.

4.5 Zervikale Ursachen

4.5.1 Anatomie und Physiologie

Die Cervix uteri weist im Hinblick auf die Fortpflanzungsfunktion einige anatomische und funktionelle Besonderheiten auf. Sie besteht überwiegend aus Bindegewebe, die Muskulatur ist wesentlich schwächer ausgeprägt als im korporalen Anteil. Die Portio vaginalis cervicis ist von einem mehrschichtigen Plattenepithel überzogen, das in Höhe des äußeren Muttermundes (Transformationszone) in eine Schleimhaut übergeht. Durch multiple Einstülpung des zervikalen Drüsenepithels wird eine enorme Oberflächenvergrößerung erzielt; dieses zervikale Kryptensystem wird auch als „Arbor vitae" bezeichnet. Die endozervikalen Zylinderepithelzellen sezernieren unter hormoneller Kontrolle aus ihren sekretorischen Granula kontinuierlich einen Schleim, der charakteristischen zyklusabhängigen Veränderungen unterliegt.

Die Cervix uteri stellt in physiologischer Hinsicht ein komplexes System mit vielfältigen Funktionen dar:

- Barrierefunktion zum Schutz des inneren Genitales vor äußeren Einflüssen, wie z. B. potentiell pathogene Mikoorganismen. Hierzu dienen im Zervixmukus enthaltene Immunglobuline und antibakteiell wirksame Enzyme, z. B. Lysozym.
- Schleusenfunktion, die den Durchtritt von Spermien während der fertilen periovulatorischen Periode zuläßt, zu anderen Zeiten jedoch weitgehend verhindert.
- Filterfunktion, die der Selektion morphologisch intakter und funktionell adäquater Spermatozoen und darüber hinaus der immunologischen Kontrolle der eindringenden Zellen dient.
- Reservoirfunktion zum Schutz der Spermien vor dem sauren Vaginalsekret und zur Gewährleistung eines konstanten Spermientransports über einen prolongierten Zeitraum und damit Vergrößerung der Wahrscheinlichkeit des Zusammentreffens von funktionell intakten Spermatozoen mit einer fertilisierbaren Eizelle.
- Versorgungsfunktion des Zervikalmukus als Energielieferant für die Spermien und Medium für die Kapazitierung.
- Verschluß- und Haltefunktion im Fall einer Gravidität.

4.5.2 Erworbene und posttraumatische Schädigungen der Zervix

Morphologische Veränderungen als Ursache einer eingeschränkten zervikalen Funktion, z. B. nach chirurgischen Eingriffen im Bereich der Zervix sind allgemein anerkannt (Moghissi 1979). Eine diesbezügliche Bedeutung kommt z. B. einer Portioamputation, einer Konisation, einer ausgedehnten Kauterisation oder Kryotherapie zu. Ebenfalls betrifft dies Tumoren im Bereich der Zervix wie Polypen und Myome sowie ausgeprägte Zervixstenosen.

4.5.3 Infektiöse Ursachen einer pathologischen Zervixfunktion

Eine mikrobiologische Ursache der gestörten Spermienpenetration wird seit langer Zeit vermutet (Buxton und Wong 1952). Bei Patientinnen, die asymptomatisch in bezug auf eine Infektion des Genitaltraktes sind, ist die Bedeutung verschiedener Mikroorganismen für die Spermien-Mukus-Interaktion umstritten. Mikrobiologisch nimmt die Zervix eine Zwischenstellung zwischen der reichlich keimbesiedelten Vagina und dem sterilen Cavum uteri ein. Auch Ejakulate sind normalerweise nicht steril, sondern mit Keimen der peripheren Urethra oder der Haut kontaminiert. Diese Mikroorganismen zeigten jedoch keinen deutlichen Einfluß auf die Spermien-Mukus-Interaktion in vitro und in vivo bei asymptomatischen Paaren (Eggert-Kruse et al. 1992a). Im Falle einer stark eingeschränkten funktionellen Spermienqualität kann diese möglicherweise durch eine gezielte Antibiotikabehandlung verbessert werden (Eggert-Kruse et al. 1988), ein signifikanter Effekt auf die Schwangerschaftsrate ließ sich in prospektiven und kontrollierten Studien jedoch nicht zeigen.

Im Hinblick auf die Fertilität galt seit längerer Zeit den Mykoplasmen und ihrem Einfluß auf die Motilität der Spermien besonderes Interesse (Styler u. Shapiro 1985). Während zunächst ein Unterschied in der Inzidenz dieser Mikroorganismen zwischen fertilen und infertilen Patienten vermutet wurde, konnte dies in späteren Studien nicht bestätigt werden.

Gleichwohl können im Bereich der Zervix Mikroorganismen nachgewiesen werden, die eine erhebliche Bedeutung im Rahmen aszendierender Infektionen haben (insbesondere Chlamydia trachomatis und Neisseria gonorrhoeae). Selbst wenn diese im Bereich der Zervix symptomlos oder -arm verlaufen, ist eine gezielte Antibiotikatherapie unbedingt erforderlich, um der erheblichen Gefahr einer aufsteigenden Infektionen vorzubeugen (vgl. Abschn. 4.3).

4.5.4 Störungen der Spermien-Mukus-Interaktion, immunologische Störungen

Seit Beginn dieses Jahrhunderts werden immunologische Zusammenhänge mit der Sterilität intensiv untersucht (Übersicht bei Alexander und Anderson 1987, Bronson et al. 1984, Jones 1980). Die meisten Arbeiten betreffen zirkulierende Spermaantikörper im Serum, deren Bedeutung jedoch umstritten ist.

Resultate von Eggert-Kruse et al. (1989a) und Eggert-Kruse und Runnebaum (1992) zeigten, daß Serumantikörper weder einen signifikanten Einfluß auf die Spermienfunktion und Mukusqualität noch auf die Spermien-Mukus-Interaktion in vivo oder in vitro noch einen negativen Einfluß auf die Schwangerschaftsrate hatten.

Auch konnte kein Unterschied zwischen den Serumantikörperspiegeln gegen Spermatozoen zwischen Patientinnen mit Kinderwunsch und verschiedenen Kontrollgruppen (Schwangere, Virgines und Prostituierte) gefunden werden (Eggert-Kruse et al. 1989a, 1993a).

Im Gegensatz dazu konnte in neuen Studien gezeigt werden, daß lokale Spermaantikörper, insbesondere Antikörper der IgA-Klasse, eine klinische Bedeutung haben (Kremer u. Jager 1992; Schumacher 1988; Eggert-Kruse et al. 1991). In eigenen Untersuchungen stellten sich Antikörper insbesondere der IgA-Klasse im Zervixmukus als schwerwiegende Sterilitätsursache dar. Sie konnten bei keinem Patienten mit einem sehr guten Ausfall des Spermien-Zervixmukus-Penetrationstests (SCMPT) nachgewiesen werden. In einer prospektiven Studie trat innerhalb von 6 Monaten nach Testung keine Schwangerschaft ein, wenn mehr als 30% der Spermien mit Antikörpern der IgA-Klasse besetzt waren. In einem unselektierten Kollektiv findet man Spermaantikörper im Zervixmukus jedoch selten. Von Jager et al. (1978) wird eine Inzidenz von 0,2% angegeben, im eigenen Patientengut fanden sich lokale Spermaantikörper im Zervikalmukus bei weniger als 2% der untersuchten Patientinnen (Eggert-Kruse et al. 1993b).

Insgesamt zeigte sich, daß in der Mehrzahl der Fälle eine eingeschränkte Spermien-Mukus-Interaktion auf anderen Faktoren beruhte, wie beispielsweise einer unzureichenden Mukusqualität bei gestörter Follikelreifung, einem falschen Untersuchungszeitpunkt im Zyklus, einem erniedrigten pH-Wert des Mukus oder einer schlechten funktionellen Spermienqualität (vgl. Kap. 2).

4.6 Allgemeinerkrankungen

Viele Allgemeinerkrankungen können die Fertilität direkt oder indirekt beeinträchtigen. Stellt sich eine Patientin mit einer schweren Allgemeinerkrankung mit Kinderwunsch vor, so sind folgende Fragen zu klären:

- Sollte die Patientin überhaupt schwanger werden?
- Liegt die Sterilitätsursache in der Grunderkrankung, der notwendigen Behandlung, oder bestehen krankheitsunabhängige Sterilitätsfaktoren?
- Kann die Medikation in der gleichen Weise bei Eintritt einer Schwangerschaft fortgeführt werden?
- Kann abgeschätzt werden, inwieweit die Erkrankung den Schwangerschaftsverlauf beeinträchtigt?
- Kann abgeschätzt werden, inwieweit die Schwangerschaft die Grunderkrankung verschlimmert?

Die Klärung dieser Fragen erfordert gewöhnlich das Konsil der mitbehandelnden Fachdisziplinen. Zur Frage der gegenseitigen Beeinflussung von eingetretener Schwangerschaft und Allgemeinerkrankungen wird auf die Fachliteratur verwiesen (Beller u. Kyank 1990; Huchzermaeyer 1986; Queenan 1985).

4.6.1 Nierenerkrankungen

Die terminale Niereninsuffizienz geht meistens mit einer Sterilität einher, Berichte über Schwangerschaften sind Einzelbeobachtungen (Soffer 1980; Alcalay et al. 1992). Bei Patientinnen mit Zustand nach erfolgreicher Nierentransplantation kommt es jedoch häufig zu einer Normalisierung des Zyklusgeschehens, Schwangerschaften sind möglich (Koutsikos et al. 1990; Schover et al. 1990). Burrows et al. (1988) berichten über den Fall einer Zwillingsschwangerschaft, bei der die Immunsuppression mit Cyclosporin A weitergeführt wurde.

Nach Fitoussi et al. (1990) sollten vor Eintritt einer Schwangerschaft bei nierentransplantierten Frauen folgende Voraussetzungen gegeben sein:

- guter Allgemeinzustand der Frau,
- keine Abstoßungsreaktion in der Zeit vor der Schwangerschaft,
- die Schwangerschaft sollte zwischen 16 und 48 Monaten nach der Transplantation angestrebt werden,
- Blutdruck und Nierenfunktion sollten normal sein, die benötigte immunsuppressive Medikation sollte für Prednison unter 15 mg täglich und für Azathioprim unter 2 mg/kg täglich liegen.

Bei Nierenfunktionsstörungen sollte an eine Hyperprolaktinämie gedacht werden.

Wurde in der Kindheit ein nephrotisches Syndrom mit Cyclophasphamid behandelt, so scheint die Ovarialfunktion im Erwachsenenalter nicht beeinträchtigt zu sein (Bogdanovic et al. 1990).

4.6.2 Herz-Kreislauf-Erkrankungen

Angeborene Herzvitien gehen nicht mit einer Einschränkung der Fertilität einher. Wurde ein Klappenersatz durchgeführt, so muß die Antikoagulation vor Eintritt einer Schwangerschaft auf Heparin umgestellt werden, da Kumarinderivate in der Schwangerschaft streng kontraindiziert sind (Nunley et al. 1989; Javares et al. 1984; Singh et al. 1982; Kleinebrecht et al. 1990).

Nach einer Thrombose sollte mindestens 1 Jahr bis zum Eintritt einer Schwangerschaft vergehen. Wird die Schwangerschaft geplant, so ist vorher durch entsprechende Untersuchungen sicherzustellen, daß sich ein Kollateralkreislauf gebildet hat (Doppler-Ultraschall, Phlebographie); prädisponierende Faktoren zur Entstehung der Thrombose sind durch Laboruntersuchungen auszuschließen (Protein S, Protein C, Antithrombin III).

4.6.3 Erkrankungen des Magen-Darm-Trakts

Achalasie. Die Achalasie geht nicht mit einer reduzierten Fruchtbarkeit einher, eine Schwangerschaft scheint sich nicht negativ auf den Krankheitsverlauf auszuwirken (Mayberry u. Atkinson 1987).

Morbus Crohn. Die Angaben zur Fertilität bei Morbus Crohn sind widersprüchlich, während Mayberry und Weterman (1986) in ihrer retrospektiven Befragung von 275 Patientinnen mit Morbus Crohn eine signifikant höhere Anzahl steriler Frauen fanden, unterschieden sich 78 Patientinnen, die wegen Morbus Crohn operiert worden waren, bezüglich ihrer Fruchtbarkeit nicht von einem gesunden Kontrollkollektiv (Lindhagen et al. 1986).

Colitis ulcerosa. Diese Variante der chronisch-entzündlichen Darmerkrankung scheint nicht mit einer Einschränkung der Fruchtbarkeit einherzugehen (Flechsig et al. 1989).

Zystische Fibrose (Mukoviszidose). Mit einer zunehmenden Verbesserung der therapeutischen Möglichkeiten erreichen mehr Frauen mit dieser Erkrankung das reproduktive Alter. Obwohl die Fertilität eingeschränkt zu sein scheint, sind Schwangerschaften beschrieben. Ein bei diesen Patientinnen häufiger pathologischer Zervixfaktor kann eine intrauterine Insemination erforderlich machen (Canny et al. 1991; Vinatier et al. 1986; Kredentser et al. 1986).

4.6.4 Autoimmunerkrankungen

Einige Autoimmunerkrankungen gehen mit hypergonadotroper Ovarialinsuffizienz einher, diese sind im Abschnitt 4.2.6 besprochen.

Gleicher und El Roeiy (1988) beschreiben Autoantikörperkonstellationen wie beim Lupus erythematodes bei infertilen Frauen ohne andere klinische Symptome. In einer anderen Arbeit zeigte sich, daß bei Frauen mit ungeklärter Sterilität und bei Frauen mit habituellen Aborten Gammopathien, insbesondere mit Immunglobulinen der Gruppe M, ungewöhnlich häufig sind (Gleicher et al. 1989). Bei Frauen mit Sklerodermie ist eine Sterilität bereits vor Auftreten erster Symptome der Erkrankung 3mal häufiger als bei gesunden (Silman u. Black 1988). Ein verlängerter Zeitraum bis zum Eintritt einer gewünschten Schwangerschaft wurde von Ober et al. (1992) bei Paaren aus der Volksgruppe der Hutterer gesehen, die eine gleiche HLA-DR Konstellation aufwiesen.

Diesen Befunden stehen diejenigen von Coulam und Stern (1992) gegenüber, die keine signifikanten Unterschiede in der Frequenz von Antiphospholipinantikörpern und Antispermaantikörpern im Vergleich zu einer fertilen Kontrollbevölkerung fanden. Gleiches galt für den Grad an Übereinstimmung bei der HLA-Konstellation. Auch Nordlander et al. (1983) fanden keinen Zusammenhang zwischen HLA-Übereinstimmung der Partner und Sterilität. Kaufman und Kitridou (1982) beobachteten bei Patientinnen mit Lupus erythematodes und gemischten Bindegewebserkrankungen keine erhöhte Rate an Sterilitäten, wohl aber vermehrt Aborte.

4.6.5 Bösartige Erkrankungen

Patientinnen mit einer Sterilitätsanamnese haben ein erhöhtes Risiko, an einer Reihe von Malignomen zu erkranken; Brinton et al. (1989) beschreiben ein um 20% erhöhtes Erkrankungsrisiko für das Bronchial-, Zervix-, Ovarial-, Schilddrüsenkarzinom und das Melanom. Bezüglich des Schilddrüsenkarzinoms widersprechen diesen Befunden McTiernan et al. (1987), in deren Kollektiv sich eine Sterilitätsanamnese nicht als Risikofaktor erkennen ließ.

Ovarialkarzinom. Mehrere Autoren fanden bei Sterilitätspatientinnen ein erhöhtes Risiko, am Ovarialkarzinom zu erkranken (Nasca 1984; Harlow et al. 1988; Booth et al. 1989; Hartge et al. 1989; Whittemore et al. 1989). Für die Sterilitätsdiagnostik ergibt sich hieraus die Forderung, insbesondere im Rahmen der Laparoskopie oder anläßlich einer mikrochirurgischen Operation auffällige Befunde durch Biopsie abzuklären (Lais et al. 1988). In diesem Zusammenhang beschreiben Mantzavinos et al. (1992) den Fall einer Patientin, bei der im Rahmen der Sterilitätsabklärung ein Borderline-Tumor des Ovars entdeckt worden war, und die anschließend nach IVF-Behandlung von einem gesunden Kind entbunden wurde.

Bell und Scully (1990) beschreiben Sterilität und Bauchschmerzen als hauptsächlichen Grund für die primäre Konsultation bei Patientinnen mit serösen Borderline-Tumoren des Peritoneums, die vom histologischen Bild her mit den entsprechenden Neoplasien des Ovars identisch waren.

Endometriumkarzinom. Die häufige Anovulation (relative Östrogendominanz, Progesteronmangel) bei Frauen mit PCO-Syndrom wird für das erhöhte Risiko von Sterilitätspatientinnen, an einem Endometriumkarzinom zu erkranken, verantwortlich gemacht (Dahlgren et al. 1991). Escobedo et al. (1991) errechneten ein Risikoverhältnis (Odds ratio) von 4,2 für Patientinnen mit ovariell bedingter Sterilität gegenüber gesunden Frauen. Das Uterussarkom weist im Gegensatz hierzu einen solchen Zusammenhang nicht auf (Schwartz et al. 1989).

Mammakarzinom. Eine Sterilitätsanamnese gehört nicht zu den Risikofaktoren des Mammakarzinoms (Le et al. 1989; Gammon u. Thompson 1990). Es zeigte sich sogar eine inverse Beziehung zwischen polyzystischen Ovarien und dem Erkrankungsrisiko für Mammakarzinom (Gammon u. Thompson 1991).

Während die Erstdiagnose in der Schwangerschaft zu den ungünstigen Prognosefaktoren eines Mammakarzinoms gehört, wird der Einfluß einer Schwangerschaft auf ein behandeltes Mammakarzinom unterschiedlich beurteilt. Patientinnen, die eine Schwangerschaft anstreben, sollten über mindestens 2 Jahre rezidivfrei gewesen sein und keiner Hochrisikogruppe angehören (Van der Vange u. Van Dongen 1991).

Für alle malignen Erkrankungen gilt, daß eine zytostatische Behandlung oder eine Strahlentherapie die Funktionsfähigkeit der Ovarien vorübergehend oder dauernd beeinträchtigen oder ausschalten kann (vgl. Abschn. 4.2.6).

4.6.6 Nikotinabusus

Rauchen ist mit einem deutlich erhöhten Sterilitätsrisiko verbunden. Während Laurent et al. (1992) eine dosisabhängige Beeinträchtigung der Fruchtbarkeit fanden, weisen die Daten von Suonio et al. (1990) darauf hin, daß bei zunehmender Dauer des unerfüllten Kinderwunsches bereits ein geringer Zigarettenkonsum sich ungünstig auf die Fertilität auswirkt. Phipps et al. (1987) differenzierten die Gruppe ihrer rauchenden Patientinnen nach der Sterilitätsursache und fanden nur bei Frauen mit pathologischem Zervixfaktor und einem pathologischen Tubenfaktor, der nicht auf eine Endometriose zurückzuführen war, ein erhöhtes Sterilitätsrisiko gegenüber Nichtraucherinnen. Ob der bei Rauchern beschriebene erniedrigte Serumprolaktinspiegel eine Bedeutung für die Fortpflanzungsfunktion hat, ist unklar (Andersen et al. 1984). Interessant ist die Beobachtung von Weinberg et al. (1989), die bei Frauen, deren Mütter während der Schwangerschaft geraucht hatten, eine herabgesetzte Fruchtbarkeit fanden.

4.6.7 Alkoholabusus

Obwohl Alkoholikerinnen häufig über Zyklusunregelmäßigkeiten klagen, deren Ursache möglicherweise in einer Hyperprolaktinämie zu suchen ist, scheint die Fruchtbarkeit nicht wesentlich beeinträchtigt zu sein (Becker et al. 1989; Seki et al. 1991; Mello et al. 1989).

4.6.8 Eßstörungen und Störungen des Körpergewichts

Ein Untergewicht von weniger als 85% und ein Übergewicht von mehr als 120% des Idealgewichts bei Frauen, die noch nicht geboren haben, gehen mit einem deutlich erhöhten Sterilitätsrisiko einher; es wird geschätzt, daß die Ursache bei etwa je 6% aller sterilen Frauen im Unter- bzw. Übergewicht zu sehen ist (Green et al. 1988). Bei adipösen Frauen scheint insbesondere eine Fettverteilung in der oberen Körperhälfte mit einer erhöhten Inzidenz für Hyperandrogenämie und Insulinresistenz einherzugehen (Garner 1990).

Stewart et al. (1990) fanden bei 66 sterilen Frauen einen Anteil von 7,6% mit Anorexia nervosa oder Bulimia nervosa; zusammen mit leichteren Formen von Eßstörungen ergab sich ein Anteil von 16,7%. Von den Frauen mit einer Amenorrhö oder Oligomenorrhö hatten 58% eine Eßstörung. Ursächlich für die eingeschränkte Fruchtbarkeit scheint eine Störung der GnRH-Pulsatilität zu sein (vgl. Abschn. 4.2.2). Eine Normalisierung des Körpergewichtes sollte in diesen Fällen stets der erste therapeutische Schritt sein, wobei dies gezielte psychotherapeutische Maßnahmen erfordern kann (Buvat u. Buvat-Herbaut 1991; Bringer et al. 1990).

4.7 Diagnostik der Sterilität

4.7.1 Allgemeine Überlegungen

Die Sterilität als solche ist primär keine gynäkologische Erkrankung, sondern eine für das betroffene Paar als interindividuell unterschiedlich belastend empfundene Problemsituation, zu der oft mehrere Faktoren beitragen. Aus dieser Feststellung lassen sich für das Vorgehen in der Praxis einige Konsequenzen ziehen. Die Diagnostik sollte stets beide Partner einbeziehen und primär so breit angelegt sein, daß vor Einleitung einer Therapie mit hinreichender Sicherheit über die bisher besprochenen Sterilitätsfaktoren Klarheit besteht. Auf der anderen Seite sollten die Belastung durch die Diagnostik und sich hieraus ergebenden Therapiemöglichkeiten mit dem betroffenen Paar genau besprochen werden. Eine sorgfältige diagnostische Abklärung einer Sterilität kann darüber hinaus präventiven Charakter haben, da sie gelegentlich auch ein erstes Symptom einer gesundheitlichen Gefährdung darstellen kann.

4.7.2 Anamnese

Dem Anamnesegespräch kommt im Rahmen der Sterilitätsdiagnostik überragende Bedeutung zu. Zunächst sollte man sich über die Dauer des Kinderwunsches Klarheit verschaffen. Dabei sollte man sich vergewissern, daß während der vom Paar angegebenen Zeit keine objektiven Konzeptionshindernisse (Unkenntnis des Konzeptionsoptimums, räumliche Trennung der Partner, Stillperiode) vorlagen.

Zur Zyklusanamnese gehören Angaben über Zeitpunkt der Menarche, Zyklusdauer, Zwischenblutungen, primäre und sekundäre Dysmenorrhö, sowie Veränderungen im Blutungsmuster. Gefragt werden sollte nach zyklusabhängigen und zyklusunabhängigen Unterbauchschmerzen, Schmerzen beim Geschlechtsverkehr, bei der Miktion und bei der Defäkation. Wichtig ist auch die Frage nach einer Galaktorrhö.

Zeitpunkt, Anzahl und Verlauf früherer Schwangerschaften sind ebenso festzuhalten wie früher durchgemachte Adnexitiden, Art früherer diagnostischer Eingriffe oder therapeutischer Maßnahmen im Zusammenhang mit dem unerfüllten Kinderwunsch, gynäkologische Voroperationen (OP-Berichte einsehen), und schließlich Art und

Dauer früher angewandter Verhütungsmethoden (IUP, orale Kontrazeptiva), Koitusgewohnheiten und -frequenz; mögliche Änderungen der Libido und der Sexualfunktion sind besonders zu berücksichtigen. Ferner sind Fragen nach früheren Operationen, längeren Medikamenteneinnahmen sowie nach Schilddrüsenfunktionsstörungen wichtig.

Die vegetative Anamnese sollte Angaben über derzeitige Medikation, Allergien, Rauch- und Trinkgewohnheiten, Appetit, Gewichtszu- oder -abnahme und Schlafstörungen enthalten. Große Bedeutung kommt der Sozialanamnese zu; man sollte sich ein Bild verschaffen über die berufliche Situation beider Partner, die Wohnungsverhältnisse und die soziale Einbindung des sterilen Paares. Als besonders belastend wird oft empfunden, wenn einer oder beide Partner aus kinderreichen Familien kommen und Geschwister bereits Kinder haben. In diesem Zusammenhang können auch Fragen nach chronischer Schadstoffexposition (Schadstoffexposition am Arbeitsplatz oder im Freizeitbereich, Frage nach Verwendung von gesundheitsgefährdenden Baustoffen oder Holzschutzmitteln) gestellt werden (s. Kap. 7).

Die Familienanamnese ist in bezug auf vererbbare Krankheiten, Häufung von Mißbildungen oder Fehlgeburten sowie Diabetes mellitus nützlich.

Ziel einer solchen Anamnese sollte es sein, eine Arbeitsdiagnose zu erstellen, um das Ausmaß des subjektiven Leidensdrucks und der Motivation beider Partner zur aktiven Problembewältigung einschätzen zu können und schließlich die Grundlage für eine vertrauensvolle Kommunikation zwischen Arzt und Patientenpaar zu legen, ohne die eine effektive Therapie undenkbar erscheint.

4.7.3 Körperliche Untersuchung

Bei der allgemeinen Untersuchung sollte man besonders auf abnorme Behaarungsmuster, Körperformen, Schilddrüse, Gewicht, sowie den Blutdruck achten. Ferner ist bei Inspektion und Palpation der Mammae auf eine Galaktorrhö zu achten.

4.7.4 Gynäkologische Untersuchung

Für die Sterilitätsabklärung ist die gynäkologische Untersuchung zum Ovulationszeitpunkt, möglichst im Rahmen eines Postkoitaltests (s. unten) besonders aussagekräftig. So kann neben der Erhebung des gynäkologischen Status auch die periovulatorische Östrogenwirkung an der Zervix beurteilt werden (Zervixindex nach Insler, vgl. Tabelle 4.9).

Tabelle 4.9. Bewertung des Zervixfaktors. (Zervixindex nach Insler et al. 1972)

	0	1	2	3
Menge des Zervikalsekrets	Kein Sekret	Wenig. Eine geringe Menge Sekret ist im Zervikalkanal feststellbar	Vermehrt. Ein glänzender Sekrettropfen im äußeren Muttermund. Sekret kann leicht dem Zervikalkanal entnommen werden	Reichlich. Sekret fließt spontan aus dem Zervikalkanal
Spinnbarkeit	Keine	Leicht, ein Faden kann ohne abzureißen auf etwa 1/4 des Abstandes zwischen äußerem Muttermund und Vulva gezogen werden	Gut. Ein Faden kann ohne abzureißen auf etwa 1/2 des Abstandes zwischen äußerem Muttermund und Vulva gezogen werden	Ausgesprochen gut. Ein Faden kann ohne abzureißen auf die ganze Distanz zwischen äußerem Muttermund und Vulva gezogen werden
Farntest	Kein bzw. amorphes Sekret	Linear, feine Linien an einigen Stellen, keine Seitenäste	Partiell. Gutes Farnkrautphänomen mit seitlichen Verzweigungen an einigen Stellen, an anderen lineare Kristallisation oder amorphes Sekret	Komplett. Volles Farnblattphänomen über das ganze Präparat
Zervix	Geschlossen, Mukosa blaßrosa, Os externum kaum für Sonde zugängig		Teilweise offen. Mukosa rosa, Zervikalkanal für Sonde leicht durchgängig	Offen. Mukosa hyperämisch, Os externum weit offen

Soweit nicht innerhalb des letzten Jahres geschehen, ist eine Exfoliativzytologie der Portio uteri anzufertigen, bei entsprechendem anamnestischem Verdacht oder klinischen Symptomen sollten bakteriologische Abstriche aus der Zervix entnommen werden. Bei der Tastuntersuchung sollte man nach einem Uterus myomatosus ebenso fahnden wie nach Resistenzen im Bereich der Adnexe oder im Bereich des Douglas; Schmerzen bei der Palpation des Douglas sind verdächtig auf eine Endometriose.

4.7.5 Zyklusdiagnostik

Ein einfach zu handhabendes und aussagekräftiges Mittel zur Zyklusdiagnostik stellt die Messung der morgendlichen Aufwachtemperatur dar. Wichtig ist, daß möglichst immer zur gleichen Zeit vor dem Aufstehen gemessen wird. Wenig aussagekräftig ist die Aufwachtemperatur bei Frauen, die schichtarbeiten, oder bei denen das Progesteron keinen thermogenetischen Effekt hat (etwa 10–15% der Fälle). Gleichzeitig mit der Registrierung der Aufwachtemperatur sollten Angaben über Blutungen, Verkehr sowie gegebenfalls Medikamenteneinnahme, Allgemeinerkrankung oder Schmerzen festgehalten werden. Die Auswertung einer Basaltemperaturkurve (BTK) umfaßt die Feststellung der Zyklusdauer sowie im Fall einer biphasischen Kurve die Dauer der hypo- und der hyperthermen Phase mit Hinweis auf den Ovulationstermin. Eine Follikelreifungsstörung kann sich äußern durch einen späten Zeitpunkt des Temperaturanstiegs, eine Gelbkörperinsuffizienz dagegen durch einen kletternden Temperaturanstieg und eine verkürzte Hyperthermie von weniger als 10 Tagen. Da die BTK ein orientierendes Verfahren darstellt, sollte man Überinterpretationen vermeiden.

Ist die Patientin ausreichend motiviert, so kann sie auch zur Selbstbeobachtung des Zervixfaktors angeleitet werden (Konsistenz der Zervix, Menge und Spinnbarkeit des Schleims, Farnkrautphänomen).

Durch serielle transvaginale Ultraschalluntersuchungen können die Follikelreifung und auch Zeichen der Ovulation überwacht werden. Schließlich besteht die Möglichkeit, den mittzyklischen LH-Anstieg mittels Urinteststreifen nachzuweisen. (vgl. auch Abschn. 4.2.7)

4.7.6 Spezielle Diagnostik bei Frauen mit unerfülltem Kinderwunsch

Wenn bereits ein ovulatorischer Zyklus durch entsprechenden Ausfall der Hormonbestimmungen in der 2. Zyklushälfte gesichert ist (vgl. Abschn. 4.2.7), so sind weitere Hormonbestimmungen von nachgeordneter Bedeutung. Beträgt jedoch in der 2. Zyklushälfte die Progesteronkonzentration weniger als 2 ng/ml, so wird eine Anovulation angenommen. Werte zwischen 2 und 10 ng/ml sprechen für eine Luteal-insuffizienz. In diesen Fällen ist eine Hormonuntersuchung am Zyklusanfang (3. bis 5. Tag) sinnvoll. Bestimmt werden folgende Parameter: Prolaktin, LH, FSH, Östradiol, Dehydroepiandrosteronsulfat und Testosteron. Gleichzeitig sollte ein TRH-Test durchgeführt werden, bei sekundärer Amenorrhö auch ein GnRH-Test (Gerhard et al. 1992). Besteht eine Oligoamenorrhö, so kann nach Schwangerschaftsausschluß eine Entzugsblutung („Zyklusanfang") durch Gabe eines Gestagens für 10 Tage herbeigeführt werden. Sollte damit keine Blutung auszulösen sein, so kann eine Östrogen-Gestagen-Kombination zur Blutungsauslösung eingesetzt werden (vgl. Kap. 3, Band 1). Die Bestimmung des Prolaktins bei regelmäßigen ovulatorischen Zyklen mit adäquater Lutealphase hat keine Bedeutung (Gerhard et al. 1991 a). In Tabelle 4.10 ist die Diagnostik von Störungen des menstruellen Zyklus bei Frauen mit Kinderwunsch aufgeführt.

Je nach anamnestischen Hinweisen sollte nach einer Anämie (Blutbild, Ferritinspiegel) oder nach einer Entzündung gesucht werden (Leukozyten, BKS). Wichtig ist ebenfalls die Bestimmung des Rötelntiters und der Blutgruppe. Der Nachweis von IgG-Serumantikörpern gegen Chlamydia trachomatis kann einen Hinweis auf eine früher durchgemachte Chlamydieninfektion mit der Folge einer gestörten Tubendurchgängigkeit geben. Im Hinblick auf die Konsequenzen für Mutter und Kind bei Eintritt einer Schwangerschaft ist auch ein HIV-Test zu erwägen. Nach den Richtlinien des Bundesausschusses der Ärzte und Krankenkassen vom 14.08.1990 über ärztliche Maßnahmen zur künstlichen Befruchtung muß der HIV-Test vor solchen Maßnahmen bei beiden Partnern negativ sein und die Frau muß ausreichend gegen Röteln geschützt sein. Die Prävalenz an seropositiven Patienten in einer Sterilitätssprechstunde wird von Balasch et al. (1992b) mit 0,5% angegeben. Eine Glukosestoffwechselstörung kann durch Nüchternblutzucker, Glukosebelastungstest bzw. Bestimmung des HbA1C im Blut ausgeschlossen werden.

Tabelle 4.10. Diagnostik von Störungen des menstruellen Zyklus bei Frauen mit Kinderwunsch

Diagnostisches Ziel	Klinisches Bild	Test
Funktion der hypothalamisch-hypophysären Achse	Menstrueller Zyklus	Prolaktin, LH, FSH (Quotient), LH-RH-Test, TRH-Test (Metoclopramidtest)
Östrogenproduktion endogen	Zervikale Schleimproduktion	Gestagentest, FSH, (LH), 17 β-Estradiol
Hyperprolaktinämie	Galaktorrhö, Zyklusstörungen	Prolaktin, Röntgen Sella (z. B. CT, NMR)
Hyperthyreoidismus und Hypothyreoidismus	Klinisches Bild: Hyperthyerose: 1. Tachykardie 2. Gewichtsabnahme 3. Diarrhö Hypothyreose: 1. Antriebsarmut 2. Bradykardie 3. Gewichtszunahme bei latenten Störungen unspezifisch	T_3, T_4, TSH (basal) und nach TRH
Hyperandrogenämie	Hirsutismus, Akne, Alopezie, Seborrhö	ACTH-Test, Dexamethasontest, Testosteron, Dehydroepiandrosteronsulfat, (17-Hydroxyprogesteron), Ultraschall (Ovar, NNR)
Reifezustand des Follikels	Ovarialgröße, Zervixindex	17 β-Estradiol, LH, Progesteron, Ultraschall
Erkennung der Ovulation	Mittelschmerz	LH (Serum oder Urin), Ultraschall
Gelbkörperfunktion		Aufwachtemperatur, Progesteron mehrfach, Prolaktin evtl. Metoclopramid 10 mg, Endometriumbiopsie 26. Tag

4.7.7 Beurteilung der männlichen Fertilität

Da von einem unerfüllten Kinderwunsch stets ein Paar betroffen ist, gehören zu einer Sterilitätsabklärung frühzeitig Informationen über die Fertilität des Mannes. Die andrologische Anamnese umfaßt Fragen nach einem Hodenhochstand und ggf. Zeitpunkt, Art und Erfolg der durchgeführten Therapie, Infektionskrankheiten (Mumps), Operationen im Genitalbereich einschließlich Herniotomie oder Hodentraumata.

Erste Befunde einer andrologischen Störung können durch den Postkoitaltest erhalten werden (s. unten), trotzdem sollte ein nach Standardkriterien erstelltes Spermiogramm vorliegen (WHO 1992). Unbedingt erforderlich ist ebenfalls eine andrologische Untersuchung und je nach klinischen Gegebenheiten eine Abklärung der hormonellen Situation. Die Normwerte der Weltgesundheitsorganisation für ein unauffälliges Spermiogramm und die Terminologie der pathologischen Spermiogrammbefunde sind in Kap. 1 und 2 aufgeführt.

Zu beachten ist, daß auch bei gesunden Männern erhebliche Schwankungsbreiten der Spermienqualität vorkommen, insbesondere können auch psychische Faktoren das Spermiogramm beeinträchtigen. Grundsätzlich gilt auch für den Mann, daß Beeinträchtigungen der Fertilität Frühzeichen einer gesundheitlichen Gefährdung darstellen können und auch unter diesem Aspekt weiter abgeklärt werden sollten.

Es ist zu betonen, daß – abgesehen von Azoospermie oder einer extremen Asthenozoospermie – das Spermiogramm eher eine orientierende Information bietet und keine zwingenden Rückschlüsse auf die funktionelle Spermienqualität und die Fertilitätsprognose zuläßt (Polansky u. Lamb 1988). Weitere Informationen können biochemische Untersuchungen des Ejakulats erbringen (vgl. Kap. 2).

Mikrobiologische Untersuchungen der Genitalsekrete des Mannes sind in ihrer Bedeutung für die Fertilität umstritten, bakterielle Kontaminationen kommen sehr häufig vor. Bei der Unterscheidung zwischen Keimbesiedlung und subklinischer Infektion kann die Rundzelldifferenzierung im Ejakulat hilfreich sein (Eggert-Kruse et al. 1992b).

4.7.8 Untersuchung der Spermien-Mukus-Interaktion

Schon vor mehr als 100 Jahren wurde von Sims erkannt, daß die Beobachtung der Spermien-Mukus-Interaktion wichtige Informationen bei der Sterilitätsabklärung liefert (Sims 1866). Die von ihm aufgestellten Postulate, daß die Zervix die „gehörige Form, Größe und Dichtigkeit“ haben muß, daß der Samen von „normaler Beschaffenheit“ sein muß, daß die Spermien in den Zervikalkanal gelangt sein müssen, und daß „die Sekretion der Vagina und der Zervix die Spermatozoen nicht vergiftet haben dürfen“, haben auch heute noch Bedeutung. Die einfachste Untersuchung der Spermien-Mukus-Interaktion besteht im Postkoitaltest (PCT) nach Sims-Huhner, der exakt periovulatorisch in der Zyklusmitte durchgeführt werden muß.

Die Bedeutung des PCT für die Fertilitätsprognose wird kontrovers beurteilt. Zu beachten ist, daß dieser Test deutlich durch die Mukusqualität einschließlich pH-Wert, die Spermienanzahl, die Progressivmotilität, morphologische Kriterien wie auch das Ejakulatvolumen beeinflußt wird (Eggert-Kruse et al. 1989b, 1993c). Außerdem sollte berücksichtigt werden, daß der Koitus nach Zeitplan erhebliche psychosexuelle Probleme verursachen kann.

Bei schlechter Mukusqualität kann eine Wiederholung des PCT nach Östrogenvorbehandlung sinnvoll sein. Orientierende Informationen über die Spermien-Mukus-Interaktion können auch durch den in vitro durchgeführten Kurzrok-Miller-Test gewonnen werden (vgl. Kap. 2). Als Screeningverfahren liefert er wertvolle Informationen über die funktionelle Qualität der Genitalsekrete.

Bei wiederholt eingeschränktem Ausfall trotz guter Mukusqualität sollte der Postkoitaltest in jedem Fall durch In-vitro-Untersuchungen zur Sperma-Mukus-Interaktion ergänzt werden. Hierzu wurden spezielle Testsysteme entwickelt, bei denen die Migration der Spermien in mit Zervikalmukus gefüllten Kapillaren über einen längeren Zeitraum beobachtet werden kann. Besonders praktisch hat sich hierbei das von Kremer (1965) entwickelte Spermienpenetrationsmeter erwiesen. Die Durchführung des In-vitro-Spermien-Zervikal-Mukus-Penetrationstests (SCMPT) ist ebenfalls in Kap. 2 näher beschrieben. Bei standardisiertem Vorgehen zeigte sich der SCMPT von fertilitätsprognostischer Relevanz. So war bei prospektiver Untersuchung die Schwangerschaftsrate 29% (6 Monate nach Test) bei normalem Ausfall des SCMPT im Vergleich von nur 2,3% bei inadäquatem Ausfall des SCMPT (Eggert-Kruse et al. 1989a). In-vitro-Verfahren, insbesondere der gekreuzte SCMPT waren dabei der In-vivo-Untersuchung durch PCT im Hinblick auf die Fertilitätsprognose deutlich überlegen.

Ein besonderer Vorteil der In-vitro-Untersuchung der Spermien-Mukus-Interaktion ist die zusätzliche Möglichkeit eines gekreuzten Testansatzes. Hierbei wird außer der Penetrationsfähigkeit der Spermien in den zervikalen Mukus der Partnerin auch die Penetrierbarkeit des Mukus der Patientin durch Donor-Spermatozoen getestet; ferner kann die Penetrationsfähigkeit von Spermatozoen des Patienten im Donor-Mukus geprüft werden. Hierdurch können sich Hinweise auf immunologische Vorgänge ergeben und es kann zwischen einer gestörten funktionellen Mukus- bzw. Spermienqualität unterschieden werden. Informationen über die lokale Kompatibilität lassen sich so ohne großen Laboraufwand erzielen (Eggert-Kruse et al. 1989b, 1991).

Eine Analyse an einem Patientenkollektiv unserer Sterilitätssprechstunde von über 1500 Paaren ergab, daß bei hormonell standardisiertem Vorgehen beim SCMPT der Spermienfaktor signifikant häufiger Ursache der gestörten Spermien-Mukus-Interaktion war als der Zervixfaktor.

Aus den Ausführungen zu den vielfältigen Eigenschaften und der komplexen Zusammensetzung des Zervixmukus (s. Abschn. 4.5) wird verständlich, daß synthetische oder natürliche visköse Ersatzmedien nativem humanem Mukus bei der Untersuchung der funktionellen Spermienqualität unterlegen sind (Eggert-Kruse et al. 1990b, 1993d)

4.7.9 Untersuchung der Tubenfunktion

Im Gegensatz zu den bisher beschriebenen Tests kann die Tubenfunktion nur durch invasive Diagnostik beurteilt werden. Sie sollte daher stets am Ende der Diagnostik stehen und ohne andere Indikationen (Unterbauchschmerzen) nur in Kenntnis der männlichen Fruchtbarkeit durchgeführt werden.

Fehlen anamnestische Hinweise auf einen pathologischen Tubenfaktor, und besteht die Sterilität erst seit kurzer Zeit, so erscheint ein erster Thera-

Tabelle 4.11. Aussagekraft verschiedener tubendiagnostischer Maßnahmen

Methode	Aussagefähigkeit	Keine oder bedingte Aussage über
Pertubation mit CO_2-Gas	Tubendurchgängigkeit – normal – erschwert – fehlt Aussagefähigkeit gering	Falsch-negativ: 1. Tubenspasmus bei Schmerzreiz 2. falsche Lage des Adaptors Falsch-positiv: einseitiger Eileiterverschluß
Hysterosalpingographie	Diagnostik – Zervixinsuffizienz – Uterusmißbildungen – intrauterine Tumoren – Lokalisation von Tubenverschlüssen	Intraabdominellen Situs Aussagen über Adhäsionen sind nur bedingt möglich
Laparoskopie	1. Diagnostik – Adhäsionen im kleinen Becken – Uterusmißbildungen (Myome) – Verwachsungen im Bereich der Tuben – Ovarialanomalien – Endometriose 2. Adhäsiolyse 3. Follikelpunktion	Intrauterine Veränderungen
Laparoskopie mit Chromopertubation	Zusätzliche Informationen über: – Tubendurchgängigkeit und Funktion – Lokalisation des Tubenverschlusses nur bedingt möglich	Intrauterine Veränderungen
Laparoskopie mit Tuboskopie	Funktion der Tuben, Polypen, Synechien	

pieversuch auch ohne Abklärung des Tubenfaktors vertretbar. Es hat sich bewährt, die Hysterosalpingographie als erstes Verfahren einzusetzen.

Technische Einzelheiten zu den jeweiligen Untersuchungsmethoden finden sich in Kap. 2.

Bei der Wahl des Verfahrens spricht für die Hysterosalpingographie, daß sie ambulant durchgeführt werden und neben einer Information über die Lokalisation von Tubenverschlüssen vorhandene Uterusfehlbildungen aufzeigen kann. Zu beachten ist, daß der Eingriff nicht schmerzfrei ist und daher Tubenspasmen auftreten können.

Während die Chromopertubation im Rahmen der Laparoskopie kaum Informationen über endoluminale Störungen bieten kann, ist sie die Methode der Wahl bei der Diagnostik der Endometriose und der Folgezustände nach Salpingitis mit peritubaren und periovariellen Adhäsionen, die gegebenenfalls gleichzeitig behandelt werden können. Wie die Laparoskopie bieten auch die Hysteroskopie und die Tuboskopie (Falloposkopie) die Möglichkeit, diagnostizierte pathologische Befunde sofort therapeutisch anzugehen. Sie sind daher möglichst kombiniert durchzuführen.

Während die Pertubation als diagnostisches Verfahren an Bedeutung verloren hat, besteht ein neues, derzeit noch in der klinischen Erprobung befindliches Verfahren in der Prüfung der Eileiterdurchgängigkeit mittels Ultraschalls und geeigneter Kontrastmittel. McQueen et al. (1991) beschreiben ein Verfahren, bei dem die Tubendurchgängigkeit durch radioaktiv markierte Albuminmikrosphären szintigraphisch nachgewiesen werden kann. In Tabelle 4.11 ist die Aussagekraft verschiedener tubendiagnostischer Maßnahmen aufgeführt.

4.7.10 Psychologische Exploration

Auf die Bedeutung des Anamnesegesprächs im Rahmen der Einschätzung des psychogenen Faktors wurde bereits hingewiesen. Auch die „somatisch" orientierten Untersuchungen bieten oft psychische Hinweise, diesen Aspekt im Gespräch weiter zu erfragen. Bei entsprechender Vorbildung gelingt es häufig, Eigenarten der so entstandenen Arzt-Patientin-Beziehung weiter diagnostisch zu nutzen. Es bietet sich an, im Rahmen der Abklärung standardisierte psychologische Fragebogen zu verwenden und im Bedarfsfall ein Beratungsgespräch zwischen beiden Partnern und einem medizinischen Psychologen zu veranlassen. Es soll nochmals betont werden, daß eine patientengerechte Sterilitätstherapie nur dann erfolgen kann, wenn die Motivation beider Partner, das Ausmaß des Leidensdrucks, etwa vorhandene psychosexuelle Störungen, und schließlich der Grad an Bereitschaft, langfristige, gelegentlich mit Rückschlägen behaftete Therapieversuche durchführen zu lassen, bekannt sind. Einzelheiten sind in Kap. 6 nachzulesen.

4.8 Therapieplanung, Indikationsstellung und Erfolgsaussichten

4.8.1 Allgemeine Überlegungen

Da die diagnostische Abklärung der Sterilität sich oft über mehrere Wochen oder Monate hinzieht, ist es sinnvoll, vor Therapiebeginn die erhobenen Befunde nochmals zusammenzufassen und mit der Patientin zu besprechen. Insbesondere ist zu klären, ob Ursachen für eine sekundäre Ovarialinsuffizienz (Schilddrüse, Prolaktin, Gewicht) und eine verminderte Fruchtbarkeit des Mannes ausgeschlossen oder bereits therapeutisch angegangen sind.

Gleiches Vorgehen gilt für die Durchführung der Therapie. Mit den meisten Therapieschemata steigen nach einer bestimmten Zeit die kumulativen Chancen auf das Eintreten einer Schwangerschaft nicht mehr wesentlich an, so daß ein weiterer Effekt der Therapie nicht mehr zu erwarten ist. Wenn nach spätestens 6 Monaten eine Schwangerschaft noch nicht eingetreten ist, so muß die Diagnose überdacht und das Therapieschema geändert werden.

Eine Alternative zum Umsetzen des Therapieschemas stellt die Therapiepause dar; so beobachteten Gerhard et al. (1990a) in ihrem Kollektiv 30% Schwangerschaften mit einer Therapie gegenüber 12% spontaner Konzeptionen nach Absetzen der Medikamente.

Therapieunabhängige Schwangerschaften treten bei Störungen der hormonellen Kontrollmechanismen und bei Endometriose besonders häufig auf (Merzoug et al. 1990).

Die im folgenden gegebenen Empfehlungen zur Therapie sind bewußt allgemein gehalten, da detaillierte Angaben zur Pharmakologie, zu den Nebenwirkungen und Präparateübersichten in Kap. 3, Band 1 behandelt werden.

4.8.2 Stimulationsbehandlung mit Antiöstrogenen und anderen Substanzen

Zu dieser Gruppe gehören die Substanzen Clomiphen, Tamoxiphen, Epimestrol und Cyclofenil.

Die am weitesten verbreitete Substanz dieser Gruppe ist das Clomiphen. Es eignet sich zur Stimulationsbehandlung bei Frauen mit hypothalamisch-hypophysärer Ovarialinsuffizienz und positivem Gestagentest. Darüber hinaus kann es bei der hyperandrogenämischen Ovarialinsuffizienz zum Einsatz kommen, wenngleich diese Patientinnen ein erhöhtes Risiko für eine Überstimulation und Mehrlingsschwangerschaft tragen.

Es werden 50–100 mg täglich über 5 Tage, beginnend ab dem 3.–5. Zyklustag, gegeben. Vor Therapiebeginn sollten größere Ovarialzysten ultrasonographisch ausgeschlossen werden. Der Therapieerfolg kann ab dem 10. Zyklustag durch ultrasonographische Bestimmung des Follikeldurchmessers, durch Bestimmung des Serumöstradiolspiegels und durch die Beobachtung des Zervixschleims kontrolliert werden. Beträgt die Größe des Leitfollikels mehr als 18 mm, so wird zum Verkehr geraten. Ob eine Ovulation stattgefunden hat, kann am Basaltemperaturkurvenverlauf abgelesen werden; eine genauere Aussage ist möglich durch die Bestimmung von Progesteron am 4. und 6. postovulatorischen Tag.

Die meisten therapieinduzierten Schwangerschaften treten in den ersten 3 Behandlungszyklen auf, die kumulative Schwangerschaftsrate nimmt nach 6 bis maximal 8 Zyklen nicht mehr zu. Die beobachteten Ovulationsraten liegen zwischen 50 und 96%, bei 25–56% der behandelten Patientinnen kommt es zu einer Schwangerschaft (Übersicht bei Lunenfeld et al. 1993). Die Ursache für ein Therapieversagen kann an einem pathologischen Zervixfaktor, der in etwa 15% aller Patientinnen auftritt (Gysler et al. 1982) oder einem vorzeitigen LH-Gipfel liegen. Die Gründe für Therapieversagen unter Clomiphen-Therapie sind in Tabelle 4.12 aufgeführt. Bei pathologischem Zervixfaktor kann, falls hierfür keine anderen Ursachen wie unzureichende Follikelreifung oder falscher Untersuchungszeitpunkt gefunden werden, die mittzyklische Gabe von Östrogenen, z.B. 2 mg Östradiolvalerat ab Tag 10 oder konjugierte Östrogene (0,6 mg) versucht werden. Der Effekt auf die Schwangerschaftsrate ist jedoch umstritten. Bei Nachweis eines vorzeitigen LH-Gipfels empfiehlt es sich, GnRH-Analoga und Gonadotropine kombiniert

Tabelle 4.12. Therapieversager mit Clomiphen und Konsequenzen

Grund	Untersuchung	Konsequenz
Fehlende endogene Östrogenproduktion	Gestagentest z.B. negativ	Erneute Diagnostik (FSH erhöht?, organische Ursachen?), ggf. Stimulation mit Gonadotropinen
Schlechter Zervixindex periovulatorisch	tägliche klinische Untersuchung vom 11.–15. Zyklustag	Ursachen ausschließen, insbes. mangelhafte Follikelreifung, ggf. Östrogensubstitution, evtl. Gonadotropinenstimulation, PH-Wert des Mukus beachten
Vorzeitiger LH-Peak	tägliche LH-Kontrollen im Serum o. Urin als Schnelltest ab 10. Zyklustag, gleichzeitig Ultraschall	Umsetzen der Therapie auf GnRH-Analoga kombiniert mit Gonadotropinen (HMG)
Ausbleibende Ovulation (LUF-Syndrom)	serielle Ultraschalluntersuchungen	Gabe von 5000–10000 IE HCG bei einer Follikelgröße von ca. 20 mm und/oder Serumöstrogenspiegeln von 300 pg/ml pro reifen Follikel
Pathologischer Tubenfaktor	HSG, Chromolaparoskopie	Mikrochirurgie, IVF
Endometriose	Chromolaparoskopie	Je nach Befund operative Laparoskopie und erneute Stimulationsbehandlung oder zunächst medikamentöse Therapie der Endometriose
Gestörte Spermien-Mukus-Interaktion	Postkoitaltest, Kremer-Test, andrologische Untersuchung, Bestimmung des Zervixindex	Verbesserung des Zervixfaktors evtl. Insemination mit aufbereitetem Sperma z.B. Swim up
Männliche Subfertilität	andrologische Untersuchung einschließlich Spermienfunktionsdiagnostik	Behandlungserfolg beim Mann abwarten
Lutealinsuffizienz	P und E_2 am 4. und 6. postovulatorischen Tag, Basaltemperatur	Progesteronsubstitution, HCG-Stimulation

einzusetzen. Weitere Ursachen für Therapieversager können, abgesehen von andrologischen Ursachen, eine bis dahin nicht erkannte Endometriose oder ein pathologischer Tubenfaktor sein.

Nach Therapie mit Clomiphen ist die Corpus-luteum-Funktion häufiger gestört, in diesem Fall kann eine Gestagensubstitution ab dem 16. Zyklustag beispielsweise mit 2×50 mg Progesteron als Vaginalsuppositorien oder eine Stimulation des Corpus luteum mit HCG 2500 IE am 16., 19. und 22. Zyklustag i.m. versucht werden.

Nach Dickey et al. (1992) ist die Anzahl von sprungreifen Follikeln nicht mit dem späteren Auftreten von Mehrlingsschwangerschaften korreliert.

Tamoxifen kann in einer Dosierung von 10 bis 20 mg 5 Tage, beginnend vom 3.–5. Zyklustag, gegeben werden. Indikationen und Nebenwirkungen sind mit dem Clomiphen vergleichbar (Gerhard u. Runnebaum 1979).

Epimestrol kann in einer Dosierung von 5 bis 20 mg täglich über 10 Tage, beginnend mit dem 3. bis 5. Zyklustag, gegeben werden. Ein negativer Einfluß auf den Zervixfaktor sowie ein Überstimulationssyndrom wurden nicht beobachtet; die Substanz kann bei weniger ausgeprägten Zyklusstörungen zur Verbesserung der Follikelreifung eingesetzt werden. Die Therapieerfolge sind sehr heterogen.

Bezüglich der Indikation und Nebenwirkungen ist Cyclofenil dem Epimestrol vergleichbar, die erreichbaren Schwangerschaftsraten liegen zwischen 14 und 32%. Die Dosierung beträgt 400–600 mg täglich über 5–10 Tage in der Follikelphase oder 200 mg täglich für einige Monate kontinuierlich (Übersicht bei Lunenfeld et al. 1993). In Tabelle 4.13 ist eine Übersicht der Antiöstrogene und deren Dosierung aufgeführt.

Gonadotropine. Zur Behandlung mit humanem Menopausegonadotropin (HMG) oder reinem follikelstimulierendem Hormon (FSH) eignen sich Patientinnen mit hypothalamisch-hypophysärer Ovarialinsuffizienz.

Eine Therapie mit Gonadotropinen ist zeitlich und finanziell aufwendig und mit der Gefahr der Überstimulation und der Mehrlingsschwangerschaft verbunden. Dies bedeutet, daß sie nur nach Klärung des Tuben- und andrologischen Faktors durchgeführt werden sollte. Über das Überstimulations- und Mehrlingsrisiko ist die Patientin genau

Tabelle 4.13. Antiöstrogene: Übersicht und Dosierung

Generic	Dosierung[a]	Handelsname (Hersteller)
Clomiphen	50–150 mg/Tag vom 3.–7. ZT	Dyneric (Merrel)
	wie oben	Pergotime (Serono)
Epimestrol	5 mg/Tag vom 5.–15. ZT	Stimovul (Organon)
Tamoxifen	10–20 mg/Tag vom 5.–9. ZT	Nolvadex (ICI)

[a] Therapiebeginn kann variiert werden, z.B. Beginn am 3. bis 5. Zyklustag.

aufzuklären, eine schriftliche Protokollierung empfiehlt sich.

Vor Beginn der Therapie sollte eine gynäkologische Untersuchung oder eine Ultraschalluntersuchung zum Ausschluß von Ovarialzysten erfolgen. Ob beim Vorliegen von Ovarialzysten stimuliert werden kann, ist umstritten (Stewart et al. 1992); zu bedenken ist einerseits die Gefahr eines Zystenwachstums mit möglichen Komplikationen, andererseits der störende Einfluß der Zyste auf die zu induzierende Follikelreifung. Eine vorsichtige Stimulation unter engmaschiger Kontrolle bei Zysten kleiner als 2,5 cm erscheint vertretbar, in allen anderen Fällen sollte entweder ein Verschwinden der Zysten abgewartet oder durch entsprechende medikamentöse Maßnahmen (z. B. Gestagene), eventuell auch durch Punktion, herbeigeführt werden. In Zweifelsfällen sollte laparoskopiert werden.

Es hat sich bewährt, die Gonadotropintherapie individuell am Therapieerfolg abzustimmen. Man beginnt zwischen dem 3. und 5. Zyklustag mit 1 Ampulle (75 IE) täglich über 5 Tage. Kommt es hierunter nicht zu einem deutlichen Ansteigen des Serumöstradiolspiegels oder zum ultrasonographischen Nachweis eines Follikels, so kann die Dosis in Abständen von 3–5 Tagen um 0,5 bis 1 Ampulle täglich gesteigert werden, bis ein ausreichendes Follikelwachstum nachweisbar ist. Anschließend wird die so gefundene Dosis beibehalten, und das Follikelwachstum und der Östrogenanstieg in 2- bis 3tägigen Abständen überwacht. Richtwerte für einen normalen Serumanstieg des Östradiols sind 40–100% täglich, der Follikeldurchmesser nimmt etwa um 2 mm täglich zu. Steigt der Serumöstradiolspiegel schneller an, so ist die tägliche Dosis um 1 Ampulle zu reduzieren.

Sprungreife Follikel haben einen Durchmesser von etwa 18–20 mm, zu diesem Zeitpunkt beträgt der Serumöstradiolspiegel etwa 300 pg/ml pro Follikel. Ist dieser Zeitpunkt erreicht, empfiehlt es sich, zusätzlich den Zervixindex zu bestimmen. Bei maximal 3 sprungreifen Follikeln und/oder einer Serumöstradiolkonzentration von bis zu 1000 pg/ml wird nun die Ovulation mit 10000 IE HCG ausgelöst, sind mehr Follikel vorhanden, werden kein oder höchstens 5000 IE gegeben. Bei Serumöstrogenspiegeln über 2000 pg/ml oder einer polyfollikulären Reaktion (insgesamt mehr als 10 follikuläre Strukturen) ist die HCG-Gabe kontraindiziert.

Der optimale Zeitpunkt für Geschlechtsverkehr oder eine Inseminationsbehandlung ist 36 Stunden nach der HCG-Gabe.

Eine und 2 Wochen nach Ovulationsauslösung mit HCG sind hormonelle und klinische Kontrollen zu empfehlen. Nach 1 Woche werden 17β-Estradiol (E2) und Progesteron (P) bestimmt, nach 2 Wochen HCG, E2 und P. Klinisch ist auf eine Gewichtszunahme, vergrößerte druckdolente Ovarien und ein geblähtes Abdomen zu achten (zu Einzelheiten des Überstimulationssyndroms vgl. Kap. 11).

Die Rate an leichten bis mittelschweren Überstimulationssyndromen liegt bei 3%, schwere Verläufe werden in weniger als 1% gesehen. Die Rate an Mehrlingsschwangerschaften nach Gonadotropintherapie schwankt zwischen 21 und 33%. Die Schwangerschaftsraten nach Gonadotropinbehandlung sind in Tabelle 4.14 aufgeführt. Befürch-

Tabelle 4.14. Therapieerfolge nach Gonadotropinbehandlung. (Nach Lunenfeld et al. 1993)

Autor	Jahr	Patientinnen	Zyklen	Schwangerschaften		
				Anzahl	% pro Zyklus	% pro Patientin
Thompson u. Hansen	1970	1190	2798	334	11,9	28,1
Australian Department of Health	1981	1056	4008	552	13,8	52,3
Bettendorf et al.	1981	756	1585	224	14,1	29,6
Kurachi	1983	2166	6096	523	8,6	24,2
Lunenfeld (Literaturübersicht)	1993	8036	>22000	2791	./.	34,7

tungen, nach denen eine Gonadotropintherapie das Karzinomrisiko der Ovarien erhöht, scheinen sich nicht zu bestätigen, wobei ein Großteil der behandelten Patientinnen bis jetzt das Lebensalter einer maximalen Karzinomgefährdung noch nicht erreicht hat (Lunenfeld et al. 1993).

Gonadotropinreleasinghormon. Bei Patientinnen mit einer hypothalamischen Amenorrhö und ausreichender hypophysärer Gonadotropinreserve (positiver GnRH-Test, vgl. Kap. 2) besteht eine weitere Möglichkeit der Stimulationstherapie in der intermittierenden Gabe von Gonadotropinreleasinghormonen. Auch bei Patientinnen mit PCO-Syndrom kommt diese Modalität in Frage. Das Gonadotropinreleasinghormon wird durch eine computergesteuerte Infusionspumpe pulsatil entweder intravenös oder subkutan appliziert. Die Überwachung erfolgt auch hier durch Ultraschall, Messung der Serumöstradiolspiegel und Beobachtung des Zervixschleims. Ist ein Follikel sprungreif, so wird die Ovulation mit HCG ausgelöst (s. oben). Die Lutealphase kann entweder weiter mit GnRH pulsatil oder mit HCG gestützt werden.

Insgesamt lassen sich in 85% (s.c.) bis 98% (i.v.) ovulatorische Zyklen erzielen (Leyendecker und Wildt 1986). Die subkutane Applikationsweise ist zwar für manche Patientinnen etwas angenehmer, führt jedoch zu einem breiteren LHRH-Anstieg im Blut und damit zu etwas weniger günstigen Ergebnissen.

Die Ergebnisse einiger neuerer Therapiestudien mit der i.v.-Pumpe sind in Tabelle 4.15 zusammengefaßt.

Kombinationstherapien. Besteht eine Hyperprolaktinämie oder eine Hyperandrogenämie, so ist eine medikamentöse Suppression, bei latenter Hypothyreose eine Substitutionstherapie während der Stimulationsbehandlung weiter zu führen (vgl. Abschn. 4.2). In Abb. 4.4 sind Beispiele für die Kombination von Clomiphen und anderen Behandlungsmethoden aufgeführt.

Tabelle 4.15. GnRH pulsatil i.v. bei hypothalamischer Amenorrhö und PCO-Syndrom. *HA* hypothalamische Amenorrhö, *PCO* Syndrom der polyzystischen Ovarien, *HH* hypogonadotroper Hypogonadismus, *PHA* primäre hypogonadotrope Amenorrhö, *GnRH a* Gonadotropin-Releasing-Hormon-Analogon)

Autor	Jahr	Diagnose	Dosis/Intervall[a] µg i.v./min	Patientinnen	Ovulatorischer Zyklus	Anovulatorischer Zyklus	Grav.
Rossmanith et al.	1989	HA	5 – 10/90	7	8	5	5
		PCO	5 – 10/90	4	0	9	0
Surrey et al.	1989	HA	5/90	5	6	1	2
		PCO	5/90	9			
		vor GnRHa			2	7	0
		nach GnRHa			2	5	0
Filicori et al.	1989	HH	5/60	14	19	2	3
		PCO	5/60	23			
		vor GnRHa			9	15	2[a]
		nach GnRHa					
		(1. Zyklus)			18	3	8
		(2. Zyklus)			2	2	0
Braat und Schoemaker	1991	HA	5/120		6	7	2
			10/120	15	10	3	2
			20/120		10	2	1
Filicori et al.	1991	PHA	2,5/60	30	20	1	6
			5/60		17	2	3
		HH	2,5/60	33	8	1	4
			5/60		42	4	13[b]
		PCO	5/60 vor GnRHa	51	18	22	5[c]
			5/60 nach GnRHa		38	38	14

[a] Davon eine Zwillingsgravidität.
[b] Davon 3 Mehrlingsgraviditäten.
[c] Davon 1 Mehrlingsgravidität.

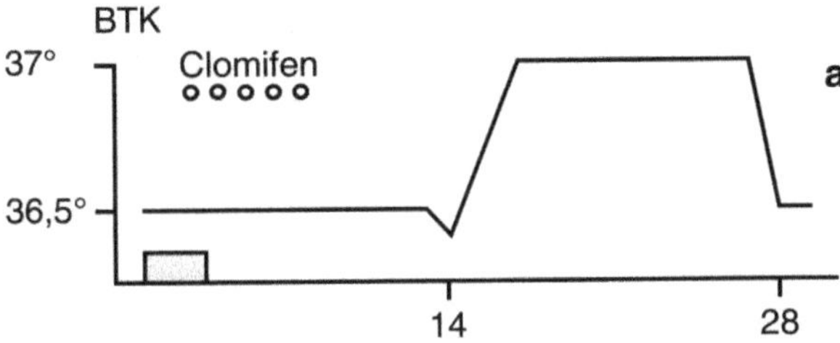

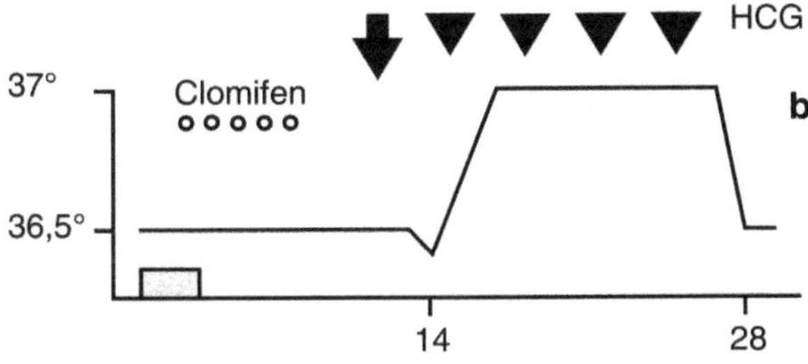

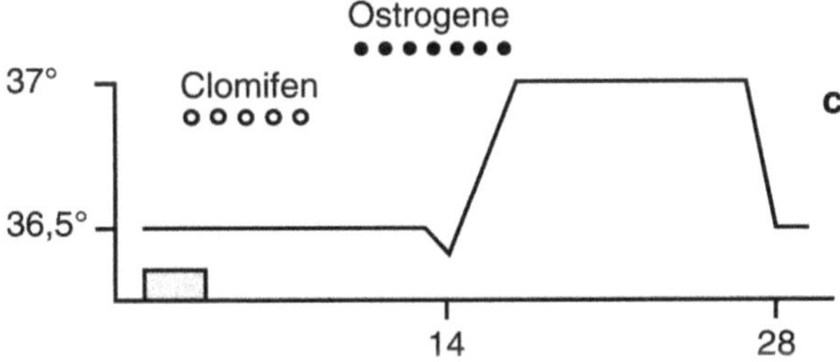

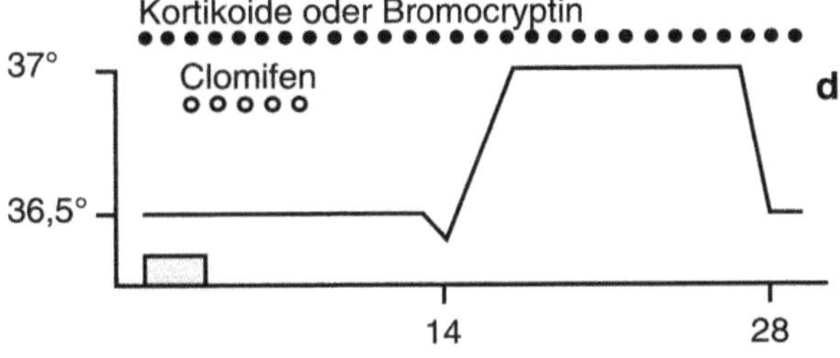

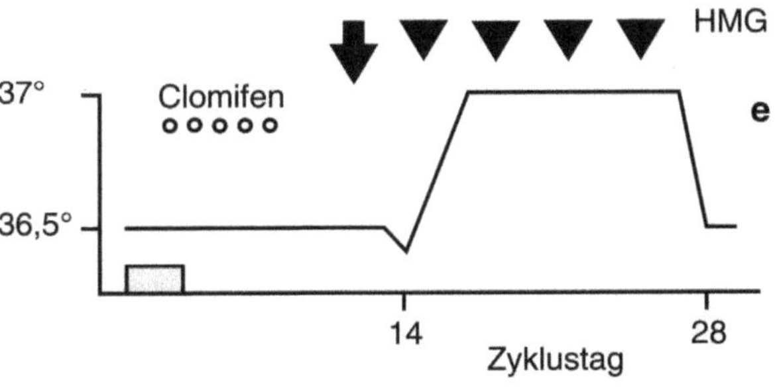

Abb. 4.4a–d. Erfolgsraten bei verschiedenen Behandlungsverfahren im Vergleich zu Normalkollektiven in Abhängigkeit vom Alter. **e** 1 Amp HMG tgl. im Anschluß an Clomiphen bis zur Ovulation

GnRH-Agonisten führen bei Therapiebeginn zu einer vermehrten Freisetzung von Gonadotropinen („flare-up" Effekt), bei längerer Anwendung oder Verabreichung von Depotpräparaten wird die Gonadotropinfreisetzung und als Folge die ovarielle Steroidproduktion gehemmt. Hierdurch lassen sich pathologische Sekretionsmuster auf hypophysärer Ebene (vorzeitiger LH-Anstieg) und auf ovarieller Ebene (Hyperandrogenämie z. B. PCO-Syndrom) supprimieren.

Zum Zeitpunkt einer ausreichenden Suppression kann mit Gonadotropinen stimuliert werden, wobei die Dosierung im allgemeinen höher liegt als in nichtsupprimierten Behandlungsprotokollen. Bei Frauen mit PCO-Syndrom läßt sich die Schwangerschaftsrate nach pulsatiler GnRH-Applikation durch eine Vorbehandlung mit GnRH-Analoga erheblich verbessern, die Abortrate bleibt jedoch erhöht (Filicori et al. 1990 und 1991); ohne eine solche Vorbehandlung sind die Ergebnisse unbefriedigend. Zu Einzelheiten vgl. Kap. 11.

4.8.3 Inseminationsbehandlung

Man unterscheidet zwischen homologer (Sperma des Ehemanns) und heterologer (Spendersperma) Insemination. Indikation und Techniken sind in Kap. 11 beschrieben. Inseminationen können, insbesondere wenn sie aus andrologischer Indikation erfolgen, im Spontanzyklus duchgeführt werden, dann empfiehlt es sich, den optimalen Zeitpunkt durch LH-Bestimmung im Urin (Ovuquick-Self-Test) festzulegen. Im Stimulationszyklus inseminiert man 36 h nach Ovulationsauslösung mit HCG, die Erfolgsrate ist höher.

4.8.4 Rechtliche Aspekte

Die sozialrechtlichen Grundlagen für „medizinische Maßnahmen zur Herbeiführung einer Schwangerschaft" sind im Sozialgesetzbuch V, § 27a (Leistungsumfang der Krankenkasse) und § 121a (Genehmigung zur Durchführung) geregelt.

Das Embryonenschutzgesetz (Bundesgesetzblatt 1990) enthält Vorschriften über den Umgang mit menschlichen Ei- und Samenzellen und Embryonen.

Die Richtlinien des Bundesausschusses der Ärzte und Krankenkassen über ärztliche Maßnahmen zur künstlichen Befruchtung sind in Tabelle 4.16 in Kurzform wiedergegeben. Zu diesen Maßnahmen

Tabelle 4.16. KV-Richtlinien bei der Sterilitätsbehandlung

Medizinische Leistung	Ziel/Indikation	Berechtigung	Voraussetzungen
1. Sterilitätsabklärung, gynäkologische Sonographie, Hormonuntersuchungen, Laparoskopie	Zyklusüberwachung	jeder Frauenarzt	
2. Clomiphenstimulation	Ovulationstiming	jeder Frauenarzt	Sonographieüberwachung medizinisch sinnvoll aber nicht vorgeschrieben
3. Hormonstimulation	Zyklusoptimierung, Ovulationsauslösung	jeder Frauenarzt	Sonographieüberwachung medizinisch sinnvoll, aber nicht vorgeschrieben
4. Mikrochirurgische Eileiteroperation	Wiederherstellung der Integrität von Tube und Ovar	jeder Frauenarzt	Erfahrung (aber nicht vorgeschriebene Voraussetzung)
5. Insemination (intrazervikal, intrauterin, intratubar)			
– im Spontanzyklus	Behebung von andrologischer Sterilität, Zervikalmukus-Sperma-Problemen	jeder Frauenarzt	
– nach Clomiphenstimulation	Behebung von andrologischer Sterilität, Zervikalmukus-Sperma-Problemen, bei der Entstehung von bis zu 2 sprungreifen Follikeln	jeder Frauenarzt	Sonographieüberwachung notwendig
	Bei Entstehung von mehr als 2 sprungreifen Follikeln	nur § 121 a Einrichtung	Beratungspflicht beachten
– nach Hormonstimulation	Bei Entstehung von mehr als 2 sprungreifen Follikeln	nur § 121 a Einrichtung	Beratungspflicht beachten
6. In-Vitro-Fertilisation	z. B. Behebung tubar bedingter Sterilität	nur § 121 a Einrichtung	Beratungspflicht beachten
7. intratubarer Gameten- und Embryotransfer		nur § 121 a Einrichtung	Beratungspflicht beachten

gehört auch die Inseminationsbehandlung. Entstehen hierbei mehr als 2 sprungbereite Follikel, darf nur ein nach § 121 a SGB V berechtigter Arzt die Behandlung durchführen, nachdem durch einen anderen Arzt, der die Gebietsbezeichnung Frauenarzt führt oder in der Reproduktionsmedizin besondere Kenntnisse hat, eine Beratung des Ehepaars durchgeführt wurde. Krankenkassen müssen die Leistungen nur dann gewähren, wenn die Partner miteinander verheiratet sind.

4.9 Endometriose

4.9.1 Definition und Häufigkeit

Unter dem Begriff Endometriose werden alle außerhalb der anatomischen Grenzen der Gebärmutter (=heterotop) vorkommenden gutartigen Wucherungen von endometriumähnlichen Gewebeverbänden zusammengefaßt. Dabei unterscheidet man zwischen Endometriosis genitalis externa (Lokalisation im kleinen Becken) und Endometriosis extragenitalis (außerhalb des kleinen Beckens). Der früher gebräuchliche Begriff der Endometriosis genitalis interna, der die Ausbreitung in das Myometrium bezeichnete, unterstellt eine pathogenetische Gemeinsamkeit mit den übrigen Formen, die nicht von allen Autoren akzeptiert wird. Daher wird heute dieses Phänomen mit dem aus dem angloamerikanischen Schrifttum übernommenen Terminus „Adenomyosis uteri" umschrieben. Für die Tubenwandendometriose wird gelegentlich auch die etwas irreführende Bezeichnung „Salpingitis isthmica nodosa" verwendet.

Lichtmikroskopische und elektronenmikroskopische Untersuchungen (Pedersen u. Rank 1984; Schweppe u. Wynn 1981) haben gezeigt, daß sich das endometroide Gewebe morphologisch deutlich vom normalen Endometrium unterscheiden kann.

Inzidenz. Angaben über die Häufigkeit der Endometriose in der normalen weiblichen Bevölkerung schwanken stark, da nur eine Laparoskopie oder Laparotomie die Diagnose sichern kann; Barbieri (1990) schätzt die Prävalenz in USA auf 1–7%. Häufig wird die Prävalenz für bestimmte Gruppen von Frauen angegeben, wie später ausgeführt wird. Die Annahme, daß die Endometriose während der letzten Jahre zugenommen habe (Houston 1984) mag darauf zurückzuführen sein, daß die Erkrankung aufgrund des häufigeren Einsatzes der diagnostischen Pelviskopie häufiger diagnostiziert wird. Andererseits ist ein echter Anstieg der Erkrankungshäufigkeit nicht auszuschließen.

Prädisposition. Die Endometriose ist eine primäre Erkrankung von Frauen im reproduktiven Alter. Sie wurde jedoch auch bei jungen Mädchen und bei postmenopausalen Frauen beschrieben. Eine der jüngsten Patientinnen mit histologisch nachgewiesener Beckenendometriose war ein 10,5 Jahre altes Mädchen, die älteste Frau war 78 Jahre alt (Goldstein et al. 1980; Haydon 1942). Ein Zusammenhang zwischen dem Schweregrad einer Beckenendometriose und dem Alter der Patientin konnte bisher nicht nachgewiesen werden.

Man nimmt an, daß die Endometriose in asiatischen Bevölkerungsgruppen, insbesondere bei Japanerinnen, besonders häufig ist. Die niedrigste Erkrankungsrate wurde dagegen bei Schwarzen gefunden (Hasson 1976; Arumugam u. Templeton 1992).

Frauen mit kürzerem Menstruationszyklus und längerer Blutungsdauer, insbesondere mit Vorblutungen, haben mehr als doppelt so häufig eine Endometriose wie Frauen mit einem langen Blutungsintervall und kürzerer Blutungsdauer (Cramer et al. 1986). Zigarettenrauchen und sportliche Betätigung waren dagegen mit einem verminderten Endometrioserisiko assoziiert.

Nach älteren Arbeiten soll die Endometriose vor allem Frauen der sozialen Mittel- und Oberschicht befallen. Als typische "Endometriosepatientin„ galt die 35- bis 45jährige schlanke bis untergewichtige, überängstliche, intelligente, egozentrische und perfektionistische Karrierefrau, die aus beruflichen Gründen in jungen Jahren auf Kinder verzichtete. Es gibt jedoch keine wissenschaftlich haltbaren Daten für diese Hypothese.

Angeblich soll die Endometriose familiär gehäuft auftreten. Weibliche Verwandte von Endometriosepatientinnen haben ein erhöhtes Erkrankungsrisiko (Frey 1957). Simpson et al. (1980) verglichen die Erkrankungsprävalenz bei Verwandten ersten Grades von Endometriosepatientinnen mit der bei Verwandten ihrer Ehemänner. Sie fanden, daß das Risiko, an Endometriose zu erkranken, 7mal höher und der Erkrankungsverlauf schwerer ist, wenn direkte Verwandte erkrankt sind. Nach Ansicht der Autoren ist eine polygene Vererbung der Endometriosedisposition anzunehmen (Abb. 4.5).

Bei 123 Endometriosepatientinnen hatten 5,8% (9/53) der Geschwister eine Endometriose sowie 1,8% (10/123) der Mütter. Von der Seite des Ehemannes waren 0,9% (1/107) der Mütter sowie 1% (1/104) der Geschwister an Endometriose erkrankt.

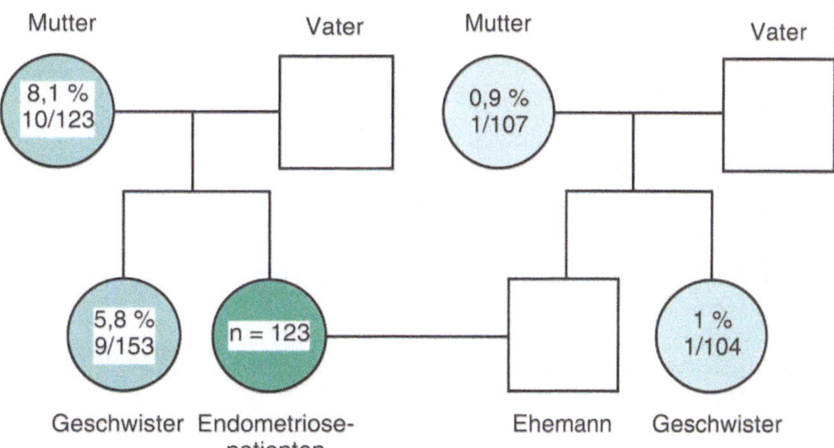

Abb. 4.5. Vererbung der Endometriose (nach Simpson et al. 1980)

4.9.2 Pathogenese

Morphologische Aspekte

Über den Krankheitsverlauf der Endometriose ohne Therapie ist in der Literatur wenig bekannt. Allgemein wird angenommen, daß die Endometriose sich aus geringen Implantaten progredient entwickelt, einige Jahre nach der Menarche symptomatisch wird und sich bis zur Menopause ständig verschlimmern kann. Thomas und Cooke (1987) führten erstmals eine randomisierte, plazebokontrollierte Therapiestudie bei Endometriose durch und fanden in der Hälfte ihrer plazebobehandelten Patientinnen bei einer Second-Look-Laparoskopie nach 6 Monaten eine Progredienz der Erkrankung, bei der anderen Hälfte fand sich eine teilweise oder vollständige Regression.

Möglicherweise stellen nichtpigmentierte Läsionen, die von Jansen und Russell (1986) beschrieben wurden und die sich in unterschiedlichem Ausmaß histologisch verifizieren ließen, eine Frühform der Erkrankung dar; bei 6 unbehandelten Patientinnen in ihrem Kollektiv zeigte eine 6–24 Monate später durchgeführte Kontrollaparoskopie an denselben Stellen typische pigmentierte Herde.

Einen anderen Ansatz wählte Redwine (1987a), der seine laparoskopischen Befunde mit dem Alter der Patientin korrelierte. Hier zeigten sich farblose Läsionen häufiger bei jungen Patientinnen, die typischen powder-burn-läsionen dagegen bei Älteren (vgl. Tabelle 4.17).

In einer anderen Untersuchung fand derselbe Autor keine Zunahme der örtlichen Ausbreitung der Endometriose in Abhängigkeit vom Alter (Redwine 1987b).

Viele Befunde sprechen dafür, daß Endometrioseherde auf mehr als einem Weg entstehen können. Für die Möglichkeit einer mechanischen Inokulation sprechen z.B. die Beobachtung von endometroidem Gewebe in Sektionarben und die verschiedenen experimentellen Modelle mit Endometriose bei Nagern (DiZerega et al. 1980, Hahn et al. 1985, Jones 1984), die sonst keine Endometriose bekommen.

Tabelle 4.17. Laparoskopische Befunde und Alter der Patientin. (Nach Redwine 1987a)

Farbaspekt	Anzahl Patientinnen	Altersbereich
Farblose Bläschen	28	17–31
Rote Läsionen	38	16–43
Weiße Läsionen	32	17–39
Alle „Nichtschwarzen"	55	17–42
Schwarze Läsionen	82	17–52

Die Ausdehnung der Endometriose per continuitatem ist durch Verwachsungen ungenügend versorgter Tubenstümpfe mit den nächstliegenden Geweben im kleinen Becken belegt. Ein intraabdominaler Lymphknotenbefall läßt sich als „benigne Metastasierung" auffassen.

Schweppe (1984) hat die unterschiedlichen Hypothesen zur Entstehung der Endometriose zusammengefaßt. Insgesamt existieren mindestens 16 verschiedene Entstehungstheorien, die Schweppe 3 größeren Kategorien zuordnete. Eine Übersicht über die verschiedenen Hypothesen zu Endometrioseentstehung zeigt die Tabelle 4.18.

Einen weiteren Einblick in die Pathogenese gibt das Konzept der tief infiltrierenden Endometriose (Cornillie et al. 1990; Koninckx u. Cornillie 1989). Diese Autoren untersuchten 80 Biopsien von Endometriosepatientinnen und gruppierten sie nach Invasionstiefe. Es zeigte sich, daß tief infiltrierende Herde die höchste mitotische Aktivität zeigten und am häufigsten phasensynchron mit dem Endometrium waren. Diese Herde infiltrierten nur in lockeres Bindegewebe bzw. entlang bindegewebiger Septen. Sie wiesen darüber hinaus die beste Korrelation mit Schmerzen und mit dem Ca 12,5-Spiegel auf. Oberflächliche Herde zeigten eine geringere und mäßig infiltrierende Herde die geringste Aktivität. Dies wird dahingehend gedeutet, daß Implantate zunächst unter dem Einfluß der Steroide und anderer Faktoren an der Oberfläche proliferieren und die Infiltration dann im allgemeinen in geringer Tiefe ohne diesen Einfluß zum Stehen kommt. Nur besonders aktive Herde wachsen in die Tiefe weiter. Auch bei diesem Konzept zeigt sich eine gewisse Altersabhängigkeit insofern als die Infiltration bei älteren Frauen tiefer war.

Dmowski (1981) glaubt, daß es durch retrograde Menstruation zum Transport von endometrialen Fragmenten an ektope Stellen kommt. Die Endometriosezellen werden dort von peritonealen Makrophagen absorbiert. Wird dieses System jedoch überlastet oder ist aufgrund einer geschwächten zellulären und humoralen Immunantwort die Abwehr herabgesetzt, kann es zur Implantation kommen.

Biochemische Aspekte

Hormonelle Faktoren. Verschiedene hormonelle Störungen bei Endometriose wurden beschrieben,

Tabelle 4.18. Hypothesen zur Entstehung der Endometriose. (Nach Schweppe 1984)

Gruppe	Autoren	Jahr
I. Transplantation		
1. Implantationstheorie		
a) durch retrograde Menstruation	J.A. Sampson	1921
b) durch mechanische Transplantation	J.P. Greenhill	1942
c) wie a) und LUF	I.A. Brosens	1978
d) wie a) und zellulärer Immundefekt	W.P. Dmowski	1981
2. Benigne Metastase		
a) kontinuierliches Einwachsen	T.S. Cullen	1908
b) diskontinuierlich		
(1) lymphogene Metastase	J. Halban	1924
	C.T. Javert	1949
(2) hämatogene Metastase	J.A. Sampson	1925
II. In-situ-Entwicklung		
a) Keimepithel des Ovars	Waldeyer	1870
b) Müllersche Zellreste	W.W. Russell	1899
c) Urnierentheorie	v. Recklinghausen	1895
	C. Gebhard	1899
d) Zölommetaplasietheorie	R. Meyer	1919
e) Metaplasie durch *hormonellen* Stimulus	E. Novak	1931
f) Induktionstheorie	G. Levander	1941
	J.A. Merrill	1963
III. Kombinationstheorien		
a) Uterotubare Entwicklung (direktes Einwachsen und sekundäre Streuung durch Implantation)	E. Philipp und H. Huber	1939
b) Kompositionstheorie (Homeoplasie + Extension + Exfoliation + Implantation + benigne Metastase)	C.T. Javert	1949
c) Brückentheorie (embryonales Mesenchym + hormonale Konstitution = In-situ-Fehldifferenzierung + kanalikuläre und hämatogene Implantation)	K. Heim	1933
	G. Levander	1941
	J. Bernhard	1959

anhand derer man versuchte, insbesondere die Sterilitätsproblematik dieser Patientinnen zu erklären.

Auf molekularer Ebene sind die Steroidrezeptoren, die im Zytosol von Zellen aus Endometrioseherden vorkommen, wesentlich schwächer und in etwa 10fach geringerer Zahl vorhanden (Gould et al. 1983; Tamaya et al. 1979; Bergqvist et al. 1980). Während uterines Endometrium immer Östrogen-(ER) und Progesteronrezeptoren (PR) enthält, wiesen Melega et al. (1991) immunhistochemisch nur in 29% der untersuchten Endometrioseproben ER und in 49% PR nach. Über ähnliche Ergebnisse berichten Jänne et al. (1981), die im Zytosol mittels RIA in 80% PR und in 30% ER und PR nachwiesen, während in 20% der Proben weder ER noch PR meßbar waren. Der Rezeptorengehalt des uterinen Endometriums bei Endometriosepatientinnen weist dagegen keine Unterschiede im Vergleich mit dem von gesunden Frauen auf (Saracoglu et al. 1985). Die Rezeptorkonzentration im Endometriosegewebe ändert sich zyklusabhängig nur geringfügig (Gould et al. 1983; Vierikko et al. 1985). Es kann somit angenommen werden, daß das endometroide Gewebe, obwohl dieses geschlechtshormonabhängig ist, sich dennoch auf Hormonentzug oder Hormonzufuhr nicht genauso verhält wie das normale Endometrium – wobei allerdings die funktionelle Bedeutung von Rezeptorkonzentrationen unklar ist (Schweppe et al. 1981; Vierikko et al. 1985; Lessey et al. 1989).

Einige Autoren beobachteten ein gehäuftes Auftreten des LUF-Syndroms (luteinized unruptured follicle syndrome) bei Endometriosepatientinnen (Brosens et al. 1978; Donnez u. Thomas 1982).

Dmowski et al. (1980) fanden jedoch keine signifikante Häufung des LUF-Syndroms im Vergleich zum Auftreten bei infertilen Frauen ohne Endometriose. Auch Thomas et al. (1986) fanden in einer späteren Untersuchung bei Frauen mit leichter Endometriose nur selten ein LUF-Syndrom.

Anovulationen und Oligoovulationen wurden etwa bei 17% der Patientinnen mit Endometriose diagnostiziert, wobei der Entstehungsmechanismus dieser Zyklusstörung unklar ist (Soules et al. 1976).

Auch eine Lutealinsuffizienz scheint bei Endometriose häufiger aufzutreten (Cheesman et al. 1983; Bancroft et al. 1992). Rönnberg et al. (1984) beobachteten niedrigere Konzentrationen des LH-Rezeptors in Follikeln und Corpora lutea von Endometriosepatientinnen als bei Gesunden. Diese Ergebnisse sollten allerdings unter dem Aspekt betrachtet werden, daß auch bei gesunden, normal ovulierenden Frauen Lutealphasenstörungen in ca 30% vorkommen können (Davis et al. 1989)

Follikelwachstum und Ovulation wurden bei Frauen mit Endometriose und bei Frauen im spontanen und Clomiphen- bzw. Clomiphen-/FSH-stimulierten Zyklus von Mahmood et al. (1991 a, b) untersucht. Sie konnten keine Unterschiede zum Normalkollektiv in bezug auf Follikelgröße, -anzahl, -reifegrad, Dauer der Follikelphase und Hormonkonzentrationen im Serum und Follikelflüssigkeit feststellen.

Es ist zur Zeit noch nicht zu klären, in welcher Weise Zytokine (Interleukine, Tumornekrosefaktor) auf das hypothalamisch-hypophysäre System und parakrin auf die Granulosazellen wirken und so die Follikelreifung sowie die Lutealfunktion stören.

Weniger widersprüchlich sind die Mitteilungen über Serumprolaktinkonzentrationen. Es wurde bei Frauen mit Endometriose ein erhöhter Prolaktinbasalwert und eine überschießende Ausschüttung von Prolaktin nach TRH-Stimulation beschrieben (Muse et al. 1982).

Immunologische Aspekte

Humorale Immunität. Seit Weed und Arquembourg (1980) eine gestörte Antigen-Antikörper-Reaktion bei Endometriosepatientinnen postulierten, häufen sich die Indizien, daß die Endometriose mit einer pathologischen Funktion des Immunsystems verbunden ist. Es könnte sich hierbei um eine Autoimmunerkrankung handeln. Zahlreiche Veränderungen der humoralen und zellulären Immunität wurden beschrieben.

So weisen Endometriosepatientinnen erhöhte Autoantikörperspiegel gegen endometriale Zellen in Serum und Peritonealflüssigkeit auf (Badawy et al. 1990; Mathur et al. 1982). In einem Vergleich von Sterilitätspatientinnen mit oder ohne Endometriose wiesen die Endometriosepatientinnen signifikant höhere Endometriumantikörperspiegel auf. Eine Korrelation zwischen Antikörpertiter und Schweregrad der Endometriose fand sich hierbei nicht (Badawy et al. 1990). Die Bestimmung der Endometriumantikörper im Serum scheint für die Endometriosediagnostik eine höhere Sensitivität zu besitzen als die Ca 12,5-Messung im Serum (Wild et al. 1991). Mittels fluoreszenzmarkierter Antiendometriumantikörper kann mit einer Sensitivität von 83% eine Endometriose vorausgesagt werden (Tabelle 4.19).

Tabelle 4.19. Sensitivität und Spezifität von ca. 12.5 versus Endometriumantikörperbestimmungen in der Endometriosediagnostik. (Nach Wild et al. 1991) (n = 93)

Immunfluoreszenz (Endometrium-AK)	[%]	ca. 12,5	[%]
positiv	73	positiv	24
negativ	27	negativ	76
falsch-positiv	7,5	falsch-positiv	1
falsch-negativ	12	falsch-negativ	12
Sensitivität	83	Sensitivität	27
Spezifität	79	Spezifität	83

Andere Arbeitsgruppen konnten diese erhöhten Antikörperkonzentrationen jedoch nicht zeigen (Switchenko et al. 1991). Mathur et al. (1988) differenzierten in einer Western Blot Analyse die Endometriumantikörper nach ihren zugehörigen Antigenen. Antikörper gegen die Antigene der Molekulargewichte 26 und 34 kD waren ausschließlich bei Endometriosepatientinnen nachweisbar, andere aber auch bei Sterilitätspatientinnen ohne Endometriose. Außer gegen Endometrium wurden noch weitere Antikörper gegen diverse subzelluläre Elemente oder Zellmembranbestandteile nachgewiesen, wie beispielsweise gegen Phospholipide, Histone, Doppelstrang-DNA, Cardiolipin oder Ribonukleoproteine, welche in höherer Konzentration vorlagen als bei gesunden Kontrollen (Gleicher et al. 1987; Taylor et al. 1991). Diese Befunde lassen eine polyklonale B-Zell-Aktivierung vermuten.

El-Roeiy et al. (1988) berichteten von erhöhten IgG, IgM und IgA-Serumfraktionen, wobei sich eine positive Korrelation mit dem Schweregrad der Endometriose fand.

Verschiedene Autoren berichten von erhöhten, unveränderten, oder sogar verminderten Serumkonzentrationen der Komplementfraktionen C3 und C4 bei Endometriose (Meek et al. 1988, Steele et al. 1984).

Während einer Danazoltherapie nehmen sowohl die Autoantikörperspiegel als auch die Gesamt-IgG-, IgA- und IgM-Spiegel ab. Dieses Phänomen hat zu der Vermutung geführt, daß zumindest ein Teil des therapeutischen Effekts von Danazol bei Endometriose über immunologische Effekte erfolgt.

Interleukin-1 (IL-1). Interleukin-1 ist ein Syntheseprodukt aktivierter Makrophagen. Peritonealmakrophagen von Patientinnen mit minimaler bis geringer Endometriose sezernieren in vitro IL-1, im Gegensatz zu Makrophagen von gesunden Patientinnen (Fakih et al. 1987). IL-1 induziert die Prostaglandin- und Fibrinogensynthese und stimuliert die Fibroblastenproliferation. Dies könnte die Adhäsionsbildung bei fortgeschrittenen Endometriosestadien erklären.

Weiterhin wirkt IL-1 stimulierend auf die Lymphokin-Sekretion von T-Zellen. Eine Immunreaktion wird in Gang gesetzt, wodurch sich möglicherweise ein verändertes Schleimhautmilieu toxisch auf Embryonen auswirkt.

Lymphokine. Neuere Untersuchungen zeigten eine gesteigerte Interferon (IFN)-γ-Synthese der Asziteszellen von Endometriosepatientinnen in vitro (Kameda et al. 1992). Das von T-Lymphozyten synthetisierte IFN-γ kann Peritonealmakrophagen aktivieren. Eine Aktivitätszunahme der Peritonealmakrophagen bei Endometriose wurde von verschiedenen Autoren beschrieben.

Störung der Spermienfunktion. Es gibt Hinweise für eine Störung der Spermienfunktion durch Endometriose. So scheint die Bindungskapazität der Spermien an die Zona pellucida des Ovums durch die Einwirkung von Peritonealflüssigkeit gestört zu sein (Coddington et al. 1992). Eine verstärkte Spermienphagozytose durch Peritonealmakrophagen wurde bei Endometriose beschrieben (Muscato et al. 1982). Auch die Gameteninteraktion kann durch aktivierte Makrophagen gestört werden und zu Subfertilität führen. Die Fertilisationsrate war bei Mäusen nach intraperitonealer Injektion von aktivierten Makrophagen signifikant geringer als ohne vorherige Aktivierung (Steinleitner et al. 1990).

Wachstumsfaktoren. Bei der Entstehung und Ausbreitung der Endometriose ist möglicherweise die Einwirkung verschiedener Wachstumsfaktoren involviert. Die Proliferation von endometrialen Stromazellen wird durch PDGF (platelet derived growth factor) dosisabhängig gesteigert (Surrey u. Halme 1991). Der EGF (epidermal growth factor) zeigte keinen signifikanten Effekt auf endometriale Stromazellen in vitro. Eine a- und b-FGF (fibroblast growth factor) Expression fand sich gleichermaßen in eutopem und ektopem Endometrium (Ferriani et al. 1992).

Auch einige Proteinasen scheinen bei der ektopen Implantation von Endometriumzellen eine Rolle zu spielen. So zeigen neuere Untersuchungen eine erhöhte Aktivität des Enzyms Matrix-Metalloproteinase-III in der Peritonealflüssigkeit von Endometriosepatientinnen. Diese Proteinase ist auch an der Implantation von Tumorzellen beteiligt.

CA 125. Erhöhte CA 125-Serumkonzentrationen bei Endometriose beschränken sich auf die fortgeschrittenen Krankheitsstadien (AFS III/IV). Patientinnen mit minimaler oder geringer Endometriose (AFS I/II) weisen in der Regel keine erhöhten CA 125-Werte auf im Vergleich zu Frauen mit laparoskopisch unauffälligem Becken (Dawood et al. 1988). Barbieri et al. (1986) berichteten über signifikant erhöhte Werte bei 45% dieser Patientinnen, wobei gesunde Kontrollpersonen im Vergleich hierzu keine erhöhten Serumkonzentrationen zeigten. Die Sensitivität der im Serum gemessenen CA 125-Konzentrationen ist gering. Deshalb überprüften einige Autoren die CA 125-Konzentrationen im Menstrualblut oder in der Peritonealflüssigkeit. Takahashi et al. (1990) konnten für die Konzentrationen im Menstrualblut gegenüber den Serumwerten eine deutlich verbesserte Sensitivität von 65% zeigen, im Gegensatz zur Serumbestimmung mit einer Sensitivität von nur 32%. Die Serumbestimmung des CA 125 kann aufgrund der geringen Sensitivität nicht als Screeningtest eingesetzt werden. Ein gewisser Nutzen liegt in der Rezidivdiagnostik. Auch andere Tumormarker können bei Endometriose in erhöhter Konzentration vorliegen, wie dies von CA 19,9 und CA 15,3 bekannt ist. Der positive Voraussagewert dieser Bestimmungen ist allerdings sehr gering (Cirkel et al. 1991).

Prostaglandine. Auf der Suche nach jenen Substanzen, welche die Symptome der Endometriose, wie Dysmenorrhö, Unterbauchschmerzen und Sterilität beeinflussen, wurden zahlreiche Untersuchungen der Prostaglandine vorgenommen, da diese Substanzgruppe an vielen Stellen in das reproduktive System der Frau eingreift. So beeinflussen Prostaglandine die Tubenmotilität, Uteruskontraktilität, Ovulation, Luteolyse und Implantation. Viele Metabolite des Prostaglandinstoffwechsels haben eine äußerst kurze Halbwertszeit, was die Bestimmung erschwert und differierende Ergebnisse verschiedener Autoren erklärt. Weiterhin zeigen Prostaglandine Konzentrationsschwankungen während des Zyklus, aus diesem Grund ist es wichtig, innerhalb einer Studie die Zyklusphase zu standardisieren.

Einige Prostaglandinmetabolite, wie 6-keto-PGF1-α und Thromboxan B2 konnten in Konzentrationen, welche signifikant über denen von Patientinnen ohne Endometriose lagen, in der Peritonealflüssigkeit nachgewiesen werden (Drake et al. 1981; Ylikorkala u. Viinikka 1983). Im Gegensatz zu diesen Ergebnissen zeigten Prostaglandinkonzentrationen in der Peritonealflüssigkeit keine signifikanten Unterschiede zu Kontrollen, wenn die Proben zur gleichen Zyklusphase entnommen wurden (Rock et al. 1982).

Die Arbeitsgruppe um Vernon (1986) untersuchte die Morphologie und den Aktivitätsgrad der endometriotischen Herde in Relation zur Prostaglandinmenge, die in Gewebeproben enthalten war bzw. von diesen in vitro freigesetzt wurde.

Dabei fand sich die größte Menge des in vitro produzierten PGF in petechialen, gut vaskularisierten Herden, deutlich weniger in braunen Implantaten und nur geringe Mengen PGF in den sog. Powder-burn-Läsionen. Diese Befunde können eine Erklärung dafür liefern, daß es keine proportionale Korrelation zwischen Ausdehnung der Endometriose und Beschwerdesymptomatik gibt.

Zelluläre Immunität. Zahlreiche Untersuchungen der Peritonealflüssigkeit zeigten bei Patientinnen mit Endometriose eine Vermehrung der Peritonealmakrophagen und einen stärkeren Aktivitätsgrad derselben (Halme et al. 1983; Hill et al. 1988). Diese gestörte Makrophagenfunktion wurde zum einen als reaktive inflammatorische Reaktion auf ektope Endometriumherde gedeutet, zum anderen wurde die Hypothese geäußert, daß dies eine primäre Funktionsstörung ist und als pathogenetischer Faktor die Erkrankung begünstigt. Aktivierte Makrophagen sezernieren Wachstumsfaktoren, wie beispielsweise MDGF (macrophage-derived growth factor), wodurch Fibroblastenwachstum und -proliferation beschleunigt werden. Durch In-vitro-Untersuchungen konnte gezeigt werden, daß makrophagenangereicherte Medien auch die Proliferation von endometrialen Stromazellen verstärken (Olive et al. 1991).

Braun et al. (1992) beschrieben eine verminderte Zytotoxizität der Peritonealmakrophagen von Patientinnen mit fortgeschrittener Endometriose. Dagegen scheinen Peritonealmakrophagen von Patientinnen mit minimaler oder geringer Endometriose gegenüber gesunden Kontrollen verstärkt zytotoxisch wirksam zu sein. Es ist anzunehmen, daß Zytotoxizität ein wünschenswerter Effekt bei Endometriose ist, und daß hierdurch die Abtötung von intraperitonealen Endometriumzellen ermöglicht wird.

Auch die Natural Killer Cells (NK-Zellen), deren Aufgabe die Abwehr von Tumorzellen ist, weisen bei Endometriose eine Funktionsstörung auf. In Zytotoxizitätsexperimenten mit Effektorzellen gegen autologe Endometriumzellen konnte eine eingeschränkte Fähigkeit zur Zellyse bei Patientinnen gezeigt werden, die um so ausgeprägter war, je ausgedehnter die Endometriose war (Oosterlynck et al. 1991). Die NK-Zellaktivität ist signifikant erniedrigt im Verhältnis zur Schwere der Erkrankung. Außer diesem Effekt waren die Endometriumzellen von Patientinnen mit schwerer Endometriose resistenter gegen die Lyse durch heterologe Leukozyten in vitro.

Eine bei Endometriose verminderte T-Zell-vermittelte Zytotoxizität gegen autologe endometriale Antigene, und zwar insbesondere gegen Stromazellen, wurde auch von Vigano et al. (1991) beobachtet.

Zusammenfassend ist festzustellen, daß es bis heute keinen biochemischer Parameter gibt, anhand dessen die Diagnose „Endometriose" verläßlich gestellt werden könnte. Die vorliegenden Ergebnisse über immunologische Störungen bei Endometriose sind diesbezüglich vielversprechend, wobei betont werden sollte, daß die oben dargestellten Befunde im Hinblick auf ihre klinische Konsequenz noch weiterer Klärung bedürfen.

4.9.3 Endometriose und Sterilität

Ein Zusammenhang zwischen Endometriose und Unfruchtbarkeit wird allgemein angenommen. In welchem Maße eine Endometriose die Fertilität einer Frau einschränkt, ist bei leichter Endometriose ungeklärt. Es ist daher zu prüfen, ob Angaben, daß 30–40% aller Frauen mit Endometriose ungewollt kinderlos sind (Dmowski und Radwanska 1984, Kistner 1979), als realistisch betrachtet werden können. Auch wenn festgestellt wird, daß 30% (Cohen 1980), 40% (Friedman 1982), 51% (Mettler 1984) oder sogar 58% (Riedel u. Semm 1982) aller unfreiwillig kinderlosen Frauen eine Endometriose haben, so muß das nicht unbedingt im Sinne eines ursächlichen Zusammenhangs gedeutet werden.

Abgesehen davon ist es auch möglich, die Ursache-Wirkung-Beziehung in der anderen Richtung herzustellen, wie das Brosens (1984) seit einigen Jahren vertritt. Nicht die Endometriose verursacht die Unfruchtbarkeit, sondern umgekehrt wird die Unfruchtbarkeit als Ursache der Endometriose angesehen. Ein diesbezüglicher Zusammenhang wird über das oben näher beschriebene LUF-Syndrom hergestellt.

Die meisten Autoren gehen aber von einem ursächlichen Zusammenhang aus – es ist allerdings noch unklar, wie ausgeprägt die Endometriose sein muß, um die Fertilität entscheidend zu beeinträchtigen, und auf welchem Wege sie dies bewirkt. Mögliche biochemische Faktoren, die auch bei minimaler Endometriose vorhanden sind, wurden im Abschnitt „Pathogenese" dargestellt, eine schematische Übersicht gibt Abb. 4.6. Das Endometrioseimplantat (E) löst am Peritoneum eine Reihe von Gewebereaktionen aus, die z.T. an Entzündung denken lassen. Dabei werden Prostaglandine wie PGI_2, Prostazyklin und Thromboxan gebildet. Diese Stoffe tragen zur Dysfunktion von Uterus und Tuben bei. Ferner werden einige Wachstumsfaktoren gebildet wie EGF, TGF-β, FGF, PDGF und TNF. Ebenfalls werden eine Reihe von Proteinasen, Plasminogenaktivatoren und Zytokine (Interleukine, Tumornekrosefaktor TNF und Interferon) gebildet. Es kommt zu einer starken Aktivierung der Makrophagen. Durch diese Prozesse werden Adhäsionsbildungen gefördert. Ebenfalls kommt es zur Bildung von Autoantikörpern insbesondere gegen endometriales Gewebe. Es treten im Blut eine Reihe von Faktoren auf (Komplement C3 und C4, IgF, IgM und IgA). Insgesamt nimmt die T-Zellaktivität ab. Durch den Anstieg der Interleukine und durch den Tumornekrosefaktor kommt eine Unterdrückung der GnRH-Sekretion zustande, die letztlich eine Follikelreifungsstörung und eine Corpus-luteum-Insuffizienz bewirkt. Bekannt ist das gehäufte Auftreten des sog. LUF-Syndroms. Es könnte sich für die Zukunft hieraus ergeben, daß die Bestimmungen von Interleukin-I und von Endometrium-Ak diagnostische Bedeutung erlangen.

Einige Autoren, wie z.B. Frangenheim (1985), gestehen nur der mechanisch-topographischen Be-

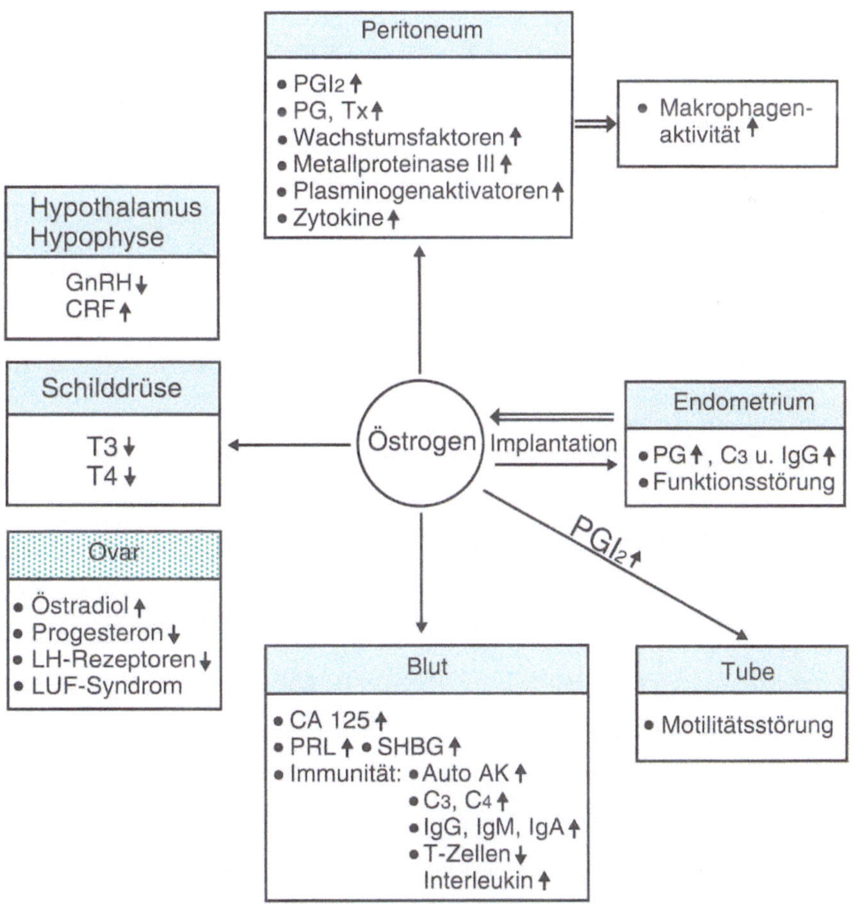

Abb. 4.6. Einflüsse der Endometriose auf verschiedenen Organfunktionen. (Erläuterung im Text)

hinderung des Eitransports (durch Verwachsungen, Tubenobstruktion, größere Endometriome der Ovarien) einen Einfluß zu und halten somit fast ausschließlich die chirurgische Behandlung für angebracht (Andrews 1980). Andererseits gibt es Autoren, die auch kleine makroskopisch gerade erkennbare Herde für behandlungsbedürftig halten, weil sie lokale Stoffwechselstörungen bewirken; diese dürften allerdings eher einer medikamentösen als einer operativen Therapie zugänglich sein (Wardle et al. 1985).

4.9.4 Diagnostik

Bei der Anamneseerhebung sind folgende Punkte anzusprechen:

- Die Dysmenorrhö – die nicht immer eine sekundäre Dysmenorrhö sein muß –, auch eine primäre Dysmenorrhö, die auf kombinierte orale Kontrazeptiva nicht gut anspricht, kann auf eine Endometriose deuten.
- Der prämenstruelle Unterbauchschmerz, der in schwere Schmerzen am 1. oder 2. Tag der Menstruation übergehen kann, der jedoch auch unabhängig von der Monatsblutung auftreten kann.
- Prämenstruelle Schmierblutungen.
- Die mehr oder weniger zyklusabhängige Dysurie mit oder ohne suprapubische Schmerzen, im ausgeprägten Fall einer schweren Blasenendometriose auch mit Hämaturie, eine zyklusabhängige Dyschezie – die schmerzhafte Stuhlentleerung – im ausgeprägten Fall mit zyklusabhängiger Blutbeimengung zum Stuhl sowie krampfartige Diarrhöen.
- Die Dyspareunie, die tief im Becken empfunden wird, daneben können Blutungen beim Verkehr auf zervikale Endometrioseherde hindeuten.

Ganz wichtig für die Therapieplanung ist die Frage, ob eine ungewollte Kinderlosigkeit besteht; schließlich können die hier aufgezählten Symptome, soweit sie bei weiblichen Verwandten ersten Grades bestehen, den Verdacht auf eine Endometriose weiter erhärten. Es bleibt jedoch zu bedenken, daß auch Patientinnen mit einer fortgeschrittenen Endometriose in 30% beschwerdefrei sind.

Weitere Aufschlüsse gibt die gynäkologische Untersuchung.

Endometrioseherde im Bereich des äußeren Genitale sind selten, gelegentlich finden sich Endometriome in Episiotomienarben. Auf der Portio sollte auf flohstichartige Einblutungen sowie livide oder bräunliche Retentionszysten geachtet werden, die kolposkopisch genauer betrachtet werden können. Ist das entsprechende Instrumentarium vorhanden, so kann bereits im Rahmen der Kolposkopie der sog. Thermokolortest nach Semm durchgeführt werden. Hierbei wird das Gewebe lokal mit einem Thermokoagulator auf 90 °C erhitzt, als pathognomonisch gelten schwarze Punkte auf einer im übrigen sich weißlich verfärbenden Koagulationsfläche. Eine typische Prädilektionsstelle, an der Endometrioseherde makroskopisch gut erkennbar sind, ist der Fornix posterior vaginae. Endometrioseherde können aber auch im Bereich der übrigen Vaginalhaut vorkommen, oft als flohstichartige Unterblutungen.

Bei der Palpation wird man den als typisch beschriebenen, fixierten retroflektierten Uterus nur bei etwa 15% aller Patientinnen mit Endometriose antreffen. Geachtet werden sollte auf Adnextumoren, die im Fall des Endometrioms typischerweise druckdolent sind, sowie auf eine sorgfältige Palpation des Douglas-Raumes. Die Ligg. sacrouterina können induriert und dolent sein, als typisch gilt ein Douglas-Dehnungsschmerz. Die fortgeschrittene Douglas-Endometriose imponiert als fein- oder grobknotige druckdolente Induration. Unabdingbar ist die kombinierte rektovaginale Untersuchung.

Ein vaginaler Ultraschall kann die Verdachtsdiagnose ‚Endometriose‘ stützen, wenn sich zystische Ovarialtumoren mit flauen Binnenechos finden; gelegentlich gelingt es auch, Herde im Douglas darzustellen und ihre Ausdehnung nach kranial zu bestimmen. Charakteristische Erscheinungsformen der Endometriose im Ultraschall gibt es nicht. Ob ovarielle Endometriome über ihren erhöhten Blutgehalt im NMR mit höherer Sicherheit erkannt werden können, ist umstritten; die Abgrenzung zu benignen oder malignen Neubildungen gelingt oft nicht. Radioaktivmarkierte Antikörper gegen den Tumormarker Ca 12,5 (vgl. Abschn. 4.9.2) reichern sich im Becken so weit an, daß sie szintigraphisch nachweisbar werden. Eine zuverlässige Unterscheidung zwischen Endometriose und anderen krankhaften Prozessen im kleinen Becken gelingt hiermit ebenfalls nicht. Im Rahmen der prästationären Abklärung vor einer Laparoskopie sollten bei entsprechendem anamnestischem oder klinischem Verdacht die Rektoskopie und die Zystoskopie großzügig indiziert werden.

Zur Bedeutung biochemischer Marker vgl. Abschn. 4.9.2

Alle nichtinvasiven diagnostischen Maßnahmen können also lediglich Hinweise für das Vorliegen einer Endometriose geben, zur Diagnosesicherung und zum exakten Staging führt jedoch an der Pelviskopie kein Weg vorbei. Sie ist unbedingt indiziert bei unklaren Adnex- oder Douglas-Befunden, bei schweren Schmerzen, auch wenn palpatorisch kein auffälliger Befund zu erheben ist, sowie bei einer anderweitig nicht erklärbaren Sterilität. In diesem Falle sollte sie zweckmäßigerweise mit einer Chromopertubation (Durchgängigkeitsprüfung von Uterus und Tuben mit Farbstoff) verbunden werden.

Ein Grund für die unterschiedlichen Angaben über die Häufigkeit der Endometriose ist sicherlich die Vielzahl ihrer nicht pigmentierten pelviskopischen Erscheinungsformen, die leichter übersehen werden als die klassischen, braun-schwarz pigmentierten Herde. Einige typische Befunde sind in Tabelle 4.20 zusammengestellt. Die hier aufgeführten Befunde erwiesen sich histologisch – in unterschiedlichem Ausmaß – dann auch tatsächlich als Endometriose (Jansen u. Russell 1986).

Generell empfiehlt sich ein systematisches Absuchen des Peritoneums des kleinen Beckens, beginnend in der Excavatio vesicouterina, übergehend auf den peritonealen Überzug des Uterus; bei den Tuben sollte auf knotige Verdickungen, Narben, peritubare Adhäsionen sowie den Zustand der Fimbrientrichter geachtet werden. Die Ovarien sollten auf jeden Fall luxiert und das Peritoneum unterhalb der Ovarien an der Beckenwand inspiziert werden, da es sich hier um eine Prädilektionsstelle für Endometrioseherde handelt. Dies gelingt nur mit Hilfe eines zweiten Taststabes nach Anlegen eines suprapubischen Einstiches. Schließlich ist der Douglas-Raum zu inspizieren, mit besonderem Augenmerk auf die Ligg. sacrouterina. Bei typischem Erscheinungsbild ist eine Biopsie, insbesondere wenn sich der Herd in der Nähe vitaler Strukturen befindet, nicht zwingend erforderlich. Im allgemeinen ist jedoch eine histologische Sicherung zu empfehlen. Eine gute Möglichkeit der differentialdiagnostischen Abgrenzung gegenüber anderen Läsionen bietet darüber hinaus der Thermokolortest nach Semm (vgl. oben). Endometrioseherde verfärben sich schwarz, während normales Peritoneum eine weiße Reaktion zeigt. Vielversprechend erscheint der Ansatz, kleinste Endometrioseherde durch zytologische Untersuchung des Direktabstrichs vom Peritoneum (Bühler et al. 1993) nachzuweisen.

Tabelle 4.20. Endometriosebefunde bei der Laparoskopie. (Nach Jansen und Russell 1986)

Befund	Positive Histologie [%]	Positive Histologie [n] (Gesamt)
a) Endometriose häufig nachweisbar		
– milchig-weises Peritoneum	81	52
– rote flammenartige Läsionen	81	16
– drüsenartige Läsionen (entsprechend Endometrium bei der Hysteroskopie)	67	21
b) Endometriose gelegentlich nachweisbar		
– subovarielle Adhäsionen	50	4
– gelblich-bräunliche peritoneale Flecken	47	19
– runde Peritonealdefekte	45	11

Zur Bewertung der Befunde steht das revidierte Punktsystem der American Fertility Society (1985) zur Verfügung, das in Tabelle 4.21 dargestellt wird. Es hat jedoch erhebliche Unzulänglichkeiten, welche sich vor allem auf die fehlende Bewertung der Dynamik des Krankheitsgeschehens beziehen.

Abschließend läßt sich feststellen, daß nur die invasive, z.B. laparoskopische Diagnostik die Endometriose einschließlich ihrer Ausdehnung sichern kann.

4.9.5 Therapie

Bei den therapeutischen Überlegungen ist von Bedeutung, ob die Schmerzsymptomatik oder der unerfüllte Kinderwunsch (bzw. die weitere Familienplanung) im Vordergrund stehen. Es lassen sich grundsätzlich 3 verschiedene Therapieansätze unterscheiden:

Chirurgische Therapie

- Diagnostische Laparoskopie mit elektro- oder laserchirugischer Behandlung der Endometrioseherde.
- Sanierung von ausgedehnten oder anatomisch schwer zugänglichen Endometriosebefunden per laparotomiam.
- Durch die Endometriose veränderte anatomische Verhältnisse sollten so gut wie möglich operativ rekonstruiert werden.
- Adhäsionen und Schokoladenzysten sind operativ zu behandeln, da eine medikamentöse Behandlung unwirksam ist.

Tabelle 4.21. Revidierte Klassifikation der Endometriose der American Fertility Society (1985)

Peritoneum	Endometriose	< 1 cm	1 – 3 cm	> 3 cm
	oberflächlich	1	2	4
	tief	2	4	6
Ovar	R oberflächlich	1	2	4
	tief	4	16	20
	L oberflächlich	1	2	4
	tief	4	16	20
	Obliteration des Douglas-Raums		partiell 4	vollständig 40
Ovar	Ädhäsionen	< 1/3 verschlossen	1/3 – 2/3 verschlossen	> 2/3 verschlossen
	R dünner Überzug	1	2	4
	dicht verwachsen	4	8	16
	L dünner Überzug	1	2	4
	dicht verwachsen	4	8	16
Eileiter	R dünner Überzug	1	2	4
	dicht verwachsen	4[a]	8*	16
	L dünner Überzug	1	2	4
	dicht verwachsen	4[a]	8[a]	16

[a] Wenn das Fimbrienende der Eileiter vollständig verschlossen ist, wird eine Punktzahl von 16 festgelegt.

Stadium I	(minimal)	1 – 5
Stadium II	(gering)	6 – 15
Stadium III	(mäßig)	16 – 40
Stadium IV	(schwer)	> 40.

Gesamtpunktzahl:

Weitere Endometrioseherde / begleitende Pathologie:

Medikamentöse Therapie

- Hemmung der körpereigenen Östrogenproduktion durch GnRH-Analoga.
- Endometriumatrophie durch synthetische Steroide (Gestagene, Danazol, als langfristige Nachbehandlung gestagenbetonte Ovulationshemmer).
- Analgesie mit Prostaglandinsyntheseinhibitoren.

Sterilitätstherapie

- Abklärung und Elimination anderer Sterilitätsfaktoren (Follikelreifungsstörungen und Corpus-luteum-Insuffizienz).
- Bei verschlossenen oder stark funktionsgestörten Tuben In-vitro-Fertilisation mit Embryotransfer.

Es hat sich in der Praxis bewährt, diese Therapieformen miteinander zu kombinieren (3-Stufen-Behandlung nach Semm et al. 1980)

- 1. Stufe: diagnostische Laparoskopie, möglichst verbunden mit Elektrokoagulation oder Laserkoagulation von kleineren Endometrioseherden; wenn möglich bioptische Sicherung der Befunde.
- 2. Stufe: bei ausgedehnteren Befunden medikamentöse Therapie, im allgemeinen für 6 Monate, mit GnRH-a oder Danazol.
- 3. Stufe: nachfolgende Laparoskopie, mikrochirurgische oder laserchirurgische Behandlung der Endometrioserestherde per laparoskopiam oder laparotomiam. Nach heutigen Erkenntnissen sollte die Kontrollaparoskopie etwa 2 Monate nach Therapieende erfolgen (z. B. nach 2 Spontanblutungen).

Eine Modifikation dieses Schemas zeigt Abb. 4.7

Medikamentöse Therapie. Allen derzeit gängigen Therapieformen gemeinsam ist das Prinzip der Unterdrückung der körpereigenen Östrogenproduktion und der Atrophisierung des Endometriums und der Endometrioseherde. So bewirken GnRH-Analoga auf hypophysärer Ebene eine Downregulation der GnRH-Rezeptoren, wodurch die Gonadotropinsekretion gehemmt wird. Die Folge ist eine reversible medikamentöse Kastration mit Östrogenspiegeln wie in der Postmenopause. Synthetische Steroide bewirken durch die Feedbackhemmung an Hypothalamus und Hypophyse ebenfalls eine verminderte Gonadotropinfreisetzung. Darüber hin-

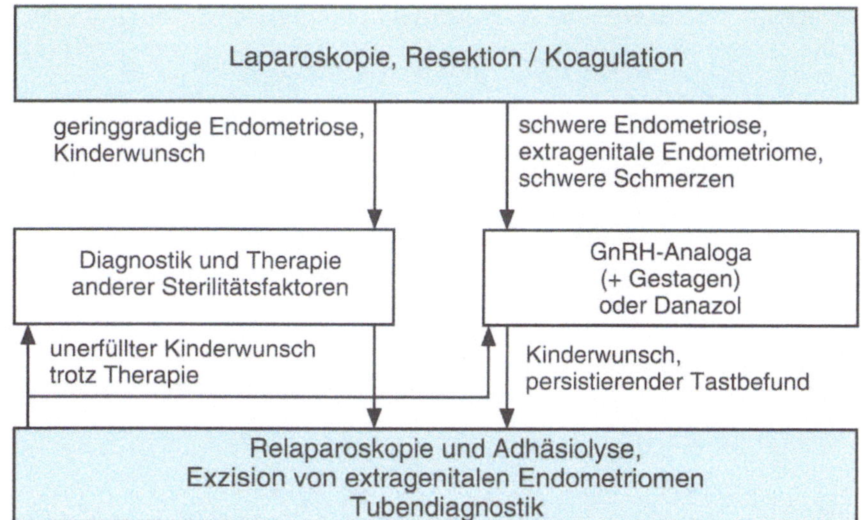

Abb. 4.7. Kombinierte operativ medikamentöse Behandlung der Endometriose

aus führt eine direkte Wirkung am Endometrium bei Gestagenen zu einer Atrophisierung, bei Östrogen-Gestagen-Kombinationen zu einem starr-sekretorischen Endometrium und bei Danazol neben der zentralen Suppression vermutlich über eine Erhöhung des freien Testosterons zu einer Atrophisierung des Endometriums. Einzelheiten zu Pharmakologie, Nebenwirkungen und Präparaten sind in Kap. 3, Band 1, abgehandelt. Für Gestagene, Danazol und GnRH-Analoga sind die Behandlungsergebnisse in den Tabellen 4.22–4.24 zusammengestellt.

Da in bezug auf die Regression der Endometrioseimplantate Danazol und GnRH-Analoga gleichwertig sind (Elstein et al. 1992; Fedele et al. 1989; Crosignani et al. 1992; Shaw 1992), sollte man sich bei der Entscheidung zwischen diesen beiden Therapieformen vom Nebenwirkungsprofil leiten lassen. Das heißt, daß eine Patientin, die zu Übergewicht und Androgenisierungserscheinungen neigt, eine GnRH-Analogatherapie voraussichtlich besser toleriert als Danazol, während bei schlanken, hellhäutigen Patientinnen mit einem hohen Osteoporoserisiko eine Danazoltherapie erwogen werden sollte. Gestrinon (in Deutschland nicht im Handel) ist dagegen etwas schwächer wirksam. Ob eine gleichzeitige Gabe von GnRH-Analoga und Gestagenen oder Östrogen-Gestagen-Gemischen die Nebenwirkungsrate (Hypoöstrogenismuns, Abnahme der Knochendichte) bei gleicher Wirksamkeit vermindert, ist derzeit Gegenstand klinischer Studien.

Hinsichtlich der Durchführung einer Therapie ist die Situation unklar, wenn bei der Patientin eine Sterilität ohne Beschwerdesymptomatik besteht und die Endometriose gering ausgeprägt ist

Tabelle 4.22. Therapieerfolge mit Gestagenen bei Endometriose. (Nach Schweppe 1984)

Autor	Medikation	Dosierung	Heilungsrate Laparoskopie	Schwangerschaften [%]	Rezidivrate [%]
Korte (1970)	Lynestrenol	5 mg durchschnittlich über 9 Monate	68%[a]	kA	34
Johnston (1976)	Dydrogestron	2×5 mg täglich über 9 Monate	94%	52	53
Moghissi (1976)	Medroxypro-gesteronacetat	30 mg täglich für 90 Tage	100%[a]	46	9
Willemsen (1985)	Medroxypro-gesteronacetat	20 mg (a) oder 250 mg (b) über 4 Monate	a: 3/11 b: 6/9	kA	kA

[a] Nur gynäkologischer Tastbefund.
[b] *kA* keine Angabe.

Tabelle 4.23. Therapieergebnisse mit Danazol bei Endometriose. (Nach Schweppe 1990)

Autor	Danazol (mg/Tag)	Besserung [%]		Schwangerschaften [%]	Rezidivrate [%]
		Subjektiv	Objektiv		
Friedlander (1976)	600–800	86	73[a]	76	kA
Dmowski u. Cohen (1978)	800	100	85	46	39
Greenblatt u. Tzingounis (1979)	800	100	84	33	33
Barberi et al. (1982)	800	89	94[a]	46	33
Buttram et al. (1985)	400–800	kA	51	53	kA
Audebert et al. (1980)	400–800	89	70	50	14
Schweppe (1987)	600	88	69	19	35

[a] Nur gynäkologischer Tastbefund.
[b] *kA* keine Angabe.

Tabelle 4.24. Therapieergebnisse mit GnRH-Analoga bei Endometriose + Abnahme der Endometriose in % bei der Kontrollaparoskopie). (Nach Schweppe 1990)

Autor	Fallzahl	Besserung [%]		Schwangerschaften [%]	Rezidivrate [%]
		Subjektiv	Objektiv[a]		
Lernay et al. (1986)	24	75	48	45	na
Cirkel et al. (1986)	40	89	50	23	na
Franssen et al. (1986)	23	80	43	26	na
Cirkel et al. (1989)	64	92	73	38	9,4[b]
Fuchs et al. (1989)	31	90	87	31	6,5[b]
Koch et al. (1989)	21	90	65	46	10,0[b]
Bühler et al. (1989)	107	70	44	na	na
Schweppe et al. (1989)	52	85	69	35	11,4[c]

[a] Abnahme der Endometriose in % bei der Kontrollaparoskopie.
[b] Nachbeobachtung 6 Monate.
[c] Nachbeobachtung 12 Monate.

(rAFS-Score < 15). Es wurden bisher nur 5 plazebokontrollierte Studien publiziert, von denen keine einen positiven Effekt verschiedener Therapieformen auf die Sterilität zeigen konnte. Viele andere Untersucher berichten entweder über unkontrollierte Studien oder vergleichen verschiedene Therapien untereinander (vgl. Tabelle 4.25). Es sind weitere prospektiv geplante Therapiestudien bei Frauen mit Endometriose und unerfülltem Kinderwunsch notwendig bezüglich einer sinnvollen Behandlung.

Operative Therapie. Die Kombination der diagnostischen Laparoskopie mit einer Laser-, Thermo- oder Elektrokoagulation wurde bereits angesprochen. Hierbei ist zu bedenken, daß disseminierte peritoneale Herde meist gut auf eine medikamentöse Therapie ansprechen und ausgedehnte Koagula-

Tabelle 4.25. Therapieerfolge im Hinblick auf Schwangerschaftsraten in plazebokontrollierten Therapiestudien bei Endometriose. (Nach Evers 1993)

Autor	Jahr	Fallzahl	Behandelt[a,b]	Unbehandelt oder Plazebo
Seibel et al.	1982	48	30%	50%
Thomas et al.	1987	37	25%	24%
Telimaa et al.	1987, 1988	49	37%	46%
Bayer et al.	1987	73	37%	57%
Fedele et al.	1992	71	30%	37%

[a] Danazol, Gestrinon, Medroxyprogesteronazetat oder GnRH-Analoga.
[b] Schwangerschaftsraten insgesamt (Seibel), kumulativ nach 12 Monaten (Thomas, Bayer), kumulativ nach 30 Monaten (Telimaa) und nach 12 Monaten insgesamt erfaßte (Fedele).

tionszonen Adhäsionen induzieren können. Eine Domäne der primär operativen Therapie sind dagegen Adhäsionen, Ovarialendometriosen und die extragenitale Endometriose. Die Douglas-Endometriose und ein Befall des Septum rectovaginale erfordern im allgemeinen eine Laparotomie oder ein vaginales Vorgehen. Organresezierende Verfahren im Bereich der Adnexe sind bei der Patientin mit Kinderwunsch mit großer Zurückhaltung einzusetzen.

In-vitro-Fertilisation. Diese Behandlungsmethode kann bei fehlender Tubenfunktion und im Falle hartnäckiger Rezidive eingesetzt werden. Gewöhnlich besteht bei Endometriose ein langjähriger unerfüllter Kinderwunsch, bei dessen Behandlung alle anderen therapeutischen Maßnahmen ausgeschöpft sind. Einzelheiten sind in Kap. 11 besprochen.

4.10 Idiopathische Sterilität und Problem der Therapiebeendigung

In etwa 15% aller sterilen Paare wird man trotz suffizienter Diagnostik keinen Grund für die Unfruchtbarkeit (laut Literatur) finden. Für die Diagnose der ungeklärten Sterilität sind folgende Bedingungen zu fordern:

- Regelmäßige Ovulationen müssen durch Basaltemperaturkurve und Bestimmung von Östradiol und Progesteron in der Lutealphase nachgewiesen sein.
- Durch Laparoskopie muß sichergestellt werden, daß mindestens eine Tube durchgängig ist und weder Tube noch Ovar morphologische Auffälligkeiten aufweisen. Eine Endometriose muß ausgeschlossen sein (wobei eine minimale Endometriose nicht von allen Autoren als Sterilitätsursache anerkannt ist).
- Das Spermiogramm und die funktionelle Spermienqualität des Partners müssen unauffällig sein.
- Chronische Schadstoffbelastungen und psychische Auffälligkeiten sollten bei beiden Partnern ausgeschlossen sein (vgl. Kap. 6 und 7).

In dieser Situation ist bei jungen Paaren und kürzer bestehendem Kinderwunsch ein abwartendes Verhalten zu erwägen. Andererseits ist zu beachten, daß eine über mehr als 4 Jahre andauernde Sterilität und ein Alter der Frau über 35 Jahre prognostisch ungünstig sind (vgl. Abschn. 4.1).

Mackenna und Mitarbeiter (1992) sowie Hinney et al. (1989) fanden bei der IVF-Therapie einen Unterschied in der Fertilisationsrate zwischen Frauen mit unerklärter Sterilität und solchen mit gesicherter tubarer Sterilität (87% gegenüber 60%).

In einer prospektiven randomisierten Multicenterstudie untersuchte die European Society of Human Reproduction and Embryology (Eshre) verschiedene Therapiemodalitäten bei unerklärter Sterilität. Hierbei ergab sich, daß die kontrollierte HMG-Überstimulation alleine im Vergleich zu einer Kombination mit intrauteriner Insemination, intraperitonealer Insemination, In-vitro-Fertilisation oder Gametentransfer deutlich unterlegen war. Signifikante Unterschiede zwischen den einzelnen Techniken der assistierten Fortpflanzung ergaben sich nicht, die kumulative Schwangerschaftsrate betrug 27% gegenüber 15% bei kontrollierter Überstimulation ohne assistierte Befruchtung (Crosignani et al. 1991).

Generelle Richtlinien dafür, wann weitere diagnostische und therapeutische Bemühungen eingestellt werden sollten, gibt es nicht. Die Entscheidung über ein Therapieende läßt sich leichter herbeiführen, wenn während der gesamten Behandlungsdauer die Motivationslage des Paares und die Chancen der therapeutischen Bemühungen offen besprochen werden. In einer so gestalteten Arzt-Patient-Beziehung wird das Ende einer Sterilitätstherapie im gegenseitigen Einvernehmen zu beschließen sein. Wichtig ist es, einen möglichen Teufelskreis aus immer aufwendigeren Behandlungsmethoden mit immer geringeren Therapieaussichten rechtzeitig zu unterbrechen, bevor dieser möglicherweise fatale psycho-soziale Konsequenzen (Depression, Scheidung) hervorruft. Angesichts der großen bürokratischen Hindernisse und der seltenen Angebote muß auch die Empfehlung, ein Kind zu adoptieren, gut überlegt sein. Der endgültige Abschied von der Erfüllung des Kinderwunsches löst oft eine Trauerreaktion aus, aus der sich erst mit einem gewissen Abstand die Erkenntnis entwickeln kann, daß die Kinderlosigkeit auch zu einer vermehrten Unabhängigkeit bei der Lebensplanung und einer intensiveren Hinwendung zum Partner führen kann.

4.11 Literatur

Abbott DH, Hodges JK, George LM (1988) Social status controls LH secretion and ovulation in female marmoset monkeys (Callithrix jacchus). J Endocrinol 117/3:329–339

Adekunle AO, Kim JB, Collins WP, Whitehead MI (1989) Progesterone in saliva as an index of ovarian function. Int J Gynaecol Obstet 28/1:45–51

Aiman J, Smentek C (1985) Premature ovarian failure. Obstet Gynecol 66/1:9–14

Aksel S (1980) Sporadic and recurrent luteal phase defects in cyclic women: comparison with normal cycles. Fertil Steril 33:89

Alcalay M, Blau A, Barkai G, Lipitz S, Mashiach S, Eliahou HE (1992) Successful pregnancy in a patient with polycystic kidney disease and advanced renal failure: the use of prophylactic dialysis. Am J Kidney Dis 19/4:382–384

Aleem FA (1981) Familial 46, XX gonadal dysgenesis. Fertil Steril 35/3:317–320

Alexander NJ, Anderson DJ (1987) Immunology of semen. Fertil Steril 47 (192–205)

Andersen AN, Semczuk M, Tabor A (1984) Prolactin and pituitary-gonadal function in cigarette smoking infertile patients. Andrologia 16/5:391–396

Andolsek L, Teeter RA, Kozuh-Novak M, Wheeler R, Fortney JA, Rosenberg MJ (1986) Time to conception after IUD removal: importance of duration of use, IUD type, pelvic inflammatory disease and age. Int J Gynaecol Obstet 24: 217–223

Andrews WC (1980) Medical versus surgical treatment of endometriosis. Clin Obstet Gynecol 23/3:917–924

Apter D, Vihko R (1990) Endocrine determinants of fertility: serum androgen concentrations during follow-up of adolescents into the third decade of life. J Clin Endocrinol Metab 71/4:970–974

Archer DF (1987) Prolactin response to thyrotropin-releasing hormone in women with infertility and/or randomly elevated serum prolactin levels. Fertil Steril 47/4:559–564

Armar NA, McGarrigle HHG, Honour J, Holownia P, Jacobs HS, Lachelin GCL (1990) Laparoscopic ovarian diathermy in the management of anovulatory infertility in women with polycystic ovaries: endocrine changes and clinical outcome. Fertil Steril 53/1:45–49

Arumugam K, Templeton AA (1992) Endometriosis and race. Aust New Zealand J Obstet Gynaecol 32/2:164–165

Audebert AJ (1980) The place of laparoscopy in unexplained infertility. Acta Eur Fertil 11:269

Badawy SZA, Cuenca V, Freliech H, Stefanu C (1990) Endometrial antibodies in serum and peritoneal fluid of infertile patients with and without endometriosis. Fertil Steril 53/5:930–932

Baer S, Schreiner WE, Diener PA (1989) Zum Problem des Endometriumkarzinoms im reproduktiver Alter. Arch Gynecol Obstet 245/1–4:577–578

Bakiri F, Bendib S-E, Maoui R, Bendib A, Benmiloud M (1991) The sella turcica in Sheehan's syndrome: computerized tomographic study in 54 patients. J Endocrinol Invest 14/3:193–196

Balasch J, Fabregues F, Creus M, Vanrell JA (1992a) The usefulness of endometrial biopsy for luteal phase evaluation in infertility. Hum Reprod 7/7:973–977

Balasch J, Pumarola T, Fabregues F, Jove I, Vanrell JA (1992b) Results of routine syphilitic and human immunodeficiency virus (HIV) serology in infertility. Hum Reprod 7/7: 970–972

Bancroft K, Vaughan-Williams CA, Elstein M (1992) Pituitary-ovarian function in women with minimal or mild endometriosis and otherwise unexplained infertility. Clin Endocrinol 36/2:177–181

Barash A, Shoham Z, Lunenfeld B, Segal I, Insler V, Borenstein R (1990) Can premature luteinization in superovulation protocols be prevented by aspiration of an ill-timed leading follicle? Fertil Steril 53/5:865–869

Barbieri RL (1990a) Etiology and epidemiology of endometriosis. Am J Obstet Gynecol 162/2:565–567

Barbieri RL (1990b) Hyperandrogenic disorders. Clin Obstet Gynecol 33/3:640–654

Barbieri RL, Hornstein MD (1988) Hyperinsulinemia and ovarian hyperandrogenism. Cause and effect. Endocrinol Metab Clin North Am 17/4:685–703

Barbieri RL, Niloff JM, Bast RC Jr (1986) Elevated serum concentrations of CA-125 in patients with advanced endometriosis. Fertil Steril 45/5:630–634

Barnes RB, Cha K-Y, Lee DG, Lobo RA (1986) Modulation of luteinizing hormone immunoreactivity and bioactivity by dopamine but not norepinephrine in women. Am J Obstet Gynecol 2:445–450

Barrett A, Nicholls J, Gibson B (1987) Late effects of total body irradiation. Radiother Oncol 9/2:131–135

Bateman BC, Nunley WC Jr, Kitchin JD (1983) Hypergonadotropic ovarian failure in young women. Int J Gynaecol Obstet 21:305–314

Batrinos ML, Panitsa-Faflia C, Tsiganou E, Liapi C (1992) Incidence and characteristics of microprolactinomas (3–5 mm) in 4199 women assayed for prolactin. Horm Metab Res 24/8:384–391

Beard MEJ, Conder JL, Clark VA (1984) Ovarian failure following cytotoxic therapy. NZ Med J 97/767:759–762

Beauvais P, Guilhaume A (1984) L'insuffisance ovarienne de la galactosemie congenitale. Presse Med 13/14:2685–2687

Becker U, Tonnesen H, Kaas-Claesson N, Gluud C (1989) Menstrual disturbances and fertility in chronic alcoholic women. Drug Alcohol Depend 24/1:75–82

Bell DA, Scully RE (1990) Serous bordeline tumors of the peritoneum. Am J Surg Pathol 14/3:230–239

Beller FK, Kyank H (Hrsg) (1990) Erkrankungen während der Schwangerschaft. Thieme, Stuttgart

Benker G, Jaspers C, Hausler G, Reinwein D (1990) Control of prolactin secretion. Klin Wochenschr 68/23:1157–1167

Beresford JM, McFaul SM, Moher D (1990) Laser treatment of cervical intraepithelial neoplasia and the endocervical button. J Gynecol Surg 6/2:111–114

Berg I, Butler A, Houston J, McGuire R (1984) Mental distress in mothers of young children in Harrogate. Psychol Med 14/3:391–399

Bergqvist A, Rannevik G, Thorell J (1980) Estrogen (ER) and progesterone (PR) receptors in endometriosis and intrauterine endometrium. Act Obstet Gynecol Scand 59 [Suppl. 93] (No. 91)

Bhalla AK, Sarala G, Dhaliwal L (1992) Pregnancy following infertility. Aust New Zealand J Obstet Gynaecol 32/3:249–251

Bickenbach W, Döring GK (1967) Die Sterilität der Frau. Thieme, Stuttgart

Birkhauser MH, Huber PR, Neuenschwander E, Napflin S (1988) Induktion der Follikelreifung mit „reinem“ FSH beim polyzystischen Ovar-Syndrom. Geburtshilfe Frauenheilkd 48/4:220–227

Bispink L, Brändle W, Lindner C, Bettendorf G (1989) Präklinische Hpyothyreose und Ovarialfunktionsstörungen. Geburtshilfe Frauenheilkd 49:881–888
Blake RE, Maroulis GB, Sherman BM, Khalil A (1986) Prolactinoma and adrenal androgens. J Reprod Med 31/8:675–679
Blasco L, Sokoloski J, Wolf DP (1977) Factors which affect sperm penetrability in human cervical mucus. Fertil Steril 28/3:308
Bogdanovic R, Banicevic M, Cvoric A (1990) Pituitary-gonadal function in women following cyclophosphamide treatment childhood nephrotic syndrome: long-term follow-up study. Pediatr Nephrol 4/5:455–458
Bohnet HG (1982) Infertilität: eine der häufigsten Ursachen ist die Gelbkörperschwäche, bei den 30- bis 35jährigen Frauen in bis zu 60% der Fälle. Gynekologe 7:6–12
Bohnet HG, Hanker JP, Schweppe KW, Schneider HPG (1981) Changes of prolactin secretion following long-term danazol application. Fertil Steril 36/6:725–728
Bonadonna G, Santoro A, Viviani S et al (1984) Gonadal damage in Hodgkin's disease from cancer chemotherapeutic regimens. Arch Toxicol 55 [Suppl 7]:140–145
Booth M, Beral V, Smith P (1989) Risk factors for ovarian cancer: a case-control study. Br J Cancer 60/4:592–598
Bostofte E, Bagger P, Michael A, Stakemann G (1990) Fertility prognosis for infertile men: results of follow-up study of semen analysis in infertile men from two different populations evaluated by the Cox regression model. Fertil Steril 54/6:1100–1106
Boucekkine C, Maoui R, Klioua R et al (1980) La reserve thyreotrope au cours du syndrome de Sheehan. Etude chez 36 malades. Nouv Press Med 9/7:427–431
Braat DDM, Schoemaker J (1991) Endocrinology of gonadotropin-releasing hormone induced cycles in hypothalamic amenorrhea: the role of the pulse dose. Fertil Steril 56/6: 1054–1059
Braun DP, Gebel H, Rotman C, Rana N, Dmowski WP (1992) The development of cytotoxicity in peritoneal macrophages from women with endometriosis. Fertil Steril 57/6: 1203–1210
Breckwoldt M, Siebers JW, Müller U (1981) Die primäre Ovarialinsuffizienz. Gynakologe 14:131–144
Bringer J, Hedon B, Giner B, Richard JL, Jaffiol C (1990) Influences sur la fertilité feminine des anomalies ponderales et des désquilibres alimentaires. Presse Med 19/31:1456–1459
Brinton LA, Melton LJ III, Malkasian GD Jr, Bond A, Hoover R (19899 Cancer risk after evalution for infertility. Am J Epidemiol 129/4:712–722
Bronson R, Cooper G, Rosenfeld D (1984) Sperm antibodies: their role in infertility. Fertil Steril 42/2:171–183
Brosens I (1984) Physiopathology of endometriosis in infertility and its treatment. In: Raynaud JP, Ojasoo T, Martini L (eds) Medical management of endometriosis. Raven, New York
Brosens IA, Koninckx PR, Corveleyn PA (1978) A study of plasma progesterone, oestradiol-17-beta, prolactin and LH levels, and of the luteal phase appearance of the ovaries in patients with endometriosis and infertility. Br J Obstet Gynaecol 85:246–250
Brue T, Lancranjan I, Louvet J-P, Dewailly D, Roger P, Jaquet P (1992) A long-acting repeatable form of bromocriptine as long-term treatment of prolactin-secreting macroademonas: a multicenter study. Fertil Steril 57/1:74–80
Buckler HM, Evans CA, Mamtora H, Burger HG, Anderson DC (1991) Gonadotropin, steroid, and inhibin levels in women with incipient ovarian failure during anovulatory and ovulatory rebound cycles. J Clin Enodcrinol Metab 72/1:116–1214
Bühler K, Thaele M, Thaele S, Schindler EM (1993) Cytology for microscopical verification of endometriosis. In: Brosens I, Donnet J (eds) The current status of endometriosis. Research and management. Parthenon, Casterton Hall
Bujan L, Mieusset R, Mondinat Ch, Mansat A, Pontonnier F (1988) Sperm morphology in fertile men and its age related. Variation Andrologia 20/1:121–128
Bundesgesetzblatt (1990) Gesetz zum Schutz von Embryonen. Jahrgang 1990 Teil I vom 13. Dezember 1990:2746–2748
Burkart W, Fischer-Guntenhoner E, Standl E, Schneider HPG (1989) Menarche, Zyklus und Fertilität bei der Diabetikerin. Geburtshilfe Frauenheilkd 49/2:149–154
Burrows DA, O'Neil TJ, Sorrells TL (1988) Successful twin pregnancy after renal transplant maintained on cyclosporine A immunosuppression. Obstet Gynecol 72/3:459–461
Buttram VC, Vaquero C (1975) Post ovarian wedge resection adhesive disease. Fertil Steril 26:874–876
Buvat J, Buvat-Herbaut M (1991) Maigreur, régime et fonction ovarienne. Contracept Fertil Sex 19/12:1019–1030
Buxton CL, Wong ASH (1952) Spermicidal bacteria in the cervix as a cause of sterility. Fertil Steril 3:628–636
Byrne J, Fears TR, Gail MH et al (1992) Early menopause in long-term survivors of cancer during adolescence. Am J Obstet Gynecol 166/3:788–793
Camanni F, Ciccarelli E, Ghigo E, Muller EE (1989) Hyperprolactinemia: neuroendocrine and diagnostic aspects. J Endocrinol Invest 12/9:653–668
Camerlingo M, Franceschi M, Blanc S et al (1984) Neuroendocrinological patterns in primary empty sella syndrome. Neuroendocrinol Lett 6/4:225–229
Cameron JT, O'Shea FC, Rolland JM, Hughers EG, de Kretser DM, Healy DL (1988) Occult ovarian failure: a syndrome of infertility, regular menses, and elevated follicle-stimulating hormone concentrations. J Clin Endocrinol Metab 67/6: 1190–1194
Canales ES, Cano C, Ablanedo J, Zarate A (1981) Nomifensine test does not differentiate hyperprolactinemia associated with and without radiologic abnormalities in the sella turcica. Horm Res 15/4:213–217
Canny GJ, Corey M, Lovingstone RA, Carpenter S, Green L, Levison H (1991) Pregnancy and cystic fibrosis. Obstet Gynecol 77/6:850–853
Cappelaere P, Demaille MC (1981) Chimiotherapie anti-cancereuse et fertilité des femmes. Contracept Fertil Sex 9/9:557–564
Cates W, Farley TMM, Rowe PJ (1985) Worldwide patterns of infertility: is Africa different? Lancet, Sept 14, 596–598
Chapman RM (1982) Effect of cytotoxic therapy on sexuality and gonadal function. Semin-Oncol 9/1:84–94
Chapman RM (1983) Gonadal injury resulting from chemotherapy. Am J Ind Med 4/1–2:149–161
Check JH, Nowroozi K (1990) Donor egg IVF versus attempts to induce ovulation in women with ovarian failure. In J Fertil 35/6:373
Check JH, Wu CH, Check ML (1988) The effect of leuprolide acetate in aiding induction of ovulation in hypergonadotropic hypogonadism: a case report. Fertil Steril 49/3:542–543
Check JH, Shanis B, Bollendorf A, Adelson H, Breen E (1989) Semen characteristics and infertility in ageing. Arch Androl 23/3:275–277
Check JH, Nowroozi K, Nazari A (1991) Viable pregnancy in a woman with premature ovarian failure treated with gonado-

tropin suppression and human menopausal gonadotropin stimulation: a case report. J Reprod Med Obstet Gynecol 36/3:195–197

Cheesman KL, Cheesman SD, Chatterton RT Jr, Cohen MR (1983) Alterations in progesterone metabolism and luteal function in infertile women with endometriosis. Fertil Steril 40/5:590–595

Cheung AP, MRACOG, Chang RJ (1990) Polycystic ovary syndrome. Clin Obstet Gynecol 33/3:655–667

Choo YC, Chan SYW, Wong LC, Ma HK (1985) Ovarian dysfunction in patients with gestational trophoblastic neoplasia treated with short intensive courses of Etoposide. Cancer 55/10:2348–2352

Chryssikopoulos A, Gregoriou O, Vitoratos N, Liapis A (1990) The diagnosis of luteal phase defect using different diagnostic criteria. Gynecol Endocrinol 4/3:193–204

Cirkel U, Ochs H, Latussek B, Schneider HPG (1991) Aussagekraft der Tumormarker CA 125, CA 19-9, CA 15-3 und CEA bei Endometriose. Geburtshilfe Frauenheilkd 51/8:628–631

Clayton PE, Shalet SM, Price DA, Morris-Jones PH (1989) Ovarian function following chemotherapy for childhood brain tumours. Med Pediatr Oncol 17:92–96

Clayton RN, Ogden V, Hodgkinson J, Worswick L, Rodin DA, Dyer S, Meade TW (1992) How common are polycystic ovaries in normal women and what ist their significance for the fertility of the population? Clin Endocrinol 37/2:127–134

Coddington CC, Oehninger S, Cunningham DS, Hansen K, Sueldo CE, Hodgen GD (1992) Peritoneal fluid from patients with endometriosis decreases sperm binding to the zona pellucida in the hemizona assay: a preliminary report. Fertil Steril 57/4:783–786

Cohen I, Blanstein J, Ben-Michael R, Lunenfeld B, Eshkol A (1988) Adrenal response to adrenocorticotropin stimulation in unexplained infertile women. Int J Gynecol Obstet 27:219–224

Cohen MR (1980) Laparoscopic diagnosis and pseudomenopause treatment of endometriosis with danazol. Clin Obstet Gynecol 23/3:901–915

Collen RJ, Falk RE, Lippe BM, Kaplan SA (1980) A 48, XXXX female with absence of ovaries. Am J Med Genet 6/4:275–278

Collet M, Reniers J, Frost E, Gass R, Yvert F, Leclerc A, Roth-Mayer C, Ivanoff B, Meheus A (1988) Infertility in Central Africa: infection is the cause. Int J Gynaecol Obstet 26/3:423–428

Coney P (1984) Polycystic ovarian disease: current concepts of pathophysiology and therapy. Fertil Steril 42/5:667–682

Conway DI, Glazener CMA, Kelly N, Hull MGR (1985) Routine measurement of thyroid hormones and FSH in infertility not worthwhile. Lancet 4:977–978

Cook DM, Watkins S, Snyder PJ (1986) Gonadotrophin-secreting pituitary adenomas masquerading as primary ovarian failure. Clin Endocrinol Oxf 25/6:729–738

Corenblum B, Taylor PJ (1988) Idiopathic hyperprolactinemia may include a distinct entity with a natural history different from that of prolactin adenomas. Fertil Steril 49/3:544–545

Cornillie FJ, Oosterlynck D, Lauweryns JM, Koninckx PR (1990) Deeply infiltrating pelvic endometriosis: histology and clinical significance. Fertil Steril 53/6:978–983

Coulam CB (1982) Premature gonadal failure. Fertil Steril 38/6:645–655

Coulam CB (1983) The prevalence of autoimmune disorders among patients with primary ovarian failure. Am J Reprod Immunol 4/2:63–66

Coulam CB, Lufkin EG (1981) Absence of adrenal failure in the polyglandular failure syndrome with primary ovarian failure. Fertil Steril 35/3:365–366

Coulam CB, Stern JJ (1992) Evaluation of immunological infertility. Am J Reprod Immunol 27/3–4:130–135

Coulam CB, Kempers RD, Randall RV (1981) Premature ovarian failure: evidence for the autoimmune mechanism. Fertil Steril 36:238–240

Coulam CB, Adamson SC, Annegers JF (1986) Incidence of premature ovarian failure. Obstet Gynecol 67:604–606

Cowchock FS, McCabe JL, Montgomery BB (1988) Pregnancy after corticosteroid administration in premature ovarian failure (polyglandular endocrinopathy syndrome). Am J Obstet Gynecol 158/1:118–119

Cramer DW, Welch WR (1983) Determinants of ovarian cancer risk. II. Inferences regarding pathogenesis. J Natl Cancer Inst 71/4:717–721

Cramer DW, Wilson E, Stillman RJ (1986) The relation of endometriosis to menstrual characteristics, smoking and exercise. JAMA 255/14:1904–1908

Crosignani PG, Walters ED, Soliani A (1991) The ESHRE multicentre trial on the tratment of unexplained infertility: a preliminary report. Hum Reprod 6/7:953–958

Crosignani PG, Gastaldi A, Lombardi PL, Montemagno U, Vignali M, Serra GB, Stella C (1992a) Leuprorelin acetate depot vs danazol in the treatment of endometriosis: Results of an open multicentre trial. Clin Ther 14 [Suppl A]:29–36

Crosignani PG, Mattei AM, Severini V, Cavioni V, Maggioni P, Testa G (1992b) Long-term effects of time, medical treatment and pregnancy in 176 hyperprolactinemic women. Eur J Obstet Gynecol Reprod Biol 44:175–180

Cust MP, Whitehead MI, Powles R, Hunter M, Milliken S (1989) Consequences and treatment of ovarian failue after total body irradiation for leukaemia. Br Med J 299/6714: 1494–1497

Dahlgreen E, Friberg LG, Johansson S, Lindstrom B, Oden A, Samsioe G, Janson PO (1991) Eur J Obstet Gynecol Reprod Biol 41/2:143–150

Dallenbach-Hellweg G (1984) The endometrium of infertility. A review. Path Res Pract 178/6:427–537

Daniell JF, Miller W (1989) Polycystic ovaries treated by laparoscopic laser vaporistion. Fertil Steril 51/2:232–236

David A, Mergoshilski B, Serr D (1977) Clinical approach to the elderly infertile patient. Fertil Steril 28/3:307

David MP, Ben-Zwi D, Langer L (1981) Tubal intramural polyps and their relationship to infertility. Fertil Steril 35/5: 526–531

Davis OK, Berkeley AS, Naus GJ, Cholst IN, Freedman KS (1989) The incidence of luteal phase defect in normal, fertile women, determined by serial endometrial biopsies. Fertil Steril 51/4:582–586

Dawood MY, Khan-Dawood FS, Ramos J (1988) Plasma and peritoneal fluid levels of CA 125 in women with endometriosis. Am J Obstet Gynecol 159/6:1526–1531

De Leo V, Petraglia F, Sardelli S et al (1987) Prolactin secretion after surgery or bromocriptine treatment of prolactinoma. Obstet Gynecol 69/1:99–103

De Schryver A, Mehues A (1990) Epidemiology of sexually transmitted diseases: the global picture. Bull WHO 68/5:639–654

De Souza MJ, Metzger DA (1991) Reproductive dysfunction in amenorrheic athletes and anorexic patients: a review. Med Sci Sports Exerc 23/9:995–1007

Derkx FHM, Alberda AT, De Jong FH et al (1987) Source of plasma prorenin in early and late pregnancy: Observations in a patient with primary ovarian failure. J Clin Endocrinol Metab 65/2:349–354

Devroey P, Wisanto A, Camus M, Van Waesberghe L, Bourgain CL, Liebaers I, Van Steirteghem AC (1988a) Oocyte donation in patients without ovarian function. Hum Reprod 3/6:699–704

Devroey P, Smitz J, Wisanto A et al (1988b) Primary ovarian failure. Embryo donation after substitution therapy. Ann NY Acad Sci 541:755–760

Devroey P, Camus M, Palermo G et al (1990) Placental production of estradiol and progersteron after oocyte donation in patients with primary ovarian failure. Am J Obstet Gynecol 162/1:66–70

Dickey RP, Olar TT, Taylor SN, Curole DN, Rye PH (1992) Relationship of follicle number and other factors to fecundability and mulltiple pregnancy in clomiphene citrate-induced intrauterine insemination cycles Fertil Steril 67/3:613–619

Dickey RP, Olar TT, Taylor SN, Curole DN, Rye PH, Matulich EM (1991) Relationship of follicle number, serum estradiol, and other factors to birth rate and multiparity in human menopausal gonadotropininduced intrauterine insemination cycles. Fertil Steril 56/1:89–92

DiZerega GS, Barber DL, Hodgen GD (1980) Endometriosis: role of ovarian steroid in initiation, maintenance, and suppression. Fertil Steril 33/6:649–653

Dmowski WP, Radwanska E (1984) Endometriosis and infertility. Acta Obstet Gynecol Scand 63 [Suppl 123]:73–79

Dmowski WP, Steele RW, Baker GF (1981) Deficient cellular immunity in endometriosis. Am J Obstet Gynecol 141/4: 377–383

Dmowski WP, Rao R, Scommegna A (1980) The luteinized unruptured follicle syndrome and endometriosis. Fertil Steril 33/1:30–34

Donnez J, Thomas K (1982) Incidence of the luteinized unruptured follicle syndrome in fertile women and in women with endometriosis. Eur J Obstet Gynecol Reprod Biol 14/3:187–190

Dor J, Shulman A, Levran D, Ben-Rafael Z, Rudak E, Mashiach S (1990) The treatment of patients with polycystic ovarian syndrome by in-vitro fertilization and embryo transfer: a comparison of results with those of patients with tubal infertility. Hum Reprod 5/7:816–818

Dor J, Homburg R, Rabau E (1977) An evaluation of factors and therapy in 665 infertile couples. Fertil Steril 28:718

Drake TS, O'Brien WF, Ramwell PW, Metz SA (1981) Peritoneal fluid thromboxane B-2 and 6-keto-prostaglandin F-1 (alpha) in endometriosis. Am J Obstet Gynecol 140/4:401–404

Dunphy BC, Kay R, Barratt CLR, Cooke ID (1989) Female age, the length of involuntary infertility prior to inverstigation and fertility outcome. Hum Reprod 4/5:527–530

Eden JA, Place J, Carter GD, Jones J, Alaghband-Zadeh J, Pawson ME (1989) The diagnosis of polycystic ovaries in subfertile women. Br J Obstet Gynaecol 96:809–815

Eggert-Kruse W, Runnebaum B (1992) Sperma-Antikörper – eine häufige Ursache der Sterilität? TW Gynäkologie 5:42–59

Eggert-Kruse W, Gerhard I, Näher H, Tinnes G, von Holst T, Runnebaum B (1988) Bedeutung von Chlamydia trachomatis für die weibliche Fertilität unter besonderer Berücksichtigung der Prävalenz im Endometrium. Geburtshilfe Frauenheilkd 48:869–875

Eggert-Kruse W, Leinhos G, Gerhard I, Tilgen W, Runnebaum B (1989) Prognostic value of in vitro sperm penetration into hormonally standardized human cervical mucus. Fertil Steril 51/2:317–323

Eggert-Kruse W, Christmann M, Gerhard I, Pohl S, Klinga K, Runnebaum B (1989a) Circulating antisperm antibodies and fertility prognosis: a prospective study. Hum Reprod 4/5:513–520

Eggert-Kruse W, Gerhard I, Tilgen W, Runnebaum B (1989b) Clinical significance of crossed in vitro sperm-cervical mucus penetration test in infertility investigation. Fertil Steril 5/4:1–9

Eggert-Kruse W, Gerhard I, Näher H, Tilgen W, Runnebaum B (1990a) Chlamydial infection – a female and/or male infertility factor? Fertil Steril 53/6:1037–1043

Eggert-Kruse W, Gerhard I, Tilgen W, Runnebaum B (1990b) The use of hens'egg white as a substitute of human cervical mucus in assessing human infertility. Int J Andrology 13/4:258–266

Eggert-Kruse W, Hofsäß A, Haury E, Tilgen W, Gerhard I, Runnebaum B (1991) Relationship between local anti-sperm antibodies and sperm-mucus interaction in vitro and in vivo. Hum Reprod 6:267–276

Eggert-Kruse W, Pohl S, Näher H, Tilger W, Runnebaum B (1992a) Microbial colonization and sperm-mucus interaction: results in 1000 infertile couples. Hum Reprod 7/5:612–620

Eggert-Kruse W, Bellmann A, Rohr G, Tilgen W, Runnebaum B (1992b) Differentiation of round cells in semen by means of monoclonal antibodies and relationship with male fertility. Fertil Steril 58/5:1046–1055

Eggert-Kruse W, Huber K, Rohr G, Runnebaum B (1993a) A determination of anti-sperm antibodies by means of enzyme-linked immunosorbent assay – a procedure to be recommended during infertility investigation. Hum Reprod 8/9:1405–1413

Eggert-Kruse W, Böckem-Hellwig S, Doll A, Rohr G, Tilgen W, Runnebaum B (1993b) Antisperm antibodys in cervical mucus in an unselected subfertile population. Hum Reprod 8/7:1025–1031

Eggert-Kruse W, Köhler A, Rohr G, Runnebaum B (1993c) The pH as an important determinant of sperm-mucus interaction. Fertil Steril 59/3:617–628

Eggert-Kruse W et al (1993d) Evaluation of polyacrylamide gel as substitute for human cervical mucus in the sperm penetration test. Fertil-Steril 60/3:540–549

El-Roeiy A, Dmowski WP, Gleicher N, Radwanska E, Harlow L, Binor Z, Tummon I, Rawlins RG (1988) Danazol but not gonadotropin-releasing hormone agonists suppresses autoantibodys in endometriosis. Fertil Steril 50:864–871

Eldar-Geva T, Hurwitz A, Vecsei P, Palti Z, Milwidsky A, Rösler A (1990) Secondary biosynthetic defects in women with late-onset congenital adrenal hyperplasia. New Engl J Med 323:13:855–863

Elstein M, Bancroft K, Rolland R et al (1992) Naferelin for endometriosis: a large-scale, danazol-controlled trial of efficacy and safety, with 1-year follow up. Fertil Steril 57/3: 514–522

Emrich D, Klaushenke G (1986) Hyperthyreose bei Schilddrüsenhormonbehandlung der Jodmangelstruma. Dtsch Med Wochenschr 111/15:577–581

Escobedo LG, Lee NC, Peterson HB, Wingo PA (1991) Infertility-associated endometrial cancer risk may be limited to specific subgroups of infertile women. Obstet-Gynecol 77/1:124–128

Evers JLH (1993) How to treat endometriosis-associated subfertility. Or should we? Focus on Reproduction 3/1:9–15

Fakih H, Baggett B, Holtz G (1987) Interleukin-1: a possible role in the infertility associated with endometriosis. 47: 213–217

Fathalla MF (1992) Reproductive health: a global overview. Early Hum Dev 29/1–3:35–42

Fauser BCJM, Pache TD, Lamberts SWJ, Hop WCJ, De-Jong FH, Dahl KD (1991) Serum bioactive and immunoreactive luteinizing hormone and follicle-stimulating hormone levels in women with cycle abnormalities, with or without polycystic ovarian disease. J Clin Endocrinol Metab 73/4:811–817

Fedele L, Bianchi S, Arcaini L, Vercellini P, Candiani GB (1989) Buserelin versus danazol in the treatment of endometriosis-associated infertility. Am J Obstet Gynecol 161/4:871–876

Ferriani RA, Jones DSC, Prentice A, Thomas EJ, Smith SK (1992) Immunohistochemical localization of acidic and basic fibroblast growth factors in normal human endometrium and endometriosis. 3rd world congress on endometriosis. Fertil Steril 47/2:213–217

Filicori M, Flamigni E, Campaniello E et al (1989) The abnormal response of polycystic ovarian disease patients to exogenous pulsatile gonadotropin-releasing hormone: Characterization and management. J Clin Endocrinol Metab 69/4:825–831

Filicori M, Flamigni C, Campaniello E, Meriggiola MC, Michelacci L, Valdiserri A, Ferrari P (1990) Polycystic ovary syndrome: abnormalities and management with pulsatile gonadotropin-releasing hormone and gonadotropin-releasing hormone analogs. Am J Obstet Gynecol 163/5 (II Suppl]: 1737–1742

Filicori M, Flamigni C, Meriggiola MC, Ferrari P, Michelacci L, Campaniello E, Valdiserri A, Cognigni G (1991) Endocrine response determines the clinical outcome of pulsatile gonadotropin-releasing hormone ovulation induction in different ovulatory disorders. J Clin Endocrin Metabol 72/5:965–972

Finer N, Fogelman I, Bottazzo G (1985) Pregnancy in a woman with premature ovarian failure. Fertil Steril 57/2:439–441

Fish LH, Mariash CN (1988) Hyperprolactinemia, infertility, and hypothyroidism. A case report and literature review. Arch Intern Med 148/3:709–711

Fisher B, Cheung AYC (1984) Delayed effect of radiation therapy with or without chemotherapy on ovarian function on women with Hodgkin's disease: Acta Radiol 23/1:43–48

Fitoussi A, Lefebvre G, Frantz P et al (1990) Analysis of 10 pregnancies after renal transplant. J Gynecol Obstet Biol Reprod 19/1:69–76

Fitzgerald PH, Donald RA, McCormick P (1984) Reduced fertility in women with X chromosome abnormality. Clin Genet 25/4:301–309

Flechsig U, Richter P, Seidel H (1989) Colitis ulcerosa und Schwangerschaft. Zentralbl Gynakol 111/16:1128–1131

Formigli L, Formigli G, Scelsi R, Roccio C, Belotti G, Noe C (1988) Transfer of pre-embryos donated and fertilized in vivo to recipients given a steroid replacement therapy. Hum Reprod 3/6:741–746

Forncy JP, Milewich L, Chen GT (1981) Aromatization of androstenedione to estrone by human adipose tissue in vitro: correlation with adipose tissue mass, age and endometrial neoplasia. J Clin Endocrinol Metab 53:192–202

Frangenheim H, Frangenheim T, Schroer N, Schroer M (1985) Endometriose et sterilité: nouvelle approche diagnostique et therapeutique par laparoscopie. Acta Endosc 15/1:51–58

Fraser IS, Shearman RP (1985) Gynaecological importance of unusual pituitary tumours Aust NZJ Obstet Gynaecol 25/1:44–49

Fraser IS, Weisberg E (1982) Fertility following discontinuation of different methods of fertility control. Contraception 26/4:389–415

Frey GH (1957) The familial occurrence of endometriosis. Am J Obstet Gynecol 73:418

Frey GH, Bluefield W (1957) The familial occurrence of endometriosis. Am J Obstet Gynecol 73/2:418–421

Friedman (1982) The incidence of endometriosis in unexplained infertility. In: Semm K (Hrsg) Genital endometriosis in infertility. Thieme, Stuttgart

Frydman R, Parneix I, Fries N, Testart J, Raymond J-P, Bouchard Ph (1988) Pregnancy in a 46, XY patient. Fertil Steril 50/5:813–814

Gabbe SG (1992) A story of two miracles: the impact of the discovery of insulin on pregnancy in women with diabetes mellitus. Obstet Gynecol 79/2:295–299

Gadir AA, Khatim MS, Muharib NS, Shaw RW (1992) The aetiology of galactorrhoea in women with regular menstruation and normal prolactin levels. Hum Reprod 7/7:912–914

Gadir AA, Ramadan AA (1990) Abnormal ovarian cell line: a cause for ovarian failure. Case report. Br J Obstet Gynaecol 97:446–448

Gadir AA, Mowafi RS, Alnaser HMI, Alrashid AH, Alonezi OM, Shaw RW (1990) Ovarian electrocautery versus human menopausal gonadotrophins and pure follicle stimulating hormone therapy in the treatment of patients with polycystic ovarian disease. Clin Endocrinol 33/5:585–592

Gammon MD, Thompson WD (1990) Infertility and breast cancer: A population-based case-control study. Am J Epidemiol 132/4:708–716

Gammon MD, Thompson WD (1991) Polycystic ovaries and the risk of breast cancer. Am J Epidemiol 134/8:818–824

Garner PR (1990) The impact of obesity on reproductive function. Semin Reprod Endocrinol 8/1:32–43

Geisthövel F, Moretti-Rojas I, Rojas FJ, Asch RH (1990) Insulin-like growth factors and thecal-granulosa-cell function. Hum Reprod 5/7:785–799

Gerhard I, Postneek (1988) Möglichkeiten der Therapie durch Ohrakupunktur bei weiblicher Sterilität. Geburtsh Frauenheilkd 48:165–171

Gerhard I, Runnebaum B (1979) Comparison between Tamoxifen and clomiphene therapy in women with anovulation. Arch Gynaecol 227:279–288

Gerhard I, v Wendt A, v Holst Th, Runnbaum B (1981) Zur Diagnostik und Therapie des habituellen Abortes in der Praxis des Frauenarztes. Geburtshilfe Frauenheilkd 38:805–815

Gerhard I, Hudea NH, Eggert-Kruse W, Runnebaum B (1988) Pulsatile gonadotrophin releasing hormone therapy in patients with hyperandrogenaemia of hypothalamic amenorrhoea. Hum Reprod 3/7:835–843

Gerhard I, Reischmann T, Eggert-Kruse W, Runnebaum B (1990a) Untersuchung der Faktoren, die den Schwangerschaftseintritt und -ausgang durch medikamentöse Therapie bei sterilen Frauen beeinflussen. Fertilität 6:123–142

Gerhard I, Schlereth I, Eggert-Kruse W, Klinga K, Runnebaum B (1990b) Bedeutung der Testosteron-, DHEAS- und Androstendionbestimmung im Rahmen der weiblichen Fertilitätsdiagnostik und -therapie. Fertilität 6:1–9

Gerhard I, Bechthold E, Eggert-Kruse W, Heberling D, Runnebaum B (1990c) Value of endometrial biopsies and serum hormone determinations in women with infertility. Hum Reprod 5/8:906–914

Gerhard I, Eggert-Kruse W, Merzoug K, Klinga K, Runnebaum B (1991) Thyrotropin-releasing hormone (TRH) and metoclopramide testing in infertile women. Gynecol Endocrinol 5:15–32

Gershenson DM (1988) Menstrual and reproductive function treatment with combination chemotherapy for malignant ovarian germ cell tumors. J Clin Oncol 6/2:270–275

Gharib H, Frey HM, Laws ER Jr et al (1983) Coexistent primary empty sella syndrome and hyperprolactinemia. Report of 11 cases. Arch Intern Med 143/7:1383–1386

Gindoff PR, Loucopoulos A, Jewelewicz R (1986) Treatment of hyperprolactinemic amenorrhea with pulsatile gonadotropin-releasing hormone therapy. Fertil Steril 46/6:1156–1158

Gindoff PR, Jewelewicz R (1986) Reproductive potential in the older woman. Fertil Steril 46/6:989–1001

Ginsburg KA (1992) Luteal phase defect: Etiology, diagnosis, and management. Endocrinol Metab Clin North Am 21/1: 85–104

Gjönnaess H (1984) Polycystic ovarian syndrome treated by ovarian electrocautery through the laparoscope. Fertil Steril 41/1:20–25

Gjönnaess H, Norman N (1987) Endocrine effects of ovarian electrocautery in patients with polycystic ovarian disease. Br J Obstet Gynaecol 94:779–783

Gleicher N, El-Roeiy A, Confino E, Friberg J (1989) Reproductive failure because of autoantibodies: unexplained infertility and pregnancy wastage. Am J Obstet Gynecol 160/6: 1376–1380

Gleicher N, El-Roeiy A (1988) The reproductive autoimmune failure syndrome. Am J Obstet Gynecol 159/1:223–227

Gleicher N, El-Roeiy A, Confino E, Friberg J (1987) Is endometriosis and autoimmune disease? Obstet Gynecol 70/1: 115–122

Goldstein DP, De-Cholnoky C, Emans SJ (1980) Adolescent endometriosis. J Adolesc Health Care 1/1:37–41

Goldzieher JW, Green JA (1962) The polycystic ovary. In Clinical and histological features. J Clin Endocr Metab 22:325

Gould SF, Shannon JM, Cunha GR (1983) Nuclear estrogen binding sites in human endometriosis. Fertil Steril 39/4:520–524

Gradishar WJ, Schilsky RL (1988) Effects of cancer treatment on the reproductive system. Crc Crit Rev Oncol Hematol 8/2:153–171

Graf M, Distler W, Schnürch H-G, Majewski F (1986) Ovarialinsuffizienz bei Blepharophimose, Ptosis, Epicanthus inversus. Geburtshilfe Frauenheilkd 46:187–189

Graham RA, Seif MW, Aplin JD, Li TC, Cooke ID, Rogers AW, Dockery P (1990) An endometrial factor in unexplained infertility. Br Med J 300/6737:1428–1431

Green BB, Daling JR, Weiss NS (1986) Exercise as a risk factor for infertility with ovulatory dysfunction. Am J Public Health 76/12:1432–1436

Green BB, Weiss NS, Daling JR (1988) Risk of ovulatory infertility in relation to body weight. Fertil Steril 50/5:721–726

Greenhill JP (1956) Fallopian tubes in sterility. Fertil Steril 7/2:178–198

Grey RH (1990) Epidemiology of infertility. Curr Opin Obstet Gynecol 2/2:154–158

Gürgan T, Urman B, Aksu T, Yarali H, Develioglu O, Kisnisci H (1992) The effect of short-interval laparoscopic lysis of adhesions on pregnancy rates following Nd-YAG laser photocoagulation of polycystic ovaries. Obstet Gynecol 80/1:45–47

Gysler M, March CM, Mishell DR Jr, Bailey EJ (1982) A decade's experience with an individualized clomiphene treatment regimen including its effect on the postcoital test. Fertil Steril 37/2:161–167

Hahn DW, Carraher RP, Foldesy RG, McGuire JL (1985) Development of an animal model for quantitatively evaluating effects of drugs on endometriosis. Fertil Steril 44:410–415

Halme J, Becker S, Hammond MG (1983) Increased activation of pelvic macrophages in infertile women with mild endometriosis. Am J Obstet Gynecol 145/3:333–337

Hamilton MPR, Fleming R, Coutts JRT, MacNaughton MC, Whitfield CR (1990) Luteal phase deficiency: ultrasonic and biochemical insights into pathogenesis. Br J Obstet Gynaecol 97/7:569–575

Hamilton-Fairley D, Franks S (1990) Common problems in induction of ovulation. Bailliere's Clin Obstet Gynaecol 4/3: 609–625

Hamilton-Fairley D, Kiddy D, Watson H, Sagle M, Franks S (1991) Low-dose gonadotrophin therapy for induction of ovulation in 100 women with polycystic ovary syndrome. Hum Reprod 6/8:1095–1099

Haney AF, Maxson WS, Schomberg DW (1986) Compartmental ovarian steroidogenesis in polycystic ovary syndrome. Obstet Gynecol 68/5:638–644

Hanker JP, Schneider HPG (1987) Endokrinologie in der Sprechstunde. In: Lauritzen C (Hrsg) Gynäkologische Endokrinology, 2. Aufl. Urban & Schwarzenberg, München (Klinik der Frauenheilkunde und Geburtshilfe, Bd 1)

Hanker JP, Schneider HPG (1985) Ursachen und Diagnostik der Hyperprolaktinämie. In: Schneider HPG (Hrsg) Dopergin in Klinik und Praxis. Neue Erkenntnisse. Schering med.-wiss. Buchreihe, Berlin

Harlow BL, Weiss NS, Roth GJ, Chu J, Daling JR (1988) Case-control study of borderline ovarian tumors: Reproductive history and exposure to exogenous female hormones. Cancer Res 48/20:5849–5852

Harrison KL, Breen TM, Hennessey JF et al (1989) Patient age and success in a human IVF programme. Aust NZ J Obste Gynaecol. 29/3 II:326–328

Hartge P, Schiffman MH, Hoover R, McGowan L, Lesher L, Norris HJ (1989) A case-control study of epithelial ovarian cancer. Am J Obstet Gynecol 161/1:10–16

Hassiakos DK, Tooner JP, Jones GS, Jones HW Jr (1991) Late-onset congenital adrenal hyperplasia in a group of hyperandrogenic women. Arch Gynecol Obstet 249:165–171

Hasson HM (1976) Incidence of endometriosis in diagnostic laparoscopy. J Reprod Med 16:135

Hawes LA, Gilbert GL (1986) Seroepidemiology of Chamydia trachomatis infection in infertile women in Melbourne. Med J Aust 145/10:497–499

Haydon GB (1942) A study of 569 cases of endometriosis. Am J Obstet Gynecol 704–709

Heinonen PK, Pystynen PP (1983) Primary infertility and uterine anomalies. Fertil Steril 40/3:311–316

Hens L, Devroey P, Van Waesberghe L, Bonduelle M, Van Steirteghem AC, Liebaers I (1989) Chromosome studies and fertility treatment in women with ovarian failure. Clin Genet 36/2:81–91

Highet R (1989) Athletic amenorrhoea. An update on aetiology, complications and management. Sports Med 7/2:82–108

Hill JA, Faris HMP, Schiff I, Anderson DJ (1988) Characterization of leukocyte subpopulations in the peritoneal fluid of women with endometriosis. Fertil Steril 50/2:216–222

Hinney B, Kuhn W, Michelmann HW (1989) Diagnostic in-vitro fertilisation (IVF). Geburtshilfe Frauenheilkd 49:963–968

Hirsch MB, Mosher WD (1987) Characteristics of infertile women in the United States and their use of infertility services. Fertil Steril 47/4:618–625

Hogberg U, Sandström A, Nilsson NG (1992) Reproductive patterns among Swedish women born 1936–1960. Act Obstet Gynecol Scand 71:207–214
Holloway S, Brock DJH (1988) Changes in maternal age distribution and their possible impact on demand for prenatal diagnostic services. Br Med J 296:978–981
Homburg R, Eshel A, Abdalla HI, Jacobs HS (1988a) Growth hormone facilitates ovulation induction by gonadotrophins. Clin Endocrinol 83:113–117
Homburg R, West C, Torresani T, Jacobs HS (1990a) A comparative study of single-dose growth hormone therapy as an adjuvant to gonadotrophin treatment for ovulation induction. Clin Endocrinol 32/6:781–785
Homburg R, Kilborn J, West C, Jacobs HS (1990b) Treatment with pulsatile luteinizing hormone-releasing hormone modulates foliculogenesis in response to ovarian stimulation with exogenous gonadotropins in patients with polycystic ovaries. Fertil Steril 54/4:737–739
Homburg R, Pariente C, Lunenfeld B, Jacobs HS (1992) The role of insulin – like growth factor-1 (IGF-1) and IGF binding protein 1 (IGFBP-1) in the pathogenesis of polycystic ovary syndrome. Hum Reprod 7/10:1379–1383
Homburg R, Ashkenazi J, Goldman J (1988b) Resistant cases of polycystic ovarian disease successfully treated with a combination of corticosteroids, clomiphene, and bromocriptine. Int J Fertil 33/6:393–397
Hompes PGA, Scheele F, Gooren LJG, Schoemaker J (1992) Pulsatile secretory patterns of luteinizing hormone in two patients with secondary amenorrhea suffering from Cushing's disease, before and after transsphenoidal adenectomy. Fertil Steril 57/4:924–926
Horbay GLA, Cowell CA, Casper RF (1991) Multiple follicular recruitment and intrauterine insemination outcomes compared by age and diagnosis. Hum Reprod 6/7:947–952
Houston DE (1984) Evidence for the risk of pelvic endometriosis by age, race and socioeconomic status. Epidemiol Rev 6:167–191
Huchzermaeyer H (Hrsg) (1986) Internistische Erkrankungen und Schwangerschaft, Bd 1. Kohlhammer, Stuttgart
Hull MGR, Glazener CMA, Kelly NJ et al (1985) Population study of causes, treatment, and outcome of infertility. Br Med J 257:2446–2450
Insler V (1988) Gondotropin therapy: new trends and insights. Int J Fertil 33/2:85–86+89–97
Insler V, Lunenfeld B (1990) Polycystic ovarian disease: a challenge and controversy. Gynecol Endocrinol 4/1:51–70
Insler V, Lunenfeld B (1991) Pathophysiology of polycystic ovarian disease: new insights. Hum Reprod 6/8:1025–1029
Insler V, Melmed H, Eden E (1972) The cervical score: a simple semiquantitative method for monitoring of the menstrual cycle. Int J Gynaecol Obstet 10:223
Irvine WJ (1974) Autoimmunity in endocrine diseases. Proc R Soc Med 67:548
Irvine WJ, Chan MMW, Scarth L, Kolb FO, Hartog M, Bayless RIS, Drury MI (1968) Immunological aspects of premature ovarian failure associated with idiopathic Addison's disease. Lancet 2:883
Israel R, Mishell DR, Stone SC, Thorneycroft IH, Moyer DL (1972) Single luteal phase serum progesterone assay as an indicator of ovulation. Am J Obstet Gynecol 112:1043
Itu M, Neelam T, Ammini AC, Kucheria K (1990) Primary amenorrhoea in a triple X female. Aust NZ J Obstet Gynaecol 30/4:386–388
Jager S, Kremer J, van Slochteren-Draaisma T (1978) A simple method of screening for antisperm antibodies in the human male. Detection of spermatozoal surface IgG with the direct mixed antiglobulin reaction carried out on untreated fresh human semen. Int J Fertil 23:12–21
James CSJ, Pride SM, Ho-Yuen B (1990) Failure of ovulation induction with pulsatile gonadotropin-releasing hormone and human menopausal gonadotropins in isolated gonadotropin deficiency. Obstet Gynecol 76/5 [II Suppl]:921–924
Jänne O, Kauppila A, Kokko E (1981) Estrogen and progestin receptors in endometriosis lesions: comparison with endometrial tissue. Am J Obstet Gynecol 141/5:562–566
Jansen RPS, Russel P (1986) Nonpigmented endometriosis: clinical, laparoscopic, and pathologic definition. Am J Obstet Gynecol 155:6:1154–1159
Javares T, Otero-Coto E, Maiques V et al (1984) Pregnancy after heart valve replacement. Int J Cardiol 5/6:731–739
Jockenhövel F, Khan SA, Nieschlag E (1989) Circulating antibodies to monoclonal immunoglobulins used in a follitropin assay may cause incorrect fertility diagnosis. J Clin Chem Clin Biochem 27/10:825–828
Johnson G, Roberts D, Brown R et al (1987) Infertile or childless by choice? A multipractice survey of women aged 35 and 50. Br Med J 294/6575:804–806
Jones EE (1989) Hyperprolactinemia and female infertility. J Reprod Med Obstet Bynecol 34/2:117–126
Jones GS (1976) The luteal phase defect. Fertil Steril 27:351
Jones GS, de Moraes-Ruehsen M (1969) A new syndrome of amenorrhoe in association with hypergonadotropism and apparently normal ovarian follicular apparatus. Am J Obstet Gynecol 104/4:597–600
Jones HW, Rock JA (1987) Other factors associated with infertility: endometriosis externa, fibromyomata uteri. In: Pepperell FJ, Hudson B, Wood C (eds) The infertile couple. Churchill Livingstone, Edinburgh
Jones RC (1984) The effect of a luteinizing releasing hormone (LHRH) agonist (Wy-40,972), levonor gestrel, danazol and ovariectomy on experimental endometriosis in the rat. Acta Endocrinol (Copenh) 106/2:282–288
Jones WR (1980) Immunologie infertility-fact or fiction? Fertil Steril 33:577–586
Kameda T, Nagai S, Yoshino K, Iijima Y, Obi Y, Yamasaki M (1992) Interferon-gamma secreted from ascitic cells in infertility patients with endometriosis. 3rd world congress on endometriosis. Fertil Steril 47/2
Kaufman RL, Kitridou RC (1982) Pregnancy in mixed connective tissue disease: Comparison with systemic lupus erythematosus. J Rheumatol 9/4:549–555
Kawagoe S, Kanasugi H, Saito N, Hiroi M (1980) Effects of estrogen on the pituitary responsiveness to LHRH in women with amenorrhea. Acta Obstet Gynecol JPN 32/6:731–738
Keettel WC, Bradbury JT (1964) Premature ovarian failure, permanent and temporary. Am J Obstet Gynecol 89:83
Keilholz U, Korbling M, Fehrentz D, Bauer H, Hunstein W (1989) Long-term endocrine toxicity of myeloablative treatment followed by autologous bone marrow/blood derived stem cell transplantation in patients with malignant lymphohematopoietic disorders. Cancer 64/3:641–645
Kelly AC, Jewelewicz R (1990) Alternate regimens for ovulation induction in polycystic ovarian disease. Fertil Steril 54/2: 195–202
Kerin JF, Kirby C, Morris D, McEvoy M, Ward B, Cox LW (1983) Incidence of the luteinized unruptured follicle phenomenon in cycling women. Fertil Steril 40:620–626
Kistner RW (1979) Endometriosis and infertility. Clin Obstet Gynecol 22:101–119
Kjaer K, Hagen C, Sando SH, Eshoj O (1992) Infertility and

pregnancy outcome in an unselected group fo women with insulin-dependent diabetes mellitus. Am J Obstet Gynecol 166/5:1412–1418

Kleinebrecht J, Franz J, Windorfer A (1990) Arzneimittel in der Schwangerschaft und Stillzeit. Wissenschaftl Verlagsgesellschaft, Stuttgart

Koninckx PR, Cornillie FJ (1989) Deeply infiltrating pelvic endometriosis: a new entity. In: Shaw RW (Hrsg) Advances in reproductive endocrinology, vol 1. Parthenon, Casterton Hall

Koninckx PR, Muyldermans M, Brosens IA (1984) Unexplained infertility: 'Leuven' considerations. Eur J Obstet Gynecol Reprod Biol 18/5–6:403–413

Koninckx PR, Brosens IA (1982) Clinical significance of the luteinized unruptured follicle syndrome as a cause of infertility. Eur J Obstet Gynecol Reprod Biol 13/6:355–368

Koninckx PR, DeMoor P, Brosens IA (1980) Diagnosis of the luteinized unruptured follicle syndrome by steroid hormone assays on peritoneal fluid. Br J Obstet Gynaecol 87:929

Koutsikos D, Sarandakou A, Agroyannis B, Tzanatos H, Tsoutsos D (1990) The effect of successful renal transplantation on hormonal status of female recipients. Renal Fail 12/2: 125–132

Kovacs K, Sheehan HL (1982) Pituitary changes in Kallmann's syndrome: a histologic, immunocytologic, ultrastructural, and immunoelectron microscopic study. Fertil Steril 37/1: 83–89

Krebs D (1991) Zur Epidemiologie der Sterilität. Arch Gynecol Obstet 250/1–4:925–930

Kredentser JV, Pokrant C, McCoshen JA (1986) Intrauterine insemination for infertility due to cystic fibrosis. Fertil Setril 45/3:425–426

Kreiner D, Droesch K, Navot D, Scott R, Rosenwaks Z (1988) Spontaneous and pharmacologically induced remissions in patients with premature ovarian failure. Obstetr Gynecol 72/6:926–928

Kremer J, Jager S (1992) The significance of anti-sperm-antibodies for sperm-mucus-interaction. Hum Reprod 7:781–784

Kremer J (1965) A simple sperm penetration test. Int J Fertil 10:209

Lacher MJ, Toner K (1986) Pregnancies and menstrual function before and after combined radiation (RT) and chemotherapy (TVPP) for Hodgkin's disease. Cancer-Invest 4/2:93–100

Lais CW, Williams TJ, Gaffey TA (1988) Prevalence of ovarian cancer found at the time of infertility microsurgery. Fertil Steril 49/3:551–553

Laurent SL, Thompson SJ, Addy C, Garrison CZ, Moore EE (1992) An epidemiologic study of smoking and primary infertility in women. Fertil Steril 57/3:565–572

Le MG, Bachelot A, Hill C (1989) Characteristics of reproductive life and risk of breast cancer in a case-control study of young nulliparous women. J Clin Epidemiol 42/12: 1227–1233

Lehmann F (1978) Untersuchungen zur menschlichen Corpus luteum-Funktion. Fortschritte der Fertilitätsforschung, vol 6, Grosse, Berlin

Leidenberger FA (1992) Klinische Endokrinologie für Frauenärzte. Springer, Berlin Heidelberg New York Tokyo

Leridon H (1992) Sterility: concepts and measurement. The demographer's view. Contracept Fertil Sex 20/2:159–163

Lessey BA, Metzger DA, Haney AF, McCarty KS Jr (1989) Immunohistochemical analysis of estrogen and progesterone receptors in endometriosis: comparison with normal endometrium during the menstrual cycle and the effect of medical therapy. Fertil Steril 51/3:409–415

Leyendecker G, Wildt L (1986) Pulsatile GnRH 1985. In: Coelingh Bennink HJT et al (eds) Proc of the 3rd Ferring Symposium. Ferring, Haarlem

Leyendecker G, Wildt L, Plotz EJ (1981) Die hypothalamische Ovarialinsuffizienz. Gynäkologe 14:84–103

Leyendecker G, Waibel-Treber S, Wildt L (1990) The central control of follicular maturation and ovulation in the human. Oxford Rev Reprod Biol 12:93–146

Li Y, Wang JL, Qian SZ, Gao ES, Tao JG (1990) Infertility in a rural area of Jiangsu Province: an epidemiological survey. Int J Fertil 35/6:347–349

Lindhagen T, Bohe M, Ekelund G, Valentin (1986) Fertility and outcome of pregnancy in patients operated on for Crohn's disease. Int J Colorectal Dis 1/1:25–27

Luborsky JL, Visintin I, Boyers S, Asari T, Caldwell B, Cherney (1990) Ovarian antibodies detected by immobilized antigen immunoassay in patients with premature ovarian failure. J Clin Endocrinol Metab 70/1:69–75

Lunde O, Magnus P, Sandvik L, Hoglo S (1989) Familial clustering in the polycystic ovarian syndrome. Gynecol Obstet Invest 28/1:23–30

Lunenfeld B (1985) Induction de l'ovulation. Rev Fr Gynecol Obstet 80/11:803–808

Lunenfeld B, Insler V (1990) Induction of ovulation: Historical aspects. Bailliere's Clin Obstet Gynaecol 4/3:473–489

Lunenfeld B, Insler V (1991) Pathophysiology of polycystic ovarian disease: new insights. Hum Reprod 6/8:1025–1029

Lunenfeld E, Sarov B, Sarov I et al (1990) Chlamydial IgG and IgA in serum and follicular fluid among patients undergoing in vitro fertilisation. Eur J Obstet Gynecol Reprod Biol 37/2:163–173

Lunenfeld B, Insler V, Glezermann M (1993) Diagnosis and treatment of functional infertility. Blackwell, Berlin

Mackenna AL, Zegers-Hochschild F, Fernandez EO et al (1992) Fertilization rate in couples with unexplained infertility. Hum Reprod 7/2:223–226

Macnamee MC, Howles CM, Edwards RG, Taylor PJ, Elder MT (1989) Short-term luteinizing hormone-releasing hormone agonist treatment: prospective trial of a novel ovarian stimulation regimen for in vitro fertilization. Fertil Steril 52/2:264–269

Mahmood TA, Messinis IE, Templeton A (1991 a) Follicular development in spontaneous and stimulated cycles in women with minimal-mild endometriosis. Br J Obstet Gynaecol 98/8:783–788

Mahmood TA, Arumugam K, Templeton AA (1991 b) Oocyte and follicular fluid characteristics in women with mild endometriosis. Br J Obstet Gynaecol 98/6:573–577

Malinak LR, Buttram VC Jr, Elias S, Simpson JL (1980) Heritable aspects of endometriosis. II. Clinical characteristics of familial endometriosis. Am J Obstet Gynecol 137/3:332–337

Mantzavinos T, Dimitriadou F, Papadias K, Genatas C, Zourlas PA (1992) Pregnancy after in vitro fertilization in a patient with borderline tumor of the ovary. Eur J Gynaecol Oncol 13/4:355–356

Martikainen H, Ronnberg L, Ruokonen A, Kaupilla A (1987) Auterior pituitary dysfunction during the luteal phase following ovarian hyperstimulation. Fertil Steril 47/3:446–449

Mathur S, Peress MR, Williamson HO (1982) Autoimmunity to endometrium and ovary in endometriosis. Clin Exp Immunol 50:259

Mathur S, Chihal HJ, Homm RJ, Garza DE, Rust PF, Williamson (1988) Endometrial antigens involved in the autoimmunity of endometriosis. Fertil Steril 50/6:860–863

Mayberry JF, Atkinson M (1987) Achalasia and pregnancy. Br J Obstet Gynaecol 94/9:855–859

Mayberry JF, Weterman IT (1986) European survey of fertility and pregnancy in women with Crohn's disease: a case control study by European collaborative group. Gut 27/7: 821–825

McCutcheon IE, Oldfield EH (1991) Lymphocytic adenohypophysitis presenting as infertility: case report. J Neurosurg 74/5:821–826

McFaul PB, Traub AI, Thompson W (1990) Treatment of clomiphene citrate-resistant polycystic ovarian syndrome with pure follicle-stimulating hormone or human menopausal gonadotropin. Fertil Steril 53/5:792–797

McFaul PB, Traub AI, Thompson W (1989) Premature luteinization and ovulation induction using human menopausal gonadotrophin or pure follicle stimulating hormone in patients with polycystreovary syndrome. Acta Eur Fertil 20/3:157–161

McNatty KP, Sawers RS (1975) Relationship between the endocrine environment within the Graafian follicle and the subsequent secretion of progesterone by human granulosa cells in culture. J Endocrinol 66:391

McQueen D, McKillop JH, Gray HW, Bessent RG, Black WP (1991) Investigation of tubal infertility by radionuclide migration. Hum Reprod 6/4:529–532

McTiernan A, Weiss NS, Daling JR (1987) Incidence of thyroid cancer in women in relaton to known or suspected risk factors for breast cancer. Cancer Res 47/1:292–295

Meek SC, Hodge DD, Musich JR (1988) Autommunity in infertile patients with endometriosis. Am J Obstet Gynecol 158/6:1365–1373

Mehta AE, Matwijiw I, Lyons EA, Faiman C (1992) Noninvasive diagnosis of resistant ovary syndrome by ultrasonography. Fertil Steril 57/1:56–61

Melega C, Balducci M, Bulletti C, Galassi A, Jasonni VM, Flamigni C (1991) Tissue factors influencing growth and maintenance of endometriosis. Ann New York Acad Sci 622: 256–265

Mello NK, Mendelson JH, Teoh SK (1989) Neuroendocrine consequences of alcohol abuse in women. Ann New York Acad Sci 562:211–240

Menashe Y, Lunenfeld B, Pariente C, Frenkel Y, Mashiach S (1990) Can growth hormone increase, after clonidine administration, predict the dose of human menopausal hormone needed for induction of ovulation? Fertil Steril 53/3:432–435

Merzoug K, Gerhard I, Runnebaum B (1990) Häufigkeiten und Voraussetzungen für therapieunabhängige Schwangerschaften der Sterilitätspatientinnen. Geburtshilfe Frauenheilkd 50:177–188

Mettler L (1984) Dreistufentherapie der Endometriose. In: Litschgi M (Hrsg) Genitalendometriose. Karger, Basel

Mio Y, Toda T, Tanikawa M, Terado H, Harada T, Terakawa N (1991) Transvaginal ultrasound-guided follicular aspiration in the management of anovulatory infertility associated with polycystic ovaries. Fertil Steril 56/6:1060–1065

Moghissi KS (1979a) The cervix in infertility. Clin Obstet Gynecol 22:27

Moghissi KS (1979b) Basic workup and evaluation of infertile couples. Clin Obstet Gynecol 22:11

Moghissi KS, Wallach EE (1983) Unexplained infertility. Fertil Steril 39:5–21

Moller A, Fallstrom K (1991) Psychological factors in the etiology of infertility: a longitudinal study. J Psychosom Obstet Gynecol 12/1:13–26

Moltz L, Leidenberger F, Weise C (1991) Rational hormonal diagnosis of normocyclic functional infertility. Geburtshilfe Frauenheilkd 51/9:756–768

Morrow RJ, Atkinson AB, Carson DJ et al (1985) Ovarian failure in a young woman with galactosaemia. Ulster Med J 54/2:218–220

Muechler EK, Bonfiglio T, Choate J, Huang KE (1986) Pregnancy induced with menotropins in a woman with polycystic ovaries, endometrial hyperplasia, and adenocarcinoma. Fertil Steril 46/5:973–975

Muscato JJ, Haney AF, Weinberg JB (1982) Sperm phagocytosis by human peritoneal macrophages: A possible cause of infertility in endometriosis. Am J Obstet Gynecol 144/5: 503–510

Muse K, Wilson EA, Jawad MJ (1982) Prolactin hyperstimulation in response to thyrotropin-releasing hormone in patients with endometriosis. Fertil Steril 38/4:419–422

Nakai M, Tatsumi H, Arai M (1984) Successive pregnancies in a patient with premature ovarian failure. Case report. Eur J Obstet Gynec Reprod Biol 18:217–224

Nasca PC, Greenwald P, Chorost S et al (1984) An epidemiologic case-control study of ovarian cancer and reproductive factors. Am J Epidemiol 119/5:705–713

Navot D, Bergh PA, Williams MA, Garrisi GJ, Guzman I, Sandler B, Grunfeld L (1991a) Poor oocyte quality rather than implantation failure as a cause of age-related decline in female fertility. Lancet 337:1375–1377

Neuhaus W, Kusche M, Wellmann-Barth M, Fervers-Schorre B, Bolte A (1991) Analysis of motivation of sterilised women wishing to be refertilised. Geburtshilfe Frauenheilkd 51/3:203–207

Nordlander C, Fuchs T, Hammarstrom L, Smith CIE (1983) Human leukocyte antigens group A in couples with unexplained infertility. Fertil Steril 40:60–65

Nunley WC Jr, Kolp LA, Dabinett LN, Kitchin JD III, Bateman BG, Craddock GB Jr (1989) Subsequent fertility in women who undergo cardiac surgery. Am J Obstet Gynecol 161/3:573–576

Nygaard R, Clausen N, Siimes MA et al (1991) Reproduction following treatment for childhood leukemia: a population-based prospective cohort study of fertility and offspring. Med Pediatr Oncol 19/6:459–466

Ober C, Elias S, Kostyu DD, Hauck WW (1992) Decreased fecundability in Hutterite couples sharing HLA-DR. Am J Hum Genet 50/1:6–14

Oda T, Yoshimura Y, Takehara Y et al (1991) Effects of prolactin on fertilization and cleavage of human oocytes. Horm Res 35 [Suppl 1]:33–38

Olive DL, Montoya I, Riehl RM, Schenken RS (1991) Macrophage-conditioned media enhance endometrial stromal cell proliferation in vitro. Am J Obstet Gynecol 164/4:953–958

Oosterlynck DJ, Cornillie FJ, Waer M, Vandeputte M, Koninckx RR (1991) Women with endometriosis show a defect in natural killer activity resulting in a decreased cytotoxicity to autologous endometrium. Fertil Steril 56/1:45–51

Padova G, Briguglia G, Tita P, Munguira ME, Arpi ML, Pezzino V (1991) Hypergonadotropinemia not associated to ovarian failure and induced by factors interfering in radioimmunoassay. Fertil Steril 55/3:637–639

Pardthaisong T, Gray RH, McDaniel EB (1980) Return of fertility after discontinuation of depot medroxyprogesterone acetete and intra-uterine devices in northern Thailand. Lancet 1/8167:509–511

Paterson P, Petrucco O (1987) Tubal factors and infertility. In: Pepperell RJ, Hudson B, Wood C (eds) The infertile couple. Churchill Livingstone, Edinburgh

Patton GW (1988) The uterus in infertility evaluation. Behrman SJ, Kistner R, Patton GW (eds) Progress in infertility, 3edn. Brown, Boston

Pedersen H, Rank F (1984) Morphology of endometriosis before and during treatment with danazol. Acta Obstet Gynecol Scand. 63 [Suppl 123]:13–14

Penzias AS, Thompson IE, Alper MM, Oskowitz SP, Berger MJ (1991) Succesful use of gamete intrafallopian transfer does not reverse the decline in fertility in women over 40 years of age. Obstet Gynecol 77/1:37–39

Pepperell RJ (1981) Prolactin and reproduction. Fertil Steril 35:267–274

Peters AJ, Llyod RP, Coulam CB (1992) Prevalence of out-of-phase endometrial biopsy specimens. Am J Obstet Gynecol 166/6:1738–1746

Peterson EP, Behrman SJ (1970) Laparoscopy of the infertiler patient. Obstet Gynecol 36:363

Phipps WR, Cramer DW, Schiff J (1987) The association between smoking and female infertility as influenced by cause of the infertility. Fertil Steril 48/3:377–382

Polansky FF, Lamb EJ (1988) Do the results of semen analysis predict future fertility? – survival analysis study. Fertil Steril 49:1059–1065

Polson DW, Kiddy DS, Mason HD, Franks S (1989) Induction of ovulation with clomiphene citrate in women with polycystic ovary syndrome: the difference between responders and nonresponders. Fertil Steril 51/1:30–34

Prelevic GM, Wurzburger MI, Balint-Peric L, Nesic JS (1990) Inhibitory effect of sandostatin on secretion of luteinising hormone and ovarian steroids in polycystic ovary syndrome. Lancet 336:900–903

Prior JC, Vigna Y (1985) Gonadal steroids in athletic women. Contraception, complications and performance. Sports Med 2/4:287–295

Puri P, McGuinness EPJ, Guiney EJ (1989) Fertility following perforated appendicitis in girls. J Pediatr Surg 24/6: 547–549

Pusch H (1986) Zur Situation des kinderlosen Ehepaares. Geburtshilfe u. Frauenheilkd 46:831–834

Queenan JT (eds) (1985) Management of high-risk pregnancy. Medical Economics Books, Oradell

Quigley ME, Sheehan KL, Casper RF, Yen SSC (1980) Evidence for increased dopaminergic and opioid activity in patients with hypothalamic hypogonadotropic amenorrhea. J Clin Endocrinol Metabol 50/5:949–954

Quinn PA, Petric M, Barkin M (1987) Prevalence of antibody to Chlamydia trachomatis in spontaneous bortion and infertility. Am J Obstet Gynecol 156/2:291–296

Rachootin P, Olsen J (1982) Prevalence and socio economic correlates of subfecundity and spontaneous abortion in Denmark. Int J Epidemiol 11:S 245

Radwanska E, McGarrigle HHG, Little V, Lawrence D, Sarris S, Sweyer GIM (1979) Induction of ovulation in women with hyperprolactinemic amenorrhea using clomiphene and human chorinic gonadotropin or bromocriptine. Fertil Steril 32:187

Ranney B (1971) Endometriosis. IV. Hereditary tendency. Obstet Gynecol 37/5:734–737

Rantala M-L, Koskimies AI (1986) Infertility in women participating in a screening program for cervical cancer in Helsinki

Rantala M-L, Stenman U-H, Koskimies AI (1988) Serum androgens in infertile women with ovulatory dysfunction. Hum Reprod 3/4:437–439

Reasbeck J, Wynn-Williams G, Gillet W (1988) Tubal intramural polyps: Incidence and radiographic demonstration. Australas Radiol 32/1:117–121

Redwine DB (1987a) Age-related evolution in volor appearance of endometriosis. Fertil Steril 48/6:1062–1063

Redwine DB (1987b) The distribution of endometriosis in the pelvis by age groups and fertility. Fertil Steril 47/1:173–175

Remorgida V, Venturini PL, Anserini P, Salerno E, De-Cecco L (1991) Use of combined exogenous gonadotropins and pulsatile gonadotropin releasing hormone in patients with polycystic varian disease. Fertil Steril 55/1:61–65

Reyes FI, Koh KS, Faiman C (1976) Fertility in women with gonadal dysgenesis. Am J Obstet Gynecol 126:668

Rezai P, Saed F, Nora EG (1984) Triplet gestation following thyroid replacement in a patient with infertility, hyperprolactinemia, and enlarged sella secondary to hypothyroidism. Fertil Steril 42/3:486–488

Richards AM, Bullock MRR, Teasdale GM, Thomson JA, Khan MI (1986) Fertility and pregnancy after operation for a prolactinoma. Br J Obstet Gynaecol 93:495–502

Riedel HH, Semm K (1982) Mechanism and influence of antigonadotropin – treatment with a 3-step-therapy for extragenital endometriosis. In: Semm K (eds) Genitial endometriosis in infertility. Raven, New York

Rimbach S, Wallwiener D, Sohn C, Bastert G (1993) Hysteroscopic proximal tube catheterization (HPTC). Gynaecol Endoscopy 2/2:107

Riphagen FE (1990) Fertility, fecundity and sterility: Assessment and controversy. Contracept Fertil Sex 18/3:193–199

Rjosk H-J, von Werder K (1983) Die hyperprolaktinämische Ovarialinsuffizienz und ihre Behandlung. In: Zander J (Hrsg) Die Sterilität. Urban & Schwarzenberg, München

Rock JA, Dubin NH, Ghodgaonkar RB (1982) Cul-de-sac fluid in women with endometriosis: fluid volume and prostanoid concentration during the proliferative phase of the cycle – days 8 to 12. Fertil Steril 37/6:747–750

Rolland R (1989) Parlodel R and safety aspects. Medicom, Bussum

Rönnberg L, Kauppila A, Rajaniemi H (1984) Luteinizing hormone receptor disorder in endometriosis. Fertil Steril 42/1: 64–68

Rosen A, Klein M, Beck A, Spona J (1990) Hyperandrogenemia as a cause of primary infertility. Gynecol Obstet Invest 29: 145–148

Rosenberg SM, Johnson M, Riddick DH (1982) Lutela pahse defect as a marker of immninet ovarian failure. Obstet Gynecol 59/6 [Suppl]:895–915

Rosenfeld DL, Seidman SM, Branson RA, Scholl GM (1983) Unsuspected chronic pelvic inflammatory disease in the infertile female. Fertil Steril 39:44–48

Rossmanith WG, Wirth U, Benz R, Wolf AS (1989) Endocrine dynamics during pulsatile GnRH administration in patients with hypothalamic amenorrhea and polycystic ovarian disease. Gynecol Endocrinol 3:21–34

Rotsztejn DA, Remohi J, Weckstein LN, Ord T, Moyer DL, Balmaceda JP, Asch RH (1990) Results of tubal embryo transfer in premature ovarian failure. Fertil Steril 54/2:348–350

Sagle MA, Hamilton-Fairley D, Kiddy DS, Franks S (1991) A comparative, randomized study of low-dose human menopausal gonadotropin and follicle-stimulating hormone in women with polycystic ovarian syndrome. Fertil Steril 55/1:56–60

Sanders JE, Buckner CD, Amos D et al. (1988) Ovarian function following marrow transplantation for aplastic anemia or leukemia. J Clin Oncol 6/5:813–818

Saracoglu OF, Aksel S, Yeoman RR, Wiebe RH (1985) Endometrial estradiol and progesterone receptors in patients with luteal phase defects and endometriosis. Fertil Steril 43/6: 851–855

Saracoglu OF, Aksel S, Yeoman RR, Wiebe RH (1985) Endometrial estradiol and progesteron receptors in patients with luteal phase defects and endometriosis. Fertil Steril 43/6:851–855

Sauer MV, Paulson RJ, Macaso SM, Francis-Hernandez M, Lobo RA (1989) Establishment of an nonanonymous donor oocyte program: preliminary experience at the University of Southern California. Fertil Steril 52/3:433–436

Scanlon MF, Peters JR, Thomas JP et al (1985) Management of selected patients with hyperprolactinaemia by partial hypophysectomy. Br Med J 291/6508:1547–1550

Schenker JG, Meirow D, Schenker E (1992) Stress and human reproduction. Eur J Obstet Gynecol Reprod Biol 45:1–8

Schilsky RL, Sherins RJ, Hubbard SM et al (1981) Long-term follow-up of ovarian function in women treated with MOPP chemotherapy for Hodgkin's disease. Am J Med 71: 552–556

Schneider HPG, Hanker JP (1988) Zyklusstörungen und Diagnostik der funktionell gestörten Fertilität. In: Schneider HPG, Lauritzen C, Nieschlag E (Hrsg) Grundlagen und Klinik der menschlichen Fortpflanzung. de Gruyter, Berlin

Scholz A, Horowski R (1985) Wirkungen von Lisurid auf die Frühschwangerschaft. In: Schneider HPG (Hrsg), Dopergin in Klinik und Praxis – Neue Erkenntnisse. Schering, Berlin

Schover LR, Novick AC, Steinmuller DR, Goormastic M (1990) Sexuality, fertility, and renal transplantation: a survey of survivors. J Sex Marital Ther 16/1:3–13

Schreyer P, Caspi E, El-Hndi JM, Eshchar J (1983) Cirrhosis – pregnancy and delivery: a review. Obstet Gynecol Surv 37/5:304–312

Schumacher GSB (1988) Immunology of spermatozoa and cervical mucus. Hum Reprod 3:289–300

Schwartz SM, Thomas DB, Molina R et al (1989) A case-control study of risk factors for sarcomas of the uterus. Cancer 64/12:2487–2492

Schweppe KW (1984) Morphologie und Klinik der Endometriose, Schattauer, Stuttgart

Schweppe KW (1990) Current medical therapies for endometriosis: a review. In: Shaw RW (ed) Advances in reproductive endocrinology, vol 1. Parthenon, Casterton Hall

Schweppe KW, Wynn RM (1981 a) Ultrastructural changes in endometriotic implants during the menstrual cycle. Obstet Gynecol 58/4:465–473

Schweppe KW, Wynn RM (1981 b) Ultrastructural changes in endometriotic implants during the menstrual cycle. Obstet Gynecol 58/4:465–473

Schweppe KW, Wynn RM (1981 c) Ultrastructural studies of the mucosa of the human uterine isthmus. Gynecol Obstet Invest 12/5:225–244

Schweppe KW, Dmowski WP, Wynn RM (1981) Ultrastructural changes in endometriotic tissue during danazol treatment. Fertil Steril 36/1:20–26

Seibel MM, Taymor MI (1982) Emotional aspects of infertility. Fertil Steril 37:139

Seki M, Yoshida K, Okamura Y (1991) A study on hyperprolactinemia in female patients with alcoholics. JPN J Alcohol Stud Drug Depend 26/1:49–59

Semm K (1981) Three-step therapy for endometriosis in infertility. In: Insler V, Bettendorf G (eds) Advances in diagnosis and treatment of infertility. Elsevier, New York, pp 271–276

Semm K (1982) Foreword, III. In: Semm K (ed) Genital endometriosis in infertility. Raven, New York

Semm K, Greenblatt RB, Mettler L (1980) Genital endometriosis in infertility. Thieme, Stuttgart

Shalet SM, Williams CAV, Whitehead E (1985) Pregnancy after chemotherapy induced ovarian failure. Br Med J 290/6472: 898

Shaw RW (1992) An open randomized comparative study of the effect of goserelin depot and danazol in the treatment of endometriosis. Fertil Steril 58/2:265–272

Shepard MK, Senturia YD (1977) Comparison of serum progesterone and endometrial biopsy for confirmation of ovulation and evaluation of luteal function. Fertil Steril 28:541

Silman AJ, Black C (1988) Increased incidence of spontaneous abortion and infertility in women with scleroderma before disease onset: a controlled study. Ann Rheum Dis 47/6:441–444

Simms IH (1866) Clinical notes on uterine surgery. W. Wood, New York

Simpson JL, Elias S, Malinak LR, Buttram VC Jr (1980) Heritable aspects of endometriosis. I. Genetic studies. Am J Obstet Gynecol 137/3:327–331

Singh H, Bolton PJ, Oakley CM (1982) Pregnancy after surgical correction of tetralogy of Fallot. Br Med J 285/6336: 168–170

Skibsted L, Sperling L, Hansen U, Hertz J (1991) Salpingitis isthmica nodosa in female infertility and tubal diseases. Hum Reprod 6/6:828–831

Skjeldestad FE, Bratt H (1987) Return of fertility after use of IUDs (Nova-T, MLCu250 and MLCu375). Adv Contracept 3/2:139–145

Sluijmer AV, Lappohn RE (1992) Clinical history and outcome of 59 patients with idiopathic hyperprolactinemia. Fertil Steril 58/1:72–77

Smith A, Fraser IS, Shearman RP, Russell P (1989) Blepharophimosis plus ovarian failure. A likely candidate for a contiguous gene syndrome. J Med Genet 26/7:434–438

Smith R, Patel NB, Urquhart GED, McFaul P, Neven P, Howie PW (1990) Prevalence of HIV antibody and pregnancy in Tayside, 1984–9: brackground to screening. Br Med J 301/6751:518–520

Soffer O (1980) Sexual dysfunction in chronic renal failure. South Med J 73/12:1599–1600

Soules MR, Hammond CB (1980) Female Kallmann's syndrome: evidence for a hypothalamic luteinizing hormone-releasing hormone deficiency. Fertil Steril 33/1:82–85

Soules MR, Malinak LR, Bury R, Poindexter A (1976) Endometriosis and anovulation. A coexisting problem in the infertile femal. Am J Obstet Gynecol 125/3:412–417

Specht L, Hansen MM, Geisler C (1984) Ovarian function in young women in long-term remission after treatment for Hodgkin's disease stage I or II. Scand J Haematol 32/3:265–270

Spielmann, Steinhoff (1989) Taschenbuch der Arzneimittelverordnung in Schwangerschaft und Stillperiode, 2. Aufl. Fischer, Stuttgart

Spira A (1986) Epidemiology of human reproduction. Hum Reprod 1/2:111–115

Starup J, Sele V (1973) Premature ovarian failure. Acta Obstet Gynecol Scand 52:259–268

Steele RW, Dmowski WP, Marmer DJ (1984) Immunologic aspects of human endometriosis. Am J Reprod Immunol 6:33

Stein IF, Cohen MR (1939) Surgical treatment of bilateral polycystic ovaries-amenorrhoea and sterility. Am J Obstet Gynecol 38:465–480

Stein IF, Leventhal ML (1935) Amenorrhoea associated with bilateral cystic ovaries. Am J Obstet Gynecol 29:181

Steinberger E, Smith KD, Rodriguez-Rigau LJ (1981) Hyperandrogenism and female infertility. In: Crosignani PG, Rubin BL (eds) Endocrinology of human infertility: new aspects. Academic Press, London, pp 327–342

Steinleitner A, Lambert H, Lauredo I (1990) Heterologous transplantation of activated murine peritoneal macrophages inhibits gamete interaction in vivo: a paradigm for endometriosis-associated subfertility. Fertil Steril 54/4:725–729

Stewart DE, Robinson GE, Goldbloom DS, Wright C (1990) Infertility and eating disorders. Am J Obstet Gynecol 163/4: 1196–1199

Stewart EA, Jackson KV, Friedman AJ, Rein MS, Fox JH, Hornstein MD (1992) The effect of baseline complex ovarian cysts on in vitro fertilization outcome. Fertil Steril 57:1274–1378

Stillman RJ, Schinfeld JS, Schiff I et al (1981) Ovarian failure in long-term survivors of childhood malignancy. Am J Obstet Gynecol 139/1:62–66

Stray-Pedersen B, Bruu AL, Molne K (1982) Infertility and uterine colonization with Ureaplasma urealyticum. Acta Obstet Gynecol Scand 61/1:21–24

Strott CA, Cargille CM, Ross GT, Lipsett MG (1970) The short luteal phase. J Clin Endocrinol Metabol 51:669

Styler M, Shapiro SS (1985) Mollicutes (mycoplasma) in infertility. Fertil Steril 44/1:1–12

Suonio S, Saarikoski S, Kauhanen O, Metsapelto, Terho J, Vohlonen I (1990) Smoking does affect fecundity. Eur J Obstet Gynecol Reprod Biol 34/1–2:89–95

Surrey ES, Halme J (1991) Effect of platelet-derived growth factor on endometrial stromal cell proliferation in vitro: A model for endometriosis? Fertil Steril 56/4:672–679

Surrey ES, de Ziegler D, Lu JKH, Chang RJ, Judd HL (1989) Effects of gonadotropin-releasing hormone (GnRH) agonist on pituitary and ovarian responses to pulsatile GnRH therapy in polycystic ovarian disease. Fertil Steril 52/4:547–552

Switchenko AC, Kauffmann RS, Becker M (1991) Are there antiendometrial antibodies in sera of women with endometriosis? Fertil Steril 56/2:235–241

Takahashi K, Nagata H, Musa AA, Shibukawa T, Yamasaki H, Kitao M (1990) Clinical usefulness of CA-125 levels in the menstrual discharge in patients with endometriosis. Fertil Steril 54/2:360–362

Tamaya T, Motoyama T, Ohono Y, Ide N, Tsurusaki T, Okada H (1979) Steroid receptor levels and histology of endometriosis and adenomyosis. Fertil Steril 31:396–400

Tan SL, Hague WM, Becker F, Jacobs HS (1986) Autoimmune premature ovarian failure with polyendocrinopathy and spontaneous recovery of ovarian follicular activity. Fertil Steril 45/5:421–424

Taylor PV, Maloney MD, Campbell JM, Skerrow SM, Nip MMC, Parmar R, Tate G (1991) Autoreactivity in women with endometriosis. Br J Obstet Gynaecol 98/7:680–684

Taylor R, Smith NM, Angus B, Horne CHW, Dunlop W (1989) Return of fertility after twelve years of autoimmune ovarian failure. Clin Endocrinol 31/3:305–308

Taymor ML (1968) Gonadotropin therapy. AMA 203:362

Taymor ML, Sturgis SH, Leitsermann BL, Goldstein DP (1966) Induction of ovulation with human postmenopausal gonadotropin. Fertil Steril 17:731–735

Templeton A, Fraser C, Thompson B (1991) Infertility-epidemiology and referral practice. Hum Reprod 6/10:1391–1394

Templeton A, Fraser C, Thompson B (1990) The epidemiology of infertility in Aberdeen. Br Med J 301:148–152

Thomas AK, Forrest MS (1980) Infertility: A review of 291 infertile couples over eigth years. Fertil Steril 34:106–111

Thomas EJ, Cooke ID (1987) Successful treatment of asymptomatic endometriosis: does it benefit infertile women? Br Med J 294/6580:1117–1119

Thomas R, Reid RL (1987) Thyroid disease and reproductive dysfunction: a review. Obstet Gynecol 70/5:789–798

Thonneau P (1992) Infertility, the epidemiolgist's viewpoint. Contracept Fertil Sex 20/2:164–173

Thonneau P, Spira A (1990) Prevalence of infertility: international data and problems of measurement. Eur J Obstet Gynecol Reprod Biol 38/1:43–52

Thonneau P, Patureau J, Moyse C et al (1992a) Infertility in France: results of multicenter survey in three regions of France. Contracept Fertil Sex 20/1:27–32

Thonneau P, Quesnot S, Ducot B, Marchand S, Fignon A, Lansac J, Spira A (1992b) Risk factors for female and male infertility: results of a case-control study. Hum Reprod 7/1:55–58

Toaff R, Toaff ME, Peyser MR (1976) Infertility following wedge resection of ovaries. Am J Obstet Gynecol 124:92–96

Trimbos-Kemper T, Trimbos B, Van-Hall E (1982) Etiological factors in tubal infertility. Fertil Steril 37/3:384–388

Turkalj I, Braun P, Krupp P (1982) Surveillance of bromocriptine in pregnancy. JAMA 247:1S89

Van der Vange N, van Dongen JA (1991) Breast cancer and pregnancy. Eur J Surg Oncol 17:1–8

Van Noord-Zaadstra BM, Looman CWN, Alsbach H, Habbema JDF, Te-Velde ER, Karbaat J (1991) Delaying childbearing: effect of age on fecundity and outcome of pregnancy. Br Med J 302/6789:1361–1365

Venturoli S, Paradisi R, Fabbri F et al (1987) Induction of ovulation in polycystic ovary: human menopausal gonadotropin or human urinary follicle stimulating hormone? Int J Fertil 32/1:66–70

Vernon MW, Beard JS, Graves K, Wilson EA (1986) Classification of endometriotic implants by morphologic appearance and capacity to synthesize prostaglandin F. Fertil Steril 46/5:801–806

Vessey MP, Smith MA, Yeates D (1986) Return of fetility after discontinuation of oral contraceptives: Influence of age and parity. Br J Fam Plann 11/4:120–124

Vierikko P, Kauppila A, Ronnberg L, Vihko R (1985) Steroidal regulation of endometriosis tissue: lack of induction of 17 beta-hydroxysteroid dehydrogenase activity by progesterone, medroxyprogesterone acetate, or danazol. Fertil Steril 43/2:218–224

Vigano P, Vercellini P, Di Blasio AM, Colombo A, Candiani GB, Vignali M (1991) Deficient antiendometrium lymphocyte-mediated cytotoxicity in patients with endometriosis. Fertil Steril 56/5:894–899

Vihko R, Isotalo H, Kauppila A, Rönnberg L, Vieriko R (1984) Hormonal regulation of endometrium and endometriosis tissue. In: Raynaud JP, Ojasoo T, Martini L (eds) Medical management of endometriosis. Raven, New York

Ville Y, Leruez M, Picaud A, Walter P, Fernandez H (1991) Tubal schistosomiasis as a cause of ectopic pregnancy in endemic areas?; a report of three cases. Eur J Obstet Gynecol Reprod Biol 42/1:77–79

Vinatier D, Buvat J, Tonnel B et al (1986) Mucoviscidose et grossesse. J Gynecol Obstet Biol Reprod 15/2:195–200

Wada K, Nakagawa M, Misao R, Itoh T, Imai A, Tamaya T (1991) Changes in the prolactin response to thyrotropin-releasing hormone (TRH) throughout the proliferative phases in the ovulatory and anovulatory menstrual cycle. Res Commun Chem Pathol Pharmacol 73/3:281–288

Wallace WHB, Shalet SM, Crowne EC, Morris-Jones PH, Gattamaneni HR (1989a) Gonadal dysfunction due to cis-platinum. Med Pediatr Oncol 17/5:409–413

Wallace WHB, Shalet SM, Hendry JH, Morris-Jones PH, Gattamaneni HR (1989b) Ovarian failure following abdominal irradiation in childhood: the radiosensitivity of the human oocyte. Br J Radiol 62/743:995–998

Wang CF, Gemzell C (1980) The use of human gonadotropins for the induction of ovulation in women with polycystic ovarian disease. Fertil Steril 33/5:479–486

Wardle PG, Mitchell JD, McLaughlin EA (1985) Endometriosis and ovulatory disorder: reduced fertilisation in vitro compared with tubal and unexplained infertility. Lancet 2/8449:236–239

Weed JC, Arquembourg PC (1980) Endometriosis can it produce an autoimmune response resulting in infertility? Clin Obstet Gynecol 23/3:885–893

Weil C (1986) The safety of bromocriptine in hyperprolactinaemic female infertility: a literature review. Curr Med Res Opin 10/3:172–195

Weinberg CR, Wilcox AJ, Baird DB (1989) Reduced fecundability in women with prenatal exposure to cigarette smoking. Am J Epidemiol 129/5:1072–1078

Weiss TJ, Meffin EM, Jones RG, Jones WR (1992) Trends in causes and treatment of infertility at Flinders. Medical Centre, Adelaide, 1976–1989. Med J Aust 156/5:308–311

Wentz AC (1979) Physiologic and clinical consideration in luteal phase defects. Clin Obstet Gynecol 22:169

Westrom L (1987) Pelvic inflammatory disease: bacteriology and sequelae. Contraception 36/1:111–128

Whitehead E, Shalet SM, Blackledge G et al (1983) The effect of combination chemotherapy on ovarian function in women treated for Hodgkin's disease. Cancer 52/6:988–993

Whittemore AS, Wu ML, Paffenberger RS Jr et al (1989) Epithelial ovarian cancer and the ability to conceive. Cancer Res 49/14:4047–4052

WHO (1986) WHO expert committee on venereal diseases and treponematoses. WHO Tech Rep Ser 736:1–141

WHO (1992) WHO Manual on the examination of human semen, semen-cervical-mucus-interaction. Cambridge Univ. Press, Cambridge

Wieacker P, Emmerich D, Runge M, Breckwoldt M (1991) Primäre Ovarialinsuffizienz beim Polyendokrinopathie-Syndrom. Geburtshilfe Frauenheilkd 51:1004–1005

Wilcox LS, Chu SY, Eaker ED, Zeger SL, Peterson HB (1991) Risk factors for regret after tubal sterilization: 5 years of follow-up a prospective study. Fertil Steril 55/5:927–933

Wild RA, Hirisave V, Bianco A, Podczaski ES, Demers LM (1991) Endometrial antibodies versus CA-125 for the detection of endometriosis. Fertil Steril 55/1:90–94

Williams RS, Mendenhall N (1992) Laparoscopic oophoropexy for preservation of ovarian function before pelvic node irradiatiion. Obstet Gynecol 80/3 II:541–543

Williamson HO, Phansey SA, Mathur S, Mathur RS, Baker ER, Fudenberg HH (1980) Myasthenia gravis, premature menopause, and thyroid autoimmunity. Am J Obstet Gynecol 137/8:893–901

Wilson JC (1989) A prospective New Zealand study of fertility after removal of copper intrauterine contraceptive devices for conception and because of complications. a four-year study. Am J Obstet Gynecol 160/2:391–396

Winkhaus I (1981) Mono- und multifaktorielle Partnersterilität-Häufigkeitsverteilung und Behandlungsergebnisse. In: Kaiser R, Schumacher GFB (Hrsg): Menschliche Fortpflanzung. Fertilität – Sterilität – Kontrazeption. Thieme, Stuttgart, S 287–297

Wise PM, Scarbrough K, Larson GH, Lloyd JM, Weiland NG, Chiu S (1991) Neuroendocrine influences on aging of the female reproductive system. Front Neuroendocrinol 12/4: 323–356

Wouts MHG, Duisterhout JS, Kuik DJ, Schoemaker J (1987) The chance of spontaneous conception for the infertile couple referred to an academic clinic for reproductive endocrinology and fertility in The Netherlands. Eur J Obstet Gynecol Reprod Biol 26/3:243–250

Ylikorkala O, Viinikka L (1983) Prostaglandins and endometriosis. Acta Obstet Gynecol Scand 62 [Suppl. 113]:105–107

Zhiri MA, Benyahia W (1987) The epidemiology of tubal sterility in Morocco: concerning 386 cases. J Gynecol Obstet Biol Reprod 16/8:975–980

5 Schilddrüse, menstrueller Zyklus und Schwangerschaft

F. Raue

5.1 Einleitung

Störungen der Schilddrüsenfunktion wie Hypo- oder Hyperthyreose können den menstruellen Zyklus auf verschiedenen Ebenen beeinflussen und gelegentlich Ursache der weiblichen Sterilität oder Infertilität sein. Eine eingetretene Schwangerschaft wirkt modulierend auf die Schilddrüsenerkrankung, der sich unabhängig entwickelnde fetale Schilddrüsenregelkreis kann jedoch mit beeinträchtigt sein. Es kann zu schwerwiegenden Schwangerschaftskomplikationen kommen. Östrogene wirken auf vielfältige Weise auf die Regulation der Schilddrüsenhormone, umgekehrt beeinflussen Schilddrüsenhormone die Geschlechtshormone.

Auf hypothalamisch-hypophysärer Ebene bestehen folgende Verknüpfungen zwischen Schilddrüse und reproduktiver Funktion: das Thyreoidea stimulierende Hormon (TSH) und das Prolaktin (PRL) werden gemeinsam über das hypothalamische dopaminerge System gehemmt und durch den hypothalamischen Faktor Thyreotropin-releasing-hormon (TRH) stimuliert. Obwohl der TSH-Anstieg nach TRH-Gabe bei Frauen deutlicher als bei Männern ausfällt und dies als Östrogeneffekt gedeutet wird (Sawin et al. 1978), ist eine direkte Wirkung von Östrogenen auf die TSH-Sekretion ungewiß (Rutlin et al. 1977). Ebenso ist eine direkte Wirkung von Schilddrüsenhormonen auf die Gonadotropinsekretion umstritten (Valentin et al. 1984).

Auf der Ebene der peripheren Drüsen und ihrer Hormone kommt es zu folgenden gegenseitigen Beeinflussungen: Schilddrüsenhormone beeinflussen die Östrogenspiegel über die Variation des Sexualhormon-bindenden Transportglobulins (SHBG) (Anderson 1974). Umgekehrt haben Östrogene Einfluß auf das zirkulierende Transportprotein der Schilddrüsenhormone, das thyroxinbindende Globulin (TBG) (Oppenheimer 1968). Östrogene führen dosisabhängig zu einer Synthesesteigerung von TBG in der Leber, ähnlich wie für andere Transportproteine im Blut gezeigt (Transferrin, Coeruloplasmin, kortisol-bindendes Globulin) und verzögern den Abbau von TBG. Dadurch erhöht sich der Spiegel der Schilddrüsenhormone (Gesamtthyroxin T4 und -Trijodthyronin T3, die freien Hormonanteile im Blut liegen jedoch im Normalbereich (Refetoff et al. 1976).

5.2 Normaler menstrueller Zyklus und Schilddrüsenhormone

Unter physiologischen Bedingungen zeigen zyklusabhängige Veränderungen der Östrogenspiegel keinen erkennbaren Einfluß auf die zirkadiane und pulsatile TSH-Sekretion. Vergleicht man den Zeitpunkt der Zyklusmitte mit höheren Östrogenspiegeln mit der Menstruation mit niedrigen Östrogenspiegeln, so findet man keinen signifikanten Unterschied weder für die mittlere TSH-Sekretion, noch für die Konzentration an Schilddrüsenhormonen und TBG (Sawin et al. 1978; Brabant 1989). Lediglich im TRH-Test findet sich eine geringfügig stärkere Stimulation in der Zyklusmitte im Vergleich zur Menstruation (Baumgarten et al. 1982).

Physiologische Schwankungen der Sexualsteroide während des menstruellen Zyklus beeinflussen die Schilddrüsenfunktion unwesentlich. Das sonographisch feststellbare Schilddrüsenvolumen zeigt zyklusabhängige Schwankungen mit Zunahme ab dem 16. Zyklustag und einem Maximum am 22. Tag (Hegedüs et al. 1986). Parallel dazu kommt es zu einem Anstieg des Thyreoglobulins (Rasmussen et al. 1989b). Andere Autoren finden dagegen keine Änderung des Schilddrüsenvolumens im Verlaufe des Zyklus (Scheler et al. 1986).

Für die Synthese der Schilddrüsenhormone sind tägliche Jodmengen von ca. 200 µg/Tag bei Jugendlichen und Erwachsenen, 230 µg/Tag bei Schwangeren und 260 µg/Tag bei Stillenden notwendig. Diese Menge Jodid wird jedoch in Deutschland im Durchschnitt nicht oder noch nicht erreicht (40–80 µg/Tag). Dieser Jodmangel ist die Hauptursache einer Strumaentwicklung in Deutschland, einem endemischen Jodmangelgebiet.

5.3 Normale Schwangerschaft und Schilddrüsenhormone

Während der Schwangerschaft kommt es zu einer geringgradigen Vergrößerung der Schilddrüse, z. T. durch Hyperplasie und/oder vermehrte Vaskularisation (Rasmussen et al. 1989a). Möglicher Wachstumsstimulus ist das TSH in der zweiten Hälfte und das HCG mit TSH-artigem Effekt in der ersten Hälfte der Schwangerschaft (Glinoer et al. 1990; Glinoer u. Lemone 1992). Die Zunahme des sonographischen Schilddrüsenvolumens läßt sich auch am Anstieg der Serumthyreoglobulinspiegel ablesen.

Klinisch ist die Stoffwechsellage bei der Schwangeren euthyreot, obwohl bedingt durch eine Erhöhung des TBG im Serum Gesamt-T4 und Gesamt-T3 ansteigen (Tabelle 5.1). Das freie T4 ist eher im unteren Normbereich und nimmt im Laufe der Schwangerschaft noch ab (Wiersinga et al. 1991). Der TBG-Anstieg durch erhöhte TBG-Produktion und verminderten TBG-Abbau ist östrogenbedingt. Das Verhältnis von T4 zu TBG ist eher erniedrigt, im Sinne einer kompensierten Hypothyroxinämie im Vergleich zu Nichtschwangeren. Die Situation wird durch eine regulative TSH-Mehrsekretion und T3-Synthese ausgeglichen. Diese Veränderungen im thyreotropen Regelkreis sind um so ausgeprägter, je stärker der Jodmangel ist. Die regulative TSH-Mehrsekretion führt zu einem Wachstumsschub der Schilddrüse. Auch das plazentare HCG, das strukturell Ähnlichkeit mit TSH hat, stimuliert die Schilddrüse im Wachstum und funktionell; bekanntermaßen kann es bei einem Chorionepitheliom mit extrem erhöhten HCG-Werten zu einer Hyperthyreose kommen (Thomas u. Reid 1987). In der normalen Schwangerschaft kommt es in der 8–14 SSW zu einem TSH-Abfall, parallel zum HCG-Anstieg, während sich in der zweiten Hälfte der TSH-Spiegel im oberen Normbereich befindet. Die schwangerschaftsbedingten Veränderungen der Schilddrüse, insbesondere bei Jodmangel, bilden sich postpartum kaum zurück und sind mit Ursache der bei Frauen häufiger vorkommenden Schilddrüsenerkrankungen.

Tabelle 5.1. Einfluß der Schwangerschaft auf die Schilddrüsenhormonparameter

Parameter	Effekt
Thyroxinbindendes Globulin (TBG)	steigt an
Gesamt-T4	steigt an
freies T4	leichter Abfall innerhalb des Normbereiches
TSH	leichter Anstieg innerhalb des Normbereiches
Thyreoglobulin (TG)	steigt an

Die Plazenta is nahezu undurchlässig für TSH und weitgehend undurchlässig für Schilddrüsenhormone, nicht jedoch für Jodid und TRH (Vulsma et al. 1989), so daß die Entwicklung und Funktion der hypothalamisch-hypophysären Schilddrüsenachse weitgehend unabhängig von der maternalen Funktion ist. Die kindliche Schilddrüse entwickelt sich im ersten Trimenon. Der fetale thyreotrope Regelkreis ist bis zur Schwangerschaftsmitte ausgebildet und versorgt den fetalen Organismus mit Schilddrüsenhormonen auf einem relativ hyperthyreoten Niveau.

5.4 Hyperthyreose und menstrueller Zyklus

Menstruationsstörungen bei der Hyperthyreose sind nicht ungewöhnlich, jedoch abhängig von Intensität und Dauer der Erkrankung. In größeren Serien von Frauen mit Hyperthyreose ist bei etwa 60% der Fälle die Dauer und Stärke der Menstruation herabgesetzt und bei 4,5% gesteigert (Benson u. Dailey 1955; Thomas u. Reid 1987). Bei schwerer Hyperthyreose kommt es sowohl zur Verkürzung als auch zur Verlängerung der Periodenblutung und schließlich kann sich eine Amenorrhö entwickeln, z. T. mit proliferiertem Endometrium (Goldsmith et al. 1952). Die Fertilität ist herabgesetzt.

Ob die Zyklusstörungen durch eine direkte Wirkung der Schilddrüsenhormone auf die Ovarien oder das Endometrium oder durch eine hypophysäre Dysfunktion bedingt sind, ist nicht geklärt. Bei einigen hyperthyreoten Patientinnen mit überwiegend anovulatorischen Zyklen findet man höhere basale LH-Spiegel und einen subnormalen mittzyklischen Anstieg. Dabei sind die Gesamtöstrogene insbesondere das 17β-Östradiol ebenso wie das Gesamttestosteron erhöht und die Verschwinderate für beide Steroide erniedrigt (Ridgway et al. 1982), der freie, ungebundene Hormonanteil ist aber eher erniedrigt. Ursache hierfür ist eine Erhöhung des SHBG (Akande u. Anderson 1975; Andersen 1974) (Tabelle 5.2), welches in der Leber gebildet wird. Der SHBG-Anstieg ist Folge eines direkten Schilddrüsenhormoneffektes auf die Leber, da er sich auch unter hochdosierter exogener Schilddrüsenhormongabe auslösen läßt (Ruder et al. 1971). Trotz der Erhöhung von Gesamtöstradiol im Blut finden manche Autoren normale basale Gonadotropinspiegel, die sich auch meist durch GnRH normal stimulieren lassen (Distiller et al. 1975). Andere Autoren beschreiben erhöhte LH- und FSH-Spiegel sowohl bei amenorrhöischen als auch bei eumenorrhöischen Frauen (möglicherweise Folge der grenzgradig erniedrigten freien Östrogenspiegel im Serum) (Akande u. Anderson 1975). Nach Erreichen der Euthyreose, z. B. unter Thyreostatika normalisieren sich diese Veränderungen und es resultiert ein normaler menstrueller Zyklus. Die Störungen der reproduktiven Funktion in der Hyperthyreose sind somit wahrscheinlich indirekte Folge des Effektes von Schilddrüsenhormonen auf die SHBG-Spiegel und damit besonders auf den Östradiolspiegel sowie eine verminderte Verstoffwechslungsrate für 17β-Östradiol und Testosteron.

Tabelle 5.2. Laborchemische Veränderungen bei Schilddrüsenfunktionsstörungen

Parameter		Hyper-	Hypothyreose
TSH		↓	↑
T3, T4	Gesamt	↑	↓
	frei	↑	↓
PRL		–	(↑)
LH		(↑)	–
FSH		–	–
E_2	Gesamt	↑	↓
	frei	– (↓)	–
SHBG		↑	↓

5.5 Hyperthyreose und Schwangerschaft

Das Zusammentreffen von Hyperthyreose und Schwangerschaft ist nicht so selten, es findet sich zwar unter 1200 Schwangerschaften nur eine mit hyperthyreoter Stoffwechsellage (0,08%, Burrow 1985), umgekehrt wurden von 257 hyperthyreoten Frauen mit Morbus Basedow im gebärfähigen Alter 37 schwanger (14%, Raue et al. 1991). Die in der Literatur angegebenen Prävalenzzahlen von 0,04 bis 1,4% liegen wesentlich niedriger und werden mit Angaben über eine herabgesetzte Konzeptionsfähigkeit aufgrund von Zyklusstörungen bei hyperthyreoter Stoffwechsellage begründet (Burrow 1985; Hehrmann 1989, Morley u. Melmed 1979). Aufgrund der immunologischen Besonderheiten, Herabsetzung der zellulären und humoralen Immunität in der Schwangerschaft, wirkt diese meist begünstigend auf den Verlauf der Hyperthyreose, Thyreostatika können häufig abgesetzt werden. Post partal kommt es jedoch häufig zum Rezidiv oder aber auch zur Erstmanifestation der Hyperthyreose. Ursache für die Besserung der Hyperthyreose in der Schwangerschaft können neben den immunologischen Phänomenen die östrogenbedingte Zunahme des Bindungsproteins für Schilddrüsenhormone und die erhöhte Jodclearance sein, die limitierend auf die vermehrte Schilddrüsenhormonsynthese wirkt.

Klinisch ist die Hyperthyreose oft schwer von typischen Veränderungen in der Schwangerschaft wie Tachykardie, Schweißneigung und innere Unruhe abzugrenzen. Bei den Laborparametern müssen die physiologischen Veränderungen berücksichtigt werden: Östrogenabhängiger Anstieg von TBG und damit des Gesamt-T 4 bei relativ niedrigen fT 4-Werten und TSH-Spiegeln im oberen Normbereich (Glinoer et al. 1990). Supprimierte TSH-Werte, erhöhte T 3- und erhöhte fT 4-Werte sprechen für eine Hyperthyreose.

Die Hyperthyreose in der Schwangerschaft sollte behandelt werden, da die Prävalenz von Aborten und Fehlgeburten bei hyperthyreoten Schwangeren mit Morbus Basedow höher liegen als bei behandelten euthyreoten oder gesunden Schwangeren. Dies gilt auch für die Mißbildungsrate, die bei unkontrollierter mütterlicher Hyperthyreose größer ist als unter thyreostatischer Therapie (Momotani et al. 1984). Es sollte eine Monotherapie mit Thyreostatika (Propylthiouracil oder Carbimazol) in möglichst niedriger Dosierung erfolgen. Behandlungsziel ist die Senkung der Schilddrüsenhormone in den oberen Normbereich, der fT4-Spiegel sollte an der Grenze zur Hyperthyreose liegen (Momotani et al. 1986). Während Schilddrüsenhormone nur in geringem Umfang die Plazenta passieren können (Vulsma et al. 1989), ist ein guter diaplazentarer Transfer von Thyreostatika gesichert. Das Auftreten einer neonatalen Schilddrüsendysfunktion ist signifikant mit der Menge der verabreichten Thyreostatika, der Dauer der Hyperthyreose während der Schwangerschaft und der Höhe mütterlicher TSH-Rezeptorantikörper bei der Geburt korreliert (Mitsuda et al. 1992). Aber auch schilddrüsenstimulierende Immunglobuline können auf den Feten übergehen und eine fetale Hyperthyreose hervorrufen. Eine Kombinationstherapie mit Thyroxin verbietet sich, da dadurch nur der Thyreostatikabedarf erhöht wird und die Gefahr der intrauterinen Hypothyreose und der konnatalen Struma steigt. Sollte es unter diesem Therapiekonzept nicht zu einer befriedigenden Normalisierung des Stoffwechsels kommen, kann eine Strumaresektion notwendig sein (Talbert et al. 1979).

5.6 Hypothyreose und menstrueller Zyklus

Schweregrad, Dauer und Zeitpunkt der Hypothyreose sind entscheidend für das Ausmaß der Störung der reproduktiven Funktion. Bei angeborener oder in früher Kindheit erworbener Hypothyreose bleiben inneres und äußeres Genitale häufig infantil oder es kommt zu einer verzögerten Pubertätsentwicklung und Infertilität. In seltenen Fällen wurde bei primärer Hypothyreose eine reversible Pubertas praecox beobachtet (Longcope 1986), wahrscheinlich Folge einer hypothalamisch-hypophysären Fehlregulation.

Tritt die Hypothyreose nach der Pubertät auf, so sind Zyklusstörungen und abnorme Blutungen, meist Menorrhagien mit anovulatorischen Zyklen, häufig, Amenorrhön dagegen selten (Thomas et al. 1987; Wilansky u. Greisman 1989). Unter adäquater Substitutionstherapie mit Schilddrüsenhormonen, 100–150 µg L-Thyroxin/Tag, normalisieren sich diese Veränderungen. Bei schwerer Hypothyreose findet sich gelegentlich eine Hyperprolaktinämie und Galaktorrhö. Bei langdauernder Hypothyreose kann es zur Ovarialinsuffizienz kommen. Differentialdiagnostisch muß bei Hypo- oder Amenorrhö und Hypothyreose an eine hypophysär-hypothalamische Störung, z. B. Hypophysentumor, Kraniopharyngeom, gedacht werden (TSH und periphere Schilddrüsenhormone erniedrigt). Dies gilt besonders für Patientinnen mit Hypothyreose und Galaktorrhö, bei denen ein Prolaktinom mit sekundärer Hypothyreose ausgeschlossen werden sollte.

Während die TRH stimulierten Prolaktinspiegel bei hypothyreoter Stoffwechsellage häufig überschießend ansteigen, liegen die basalen PRL-Spiegel meist im Normbereich (s. Tabelle 6.1). Dies widerspricht der häufig geäußerten Vorstellung, daß eine latente Hypothyreose über eine Hyperprolaktinämie zur Infertilität führen könnte (Bohnet et al. 1981). Nur bei schwerer Hypothyreose findet sich eine positive Korrelation zwischen TSH und PRL (Bigos et al. 1978; Contreras et al. 1981). Durch Behandlung mit Schilddrüsenhormonen läßt sich nicht immer die begleitende Hyperprolaktinämie beseitigen (Thomas et al. 1987). Denkbar wäre eine vermehrte TRH-Stimulation laktotropher Zellen. Im Gegensatz zur Hyperthyreose findet man bei der Hypothyreose eine Abnahme des SHBG (Andersen 1974) und damit der Gesamtöstrogenspiegel insbesondere des Östradiols im Blut, die Spiegel des freien 17β-Östradiols sind jedoch normal. Die Sekretion von Östrogen und Progesteron ist vermindert, der Abbau verzögert. Die LH- und FSH-Spiegel sind im anovulatorischen Normbereich, der mittzyklische LH-Anstieg kann fehlen (Drake et al. 1980).

Die Schilddrüsenhormontherapie bei Patientinnen mit subklinischer Hypothyreose und Menstruationsstörungen bzw. Fertilitätsproblemen ist umstritten. Eine diskrete Schilddrüsenfunktionsstörung wird durch den TRH-Test erfaßt, er zeigt einen überschießenden TSH-Anstieg bei normalen Ausgangswerten. Bei einem Teil der Frauen mit Oligomenorrhö, bei denen der basale TSH-Spiegel im oberen Normbereich liegt und auf TRH überschießend ansteigt (>30 mU/l), normalisiert sich die Zyklusunregelmäßigkeit durch L-Thyroxingabe (Wilansky u. Greisman 1989). In einer anderen Studie an Patienten einer Sterilitätssprechstunde konnten durch L-Thyroxintherapie in einem hohen Prozentsatz Schwangerschaften erzielt werden (Gerhard et al. 1988; Bispink et al. 1989). Die latente Hypothyreose als Ursache für Zyklusstörungen oder Fertilitätsprobleme sollte zurückhaltend beurteilt werden, da die gestörte Ovarialfunktion durch Thyroxingabe in diesen Fällen nur teilweise korrigierbar war. Auch der therapeutische Ansatz, das prämenstruellen Syndroms als einen latent hypothyreoten Zustand anzusehen und entsprechend mit

Schilddrüsenhormonen zu behandeln, (Brayshaw u. Brayshaw 1986) hat sich als falsch herausgestellt. Es fand sich keine signifikante Schilddrüsendysfunktion beim prämenstruellen Syndrom, die Schilddrüsenhormongabe war nicht besser als eine Plazebogabe bezüglich der Besserung der klinischen Symptomatik des prämenstruellen Syndroms (Nikolai et al. 1990).

5.7 Hypothyreose und Schwangerschaft

Bei Frauen mit klinisch manifester Hypothyreose ist die Fertilität eingeschränkt, eine Konzeption aber durchaus möglich. Manchmal kommt es zu einer spontanen Normalisierung der bei primärer Hypothyreose erhöhten TSH-Werte im Laufe der Schwangerschaft (Montoro et al. 1981). In einer Untersuchung an 129 Schwangerschaften unbehandelter hypothyreoter Mütter fand sich eine erhöhte Abortrate von 31% und eine Frühgeburtenrate von 5,4%, verglichen mit nur 7%-Spontanabortrate bei behandelten euthyreoten Schwangeren (Potter 1980). Wurde die Hypothyreose im Laufe der Schwangerschaft erst erkannt und behandelt, so ist trotzdem die Rate der Präeklampsie, der vorzeitigen Plazentalösung und der postpartalen Blutung erhöht (Davis et al. 1988). Kinder unbehandelter hypothyreoter Mütter haben ein erniedrigtes Geburtsgewicht (Davis 1988) und wahrscheinlich eine erhöhte Mißbildungsrate (Potter et al. 1980). Die Behandlung der Hypothyreose ist einfach und besteht in der Substitution von Schilddrüsenhormonen (z. B. 150 µg L-Thyroxin). Eine Therapiekontrolle erfolgt anhand des TSH-Spiegels, ggf. muß die T4-Dosis angepaßt werden, da der T4-Bedarf ansteigen kann (Pekonen et al. 1984; Mandel et al. 1990).

5.8 Literatur

Akande EO, Andersen DC (1975) The role of sex-hormone-binding globulin in hormonal changes and amenorrhoea in thyrotoxic women. British J Obstet Gynaec 82:557–561

Andersen DC (1974) Sex-hormone-binding globulin. Clin Endocrinol 3:69–96

Baumgarten S, Römmler A, Post KG, Hammerstein J (1982) Serum levels of prolactin, TSH and gonadotropin following LHRH/TRH-double stimulation test during the menstrual cycle. Acta endocrinol 99:481–487

Bensen RC, Dailey ME (1955) The menstrual pattern in hyperthyroidism and subsequent posttherapy hypothyroidism. Surg Gynec Obstet 100:19–25

Bigos ST, Ridgway EC, Kourides IA, Maloof F (1978) Spectrum of pituitary alterations with mild and severe thyroid impairment. J Clin Endocrinol Metab 46:317–325

Bispink L, Brändle W, Lindner C, Bettendorf G (1989) Präklinische Hypothyreose und Ovarialfunktionsstörungen. Geburtsh u Frauenheilk 48:881–888

Bohnet HG, Fiedler K, Leidenberger FA (1981) Subclinical hypothyryroidism and infertility. The Lancet II, 1278

Brabant G (1989) Thyreotropin, Regulation und physiologische Bedeutung, Thieme Copythek, T. Thieme Verlag, Stuttgart

Brayshaw ND, Brayshaw DD (1986) Thyroid hypofunction in prementrual syndrome. N Engl J Med 315:1486–1487

Burrow GN (1985) The management of thyrotoxicosis in pregnancy. N Engl J Med 313:562–565

Contreras P, Generini G, Michelsen H, Pumarino H, Campino C (1981) Hyperprolactinemia and galactorrhea: spontaneous versus iatrogenic hypothyroidism. J Clin Endocrinol Metab 53:1036–1041

Davis LE, Leveno KJ, Cunningham G (1988) Hypothyroidism complicating pregnancy. Obstet Gynecol 72:108

Distiller LA, Sagel J, Morley JE (1975) Assessment of pituitary gonadotropin reserve using luteinizing hormone releasing hormone (LHRH) in state of altered thyroid function. J Clin Endocrinol Metabol 40:512–517

Drake TS, O'Brien WF, Tredway DR (1980) Pituitary response to LHRH in hypothyroid women. Obstet Gynecol 56:488–491

Gerhard I, Kloss S, Eggert-Kruse W, von Holst Th, Klinga K, Runnebaum B (1988) Diagnostik und Therapie präklinischer Hormonstörungen in der Sterilitätssprechstunde unter besonderer Berücksichtigung der Schilddrüsenfunktion. Akt Endokr Stoffw 9:200–208

Glinoer D, Lemone M (1992) Goiter and pregnancy is a new insight into an old problem. Thyroid 2:65–70

Glinoer D, De Nayer P, Bourdoux P, Lemone M, Robyn C, van Steirteghem A, Kinthaert J, Lejeune B (1990) Regulation of maternal thyroid during pregnancy. J Clin Endocrinol Metab 71:276–287

Goldsmith RE, Sturgis SH, Lerman J, Stanburg JB (1952) The menstrual pattern in thyroid disease. J Clin Endocrinol Metab 12:846–855

Hegedüs L, Kastrup ST, Rasmussen NG (1986) Evidence of cyclic alterations of the thyroid size during the menstrual cycle in healthy women. Am J Obstet Gynecol 155:142–147

Hehrmann R (1989) Besonderheiten des Morbus Basedow in der Schwangerschaft. In: Schilddrüse 1987, Hrgb Pickardt CR, Pfannenstiel P, Weinheimer B, Georg Thieme-Verlag, Stuttgart, S 114–120

Longcope Ch (1986) The male and female reproductive system. In: Ingbar SH, Braverman KE (Eds), Werner's The Thyroid, 5. Aufl., J.B. Lippincott, London

Mandel SJ, Larsen PR, Seely EW, Brent GA (1990) Increased need for thyroxine during pregnancy in women with primary hypothyroidism. N Engl J Med 323:91–95

Mitsuda N, Tamaki H, Amino N et al (1992) Risk factors for developmental disorders in infants born to women with Graves disease. Ostet Gynecol 80:359–364

Momotani N, Ito K, Hamada N, Ban Y, Nishikawa Y, Mimura T (1984) Maternal hyperthyroidism and congenital malformation in the off spring. Clin Endocrinol 20:695–700

Momotani NJ, Noh J, Oyanagi H, Ishikawa N, Itok (1986) An-

tithyroid drug therapy for Graves' disease during pregnancy. N Engl J Med 315:24–28
Montoro M, Collea JV, Frasier SD, Mestman JH (1981) Successful outcome of pregnancy on women with hypothyroidism. Ann Intern Med 94:31
Morley JE, Melmed S (1979) Gonadal dysfunction in systemic disorders. Metabolism 28:1054–1059
Nikolai TF, Mulligan GM, Gribble RK, Harkins PG, Meier PR, Roberts RC (1990) Thyroid function and treatment in premenstrual syndrome. J Clin Endocrinol Metab 70: 1108–1113
Oppenheimer JH (1968) Role of plasma proteins in the binding, distribution, and metabolism of the thyroid hormones. N Engl J Med 278:1153–1162
Pekonen F, Teramo K, Ikonen E, Österlund K, Mäkinen T, Lamberg BA (1984) Women on thyroid hormone therapy: pregnancy course, fetal outcome, and amniotic fluid thyroid hormone level. Obstet Gynecol 63:635
Potter JD (1980) Hypothyroidism and reproductive failure. Surg Gynecol Obstet 150:251–255
Rasmussen NG, Hornnes PJ, Hegedus L (1989a) Ultrasonographically determined thyroid size in pregancy and post partum: the goitrogenic effect of pregnancy. Am J Obstet Gynecol 160:1216–1220
Rasmussen NG, Hornnes PJ, Hegedüs L, Feldt-Rasmussen U (1989b) Serum thyroglobulin during the menstrual cycle, during pregnancy and post partum. Acta Endocr 121:168–174
Raue F, Kohlwagen R, Ziegler R (1991) Morbus Basedow und Schwangerschaft. Med Klinik 42:31–32
Refetoff S, Fang VS, Marshall JS, Robin NI (1976) Metabolism of thyroxine-binding globulin in man: abnormal rate of synthesis in inherited thyroxine binding globulin deficiency and excess. J Clin Invest 57:485–495
Ridgway EC, Maloof F, Longcope CH (1982) Androgen and oestrogen dynamics in hyperthyroidism. J Endocr 95:105–115
Ruder HP, Corvol JA, Mahoudean JA, Ross GT, Lipsett MB (1971) Effects of induced hyperthyroidism on steroid metabolism in man. J Clin Endocrinol Metab 33:382–387
Rutlin E, Haug E, Torjesen PA (1977) Serum thyrotropin, prolactin, and growth hormone response to TRH during oestrogen treatment. Acta Endorcrinol 84:23–35
Sawin CT, Hersham JM, Boyd AE et al (1978) The relationship of changes in serum estradiol and progesterone during the menstrual cycle to the thyrotropin and prolactin responses to thyrotropin-releasing hormone. J Clin Endocrinol Metab 47:1296–1302
Scheler S, Becker W, Reiners Ch, Börner W (1986) Physiologische Schwankungen und meßtechnische Variabilität des sonographisch bestimmten Schilddrüsenvolumens. Akt Endokr Stoffw 7:40–42
Talbert LM, Thomas CG, Holt WA, Rankin P (1979) Hyperthyroidism during pregnancy. Obstet Gynecol 36:779–784
Thomas R, Reid RL (1987) Thyroid disease and reproductive dysfunction, a review. Obstet Gynecol 70:789–795
Thomas DJB, Touzel R, Charlesworth M, Wass JAH, Besser GM (1987) Hyperprolactinaemia and microadenomas in primary hypothyroidism. Clin Endocrinol 27:287–294
Valenti G, Ceda P, Denti L, Tarditi E, Speroni G (1984) Gonadotropin secretion in hyperthyroidism and hypothyroidism. La Ricera Clin Lab 14:53–59
Vulsma T, Gous MH, DeVijlder JMM (1989) Maternal-fetal transfer of thyroxine in congenital hypothyroidism due to a total organification defect or thyroid agenesis. N Engl J Med 321:13–16
Wiersinga WM, Vet T, Berghout A, Endert E (1991) Serum free thyroxine during pregnancy: a metaanalysis. In: Beckers C, Reinwein (Eds). The thyroid and pregnancy Schattauer, Stuttgart p 80–94
Wilansky DL, Greisman B (1989) Early hypothyroidism in patients with menorrhagia. Am J Obstet Gynecol 160:673–677

6 Psychosomatische Aspekte bei Diagnostik und Therapie der Sterilität

C. Maier-Kirstätter und S. Ditz

6.1 Einleitung

Der Kinderwunsch als freier Wunsch, als persönliche Wahl existiert erst seit 3 Jahrzehnten. Heute können oder müssen Frauen und Männer eine Wahl für oder gegen ein Kind treffen. Begründungen für ihre Entscheidung muß das Paar dabei aus sich selbst schöpfen, denn es fehlt an verbindlichen sozialen Regeln, auf die sich der einzelne bei seiner Wahl stützen kann. Weder die Entscheidung für ein Kind, noch die Entscheidung gegen ein Kind kann dabei ganz rational begründet werden. Es sind immer Bedürfnisse und Wünsche beteiligt, die von den Betroffenen bewußt nicht erfaßt werden können und für die sie selbst entsprechend auch keine andere Zielperspektive entwickeln können, als eben den Wunsch nach einem Kind. Der Wunsch nach einem Kind ist zunächst als etwas ganz Natürliches und Gesundes anzusehen (Lukesch 1983). Die Mehrzahl aller Kinder wird nicht als Wunschkinder gezeugt, sondern kommt im Erleben der Partner ungeplant. Eine von Jürgens und Pohl (1975) durchgeführte Untersuchung beschäftigte sich mit der Motivation des Kinderwunsches. Die beiden für unsere Bevölkerung typischen Antworten lauteten: „Wenn Ehe, dann Kinder“ und „Wir haben die Kinder einfach bekommen“. Andererseits kann der Wunsch nach einem Kind aber auch zum einzigen bestimmenden Lebensinhalt werden, sich überwertig ausprägen und krank machen (Richter 1969; Stauber 1988).

Im folgenden wird auf die Psychosomatik der Sterilität, die Paardynamik bei Partnerschaften mit Sterilitätsproblemen, die Frage nach der Motivation für die Kinderwunschbehandlung, die Folgen und Begleiterscheinungen dieser Behandlung und die Struktur der Arzt-Patient-Beziehung in diesem Spezialgebiet der Frauenheilkunde eingegangen.

6.1.1 Zum Begriff der ungeklärten Sterilität

Zum Ausmaß der Beteiligung psychischer Faktoren bei der Sterilität gibt es sehr unterschiedliche Einschätzungen. Zu psychisch bedingter Sterilität finden sich Angaben zwischen 5–6% (Seibl u. Taymor 1982; Hull et al. 1985), zu idiopathischer Sterilität sogar Angaben mit einer Spannweite von 4–50% (Moghissi u. Wallach 1983; Stauber 1988; Hull et al. 1985). Die Weiterentwicklung der medizinischen Diagnostik führt zu einem Rückgang der

Diagnose „idiopathische“ und „funktionelle“ Sterilität. In diesem Zusammenhang hat es sich durchgesetzt, an Stelle von „idiopathischer und/oder funktioneller“ Sterilität von „ungeklärter Sterilität“ zu sprechen. Dies ist immer dann der Fall, wenn nach eingehender medizinischer Diagnostik keine organische Ursache für die Sterilität gefunden wurde. Bei der Diagnose „ungeklärte Sterilität“ kann nicht ausgeschlossen werden, daß zu einem späteren Zeitpunkt doch noch organisch bedingte Ursachen gefunden werden. Zum anderen gibt es Belege dafür, daß auch bei organischer Pathogenese der Sterilität psychische Phänomene die entscheidende Rolle spielen können. Gerade bei Frauen, die nach eingehender organischer Abklärung den prognostisch aussichtslosen Befund erhalten, spontan nicht schwanger werden zu können, weist das Auftreten von Spontanschwangerschaften auf die Bedeutung psychischer Faktoren hin (Knorre u. Löper 1982). Auch wird beobachtet, daß ein Drittel bis die Hälfte der Frauen, die sich mit unerfülltem Kinderwunsch in Behandlung begeben, ohne weitere medizinische Behandlung („spontan“) empfangen können (Merzoug et al. 1990; Stauber 1979). Die medizinische Diagnose „Sterilität“ kann deshalb nichts anderes sein als eine Momentaufnahme bestehender Kinderlosigkeit. Die Richtigkeit der Diagnose „Sterilität“ kann im Grunde erst im nachhinein, also am Ende der möglichen Fortpflanzungszeit, bestätigt werden (Auhagen-Stephanos 1989). Ungewollte Kinderlosigkeit ist folglich das Resultat eines multifaktoriellen Geschehens, wobei sowohl psychische als auch organische Faktoren eine Rolle spielen können. Eine einseitige Betrachtungsweise psychische versus organische Pathogenese der Fruchtbarkeitsstörung ist daher abzulehnen (Davies-Osterkamp 1991; Bents 1991).

6.1.2 Entwicklung der psychosomatischen Betrachtungsweise

In den letzten 40 Jahren haben sich die psychosomatischen Konzepte zu Fertilitätsstörungen wesentlich geändert. So wurde zunächst von einer Ein-Personen-Perspektive ausgegangen, bei der die Ursache der Kinderlosigkeit auf Seiten der Frau gesucht wurde. Heute steht zunehmend die interpersonelle Sichtweise im Vordergrund, bei der das Paar und seine Beziehung im Zentrum steht. Benedek (1952) und andere vorwiegend psychoanalytisch orientierte Autoren berücksichtigen noch ausschließlich den Konflikt der Frau mit Mutterschaft und weiblicher Rolle bei ihren psychodynamischen Überlegungen. Goldschmidt u. De Boor (1976) verstanden das Symptom Sterilität bereits als ein unbewußtes Arrangement des Paares, das beiden und der Beziehung nützt. Das Symptom Sterilität kann dabei – wie andere psychosomatische Symptome auch – die Partner im Krankheitsgeschehen noch fester aneinander binden und die Beziehung stabilisieren. Zugleich schafft es Entlastung, da die Auseinandersetzung über andere Konfliktthemen aufgegeben wird. Die Paare können dann gleichsam sagen: „Wir sind unglücklich, weil wir kinderlos sind, sonst ist alles in Ordnung“. 1979 erschien die Monographie „Psychosomatik der sterilen Ehe“ von Manfred Stauber. Daraufhin setzte sich schließlich die Erkenntnis durch, daß die Unfruchtbarkeit eines Paares nicht nur eine Störung der Frau oder des Mannes darstellt, sondern daß die ungewollte Kinderlosigkeit auch durch die Interaktion des Paares aufrecht erhalten werden kann. Seither wird die Verwirklichung eines psychosomatischen Ansatzes gefordert, in dem die Frau, der Mann, und deren Beziehung gesehen wird. In den 80er Jahren ging ein weiterer Impuls für die psychosomatische Forschung von der Expansion der neuen Behandlungstechniken der modernen Reproduktionsmedizin aus. Vor allem mit der Einführung in In-vitro-Fertilisation ging auch ein höherer Bedarf an psychosomatischer and psychosozialer Betreuung einher. Dies wird belegt in einer Vielzahl von Publikationen zu Folgen und Belastungen durch Kinderlosigkeit und deren medizinische Behandlungsweisen. Die starke Entwicklung in der modernen Reproduktionsmedizin hat nicht nur bei den Betroffenen den Eindruck erweckt, alle durch die ungewollte Kinderlosigkeit aufgetretenen Probleme seien nun lösbar. Die heutigen Möglichkeiten zur Behandlung der ungewollten Unfruchtbarkeit stoßen in Grenzbereiche vor. Die ärztliche Tätigkeit muß sich den daraus erwachsenden ethischen Fragen stellen. Die Einbeziehung psychosomatischer Zusammenhänge scheint die einzige Möglichkeit, die komplizierten Vorgänge der Fruchbarkeit und deren Störung zu verstehen. Unfruchtbarkeit und ihre Bewältigung ist als biopsychosoziales Geschehen zu verstehen; dies gilt nicht nur für die sog. ungeklärte Sterilität, sondern auch für primär organische Störungen. Nur eine Integration dieser Gedanken in die moderne Reproduktionsmedizin kann den gestellten Aufgaben wirklich gerecht werden.

6.2 Modell zu auslösenden und aufrechterhaltenden Bedingungen der Sterilität

Bei der Auslösung und Aufrechterhaltung der Sterilität wird heute von multifaktoriellen Zusammenhängen ausgegangen. Diese sollen im folgenden in einem vereinfachten Modell dargestellt werden (Abb. 6.1 und Tabelle 6.1). Das Modell basiert auf der Annahme, daß psychisch belastende Bedingungen in Kombination mit anderen Einflußfaktoren die Fertilität über physiologische Mechanismen beeinträchtigen können.

6.2.1 Paardynamik und -interaktion als auslösende und aufrechterhaltende Bedingungen für Fertilitätsstörungen

Die meisten Paare mit unerfülltem Kinderwunsch präsentieren sich als sozial gut angepaßt und erfolgreich; sie stehen unter großem „Normalitätsdruck". In der Sprechstunde fällt dabei auf, daß gerade die langjährig sterilen Paare sowie Paare, die eine In-vitro-Fertilisation anstreben, besonders hohe Idealvorstellungen von einer Partnerschaft haben. Es bestehen eher konservative Rollenvorstellungen, sowohl bei den Frauen als auch bei den Männern dieses Patientenkollektivs. Bemerkenswert ist vor allem, daß zu dem langjährig verfolgten Kinderwunsch kaum Distanz hergestellt werden kann. Oberflächlich betrachtet erscheint der Wunsch frei von Ambivalenzen und Zweifeln. Entsprechend werden oft unrealistische Vorstellungen gegenüber dem Leben mit Kindern geäußert: erfüllende, schöne Aspekte werden isoliert in den Vordergrund gestellt, konflikthafte Bereiche ausgeklammert (Bautz et al. 1987). Oftmals deuten sich erst in längeren Gesprächen mit Paaren Konflikte in Lebensbereichen an, die zunächst als ideal geschildert wurden: Probleme in der Ursprungsfamilie (Scheidung, Verlust eines Elternteils), emotionale Deprivation in der eigenen Kindheit oder aktuelle Überlastung am Arbeitsplatz. Außerdem wird über eine allgemeine Unzufriedenheit und Gefühle der Isolation berichtet; es werden Partnerschaftsprobleme angesprochen, die sich beispielsweise in der Vermeidung von Konflikten oder in der mangelnden Fähigkeit, mit Konflikten umzugehen, zeigen (Knorre 1984, 1991).

Anhand eines Fallbeispiels soll gezeigt werden, wie die Gestaltung einer Paarbeziehung auf dem Hintergrund der individuellen Lebensgeschichte zu einer belastenden Situation mit ungünstiger Auswirkung auf die Fertilität führen kann.

Fall A: Kinderwunsch als Paarkonflikt.
Dauer des unerfüllten Kinderwunsches: 7 Jahre, erstmaliges Aufsuchen der Sterilitätssprechstunde: vor 5 Jahren

Gynäkologische Abklärung. Menarche mit 13 Jahren, Zykluslänge mit 24 Tagen etwas verkürzt bei normaler Stärke und Dauer der Menstruation. Die hormonelle Abklärung ergab eine Lutealinsuffizienz. Die durchgeführte Chromolaparoskopie zeigte keinen Anhalt für eine tubare Störung. Auch die immunologische Abklärung war ohne pathologischen Befund. Diagnose: Primäre Sterilität bei unauffälligem genitalem Befund, Lutealinsuffizienz.

Bisherige Therapie: Es wurden mehrfach Stimulationen mit Clomiphen durchgeführt.

Andrologische Abklärung. Es fanden sich stark schwankende Spermiogrammbefunde hinsichtlich Anzahl (5–20 Mio/ml) und Motilität (5–40% gut bewegliche Spermien).
Bisherige Therapie: Die medikamentöse Behandlung mit Padutin® und Tamoxifen® erbrachte keine entscheidende Befundbesserung.

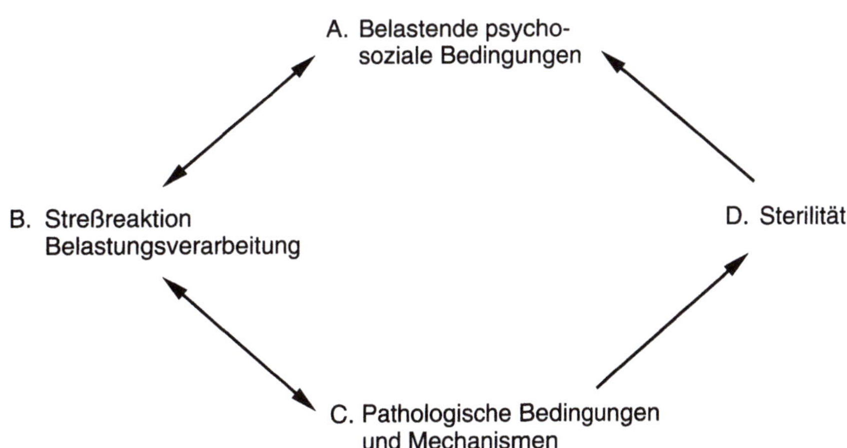

Abb. 6.1. Modell zu auslösenden und aufrechterhaltenden Bedingungen der Sterilität

Tabelle 6.1. (zu Abb. 6.1). Auslösende und aufrechterhaltende Bedingungen der Sterilität

A: Belastende psychosoziale Bedingungen

Verinnerlichte soziale Normen
- sozialer Druck

Konflikthafte Lebens- und Beziehungswünsche
- emotionale Qualität und Gestaltung der Paarbeziehung

Kritische Lebensereignisse
- Tod eines Angehörigen
- Trennungen
- Änderung des Wohnortes
- Änderung des Berufs
- Verlust der Arbeitsstelle
- Examina
- schwere Erkrankungen
- Erkrankungen von Familienangehörigen

Lebensgewohnheiten und -umstände
- pathologisches Eßverhalten (Über-/Untergewicht)
- Genußmittelmißbrauch (Nikotin, Alkohol)
- exzessive sportliche Betätigung
- Medikamenteneinnahme (Antidepressiva, Sedativa)
- Toxische Substanzen am Arbeitsplatz, in der Wohnung

B: Streßreaktion und Belastungsverarbeitung

Nach anhaltenden Belastungen

Nach ungeeigneter Belastungverarbeitung wie:
- Konfliktvermeidung
- Fixierung auf den Kinderwunsch

Bei Fehlen eines unterstützenden sozialen Netzes

Bei Isolation und Rückzug

C: Pathologische Bedingungen und Mechanismen

Dysfunktionen vegetativ und endokrin gesteuerter Organfunktionen wie:
- Einfluß auf Spermatogenese
- Zyklusstörungen
- Tubare Spasmen
- Hypermotilität des Uterus
- Vaginale Muskelspasmen
- Pelviopathien

D: Sterilität

Anhaltende Sterilität stellt selbst eine Belastung dar

Die *belastenden psychosozialen Bedingungen* können vielfältig sein: Art und Ausmaß verinnerlichter sozialer Normen tragen wesentlich dazu bei, daß ein Paar einen sozialen Druck als Belastung erlebt. Bei konflikthaften Lebens- und Beziehungswünschen ist vor allem die Gestaltung der Paarbeziehung von großer Bedeutung. Als weitere belastende Bedingungen können alle Anforderungssituationen gelten, die nicht unbedingt mit dem Kinderwunsch in Verbindung stehen müssen. Insbesondere sind hierbei kritische Lebensereignisse zu nennen, die eine Umorientierung und Anpassung an neue Lebensbedingungen erfordern.

Streßreaktionen treten auf, wenn sich die psychischen und physischen Verarbeitungsmöglichkeiten bei der Bewältigung der Anforderungen erschöpfen. Die Praxis zeigt, daß es oftmals nicht leicht zu beurteilen ist, ob Streß aufgrund äußerer Belastungen besteht oder aber innere und/oder interpersonelle Konflikte die Belastungsverarbeitung behindern. Ob Streß erlebt wird, hängt im wesentlichen davon ab, ob das jeweilige Individuum selbst davon überzeugt ist, über Mittel zur Bewältigung der Anforderungen zu verfügen. Einen hohen Stellenwert hat hierbei sicherlich auch die erlebte positiv unterstützende Einbettung in ein soziales Netz. Gerade in diesem Zusammenhang wird der Paargestaltung und -interaktion als aufrechterhaltende Bedingung beim Verständnis der Sterilität immer mehr Bedeutung eingeräumt (Stauber 1979; Springer-Kremser 1991; Bents 1991; Goldschmidt u. De Boor 1976; Goldschmidt u. Jürgensen 1985; Knorre 1991; Bents 1991). Reaktionen eines Paares auf die ungewollte Kinderlosigkeit wie Rückzug, Isolation, Konfliktvermeidung und Fixierung auf den Kinderwunsch können die Fruchtbarkeitswahrscheinlichkeit noch weiter mindern.

Die Mechanismen zwischen Streßreaktion und den pathophysiologischen Auswirkungen auf die Fertilität sind nach wie vor noch wenig erforscht. Allgemein gilt, daß es unter langdauernden, starken psychischen und körperlichen Belastungen zu einer körperlichen Dekompensation kommen kann. Die starke psychische Spannung zieht das körperliche Geschehen in Mitleidenschaft, bewirkt insbesondere Dysfunktionen der vegetativ und endokrin gesteuerten Organfunktionen, die gelegentlich auch Organläsionen nach sich ziehen können.

Aus der Andrologie ergeben sich Hinweise, daß ein Zusammenhang zwischen subjektivem Befinden (Streß) und der Qualität bestimmter Parameter des Spermiogramms (Giblin et al. 1988) besteht. Die Untersuchungen von Stauber (1979) zeigen, daß die Qualität der Spermiogramme hinsichtlich Spermiendichte, Motilität, und Morphologie mit dem Ausmaß des von den Männern erlebten Stresses in Beruf und Alltag abnimmt. Anhand von Einzelfällen konnte er eindrucksvoll aufzeigen, daß es im Zusammenhang mit akuten Belastungen zu einer Azoospermie kommen kann, die nach Bewältigung der Anforderung wieder abklingt. Für die Unfruchtbarkeit des Mannes ist weitgehend gesichert, daß seelische Belastungen zu einer Verschlechterung des Spermiogrammes führen können.

Im Zusammenhang mit psychoendokrinologischen Modellen gibt es insbesondere 3 Bereiche, in denen dem Prolaktin große Bedeutung beigemessen wird, und zwar Reaktion auf Streß, affektive Veränderungen und Auswirkung auf das Sexualverhalten. So wurde ein erhöhter Prolaktinspiegel als Streßmarker diskutiert (Gerhard et al. 1989; Strauß und Ulrich 1988). Bemerkenswert ist, daß eine Erhöhung der Prolaktinsekretion in der gynäkologischen Praxis meistens diskutiert wird im Zusammenhang mit Zyklusstörungen und unerfülltem Kinderwunsch (Strauß et al. 1988). Sterilität kann u. a. durch endokrine Veränderungen (streßbedingte Hyperprolaktinämie) ausgelöst werden (Strauß 1992). Nach Auhagen-Stephanos (1982) ist die Bereitschaft zu pathologischen Reaktionen des Endokrinums in Belastungssituationen nicht nur Ausdruck einer bestimmten Konstitution, sondern weist auf die Unfähigkeit eines Individuums hin, Spannungssituationen psychisch zu verarbeiten. Des weiteren liegen Hinweise vor, daß nicht nur endokrine, sondern auch andere Funktionsbereiche durch psychische Einflüsse verändert und beeinträchtigt werden können. Dies gilt in diesem Zusammenhang vor allem für Verspannungen im kleinen Becken (Sandler 1968; Prill 1971; Cerutti et al. 1983; Seibl u. Taymor 1982).

Sterilität. Im wesentlichen ist festzustellen, daß *Sterilität,* wie auch die Behandlung der Sterilität, wenn sie länger dauert, selbst wieder eine Belastung darstellt, die im Sinne einer Anforderung den Circulus vitiosus weiter unterhält (s. 6.2.4). Ob und in welcher Weise die Sterilität zu einer Krise des einzelnen oder des Paares wird, hängt in erster Linie von den aktuellen Möglichkeiten und Ressourcen eines Paares ab, dieser Krise zu begegnen und alternative Wege zur Selbstverwirklichung zu finden. Im Mittelpunkt der folgenden Betrachtungen wird deshalb das Paar stehen. Gerade für den behandelnden Gynäkologen, der in seiner Praxis häufig zunächst nur die Frau als Patientin sieht, ist es wichtig, sich einen Eindruck von der Interaktion des Kinderwunschpaares zu machen und seine Wahrnehmung hinsichtlich der Einschätzung und des Umgangs mit Kinderwunschpaaren zu sensibilisieren.

Zur Vorgeschichte. Herr A. (35 Jahre, von Beruf Kaufmann) hatte vor 6 Jahren die Betriebsführung eines mittelständigen Unternehmens von seinen Vater übernommen. Der Vater arbeitet noch mit im Betrieb; die Arbeitssituation beschrieb Herr A. als „Herausforderung“, sie stelle aber keine besondere Belastung dar. Er beschreibt seine Kindheit als „problemlos“, vor allem die Mutter sei immer für ihn da gewesen, obwohl sie im Geschäft mitgearbeitet habe. Der Vater habe nach dem Krieg den Betrieb mit viel Einsatz und Disziplin aufgebaut. Ehepaar A. ist seit 7 Jahren verheiratet. Die Ehe ist aus seiner Sicht ohne Probleme. Die 29jährige Frau A. arbeitet als Sekretärin ebenfalls im Familienbetrieb mit. Frau A. gibt im Gespräch zu verstehen, daß ihrer Ansicht nach ihr Mann zuviel arbeite, kaum Zeit für sie habe; auch stelle er seine Kindheit zu positiv dar, da seine Mutter doch nie wirklich Zeit gehabt habe. Mit dem Kind verbindet das Paar die Vorstellung von einem Familienleben, in dem Frau A. ganz für das Kind da ist. Herr A. freut sich auf gemeinsame Unternehmungen am Wochenende und glaubt, daß seine Frau insgesamt ausgefüllter sei, wenn sie für ein Kind da wäre. Er glaubt nicht, daß er für eine Familie seine Arbeit reduzieren müsse.

Im Gegensatz zu Herrn A's Beschreibung seiner ausgezeichneten beruflichen und privaten Situation wirkte er im Gespräch unter großem Druck. Auch aus der unterschiedlichen Darstellung der beiden Partner drängte sich der Eindruck auf, daß doch mehr Belastung besteht als Herr A. zu zeigen bereit war. In weiteren Gesprächen wurde deutlich, daß Herr A. sich sehr anstrengte, mindestens so erfolgreich zu sein wie sein Vater. Er gab an, unter Versagensängsten zu leiden, die schon seit seiner Kindheit bestünden. Schon immer habe sein Vater hohe Leistungsanforderungen an ihn gestellt und ihm verschiedentlich bewiesen, daß er, der Vater, der bessere sei. Die anhaltende Kinderlosigkeit steigerte die Versagensängste von Herrn A. weiter. Die Vorstellung von einer verfügbaren, nicht fordernden, opferbereiten Mutter überdeckte emotionale Defizite, die Herr A. in seiner Kindheit erlebt hatte. Scheinbar war sich das Paar einig, daß Frau A. die Rolle einer emotional verfügbaren Partnerin (Mutter) einnehmen sollte. Die von Frau A. zaghaft vorgebrachte Beschwerde, ihr Mann habe nie Zeit für sie, wurde dabei von beiden Partnern eher als Sorge der Ehefrau um das Wohlergehen ihres Mannes und weniger als Vorbehalt und Äußerung von Unzufriedenheit gegenüber der ihr zugedachten Rolle verstanden. Die aufgetretene Fertilitätsstörung, die auch auf die durch die bestehenden Konflikte ausgelösten Belastungen zurückzuführen war, steigerte seine Versagensängste und führte zu Kompensationsversuchen wie Rückzug aus der Beziehung und Zuflucht zu noch mehr Arbeit und Streben nach Erfolg. Dies führte vorübergehend zur Beruhigung der Ängste, steigerte aber zugleich den bestehenden Streß, der die Fruchtbarkeitsstörung weiter unterhielt. Ein Teufelskreis war in Gang gekommen, den das Paar alleine nicht erkennen oder durchbrechen konnte. Auch die Behandlungssituation faßte Herr A. als Konkurrenzsituation auf, in der er sich beweisen mußte. Ausbleibender Erfolg, der seine eigenen Versagensängste steigerte, wurde abgewehrt, indem das Versagen auf seiten des Arztes gesucht wurde. So konnte das Paar in seiner bisherigen Behandlungsgeschichte auf mehrere erfolglos gebliebene Behandlungsversuche bei verschiedenen Ärzten zurückblicken.

Gerade wegen des Versuchs vieler Kinderwunschpaare, sich angepaßt, erfolgreich und konfliktfrei darzustellen, ist es für den behandelnden Arzt nicht leicht, sich einen Eindruck von der emotionalen Qualität der Paarbeziehung zu machen. In Anlehnung an Konzepte von Willi (1975) kann die Gestaltung einer Paarbeziehung unter 3 Funktionsprinzipien eingeschätzt werden. Im folgenden soll darauf näher eingegangen werden.

6.2.2 Funktionsprinzipien zur Einschätzung der Paarbeziehung

- *Abgrenzung:* Eine gut funktionierende Paarbeziehung muß sich gegen außen und innen klar definieren. Gute Abgrenzungsfähigkeit versus mangelnde Abgrenzung gegenüber Erwartungen, Wünschen, Idealen von Partner und Herkunftsfamilien.
- *Rollenflexibilität:* In der Partnerschaft sollten beide Partner über regressiv-„kindliche“ und progressiv-„erwachsene“ Verhaltensweisen verfügen können. Orientierung an flexiblen versus starren Rollenbildern.
- *Gleichwertigkeitsbalance:* Gemeint ist das

Gleichgewicht des Selbstwertgefühls zwischen den Partnern. In einer funktionsfähigen Beziehung müssen sich die Partner einander ebenbürtig fühlen können. Gleichgewicht versus Ungleichgewicht des Selbstwertgefühls der Partner.

6.2.2.1 Abgrenzung

Basis einer Beziehung mit mangelhaft entwickelter Abgrenzung voneinander ist, daß die Partner in zentralen Aspekten (Lebensvorstellungen, Bedürfnisse, Gefühlen) nicht als unabhängig und selbständig erlebt und behandelt werden. Häufig erfolgt eine Anpassung aneinander mit dem Wunsch, den anderen froh und glücklich zu machen, oder aber es wird versucht, Anerkennung und Liebe zu gewinnen durch Erraten der Erwartungen des anderen und deren Erfüllung. Beide Partner möchten stets Anerkennung, sie wagen es jedoch nicht, Entscheidungen unabhängig vom anderen zu treffen oder gar Ärger zu äußern. Dieser kann somit in der Beziehung kaum erlebt werden. Die Bindung wird erreicht unter dem Motto: „Ich bekomme Zuwendung und Liebe im Leben, indem ich mich dir füge und dir deine Wünsche erfülle." Bei Paaren mit langjährig fixiertem Kinderwunsch fällt außerdem auf, daß der Kinderwunsch und die Behandlungsgeschichte zum wesentlichen Beziehungsinhalt wird. Die Partner können für sich selbst die Frage, was sie unabhängig vom Kind voneinander wollen, oft nur noch vage beantworten. Kennzeichnend für solche Beziehungsformen mit wenig Abgrenzung zwischen den Partnern und gegenüber den Herkunftsfamilien ist das Abschotten gegen die Außenwelt (isolierte Partnerschaften). Es besteht oft der Eindruck, daß die Beziehung von den Partnern idealisiert wird. Nach Willi (1975) käme dieser Interaktionstyp der oralen Kollusion, also der Partnerkonstellation von Versorgen und Versorgtwerden am nächsten. Stauber (1979, 1984) beschreibt für Paare mit unerfülltem Kinderwunsch ebenfalls als häufigstes vergleichbares Interaktionsmuster ein anklammernd-symbiotisches Beziehungsmuster.

6.2.2.2 Rollenflexibilität

Regressives Verhalten kann als kindlich-hilfloses und abhängiges Verhalten ohne eigene Verantwortung für sich selbst definiert werden. Gemeint sind damit in erster Linie jene Verhaltensweisen, mit denen an den Partner appelliert wird, um Unterstützung zu bekommen. Die Verantwortung für eine Situation wird dabei mehr oder weniger an den Partner delegiert. Progressives Verhalten ist demgegenüber durch das forcierte Bemühen um Stärke, überlegenes und erwachsenes Verhalten gekennzeichnet. Es geht einher mit einem hohen Maß an Autonomie, Stabilität und der Bereitschaft, Verantwortung für das eigene Verhalten und für andere zu übernehmen. In einer gut funktionierenden Paarbeziehung profitieren beide von der Möglichkeit, sowohl progredieren als auch regredieren zu können. Paare können sich dann wechselseitiges regressives Verhalten leisten, wenn mit dem Ausgleichsverhalten des anderen zu rechnen ist. Andererseits kann die Bewährung in stellvertretenden Hilfsfunktionen das Selbstwertgefühl heben. Das Gleichgewicht von regressiven und progressiven Verhaltensweisen hängt wesentlich von den Vorstellungen über Geschlechtsrollen ab, an denen sich das Paar orientiert. Die folgende Konstellation findet sich häufig bei Paaren mit einem Rollenkonflikt des einen oder beider Partner: Die Frau vermeidet die Auseinandersetzung mit weiblichen Rollenanteilen, mit denen sie Schwäche, Abhängigkeit und Unterwerfung assoziiert. Sie besetzt Rollenanteile, die eher an Konkurrenz und Bewunderung orientiert sind. Er seinerseits tritt aktiv männliches Rollenverhalten eher ab und beruhigt damit seine eigene Unsicherheit. Zu Konflikten kommt es, wenn ehemals delegierte Rollenanteile plötzlich selbst beansprucht werden, oder wenn in einer Wendung gegen den anderen delegierte Rollenanteile bei diesem bekämpft, kritisiert und abgewertet werden. Es liegt nahe, daß die Frau in der aktiven Position depressive Anteile und auch Abhängigkeitswünsche bei sich abwehrt und diese einseitig beim Mann erlebt. In dieser Konstellation kann der Mann tatsächlich befürchten, den verborgenen Versorgungsansprüchen seiner Frau nicht gewachsen zu sein. Entsprechend hält er an einer passiven Position fest. Mit einem Kind verbinden diese Paare dann z. B. die Veränderungsvorstellung, daß die Frau ihren Beruf aufgibt und die weibliche Position annimmt, der Mann Anteile der Passivität aufgibt und an Stärke und Aktivität in der Verantwortung für Frau und Kind gewinnt. Die phantasierte Veränderung entspricht dabei dem Wunsch nach einer Balance der Rollenanteile. Zugleich verhindert die bestehende Sterilität gerade diese Veränderung: Die Frau fürchtet die Abhängigkeit von ihrem Partner, die mit der Bindung durch ein Kind entstehen würde, und letztlich, daß er ihren Versorgungswünschen gar nicht gewachsen sein könnte.

Schwierigkeiten können bei Paarkonstellationen beobachtet werden, bei denen Frauen hoffen, in der

Schwangerschaft und mit einem Kind ihre lange Zeit verdrängten regressiven Wünsche ausleben zu können. Paare, bei denen früher beide eine progressive Position innehatten, erleben mit dem Kinderwunsch die Angst, diese Position aufgeben zu müssen. Andererseits besteht gerade in diesen Partnerschaften eine Sehnsucht nach Regression, da sich beide oft wenig Zeit nehmen, sich selbst oder den anderen zu „bemuttern". Dem reibungslosen Funktionieren wird absolute Priorität eingeräumt. Typisch für all diese Beziehungsarrangements ist es, daß die regressiven Bedürfnisse eines oder beider Partner über eine langen Zeitraum zu kurz kommen. Nicht selten bekommt gerade der behandelnde Arzt diese Bedürfnisse in der Behandlung zu spüren, wenn Paare besonders viel Unterstützung erwarten.

6.2.2.3 Gleichwertigkeitsbalance

Mit Gleichwertigkeitsbalance ist vor allem die Ebenbürtigkeit des Selbstwertgefühles gemeint. Bedeutsam ist für die Gleichwertigkeitsbalance das Wertsystem, das für das jeweilige Paar Geltung hat. Frauen und Männer messen sich dabei zunehmend an ihren Chancen zur Selbstbestimmung und an beruflichen Möglichkeiten. Die Maßstäbe, unter welchen Bedingungen sich eine Frau in einer Partnerschaft als gleichwertig erlebt, haben sich in den letzten 20 Jahren grundlegend geändert. Nicht mehr berufstätig zu sein, heißt für viele Frauen, in ein Vakuum zu geraten, das nur schwer durch etwas anderes ausgeglichen werden kann. Auch Mutterschaft kann für viele dieses Vakuum nur ungenügend und nicht auf Dauer kompensieren. Viele Paare können sich heute nur dann als gleichwertig erleben, wenn ihre gesellschaftliche Position ähnlich ist, wen sie vergleichbare Lebenschancen haben, wenn keiner vom anderen abhängig ist. Unter dem Aspekt der Gleichwertigkeit der Partner ist weiter bedeutsam, ob beide Partner gleichen Einfluß auf die anstehenden Entscheidungen haben. Wichtig ist dabei, welche Überlegungen und Vorstellungen ein Paar im Hinblick auf die Gleichwertigkeitsbalance in der Beziehung mit einem Kind entwickelt hat. Gibt eine Frau z. B. die Berufstätigkeit auf, ist zu prüfen, wie sie selbst die Hausfrauentätigkeit bewertet, d. h., ob sie daraus genügend Selbstwertgefühl entwickeln kann.

6.2.3 Sexualität und Fertilitätsstörungen

Die diagnostische Abklärung bei Sterilitätspatienten schließt eine sorgfältige Sexualanamnese ein, da sexuelle Funktionsstörungen ursächlich für eine ausbleibende Konzeption sein können. Nach Stauber (1979) geben etwa 30% der Frauen und 16% der Männer aus sterilen Ehen sexuelle Funktionsstörungen in Form von Dyspareunie und Libidostörungen an. Martin et al. (1989) fanden in einer Untersuchung von 74 Paaren, die die Sterilitätssprechstunde der Universitäts-Frauenklinik, Heidelberg aufgesucht hatten, bei 25% dieser Paare sexuelle Funktionsstörungen. Dies entspricht den Ergebnissen von Arentewicz u. Schmidt (1980). Dadurch unterscheiden sich sterile Paare hinsichtlich der Häufigkeit sexueller Funktionsstörungen allerdings nicht wesentlich von der Gesamtbevölkerung. Die klinische Erfahrung hat außerdem gezeigt, daß Frauen und Paare mit ungestörter Sexualität funktionell steril sein können. Zwischen der sexuellen Funktion und der Fähigkeit zu Fortpflanzung muß also differenziert werden. Keinesfalls sollten voreilig Zusammenhänge zwischen Partnerschaftskonflikten, sexuellen Funktionsstörungen und funktioneller Sterilität hergestellt werden. Ursache und Wirkung dürfen nicht verwechselt werden. Lediglich im Falle anhaltender Erektions- und Ejakulationsstörungen des Mannes oder aufgrund von Virgin-wife-Ehen oder Vaginismus der Frau kann Sterilität unmittelbar durch eine sexuelle Funktionsstörung aufrechterhalten werden, da es nicht zu einem Geschlechtsverkehr kommen kann, der eine Schwangerschaft erwarten läßt. Folglich ist es notwendig, daß der Arzt vor Aufnahme einer Sterilitätsbehandlung mit der Frau oder besser mit dem Paar über die erlebte Qualität der Sexualität spricht. Gar nicht so selten wird von einem Paar ein unerfüllter Kinderwunsch als behandlungsbedürftig präsentiert, weil keiner der Partner in der Lage ist, über eine als beschämend empfundene sexuelle Funktionsstörung zu sprechen.

Fall B: Sexualstörung als Ursache der Kinderlosigkeit.
Frau B. ist 35 Jahre alt, von Beruf Krankenschwester, Herr B. ist 46 Jahre, von Beruf Bankkaufmann. Sie sind 5 Jahre verheiratet. Die ersten beiden Ehejahre führten sie eine Wochenendbeziehung. Ein starker Kinderwunsch besteht seit 3 Jahren. Frau B. berichtet, sie habe zunächst ihren Gynäkologen angesprochen. Erste Hormonuntersuchungen hätten keine behandlungsbedürftigen Befunde ergeben. Eine Untersuchung des Ehemannes hatte zunächst eine deutliche Einschränkung des Spermiogramms ergeben (Anzahl: 5 Mio/ml, davon 10% bewegliche Spermien). Eine 2. Untersuchung, wenige Tage vor unserem Gespräch, zeigte einen Normalbefund. Sichtlich beschämt bestätigte Herr B., das

Problem läge wohl bei ihm. Er habe sexuelle Schwierigkeiten. Eine genauere behutsame Exploration deckte auf, daß das Paar bisher noch keinen gemeinsamen Geschlechtsverkehr vollzogen hatte, da Herr B. an einer Erektionsstörung litt. Im Gespräch ist bei Frau B. ein Vorwurf gegenüber ihrem Mann nicht zu überhören. Der sehr angespannt wirkende Herr B. nahm seinerseits alle Schuld auf sich. Beiden Partnern fiel es überhaupt sehr schwer, über Sexualität und ihr Erleben zu sprechen. Beide sind außerdem Mitglieder einer strengen Religionsgemeinschaft und haben sich in diesem Rahmen auch kennengelernt.

Die völlige Geheimhaltung der sexuellen Funktionsstörung während der bisherigen medizinischen Behandlungsversuche durch das Paar selbst, die dessen Kinderlosigkeit aufrechterhielt, verdeutlicht, daß Versagen im Bereich der Sexualität für Paare oft noch beschämender ist als die Kinderlosigkeit. Im Verlauf der durchgeführten Paartherapie konnten sich die Partner zunehmend mit ihren eigenen Ängsten konfrontieren, die sie nun nicht mehr im Beziehungsarrangement delegierter Symptome unterbringen konnten. Der Kinderwunsch als Problem war schon nach wenigen Sitzungen thematisch in den Hintergrund getreten, da dem Paar die bestehende sexuelle Funktionsstörung einen viel größeren Leidendruck verursachte.

Die folgende Übersicht gibt einen Überblick über sexuelle Verhaltensweisen und – Funktionsstörungen, die die Konzeptionsfähigkeit verhindern oder einschränken können:

- *Konzeption unmöglich bei:*
  Virgin-wife-Ehen,
  Impotentia coeundi.
- *Konzeption kann eingeschränkt sein bei:*
  Libidostörungen,
  Vaginismus,
  Frigidität,
  Dyspareunie,
  Ejakulationsstörungen.

6.2.3.1 Auswirkungen der Sterilitätsdiagnostik und -therapie auf die Sexualität

Häufiger kommt es bei anhaltender Fortpflanzungsstörung (sekundär) infolge von Erwartungsdruck und Versagensängsten zu Störungen der Sexualität, die dann über Selbstverstärungsmechanismen (z. B. die Angst, erneut zu versagen) aufrechterhalten werden (Arentewitcz u. Schmidt 1980). Bei einem Paar, das in Schuldgefühlen, Isolation und Trauer befangen ist, kann das Interesse an Sexualität und Intimität infolge depressiver Verstimmungen deutlich herabgesetzt sein. Sexuelle Schwierigkeiten treten entsprechend häufig erst im Verlauf einer Sterilitätsbehandlung auf. Tritt die Fortpflanzungsfunktion im Zusammenhang mit einer Sterilitätsbehandlung in den Vordergrund, kann die sinnliche Erlebnisfähigkeit des Paares abnehmen. Da einige Behandlungsmaßnahmen Aktivitäten zu bestimmten Zeitpunkten erfordern (sog. „Sexualität nach Fahrplan"), ist es naheliegend, daß die Spontaneität verloren geht. In diese Richtung deuten die Ergebnisse aus verschiedenen Studien, die in Tabelle 6.2 aufgeführt sind.

Tabelle 6.2. Studien zu sexuellen Funktionsstörungen im Verlauf der Sterilitätsbehandlung

Autoren	Gruppe und Patientengut	Methode	Ergebnisse und Schlußfolgerungen
Mai et al. (1972)	50 sterile Frauen 50 fertile Frauen	Interview	Bei sterilen Patientinnen eher sexuelle Unzufriedenheit und eine gestörte sexuelle Identität
Berger (1980)	16 infertile Männer	Interview	10 Männer berichten von passageren Potenzstörungen (1–3 Monate) nach Mitteilung negativer diagnostischer Ergebnisse
Freeman et al. (1983)	49 anovulatorische, 141 fertile und 104 infertile Frauen	Fragebogen	Keine bedeutsamen Unterschiede zwischen den Gruppen. Infertile Patientinnen erscheinen gegenüber unterschiedlichen sexuellen Praktiken weniger aufgeschlossen
Lalos et al. (1985)	30 Frauen mit tubarer Sterilität (+Partner), 101 Schwangere	Fragebogen	Schwangere Frauen waren zufriedener mit Sexualität und Beziehung
Martin et al. (1989)	74 sterile Paare, 23 Paare mit einem Kind	Interview	Bei 25% der Paare Belastungen durch sexuelle Funktionsstörungen; sexuelles Verlangen der Paare insgesamt sowie die Qualität der sexuellen Befriedigung z. Z. des Eisprungs war herabgesetzt
Herms (1987)	79 sterile und 84 fertile Frauen	Interview	Bei Sterilitätspatientinnen mehr Auffälligkeiten in der sexuellen Entwicklung, Libido beeinträchtigt
Strauß et al. (1991)	103 Paare eines IVF-Programmes	Fragebogen	Bei 44% der Frauen (vs. 14% Männer) eine deutliche Abnahme des Verlangens nach sexuellen Aktivitäten, bei 46,5% der Frauen (vs. 42% der Männer) Abnahme der Häufigkeit sexueller Kontakte

Angesichts der vorliegenden Ergebnisse gehört es zum Aufgabenbereich des behandelnden Arztes, die Zusammenhänge zwischen Sterilitätsdiagnostik und Sterilitätstherapie und eventuellen Auswirkungen auf die Sexualität von sich aus anzusprechen. Dem Paar ist zu versichern, daß keine somatische Ursache für die aufgetretene Funktionsstörung verantwortlich ist, sondern daß das Auftreten von sexuellen Funktionsstörungen (Abnahme des Verlangens, vorübergehende Lubrikationsstörungen, Potenzstörungen) während einer Sterilitätsbehandlung möglich und erwartbar ist. Besonders häufig treten sexuelle Funktionsstörungen nach der Eröffnung einer belastenden Diagnose auf.

6.2.4 Die emotionale Situation von Paaren mit langjährig unerfülltem Kinderwunsch

Die Fertilitätsstörung bedeutet für die meisten Paare, Frauen wie Männer, eine große Kränkung des Selbstwertgefühls. Es geht um die Erfüllung eines Wunsches, dessen Bedeutung emotional erst dann deutlich wird, wenn die Erfüllung versagt wird oder droht zu versagen. Es handelt sich dabei um den Verlust eines Potentials, den Verlust einer phantasierten intensiven, kontinuierlichen Beziehung. Der nicht erfüllbare Kinderwunsch stellt eine erhebliche Störung im narzißtischen Gleichgewicht dar, die zu einer Herabsetzung des Selbstwertgefühls mit den äußeren Zeichen einer depressiven Stimmungslage führt. Unabhängig von den Bedingungen funktioneller Sterilität ist die emotionale Situation der Paare gekennzeichnet durch Überraschung oder Schock, Verleugnung, Ärger, sozialen Rückzug mit Isolation, sowie Schulderleben, Trauer, reaktive Depression und häufig auch durch sekundäre Störungen ihrer Sexualität. Diese Gefühle können als Ausdruck wiederholter Versuche der Paare verstanden werden, den unerfüllten Kinderwunsch und die damit verlorenen Lebensperspektiven zu bewältigen und zu verarbeiten. Ein Verständnis für die aktuellen Gefühle und die Erlebnisverarbeitung der betroffenen Paare kann dabei den Kontakt zwischen Paar und behandelndem Arzt entscheidend verbessern.

Schock und Verleugnung. Die wenigsten Paare haben sich mit der Möglichkeit auseinandergesetzt, daß der Kinderwunsch nicht problemlos zu erfüllen sein könnte. Im Gegenteil zeigt jahrelange Verhütungspraxis vielmehr, daß Paare von ihrer Fertilität ausgehen. Die bewußte Planung verfestigt diese Überzeugung eher. Die erste Reaktion auf die Überraschung ist ein Schock und nicht selten Verleugnung. Es ist auffällig, mit welcher Hartnäckigkeit Paare an der Hoffnung festhalten, doch noch ein Kind zu bekommen. Sie klammern sich an unklare oder unterstützende Aussagen von Ärzten und warten oft Monate und Jahre weiter auf das Eintreten einer Schwangerschaft. Verleugnung stellt dabei einen Bewältigungsversuch dar, der den Gefühlen gilt, die durch den versagten Kinderwunsch ausgelöst werden. Die Paarsituation kompliziert den Verarbeitungsprozeß erheblich, da 2 Partner mit ihren individuellen und interpersonellen Verarbeitungsweisen beteiligt sind.

Erleben von Ohnmacht und Kontrollverlust. Sterilität konfrontiert Paare mit einem Kontrollverlust über ihre Lebensziele und über ihren Körper. Dabei ist Ärger zunächst eine unter bestimmten Bedingungen auch angemessene Form, auf Kontrollverlust zu reagieren. Ist die Erfüllung eines Wunsches aufgrund äußerer oder innerer Bedingungen aber nicht möglich, muß der Wunsch und der Ärger aufgegeben bzw. modifiziert werden. Bei langjährig sterilen Paaren fällt auf, daß sie dies nicht können. Sie halten es nicht für ungewöhnlich, den Wunsch nach einem Kind über 5–10 Jahre oder noch länger zu verfolgen. Die Frustration löst immer wieder Ärger aus, und dieser Ärger wendet sich häufig auch gegen den behandelnden Arzt und die Behandlungsbedingungen. Der Arzt wird verantwortlich gemacht für die Problemlösung und entsprechend auch für das Versagen. Der Ärger verhindert nicht selten gerade die Auseinandersetzung mit alternativen Problemlösungen (z. B. Adoption). Der offene Ausdruck von Wut ist zudem bei Paaren mit eher symbiotischer Paarstruktur tabuisiert. Kann einer der Partner die Wut über das eigene oder das Versagen des anderen nicht bewußt wahrnehmen, wird diese oftmals auf den eigenen Körper verschoben (Schmerzsymptomatik, Tendenz zu eingreifenden Maßnahmen) oder beispielsweise auch als ständiges Klagen über die Behandlung geäußert.

Schuld- und Minderwertigkeitsgefühle. In dem natürlichen Bedürfnis, eine Ursache für die ungewollte Kinderlosigkeit zu finden, bemühen sich sterile Paare um eine Erklärung ihrer Sterilität. Reichen dazu medizinische Befunde nicht aus, suchen Paare nicht selten in ihrer Lebensgeschichte nach einer persönlichen Schuld, für die sie in ihrer Vorstellung mit Sterilität „bestraft“ werden.

Schuldhaft werden meist Handlungen oder auch Phantasien erlebt, die mit für sie „eigentlich verbotenen“ Bedürfnissen zusammenhängen. Je nach den eigenen inneren Wertmaßstäben können solche Handlungen und Phantasien z. B. um außerehelichen Verkehr, Masturbation, den Gebrauch von Verhütungsmitteln oder auch um als egoistisch bewertete Erfolge im Beruf kreisen. Es ist nicht selten, daß eine Frau ihre Kinderlosigkeit damit in Verbindung bringt, daß sie im Beruf etwas erreicht hat. Mit dem Ausbleiben von Kindern scheint nun für sie der Beweis erbracht, keine „richtige“ Frau zu sein. Die betroffenen Paare verfolgen sich dabei selbst mit Schuldgefühlen und Selbstentwertung, die so weit gehen kann, daß sie sich auch in anderen Lebensbereichen als wertlos empfinden. Die Hinwendung zu Religion und mystischen Heilungsversuchen sowie die Mystifizierung der ärztlichen Autorität kann in diesem Zusammenhang als Versuch verstanden werden, sich von Schuldgefühlen zu befreien.

Isolation, Rückzug von sozialen Kontakten. Es fällt im Kontakt mit Kinderwunschpaaren immer wieder auf, daß sie sich bemühen, die Fortpflanzungsstörung geheimzuhalten. Gründe dafür können beispielsweise Angst vor weiteren Kränkungen, unpassenden Ratschlägen oder unangebrachten Mitleidsbekundungen sein. Ärger und Angst machen es ihnen schwer, sich mit den Standpunkten anderer auseinanderzusetzen und echte Hilfsangebote zu hören. So isoliert sich das Paar oft gerade in einer Phase, in der es Unterstützung brauchen könnte. Zugleich verschärft der Rückzug von Kontakten die Krise. Paare erleben ihr Verhalten selbst als belastend, wenn sich etwa betroffene Frauen nicht in der Lage fühlen, an Familienfesten teilzunehmen, weil dort eine schwangere Verwandte zu vermuten ist. Die Möglichkeit zur Realitätskontrolle wird außerdem eingeschränkt durch den Rückzug von anderen Familien mit Kindern. Sie nehmen sich damit eine Möglichkeit zu überprüfen, ob die eigenen Vorstellungen, die sie mit Familienleben und Kindern verbinden, nicht zu idealistisch sind. Bedingt durch den Rückzug ist es für die Paare unmöglich. Entlastung und Hilfe in Alltagsgesprächen zu finden, die sonst zu einer Minderung der Krise beitragen könnten. Weiter isolieren kränkende Reaktionen von Freunden und Bekannten, die das Problem bagatellisieren oder sich darüber lustig machen. Isolation kann auch innerhalb der Partnerschaft auftreten. Frauen klagen darüber, daß sie sich von ihren Männern in ihrer tiefen Betroffenheit nicht genügend verstanden fühlen, wenn die einsetzende Menstruation anzeigt, daß es in diesem Zyklus wieder nicht zu einer Schwangerschaft gekommen ist. Der Mann sieht sich falsch bewertet, da seine Bemühungen um die Frau von ihr nicht anerkannt werden. In den im Rahmen unserer Sterilitätssprechstunde durchgeführten Paargesprächen stellten sich die Männer oftmals weniger betroffen dar als die Frauen. Diese Haltung kann auch als Schutzfunktion verstanden werden, um sich vor weiteren Kränkungen zu schützen. Der behandelnde Arzt sollte diese Haltung daher keinesfalls vorschnell als mangelndes Interesse an einem Kind deuten. Bei vielen Einzelfällen war es eindrucksvoll zu sehen, daß es für den Mann von sterilen Ehen besonders bedeutsam war, wenn seine Partnerin einmal von ihm konzipiert hatte. Damit schien die Befürchtung einer eventuellen Zeugungsunfähigkeit aus dem Weg geräumt zu sein, was einer tiefen narzißtischen Kränkung gleichkäme. Oft befürchten Paare, daß sie letztlich nicht nur kinderlos bleiben, sondern auch noch den Partner verlieren. Ihre Isolation und Kontaktlosigkeit macht es ihnen dann unmöglich, ihre Befürchtungen zu überprüfen. Die Kommunikation kann immer schwieriger werden, immer mehr Themen werden ausgegrenzt, und es stellt sich dadurch zusätzlicher Streß in der Partnerschaft ein.

Trauer. Sterilität umfaßt den unfreiwilligen Verzicht auf Kinder, auf genetische Kontinuität, auf Fruchtbarkeit und ihre Bedeutung für die Sexualität und den Verzicht des Erlebnisses von Schwangerschaft und Geburt. Es ist nicht eine Trauer über den Tod, sondern über den Verlust, Leben zu schenken (Menning 1980). Viele Paare scheitern an diesem Trauerprozeß und verharren in Depression. Aus dem bisher Dargestellten ergeben sich Gründe, weshalb ein Paar an diesem Trauerprozeß scheitern kann: Der Verlust wird nicht erlebt, weil letztlich nicht eine konkrete Person, sondern die Hoffnung auf eine phantasierte Beziehung verlorengeht. Der Verlust kann nicht erlebt werden, da er von Schuld, Scham und Angst überlagert wird und bleibt letztlich unsicher, da in vielen Fällen keine eindeutig endgültige Diagnose gestellt werden konnte. Der Rest an Hoffnung macht die Trauer unmöglich. Schließlich fehlt es oft an sozialen Beziehungen, in denen sich das Paar in seinem Leid angenommen fühlen kann.

Depression. Depressive Stimmungsschwankungen fallen bei vielen Partnern steriler Ehen auf, sie werden in der Regel jedoch dem Leiden an der Kinderlosigkeit zugeschrieben. Es ist jedoch oftmals nicht zu entscheiden, ob die depressive Grundstimmung steriler Frauen primär vorhanden oder durch den nicht erfüllten Kinderwunsch entstanden ist (Davies-Osterkamp 1991). Der Beginn einer Sterilitätstherapie führt oftmals zu einer vorübergehenden Entlastung und Verbesserung der Gestimmtheit in dem Bewußtsein, es werde für den Kinderwunsch nun alles getan (Karahasanoglu et al. 1972). Um so stärker und anhaltender sind erneute depressive Verstimmungen, wenn der erwartete Behandlungserfolg ausbleibt.

6.2.4.1 Verarbeitung der ungewollten Kinderlosigkeit und moderne Reproduktionsmedizin

In der durch die Fruchtbarkeitskrise ausgelösten emotionalen Situation kann die Sehnsucht nach dem Kind noch verstärkt werden, wenn die Hoffnung entsteht, mit dem Kind das seelische Gleichgewicht wiederzufinden. Die Krise und ihre Verarbeitungsprobleme fördern die Behandlungsbereitschaft in der Vorstellung, daß die Sinnkrise auf ein medizinisch lösbares Problem reduziert werden kann. Tabelle 6.3 zeigt, wie die emotionalen Reaktionsweisen, die durch die Fruchtbarkeitsstörung an sich bereits ausgelöst werden, durch medizinische Behandlungen (insbesondere In-vitro-Fertilisierung) aufgegriffen und u. U. negativ verstärkt werden können.

In einer eigenen Untersuchung (Maier-Kirstätter et al. 1990) wurden 22 erfolgreiche IVF-Patientinnen zur Belastung durch die Behandlung mit IVF befragt. Die Patientinnen wurden gebeten, die von ihnen erlebte Belastung durch unterschiedliche

Tabelle 6.3. Bedeutung der Behandlung durch In-vitro-Fertilisierung (IVF) und Embryotransfer (ET) für die Verarbeitung der Sterilitätskrise

Emotionale Situation der Paare	Durch IVF geförderte Reaktionsweise
Schock Verleugnung	Entwicklung unangemessener Hoffnungen durch Überschätzen der Behandlungserfolge
Kontrollverlust Ohnmachtserleben	Delegation der Kontrolle an den Experten, dabei Festschreiben der Unfähigkeit zur Selbsthilfe, Körperfunktionen erscheinen als „Fremd-kontrollbedürftig", neue Versagenserlebnisse
Schuldgefühle Minderwertigkeitsgefühle	Orientierung an der „Behandlungsnorm": „nichts unversucht lassen", um sich keine Vorwürfe machen zu müssen
Isolation	Geheimhalten der Behandlung, Entfremdung vom Partner durch nicht kommuniziertes unterschiedliches Behandlungserleben, Reduzierung oder Aufgabe von beruflichem Engagement wegen zeitlicher Überbeanspruchung
Trauer	Auf unbestimmte Zeit verschoben, damit Chronifizierung der Krise

Phasen der IVF-Behandlung auf einer Skala (0–100) retrospektiv einzuschätzen. In Abb. 6.2 sind die Ergebnisse kurz dargestellt.

Die Frauen erlebten vor allem solche Situationen als belastend, in denen sie alleingelassen wurden, wenn nichts mehr getan werden kann, wenn sie etwa nach erfolgtem Embryotransfer nach Hause geschickt werden.

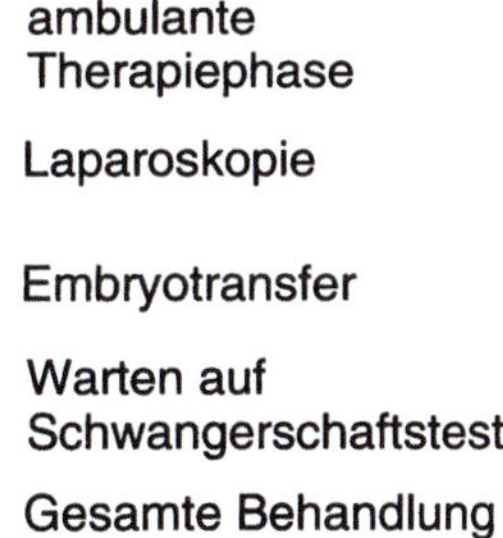

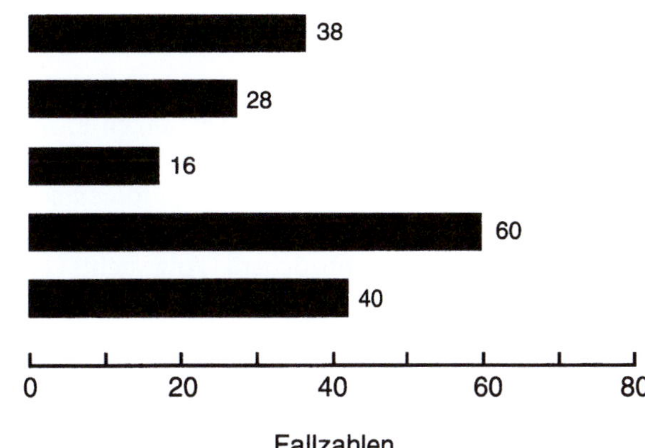

Abb. 6.2. Einschätzung der Belastung unterschiedlicher Therapiephasen durch die Frauen ($n = 22$; Skala 0 bis 100)

Tabelle 6.4. Rangreihe subjektiver Belastungen

Rangplatz	Belastung durch
1.	Zeitaufwand für die Behandlung
2.	Wechsel von Hoffnung und Enttäuschung
3.	Probleme am Arbeitsplatz
4.	Angst vor dem Eingriff
5.	Nebenwirkungen der Medikamente

Tabelle 6.5. Häufigkeiten (Männer und Frauen) spezieller Probleme während einer IVF-Behandlung

Autoren	Kentenich et al. 1987	Hölzle 1988	Strauß 1991
Problembereiche			
psychische Probleme	62%	52%	34%
berufliche Probleme	41%	23%	19%
Partnerschafts- u. sexuelle Probleme	12%	9%	12%

Weiter wurden die Patientinnen gebeten, vorgegebene Belastungen in eine für sie gültige „Belastungsrangreihe“ zu bringen. Diese Ergebnisse sind in Tabelle 6.4 dargestellt.

Neuere Studien zum Erleben der IVF-Behandlung im deutschsprachigen Raum zeigen übereinstimmend, daß Frauen und Männer vor allem unter psychischen, beruflichen und partnerschaftlich/sexuellen Belastungen in Folge einer IVF-Behandlung zu leiden haben. Tabelle 6.5 gibt die relativen Häufigkeiten wieder.

6.3 Konsequenzen für die Kinderwunschsprechstunde

6.3.1 Bedeutung und Entwicklung einer vertrauensvollen Arzt-Patient-Beziehung

Der behandelnde Arzt ist in der Beziehung zu Kinderwunschpaaren bestimmten Erwartungen ausgesetzt: Auf der einen Seite richten sich große Wünsche an ihn, und auf der anderen Seite folgen sehr schnell Enttäuschungsreaktionen und Abwertungen mit Behandlungsabbrüchen. Angesichts der modernen Fortpflanzungsmedizin verbindet sich bei Paaren die Behandlungsmotivation mit der Erwartung an das „Machbare“; stößt diese Erwartung auf einen Arzt, der sich als Helfer mit dieser Hoffnung identifiziert, kann es zur „unheilvollen Allianz“ (Stauber 1990) oder „Mißallianz“ (Maier u. Herms 1987) kommen, in der Paare und Arzt die Sinnkrise, die sich mit der Kinderlosigkeit für die Paare verbindet, auf ein technisches Problem reduzieren. Die Problemreduktion entfernt das Paar, aber auch den behandelnden Arzt allzu leicht von einer ganzheitlichen Sichtweise, die bedeuten würde, nicht nur einen behebbaren Störfall zu sehen, sondern die Fertilitätskrise mit der Lebensgeschichte in Beziehung zu setzen. Gerade Paare, die sich sehr ohnmächtig fühlen, tendieren dazu, Macht auf den behandelnden Arzt/das Team zu übertragen (Frick-Bruder 1984). Der Arzt sollte sich nicht mit dem Wunsch mancher Patientin verbünden, daß ein Festhalten an Behandlungsversuchen auf unbestimmte Zeit möglich ist, sondern es gehört zur Beratung, auch eine Grenze der Behandlungsdauer festzulegen. In der Kinderwunschsprechstunde spielt Vertrauen zwischen Arzt und Paar eine besonders große Rolle. Gelingt es, eine vertrauensvolle Beziehung zu den Paaren herzustellen, so besteht die Chance, die Fähigkeiten des Paares zu fördern und zu stärken, mit dem Problem der Kinderlosigkeit bewußter umzugehen. Angesichts des unerfüllten Kinderwunsches steht dem Vertrauen der Partner zu sich selbst, zu der Beziehung und zu anderen oft das Gefühl entgegen, vom Leben ungerecht behandelt zu werden oder selbst versagt zu haben. Das gestörte Vertrauen entspricht der Hilflosigkeit der Paare, mit der Kinderlosigkeit fertig zu werden.

Zu einer vollständigen Anamnese im Rahmen der Sterilitätsdiagnostik gehört neben der Erhebung der allgemeinmedizinischen und gynäkologischen Daten, der Frage nach der Dauer des Kinderwunsches auch die Abklärung der Kinderwunschmotivation. Thematisiert werden sollte der Leidensdruck durch den unerfüllten Kinderwunsch, die Paarbeziehung und die Vita sexualis. Besonders zu achten ist auf psychosomatische Symptome. In erster Linie ist es dabei wichtig, mit dem Paar in einer Atmosphäre in Kontakt zu kommen, in der sich beide mit dem eigenen Problem und Problemverständnis akzeptiert fühlen. Der beratende Arzt kann sich zunächst die früheren Behandlungserfahrungen des Paares schildern lassen. Er erfährt dabei die Krankengeschichte aus der Perspektive des Paares und erhält einen Eindruck davon, wie das Paar mit früheren Behandlungsversuchen umgehen konnte; er kann daraus Rückschlüsse ziehen, welche Erwartungen das Paar jetzt an den Arzt hat. Die Abklärung der Erwartungen unfaßt auch die Vorstellungen über die möglichen Ursachen der Kinderlosigkeit, über die Ziele der Behandlung, über die weiteren Behandlungsmaßnahmen und die Bereitschaft, Verantwortung für Risiken und Entscheidungen zu übernehmen. Gefühle von Ohnmacht und Hilflosigkeit, Schuldgefühle, und Minderwertigkeitsgefühle kommen allmählich bei weiteren Gesprächen auf. Allein durch das Ansprechen können diese oftmals schon gemildert werden. Eine vertrauensvolle Arzt-Patient-Beziehung ist gekennzeichnet durch die offene Thematisierung von Schwierigkeiten, Problemen und möglichen Nebenwirkungen der geplanten Therapie. In verschiedenen Studien (Kentenich et al. 1987; Hölzle 1989) zum Erleben und der Verarbeitung von Sterilitätsbehandlungen und insbesondere der In-vitro-Fertilisation hat sich immer wieder bestätigt, daß Patientinnen im Laufe der Sterilitätsbehandlung unzufrieden sind mit Art und Ausmaß der Vermittlung spezifischer Informationen. Aus der Forschung zur Arzt-Patient-Beziehung ist darüber hinaus bekannt, daß die Information, die der Arzt spontan und freiwillig gibt, besser behalten wird und besonders das Vertrauen fördert. Zu den wesentlichen Informationen würde neben der Darstellung des Behandlungsablaufes auch gehören, frühzeitig Risiken und zu erwartende psychosoziale Belastungen der Behandlung anzusprechen, um die realistische Einschätzung der Behandlungschancen und deren Grenzen zu fördern. Der Arzt kann dadurch hilfreich sein, daß er von den Paaren bei der Behandlungsplanung Mitentscheidung fordert, auch beispielsweise für die Grenzen der Behandlungsbereitschaft und das Behandlungsende. Hier beginnt auch eine „Enttäuschungsprophylaxe", die die Tragfähigkeit der Arzt-Patient-Beziehung begründen kann. Gutgemeinte Empfehlungen, wie etwa zur Entlastung den Beruf aufzugeben, sind kontraindiziert, da sie den Teufelskreis des Autonomieverlustes weiter unterhalten, und die Frau damit auch ihre weitere Lebensgestaltung vom Kinderwunsch bestimmen läßt.

Wichtige Inhalte eines Erstgespräches mit dem Arzt

Sorgfältige somatische Anamnese mit Einholung aller Vorbefunde

- *Krankengeschichte und Problemverständnis aus der Sicht des Paares.* Seit wann besteht Kinderwunsch? Wie weit ist das Paar über die Zusammenhänge von Befruchtung, Schwangerschaft, hormonelle Regelkreise informiert? Was für Vorstellungen bestehen über psychosomatische Zusammenhänge der ungewollten Kinderlosigkeit?
- *Leidensdruck.* Was für einen Eindruck erweckt das Paar? Wirkt das Paar oder einer der beiden depressiv? Stellt die Frau durch die Kinderlosigkeit ihre ganze Persönlichkeit und Weiblichkeit in Frage? Kann Ambivalenz gegenüber dem Kinderwunsch zugelassen werden?
- *Beeinflussung der Partnerschaft und Sexualität durch die Kinderlosigkeit.* Ist die Sexualität auf die fruchtbaren Tage abgestimmt? Wird jeder Urlaub für die Behandlung verwendet?
- *Perspektiven über Behandlungsmöglichkeiten hinaus.* Sieht das Paar Grenzen für Behandlungsversuche? Wovon macht es diese abhängig? Scheint eine erfüllte Zukunft auch ohne Kind möglich? Wie könnte ein Leben ohne Kinder aussehen? Welche Einstellung besteht zu Adoption als möglicher Alternative?
- *Aktuelle Belastungen.* Wie beschwerlich ist es für das Paar, sich der Behandlung zu unterziehen (Streß, Beruf usw.)?
- *Einbettung in ein soziales Netz bzw. Berufsleben.* Hat das Paar vertraute Personen, mit denen es sprechen kann, oder lebt es isoliert? Gibt es Druck von außen auf das Paar?
- *Besprechung der medizinischen Indikation und des Behandlungsablaufes.* Was ist über die körperlichen und seelischen Ursachen bekannt? Welche Chancen und Möglichkeiten für eine erfolgreiche Behandlung bestehen?
- *Besprechung möglicher Belastungen durch eine Behandlung.* Auswirkungen auf die Sexualität, reaktive Depressionen bei Mißerfolg, Zunahme des Leidensdrucks, extreme Enttäuschung, Wut, Verleugnung etc.
- *Feststellung möglicher Kontraindikationen.* Vorliegen einer Suchtproblematik, Psychose bei einem/beiden Partnern, offensichtlich instabile Partnerschaft, z.B. Trennungsdrohung bei Ausbleiben des Behandlungserfolges
- *Bestehen behandlungsbedürftige psychische Störungen?* Ansprechen einer unrealistisch erscheinenden Fixierung auf Behandlung und Kinderwunsch: z.B. bei grenzenloser Risikobereitschaft hinsichtlich möglicher Behandlungen
- *Beobachtung der Paarinteraktion während des Gespräches.* Wie gehen die Partner miteinander um? Wer „führt das Gespräch"? Wie werden Entscheidungen getroffen? Der passivere Partner sollte aktiv ins Gespräch einbezogen werden.

6.3.2 Umgang mit Indikation und Kontraindikation bei der Sterilitätsbehandlung aus psychosomatischer Sicht

Schon sehr früh wurde auf die Gefahr von psychischen und somatischen Komplikationen bei einer medizinischen Behebung der Sterilität hingewiesen (Goldschmidt u. Jürgensen 1985; Benedek 1952; Hoffmann 1974). Wenn man eine Fruchtbarkeitsstörung als organische Abwehr des Kindes betrachtet, könnte die künstliche Behebung der Sterilität konfliktaktualisierend wirken, die Gefahr von Dekompensationen bis hin zur Psychose wird erwähnt. Daneben sind Symptomverschiebungen im somatischen Bereich zu erwarten. Entsprechend ist es ein verstehbarer Anspruch, möglichst klare psychosoziale Kriterien für eine Indikation bzw. zur Kontraindikation somatischer Sterilitätstherapie zu erarbeiten. Stauber und später Kentenich haben für das „Berliner Sprechstunden Modell" versucht, psychosomatische Kontraindikationen der IVF-Behandlung zu formulieren (Stauber 1986b; Kentenich et al. 1987). Hierunter werden von den Autoren folgende Bedingungen genannt: Psychose bei einem der Partner, schwere neurotische Depression bei einem Partner, ambivalenter Kinderwunsch, Aufrechterhaltung der Partnerschaft nur durch das gewünschte Kind und die ungeklärte Sterilität. Kentenich et al. (1987) meinen zu diesen Kontraindikationen, deren Formulierung sei nicht als Selektionsmechanismus in dem Sinne zu verstehen, daß der Arzt sich zum obersten Richter über den Kinderwunsch des Paares aufschwingt (nach Strauß 1991). Sie sollen lediglich verstanden werden als Schutz von Mutter und Kind vor tiefergehenden psychischen Schäden (z.B. Schwangerschafts-, Wochenbettpsychose). Ob und wieviele Patientinnen aus dem IVF-Programm auf der Basis dieser Kontraindikationen ausgeschlossen wurden, ging bisher aus keiner Veröffentlichung hervor. Sind die psychiatrischen Kontraindikationen relativ leicht zu erfassen, so ist insbesondere die Formulierung eines „ambivalenten Kinderwunsches" äußerst schwer mit konkreten Kriterien in Verbindung zu bringen, bedenkt man dabei, daß beispielsweise von psychoanalytisch orientierten Autoren das Zulassen einer Ambivalenz gegenüber dem Kinderwunsch als wesentlich für eine reife Auseinandersetzung angesehen wird und ein Beratungsziel darstellt. Man wird also damit umgehen müssen, daß psychosomatische Kontraindikationen auch weiterhin eine Gratwanderung darstellen und im Einzelfall geprüft werden müssen. Es bleibt zu hoffen, daß gerade auch diese empfindliche Frage in zukünftiger Forschung mehr Berücksichtigung findet. Vorläufig kann eine vorsichtige Orientierung an der von Stauber (1990) für den Praktiker eingeführten Differenzierung zwischen „gesundem", „starkem" und „überwertigem" Kinderwunsch hilfreich sein.

- *Kennzeichen eines „gesunden" Kinderwunsches:*
  - Leidensdruck,
  - Abwägen der ärztlichen Hilfsmöglichkeiten,
  - frustraner Kinderwunsch kann sozial untergebracht werden.
- *Kennzeichen eines „starken" Kinderwunsches:*
  - starker Leidensdruck,
  - Drängen auf invasive medizinische Eingriffe,
  - Lebensperspektive gestört,
  - negative soziale Resonanz, depressive Reaktion.
- *Kennzeichen eines „überwertigen" Kinderwunsches:*
  - sehr starker Leidensdruck,
  - „ein Kind um jeden Preis",
  - Verzicht scheint unmöglich,
  - Arzt-Patient-Beziehung erschwert durch Agieren (Ärzteverschleiß),
  - grenzenlose Reproduktionsmedizin gefordert.

Der dort charakterisierte „überwertige" Kinderwunsch stellt zwar keine absolute, jedoch eine relative Kontraindikation für eine Sterilitätsbehandlung dar. Es kann angenommen werden, daß ein Paar mit so starkem Leidensdruck und grenzenloser Inanspruchnahme somatischer Behandlung nicht in der Lage ist, mit der Fertilitätskrise fertig zu werden. Eine unbedenkliche weitere Sterilitätsbehandlung kann gerade bei einem „überwertigen Kinderwunsch" zu einer Zuspitzung der Sterilitätskrise und Behinderung anderer Lösungsmöglichkeiten führen (wie in Tabelle 6.3 dargestellt). Psychosomatische Beratung sollte hier dringend empfohlen werden. Von erfahrenen Psychosomatikern wird betont, daß eine Behandlung mit Inseminationen oder In-vitro-Fertilisation erst dann versucht werden sollte, wenn die Paare die Sterilitätskrise bewältigt haben und ihre Sterilität auch akzeptieren können (Stauber 1987; Berger 1982; Berger et al. 1986; Frick-Bruder 1989). Einen Überblick über Kontraindikationen für eine forcierte Sterilitätsdiagnostik und -therapie aus psychosomatischer Sicht gibt die folgende Übersicht:

- sexuelle Probleme (z. B. Virgin-wife-Ehen, Impotentia coeundi, Vaginismus),
- Psychose,
- Sucht (z. B. Alkoholismus),
- starke reaktive Depression,
- überwertiger Kinderwunsch.

6.3.3 Ansatzpunkte psychosomatischer Beratung und Therapie

In der Praxis kommt der psychosomatisch begleiteten Fertilitätssprechstunde die größte Bedeutung zu (Stauber 1979). Dabei sind die organisatorischen Rahmen- und Settingbedingungen sowie die Kooperationsformen mit dem somatischen Behandlungssetting maßgebend für die Effektivität und Akzeptanz psychosomatischer Maßnahmen (Maier u. Senf 1988).

Als Beispiel einer psychosomatisch begleiteten Fertilitätssprechstunde stellen wir das Kooperationsmodell zwischen der Universitäts-Frauenklinik und der Psychosomatischen Universitätsklinik in Heidelberg vor.

Das Setting sieht vor, daß alle Paare im Rahmen der Anamnesegespräche mit dem Arzt auch *Fragebögen* (die eine Basisdiagnostik zu psychosomatischen Beschwerden und zur Paarsituation umfassen) ausfüllen. Im Verlauf der medizinischen Diagnostik nehmen die Paare an *zwei beratenden Gesprächen* teil. Ziel der Gespräche ist es, die emotionalen Aspekte des Kinderwunsches und der Behandlung zu vergegenwärtigen. Dieses Setting führt zu einer vergleichsweise hohen Akzeptanz. Fast jedes zweite Paar nimmt das Angebot dieser begrenzten Beratung wahr. Ausschlaggebend dafür scheint zu sein, daß für die Kinderwunschpatienten erfahrbar ist, daß die psychosomatische Beratung auch von den behandelnden Ärzten als fester und sinnvoller Bestandteil der Behandlung angesehen wird. Darüber hinaus können wir den Paaren eine auf ca. 10 Stunden *begrenzte fokale Paartherapie* anbieten. Der Schwerpunkt liegt dabei auf der Interaktionsfähigkeit des Paares in der Auseinandersetzung mit Wünschen und Forderungen an den Partner, an die Behandlung und an sich selbst. Als Schwierigkeit erweist sich, daß die meisten Paare, d. h. Frauen wie Männer, nur wenig motiviert sind, eine psychotherapeutische Behandlung einzugehen; in ihrem eigenen Problemverständnis ist das Ausbleiben von Kindern eine ausschließlich somatische Störung. Die Patientinnen fürchten zum einen die Konfrontation mit ihrem Leiden an der Kinderlosigkeit, zum anderen, durch psychotherapeutische Interventionen den Wunsch nach einem Kind ausgeredet zu bekommen. Ziel von regelmäßigen *Fallkonferenzen* von Psychologen und Ärzten der Sterilitätssprechstunde ist es, eine gemeinsame und ganzheitliche Sichtweise der Fertilitätsstörung des Paares zu erarbeiten. Auf diese Weise vermittelt sich die psychosomatische Sichtweise den Paaren auch über die Begegnung mit dem ärztlichen Team, was wiederum dazu beitragen kann, daß sich Paare einer weiterführenden Psychotherapie öffnen. Wichtig ist auch die Verfügbarkeit von *Beratung im weiteren somatischen Behandlungsverlauf*, vor allem in Krisenzeiten der somatischen Behandlung (nach Mißerfolgen, abgebrochenen Behandlungszyklen, wiederholt schlechten Spermiogrammbefunden etc.), aber auch nach Eintreten einer lang ersehnten Schwangerschaft. Ohne ein solches Angebot bleiben die Paare mit den Mißerfolgen allein, bis sie sich zu einem weiteren Behandlungsversuch durchringen und sich wieder an die erneute Hoffnung klammern. Gerade auf die ersten Mißerfolge im Behandlungsverlauf reagieren Patientinnen besonders heftig mit Enttäuschung, Niedergeschlagenheit und depressiven Verstimmungen. Greenfield et al. (1988) beobachtete bei 20 von 97 IVF-Patientinnen nach dem ersten Mißerfolg behandlungsbedürftige depressive Reaktionen. Sinnvoll erscheint auch ein *Beratungsangebot nach eingetretener Schwangerschaft und deren Verlauf*. Bei Befragung von 22 erfolgreichen IVF-Patientinnen fiel auf, daß Ängste, das Kind zu verlieren, ein behindertes Kind zu bekommen oder aber nicht gut genug für das Kind sorgen zu können, häufig und in auffälliger Intensität geäußert wurden (Maier-Kirstätter et al. 1991). Ein Teil der Patientinnen traute sich keine Spontangeburt zu und empfand eine geplante Sectio als entlastend. Das Gefühl, doch nicht richtig zu funktionieren, begleitet die betroffenen Frauen offensichtlich weiter während der Schwangerschaft und bei der Vorbereitung auf die Geburt. In Abb. 6.3 ist das Ineinandergreifen somatischer und psychosomatischer Behandlungsschritte dargestellt.

Angesichts der Bedeutsamkeit psychischer Faktoren beim Zustandekommen und der Aufrechterhaltung der Kinderlosigkeit sowie der Effektivität psychosomatischer Beratung in diesem Bereich, sollte den Paaren durch den behandelnden Arzt der Weg zu einem differenzierten Behandlungsangebot eröffnet werden. Dem Arzt (Gynäkologe, Hausarzt) kommt eine besondere Verantwortung zu, da er in der Regel als erster die Frau oder das Paar zu sehen bekommt. Gelingt es ihm, sich auch als Ansprechpartner für die emotionale Seite des Kinderwunsches zu erweisen, so kann er der Frau oder auch dem Paar den Zugang zum emotionalen Erleben erschließen und damit zu einer ganzheitlichen Sichtweise des Problems verhelfen. Die nachstehende Übersicht zeigt psychotherapeutische Ansatzpunkte, die vom behandelnden Arzt in einer kontinuierlichen Beratung umgesetzt werden können:

- Versagensängste und Leistungsorientierung mildern,
- Entwicklung realistischer Erwartungen und Vorstellungen,
- Selbstkontrolle fördern (Mitentscheidung der Patienten fördern, Grenzen der Behandlung thematisieren lassen),
- Entlastung von Gefühlen (Ohnmacht, Wut, Neid),
- Ansprechen offensichtlicher Konflikte (Berufsunzufriedenheit)
- Druck von außen, Partnerschaftskonflikte.

Die Ergebnisse kontrollierter Psychotherapiestudien zeigen, daß verschiedene Psychotherapiearten in der Lage sind, die an der Fertilität beteiligten Faktoren zu verbessern und Schwangerschaftsraten zu erhöhen (Stauber u. Richter 1986; Sarrel u. DeCherney 1985; Bents 1991). Ebenfalls tragen sie zu einer Verbesserung des Allgemeinbefindens und zur Abnahme der Belastung durch den unerfüllten Kinderwunsch bei (Bresnik u. Taymor 1979; O'Moore et al. 1983; Sysjö u. Kjessler 1989; Mäkelä 1989). Wenn man die Forderung nach einer gezielten somatisch-psychosomatischen Kooperation in der Fortpflanzungsmedizin aufgreift, muß man besonders bei längerdauernden seelischen Störungen, sowie bei ungeklärter Sterilität eine psychotherapeutische Behandlung empfehlen. Tabelle 6.6 zeigt abschließend einen Überblick über kontrollierte Psychotherapiestudien. Ein Vergleich der einzelnen Studien ist allerdings nur schwer möglich,

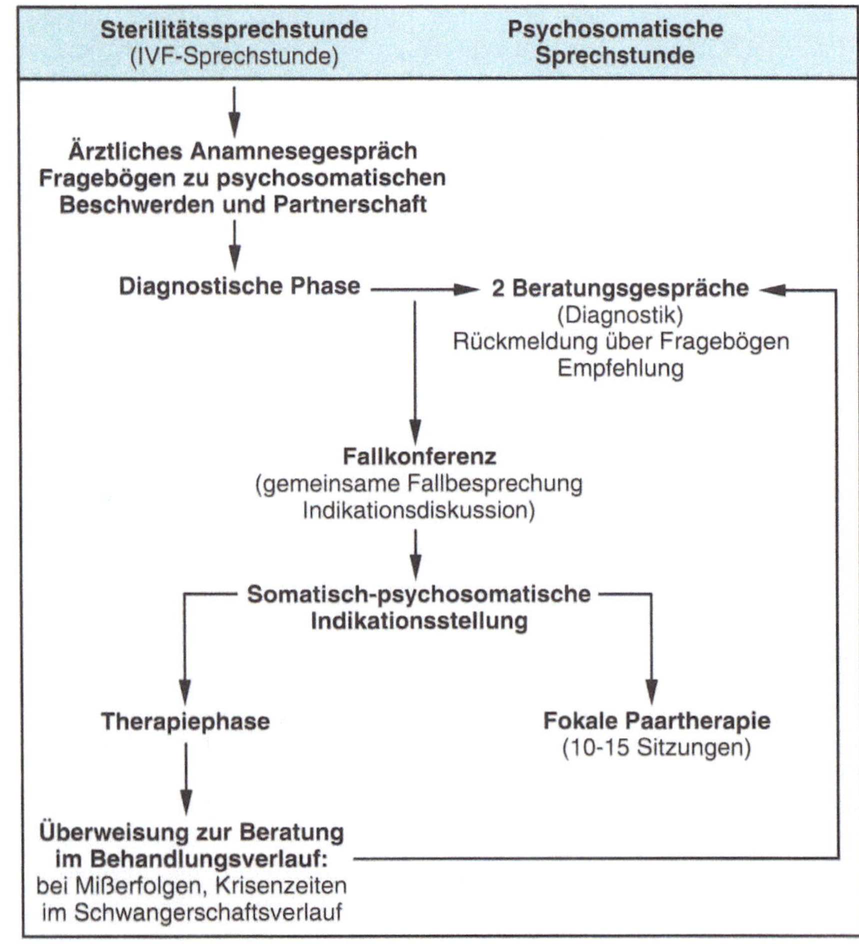

Abb. 6.3. Ablauf der somatisch-psychosomatischen Kooperation

Tabelle 6.6. Überblick über Psychotherapiestudien

Autoren	Gruppen	Design	Evaluation	Therapieart	Ergebnisse
Bresnick u. Taymor 1979	65 sterile Paare	Prä-post-Vergleich	Psychologische Parameter	Kurztherapie (46 Paare), längere Therapie (19 Paare)	Längere Therapie insgesamt überlegen, Frauen mehr Abnahme der Belastung als Männer
Stauber u. Richter 1986	40 Patientinnen mit sekundärem Amenorrhösyndrom	Prä-post-Vergleich	Psychologische Parameter, physiologische Parameter	Spezielles Vorgehen in der ärztlichen Sprechstunde, 4 Termine	Bei 90% Normalisierung des Zyklus
O'Moore et al. 1983	13 sterile Paare, 13 Paare mit Kindern	Prä-post-Vergleich	Psychologische Parameter, physiologische Parameter	Autogenes Training	Bei Frauen Abnahme von Angstwerten und Schuldgefühlen, bei Männern Zunahme von Gefühls- und Belastungserleben
Sarrel u. DeCherney 1985	20 Paare mit sekundärer Sterilität	Zufallszuweisung 10 Paare mit, 10 Paare ohne Therapie	Schwangerschaftsraten	2stündiges Interview durch Therapeut und Arzt	Therapiegruppe 6 von 10 Frauen schwanger. Kontrollgruppe 1 von 9 Frauen schwanger
Bents 1991	15 langjährig sterile Paare	Prä-post-Vergleich Eigenwartegruppe	Psychologische Parameter, physiologische Parameter Schwangerschaftsraten	Verhaltenstherapeutisches Paarprogramm, 4 Monate	Eigenwartegruppe: 0 Schwangere, Therapiegruppe: 5 Paare mit Schwangerschaft, Streßreduktion, Spermiogramme gebessert
Sysjö u. Kjessler 1989	32 Paare	Prä-post-Vergleich	Fragebögen zur Zufriedenheit mit dem Therapieangebot	Informations- und Gesprächsgruppe über 4 Monate	Post: große Zufriedenheit, Bewältigung der Sterilität erleichtert
Mäkelä 1989	150 sterile Paare	Prä-post-Vergleich, Therapiegruppe: 75 Paare, 75 Paare Kontrollgruppe	Auswirkung auf die Arzt-Patient-Beziehung	Paargespräche (24 h in 6 Monaten)	Positive Auswirkung auf die Arzt-Patient-Beziehung

da die Evaluationskriterien sehr unterschiedlich sind und auch das therapeutische Vorgehen meist nur unzureichend beschrieben wurde.

Durch Psychotherapieforschung bei Paaren mit Fertilitätsproblemen sind für eine ganzheitliche Sichtweise und Behandlung der Sterilität weitere praxisrelevante Ergebnisse zu erwarten. Darüber hinaus muß den Folgen der somatischen Sterilitätsbehandlung mehr Aufmerksamkeit geschenkt werden. Gerade durch die moderne Fortpflanzungsmedizin wird eine einseitige Orientierung von Arzt und Patienten an der konkreten Erfüllung des Kinderwunsches gefördert. Auch der Arzt mißt den Erfolg seines Handelns ausschließlich am Eintreffen von Schwangerschaft und Geburt eines Kindes. Dies trägt dazu bei, Ohnmachtsgefühle und Depression durch eine Illusion „alles ist machbar" abzuwehren. Psychosomatisch-somatische Kooperation im Bereich der Fortpflanzungsmedizin kann weiter fruchtbar werden, wenn die Frage nach Erfolg und Mißerfolg aufgegriffen wird und auch für die somatische Sterilitätstherapie Zielkriterien wie Lebenszufriedenheit und Partnerzufriedenheit, sowie Zufriedenheit mit der Arzt-Patient-Beziehung weiterentwickelt werden.

6.4 Literatur

Arentewicz G, Schmidt G (1980) Sexuell gestörte Beziehungen. Springer, Berlin Heidelberg New York

Auhagen-Stehanos U (1982) Kasuistischer Beitrag zur Diskussion psychosomatischer Zusammenhänge bei Hyperprolaktinämie. Gynäkol 15:198–201

Auhagen-Stephanos U (1989) Zur Psychosomatik der weiblichen Sterilität. Prax Psychother Psychosom 34:184–194

Bautz M, Kauß EL, Krause W (1987) Ist die psychotherapeutische Behandlung bei Kinderwunschpaaren notwendig? Vortrag, Symposium, Psychosomatik der Infertilität, Bielefeld

Benedek T (1952) Infertility as a psychosomatic defense. Fertil Steril 3:527–537

Bents H (1991) Verhaltenstherapeutische Paartherapie bei Kinderwunschpatienten. Jahrb Med Psychol 5:I

Berger DM (1980) Couples reaction to male infertility and donor insemination. Am J Psychiat 137:1047–1049

Berger DM, Eisen A, Shuber J, Doody KF (1986) Psychological patterns in donor insemination couples. Can J Psychiatry 31:818–823

Bernstein J, Mattox JH (1982) An overview of infertility. JOGN Nursing Sept/Oct: 309–314

Breckwoldt M (1989) Störungen der Ovarialfunktion. In: Bettendorf G, Breckwoldt (Hrsg) Reproduktionsmedizin. Fischer, Stuttgart

Bresnick E, Taymor ML (1979) The role of counseling in infertility. Fertil Steril 32:154–164

Cerutti R, Tosardi U, Dolcetta G et al (1983) Consideration on tubal sterility of presumed psychogenic origin. Clin Exp Obst Gynecol 10:171–175

Davies-Osterkamp S (1991) Psychologische Untersuchung im Rahmen künstlicher Befruchtungstechniken: eine kritische Bestandsaufnahme. Jahrb Med Psychol 5:I

Freeman EW, Garcia CR, Rickels K (1983) Behavioral and emotional factors: a comparison of anovulatory infertile women with fertile and other infertile women. Fertil Steril 40:195–201

Frick-Bruder V (1984) Die Arzt-Patient-Beziehung in der Sterilitätsbehandlung. In: Frick-Bruder V, Platz P (Hrsg) Psychosomatische Probleme in der Gynäkologie und Geburtshilfe. Springer, Berlin Heidelberg New York

Frick-Bruder V (1985) Gesunder und kranker Kinderwunsch in der Sterilitätsbehandlung. Schlesw Holst Ärztebl 10: 639–642

Frick-Bruder V (1989) Paarbeziehung und Paardynamik steriler Ehen. Arch Gyn Obstet 245:1050–1052

Gerhard I, Martin A, Runnebaum B (1989) Streß und Sterilität: Messung emotionaler Belastung bei Kinderwunschpaaren mittels physiologischer Parameter. Arch Gyn Obst 24: 1061–1062

Giblin P, Ager J, Poland M, Olson J, Moghissi K (1988) Effects of stress and charakteristic adaptability on semen quality in healthy men. Fertil and Steril 49(1):127–132

Goldschmidt O, De Boor C (1976) Psychoanalytische Untersuchung funktionell steriler Ehepaare. Psyche 30:899–923

Goldschmidt O, Jürgensen O (1985) Psychoanalytische Untersuchung funktionell steriler Ehepaare: Katamnesen und kritischer Rückblick. Psyche 39:538–552

Greenfield D, Diamond MP, DeCherney A (1988) Grief reaction following in-vitro-fertilisation treatment. JL Psychosom Obstet Gynecol 8:169–174

Hellhammer DH, Huber W, Freischem CW, Nieschlag E (1985) Male infertility: Relationship among gonadotropin, sex steroid, seminal parameters and personality attitudes. Psychosom Med 47:58–66

Herms V (1987) Wenn das Wunschkind ausbleibt. Sexualmed 16:345–349

Hoffmann SO (1974) Zur Psychodynamik einer paraoiden Psychose nach heterologer Insemination. Nervenarzt 45: 233–237

Hölzle C (1989) Die physische und psychische Belastung durch In-Vitro-Fertilisation. Pro Familia Magazin 17(5):5–8

Hubert W, Hellhammer DH, Freischem CW (1985) Psychobiological profiles in infertile men. J Psychosom Res 29: 161–165

Hull MGC, Gazener CMA, Kelley NJ et al (1985) Population study of causes, treatment and outcome of infertility. Br Med J 291:1693–1697

Jürgen HW, Pohl K (1975) Kinderzahl, Wunsch und Wirklichkeit. Deutsche Verlags-Gesellschaft

Karahasanoglu A, Barglow P, Growe G (1972) Psychological aspects of infertility. J Reprod Med 9:241–247

Kentenich H, Hölzle C, Schimiady H, Stauber M (1987) Am schlimmsten ist das Warten. Sexualmed 16:364–370

Knorre P (1984) Zu einigen psychischen Faktoren der ehelichen Sterilität und ihrer Bedeutung für die spätere Erfüllung des Kinderwunsches 1. Mitteilung. Geburtshilfe Frauenheilkd 44:42–46, 2. Mitteilung 44:114–117

Knorre P (1991) Fertilität und Infertilität aus psychosomatischer Sicht. Jahrb Med Psychol 5

Knorre P, Löper W (1982) Über die Spontanheilung einer Sterilität mit ungünstiger Prognose beider Ehepartner. Z ärztl Fortbildung 76:92–93

Lalos A, Lalos O, Jacobsson L, von Schoultz B (1985b) A psychosocial characterization on infertile couples before surgical treatment of the female. Il psychosom Obstet Gynecol 4:83–93

Leidenberger F, Bispink G (1989a) Fruchtbarkeit und Infertilität. In: Schirren C, Bettendorf G, Leidenberger F, Frick-Bruder V (Hrsg) Unerfüllter Kinderwunsch. Deutscher Ärzteverlag, Köln

Lukesch H (1983) Psychosoziale Aspekte der extrakorporalen Befruchtung und des Embryotransfer beim Menschen. In: Jüdes U (Hrsg) In-Vitro-Fertilisation und Embryotransfer. Wissenschaft, Verlagsgesellschaft, Stuttgart 199–222

Mai FM, Munday RN, Rump EE (1972) Psychiatric interview comparisons between infertile and fertile couples. Psychosom Med 34:431–440

Maier C, Herms V (1987) Funktionelle Sterilität. In: Runnebaum B, Rabe T (Hrsg) Gynäkologische Endokrinologie. Springer, Berlin Heidelberg New York

Maier C, Senf W (1988) Arbeitsgruppe: Infertilität-Reproduktionsmedizin. In: Bräutigam W (Hrsg) Arbeitsfelder der psychosomatischen Medizin. Springer, Berlin Heidelberg New York

Maier-Kirstätter C, Wischmann T (1990) Entwicklung eines Modells psychosomatischer Betreuung von Kinderwunsch-Paaren. Wissenschaftliche Beiträge, 8. Kongreß der GMP, Ulm 30.5.–2.6.90. Universitätsverlag Ulm, S 160

Mäkelä (1989) Study of couples coming to an infertility clinic. Vortrag, 5th Annual Meeting of European Society of Human Reproduction and Embryology, Malmö, Sweden

Martin A, Gerhard I, Runnebaum B (1989) Beitrag zur emotionalen Belastung von Paaren mit Kinderwunsch: Messung mittels psychologischer Parameter. Arch Gyn Obstet 245:1054–1060

Menning BE (1980) The emotional need of infertile couples. Fertil Steril 34:313–319

Merzoug K, Gerhard J, Runnebaum B (1990) Häufigkeiten und Voraussetzungen für therapieabhängige Schwangerschaften bei Sterilitätspatientinnen. Geburtshilfe Frauenheilkd 50: 177–188

Moghissi KS, Wallach EE (1983) Unexplained infertility. Fertil Steril 39:5–21

O'Moore AM, O'Moore RR, Harrison RF et al (1983) Psychosomatic aspects in idiopathic infertility: effects of treatment with autogenic training. J psychosom Res 27:145–151

Pasini W, Rouge S, Meylan J (1980) Sterilität und psychosomatische Infertilität. In: Pasini W (Hrsg) Psychosomatik in Sterilität und Gynäkologie. Fischer, Stuttgart

Peyser MR, Ayalon D (1973) Stress induced delay of ovulation. Obstet Gynecol 43:667–671

Prill HJH (1971) Psychogene Faktoren der Fertilität und Sterilität. Gynäkol 4:148–152

Runnebaum B, Rabe T (1987) Gynäkologische Endokrinologie. Springer, S 328

Sandler B (1968) Emotional stress and infertility. J psychosom Res 12:51–59

Sarrel PM, DeCherney AH (1985) Psychotherapeutic intervention for treatment of couples with secondary infertility. Fertil Steril 43:897–900

Seibl M, Taymor ML (1982) Emotional aspects of infertility. Fertil Steril 37:135–137

Springer-Kremser M (1991) Fallstudien zur In-Vitro-Fertilisation unter besonderer Berücksichtigung der Position der Ehemänner. In: Jahrb Med Psychol 5:I

Stauber M (1979) Psychosomatik der sterilen Ehe. Grosse, Berlin

Stauber M (1984) Psychosomatische Befunde bei Sterilität. In: Frick-Bruder V, Platz P (Hrsg) Psychosomatische Probleme in der Gynäkologie und Geburtshilfe. Springer, Berlin Heidelberg New York, 139–146

Stauber M (1986a) Die Bedeutung der Sexualität in der Beziehung steriler Paare. Gynäkologe 19:19–22

Stauber M (1986b) Zur Psychosomatik der modernen Reproduktionsmedizin. Prax Psychother Psychosom 31:7–15

Stauber M (1987) „Ein Kind um jeden Preis" – Psychosomatische Aspekte. Arch Gynecol Obstet 242:136–138

Stauber M (1988) Psychosomatik der sterilen Ehe, 2. Aufl. Grosse, Berlin

Stauber M (1990) Kinderwunschbehandlung aus psychosomatischer Sicht – Ergebnisse und Schlußfolgerungen. In: Stauber M, Cionrad G, Haselbacher G (Hrsg) Psychosomatische Gynäkologie und Geburtshilfe. Springer, S 22–37

Stauber M, Richter D (1986) Psychosomatik in Gynäkologie und Geburtshilfe. In: v. Uexküll T (Hrsg) Psychosomatische Medizin. Urban und Schwarzenberg, S 910–943

Strauß B (1991) Psychosomatik der Sterilität und der Sterilitätsbehandlung. Enke

Strauß B, Ulrich D (1988) Aufgaben der Psychosomatik in der Reproduktionsmedizin.Ein Erfahrungsbericht. Fortschr Med 106:527–530

Sysjö G, Kjessler B (1989) Group activities used for information and psychological support of infertile couples undergoing IVF-treatment. Vortrag, 5th Annual Meeting of European Society of Human Reproduction and Embryology, Malmö, Sweden

Taymor ML, Bresnick E (1979) Emotional stress and infertility. Infertil 2:39–47

Walker H (1978) Sexual problems and infertility. Psychosom 19:477–484

Willi J (1975) Die Zweierbeziehung, 5. Aufl. Rowohlt, Frankfurt

7 Umweltbelastungen und Infertilität

I. Gerhard und B. Runnebaum

In Deutschland gibt es keine gesicherten Zahlen über die Häufigkeit der Ehesterilität. Allgemein wird angenommen, daß Sterilität und Infertilität aller Paare in den letzten 2 Jahrzehnten von 8 auf etwa 15% zugenommen haben, ähnlich wie eine epidemiologische Studie in Großbritannien zeigte (Templeton et al. 1990). Es gibt Anhaltspunkte dafür, daß mit zunehmender Schadstoffbelastung aus der Umwelt und aus anderen Quellen Entgiftungsmechanismen des Organismus versagen, so daß als ein deutliches Alarmzeichen einer zunehmenden Umweltvergiftung möglicherweise die Häufigkeit ungewollter Kinderlosigkeit ansteigt.

Aus In-vitro-Versuchen ist bekannt, daß Schadstoffe auf verschiedenen Ebenen der Fortpflanzung deletär wirken können. Viele Schadstoffe reichern sich im Gehirn an, so daß es zu Veränderungen der zentralen Hormonbildung (Neurotransmitter, Opioide) und einer Störung der pulsatilen Sekretion der hypothalamisch-hypophysären Hormone kommt, woraus Follikel- bzw. Eireifungsstörungen im Ovar resultieren können (Sokol u. Sod-Moriah 1988). Auch die Schilddrüsenfunktion ist eng mit der Fortpflanzung verknüpft. Da die Schilddrüse empfindlich auf Strahlung reagiert und die Schilddrüsenhormonsekretion von einem ausreichenden Jodangebot abhängt, ist sie störungsanfällig. Bei 10–20% aller sterilen Frauen konnten Schilddrüsenüber- oder -unterfunktionen diagnostiziert werden (Gerhard et al. 1988, 1991c; Louvet et al. 1979; Nyström et al. 1988; Bispink et al. 1989; Bohnet et al. 1981).

In der Nebennierenrinde werden Steroidhormone gebildet, die entweder direkt auf die Ovarialfunktion einwirken können oder auf dem Umweg über die hypothalamisch-hypophysäre Achse. Zahlreiche Schadstoffe reichern sich in der Nebennierenrinde an, weil sie besonders fetthaltig ist. Durch eine veränderte Steroidsekretion infolge der Beeinflussung von Enzymen können Hyperandrogenämie und damit Hirsutismus und Alopezie entstehen, sowie auch eine verminderte Fruchtbarkeit, insbesondere durch Corpus-luteum-Insuffizienz oder Anovulation (Gorski et al. 1988a, b; Gerhard et al. 1991d).

Schließlich können Schadstoffe am Ovar (bzw. am Hoden) direkt wirken, z. B. über Durchblutungsveränderungen, entzündliche Reaktionen oder toxische Einflüsse, wodurch u. a. chromosomale Anomalien auftreten können (Johansson et al. 1987). Falls es trotz schlechter Voraussetzungen zu einer Konzeption gekommen ist, so kann die Nidation im Uterus gestört sein. Da das Endometrium gut durchblutet wird und Schadstoffe zum Teil konzentriert, können diese Gifte zur Fehlgeburt und zu Mißbildungen führen (McKee et al. 1987; Eskenazi et al. 1988; Lindbohm et al. 1983, 1990; McDonald et al. 1988; White et al. 1988).

An den hier dargestellten Störmöglichkeiten der Fortpflanzungsvorgänge läßt sich ablesen, daß Schadstoffe auf unterschiedliche Weise die Fortpflanzung beeinträchtigen können. Da es fließende Übergänge gibt zwischen Sterilität (Unmöglichkeit, schwanger zu werden) und Infertilität (Unmöglichkeit, eine Schwangerschaft bis zur Lebendgeburt

Tabelle 7.1. Substanzen, die die Fertilität beeinflussen

1. Drogen, Medikamente
2. Genußgifte: Alkohol, Rauchen, Kaffee
3. Schwermetalle, z. B. Quecksilber, Blei, Kadmium, Arsen
4. Industriechemikalien, z. B. Benzol, Dioxine, PCB
5. Pestizide, z. B. DDT, PCP, HCH
6. Strahlen

auszutragen) und beiden Erkrankungen im wesentlichen dieselben Ursachen zugrunde liegen (Beier 1988), soll in der folgenden Darstellung allgemein von Infertilität gesprochen werden.

Die Substanzgruppen, die die Fertilität beeinflussen, sind in Tabelle 7.1 zusammengestellt. Das Besondere bei diesen Substanzen ist, daß sie nicht nur additiv, sondern überadditiv wirken. Das bedeutet, daß die Gesundheit und Fruchtbarkeit der Paare bei gleichzeitiger Belastung mit mehreren Substanzen viel stärker gefährdet ist, als wenn man das Risiko der Einzelsubstanzen veranschlagt. Dadurch ist die gleichzeitige Belastung mit verschiedenen Substanzen bereits in geringeren Konzentrationen gesundheitsgefährdend, als es die Belastung mit einer Substanz wäre.

Von einigen chemischen Schadstoffen, wie z. B. der DDT-Gruppe, weiß man, daß diese vom Körper aufgenommen und nicht mehr ausgeschieden werden können. Bei Speicherung von giftigen Stoffen im Gewebe lassen sich tolerable Grenzkonzentrationen in Luft oder Nahrung nicht mehr angeben. Hinzu kommt, daß zahlreiche Entgiftungsfunktionen unzureichend sind, da durch viele Ernährungsgewohnheiten die Versorgung des Organismus mit wichtigen Vitaminen und Spurenelementen oft mangelhaft ist.

Manche Berufe sind mit einem bekannten Gesundheitsrisiko für die Frau verbunden. So wurde eine erhöhte Abortrate bei Arbeiterinnen bestimmter Industriezweige (Gummi, Plastik) beschrieben (Figa-Talamanca 1984; Hemminki et al. 1980; Lindbohm et al. 1983, 1990). In einer kontrollierten Fallstudie konnten Herpel u. Straube (1988) eine signifikant höhere Abort- und Mißbildungsrate bei Frauen in Berufen mit bestimmten Expositionsfaktoren (schwere Arbeit, z. T. auch starker Streß) nachweisen. In einer eigenen Untersuchung bei 857 infertilen Frauen traten bei ungelernten Arbeiterinnen im Vergleich zum Gesamtkollektiv seltener spontane Schwangerschaften ein (16 versus 30%) (Merzoug et al. 1990).

Im Wohnbereich können Frauen weitaus größeren Belastungen als am Arbeitsplatz ausgesetzt sein. Besonders gefährdet sind Frauen durch Aufenthalt in Räumen mit Teppichböden, die vom Hersteller gegen Mottenfraß mit einem Pestizid (z. B. Pentachlorphenol, PCP) behandelt und fest auf dem Boden verklebt wurden (Lösungsmittel). Aber auch im Ausland gekaufte „echte Teppiche" sind häufig mit Lindan imprägniert. Naturschränke (das Holz wurde bereits vor der Verarbeitung mit Holzschutzmitteln behandelt) enthalten häufig Spanplatten, die Formaldehyd ausströmen. Pestizidhaltige Mottenstreifen (lindan- und permethrinhaltig) werden zum Schutz der Kleidung hineingehängt. Deckenverkleidungen aus Holz werden mit pestizidhaltigen Lacken ähnlich geschützt wie Fensterrahmen. Zum Putzen werden die verschiedensten lösemittelhaltigen Produkte benutzt. Selbst die Kleidung ist oft mit derartigen Stoffen belastet. Baumwoll- oder Seidenblusen werden im Ursprungsland mit Pestiziden behandelt und wegen des Tragekomforts und der Bügelfreiheit mit zahlreichen Mitteln (u. a. formaldehydhaltig) imprägniert. Diese Beispiele sollen zeigen, daß es dem heutigen Menschen unmöglich ist, sich der Schadstoffbelastung zu entziehen. Bei entsprechendem Bewußtsein läßt sich zumindest teilweise eine höhere Schadstoffbelastung vermeiden.

Die vorliegende Zusammenstellung behandelt den Einfluß von Genußgiften, Schwermetallen, bestimmten Industriechemikalien und Pestiziden auf die Fertilität von Paaren. Hinweise zur Prophylaxe sind in erster Linie für den praktisch tätigen Frauenarzt gedacht.

7.1 Genußgifte

7.1.1 Alkohol

Trotz großer individueller Schwankungen kann man davon ausgehen, daß Männer durchschnittlich 70 g reinen Alkohol pro Tag und Frauen 50 g über Jahrzehnte vertragen, ohne daß es zu besonderen gesundheitlichen Schäden kommt (50 g entsprechen 1 l Bier oder 1/2 l Wein). Größere Mengen, besonders wenn sie regelmäßig getrunken werden, führen oft schon nach kurzer Zeit zu Schädigungen. Frauen haben eine deutlich geringere Alkoholdehydrogenaseaktivität als Männer (Frezza et al. 1990), dem Fetus fehlt sie völlig. Da Alkohol in vollem Umfang über die Plazenta zum Kind gelangt, sollte in der Schwangerschaft möglichst kein Alkohol getrunken werden.

Die Kinder von Frauen mit Alkoholabusus zeigen bei der Geburt verschieden ausgeprägte Mißbildungen (Alkoholembryopathie: Nierenfehlbildungen, Herzfehler, Augen-, Skelett- sowie Gehirnmißbildungen). Durch eine verminderte Leberglykogenreserve treten postpartal hypoglykämische Zustände beim Neugeborenen auf. Sie haben eine erhöhte postnatale Mortalität. Die Kinder weisen geistige und motorische Entwicklungsverzögerungen und verschiedene Verhaltensstörungen auf. Alkohol in der Schwangerschaft ist die häufigste Ursache geistiger Retardierung (Witek-Janusek 1986).

Auch präkonzeptioneller übermäßiger Alkoholgenuß sowohl der Mutter als auch des Vaters können die intrauterine Entwicklung beeinflussen. So konnten Little u. Sing (1987) feststellen, daß das Gewicht der Neugeborenen bereits reduziert war, wenn nur der Vater vor der Konzeption mehr als 2 „Drinks" pro Tag genommen hatte. Wenn die Mutter vor der Schwangerschaft getrunken hatte, waren die Kinder noch kleiner.

Bei Frauen sind durch chronischen übermäßigen Alkoholkonsum die Jahre der Fruchtbarkeit verkürzt, d.h. es kommt zu einer vorzeitigen Ovarialinsuffizienz. Über Fertilitätsstörungen bei mäßigem Alkoholkonsum ist nichts bekannt. Offenbar wirkt sich mäßiger Alkoholkonsum der Frau nicht wesentlich auf die Abortrate aus, selbst wenn zum Zeitpunkt der Konzeption und in der sehr frühen Schwangerschaft Alkohol genossen wird (Halmesmäki et al. 1989).

In Tierversuchen konnte gezeigt werden, daß mit zunehmender Dauer und Dosis des Alkoholkonsums das Spermavolumen zunahm. Anzahl und Motilität der Spermien im Sperma nahmen dagegen ab, außerdem war deren Befruchtungsfähigkeit reduziert. Vermehrt mißgebildete Spermien traten ebenfalls auf (Anderson et al. 1983; Nagy et al. 1986). In einer eigenen Untersuchung wurden bei Männern, deren Frauen zur Sterilitätsabklärung kamen, Hormontests durchgeführt und Spermiogramme überprüft (Gerhard et al. 1991b). Männer, die regelmäßig Alkohol tranken ($n = 115$, davon 59 mehr als 20 g pro Tag), hatten signifikant höhere DHEA-S- und Östradiolkonzentrationen als die Antialkoholiker ($n = 101$). Die Spermiogramme wiesen signifikant mehr Rundzellen auf, und der Sims-Huhner-Postkoitaltest fiel signifikant häufiger schlechter aus. Auch andere Autoren konnten keinen alkoholbedingten Einfluß auf Spermienzahl und -beweglichkeit bei Männern feststellen (Marshburn et al. 1989). Bei chronischem Alkoholkonsum kommt es zur Hodenatrophie mit Spermiogenesestörungen, zum Testosteronabfall und Östrogenanstieg und zu hypothalamisch-hypophysären Störungen (Morgan 1982).

7.1.2 Rauchen

In Zigaretten sind mehr als 2000 gefährliche Verbindungen enthalten, z.B. Blausäure, Arsen, viele vermutlich karzinogene Stoffe, wie Nitrosamine, Vinylchlorid, Hydrazin, Benzpyren, Formaldehyd, Anilin, Kadmium, der radioaktive Alphastrahler Polonium und Dioxine. So werden z.B. mit 10 Zigaretten am Tag 0,7 µg Kadmium aufgenommen. Durch das Rauchen von nur 1 Zigarette in einem Zimmer mit geschlossenem Fenster steigt der Formaldehydgehalt des Zimmers um das 10fache an. Im sog. Nebenstromrauch in den Pausen zwischen den Zügen werden bei niedrigen Verbrennungstemperaturen noch andere Schadstoffe freigesetzt, z.B. 40mal mehr aromatisierte Amine, 5–20mal mehr polyzyklische aromatische Kohlenwasserstoffe (z.B. Benzpyren 10mal mehr, Phenole 3mal mehr, Formaldehyd 50mal mehr, das Reizgas Akrolein 3mal mehr, Anilin 30mal mehr, Nitrosamine bis zu 7000fach mehr). Während der Raucher durch das Filter weitgehend geschützt ist, wirkt der Nebenstromrauch schneller giftig als die vergleichbare Menge inhalierten Rauches. Das eigentliche Suchtmittel ist Nikotin, das zur Adrenalinausschüttung und zur Blutdruckerhöhung führt. Bereits 1 Zigarette macht durch die Gefäßwirkung des Nikotins EKG-Veränderungen. Raucht eine Schwangere eine einzige Zigarette, so beschleunigt der Fetus seinen Herzschlag um 10–20 Schläge pro Minute.

In der größten Studie über Rauchen und Schwangerschaft, die 360000 Geburten registrierte, zeigten die Autoren, daß die fetale Mortalität um 10% gesenkt werden könnte, wenn die Frauen aufhören würden zu rauchen (Kleinman et al. 1988). Die Auswertung von 300000 Geburten in Schweden ergab, daß Rauchen zur Zunahme des späten intrauterinen Fruchttodes um 40% und der Neugeborenenmortalität um 20% führt (Cnattingius et al. 1988).

Während bei der rauchenden Frau die Azetylierungskapazität der Leber die Belastung des Organismus reduziert, kann dieser Mechanismus nicht ausreichen, wenn nicht die Frau, sondern nur der Ehemann raucht. Über die Plazenta gelangen verdünnte Schadstoffmengen zum Kind, deren Konzentrationen nicht hoch genug sind, um das Entgiftungssystem der Mutter zu aktivieren. Bei Säuglingen aus Raucherfamilien ist die Kotininkonzentration im Körper (wie Nikotin ein Alkaloid) so hoch, daß es im Urin meßbar ist. Bei Raucherinnen werden selten Hyperemesis und Gestose beobachtet, wahrscheinlich bedingt durch den hypotensiven Effekt der Zyanide (Palmgren et al. 1973). Das Ausmaß der Plazentainsuffizienz steigt mit zunehmendem mütterlichen Alter (Wen et al. 1990). Die histomorphologischen Untersuchungen der Plazenten von Raucherinnen weisen hypertrophe Strukturveränderungen auf durch Adaptation an den hypoxischen Zustand (Toussaint 1989). Die Neugeborenen haben ein signifikant niedrigeres Gewicht als die Kinder von Nichtraucherinnen.

Neugeborene rauchender Mütter haben signifikant höhere IgE- und IgD-Konzentrationen im Nabelschnurblut, was besonders auffällig bei Kindern aus Familien ohne Allergien ist (Magnusson 1986). Sie haben im Vergleich zu Kindern nichtrauchender Mütter ein 4fach erhöhtes Risiko, bereits vor dem 18. Lebensmonat eine Atopie zu bekommen. Ferner haben sie ein erhöhtes Risiko, frühzeitiger und häufiger an Asthma zu erkranken (Doll et al. 1990; Weitzman et al. 1990). Mittelohrentzündungen bei 7jährigen sind zur Hälfte durch die Folgen des Passivrauchens bedingt (Strachan et al. 1989). Der ausgeprägte Einfluß des Rauchens auf das kindliche Immunsystem zeigt sich auch darin, daß Kinder rauchender Väter ein 50% höheres Risiko haben, an Krebs zu erkranken (Kline et al. 1987). Passivrauchen in Kindheit und Jugendzeit verdoppelt das Risiko, als erwachsener Nichtraucher an einem Lungenkarzinom zu erkranken (Janerich et al. 1990).

Raucherinnen von mehr als 10 Zigaretten pro Tag hatten mehr Fehlgeburten als Nichtraucherinnen (Hemminki et al. 1983). Die Fehl- und Totgeburtenrate ist sogar erhöht, wenn nur der Vater Raucher ist. Dieser Effekt könnte unter anderem durch das Nikotin bedingt sein, das in hohen Dosen im Tierversuch die Embryonalentwicklung hemmte (Yoshinaga et al. 1979), während der Kadmiumgehalt der Zigaretten nach neueren Untersuchungen wohl nicht für diese Schwangerschaftskomplikationen verantwortlich ist (Loiacono et al. 1992). Mit zunehmendem Alter sollen Raucherinnen ein größeres Risiko für eine fetale Trisomie haben als Nichtraucherinnen (Kline et al. 1983).

Ferner wirkt sich Rauchen auf verschiedene andere Fortpflanzungsvorgänge der Frau aus. So konnten Hartz et al. (1987) bei einer Untersuchung von 50145 Frauen nachweisen, daß Raucherinnen eine erhöhte Inzidenz von Zyklusstörungen und Unfruchtbarkeit hatten, daß sie vorzeitig ins Klimakterium kamen und vermehrt an Hirsutismus litten (Tabelle 7.2). Außerdem litten sie häufiger an Osteoporose. Die antiöstrogene Wirkung des Rauchens ist dafür verantwortlich, daß Raucherinnen selten Myome, Endometriose oder gutartige Brusterkrankungen haben (Baron et al. 1990). Offenbar übt Zigarettenrauchen einen goitrogenen Einfluß aus, da bei Raucherinnen gehäuft eine nodös veränderte Struma vorkommt (Lio et al. 1989) und TSH nach TRH-Gabe signifikant stärker ansteigt als bei Nichtraucherinnen. Frauen mit Augensymptomen bei Hyperthyreose rauchten signifikant mehr als solche mit einfacher Thyreotoxikose (Shine et al. 1990). Man nimmt an, daß die erhöhten Thiozyanatkonzentrationen zur verminderten Jodaufnahme in die Schilddrüse führen. Dadurch wird auch erklärt, daß Rauchen ein signifikanter Einflußfaktor für die Entwicklung einer neonatalen Struma ist (Chanoine et al. 1988). In einer eigenen Studie von 342 Sterilitätspatientinnen hatten die Raucherinnen (n = 111), obwohl sie signifikant jünger waren als die Nichtraucherinnen (n = 194), und ehemaligen Raucherinnen (n = 37) signifikant höhere FSH- und TSH-Konzentrationen ($p < 0{,}01$) (Gerhard et al. 1992b). Diese Befunde zeigen die ungünstigen Wirkungen auf das Ovar und die Schilddrüse. Mit ACTH waren ihre DHEA-, 17OH-Progesteron- und Androstendionwerte signifikant höher stimulierbar als bei Nichtraucherinnen. Dies spricht für eine partielle Blockade einiger Nebennierenrindenenzyme durch toxische Substanzen der Zigaretten, wie wir es auch bei anderen Schadstoffbelastungen beobachten konnten.

Tabelle 7.2. Einschränkung der Fortpflanzungsfunktion durch Rauchen (n = 50145 Frauen). (Hartz et al. 1987)

Klinik	Relatives Risiko
Unfruchtbarkeit	1,35
Oligomenorrhö <40 Jahre	1,30
Oligomenorrhö 40–49 Jahre	1,63
Hirsutismus	1,54
vorzeitige Menopause	1,59

Raucherinnen tragen auch ein erhöhtes Risiko, aufgrund eines zervikalen Faktors steril zu bleiben. Nikotin und Kotinin wurden im Zervixschleim in 3- bis 35fach höheren Konzentrationen als im Serum gefunden (Hellberg et al. 1988). Aufgrund von In-vitro-Experimenten und daraus folgender Hypothese von Hoffmann et al. (1990) wird lokal das karzinogene „Tabakspezifische N-Nitrosamin, TSNA" gebildet, das letztlich für das häufigere Auftreten von Zervixkarzinomen bei Raucherinnen verantwortlich ist (Greenberg et al. 1985). Unter Umständen stört diese Substanz auch die Spermienpenetration. Außerdem wurde im Zervixschleim der Raucherinnen ein erhöhter α_1-Antitrypsinspiegel nachgewiesen, der normalerweise am Ovulationstermin niedrig sein sollte. Hierdurch wird den Samenfäden das Aufsteigen in den Uterus ebenfalls erschwert (Ashley 1987). Die Ergebnisse von Sims-Huhner-Postkoitaltests waren bei 71 Raucherinnen unserer Sprechstunde signifikant schlechter als bei 118 Nichtraucherinnen, trotz vergleichbarer Spermiogramme (Gerhard et al. 1992b). Die In-vitro-Zugabe von Nikotin im Spermienpenetrationstest hatte dagegen keinen ungünstigen Einfluß auf die Motilität der Spermien (Crandall et al. 1989), so daß der schlechtere Postkoitaltest u.U. durch andere Schadstoffe im Zigarettenrauch bedingt ist. Zum Beispiel konnte durch Benzpyren bei Mäusen eine Sterilität induziert werden (McKenzie et al. 1989).

Im Endometrium von Raucherinnen ließen sich 10- bis 20fach höhere Schadstoffkonzentrationen messen als im Blut (McLachlan et al. 1976), so daß der Embryo u.U. vergiftet wird (Balling u. Beier 1985). Die ungünstige Wirkung des Rauchens auf die Fertilität drückt sich in einer Studie von Howe et al. (1985) darin aus, daß von 4104 Frauen, die schwanger werden wollten, nach 5 Jahren noch 10,7% der Raucherinnen und 5,4% der Nichtraucherinnen infertil waren. In einer eigenen Untersuchung konnten wir zeigen, daß die medikamentöse Ovulationsauslösung bei Raucherinnen häufig unbefriedigend ist, daß jedoch durch Nikotinabstinenz die Fertilitätsprognose verbessert wird (Gerhard u. Postneek 1992; Gerhard u. Runnebaum 1992c).

Auch bei der In-vitro-Fertilisierung (IvF) haben Raucherinnen schlechtere Chancen als Nichtraucherinnen (Elenbogen et al. 1991): Sie benötigen höhere Gonadotropindosen, haben trotzdem niedrigere Östrogenspiegel in der Follikelflüssigkeit und haben eine niedrigere Fertilisierungsrate. Die Wahrscheinlichkeit, einen Embryo im Vierzellenstadium zu transferieren, war bei Wenigrauchern auf 0,87 reduziert und bei Vielrauchern auf 0,52 (Hughes et al. 1992). Bezieht man allerdings den Sozialstatus bei den statistischen Berechnungen mit ein, so beeinflußte er den IvF-Erfolg stärker als das Rauchen. Kotinin wurde in der Follikelflüssigkeit von Raucherinnen in hohen Konzentrationen nachgewiesen (Follikelflüssigkeit 5–371 ng/ml, Serum 24–25 ng/ml). Die Zugabe von Nikotin zur Granulosazellkultur änderte jedoch nicht die Aromataseaktivität (Weiss u. Eckert 1989). Dagegen wurde durch Zugabe des gesamten Rauchextraktes die Aromatase der Granulosazellen gehemmt (Barbieri et al. 1986).

Bei den männlichen Rauchern wurden signifikant niedrigere Spermamengen als bei Nichtrauchern gemessen (Marshburn et al. 1989). Außerdem war die Überlebensfähigkeit der Samenfäden und ihre Beweglichkeit signifikant eingeschränkt (Saaranen et al. 1987b). Ferner war die Akrosinaktivität, ein Spermienprotein, das für die Penetration der Zona pellucida nötig ist, bei Rauchern signifikant geringer (Gerhard et al. 1989). Im GnRH-ACTH-TRH-Stimulationstest hatten rauchende Männer signifikant höhere Konzentrationen von LH, DHEA-S, 17 OH-Progesteron, 17 OH-Pregnenolon, Androstendion und Östradiol (Gerhard et al. 1992a), was für eine Herabsetzung der adrenalen Enzymaktivität und der Leydig-Zellfunktion spricht. Im Tierversuch hemmen Nikotin und Kotinin die LH-stimulierte Testosteronproduktion der Leydig-Zellen. Dieser Effekt scheint durch den Kalziumtransport in die Leydig-Zelle vermittelt zu werden (Patterson et al. 1990).

Nach Angaben anderer Autoren wiesen Raucher mit erniedrigter Spermienzahl signifikant höhere Serumöstradiolwerte auf und eine erhöhte Produktionsrate von Östradiol (Klaiber u. Broverman 1988). Diese Autoren nehmen an, daß das Rauchen die Blutkatecholaminspiegel erhöht. Dadurch wird die Aromatisierung von Testosteron zu Östrogenen im peripheren Gewebe gesteigert. Raucher mit einer Varikozele hatten 10fach häufiger eine Oligozoospermie als Nichtraucher mit einer Varikozele und 5mal häufiger als Raucher ohne Varikozele (Klaiber et al. 1987). Auch dies ließe sich durch eine Katecholaminausschüttung der Nebennierenrinde erklären, wobei durch den retrograden Flow in den Venen diese erhöhten Katecholaminkonzentrationen zur Zerstörung der Samenkanälchen führen können.

7.1.3 Koffein

Auch Koffein kann die Fruchtbarkeit beeinflussen. Hierbei ist nicht nur der Koffeingehalt von Kaffee, sondern auch der von Tee, Cola und anderen koffeinierten Getränken zu berücksichtigen. Wilcox et al. (1988) stellten fest, daß Frauen, die mehr als 1

Tabelle 7.3. Herabgesetzte Fruchtbarkeit durch Kaffeekonsum. (Christianson et al. 1989)

Kaffee Tassen/Tag	Anzahl Frauen	Frauen mit Schwierigkeiten schwanger zu werden	
		[%]	relatives Risiko[a]
0	2154	8,4	1,00
1–3	2639	9,8	1,20
4–6	998	14,5	1,88
≥7	512	15,2	1,96
Total	6303	10,5	

[a] Durch logistische Regression wurden folgende Einflüsse ausgeschlossen: ethnische Gruppe, Parität, Rauchen

Tasse Kaffee pro Tag tranken, nur die halbe Chance hatten, innerhalb der nächsten Zyklen schwanger zu werden, im Vergleich zu Frauen, die keinen Kaffee tranken. Außerdem wurden von Frauen, die wenig Koffein regelmäßig zu sich nahmen, innerhalb von 13 Monaten 6% nicht schwanger, in der Gruppe, die einen hohen Koffeinkonsum hatte, jedoch 28%. In einer anderen Untersuchung bei 6000 Frauen konnten Christianson et al. (1989) nachweisen, daß mit zunehmendem Kaffeekonsum das Infertilitätsrisiko der Frauen zunahm (Tabelle 7.3). Diese Unterschiede waren nicht durch gleichzeitiges Rauchen zu erklären. Man nimmt an, daß durch genetische Unterschiede im Koffeinmetabolismus das Infertilitätsrisiko der Frauen nicht vorhersagbar ist. Bei einer retrospektiven Untersuchung von 2817 Frauen bei der Geburt konnte von anderen Autoren jedoch kein Zusammenhang zwischen der Höhe des Koffeinkonsums und der Dauer bis zur Konzeption nachgewiesen werden (Joesoef et al. 1990).

Bedeutsam ist, daß Koffein die Wirkung anderer Schadstoffe potenziert. So werden überadditive Effekte auf die Fertilität beim gleichzeitigen Gebrauch von Kaffee und Alkohol gefunden, ebenso bei Kaffee und Nikotin oder Kaffee und Zyklophosphamid (Riesenfeld u. Oliva 1987; Vogel u. Spielmann 1986).

Bei Männern fördert Koffeingenuß die Spermienmotilität in gewissen Grenzen (Marshburn et al. 1989). Man nimmt an, daß Koffein die cAMP-abhängige Phosphodiesterase hemmt, so daß der intrazelluläre cAMP-Gehalt ansteigt und der Spermatozoenstoffwechsel gefördert wird. Auch von einer erhöhten Spermienanzahl und Zunahme pathologischer Formen wurde berichtet. Wenn allerdings starke Raucher (>20 Zigaretten/Tag) gleichzeitig mehr als 4 Tassen Kaffee pro Tag tranken, so sank die Spermienmotilität deutlich ab und die Zahl der immobilen Spermien nahm zu.

Viele neue Forschungsergebnisse sprechen dafür, daß der Gebrauch von Alkohol, Tabak und Koffein die Fertilität ungünstig beeinflussen kann. Aufgrund genetisch bedingter Metabolisierungsunterschiede einzelner Individuen ist eine Minimaldosis, die noch keine ungünstigen Einflüsse hat, nicht definierbar. Wie erwähnt, spielen Potenzierungseffekte der verschiedenen Stoffe eine Rolle, so daß mit zunehmender Schadstoffbelastung aus der Umwelt die Toleranz gegenüber Genußgiften in Zukunft weiter abnehmen wird.

7.2 Schwermetalle

Die Bedeutung von Schwermetallen für die menschliche Fertilität konnte durch Vergiftungsfälle im Ausland (Japan, UdSSR, Irak) bewiesen werden. Für Schwermetalle existiert praktisch keine Plazentaschranke. Vergleicht man die Schwermetallkonzentrationen im mütterlichen und Nabelschnurblut, so liegen sie für Blei und Kadmium bei der Mutter etwas höher, bei Arsen sind sie gleich, während sie bei Quecksilber in der Nabelschnur signifikant höher als im mütterlichen Kompartiment liegen (Soong et al. 1991).

Werden schwangere Tiere mit Schwermetallen belastet, so nimmt die Abort- und Totgeburtenrate zu, Wachstumsretardierungen treten ein, Frühgeburten und Mißbildungen (Soukoupova u. Dostal 1991; Cordier et al. 1991). Auch über zerebrale Störungen bei den Nachkommen wurde berichtet (Lewis et al. 1992; Gupta et al. 1991; Fredriksson et al. 1992).

Wird Blei, Kadmium oder Quecksilber an männliche Tiere (z. B. Ratten, Kaninchen) verfüttert, so bleiben häufig die Spermiogramme unverändert. Allerdings ist die Befruchtungsfähigkeit der Spermien reduziert, die männlichen Hormone und Gonadotropine sind erniedrigt, die Fruchtanlagen der Weibchen degenerieren häufiger.

7.2.1 Blei (Pb)

Bleiverbindungen werden in der Industrie vielfach angewandt (z. B. Farben, Druckerei, Galvanotechnik, Treibstoff). Während der Bleigehalt von Malerfarben für chronische Intoxikationen heute kaum eine Rolle spielt, findet in der Industriegesellschaft eine inhalative Aufnahme über Abgase statt. Nahrungsmittel aus Anbau in Ballungsgebieten sind bleibelastet, außerdem können im Trinkwasser aus Bleirohren (selten in den alten Bundesländern) erhöhte Konzentrationen nachweisbar sein. Als wichtige Bleiquelle muß auch heute noch zu niedrig gebranntes glasiertes Keramikgeschirr und Bleiglas gelten, woraus das Blei gelöst wird, wenn saure Nahrungsmittel oder Getränke darin aufbewahrt oder zubereitet werden.

Blei wird über den Magen-Darm-Trakt oder durch Einatmung aufgenommen. Depots von Blei in der glatten Muskulatur führen zu Bleikoliken, in der quergestreiften Muskulatur zu Muskelhartspann, im Knochen zu Nekrosen, im ZNS zu Depressionen und im peripheren Nervensystem zu Paresen. Auch werden Arthralgien ohne Entzündungszeichen beobachtet und erhöhte Infektanfälligkeit (Perger u. Maruna 1987).

Blei passiert die Plazenta, so daß im Fruchtwasser und in den Eihäuten signifikant höhere Konzentrationen als im mütterlichen und im Nabelschnurblut nachweisbar sind (Korpela et al. 1986). Es wird in der fetalen Leber, Niere, im Gehirn und Knochen abgelagert. Gab man trächtigen Ratten hohe Dosen von Blei, so wurden in Abhängigkeit vom Schwangerschaftstag Mißbildungen induziert oder es kam zum intrauterinen Absterben der Feten (Hilbelink u. Kaplan 1986; Flora u. Tandon 1987).

In einer stark mit Blei belasteten Gegend Südaustraliens erlitten schwangere Frauen mit zunehmenden Bleispiegeln im Blut häufiger Aborte, Frühgeburten, Totgeburten, Wachstumsretardierungen und Mißbildungen der Kinder (McMichael et al. 1986). Die mütterlichen Blutbleispiegel korrelieren signifikant mit der externen Bleibelastung (z. B. Nähe zu Bleifabrik, Benutzung von niedrig gebranntem bleihaltigem Keramikgeschirr), sind aber unabhängig vom Wohnort auch bei den Frauen signifikant erhöht, deren Männer in der Bleiindustrie arbeiten (Graziano et al. 1990). Es gibt auch Hinweise dafür, daß die väterliche Bleiexposition für spontane Frühaborte verantwortlich ist (Lindbohm et al. 1991 a).

Die intrauterine Bleiexposition führte zu Zyklusstörungen bei jungen Ratten und Affen (Kimmel et al. 1980; McGivern et al. 1991). Die Entwicklung der Delta-Opiatrezeptoren im Gehirn war dadurch gehemmt, was zahlreiche endokrine Störungen bedingte (McDowell u. Kitchen 1988). Im Uterus der pubertierenden und erwachsenen Ratten fehlten häufig Östrogenrezeptoren, wodurch Blutungs- und Fruchtbarkeitsstörungen auftraten (Wiebe et al. 1988). Ferner war die Gonadotropinrezeptorbindung erniedrigt. In der Pubertät war die Konversion der 5α-reduzierten Steroide erhöht. Die Keimzellen von intrauterin bleibelasteten Mäusen wiesen Chromatidveränderungen auf, was ebenfalls spätere Fertilitätsstörungen bedingen könnte (Wide u. D'Argy 1986).

Bei Kindern mit Bleibelastung wurden Verhaltensstörungen beschrieben, Aufmerksamkeitsdefizite, Hyperaktivität, verminderte psychologische Intelligenz, EEG-Veränderungen und Minderwuchs (Needleman 1988; Lewis et al. 1992; Huel et al. 1992; Shukla et al. 1991). Allerdings wird der Einfluß normaler und nur mäßig erhöhter Bleikonzentrationen im Nabelschnurblut auf die frühkindliche Entwicklung in verschiedenen Studien unterschiedlich beurteilt (Bellinger et al. 1987; Ernhart et al. 1987, 1989; Dietrich et al. 1991). Ein guter sozioökonomischer Status begünstigt eine Verbesserung der geistigen Entwicklung mit 5 Jahren besonders dann, wenn die postpartale Bleiexposition niedrig ist (Bellinger et al. 1990). Hu (1991) untersuchte 35 Erwachsene, die eine Bleivergiftung in der Kindheit überlebt hatten. Die Frauen hatten signifikant mehr Aborte und Totgeburten als Frauen, die nach Alter und Wohnort vergleichbar waren. Ihre Kinder hatten signifikant mehr Lernstörungen und Schulprobleme als die Kinder der Vergleichsfrauen.

Endokrine Einflüsse durch Blei konnten Klages et al. (1987) mitteilen: Ratten wurde im Trinkwasser in unterschiedlichen Dosen Blei zugeführt. Nach 30 Tagen waren die Bleikonzentrationen gegenüber einer Kontrollgruppe im Knochen auf das 200fache angestiegen, im Gehirn auf das mehr als 40fache, in den Testes und Ovarien nur um das 2fache. Bereits bei noch tolerablen Bleidosen waren die LH- und die Prolaktinspiegel im Serum signifikant erniedrigt, so daß ein direkter toxischer Effekt von Blei auf die Hypothalamus-Hypophysen-Achse angenommen wurde. Sierra u. Tiffani-Castiglioni (1992) stellten bei schwangeren Meerschweinchen nach Bleibelastung am Ende der Tragezeit signifikant erniedrigte Progesteronwerte fest. Entscheidender war jedoch der Nachweis signifikant erniedrigter hypothalamischer GnRH- und Somatostatin-Konzentrationen bei den Muttertieren und den 52 Tage alten Feten, ohne daß organische Unterschiede zu den Kontrolltieren bestanden.

Wenn neugeborene Ratten mit Blei belastet wurden, so kam es zu Veränderungen der Noradrenalin-, Dopamin-, Serotonin-, GABA- und Glutamatkonzentrationen im Gehirn, deren Schweregrad je nach Lokalisation (Hirnstamm, Hypothalamus, Kleinhirn etc.) anders ausgeprägt war (Shailesh-Kumar u. Desiraju 1990). Offenbar sind die Gehirnregionen neurotoxischen Einflüssen gegenüber unterschiedlich sensibel.

Neben geschlechtsbedingten Unterschieden der Bleitoxizität wurden im Tierversuch auch altersabhängige Veränderungen der hypothalamisch-hypophysären Gonadenachse beschrieben: persistierender Östrus, Ovarialzysten, Anovulation und hyperplastische Strumen. Durch Langzeitbelastung im Niedrigdosisbereich wurden immunologische Veränderungen induziert.

Seit 4 Jahren wird in unserer Hormon- und Sterilitätssprechstunde die Bleiausscheidung im Urin vor und nach Mobilisation mit dem Chelatbildner Dimercaptopropionsulfonsäure (DMPS, s. Diagnostik) gemessen. Das durch den Chelatbildner mobilisierbare Blei stammt fast ausschließlich aus den Weichteilen (Schütz et al. 1987), ist aber auch ein Maß für die Bleibelastung von Knochen mit einem schnellen physiologischen Umsatz. Bei etwa 10% unserer Frauen war die Bleiausscheidung deutlich erhöht. Frauen mit primärer Infertilität schieden signifikant mehr Blei im Urin aus als die übrigen Frauen. Auch wurde bei erhöhter Bleiausscheidung häufiger eine Lutealinsuffizienz nachgewiesen als bei geringer Bleibelastung. Frauen, deren Infertilität durch eine andrologische Störung bedingt war, hatten die niedrigsten Bleiwerte (Gerhard 1993b).

Die intrauterine Bleibelastung führte bei männlichen Nachkommen im Rattenversuch zu einer Reduktion der Spermienanzahl, Vergrößerung der Prostata und geringer ausgeprägtem männlichen Sexualverhalten. Auch die FSH- und LH-Sekretion war verändert im Vergleich zu den Kontrolltieren (McGivern et al. 1991). Wenn männliche Mäuse mit niedrigen Dosen von Blei im Trinkwasser gefüttert wurden, so war ihre Fertilität herabgesetzt: die Spermien waren weniger befruchtungsfähig, die Fruchtanlagen degenerierten, obwohl das Spermiogramm keine Veränderungen zeigte. Die Testosteron- und Gonadotropinkonzentrationen waren erniedrigt, die Prostata entwickelte eine Hyperplasie. Wurden männliche Ratten mit niedrigen Bleimengen belastet, so reduzierte sich die Zahl der Nachkommen und die Abort- und Totgeburtenrate nahm zu. Chromatinstudien zeigten massive Veränderungen an den Spermien von mit Blei belasteten Mäusen.

Bei Arbeitern mit Bleibelastung in Bagdad (Batteriefabrik) fanden sich signifikant erhöhte Chromosomenaberrationen in den Lymphozyten. Bei infertilen Männern brachte die Bleibestimmung im Samen keine eindeutigen Hinweise auf einen Zusammenhang mit der Infertilität, wenn auch einige Autoren erhöhte Bleikonzentrationen in der Samenflüssigkeit bei infertilen im Vergleich zu fertilen Männern feststellen konnten (3,6 ± 3,2 µg/l versus 1,7 ± 1 µg/l, Saaranen et al. 1987a, 1989). Arbeiter einer Batteriefabrik hatten im Vergleich zu einer nicht bleiexponierten Arbeitsgruppe allerdings eine signifikant reduzierte Fertilität (Gennart et al. 1992: Relatives Risiko 0,65). Kongenitale Epilepsie und Herzmißbildungen wurden bei den Nachfahren häufiger als bei unbelasteten Arbeitern beobachtet (Hu-Wy et al. 1992).

7.2.2 Kadmium (Cd)

Das Einatmen von Kadmiumstäuben oder -dämpfen führt zu einer akuten Intoxikation. Da Kadmium karzinogen wirkt, sind für den Umgang damit strenge Richtlinien erlassen worden, so daß akute Intoxikationen selten sind. Häufiger ist eine chronische Vergiftung durch kadmiumhaltige Nahrung (Schellfisch, Säugetierleber, in stark kontaminiertem Grundwasser angebaute Reis- und Getreidesorten, z.B. Japan). Außerdem findet sich in Phosphatdüngemitteln zum Teil ein hoher Kadmiumgehalt. Jährlich steigt die Zunahme der Kadmiumaufnahme durch die Nahrung um 0,5–2%, so daß die Gesamtbelastung bei langlebigen Säugetieren, wie auch dem Menschen, kritisch wird (Tjell et al. 1983). Kadmium wird in Leber und Niere an ein Protein gebunden (Metallothionein), das auch Zink, Quecksilber, Silber, Zinn und Kupfer bindet. Wegen des niedrigen Molekulargewichts von 10000 Dalton wird der Kadmium-Protein-Komplex glomerulär filtriert. In Zellkulturen konnte gezeigt werden, daß Kadmium bereits in sehr geringen Konzentrationen die DNA-, RNA- sowie die Ribosomensynthese und deren Gehalt stark beeinträchtigt (Mangir 1987).

Kadmium kann Mitverursacher von degenerativen Prozessen sein (Osteoporose, Osteochondrosen, Arthrosen), von Nephropathien und von agitativen Depressionen (Speicherung im ZNS). Anosmie deutet auf Deponierung in der Nasenschleimhaut hin. Auch im Pankreas und in der Leber kann Kadmium angereichert werden (Perger u. Maruna 1987).

Im Präimplantationsstadium wirkte Kadmium auf Rattenembryonen zytotoxisch. Bei Ratten und Mäusen kam es auf den Schwangerschaftstag an, an dem das Muttertier Kadmium erhielt, welche Art von Mißbildungen ausgelöst wurde und ob ein Abort oder nur eine Wachstumsretardierung des Feten eintrat (Soukoupova u. Dostal 1991). Bei höheren Kadmiumdosen und chronisch niedriger Belastung hatten die Neugeborenen immer ein erniedrigtes Thymusgewicht und immunologische Veränderungen (Soukoupova et al. 1991). Auch wurden neurochemische Veränderungen im Gehirn beobachtet (Gupta et al. 1991; Lehotzky et al. 1990), Nierenfunktionsstörungen (Saillenfait et al. 1991) und Schilddrüsenfunktionsstörungen (Yoshizuka et al. 1991), da Kadmium die oxidative Phosphorylierung in der Schilddrüse stört, so daß T_3 und T_4 abfallen.

Die Kadmiumausscheidung der Frau korreliert signifikant mit den Rauchgewohnheiten und dem Lebensalter. Im Fruchtwasser von Raucherinnen sind die Kadmiumkonzentrationen signifikant höher als in dem von Nichtraucherinnen ($7{,}3 \pm 2{,}3$ ng/ml versus $2{,}6 \pm 1{,}4$ ng/ml, Klink et al. 1983). Die Konzentrationen in den Eihäuten liegen um ein Vielfaches höher als im mütterlichen Serum. Der erhöhte Kadmiumgehalt im Nabelschnurblut bei Raucherinnen korrelierte eng mit den Thiozyanatkonzentrationen des Fruchtwassers. Kadmium akkumuliert in der fetalen Leber und in den fetalen Nieren. Bei sehr hohen Dosen kommt es zu Mißbildungen. Die Kadmiumbelastung der Mutter induziert eine Zinkretention im mütterlichen Gewebe, vor allem Leber und Nieren, so daß dem Fetus zuwenig Zink zur Entgiftung und zum adäquaten Wachstum zur Verfügung steht (Sorell u. Graziano 1990).

Kadmium hemmt die plazentare und fetale Aufnahme von Leuzin und zusätzlich die Proteinsynthese in der Plazenta und im Fetus. Außerdem wird die Thymidinaufnahme und Inkorporation in DNA gestört. Dies erklärt, daß chronisch niedrige Dosen von Kadmium zu Wachstumsretardierungen führen können.

Über die Wirkung von Kadmium auf die weibliche Fertilität ist wenig bekannt. Wurden Mäuse mit kadmiumangereichertem Reis gefüttert, so entwickelten die Weibchen eine Anämie und Osteoporose, die durch die Fortpflanzungszyklen und mit zunehmender Geburtenzahl verschlimmert wurden (Watanabe et al. 1986). Kadmium induziert eine Knochenresorption durch vermehrte PgE_2-Produktion der stimulierten Osteoblasten (Suzuki et al. 1990b). Im Tierversuch sank mit zunehmendem Kadmiumgehalt in der Oozyte die Anzahl derjenigen Oozyten signifikant ab, die die 2. Metaphase erreichten (Pisa et al. 1990). Wurde Mäusen am 1. Tag der Schwangerschaft einmalig Kadmium subkutan verabreicht, so akkumulierte das Kadmium zeit- und dosisabhängig in den Tuben und die Progesteronsekretion des Ovars sank signifikant ab, was zu Sterilität führte (Paksy et al. 1992).

In einer eigenen Untersuchung an über 500 Frauen mit Kinderwunsch, deren Kadmiumausscheidung vor und nach Belastung mit DMPS gemessen wurde, war in weniger als 3% der Fälle eine Kadmiumbelastung nachweisbar. Ausländerinnen wiesen eine signifikant stärkere Kadmiumbelastung auf als deutsche Frauen. Mit zunehmendem Alter stieg die Kadmiumausscheidung signifikant an. Statistische Analysen zeigten, daß die Kadmiumkonzentrationen bei Frauen in technischen und Heilberufen signifikant höher lagen als in den übrigen Berufsgruppen. Frauen, die wegen einer Hypothyreose oder Struma Schilddrüsenhormone einnehmen mußten, hatten eine signifikant höhere Ausscheidung als die übrigen Frauen. Frauen mit Hirsutismus wiesen durchschnittlich erhöhte Kadmiumwerte auf. Bei Frauen mit habituellen Aborten bestand eine höhere Kadmiumausscheidung als bei Frauen mit primärer Infertilität (Gerhard u. Runnebaum 1992b). Auffallend waren auch signifikant erhöhte basale Kadmiumspiegel bei Frauen mit Uterus myomatosus.

Wenn Kadmium einmalig an männliche Ratten verfüttert wurde, so sank das Hoden- und Nebenhodengewicht signifikant ab, es entwickelte sich eine Oligoasthenozoospermie, die Testosteronkonzentrationen sanken und die männlichen Ratten wurden infertil (Saksena et al. 1983). Nach Whelton et al. (1988) änderte Kadmium allein in niedriger Dosierung bei Mäusen nicht die Fertilität, ebensowenig wie eine alleinige mangelhafte Ernährung. Durch Kadmiumzufuhr bei gleichzeitiger mangelhafter Ernährung wurde die Fertilität um 45% gesenkt.

Bei rauchenden Männern wurden signifikant höhere Kadmiumkonzentrationen im Seminalplasma bestimmt als bei nichtrauchenden, jedoch konnte kein Zusammenhang mit der Samenqualität festgestellt werden (Saaranen et al. 1989). Infertile Männer wiesen doppelt so hohe Kadmiumkonzentrationen im Samen auf wie fertile, unabhängig von der Spermatozoenanzahl (Umeyama et al. 1986), wobei diese Autoren jedoch die Rauchgewohnheiten nicht in ihre Untersuchungen einbezogen. Arbeiter an Schmelzöfen mit einer durchschnittlichen Kadmiumausscheidung von 7 µg/g Kreatinin im Urin hatten keine herabgesetzte Fertilität im Vergleich zu einer unbelasteten Kontrollgruppe (Gennart et al. 1992). Allerdings findet man bei Schweißern eine signifikant schlechtere Samenqualität als bei anderen Handwerkern (Mortensen 1988). Als Ursache dafür nimmt man an, daß sie bei der Rauchentwicklung neben Kadmium auch Chrom, Nickel, Mangan, Kupfer und Eisen inhalieren, was ebenso wie Hitze und ionisierende Strahlen zu ungünstigen Summationseffekten führt.

7.2.3 Quecksilber (Hg)

Quecksilber kommt als elementares (metallisches) Quecksilber vor, als anorganische und organische Verbindung. Elementares Quecksilber verdampft bereits bei Raumtemperatur und wird zu 80% über die Lungen resorbiert. Die Aufnahme resultiert besonders aus einer beruflichen Exposition (Zahnarztpraxis, Batterie- und Thermometerherstellung, Leuchtstoffröhrenfabrikation). Es wird in den Erythrozyten zu anorganischem ionischem Quecksilber oxidiert und über die Nieren und den Darm ausgeschieden. Wegen der lipophilen Eigenschaften wird elementares Quecksilber besonders im Gehirn abgelagert. Auch die Plazenta wird leicht passiert. Die Legierung von elementarem Quecksilber mit Silber, Zink, Kupfer und Zinn in unterschiedlichen Anteilen wird als Amalgam für Zahnfüllungen eingesetzt.

Anorganisches Quecksilber findet Anwendung in Antiseptika und dermatologischen Präparaten. Das Quecksilber liegt in ein- oder zweiwertiger Form vor, wird an Sulfhydrylgruppen von Proteinen gebunden und in Depots abgelagert (vor allem Niere, Leber, Gehirn). Im Magen-Darm-Trakt werden anorganische Quecksilberverbindungen zu weniger als 10% resorbiert. Hg^{+}-Ionen passieren die Plazenta nur geringfügig ($<0{,}1\%$). Chronische Vergiftungen mit niedrigen Dosen von elementarem und anorganischem Quecksilber führen zu Persönlichkeitsveränderungen, Tremor und Stimmungslabilität (Daunderer 1989a, Huggins u. Huggins 1985).

Organische Quecksilberverbindungen (Methyl-, Äthyl-, Phenyl-Quecksilber) werden zu über 95% aus dem Magen-Darm-Kanal resorbiert (verseuchter Fisch, besonders Thunfisch, Meeresfrüchte) und sind wegen ihrer hohen Affinität zu Sulfhydrylgruppen sehr toxisch. Phenylquecksilberazetat und -propionat werden auch in Fungiziden, Unkrautvernichtungsmitteln und Holzschutzmitteln benutzt.

Freisetzung aus Anstrichen in schlecht belüfteten Räumen kann zu erheblichen Belastungen führen (Agocs et al. 1990). Alkylierte Quecksilberverbindungen werden in der Landwirtschaft als Pestizide benutzt und sind viel toxischer als die Phenylquecksilberverbindungen. Die Halbwertszeit von organischem Quecksilber beträgt im Blut 3 Monate, im Gehirn 18 Jahre. Bei chronischer Intoxikation ist besonders das Nervensystem betroffen mit Parästhesien, Seh- und Hörstörungen, Koordinationsstörungen und Persönlichkeitsveränderungen.

Quecksilber reduziert die Nierendurchblutung und führt zur tubulären Nekrose (Solomon u. Hollenberg 1975; Gonick 1989). Eine einzige Dosis von Quecksilberchlorid reduzierte bei Ratten die Insulinclearance bereits um 59% (Kyle et al. 1983). Man nimmt an, daß Quecksilber mit membrangebundenen Sulfhydrylgruppen interagiert, die die Membranpermeabilität der Tubuluszellen und zelluläre Enzymsysteme betreffen, ohne daß die Zellen signifikant geschädigt sein müssen. Dafür spricht, daß histologisch keine glomerulären oder tubulären Veränderungen gefunden werden. Die Feer-Krankheit merkurieller Genese zeichnet sich durch eine Fülle unterschiedlicher Symptome aus, die das Immunsystem (Fieber, Allergien, Lymphknotenschwellungen), das Nervensystem (Parästhesien, Tremor, lanzierende Schmerzen, Polyradikuloneuritis), das kardiovaskuläre System (Tachykardie, Hypotonie), Haut- und Hautanhangsgebilde (Haar-, Nägelausfall) und die Psyche (Depressivität, Panikattacken, Reizbarkeit, Adynamie) betreffen.

Neben zentralnervösen Störungen induziert die chronische Quecksilberintoxikation Autoimmunerkrankungen und Immunopathien (IgE-Erhöhung, Glomerulonephritis, Dermatitis, Absinken der T-Lymphozyten) (Reuter et al. 1989; Perger u. Maruna 1987; Henry et al. 1988). Die für die Induktion einer Immunopathie erforderlichen Quecksilberdosen liegen im nichttoxischen Bereich. Offenbar wirkt Quecksilber in geringsten Konzentrationen besonders bei genetisch prädisponierten Individuen. Man nimmt deshalb an, daß eine Interaktion mit den Klasse-2-Strukturen des großen Histokompatibilitätskomplexes (MHC) stattfindet (Gleichmann et al. 1987).

Quecksilber reagiert schon in sehr niedrigen Konzentrationen mit Enzymen, die funktionelle SH-Gruppen (Sulfhydryl- oder Thiogruppen) besitzen. Außerdem regt es den Peroxidstoffwechsel an. Zu den Enzymen, welche die dabei entstehenden freien Radikale abfangen können, gehört die selenhaltige Glutathion-Peroxidase und die zinkhaltige Superoxiddismutase. Bei chronischer Quecksilbervergiftung kann dies einen Selen- bzw. Zinkmangel induzieren.

Die tägliche Quecksilberaufnahme der normalen Bevölkerung in Europa resultiert weniger aus der Nahrung, der Wasser- oder der Luftverschmutzung (2,6 μg Quecksilber pro Tag), sondern vielmehr aus dem Zahnamalgam (3–17 μg pro Tag), wie von der WHO 1991 festgestellt wurde. Zwar kommt es beim Legen von Amalgamfüllungen zu einer meßbaren Quecksilberfreisetzung, jedoch werden hierdurch die Blut- und Gewebespiegel nicht über den Normbereich hinaus angehoben (Strubelt et al. 1988). In der Ausatemluft und im Speichel wurden höhere Quecksilberkonzentrationen bei Probanden mit Amalgamfüllungen gemessen als bei Probanden ohne solche. Durch Kauen von Kaugummi stiegen die Konzentrationen in Speichel und Ausatemluft bei Amalgamträgern stark an (Loh 1984; Svare et al. 1981; Gerhard et al. 1992c). Vimy u. Lorscheider (1985) berechneten aus Atemluftkonzentrationen von Amalgamträgern, daß bei 4–12 Füllungen 8–30 μg Quecksilber pro Tag aufgenommen wurden. Die Höhe der Quecksilberdepots im Organismus korreliert signifikant mit der Anzahl der Amalgamfüllungen (Birkmayer et al. 1990). Heute nimmt man an, daß das aus den Amalgamfüllungen freigesetzte Quecksilber zu 80% als metallisches Quecksilber über die Lungen resorbiert wird und die Blut-Hirn-Schranke rasch passiert (Hursh et al. 1988; Gasser 1988). Auf der anderen Seite kann aber auch das relativ ungefährliche anorganische Quecksilber durch aerobe und anaerobe Mundbakterien und die Darmflora in hochgiftige organische Quecksilbersalze umgewandelt und somit resorbiert werden (Heintze et al. 1983). Das aus den Amalgamfüllungen freigesetzte Quecksilber verändert deutlich die Zusammensetzung der Darmflora, was zum Überwuchern antibiotikaresistenter Keime im Mund und Darm führt (Summers et al. 1990, 1991).

Mehrere Untersucher konnten eine signifikante Abhängigkeit der Gehirn- und Nieren-Quecksilber-Konzentrationen von der Anzahl der Amalgamfüllungen nachweisen (Schiele 1988; Nylander et al. 1987; Drasch et al. 1992). Mit dem Chelatbildner DMPS (s. Diagnostik) ließ sich die Quecksilberausscheidung im 24-h-Harn stimulieren und zwar um so mehr, je größer die Anzahl der Amalgamfüllungen war (Schiele et al. 1989; Gerhard et al. 1992c). In einer eigenen Untersuchung konnten wir zeigen, daß mit zunehmender Anzahl der Amalgamfüllungen im sog. Kaugummitest (s. Diagnostik) nicht nur die Quecksilberkonzentrationen im Speichel anstiegen, sondern auch die Silber-, Kupfer- und Zinnwerte (Abb. 7.1). Es ist deshalb durchaus denkbar, daß einige Beschwerden, über die Amalgamträger klagen, durch den additiven oder potenzierenden Effekt dieser verschiedenen Metalle bedingt sind. Die Quecksilberausscheidung im Urin 2 h nach der Gabe von DMPS hing weniger mit der Anzahl der Amalgamfüllungen zusammen als vielmehr mit den Quecksilberkonzentrationen im Speicheltest (Abb. 7.2 und 7.3; Gerhard et al. 1992c): bei hoher Quecksilberausscheidung im Urin (>230 μg/g /Kreatinin) wurde während des Kauens mehr als die vierfache Menge Quecksilber in den Speichel abgesondert als bei niedrigeren Quecksilberurinspiegeln.

Hahn et al. (1989, 1990) legten bei Affen und Schafen Amalgamfüllungen, die radioaktiv markiert waren, und führten nach 4 Wochen eine Ganzkörperszintigraphie durch. Bei niedrigen Blut- und Urinquecksilberspiegeln fanden sie die größte Anreicherung von Quecksilber im Kieferknochen, Gastrointestinaltrakt und den Nieren. Danscher et al. (1990) setzten Affen entweder Amalgamfüllungen in die Zähne oder Amalgamimplantate in den Oberkieferknochen. Nach einem Jahr wurden die Tiere getötet und die Verteilung des Quecksilbers in allen Körperorganen gemessen. Die Zahngruppe wies eine signifikant größere Belastung als die Knochengruppe auf. Höchste Quecksilberwerte fanden sich in den Nieren. Weitere Speicherung von Quecksilber war in folgenden Organen erfolgt: Ganglion spinale, Langhans-Zellen des Pankreas, Nebennierenmark, Hepatozyten und Kupferzellen der Leber, Interstitium der Lunge, Hypophysenvorderlappen und Lymphknoten des Intestinaltraktes. Von allen endokrinen Organen war die Hypophyse am meisten belastet. Auch die Hypophysen von Zahnärzten, die post mortem untersucht wurden, enthielten bis zu 1000fach (durchschnittlich 40fach) höhere Quecksilberkonzentrationen als die unbelasteter Kontrollen, so daß elementares Quecksilber möglicherweise direkt über den Nervus olfactorius in die Hypophyse transportiert wird (Störtebecker 1989; Nylander et al. 1989).

Bei Alkoholikern war die Quecksilberausscheidung niedriger als bei Nichtalkoholikern und die Quecksilberdepots im Gehirn geringer bei vergleichbarer Anzahl der Amalgamfüllungen (Nylander et al. 1987; Hursh et al. 1980). Man nimmt an, daß durch Alkohol metallisches Quecksilber weniger zu anorganischem Quecksilber oxidiert und

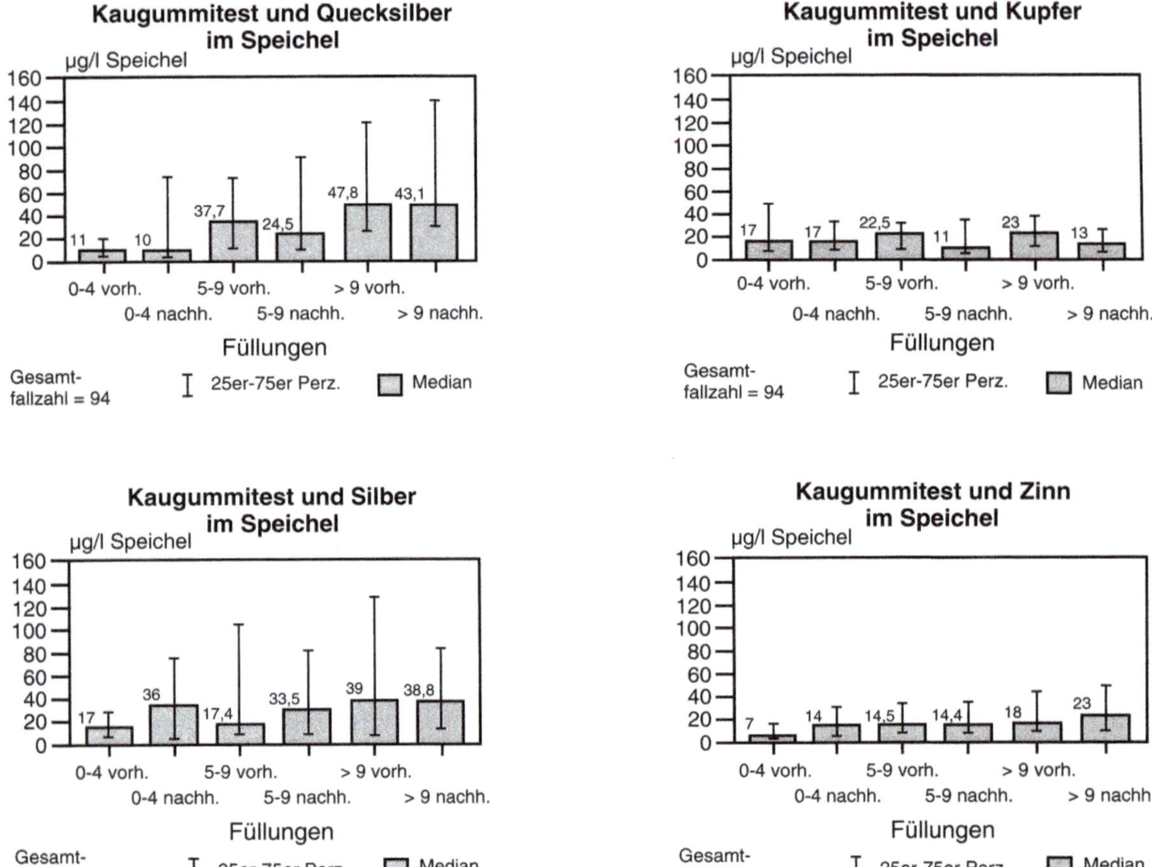

Abb. 7.1. Konzentrationen von Hg, Cu, Ag und Sn im Speichel (µg/l) vor und während des Kauens in Abhängigkeit von der Anzahl der Amalgamfüllungen

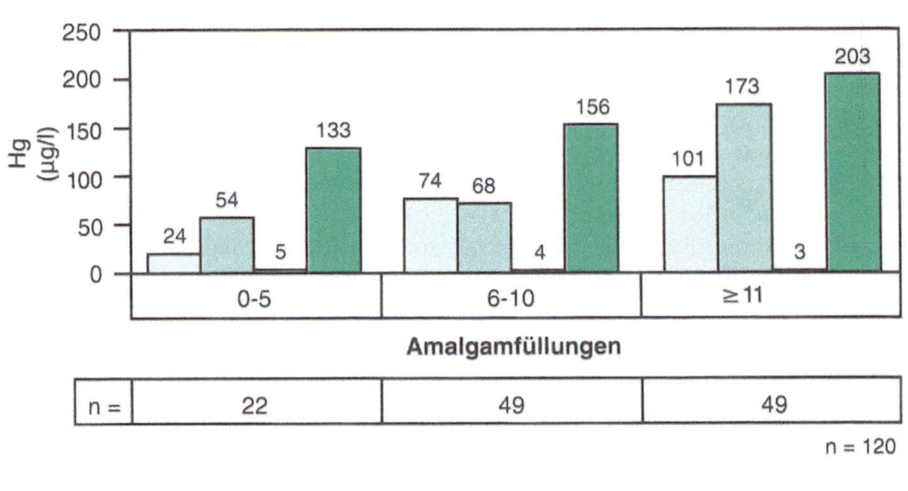

Abb. 7.2. Quecksilberkonzentrationen in Speichel und Urin im Kaugummi- und DMPS-Test in Abhängigkeit von der Anzahl der Amalgamfüllungen

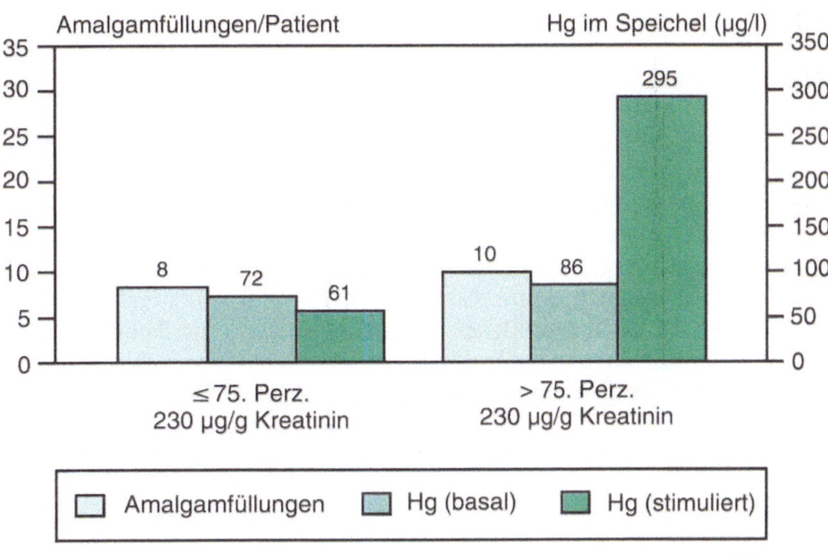

Abb. 7.3. Zahl der Amalgamfüllungen und Quecksilber im Speichel bei Frauen mit hoher und niedriger Quecksilberbelastung

mehr abgeatmet wird. Daß es auch zur Funktionseinschränkung der Nieren durch Quecksilber aus Amalgam kommt, wiesen Boyd et al. (1991) nach. Bei Schafen, denen Amalgamfüllungen gelegt worden waren, sanken die Inulinclearance und die Albuminkonzentrationen im Urin signifikant ab, während die Natriumausscheidung im Urin zunahm. Bei unveränderter Nierenhistologie sprechen die Befunde für eine gestörte renale Reabsorption.

Daß auch beim Menschen die Quecksilberfreisetzung aus Amalgamfüllungen eine Rolle spielen kann, demonstrierte Koestler (1990). Er ließ Probanden mit Amalgamfüllungen (durchschnittlich 10) entweder 20 min Kaugummi kauen oder heißen Zitronensaft trinken und bestimmte vorher und direkt danach mehrere Parameter im Blut. In beiden Gruppen stieg der Quecksilberspiegel im Vollblut nach der Provokation signifikant an und die Selenkonzentrationen im Vollblut fielen signifikant ab. Die Anzahl der T-Lymphozyten und der „Natural killer cells" sank im Blut signifikant ab (Eggleston 1984).

In vitro hemmt anorganisches Quecksilber den Aminosäurentransport in der Plazenta, so daß Mangelernährung des Fetus resultieren kann (Iioka et al. 1987). Wurde schwangeren Ratten elementares Quecksilber gespritzt, so war der fetale Quecksilbergehalt 10fach höher als bei der Mutter, nach Inhalation von Quecksilberdampf sogar 40fach höher als nach einer äquivalenten Dosis von anorganischem Quecksilber (Clarkson et al. 1972). Die akute hohe Belastung mit Quecksilberdampf führte bei Ratten zur Resorption der Feten, während die chronisch niedrige Quecksilberverabreichung eine Reduktion des mütterlichen und fetalen Gewichts hervorrief (Steffek et al. 1987; Goering et al. 1992). Quecksilber hemmte die plazentare und fetale Aufnahme von Leukin und senkte die Konzentrationen von Zink, Kupfer und Eisen, was zu einer Wachstumsretardierung führte. Wurden schwangere Meerschweinchen Quecksilberdampf ausgesetzt, so passierte Quecksilber rasch die Plazentaschranke und wurde in der fetalen Leber angereichert (doppelt so hohe Werte wie bei der Mutter), wo es zu mehr als der Hälfte an Metallothionein gebunden wurde (Yoshida et al. 1986, 1987, 1989). Die große Katalaseaktivität der Leber bewirkte eine Umwandlung des metallischen Quecksilbers zu anorganischem, das dann zirkulierte und weniger toxisch war. Hierdurch werden die fetalen Organe geschützt, so daß die Gewebekonzentrationen in Gehirn, Lunge, Herz und Niere des Fetus niedriger als im Muttertier waren.

Bei schwangeren Frauen konnte nachgewiesen werden, daß Quecksilber aus Amalgamfüllungen in der Plazenta angereichert wird (Vimy et al. 1990). Bei 81 Frauen, die in Zahnarztpraxen arbeiteten, wurden signifikant höhere Methylquecksilberkonzentrationen in Scham- und Haupthaarproben gemessen als bei Frauen, die dieser Belastung nicht ausgesetzt waren (Sikorski et al. 1987). Erstere hatten signifikant häufiger Zyklusstörungen und Aborte. Dagegen konnten in einer schwedischen epidemiologischen Untersuchung bei über 40000 Zahnärzten und deren Personal keine Unterschiede in der Abort- und Mißbildungshäufigkeit zwischen

Personen mit hoher und niedriger Quecksilberexposition nachgewiesen werden (Brodsky et al. 1985). Allerdings wurde kein unbelastetes Kontrollkollektiv mitgeführt. Ebenso ist denkbar, daß die Quecksilberbelastung in Schweden wegen der strengen Vorschriften für den Umgang mit Amalgam niedriger als in anderen Ländern ist (Ericson u. Källén 1989). Rowland (1992) fand bei Zahnarzthelferinnen ein erhöhtes Abortrisiko, wenn berücksichtigt wurde, wie lange und wie häufig pro Woche sie mit Amalgam zu tun hatten. Neugeborene mit Adaptionssyndrom und neurologischen Auffälligkeiten schieden nach DMPS z. T. erhebliche Quecksilbermengen aus, die mit den Amalgamfüllungen der Mutter und zahnärztlichen Behandlungen während der Schwangerschaft in Verbindung standen (Bonnet u. Bonnet 1993).

Massenvergiftungen durch organisches Quecksilber wurden in Japan, in der UdSSR und im Irak beobachtet (Bakir et al. 1973; Koos u. Longo 1976; Amin-Zaki et al. 1974). Organische Quecksilberverbindungen werden leicht diaplazentar und über die Muttermilch auf das Kind übertragen und vorwiegend über die Gallenflüssigkeit mit dem Stuhl ausgeschieden. Neugeborene wiesen nach intrauteriner Quecksilberintoxikation überwiegend Hirnschädigungen auf (Krämpfe, Lähmungen, geistige Unterentwicklung, Gang- und Sprachstörungen). Obwohl bei Schwangeren, die mit Methylquecksilber verseuchten Fisch gegessen hatten, kaum Symptome einer Quecksilberintoxikation bestanden, waren die Neugeborenen zum Teil schwer gestört und wiesen deutlich höhere Quecksilberkonzentrationen auf als die Mütter. In Deutschland ist deshalb seit 1990 für Schwangere der Umgang mit Methylquecksilber verboten.

Inwieweit im Zusammenhang mit Quecksilber Fertilitätsstörungen bei der Frau und beim Mann auftreten, ist nicht klar. Mehrere Autoren injizierten weiblichen Hamstern Quecksilberchlorid zu verschiedenen Zykluszeitpunkten. Es wurde festgestellt, daß die Ovulationen ausblieben, z. T. wurden in der Hypophyse höhere FSH-Konzentrationen als bei Kontrolltieren gefunden. Bei Frauen, die am Arbeitsplatz niedrigen Quecksilberspiegeln ausgesetzt waren, gab es Hinweise, daß sie häufiger Zyklusstörungen hatten als Frauen, die in einer nichtbelasteten Umgebung arbeiteten (De Rosis et al. 1985; Rowland et al. 1992). Von Frauen, die in Zahnarztpraxen arbeiteten, sind widersprüchliche Ergebnisse mitgeteilt worden (Sikorski et al. 1987; Brodsky et al. 1985; Wirz et al. 1990; Ericson u. Källén 1988; Rowland et al. 1992; Nylander u. Weiner 1991). Nach neueren Untersuchungen soll die Empfängniswahrscheinlichkeit pro Zyklus bei Zahnarzthelferinnen nur 50% sein, während sie bei Nichtbelasteten 95% ist (Rowland et al. 1992). Da in Ländern mit hohem Fischkonsum die durchschnittlichen Quecksilberkonzentrationen im Blut jedoch deutlich höher als in Deutschland liegen (z. B. BRD 1 µg/l, Schweden 4 µg/l, Japan 20 µg/l) (Schaller et al. 1983; Suzuki et al. 1971; Fujita u. Takabatake 1977), könnten Summationseffekte eine Rolle spielen. Dies ist z. B. für die Mutagenität nachgewiesen, die von Quecksilber, Kadmium und Rauchen beeinflußt wird (Wulf et al. 1986). Eine andere Erklärung ist der hohe Selengehalt der Fische, so daß untoxisches Quecksilberselenid entsteht.

In einer eigenen Untersuchung wurde die Quecksilberausscheidung vor und nach DMPS-Belastung bei Frauen mit Hormonstörungen überprüft (Tabelle 7.4). Bei einer maximalen Ausscheidung von mehr als 500 µg/g Kreatinin trat bisher keine spontane Schwangerschaft ein (Gerhard 1993b). Alle Frauen mit einer maximalen Ausscheidung von 500 bis 36000 µg/g Kreatinin nach 2 h (etwa 5% von 700 Tests) hatten anovulatorische, therapieresistente Zyklusstörungen oder eine schwere Lutealinsuffizienz. Auf den Zusammenhang mit der Anzahl der Amalgamfüllungen wurde bereits hingewiesen. Junge und schlanke Frauen schieden signifikant mehr Quecksilber aus als ältere oder adipöse. Unter Umständen beeinflußt der Proteingehalt der Ernährung die Quecksilbermetabolisierung. Adachi et al. (1992) beobachteten nach Methylquecksilbergabe bei Mäusen eine signifikant erhöhte Quecksilberspeicherung, wenn sie gleichzeitig proteinarm ernährt wurden, als wenn die Ernährung ausgewogen war. Auf der anderen Seite könnte aber auch in bestimmten Fällen die chronische Quecksilberbelastung zur Anorexie führen, wie sie als Symptom bei der Feer-Krankheit beschrieben wurde. Hormonelle Störungen, insbesondere Lutealinsuffizienz und Hyperandrogenämie, korrelierten in unserer Studie mit dem Grad der Quecksilberbelastung (Abb. 7.4). Auch Schilddrüsenfunktionsstörungen und Metallallergien wurden bei Frauen mit erhöhter Quecksilberausscheidung vermehrt gefunden. Therapieresistenter Haarausfall konnte bei 2/3 der Frauen mit Amalgamfüllungen durch Amalgamentfernung gebessert werden (Klobusch et al. 1992). Nur in vereinzelten Fällen wurden exogene Quecksilberquellen (Messung von Quecksilber im Hausstaub) nachgewiesen: bei einer Graphikerin, die mit quecksilberhaltigen Farben

Tabelle 7.4. Schwermetallausscheidung im oralen DMPS-Test (10 mg/kg KG) bei 474 Frauen mit hormonellen Störungen. Der höchste Wert nach 2 oder 3 h wurde berücksichtigt

Oraler DMPS-Test	MW	Min	Perzentile µg/g Kreatinin Urin				Max
			10	50	75	90	
Quecksilber							
basal	2,4	0,2	0,5	1,3	2,1	3,7	63
stim.	109	0,3	10	46	101	221	11081
Blei							
basal	2,9	0,5	1,0	2,1	3,5	5,3	28,7
stim.	32	1,0	12	28	41	55	195
Kadmium							
basal	0,4	0,02	0,1	0,3	0,4	0,8	3,5
stim.	0,7	0,03	0,2	0,5	0,7	1,2	13,4
Kupfer							
basal	39	2	17	31	44	58	739
stim.	1378	21	572	1307	1689	2110	16836
Arsen							
basal	3,4	0,3	1,0	2,7	4,2	6,5	33
stim.	14	0,6	4	10	17	27	148

arbeitete, in Zahnarztpraxen (bis zu 30 mg pro kg Staub!), bei Krankenhauspersonal, bei Frauen, die vor einiger Zeit ihre Fieberthermometer zerbrochen hatten, Frauen, die in Batteriefabriken, als Goldschmiedin oder in der Fotoentwicklung arbeiteten.

Wurden erwachsene männliche Ratten mit Methylquecksilber gefüttert, so nahm bereits bei nichttoxischen Konzentrationen die Motilität der Spermien ab und die Anzahl der pathologischen Formen zu (Mohamed et al. 1987). Nach Änderung der Ernährung war die Störung reversibel. Männliche Werktätige (n = 21), die am Arbeitsplatz organischen Quecksilberverbindungen ausgesetzt waren durch die Herstellung von Schädlingsbekämpfungsmitteln, wiesen bei erhöhten organischen Quecksilberkonzentrationen in der Luft eine erhöhte Quecksilberausscheidung im Urin auf und eine reduzierte Fertilität (Donat et al. 1990). Waren Männer am Arbeitsplatz Quecksilberdampf ausgesetzt, so kam es mit zunehmendem Quecksilberanstieg im Urin zur ansteigenden Abortrate bei den Frauen (Cordier et al. 1991).

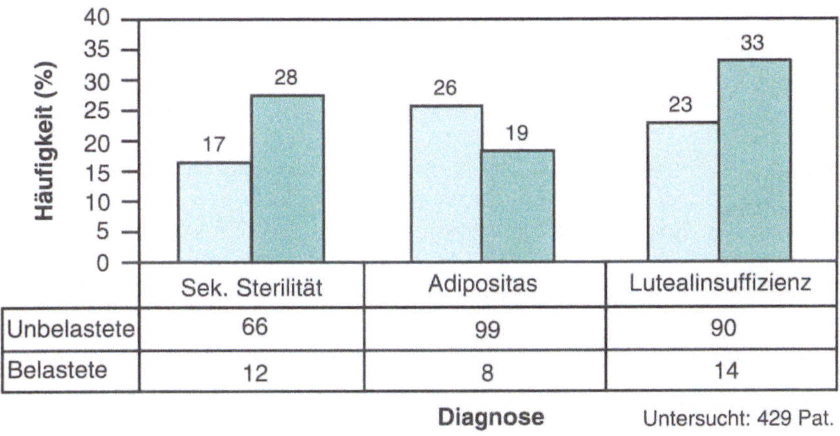

Abb. 7.4. Quecksilberausscheidung im Urin bei Hormonstörungen

Das Immunsystem wird durch Quecksilber erheblich beeinträchtigt, wodurch Infektanfälligkeiten, Allergien und Autoaggressionskrankheiten induziert werden können. Bei Frauen mit wiederholten Frühaborten findet man häufig ein verändertes Immunsystem (Miedaner-Maier et al. 1989). Es ist durchaus denkbar, daß Schadstoffbelastungen diese Veränderungen bewirken und damit verantwortlich für Fehlgeburten sein können.

7.2.4 Arsen und Kupfer

Arsenverbindungen gehören zu den Substanzen, für die beim Menschen ein teratogener Effekt angenommen wird. In einigen metallverarbeitenden Industriezweigen kann besonders aus Schmelzöfen Arsen freigesetzt werden. In Tierversuchen wurde gezeigt, daß die teratogene Potenz von Natriumarsenat und -arsenit viel ausgeprägter ist als die vom metallischen Arsen. Ähnlich wie für andere Metalle bereits beschrieben, werden dosisabhängig Fehlbildungen, Aborte, Totgeburten und Wachstumsretardierungen beobachtet (Little 1993).

Bei den von uns untersuchten Frauen war die Arsenbelastung gering. Deutsche hatten nach DMPS niedrigere Ausscheidungen als Ausländerinnen. Es bestand eine positive Korrelation zwischen der Arsenbelastung und sekundärer Sterilität, Akne, Hypothyreose und polyzystischen Ovarien. Auch Schilddrüsendysfunktionen und Autoantikörper waren häufiger nachweisbar. Frauen mit Prolaktinomen hatten signifikant höhere Arsenspiegel als Frauen mit normalen Prolaktinwerten. Ob diesen Assoziationen eine klinische Bedeutung zukommt, müssen weitere Studien zeigen.

Hinweise auf Kupfervergiftungen als Ursache für Störungen der Fortpflanzung gibt es kaum. Es ist eher anzunehmen, daß der Kupfermangel eine Rolle spielen könnte, da Kupfer ein essentielles Spurenelement ist. Die vermehrte Ausscheidung von Kupfer nach DMPS ist durch einen Zinkmangel bedingt und kann durch Zinkgaben normalisiert werden. Bei unseren Untersuchungen war die Kupferausscheidung bei Frauen mit Alopezie oder Lutealinsuffizienz erniedrigt, was mit der erhöhten Quecksilberbelastung zusammenhängen dürfte.

Im Sperma fand sich eine signifikante positive Korrelation zwischen den Kupferkonzentrationen und der Spermienanzahl, -motilität und -morphologie (Jockenhövel et al. 1990). Jedoch bestand kein Unterschied in den Samenproben von fertilen und infertilen Männern.

7.3 Industriechemikalien

Lösungsmittel sind in der chemischen Industrie ein grundlegendes Medium für verschiedene chemische Reaktionen oder Grundstoffe zahlreicher technischer Produkte, die oft auch im Haushalt benutzt werden: Verwendung in Farben, Lacken, Holzschutzmitteln, Weichmacher in der Zellophan-, Papier- und Desinfektionsmittelherstellung. Extraktionsmittel für pflanzliche Öle, Fette und Riechstoffe, enthalten in Klebstoffen, Filzstiften, Seifen, Polituren und Konservierungsmitteln. Industriell hergestellte Speiseöle werden mit Lösungsmitteln extrahiert, deshalb gab es vor einiger Zeit Zwischenfälle mit Perchloräthylen (PER) in Olivenöl und Dichlorethan in Kaffee und Tee.

Es handelt sich um Kohlenwasserstoffe (KW), die sich zum Teil in ihrer Struktur sehr ähneln. Besonders die chlorierten aliphatischen Kohlenwasserstoffe (CKW) sind sehr giftig. Nach Blei rufen sie die meisten Berufsvergiftungen hervor. Als Problemstoffe gelten besonders Toluol, Xylol und Formaldehyd. Die KW können das zentrale Nervensystem schädigen und toxisch auf Haut und Schleimhäute wirken.

Während die meisten Lösungsmittel schnell metabolisiert werden, reichern sich andere, z. B. polychlorierte Biphenyle (PCB), polychlorierte Dibenzodioxine (PCDD) und polychlorierte Dibenzofurane (PCDF), im Fettgewebe an, wo z. B. die Konzentrationen von PCB bis 10000fach höher liegen als für PCDD und PCDF zusammen. Allerdings sind letztere um ein Vielfaches toxischer.

Zwar können durch Tierversuche wichtige Hinweise auf die Angriffspunkte und die Metabolisierung von Industriechemikalien gewonnen werden, jedoch ist immer zu berücksichtigen, daß der Mensch einer Fülle zusätzlicher, nicht exakt definierbarer Substanzen ausgesetzt ist, die sich in ihren Wirkungen verstärken, aber auch verringern können. So kann z. B. DDT Enzymsysteme aktivieren, die auch die Metabolisierung von Lindan fördern. Hieraus werden bei gleichzeitiger Belastung mit beiden Substanzen niedrigere Blutkonzentrationen resultieren, als wenn nur ein Stoff wirksam wäre. Auf der anderen Seite hemmen aber DDT und Lindan additiv die Bildung interzellulärer „gap junctions“ in Mäuseembryonen (Klaunig et al. 1990). Schließlich spielen die Ausreifung der Organe (Neugeborene sind viel empfindlicher als Erwachsene) und genetisch bedingte Metabolisierungsschwächen eine Rolle.

Die meisten Untersuchungsergebnisse liegen zur Zeit über Tiere vor, denen Lösungsmittel in unterschiedlichen Konzentrationen verabreicht wurden. Schwangere Mäuse mußten Toluol, Benzol und Xylol inhalieren. Die Substanzen wurden sofort in fettreichen Geweben (Fett, Gehirn) und stark durchbluteten Organen (Leber, Niere) gebunden. Relativ lange wurden die Substanzen im Fruchtwasser retiniert und gingen direkt auf den Fetus über, wo die Konzentrationen jedoch niedriger als bei der Mutter lagen.

Ein möglicher teratogener Einfluß wird bei langjähriger beruflicher Exposition für einige Stoffklassen bzw. Arbeitsbereiche diskutiert: Arsenverbindungen, Vinylchlorid, Boot- und Schuhfabrikation und -Reparatur, Malerberuf, Gummiindustrie, Eisen- und Stahlschweißarbeiten. Kinder von Frauen, die im ersten Trimenon organischen Lösungsmitteln ausgesetzt waren, hatten häufiger Herzfehler (Tikkanen u. Heinonen 1988; McDonald et al. 1987). Besonders Toluol soll an Mißbildungen des Urogenitaltraktes beteiligt sein (McDonald et al. 1987). Die Auswertung von 90 Frauen, die in der Schwangerschaft organischen Lösungsmitteln am Arbeitsplatz ausgesetzt waren, ergab im Vergleich zu 180 gemachten Kontrollen eine 4fach höhere Rate von Gestosen und Kaiserschnittentbindungen (Eskenazi et al. 1988). Auch mit intrauterinen Wachstumsretardierungen muß bei Belastung mit polyzyklischen KW häufiger gerechnet werden (McKee et al. 1987).

In Dänemark wurden 262 Fabrikarbeiterinnen, die mit Lösungsmitteln arbeiteten, 241 Kontrollarbeiterinnen gegenübergestellt. Zwar war die Abortrate bei den Frauen, die organischen Lösungsmitteln ausgesetzt waren, höher, aber dafür die Parität ebenfalls (Heidam 1983). Bei Frauen, die in der Gummiindustrie arbeiten, soll die Abortrate höher sein als bei anderen Arbeiterinnen (Lindbohm et al. 1983; Axelson et al. 1983). Allerdings war die Abortrate nur bei den Frauen höher, die Schuhwaren herstellten, was auf die gleichzeitige Verwendung anderer Lösungsmittel zurückgeführt wurde. In einer neueren Untersuchung von Lindbohm et al. (1990) war das Abortrisiko bei den Frauen am höchsten, die toluenhaltige Mittel in der Schuhindustrie benutzten (relatives Risiko 9,3), die in Druckereien arbeiteten, wo zum Reinigen der Druckmaschinen Lösungsmittel benutzt wurden (relatives Risiko 5,2) und die mit aliphatischen KW arbeiten mußten (relatives Risiko 3,9). Bei Frauen, die in der Plastikindustrie Umgang mit bestimmten Stoffen hatten (z. B. Polyvinylchlorid oder Polystyren), fanden einige Autoren eine höhere Abort-, Mißbildungs- und Fruchttodrate (Ahlborg et al. 1987; McDonald et al. 1988). Lindbohm et al. (1991 b) überprüften bei 99186 Schwangerschaften in Finnland auch den Einfluß des väterlichen Berufs auf das Abortrisiko. In 10% der Schwangerschaften waren die Väter Mutagenen ausgesetzt. Eine signifikant erhöhte Abortrate fand sich nur, wenn die Väter folgenden Risikogruppen angehörten: Arbeit mit Äthylenoxid, Gummichemikalien, Lösungsmitteln, die in Raffinerien bzw. bei der Gummiherstellung benutzt werden.

Wegen der vielseitigen Anwendung von Lösungsmitteln im Haushalt sind gerade Hausfrauen oft erheblichen Lösungsmittelgemischen in der Wohnungsluft ausgesetzt, wobei Konzentrationen einzelner Substanzen über den Maximalen Arbeitsplatz-Konzentrations(MAK)-Werten liegen können. Neben der embryotoxischen Wirkung einiger Stoffe können andere durch zentralnervöse Störungen zur hormonellen Dysregulation und damit zur Infertilität führen (z. B. Styren über eine Prolaktinerhöhung, DDT über LH-Abfall) (Mutti et al. 1984).

Einige Lösungsmittel können Letalmutationen in den Spermien bewirken und dadurch Aborte oder Infertilität induzieren. Dies konnte im Tierversuch für Äthylenoxid, Äthylenglykol und Azetatester nachgewiesen werden (Johanson 1988; Generoso et al. 1986). Bei Malern und Arbeitern, die Äthylendibromid ausgesetzt waren, wurden signifikant häufiger Oligo- und Azoospermien bzw. schwere Motilitätsstörungen der Spermien beobachtet als bei Kontrollen ohne diese Belastung (Welch et al. 1988; Ratcliffe et al. 1987).

7.3.1 Polychlorierte Biphenyle (PCB)

Polychlorierte Biphenyle tragen noch immer zu einer schleichenden Verseuchung der Umwelt bei, obwohl die Herstellung in Amerika seit 1978 und in der BRD seit 1983 verboten ist. Bereits seit 1978 war in der BRD die Anwendung auf geschlossene Systeme beschränkt. Diese Gemische zahlreicher Einzelverbindungen (Kongenere) wurden in vielen Bereichen angewendet (Isolier- und Kühlflüssigkeit, Weichmacher, Imprägniermittel, Schmiermittel, Groß- und Kleintransformatoren). Zur Zeit gelangen sie über die mangelhafte Müllbeseitigung in die Umwelt, reichern sich in verschiedenen Organismen an und gelangen über die Nahrungskette in den Menschen. Klärschlammanwendung auf Ackerboden läßt den PCB-Gehalt um mehr als eine Zehnerpotenz ansteigen. In Fischmehl und küstennah lebendem Fisch sind die PCB-Konzentrationen am höchsten. Die übrigen vom Tier stammenden Lebensmittel weisen ein weites Kontaminationsspektrum auf (DFG 1988). Muttermilch enthält zum Teil Konzentrationen oberhalb der Grenzwerte für tierische Milch (1,3 mg/kg Fett) (Teufel et al. 1991). Das wichtigste Vehikel für die PCB-Aufnahme des Menschen ist Nahrungsfett tierischer Herkunft. Pro Tag nimmt der Durchschnittsverbraucher 2 μg PCB auf. Lebensmittel pflanzlicher Herkunft tragen nur in geringem Umfang zur PCB-Zufuhr bei.

Die Chlorkohlenwasserstoffe werden durch eine Arylkohlenwasserstoffhydroxylase metabolisiert und über Urin und Fäzes ausgeschieden. Die Metabolisierungsrate der PCB ist von den Chlorsubstituenten und deren sterischer Anordnung am Biphenylring abhängig, so daß verschiedene PCB-Kongenere unterschiedlich gut ausscheidbar sind (Reijnders 1988c; Safe et al. 1985). Die Indikatorkongenere 138, 153 und 180 werden mit zunehmendem Alter im Fettgewebe gespeichert und weisen im peripheren Blut bei deutschen Frauen mit dem Alter ansteigende Konzentrationen auf (Abb. 7.5). Auffallend ist, daß schlanke Frauen deutlich höhere Blut-PCB-Konzentrationen haben als dicke (Gerhard et al. 1993a).

PCB beeinträchtigen die interzelluläre Kommunikation und induzieren mikrosomale Enzyme (Rogers-Back u. Clarke 1986; Parkinson u. Safe 1987). Dadurch kann sich die Verstoffwechselung endogener Steroide ändern. Die niedrig chlorierten PCB-Gemische weisen eine leichte östrogene Wirkung auf (Gellert u. Wilson 1979, Brezner et al. 1984). PCB sind Induktoren hepatischer Monooxygenasen, wobei sie nicht nur ihren eigenen Abbau, sondern auch den von Steroiden beschleunigen können, was zu niedrigen peripheren Hormonspiegeln führen kann.

Wurde Kaninchen PCB peroral verabreicht, so wurden in der Follikelflüssigkeit 2,4 bis 2,6fach höhere Konzentrationen gefunden. Da der Lipidge-

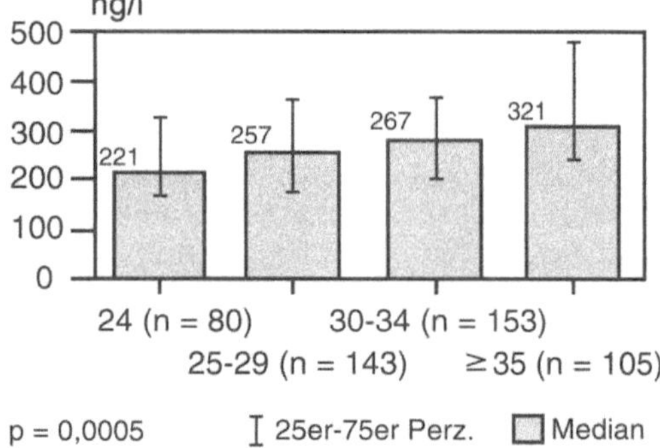

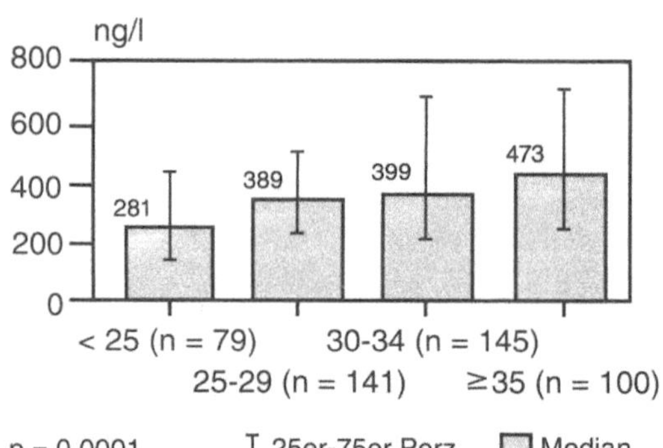

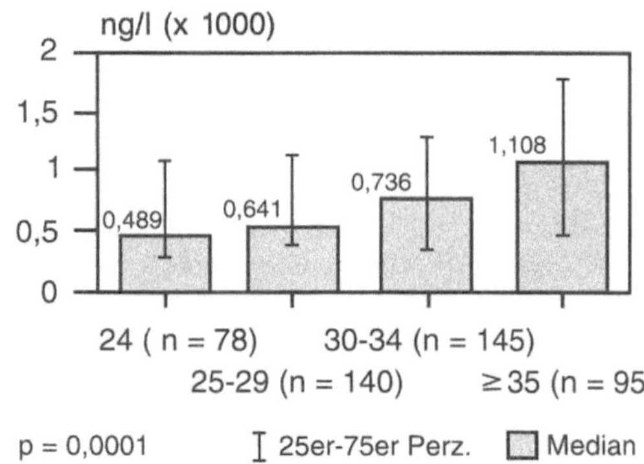

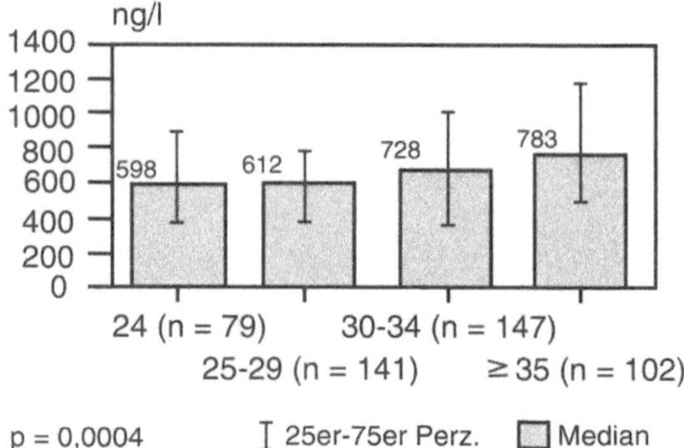

Abb. 7.5. Altersabhängigkeit der Blutkonzentrationen verschiedener Chlorkohlenwasserstoffe

halt in beiden Kompartimenten gleich war, muß eine spezielle Anreicherung angenommen werden (Lindenau 1992; Schlebusch et al. 1989), zumal sich auch das Verhältnis der Kongenere unterschied. Die Ovulationsrate war jedoch, genauso wie für andere Tiere beschrieben, unverändert (Truelove et al. 1990). Wegen der hohen Affinität der PCB zu den HDL- und LDL-Fraktionen werden sie auch in den Corpora lutea angereichert und in der Nebennierenrinde, was eine Hemmung der Kortikosteroidsynthese bedingen kann (Sanders u. Kirkpatrick 1977). Beim männlichen Meerschweinchen wurde die Umwandlung des Progesterons in nachfolgende Steroide durch PCB gehemmt (Goldmann u. Yawetz 1990).

Werden Robben mit verschiedenen PCB-Konzentrationen gefüttert, so nimmt die Fortpflanzung ab. Aufgrund hormoneller Untersuchungen wird eine Störung der Implantation vermutet (Reijnders 1986a, c). Auch für zahlreiche andere Tierspezies wurde der ungünstige Einfluß der PCB auf die Fortpflanzung nachgewiesen (Reijnders 1988b). Unter anderem wurden signifikant erniedrigte Vitamin-A- und Schilddrüsenhormonkonzentrationen gemessen (Brouwer et al. 1989).

Bei Mäusen mit PCB-Belastung beobachtete man vermehrt Gaumen- und Lippenspalten sowie Skelettmißbildungen. Frauen, die kürzlich Fehlgeburten hatten, wiesen signifikant erhöhte PCB-Serumkonzentrationen auf (Leoni et al. 1989; Bercovici et al. 1983). In einer Studie wurden 200 Frauen mit beruflicher PCB-Exposition 205 Kontrollfrauen gegenübergestellt. Durch Interviews konnte ein signifikanter Zusammenhang mit Wachstumsretardierung und verkürzter Schwangerschaftsdauer nachgewiesen werden (Taylor et al. 1989).

Die Ölkrankheit, an der Taiwanesinnen litten, die Reisöl verzehrt hatten, das mit größeren Mengen von PCB und polychlorierten Dibenzofuranen (PCDF) versetzt war, führte unter anderem zu intrauterinen Wachstumsretardierungen. Die Neugeborenen hatten eine colaartig verfärbte Haut, Hyperpigmentationen der Nägel, akneähnliche Hauteruptionen und eitrige Schleimabsonderungen der Augen. Die Mortalität in der frühen Kindheit war erhöht und die neurokognitiven Funktionen eingeschränkt. 4–5 Jahre nach der Vergiftung wurden bei Geburten in Plazentaproben im Vergleich zu normalen Kontrollen signifikant erhöhte PCB-Konzentrationen gefunden, die negativ mit dem Geburtsgewicht korrelierten.

In letzter Zeit mehren sich Hinweise, daß CKW auch bei der Infertilität eine Rolle spielen. In der menschlichen Kumuluszellkultur wurde die Östradiolproduktion dosisabhängig reduziert, wenn PCB in das Medium gegeben wurde, wobei die verschiedenen Kongenere eine unterschiedliche Wirksamkeit zeigten (Van der Ven et al. 1990). Im Zervikalsekret waren die CKW-Konzentrationen bis zu 20fach höher als im Serum, so daß die Überlebensfähigkeit der Spermien litt (Van der Ven et al. 1990; Schlebusch et al. 1990).

In unserem Patientenkollektiv lagen die Konzentrationen der hochchlorierten Kongenere bei Frauen mit Endometriose signifikant höher als bei Frauen ohne Endometriose, ebenso bei Frauen mit Schilddrüsen- und Autoantikörpern (Gerhard et al. 1992a). In den letzten Jahren mehren sich die Hinweise, daß es sich bei der Endometriose um eine den Gesamtorganismus betreffende Immunopathie handelt. Die PCB, deren toxische Wirkung auf das Immunsystem in zahlreichen Tierversuchen nachgewiesen wurde (Vos et al. 1972; Allen 1980; Bruckner et al. 1973), könnten u.U. eine wichtige Rolle hierbei spielen. Bei Rhesusaffen konnte sowohl durch kontinuierliche Verfütterung von PCB oder Dioxinen als auch durch chronische Protonenstrahlung eine Endometriose ausgelöst werden (Wood et al. 1983; Martin et al. 1992).

In vitro setzte PCB die Spermienbeweglichkeit schon herab, wenn nur ein Nanogramm Clophen (ein PCB-Gemisch) pro Milliliter Samenflüssigkeit nachweisbar war. Weitere Beeinträchtigungen der Spermaqualität fanden sich bei der Vitalität, der Befruchtungsfähigkeit und im Schwelltest (Roediger et al. 1989; Gandy et al. 1990). In Spermaproben von Männern aus Ehen mit ungeklärter Infertilität lagen die PCB-Konzentrationen deutlich höher als bei denjenigen mit bekannter Genese der Infertilität (Ensslen et al. 1990; Wagner et al. 1989).

7.3.2 Dioxine und Furane

Dioxine sind in der Umwelt überall verbreitet. Es handelt sich im wesentlichen um 2 Gruppen chlorierter aromatischer Äther: die 75 isomeren und homologen polychlorierten Dibenzodioxine (PCDD) und die 135 isomeren und homologen polychlorierten Dibenzofurane (PCDF). Eine Exposition erfolgt fast immer mit PCDD/PCDF-Kongenerengemischen. Die Wirkungsstärke der Kongenere wird durch toxische Äquivalenzfaktoren (TEF) relativ zu 2,3,7,8-Tetrachlordibenzodioxin (TCDD) angegeben. Durchschnittlich nimmt der Erwachsene heute täglich 1–2 pg toxische Äquivalente (TE) pro kg

Körpergewicht (KG) auf, Säuglinge während der Stillperiode sogar etwa 90 pg TE/kg KG pro Tag (Rotard 1991). Eine Expositionsmenge von täglich 10 pg TE/kg TCDD wird heute im Hinblick auf die Tumorpromotion als für den Menschen ungefährlich angesehen (Rozman 1989). Die aufgenommenen Dioxine stammen zu über 90% aus der Nahrung, wobei tierische Lebensmittel einen Beitrag von über 95% leisten. Bei Bränden können jedoch sehr große Mengen von bromierten und chlorierten Dioxinen in die Luft gelangen, was zu erhöhter inhalativer Aufnahme führt. Wurde Affen ein Dioxingemisch subkutan injiziert, so wurden unterschiedlich hohe Konzentrationen der einzelnen Kongenere im Lebergewebe und im Fettgewebe gefunden. Die kürzeste Halbwertszeit wies 2,3,7,8-TCDF mit 6 Tagen im Lebergewebe und 10 Tagen im Fettgewebe auf, während andere Kongenere noch nach 28 Tagen in unverändert hohen Konzentrationen nachweisbar waren (Neubert et al. 1990).

Dioxine haben spezifische Rezeptoren in fast allen menschlichen Organen, so daß biochemische und toxische Veränderungen durch Dioxine in allen Organen auftreten. TCDD hat eine große strukturelle Ähnlichkeit mit Thyroxin, so daß vermutet wurde, daß die Wirksamkeit über die Induktion der Arylhydrocarbonhydroxylase-Aktivität gesteuert würde. Allerdings kann TCDD sowohl hyper- als auch hypothyreote Symptome induzieren (Gewichtsverlust, Osteoporose, Hyperkeratose, Schwitzen usw.). Bei TCDD-behandelten Ratten, die durch Schilddrüsenexstirpation Gewicht verloren hatten, normalisierte sich das Gewicht unter Thyroxinsubstitution (MacKinney et al. 1985; Rozman et al. 1984; Pazdernik und Rozman 1985). Auch Kortikosteron wird durch subletale Dosen von TCDD stimuliert. Nach Adrenalektomie konnte die TCDD-Toxizität durch Kortikosteronsubstitution ebenfalls vermindert werden (Gorski et al. 1988b). Die Glukose-, Triglyzerid- und Aminosäurestoffwechsel werden durch TCDD beeinflußt.

Wurden stillende Mäuse mit TCDD gefüttert, so hatten ihre Neugeborenen signifikant höhere Leber-TCDD-Spiegel als ihre Mütter, die das TCDD hauptsächlich in die Milch ausschieden (Nau et al. 1986) und nur wenig im Fettgewebe ablagerten (Van den Berg et al. 1987). Die perinatale Exposition von Tieren mit TCDD führte zu einer massiven Thymusatrophie und Suppression der zellvermittelten Immunität in einer viel gravierenderen Form als bei erwachsenen Tieren (Fine et al. 1989; Hakansson et al. 1987). Es kam zu einer Lebervergrößerung, einer Verarmung der Leber an Vitamin A und hohen Konzentrationen in der Niere, wo eine Hydronephrose induziert werden konnte (Abbott et al. 1987a, b). Die vielfältigen Wirkungen des Dioxins auf das Immunsystem geben eine Erklärung für die Zunahme der Infektanfälligkeit. Daß Dioxine als Karzinompromotoren wirken, ist unbestritten. Je nach Tumorart ist das Krebsrisiko durch Dioxinkontamination um das 2- bis 7fache erhöht (Sterling u. Arundel 1986; Greenlee 1988).

TCDD bindet an einen eigenen Rezeptor im Uterus, der mit dem Östrogen- oder Progesteronrezeptor nicht identisch ist (Furuhashi et al. 1986; Moore et al. 1985; Romkes et al. 1987). Wurde TCDD an trächtige Mäuse verfüttert, so war die Zahl der Nachkommen pro Wurf reduziert (Nau et al. 1986). Die TCDD-Wirkung ist spezies- und gewebespezifisch. In Abhängigkeit vom Schwangerschaftszeitpunkt, zu dem mit der TCDD-Belastung begonnen wurde, entwickelten Mäuse Gaumenspalten, Hydronephrosen und eine Thymusatrophie (Couture et al. 1990). Bei Ratten konnte durch sehr niedrige, für die Mutter untoxische Dosen eine genitale Unterentwicklung induziert werden (Mably et al. 1992a), die sich auch in späterem Alter, als kein TCDD mehr nachweisbar war, als geändertes Sexualverhalten und atypische LH-Sekretion zeigte (Mably et al. 1992b). Die Gewichte von Hoden und Nebenhoden waren reduziert, ebenso die Spermienzahl, was jedoch die Fertilität nicht einschränkte (Mably et al. 1992c).

In Untersuchungen an Menschen wurde von erhöhten Mißbildungsraten berichtet, die besonders nach väterlicher Exposition auftraten (Sterling u. Arundel 1986), während nach mütterlicher Exposition gehäuft Blasenmolen beobachtet wurden. Noch Jahre nach der Anwendung des dioxinhaltigen Kampfstoffes „Agent Orange“ 1971 in Vietnam wurden bei Frauen und Männern stark erhöhte Dioxinkonzentrationen im Fettgewebe gefunden. Die Zahl der Mißbildungen und Totgeburten war erhöht. Zytogenetische Befunde der Aborte nach dem Seveso-Unfall 1976 zeigten signifikant mehr Zellen mit Aberrationen (Tenchini et al. 1983). Wahrscheinlich handelt es sich bei Dioxin nur unter bestimmten Bedingungen um ein Mutagen. So konnten Lamb et al. (1986) zeigen, daß Dioxin bei Mäusen nur dann eine Gaumenspalte verursachte, wenn die Schilddrüsenhormone T_3 und T_4 erhöht waren.

PCDF sind weit verbreitete Umweltgifte mit ähnlich toxischen Effekten wie die anderen chlorierten aromatischen KW. PCDF und Hexachlordibenzofuran (HCDF) sind teratogen, indem sie ähnlich wie Dioxin Hydronephrosen und Gaumenspalten bei Mäusen hervorriefen mit deutlichen Dosis-Wirkungs-Kurven. Mißbildungen wurden bereits bei Dosen gefunden, bei denen noch keinerlei mütterliche oder fetale Toxizität nachweisbar war. Inwieweit Dioxine die Fertilität von Mann und Frau tatsächlich beeinflussen, kann heute noch nicht geschätzt werden. Da die Dioxinbestimmung sehr teuer ist, werden in absehbarer Zeit keine größeren Untersuchungen zur Klärung möglich sein.

7.4 Pestizide

Insektizide, Fungizide, Herbizide und Wurmvernichtungsmittel werden nicht nur über die Atmung aufgenommen, sondern mehr noch über den Verdauungstrakt und über die Haut. So kann z. B. aus Holzbalken ausgegastes Pentachlorphenol (PCP) besonders in Baumwollstoffen akkumulieren. Die von dort über die Haut in den Organismus diffundierende Menge übertrifft den inhalierten Teil oft um ein Vielfaches (Cline et al. 1989). Aus diesem Grund sind Raumluftmessungen bei Verdacht auf Holzschutzmittel (HSM)-Vergiftungen wenig aussagefähig. Mit den bekanntesten Substanzen, die zur Zeit im Brennpunkt des Interesses stehen, nämlich PCP, Hexachlorcyclohexan (HCH, Lindan) und Formaldehyd kennt man nur einen Bruchteil der toxischen Stoffe. Viele andere Substanzen, die zum Teil noch wesentlich toxischer sind, sind schwerer nachzuweisen.

Eine Serie von Umfragen in New Brunswick bei Frauen, die Pestiziden in der Landwirtschaft ausgesetzt waren, gab Hinweise auf eine Zunahme von intrauterinen Fruchttoden (White et al. 1988). Bei Frauen von Plantagenarbeitern, die mit Pestiziden zu tun hatten, wurde ebenfalls eine Häufung von Mißbildungen, Aborten und Totgeburten beschrieben (Rita et al. 1987; Rupa et al. 1991; Kundiev et al. 1993).

Andere Autoren zeigten, daß durch chlorierte Pestizide und polychlorierte aromatische Hydrokarbone (z. B. Hexachlorbenzol (HCB), PCP, DDE, Clophen, Clopyriefos) eine signifikante Verschlechterung der Spermienqualität bereits in sehr niedrigen Dosen vorhanden war, die man durch Beeinträchtigung der Motilität, der Vitalität, des Schwelltests und der Befruchtungsfähigkeit nachweisen konnte (Roediger et al. 1989; Gandy et al. 1990). Spermiogramme verschiedener Qualität unterschieden sich nicht signifikant bezüglich ihrer PCB-, HCB- und HCH-Konzentrationen, jedoch lagen die Konzentrationen dieser Chlorkohlenwasserstoffe in Spermaproben von Männern aus Ehen mit ungeklärter Sterilität signifikant höher (Enssen et al. 1990).

In vitro konnte gezeigt werden, daß Pestizide zu einer Mediatorenfreisetzung aus Mastzellen und Lymphozyten führen (Histamin, Leukotriene), so daß (pseudo)-allergische Reaktionen auftreten, die die Fertilität und die Akzeptanz des allogenen Embryonalgewebes beeinflussen können (Clark et al. 1983; Rohr et al. 1989). Außerdem sind bei Tieren und Menschen Autoimmunprozesse auslösbar, die organspezifisch (z. B. Thyreoiditis) oder generalisiert (z. B. Lupus erythematodes) auftreten (Gleichmann et al. 1989a, b).

7.4.1 Hexachlorcyclohexan (HCH)

Von Hexachlorcyclohexan (HCH) existieren 8 Stereoisomere, wobei besonders γ-HCH (Lindan) als Pestizid in der Landwirtschaft und als Holzschutzmittel eingesetzt wird. Auch wurde es zur Behandlung von Kopf- und Filzläusen verwandt. In Mottenstreifen war es früher, wurde jedoch durch Pyrethroide ersetzt. Bei der technischen Herstellung entstehen Verunreinigungen mit α- und β-HCH, die für einige der toxischen Wirkungen verantwortlich sind. Lindan wird schnell über den Darm resorbiert und zu 80% über den Urin (als Tri-, Tetra-, Pentachlorphenole und -benzole) und zu 20% über die Fäzes ausgeschieden. Die mit der Nahrung aufgenommene Dosis führt kurz danach zum Konzentrationsanstieg im Blut und im Gehirn (Sulik u. Solianek 1988). Außerdem wird es im Fettgewebe und in den Nebennieren gespeichert.

Lindan zerstört die synaptische Grenzmembran bereits in sehr niedrigen Konzentrationen, die für Ca^{++} durchlässig wird, so daß Krämpfe entstehen (Bondy u. Halsall 1988). Im ZNS greift Lindan offenbar am Picrotoxininrezeptor GABA (Gamma-aminobutyric acid) sensitiver Neuronen an und hebt über eine präsynaptische Inhibition der GABA-Wirkung den Einfluß hemmender Neuronen auf, freies Tryptophan fällt ab und Noradrenalin steigt an (Aldegunde et al. 1986; Ogata et al. 1988; Antigas et al. 1988). Verhaltensstörungen wurden bei Ratten schon in extrem niedrigen Konzentrationen beobachtet (Llorens et al. 1989). Chronische Vergiftungen bewirken Krämpfe, Depressionen und Schlafstörungen bei Tier und Mensch.

Im Tierversuch bewirkte die Verfütterung an Mäuse immunologische Veränderungen: eine pathologische Mitogenstimulation und eine reduzierte T-Lymphozytenbedingte Zytolyse von Tumorzellen (Cornacoff et al. 1988), was mit Störungen der Frühschwangerschaft einhergehen könnte. Verabreichte man Ratten peroral HCH zu frühen Schwangerschaftszeitpunkten, so kam es zum Absterben der Fruchtanlagen. Zu späteren Schwangerschaftszeitpunkten blieben die Embryonen unbeeinflußt, was sowohl mit den Wirkungen von Lindan auf das Immunsystem als auch mit den Veränderungen des Steroidmetabolismus (s. unten) zu erklären wäre (Sirca u. Lahiri 1989). Die gleichzeitige Verabreichung von Kadmium und Lindan induzierte Mißbildungen, da Kadmium den Lindanmetabolismus hemmte (Khanna et al. 1988; Saxena et al. 1986). Bei höheren HCH-Werten fanden sich in unseren Patientenkollektiven mehr Frauen mit Fehlgeburten und Auto- und/oder Schilddrüsenantikörpern.

Bei Verfütterung an Ratten wurde in Abhängigkeit von der Dosis, der Dauer der Behandlung und dem Alter entweder eine Magersucht ausgelöst (verminderte Nahrungsaufnahme, Temperaturanstieg; Camon et al. 1988) oder eine Fettsucht durch vermehrte Essensaufnahme (Chadwick et al. 1988a, b). Die Pubertät junger Ratten trat verzögert ein, das Sexualverhalten war herabgesetzt, die Ovulationen waren unregelmäßig oder blieben aus (Rehnberg et al. 1988; Lahiri et al. 1988). Bei Hühnern verursachte Lindan einen Östrogenmangel, der zu Kaliumverlust führte (Chakravarty u. Lahiri 1986). Lindan hat eine schwache östrogene Aktivität, was sich u. a. durch einen erhöhten Glykogengehalt des Uterus nachweisen ließ. Im Tierversuch wurde eine uterotrophe Wirkung von β-HCH beobachtet. In dem von uns untersuchten Patientenkollektiv fiel der häufige Nachweis von α-HCH bei Frauen mit Uterus myomatosus auf (mit Myomen 44%, ohne Myome 14%). Da Frauen mit Uterus myomatosus gleichzeitig signifikant erhöhte Kadmiumwerte hatten, spricht dies für einen gemeinsamen Effekt (Saxena et al. 1986).

Lindan hat auch einen antiöstrogenen Effekt, wobei es die Wirkung von zirkulierendem Östradiol auf das Zielgewebe blockiert. In der Follikelflüssigkeit sind die Konzentrationen etwa 2,5fach höher als im Serum. Dosisabhängig beeinträchtigt Lindan Enzymsysteme, die die Produktion von Progesteron aus Cholesterin vermitteln (Sircar u. Lahiri 1990). Die ovarielle Ansprechbarkeit auf LH ist reduziert, so daß Ovulationen ausbleiben können.

7.4.2 Pentachlorphenol (PCP)

Pentachlorphenol (PCP) wird industriell hergestellt durch Chlorierung von Phenol mit Chlorgas in Gegenwart eines Katalysators. Dabei entstehen polychlorierte Phenole und verschiedene Dioxine und Furane. PCP wird in vielen Industriezweigen benutzt: bei der Herstellung von Klebern, der Konservierung von Farben, in Kühlwassersystemen, zur Hemmung der Schimmelbildung, in Reinigungs- und Desinfektionsmitteln, in Hygieneartikeln. Über Fleisch- und Getreideprodukte nimmt der Mensch jeden Tag 10–20 µg PCP auf (Hattemer-Frey u. Travis 1989), wobei 93% aus Agrarprodukten stammen, 5% aus Fleisch und 2% aus Fleisch- und Milchprodukten. Das im Urin ausgeschiedene PCP soll zu 2/3 aus der Metabolisierung von im Fettgewebe gespeichertem Hexachlorbenzol (HCB) herrühren (Umweltbundesamt 1987). HCB kumuliert im Fettgewebe und liegt noch in relativ hohen Konzentrationen im menschlichen Organismus vor, obwohl es als Pflanzenschutzmittel seit 1980 in der BRD verboten ist. PCP wird fast nicht metabolisiert, 74% werden als PCP unverändert im Urin ausgeschieden, 12% als PCP-Glukuronid, weitere 4% werden über die Fäzes eliminiert. Die Halbwertszeit beträgt etwa 17 Tage. PCP hat eine hohe Plasmaproteinbindung und tubuläre Reabsorption.

Bei Personen, die durch Holzschutzmittel vermehrt mit PCP belastet sind, unterscheidet sich die Metabolisierung deutlich: Sie scheiden bis zu 30% unmetabolisiertes PCP aus, während unbelastete nur 1–2% unmetabolisiertes PCP im Urin ausscheiden (Henneböhle 1990). Durch Alkohol und Kaffee steigen die Gesamt-PCP-Konzentrationen im Blut bis zu 280% an, während freies PCP relativ konstant bleibt. Offenbar wird PCP aus Speichern in der Leber freigesetzt. Erst nach 24 h (Kaffee) bzw. 8 h (Alkohol) sind wieder Normwerte erreicht.

PCP hemmt die von dem Azetylkoenzym A abhängige Aktivierung der N-Hydroxyarylamine (Shinohara et al. 1986). Durch Hemmung der Sulfotransferase kann T_3 nicht abgebaut werden, so daß erhöhte Trijodthyroninglukuronidspiegel resultieren (Rooda et al. 1989). PCP konkurriert spezifisch mit der T_4-Bindungsstelle von Transthyretrin, einem Thyrosintransportprotein. Die Bindungsaffinität von PCP ist doppelt so groß wie diejenige von T_4 (Van den Berg 1990). Die T_4-Bindung an TBG wurde durch PCP weniger gestört. PCP setzt anorganisches Phosphat aus Adenosintriphosphat frei und hemmt die oxidative Phosphorylierung (Trenti et al. 1986). Auffallend ist, daß die Dosis letalis für

PCP bei weiblichen Tieren geringer als bei männlichen war, während andere chlororganische Verbindungen diesen Unterschied nicht aufwiesen (Borzelleca et al. 1985).

Im Tierversuch hatte die Verfütterung von PCP deutliche immunologische Störungen zur Folge, die sich in der Lymphozytenkultur, der Antikörperproduktion, der Häufigkeit von Infekten und Ausbildung von Autoimmunkrankheiten zeigte (Kerkvliet et al. 1985a; Lang u. Müller-Ruchholtz 1991; Holsapple et al. 1987; Hughes et al. 1985). Diese toxischen Wirkungen auf das Immunsystem traten nur bei technischem PCP auf (86% rein), nicht jedoch bei analytischem (99% rein). Deshalb nimmt man an, daß einige toxische Wirkungen von PCP durch die Verunreinigungen mit oder den Abbau zu Dioxinen und Furanen verursacht werden. Die Fütterung von Ratten mit reinem oder technischem PCP führte nur bei letzterem zur Erhöhung der Leberenzymaktivität und der hepatischen Porphyrie (Goldstein et al. 1977). Am meisten werden Leber und Nieren durch PCP belastet.

Aus Hölzern, die im Wohn- und Arbeitsbereich mit PCP- und lindanhaltigen Holzschutzmitteln gestrichen wurden, dampfen die chlororganischen Verbindungen über Jahrzehnte aus, wobei anfangs mit höchsten Konzentrationen geringste Organschäden, später bei geringsten Konzentrationen maximale Organschäden nachweisbar sind (Mukerjee et al. 1989). Erst 1989 wurde die Produktion und Einfuhr von PCP auf der Grundlage des Chemikaliengesetzes verboten. Bewohner von PCP-behandelten Holzhäusern hatten PCP-Konzentrationen zwischen 69 und 1340 µg/l Vollblut, wobei Kinder durchschnittlich 1,8fach höhere Werte aufwiesen (Cline et al. 1989), bei Kontrollpersonen wurden 15–75 µg/l gemessen. Arbeiter in der PCP-verarbeitenden Industrie hatten Konzentrationen bis zu 84000 µg/l, ohne Vergiftungserscheinungen zu zeigen (Gilbert et al. 1990). Die Urinkonzentrationen korrelierten signifikant mit den Serumwerten ($r = 0{,}92$).

Im Tierversuch konnten embryo- und fetotoxische Veränderungen nachgewiesen werden. Wurden Ratten mit niedrigen Dosen PCP gefüttert, so aßen sie mehr als die anderen Ratten. Bei höheren Dosen nahmen sie in der Schwangerschaft weniger an Gewicht zu, es kam zu einer dosisabhängigen Wachstumsretardierung bis zur Letalität der Feten. Außerdem fielen Skelettmißbildungen auf (Welsh et al. 1987; Schwetz et al. 1974, 1977).

Bei niedrigen Dosen waren die Konzeptionsraten erhöht, aber die Überlebensraten erniedrigt. Eine Dosis-Wirkungs-Beziehung ließ sich nicht aufstellen. Außerdem hing es im Tierversuch vom Zeitpunkt ab, zu dem während der Schwangerschaft die PCP-Belastung einsetzte (Schwetz et al. 1974). Geschah dies in den ersten Schwangerschaftstagen, so war die Resorptionsrate der Embryonen am höchsten. Bei fortgeschrittener Schwangerschaft überlebten zunehmend mehr Feten, jedoch mit einem stark verschobenen Geschlechtsverhältnis zugunsten männlicher Tiere, da die Dosis letalis für weibliche Feten niedriger war.

In eigenen Untersuchungen stellten wir fest, daß die Abortrate mit ansteigenden PCP-Konzentrationen im Blut der Frauen korreliert war (Abb. 7.6). Auch Autoantikörper waren bei hohen PCP-Konzentrationen signifikant häufiger nachweisbar als bei niedrigen und Alopezie (Klobusch et al. 1992; Gerhard et al. 1993a). Neben der direkten fetotoxischen Wirkung des PCP käme auch eine immunologische in Frage. Bei Frauen mit chronischer Holzschutzmittelbelastung bestanden im Zusammenhang mit den PCP-Blutkonzentrationen signifikante Veränderungen der Lymphozytensubpopulationen und der Mitogenstimulation (Gerhard et al. 1991d; Derner et al. 1993). Auch hormonelle Veränderungen des NNR-Steroidmetabolismus (path. ACTH-Test, Kortisol-, Androstendion-, DHT-Erhöhung) und die Folgen der eingeschränkten Sulfotransferaseleistung (negative Korrelation des PCP mit DHEA-S und positive mit T_4) waren signifikant.

Über den Einfluß von PCP auf Spermien ist wenig bekannt. Wurde Ratten intraperitoneal PCP injiziert, so veränderten sich die Samenparameter und das Hodenvolumen nicht (Osterloh et al. 1983). Im In-vitro-Modell mit Rinderspermatozoen zeigten die CKW eine immobilisierende Wirkung, die mit zunehmender Chlorierung und Lipophilie bei geringeren Konzentrationen zu erzielen war (Seibert et al. 1989). Konzentrationen, die die Beweglichkeit um 50% reduzierten, lagen zwischen 43 µg für PCP und 1440 µg für Monochlorphenol.

7.4.3 Dichlordiphenyltrichlorethan (DDT)

Dichlordiphenyltrichlorethan (DDT) wurde als Insektizid im Gartenbau, der Land- und Forstwirtschaft eingesetzt und zur Bekämpfung von Malaria, Gelbfieber und Typhus. Das Anwendungsverbot von DDT in Deutschland 1972 hat zu einer deutlichen Verringerung der Blutbelastung beigetragen. Durch enzymatische Abspaltung von HCl entsteht im Körper DDE, das sich im Fettgewebe anreichert, und DDD, das in mehreren Schritten umgewandelt und als DDA über den Harn ausgeschieden wird. Die op-Isomere werden schneller abgebaut als die pp-Isomere.

Die Eliminierungsrate für DDT und seine Metaboliten beträgt nur ca. 1% pro Tag (Hayes et al. 1971), so daß mit zunehmendem Alter sowohl die Belastung des Fettgewebes (Philipps u. Birchard 1991) als auch die Blutkonzentrationen ansteigen (s. Abb. 7.5). Durch die Speicherresistenz von DDE und den Import von Lebensmitteln aus anderen Ländern (Asien, besonders Indien, Afrika; Philipps u. Birchard 1991) sind auch die deutschen Frauen noch mit DDE belastet, aber deutlich geringer als Frauen anderer Nationalitäten (Abb. 7.7). Folgende Konzentrationen fanden sich im Fettgewebe von schwangeren Frauen: aus Indien 6,4 mg/kg (Basu et al. 1991), aus Afrika 5,6 mg/kg (Van der Ven et al. 1991), aus Deutschland 0,9 mg/kg (Van der Ven et al. 1991).

Ähnlich wie für die bereits beschriebenen CKW reagiert DDE mit Membranlipiden und induziert Enzymaktivitäten. Hohe Belastungen wurden mit Fehl- und Frühgeburten in Verbindung gebracht (Saxena et al. 1981; Wassermann et al. 1982).

Die verschiedenen Formen von DDD, DDE und DDT haben bei Labortieren unterschiedliche östrogene Wirkungen (Johnson et al. 1992) und stören die Blastozysten-Uterus-Interaktion. Die östrogene Wirkung von DDT zeigt sich an einer Stimulation der uterinen Stroma-, Myometrium- und Epithelzellen. Es können aber auch Östrogenrezeptoren ohne entsprechende hormonelle Antwort besetzt werden, und es kann eine Interaktion mit dem Progesteronrezeptor stattfinden. Ferner konnte im Tierversuch die pulsatile GnRH-Sekretion gehemmt werden und die intraovarielle Östrogen- und Progesteronproduktion, was zu einem Ausbleiben der Ovulation führte (Deichmann et al. 1971; Gellert et al. 1972, 1974; Yuh et al. 1982). Auffallend war in unserem Patientenkollektiv der Zusammenhang mit der immunologischen Infertilität und der schlechten Prognose in bezug auf einen Schwangerschaftseintritt (Abb. 7.8).

7.4.4 Hexachlorbenzol (HCB)

Hexachlorbenzol ist als Pflanzenschutzmittel seit 1980 in der BRD verboten, aber bis zu einer Konzentration von 0,1 ppm als Zusatz zu Fungiziden zugelassen. Es liegt trotzdem in relativ hohen Konzentrationen im menschlichen Organismus vor und wird z. T. zu PCP metabolisiert. Deutsche Frauen weisen signifikant höhere Konzentrationen im Blut auf als Ausländerinnen (s. Abb. 7.8). Es bestehen u. U. Zusammenhänge zwischen den Blutkonzentrationen und Immissionen aus Müllverbrennungsanlagen. Bei unseren Patientinnen bestand eine positive Korrelation zur Hyperprolaktinämie und eine negative zur Hyperandrogenämie. Der genaue Wirkmechanismus ist nicht geklärt. Symptome der subchronischen Toxizität sind dosisabhängige Le-

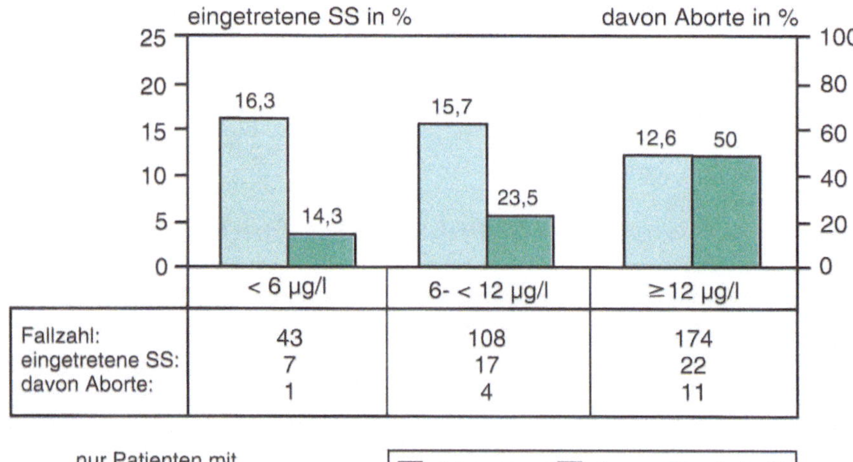

Abb. 7.6. Abortrate in Abhängigkeit von den PCP-Konzentrationen im Vollblut

Nationalität und DDE + DDD + DDT

ng/l
2500
2000
1500
1000
500
0
701
1098
Deutsche (n = 417)
Ausländer (n = 41)
p = 0,0065
25er-75er Perz.
Median

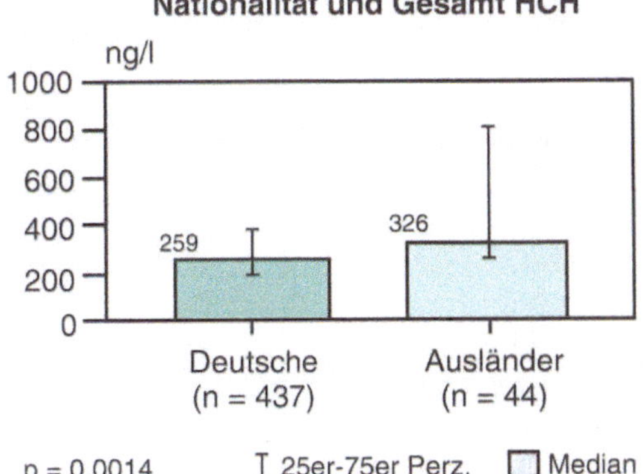

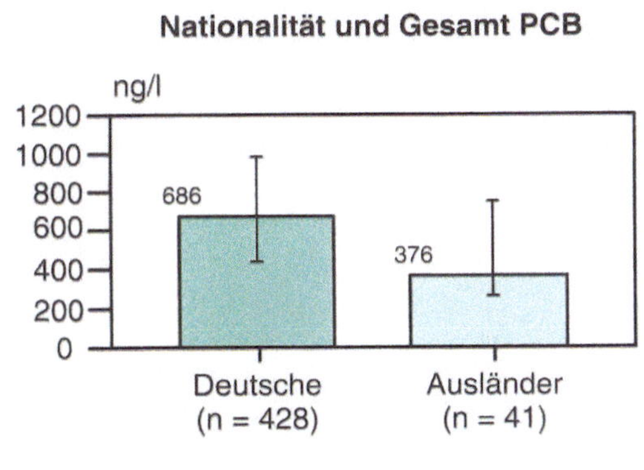

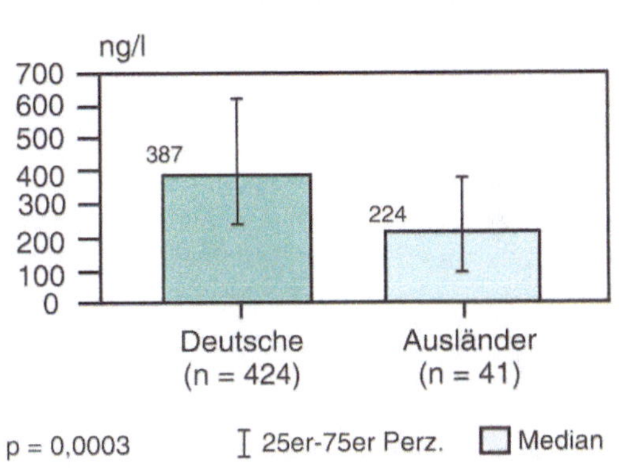

Abb. 7.7. Abhängigkeit der Chlorkohlenwasserstoffe im Blut von der Nationalität

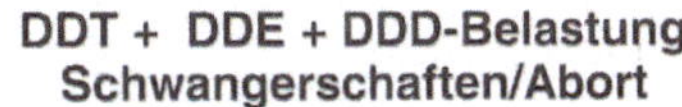

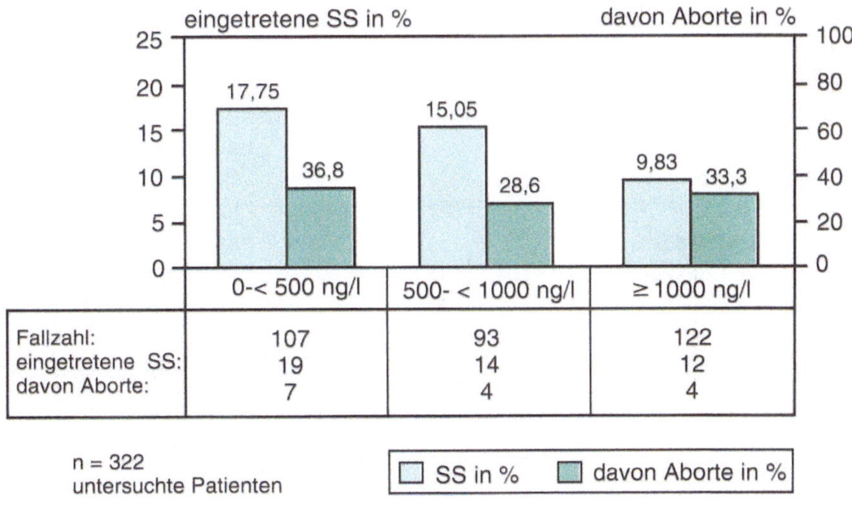

Abb. 7.8. Schwangerschafts- und Abortrate in Abhängigkeit von den Gesamt-DDT-Konzentrationen im Vollblut

Tabelle 7.5. Grenzwerte für die Hintergrundbelastungen der untersuchten Chlorkohlenwasserstoffe (ng/l). (Eckrich u. Gerhard 1992)

Chlorkohlenwasserstoff	Median	Grenzwert[a]
Pentachlorphenol	11000	25000
Hexachlorbenzol	495	1200
4,4-DDE	877	2500
Lindan	47	100
α-HCH	–	<10
β-HCH	231	300
PCB 28	–	<10
PCB 52	–	<10
PCB 101	39	90
PCB 138	263	500
PCB 153	323	600
PCB 180	128	300

[a] Der Grenzwert gibt die Extrapolation der log-Funktion auf den 95. Perzentilenwert der Verteilung an (n = 1940) = Obergrenze der nahrungsbedingten Hintergrundbelastung

ber- und Nierenschäden, Haarausfall, neurologische Störungen, Störungen des Porphyrinstoffwechsels und Hautschäden. HCB passiert frei die Plazenta, jedoch sind Aborte, Mißbildungen und weitere Schwangerschaftskomplikationen bisher nicht beschrieben.

In Hinsicht auf die menschliche Fortpflanzung gibt es aufgrund unserer Untersuchungen und der Literatur viele Hinweise, daß sich chronische Pestizidintoxikationen auf folgende Systeme ungünstig auswirken: das Immunsystem, die Nebennierenrindenfunktion, die Schilddrüsenfunktion, die Hypothalamus-/Hypophysen-/Ovarachse, die Spermienfunktion und den Embryo bzw. den Fetus. In Tabelle 7.5 sind die Grenzwerte der häufig vorkommenden CKW zusammengestellt (Eckrich u. Gerhard 1992). Eingehende statistische Auswertungen werden zeigen, in welchen Fällen erhöhte Werte einzelner oder mehrerer CKW für Infertilitätsprobleme verantwortlich gemacht werden können.

7.5 Diagnostik von Umweltbelastungen

Wenn aufgrund der Berufs-, Umwelt- und Beschwerdeanamnese eine Schadstoffbelastung angenommen wird, dann muß man versuchen, diese nachzuweisen. Dieses gelingt bei einigen Substanzen direkt aus Körpersekreten oder Körpergewebe (Tabelle 7.6). Da Metalle relativ rasch nach der Aufnahme in Depots abgelagert werden, sind bei chronischen Belastungen die Bestimmungen im Blut unbrauchbar (Lorscheider u. Vimy 1991). Auch der basale oder 24-h-Urin gibt keine verwertbare Aussage. Das Erythrozytenquecksilber korreliert mit dem Fischkonsum, ist also Methylquecksilber, wäh-

Tabelle 7.6. Diagnostik zum Nachweis schadstoffbedingter Infertilität

1. Direkter Nachweis des Schadstoffes in
   a) Blut, Harn, Speichel
      (basal und/oder nach Provokationstest)
   b) Sperma, Follikelflüssigkeit, Fruchtwasser
   c) Geweben (Fett, Plazenta, Haare)
2. Indirekter Nachweis der Schädigung
   a) Gehirn:
      - Neurologische Ausfälle (z.B. evozierte Potentiale)
      - Elektroenzephalogramm
      - Neuropsychologische Tests
      - Single Photon Emission Computertomographie
      - „Brain mapping“
      - Computernystagmogramm
      - Computergestützte Perimetrie
   b) Innere Organe:
      Leber:
      - Transaminasen
      - Gamma GT
      - Cholinesterase
      - alk. Phosphatase
      - Bilirubin
      Niere:
      - Kreatinin
      - Harnstoff
      Nebenniere:
      - DHEA-S, Testosteron
      - ev. ACTH-Test
      Schilddrüse:
      - TRH-Test
      - Schilddrüsen-AK
   c) Blut- und Immunsystem:
      - Differentialblutbild
      - Lymphozytensubpopulationen
      - Mitogenstimulation
      - Komplement etc.
      - Interferone u. Rezeptoren
      - Autoantikörper
   d) Sonstiges:
      - Porphyrine (24-h-Harn)
      - Eisen, Ferritin
      - Vitamin A

Tabelle 7.7. Durchführung des DMPS-Tests

DMPS-Test (Dimercaptopropionsulfonsäure)		
Dimaval®, Heyl, Berlin nüchtern 10 mg/kg p.o. vor und +2 Std. Urin	oder	Dimaval®, Heyl, Berlin nicht nüchtern 1 Amp. i.v. vor und +45 Min. Urin
	Kreatinin und Schwermetalle Hg, Pb, Cd, As, Cu, Ni, Sn evtl. basal Kreatinin, Zn, Se	

rend elementares Quecksilber aus Quecksilberdampf gleichmäßig zwischen den Erythrozyten und dem Plasma verteilt ist (Molin et al. 1990). Die Quecksilberausscheidung im Urin ist relativ unabhängig vom Fischkonsum und spiegelt ebenfalls die Aufnahme von metallischem Quecksilber wider, während Methylquecksilber vorwiegend im Stuhl ausgeschieden wird.

Die Haarmineralstoffanalyse wird in ihrer Relevanz kontrovers diskutiert. Der Quecksilbergehalt korreliert mit Methylquecksilber, ist deshalb zur Erkennung von Belastungen mit anderen Quecksilberverbindungen nicht geeignet. Durch Anlagerungen von Metallen aus der Luft oder durch Wasch- und Haarpflegemittel weisen die Bestimmungen große Schwankungen auf. Besser ist es, die Schwermetallausscheidung im Urin nach Mobilisation mit einem Chelatbildner zu messen, z.B. Blei nach Äthylendiaminotetraessigsäure (EDTA)-Gabe.

Nebenwirkungsärmer und einfacher ist die Provokation mit DMPS (Dimercaptopropionsulfonsäure). DMPS gibt es als Kapsel mit 100 mg (Dimaval) oder als Lösung zur i.v.- und i.m.-Injektion mit 250 mg (DMPS Heyl) (Tabelle 7.7). Da oral nur etwa 30% des DMPS resorbiert wird, muß man beim oralen Provokationstest 10 mg/kg KG verabreichen, während beim i.v.-Test in der Regel 1 Ampulle ausreichend ist. Mit Hilfe der Atomabsorptionsspektroskopie lassen sich im Urin die Konzentrationen der Schwermetalle (Blei, Quecksilber, Arsen, Kadmium etc.) bestimmen, wobei die Ausscheidung auf den Kreatininwert der jeweiligen Urinprobe bezogen werden muß. Die Ausscheidung der Schwermetalle ist direkt proportional zur Gesamtkörperbelastung (Cherian et al. 1988). Bei stark erhöhter Quecksilberfreisetzung (Hg > 1000 µg/g Kreatinin) sollte auch Methylquecksilber bestimmt werden, um die Ursache der Belastung genauer abklären zu können.

In Abb. 7.9 ist die Ausscheidung der Schwermetalle nach DMPS von 495 Frauen dargestellt. Wegen der kurzen HWZ (etwa 9 h) von DMPS (maximale Plasmakonzentration nach 3 h) sind nach 8 h in der Regel die Basalwerte wieder erreicht, so daß ein 24-h-Urin nicht erforderlich ist (Gerhard et al. 1992c). Die höchsten von uns bisher gefundenen Werte betrugen für Hg 36000 µg/g Kreatinin, für Pb 900 µg/g Kreatinin, für Kupfer 20000 µg/g Kreatinin und für Kadmium 25 µg/g Kreatinin. Bei der Ausscheidung ist zu berücksichtigen, daß die Metalle eine unterschiedliche Affinität zum DMPS haben, so daß u.U. eine Bleibelastung bei gleichzeitiger Quecksilberbelastung nicht bemerkt wird. Die Metalle werden in folgender Reihenfolge gebunden: Zink, Kupfer, Arsen, Quecksilber, Blei, Eisen, Kadmium, Nickel, Chrom (Daunderer 1990).

Will man bei erhöhter Quecksilberausscheidung prüfen, ob die Amalgamfüllungen der Zähne Ursache für die Belastung sind, so kann man einen Kaugummitest durchführen (Daunderer 1990): man sammelt 5 ml Speichel spontan, läßt 10 min ein zuckerfreies Kaugummi kauen und sammelt während dieser Zeit erneut 5 ml Speichel. Beide Proben werden auf Hg, Cu, Sn und Ag untersucht. Falls der Quecksilberwert nach dem Kauen deutlich höher als vorher liegt (z.B. >40 µg/l) oder bereits vorher hohe Konzentrationen bestehen, sind die Amalgamfüllungen zu entfernen (zum Vergleich: die WHO-Trinkwasserverordnung legte einen Grenzwert von 1 µg/l fest). Durch das Kauen wurden bei unseren Patientinnen bis zu 1500 µg/l Quecksilber in den Speichel freigesetzt.

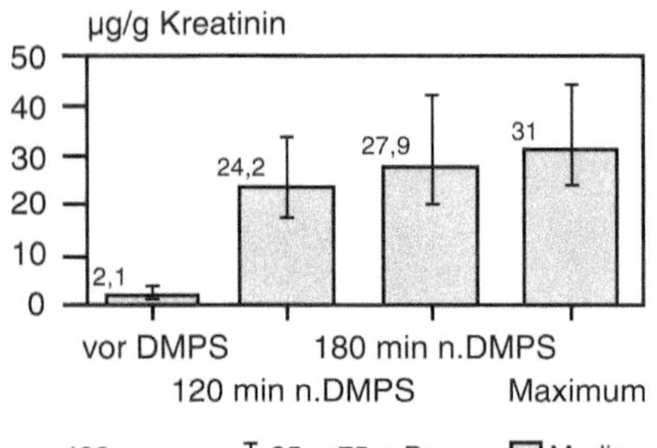

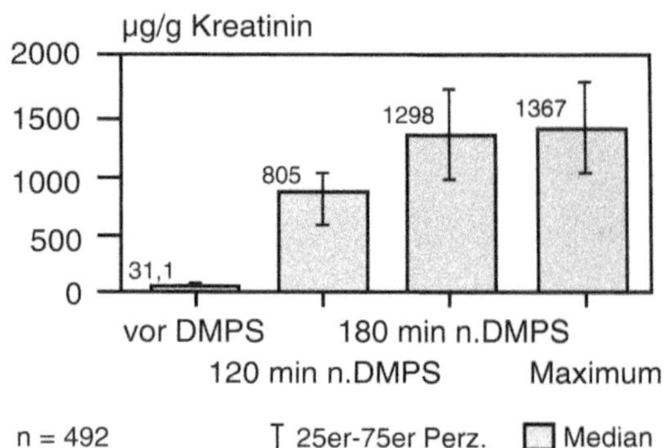

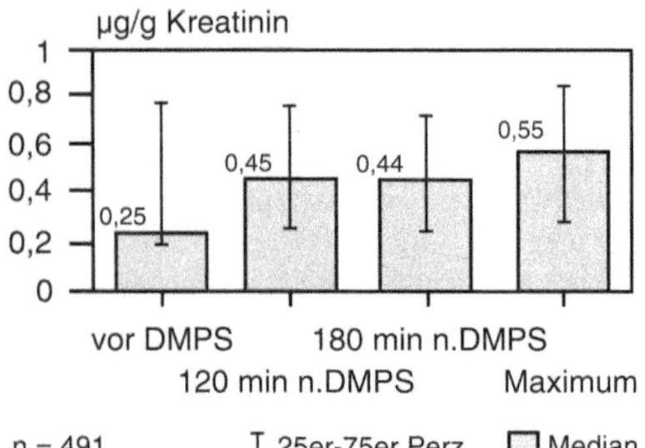

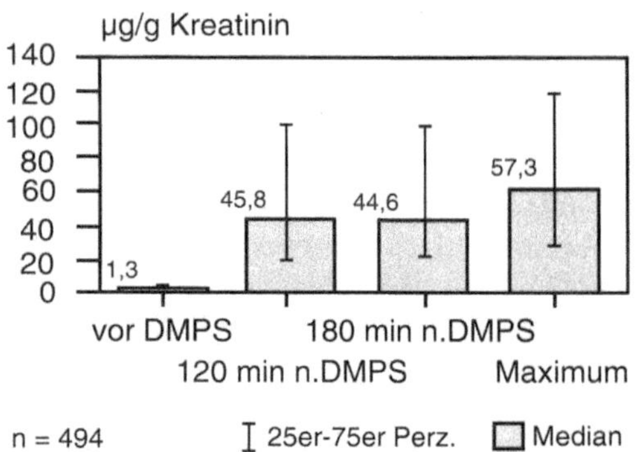

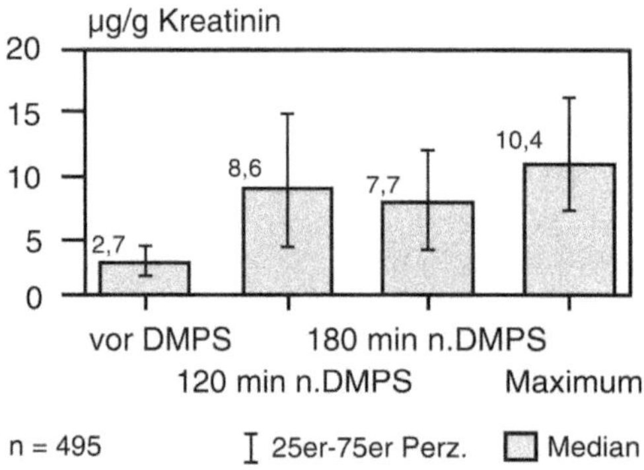

Abb. 7.9. Ausscheidung von Hg, Pb, Cd, Cu und As im Harn vor und nach peroraler DMPS-Gabe (10 mg/kg KG)

Bei der Beurteilung der Pestizidkonzentrationen im Blut müssen bestimmte anamnestische Faktoren berücksichtigt und nach Möglichkeit bei jeder Blutentnahme erfaßt werden. Den jahreszeitlichen Schwankungen einiger Pestizide kommt eine gewisse Bedeutung zu (Krähe et al. 1993), da man hieraus u. U. auf die Quelle schließen kann: Heizperiode, Gemüse und Obst aus dem Ausland, das mit anderen Pflanzenschutzmitteln als im Inland behandelt wird, vermehrtes Schwitzen im Sommer, gesteigerter Stoffwechsel, so daß Chlorkohlenwasserstoffe aus den Depots freigesetzt werden. Die Ernährungsgewohnheiten sollten bekannt sein. Bei Diäten kommt es zu einer massiven Mobilisierung der lipophilen Chlorkohlenwasserstoffe, so daß besonders hohe Konzentrationen im Blut gefunden werden, ebenso nach sportlicher Belastung oder Saunabesuch. Koffein provoziert u. a. die Freisetzung von PCP, so daß über Stunden erhöhte Konzentrationen im Blut gemessen werden (Henneböhle 1990). Bei PCP-Konzentrationen über 25 µg/l Blut und Lindanwerten über 0,1 µg/l Blut muß eine nahrungsmittelunabhängige Belastung angenommen werden (Daunderer 1990; Eckrich u. Gerhard 1992). Bei Kindern gelten geringere Konzentrationen. Für Lindan besteht schon dann Verdacht auf eine externe Belastung, wenn das Verhältnis zwischen γ- und β-HCH kleiner als 1 : 8 ist.

Bei chronischer Lösungsmittel- oder Pestizidbelastung sollte man einzelne Organsysteme überprüfen, um das Ausmaß der Schädigung objektivieren zu können. Hierzu gehören eingehende neurologische Untersuchungen, die sich bei einer Dioxinstudie des BGA 1993 als sinnvoll erwiesen hatten; neurovegetative Diagnostik, grobe Kraft, motorische und sensible Nervenleitungsgeschwindigkeiten, akustisch, visuell und sensibel evozierte Potentiale, Elektromyographie, Vibrationsschwellenbestimmung, das Elektroenzephalogramm (EEG) und in bestimmten Fällen zusätzlich die „Single Photon Emission Computed Tomography“ (SPECT)-Analyse, die Nuclear Magnetic Resonance (NMR) oder manchmal „Brainmapping“ und computergesteuerte Gesichtsfeldbestimmungen nebst Elektronystagmogramm. Wahrscheinlich sind neurophysiologische Testverfahren besser geeignet, pestizidinduzierte Gehirnveränderungen nachzuweisen als neurologische Untersuchungen (Ertl 1992).

Von Interesse ist die Bestimmung verschiedener Nebennierenrindensteroide nach ACTH-Belastung, da hierbei schadstoffbedingte Enzymdefekte und eine partielle Nebennierenrindeninsuffizienz demaskiert werden können (Grunwald et al. 1990; Gerhard et al. 1991 a). Der TRH-Test deckt präklinische Hypo- und Hyperthyreosen auf (Gerhard et al. 1988, 1991 c). Auf die Bestimmung der Lymphozytensubpopulationen sollte nicht verzichtet werden, da sie sehr empfindlich auf toxische Umwelteinflüsse reagieren. U. U. muß eine zusätzliche Mitogenstimulation erfolgen. Ob der Merieux-Hauttest eine ausreichende Aussage über den Immunstatus erlaubt, bleibt abzuwarten. Schließlich gibt es Außenseitermethoden, mit denen es gelingen kann, den Energiezustand des gesamten Körpers zu erfassen und Schwachstellen aufzudecken: die Thermoregulationsdiagnostik, die (Elektro-)Akupunktur (Lambrecht 1989) und die Kirlian-Fotografie bzw. das Plasmaprintverfahren (Gerhard et al. 1992 d). Inwieweit man mit den letztgenannten Methoden therapeutisch nutzbare Hinweise bekommt, müssen kontrollierte Untersuchungen klären.

7.6 Therapie von Umweltbelastungen

Da chronische Schadstoffintoxikationen verschiedene Organe angreifen, muß eine ganzheitliche Therapie durchgeführt werden, deren Pfeiler in Tabelle 7.8 zusammengestellt sind (Gerhard et al. 1993 a, b). Selbstverständlich steht an erster Stelle die Elimination der Expositionsquelle (Amalgamentfernung, Wohnungswechsel, u. U. anderer Arbeitsplatz). Schwermetalle lassen sich durch Chelatbildner oder durch Substitution geeigneter Spurenelemente und Vitamine verdrängen und dadurch eliminieren.

Zink reagiert mit den gleichen Proteinen wie die Schwermetalle. Der Tagesbedarf liegt bei 10 – 15 mg, die Schwangere benötigt sogar 25 mg. Nur bei hohem Fleisch- und Milchanteil in der Nahrung ist die Versorgung gesichert. Zink wird nüchtern eingenommen gut resorbiert, aber zusam-

Tabelle 7.8. Therapie umweltbedingter toxischer Schäden

1. Elimination der Expositionsquelle
2. Giftausschwemmung mit homöopathischen oder allopathischen Substanzen
3. Stimulation der Giftausscheidung (Fasten, Sauna, Sport)
4. Störfeldsanierung (Tonsillen, Gebiß etc.)
5. Darmsanierung
6. Substitution von Mangelzuständen (Mineralstoffe, Vitamine, essentielle Aminosäuren, Spurenelemente)
7. Stimulation des Immunsystems
8. Psychische Stabilisierung

men mit der Nahrung nur ungefähr zu 20%. Starke Kalziumaufnahme behindert die Zinkresorption, ebenso Phytine, die sich im Getreide befinden. Zink liegt zu 10% im Plasma und zu 90% in den Blutzellen vor (88% Erythrozyten, 2–3% Leukozyten). In den Blutzellen ist Zink als Bestandteil von Metallothioneinen fest gebunden, im Plasma hauptsächlich an Proteine gebunden und nur wenig ionisiert. Zink ist ein Schlüsselelement der DNA- und Proteinsynthese und wichtig für 70 Enzyme (z.B. Karboanhydrase, Alkoholdehydrogenase, alkalische Phosphatase usw.).

Bei Zinkmangel treten Beeinträchtigungen des Immunsystems auf, z.B. erhöhte T_4/T_8-Ratio und abgeschwächte zellvermittelte Typ_4-Immunität (Kruse-Jarres 1989; Haynes et al. 1987). Da wir bei Frauen mit wiederholten Frühaborten unklarer Genese ähnliche immunologische Störungen wie bei Zinkmangel fanden, ist durchaus denkbar, daß Zinkmangel und Schwermetallbelastungen für habituelle Aborte in Frage kommen. Bei verschiedenen Spezies konnten durch Zinkmangel in der Schwangerschaft Mißbildungen, Wachstumsretardierungen und kindliche Entwicklungsstörungen induziert werden (Record et al. 1986; Farier 1987; Leek et al. 1988; Harding et al. 1988). Zinkmangel führt zu einer erhöhten Kupferaufnahme, während hohe orale Zinkdosen einen negativen Einfluß auf die Kupferbilanz haben (Schmidt 1991). Ein zu ungunsten des Zink gestörtes Zink-Kupfer-Verhältnis soll für einen verschlechterten Metabolismus der essentiellen Fettsäuren eine wesentliche Rolle spielen und zu kardiovaskulären Erkrankungen, chronischen Infekten und endokrinen Dysfunktionen führen.

Wird Ratten vor einer intravenösen Quecksilberinjektion Zink verabreicht, so kann der nephrotoxische Effekt verhindert werden (Zalups u. Cherian 1992). Durch Zink wird besonders in der Nierenrinde die Produktion von Metallothionein gefördert, so daß das Quecksilber dort akkumuliert. Wenn man im Tierversuch Zink vor oder innerhalb von 2 h nach einer Kadmiumbelastung gibt, wird dadurch die durch Kadmium induzierte herabgesetzte Motilität der Spermien verhindert (Saksena et al. 1983). Auch gegen Alkohol hat Zink einen protektiven Effekt. Es reagiert mit denselben Phosphatgruppen der Phospholipide und Proteine der Zellmembran wie Alkohol.

Wenn Zink oral gegeben wird, so führt es zu einer Ausschwemmung von Kadmium und Quecksilber. So konnte Perger (1989) bei Patienten mit verschiedenen Symptomen zeigen, daß eine 4monatige Zinkorotrat- (2mal 50 mg pro Tag) und Vitamin-C-Therapie (2mal 500 mg pro Tag) zu einem signifikanten Anstieg der Zinkkonzentrationen im Serum führte, wobei die Kadmium- und Quecksilberkonzentrationen im Harn rapide abfielen. In einer eigenen Studie erwies sich die Zinktherapie als am günstigsten, um Kadmium und Arsen auszuscheiden. In der Kombination mit Selen und Vitaminen (Tabelle 7.9) konnte Quecksilber am effektivsten eliminiert werden (Gerhard et al. 1993b). In Übereinstimmung mit anderen Autoren ließ sich auch bei unseren Patientinnen unter der Zinktherapie eine Normalisierung der T-Helfer-/T-Suppressor-Ratio erzielen und ein Anstieg der Natural-Killer-Zellen (Lutz u. Kreysel 1989/1990). Die Bleiausschwemmung gelingt gut mit Ascorbinsäure und Kalzium (je 500 mg/die; Perger 1987) bzw. Selen (Gerhard 1993e). Bei hohen Ferritinspiegeln finden sich niedrigere Bleiblutspiegel als bei niedrigen, so daß Eisen auch die Bleiresorption verhindert.

Tabelle 7.9. Vorschlag einer Substitutionstherapie bei Frauen mit chronischer Schwermetall- oder Pestizidbelastung. Individuelle Ergänzungen erforderlich

1. Selen 200 µg/Tag (z.B. Selenase Trinkamp. 2mal)
2. Zinkorotrat 80 mg/Tag (oder Zinkaspartat 100 mg/Tag)
3. Kalzium 500–1000 mg jeden 2. Tag
4. Vitamin C 2–5 g/Tag
5. Vitamin E 300 mg/Tag (z.B. Ephynal Kaudrg. 3mal 1)
6. Knoblauchpillen, z.B. Kyolic 2mal 1/Tag
7. Evtl. Vitamin B6 200 mg/Tag (z.B. Bonasanit, Benadon, Hexobion)

Die tägliche Selenaufnahme von 40 µg liegt in weiten Teilen Deutschlands unter dem optimalen Bedarf von 200–300 µg, da die meisten Böden unzureichend mit Selen versorgt sind (Hartfiel u. Schulte 1988). Selen ist essentieller Bestandteil der Glutathionperoxidase. Dieses Enzym schützt vor Peroxiden und Radikalen. Höchste Selenkonzentrationen finden sich im Pankreas, Hypophysenvorderlappen, in Niere und Leber. Frauen haben einen höheren Selenbedarf als Männer, was wahrscheinlich darauf beruht, daß Selen zum Abbau von Steroidhormonen in der Leber benötigt wird. Durch Einnahme hormoneller Kontrazeptiva und in der Schwangerschaft wird mehr Selen benötigt, das anderen Organen entzogen wird. Selen steigert die Zellatmung, wirkt synergistisch mit Vitamin E und hat zytotoxische Effekte, die in der Karzinomtherapie nutzbar gemacht werden. Unter Selensupplementierung steigt die Immunantwort auf einen antigenen Stimulus, die Resistenz gegen mikrobielle und virale Infekte wird gesteigert. Litten Tiere an

Selenmangel, so traten Wachstumsverzögerungen der Feten, Fruchtabgänge, Plazentaretardierungen, Totgeburten und verzögerte Uterusinvolution vermehrt auf (Schrauzer 1990b). Die embryonale Entwicklung wird durch Selenmangel gestört, da der Embryo durch die rasche Proliferation gegen peroxidative Schädigungen besonders empfindlich ist.

Wird Ratten zusätzlich zur Kadmium- oder Quecksilberbelastung noch Selen gefüttert, so steigen die Glutathionkonzentrationen in der Leber signifikant an (Rana u. Bocera 1992). Endogenes Glutathion reduziert Selenit zu Selenid, das mit den Schwermetallen reagiert. Bei Kadmiumvergiftung soll Selen noch stärker wirksam sein als Zink. Aber auch Quecksilber verbindet sich mit Natriumselenit, so daß es entgiftet wird (Koestler 1990; Schrauzer 1990a). Das in vitro entstehende Quecksilberselenid wird an nieder- und hochmolekulare Eiweiße gebunden und in der Leber zu niedermolekularen Formen abgebaut. Selen passiert die Blut-Hirn-Schranke, so daß sich in Tierversuchen die zentralen Symptome der Quecksilbervergiftung durch Selen vollständig unterbinden lassen (Wu et al. 1990).

Auch in den Nieren fanden sich bei Meerschweinchen nach Amalgamimplantation der Zähne elektronenmikroskopisch Partikel, die Selen und Quecksilber im Verhältnis 1:1 enthielten (Wada et al. 1975). Die zytotoxischen Wirkungen von Quecksilber ließen sich sowohl in der Zellkultur als auch in vivo durch Selen vollständig hemmen (Kumei u. Sato 1981), so daß japanische Forscher sich bereits selenhaltige Amalgamzahnfüllmaterialien patentieren ließen. Beim Legen neuer und nach Entfernung von alten Amalgamfüllungen empfiehlt sich die Selensubstitution, wobei 100–200 μg/die in der Regel ausreichend sind. Diese Dosis verursacht auch bei Langzeitgaben keine Nebenwirkungen (Schrauzer 1990b).

Werden trächtige Mäuse Quecksilberdampf ausgesetzt, so bewirkt die gleichzeitige Selengabe eine stärkere Retention von Quecksilber im mütterlichen Gewebe und einen Quecksilberabfall im Fetus (Danielsson et al. 1990). Um das Risiko einer Quecksilberbelastung des Säuglings durch die stillende Mutter mit Amalgam zu reduzieren, wird die Selengabe im Wochenbett empfohlen. Damit verringert sich zwar nicht die Quecksilberausscheidung über die Muttermilch, jedoch ist das so entstandene Quecksilberselenid für den Säugling weniger toxisch und wird nicht mehr resorbiert.

Bei Quecksilberbelastungen kann neben den Spurenelementen die intermittierende Verabreichung von DMPS sinnvoll sein (Daunderer 1989b). Es empfiehlt sich eine einmalige Gabe von 300–600 mg DMPS pro Woche bei zusätzlicher Substitution von Selen und Zink (da es mit ausgeschwemmt wird) sowie eventuell Eisen (das ebenfalls mobilisiert wird) an den übrigen Tagen (z. B. 2mal 40 mg Zinkglukonat oder Zinkaspartat). DMPS bewirkte eine signifikant bessere Langzeitausscheidung von Quecksilber als Dimercaptobernsteinsäure (DMSA) über die Nieren (Planas-Bohne 1981). Angeblich soll DMSA jedoch besser die Quecksilberdepots im Gehirn mobilisieren können (Daunderer 1990). Im Tierversuch (Ratten) waren beide Chelatbildner allerdings nicht in der Lage, Quecksilber aus dem Gehirn zu entfernen (Buchet u. Lauwerys 1989).

Kürzlich teilten Vijayalakshmi et al. (1992) interessante Therapieversuche bei Ratten mit, die sie mit Methylquecksilber belastet hatten. Diese Tiere erhielten unterschiedliche Vitaminkomplexe oder Thiole. Es stellte sich heraus, daß die Quecksilberkonzentration im Gehirn und Rückenmark am besten durch die Vitamine, und von diesen am deutlichsten mit Vitamin E gesenkt werden konnten. Nach Absetzen der Vitamine nahmen die Quecksilberkonzentrationen im Gehirn wieder zu, in Leber, Nieren und Testes ab. Da Gehirnquecksilber durch Chelatbildner nicht gut zu mobilisieren ist, scheinen Vitamine hier von Vorteil zu sein.

Im Rahmen einer randomisierten Therapiestudie bei mit Schwermetallen belasteten Patientinnen machten wir gute Erfahrungen mit der folgenden Kombinationsmedikation über 3 Monate (s. Tabelle 7.9): Zinkorotrat 80 mg, Natriumselenit 100 μg, Kalzium 500 mg, Vitamin C 1000–5000 mg, Vitamin E 600 mg und Vitamin B_6 200 mg pro Tag. Selbstverständlich kann auch Zinkaspartat oder -glukonat benutzt werden und statt des Natriumselenit selenreiche Hefekulturen. Während Natriumselenit nicht gleichzeitig mit Zink oder Vitamin C eingenommen werden sollte, sondern zeitlich versetzt, kann organisch gebundenes Selen, das erst in der Leber aufgespalten wird, mit anderen Vitaminen und Spurenelementen gleichzeitig gegeben werden. Das in der Kombinationstherapie verabreichte Knoblauchpräparat ist wegen seiner SH-Gruppen ebenfalls in der Lage, Schwermetalle zu binden. Bei einer Reihe von Erkrankungen können sich Selen und Vitamin E gegenseitig substituieren. Selen hat einen Vitamin-E-sparenden Effekt. Sowohl Vitamin E als auch Vitamin C haben einen ausgeprägten antioxidativen Effekt. Deshalb war vermutet worden, daß die kombinierte Gabe verschiedener

Spurenelemente und Vitamine u.U. eine bessere Schwermetallreduktion induzieren könnte als die Gabe einzelner Spurenelemente, was für die chronische Quecksilberbelastung auch zutraf (Gerhard 1993d).

Beruht eine Quecksilberbelastung auf der Quecksilberfreisetzung aus Amalgamfüllungen, so kann nur durch Entfernen der Amalgamfüllungen die Quecksilberbelastung effektiv und dauerhaft reduziert werden (Gerhard 1993a; Klobusch et al. 1992). Die Halbwertszeit der Quecksilberelimination aus dem Blut nach Amalgamentfernung beträgt 30 Tage (Snapp et al. 1989). Wegen der erheblichen Kosten, die mit der Zahnsanierung verbunden sind, kann nach unseren Ergebnissen für eine gewisse Zeit auch die Substitution mit Selen und Vitaminen zur Quecksilberausschwemmung benutzt werden. So konnten wir in zahlreichen Fällen beobachten, daß sich der Gesundheitszustand trotz des Verbleibens der Amalgamfüllungen in den Zähnen erheblich besserte, die immunologischen Störungen sich normalisierten und Schwangerschaften eintraten, wenn mit Spurenelementen behandelt worden war.

Vitamine, Mengen- und Spurenelemente sollten bei Patienten mit Schadstoffbelastungen substituiert werden in Abhängigkeit von der klinischen Symptomatik und den Laborbefunden. Die Auswirkungen einer Mangelversorgung mit Mineralstoffen auf die Fertilität wurde von uns in einer Übersicht kürzlich zusammengestellt (Gerhard u. Runnebaum 1992b). Bei Streß ist der Verbrauch an Vitamin A erhöht. Frauen, die über prämenstruelle Beschwerden klagen, haben häufig einen Vitamin-B_6-Mangel. Durch die Einnahme der Pille ist der Bedarf an Vitamin B_6 erhöht. Vitamin-E-Mangel ist seit fast ausschließlicher Benutzung raffinierter Mehle sehr häufig und äußert sich in Menstruations- und sog. klimakterischen Beschwerden.

Bei Vitamin-C-Mangel ist nicht nur die Infektanfälligkeit erhöht, auch die Spermaqualität sinkt deutlich (Chinoy et al. 1986; Dawson et al. 1987). Die Empfindlichkeit gegenüber Chlorpestiziden (Agrawal et al. 1978) und Schwermetallen (Harris et al. 1979) steigt. Eine Substitution bei Mangelzuständen gilt für die lösungsmittel- und pestizidbelasteten Patienten genauso wie für die mit Schwermetallen belasteten.

Chronische Entzündungen setzen die Abwehrkräfte des Körpers so herab, daß er mit von außen eindringenden Giften nicht ausreichend fertig werden kann. Daher sollten chronische Entzündungsherde beseitigt werden.

Aufgrund fehlerhafter Ernährung und häufiger Antibiotikagaben ist bei vielen Menschen das Verdauungssystem gestört. Es kommt zu Dysbiosen, d.h. zur pathologischen Besiedelung des Darms mit Pilzen und Bakterien. Das führt dazu, daß das Immunsystem des Darmes, das 50% des gesamten Immunsystems ausmacht, funktionsuntüchtig und den zusätzlichen Belastungen durch Chlorkohlenwasserstoffe nicht gewachsen ist. Bei einer Pilzbesiedelung des Darmes muß man die Pilze spezifisch bekämpfen und mit speziellen Darmkeimen die Darmflora aufbauen (Symbioselenkung). Zusammen mit einer verbesserten Verdauungsfunktion werden auch die Abwehrkräfte ansteigen (Gerhard 1993c).

Das Immunsystem kann medikamentös stimuliert werden mit verschiedenen Phytopharmaka (Echinacea, Eleutherokokkus), Thymusextrakten oder Medikamenten (Immunglobuline, Delimmun, Interferon), deren Wirkung u.a. an Veränderungen der Lymphozytensubpopulationen und der zellvermittelten Immunreaktion (Merieux-Test) ablesbar ist. Schließlich muß in vielen Fällen psychotherapeutisch behandelt werden, da die Diagnose einer chronischen Vergiftung die Patienten meist sehr schockiert und ihnen das Gefühl großer Hilflosigkeit vermittelt.

Zur Verringerung einer möglichen umweltbedingten toxischen Schädigung verschiedener Orga-

Tabelle 7.10. Vorbeugende Maßnahmen gegen umwelttoxisch bedingte Schäden

1. Wohnung:	Viel lüften; Vorsicht bei Verwendung von Holzschutzmitteln, Lösungsmitteln, Teppichklebern, Farben und Lacken, Insektiziden, Reinigern, Desinfektionsmitteln
2. Beruf:	alle Vorschriften beachten, bei entsprechender Belastung sogar Beruf wechseln
3. Umgebung:	mögliche Einflüsse berücksichtigen durch: Weinberge, Obst-, Gemüseanbau (Spritzmittel)
	Autobahnen, stark befahrene Straßen
	Industriebetriebe
	Müllverbrennungsanlagen
4. Ernährung:	a) Vollwertkost: vitamin-, mineral-, ballaststoffreich
	b) viel trinken (Mineralwasser)
	c) kein Schweinefleisch, keine raffinierten Mehle, keinen Industriezucker
	d) Vermeidung von Genußgiften (Kaffee, Tee, Alkohol)
	e) keinesfalls rauchen
	f) Allergene meiden
5. Viel Sport und Bewegung in der frischen Luft	
6. Streßreduktion (z.B. autogenes Training, Meditationstechniken)	

ne und einer ungünstigen Beeinflussung der Fruchtbarkeit können vorbeugende Maßnahmen ergriffen werden (Tabelle 7.10). Wesentlich ist eine vollwertige Ernährung, die vitamin-, mineralstoff- und ballaststoffreich ist. Es sollte viel getrunken werden. Wegen der überadditiven Wirkung der verschiedenen Gifte sollten alle Genußgifte unbedingt vermieden werden. Ganz besonders muß auf das Rauchen verzichtet werden. Die Wohnung sollte oft gelüftet werden. Besondere Vorsicht gilt bei der Verwendung von Pestiziden. Bei einer möglichen Umweltschädigung muß auch die Umgebung der Wohnung und die des Arbeitsplatzes mit berücksichtigt werden, da Einflüsse durch Spritzmittel in den umliegenden Gärten und Äckern, von stark befahrenen Straßen, von Industriegebieten und von Müllverbrennungsanlagen möglich sind.

Inzwischen mehren sich die Hinweise auf Zusammenhänge zwischen der Zunahme von Schadstoffen in unserer Umgebung und der Zunahme von Allergien und bestimmten Karzinomerkrankungen. Hierbei darf nicht übersehen werden, daß auch die Häufigkeit von ungewollter Unfruchtbarkeit und von Fehl- und Frühgeburten eine Folge dieser Schadstoffbelastungen sein kann. Das Wissen in den Familien um diese Risiken ist nur begrenzt. So stellten Davis et al. (1992) in den USA fest, daß 98% der befragten Familien mindestens 1mal im Jahr Pestizide benutzten, 2/3 sogar mehr als 5mal, 80% benutzten Pestizide während der Schwangerschaft und 70% in den ersten Lebensmonaten der Kinder. Bei 80% fand die Pestizidanwendung im Haus statt. Hier ist dringend mehr Aufklärung erforderlich. Es muß allen Paaren, die sich mit dem Gedanken an eine Schwangerschaft tragen, klargemacht werden, daß durch die Vermeidung von Umweltgiften eine Reduktion der Schadstoffe im mütterlichen Organismus erfolgt, wodurch die Belastung des Embryos, des Feten und des Neugeborenen geringer sein wird und somit der Schwangerschaftsverlauf und die frühkindliche Entwicklung günstiger. Aufgrund unserer Untersuchungen und der Literatur sind wir davon überzeugt, daß manche Fertilitätsstörungen bei Frauen und Männern auf chronische Gifteinwirkungen zurückzuführen sind. Hier ergeben sich wichtige präventive und therapeutische Aspekte für den Frauenarzt.

7.7 Literatur

Abbott BD, Morgan KS, Birnbaum LS, Pratt RM (1987a) TCDD alters the extracellular matrix and basal lamina of the fetal mouse kidney. Teratology 35:334–344

Abbott BD, Birnbaum LS, Pratt LM (1987b) TCDD-induced hyperplasia of the ureteral epithelium produces hydronephrosis in murine fetuses. Teratology 35:329–334

Adachi T, Yasutake A, Hirayama K (1992) Influence of dietary protein levels on the fate of methylmercury and glutathione metabolism in mice. Toxicology 72:17–26

Agocs MM, Etzel RA, Parrish RG et al (1990) Mercury exposure from interior latex paint. N Engl J Med 18:1096–1101

Agrawal NK, Juneja CJ, Mahajan CL (1978) Protective role of ascorbic acid in fishes exposed to organochlorine pollution. Toxicology 11:369–375

Ahlborg G, Bjerkedal T, Egenaes J (1987) Delivery outcome among women employed in the plastics industry in Sweden and Norway. Am J Ind Med 12:507–517

Aldegunde M, Miguez I, Parafita M, Duran R (1986) Effect on lindane on brain monoamine metabolism. Gen Pharmacol 17:633–635

Allen JR, Barsotti DA, Carstens LA (1980) Residual effects of polychlorinated biphenyls on adult nonhuman primates and their offspring. J Toxicol Environ Health 6:55–66

Amin-Zaki L, Elhassani S, Majeed MA, Clarkson TW, Doherty RA, Greenwood M (1974) Intra-uterine methylmercury poisoning in Iraq. Pediatrics 54:587–595

Anderson RA Jr, Willis BR, Oswald C, Zaneveld LJ (1983) Ethanol-induced male infertility: impairment of spermatozoa. J Pharmacol Exp Ther 225:479–486

Antigas F, Martinez E, Camon L, Rodriguez-Farra E (1988) Synthesis and utilization of neurotransmitters: actions of subconvulsant doses of hexachlorocyclohexane isomers on brain monoamines. Toxicology 49:49–55

Ashley MJ (1987) Smoking, alpha 1-antitrypsin and decreased fertility in women. Med Hypotheses 22:277–285

Axelson O, Edling C, Andersson L (1983) Pregnancy outcome among women in a Swedish rubber plant. Scand J Work Environ Health: 79–83

Balling R, Beier HM (1985) Direct effects of nicotine on rabbit preimplantation embryos. Toxicology 34:309–313

Bakir F, Damluji SF, Amin-Zaki L et al (1973) Methylmercury poisoning in Iraq. Science 181:230–241

Barbieri RL, McShane M, Ryan KJ (1986) Constituents of cigarette smoke inhibit human granulosa cell aromates. Fertil Steril 46:232–236

Baron JA, La Vecchia C, Levi F (1990) The antiestrogenic effect of cigarette smoking in women. Am J Obstet Gynecol 162:502–514

Basu N, Murugesan K, Bhide NK (1991) DDT Levels in human body fat & milk samples from Delhi. Indian J Med Res 94:115–118

Beier HM (1988) Umweltbelastungen als Störungen der Frühgravidität und als Abortursache. Gynäkologe 21:245–248

Bellinger D, Leviton A, Waternaux C, Needleman HL, Rabinowitz M (1987) Longitudinal analyses of prenatal and postnatal lead exposure and early cognitive development. N Engl J Med 316:1037–1043

Bellinger D, Leviton A, Sloman J (1990) Antecedents and correlates of improved cognitive performance in children exposed in utero to low levels of lead. Environ Health Perspect 89:5–11

Bercovici B, Wassermann M, Cucos S, Ron M, Wassermann D, Pines A (1983) Serum level of polychlorinated biphenyl and some organochlorine insecticides in women with recent and former missed abortions. Environ Res 30:169–174

Birkmayer JGD, Daunderer M, Reschenhofer E (1990) Quecksilberdepots im Organismus korrelieren mit der Anzahl der Amalgamfüllungen. Dtsch Z Biol Zahnmed 6:57–61

Bispink L, Brändle W, Lindner C, Bettendorf G (1989) Präklinische Hypothyreose und Ovarialfunktionsstörungen. Geburtshilfe Frauenheilkd 49:881–888

Bohnet HG, Fiedler K, Leidenberger FA (1981) Subclinical hypothyroidism and infertility. Lancet II:1278

Bondy SC, Halsall L (1988) Lindane-induced modulation of calcium levels within synaptosomes. Neurotoxicology 9:645–652

Bonnet E, Bonnet M (1993) Amalgamauswirkungen bei Säuglingen – Beziehungen zum SIDS. In: Kruse-Jones JD (ed) Prävention, Diagnose und Therapie von Umwelterkrankungen. Kongreßband vom 6. Stuttgarter Mineralstoff-Symposium GN Pharm, Fellbach, S 123–132

Borzelleca JF, Hayes JR, Condie LW, Egle JL Jr (1985) Acute toxicity of monochlorphenols, dichlorophenols and pentachlorophenol in the mouse. Toxicol Lett 29:39–42

Boyd ND, Benediktsson H, Vimy MJ, Hooper DE, Lorscheider FL (1991) Mercury from dental "silver" tooth fillings impairs sheep kidney function. Am J Physiol 261: L1010–L1014

Brezner E, Terkel J, Perry AS (1984) The effect of arocolor 1254(PCB) on the physiology of reproduction in the female rat – I. Comp Biochem Physiol 77C:65–70

Brodsky KB, Cohen EN, Whitcher C, Brown BW Jr, Wu ML (1985) Occupational exposure to mercury in dentistry and pregnancy outcome. J Am Dent Assoc 111:779–780

Brouwer A, Reijnders PJH, Koeman JH (1989) Polychlorinated biphenyl (PCB)-contaminated fish induces vitamin A and thyroid hormone deficiency in the common seal (phoca vitulina). Aquatic Toxicology 15:99–106

Bruckner JV, Khanna KL, Cornish HH (1973) Biological responses of the rat to polychlorinated biphenyls. Toxicol Appl Pharmacol 24:434–448

Buchet JP, Lauwerys RR (1989) Influence of 2,3-dimercapto-propane-1-sulfonate and dimercaptosuccinic acid on the mobilization of mercury from tissues of rats pretreated with mercury chloride, phenylmercury acetate or mercury vapors. Toxicology 54:323–333

Bundesgesundheitsamt (1993) Bundesgesundheitsblatt: Dioxine und Furane – ihr Einfluß auf Umwelt und Gesundheit. Sonderheft, Heymanns, Köln, S 1–14

Camon L, Martinez E, Artigas F, Sola B, Rodriguez-Farra S (1988) The effect of non-convulsant doses of lindane on temperature and body weight. Toxicology 49:389–394

Chadwick RW, Cooper RL, Chang J, Rehnberg GL, McElroy WK (1988a) Possible antiestrogenic activity of lindane in female rats. J Biochem Toxicol 3:147–158

Chadwick RW, Copeland MF, Carlsson GP, Trela BA, Most BM (1988b) Comparison of in vivo and in vitro methods for assessing the effects of repeated dosing with carbon tetrachloride on the hepatic drug-metabolizing enzyme system. Toxicol Lett 44:201–213

Chakravarty S, Lahiri P (1986) Effect of lindane on eggshell characteristics and calcium level in the domestic duck. Toxicology 42:245–258

Chanoine JP, Toppet V, Bourdoux P, Delange F (1988) Smoking during pregnancy: a significant cause of neonatal goiter. American Thyroid Association, 63rd Meeting, Montreal/Canada, September 27 – October 1, 1988

Cherian MG, Miles EF, Clarkson TW, Cox C (1988) Estimation of mercury burdens in rats by chelation with dimercaptopropane sulfonate. J Pharmacol Exp Ther 245:479–484

Chinoy NJ, Buch-Nee RP, Melita RR, Seethalakshmi L, Sharma JD, Chinoy MR (1986) Effects of vitamin C deficiency on physiology of male reproductive organs of guinea pigs. Int J Fertil 11:297–305

Christianson RE, Oechsli FW, van den Berg BJ (1989) Caffeinated beverages and decreased fertility. Lancet 1:378 (letter)

Clark DA, Sweeney G, Safe S, Hanock E, Kilbourn D, Gauldie G (1983) Cellular and genetic basis for suppression of cytotoxic T-cell generation of haloaromatic hydrocarbons. Immunopharmacology 6:143–153

Clarkson TW, Magos L, Greenwood MR (1972) The transport of elemental mercury into fetal tissues. Biol Neonate 21:239–244

Cline RE, Hill RH, Phillips DL, Needham LL (1989) Pentachlorphenol measurements in body fluids of people in log homes and workplaces. Arch Environ Contam Toxicol 18:475–481

Cnattingius S, Hagland B, Meirik O (1988) Cigarette smoking as a risk factor for late fetal and early neonatal death. Br Med J 297:258–261

Cordier S, Deplan F, Mandereau L, Hemon D (1991) Paternal exposure to mercury and spontaneous abortions. Br J Ind Med 48:375–381

Cornacoff JB, Lauer LD, House RV et al (1988) Evaluation of the immunotoxicity of beta-hexachlorocyclohexane (beta-HCH). Fundan Appl Toxicol 11:293–299

Couture LA, Abbott BD, Birnbaum LS (1990) A critical review of the developmental toxicity and teratogenicity of 2,3,7,8-tetrachlorodibenzo-p-dioxin: recent advances toward understanding the mechanism. Teratology 42:619–627

Crandall LA, Hensleigh HC, Phipps WR (1989) Effect of nicotine on in vitro human sperm penetrability through cervical mucus and motility parameters. Fertil Steril 51:722–724

Danielsson BR, Khayat A, Dencker L (1990) Foetal and maternal distribution of inhaled mercury vapour in pregnant mice: influence of selenite and dithiocarbamates. Pharmacol Toxicol 67:222–226

Danscher G, Horstedt-Bindslev P, Rungby J (1990) Traces of mercury in organs from primates with amalgam-fillings. Exp Mol Pathol 52:291–299

Daunderer M (1989a) Klinische Toxikologie, Bd 1–7. Ecomed-Verlag Landsberg/Lech

Daunderer M (1989b) Quecksilbervergiftungen durch Amalgam. Leitsymptom Kopfschmerzen. Forum Prakt Allgemein Arzt 28:3

Daunderer M (1990) Handbuch der Umweltgifte. Ecomed-Verlag, Landsberg/Lech

Davis JR, Brownson RC, Garcia R (1992) Family pesticide use in the home, garden, orchard, and yard. Arch Environ Contam Toxicol 22:260–266

Dawson EB, Harris WA, Rankin WE, Charpentier LA, McGanity WJ (1987) Effect of ascorbic acid on male fertility. Ann NY Acad Sci 498:312–323

Deichmann WB, MacDonald WE, Beasley AG, Cubit DA (1971) Subnormal reproduction in beagle dogs induced by DDT and aldrin. Ind Med Surg 40:10–20

Derner M, Gerhard I, Runnebaum B, Daniel V (1993) Immunologische Veränderungen bei Frauen mit hormonellen Störungen und chronischer Pentachlorphenol (PCP)-Belastung. Arch Gynecol Obstet 254:273–275

De Rosis F, Anastasio SP, Selvaggi L, Beltrame A, Moriani G (1985) Female reproductive health in two lamp factories: effects of exposure to inorganic mercury vapour and stress factors. Br J Ind Med 42:488–494

Deutsche Forschungsgemeinschaft (1988) Polychlorierte Biphenyle. Bestandsaufnahme über Analytik, Vorkommen, Kinetik und Toxikologie. Mitteilung XIII der Senatskommission zur Prüfung von Rückständen in Lebensmitteln. VCH Verlag Weinheim

Dietrich KN, Succop PA, Berger OG, Hammond PB, Bornschein RL (1991) Lead exposure and the cognitive development of urban preschool children: the Cincinnati Lead Study cohort at age 4 years. Neurotoxicol Teratol 13:203–211

Doll R, Gray R, Peto R, Wheatley K (1990) Tobacco related diseases. J Smoking-Related Dis 1:3–13

Donat H, Matthies J, Schwarz I (1990) Fertilität bei Exponierten gegenüber Pflanzenschutz- und Schädlingsbekämpfungsmitteln. Andrologia 22:401–407

Drasch G, Schupp I, Riedel G, Günter G (1992) Einfluß von Amalgamfüllungen auf die Quecksilberkonzentration in menschlichen Organen. Dtsch Zahnärztliche Z 47

Eckrich W, Gerhard I (1992) Organochlorverbindungen im Blut der Bevölkerung – ein Überblick. Klin Lab 38:462–468

Eggleston DW (1984) Effect of dental amalgam and nickel alloys on T-lymphocytes: preliminary report. J Prosthetic Dentistry:617–623

Elenbogen A, Lipitz S, Mashiach S, Dor J, Levran D, Ben-Rafael Z (1991) The effect of smoking on the outcome of in-vitro fertilization – embryo transfer. Hum Reprod 6:242–244

Ensslen SC, Riedel HH, Blüthgen H, Heeschen W, Grillo M, Jung H (1990) Chlorkohlenwasserstoffe in Follikelflüssigkeit und Sperma. Fertility 6:119–122

Ericson A, Källén B (1988) Pregnancy outcome in women working as dentists, dental assistants or dental technicians. Arch Occup Environ Health 61:329–333

Ernhart CB, Morrow-Tlucak M, Marler MR, Wolf AW (1987) Low level lead exposure in the prenatal and early preschool periods: early preschool development. Neurotoxicol Teratol 9:259–270

Ernhart CB, Morrow-Tlucak M, Wolf AW, Super D, Drotar D (1989) Low level lead exposure in the prenatal and early preschool periods: intelligence prior to school entry. Neurotoxicol Teratol 11:161–170

Ertl M (1992) Neuropsychologische Beanspruchungseffekte bei chronischer Exposition durch Holzschutzmittel. Diplomarbeit Universität Heidelberg, Psychologisches Institut

Eskenazi B, Bracken MB, Holford TR, Grady J (1988) Exposure to organic solvents and hypertensive disorders of pregnancy. Am J Ind Med 14:177–188

Farier M, Vavier A, Robert E, Guignier M, Malinas Y (1987) Can zinc deficiency in the mother be responsible for the occurrence of spina bifida aperta in the fetus? Gynecol Obstet 82:575–581

Figa-Talamanca I (1984) Spontaneous abortions among female industrial workers. Int Arch Occup Environ Health 54:163–171

Fine JS, Gasiewicz TA, Silverstone AE (1989) Lymphocyte stem cell alterations following perinatal exposure to 2,3,7,8-tetrachlorodibenzo-p-dioxin. Mol Pharmacol 35:18–25

Flora SJ, Tandon SK (1987) Influence on calcium disodium edetate on the toxic effects of lead administration in pregnant rats. Indian J Physiol Pharmacol 31:267–272

Fredriksson A, Dahlgren L, Danielsson B, Eriksson P, Dencker L, Archer T (1992) Behavioural effects of neonatal metallic mercury exposure in rats. Toxicology 74:151–160

Frezza M, di Padova C, Pozzato G, Ferpin M, Baraona E, Lieber CS (1990) High blood alcohol levels in women. The role of decreased gastric alcohol dehydrogenase activity and first-pass metabolism. N Engl J Med 322:95–99

Fujita M, Takabatake E (1977) Mercury levels in human maternal and neonatal blood, hair and milk. Bull Environ Contam Toxicol 18:205–209

Furuhashi N, Kurl RN, Wong J, Villee CA (1986) A cytosolic binding protein for 2,3,7,8-tetrachlorodibenzo-p-dioxin (TCDD) in the uterus and deciduoma of rats. Pharmacology 33:110–120

Gandy J, Millner GC, Bates HK, Casciano DA, Harbison RD (1990) Effects of selected chemicals on the glutathione status in the male reproductive system of rats. J Toxicol Environ Health 29:45–57

Gasser F (1988) Allergische Reaktionen auf Amalgam. Biol Zahnmed 4:4–9

Gellert RJ, Wilson C (1979) Reproductive function in rats exposed prenatally to pesticides and polychlorinated biphenyls (PCB). Environ Res 18:437–443

Geller RJ, Heinrichs WL, Swerdloff RS (1972) DDT homologues: estrogen-like effects on the vagina, uterus and pituitary of the rat. Endocrinology 91:1095–1100

Gellert RJ, Heinrichs WL, Swerdloff R (1974) Effects of neonatally-administered DDT homologs on reproductive function in male and female rats. Neuroendocrinology 16:84–94

Generoso WM, Cain KT, Hughes LA, Sega GA, Braden PW, Gosslee DG, Shelby MD (1986) Ethylene oxide dose and dose-rate effects in the mouse dominant-lethal test. Environ Mutagen 8:1–7

Gennart JP, Buchet JP, Roels H, Ghyselen P, Ceulemans E, Lauwerys R (1992) Fertility of male workers exposed to cadmium, lead or manganese. Am J Epidemiol 135:1208–1219

Gerhard I (1993a) Ganzheitliche Diagnostik und Therapie bei Infertilität. Erfahrungskeilkd 3:100–106

Gerhard I (1993b) Reproductive risks of heavy metals and pesticides in women. Richardson M (ed) Reproductive toxicology. VCH, Weinheim, pp 167–183

Gerhard I (1993c) Naturheilverfahren und Gynäkologie. Ärztl Praxis 25:10–13

Gerhard I (1993d) Unfruchtbarkeit bei Frauen durch Umweltgifte. In: Kruse-Jones JP (ed) Prävention, Diagnose und Therapie von Umwelterkrankungen. Kongreßband vom 6. Stuttgarter Mineralstoff-Symposium GN Pharm, Fellbach, S 51–68

Gerhard I (1993e) Fortpflanzungsstörungen durch Umweltgifte. Therapeutikon 7:478–491

Gerhard I, Postneek F (1992) Die Wirksamkeit der Akupunktur bei der Behandlung hormonell bedingter weiblicher Fertilitätsstörungen. AKU 20:80–91

Gerhard I, Runnebaum B (1992a) Grenzen der Hormonsubstitution bei Schadstoffbelastung und Fertilitätsstörungen. Zentralbl Gynäkol 114:593–602

Gerhard I, Runnebaum B (1992b) Schadstoffe und Fertilitätsstörungen – Schwermetalle und Mineralstoffe. Geburtshilfe Frauenheilkd 52:383–396

Gerhard I, Runnebaum B (1992c) Schadstoffe und Fertilitätsstörungen – Genußgifte. Geburtshilfe Frauenheilkd 52:509–515

Gerhard I, Kloss S, Eggert-Kruse W, von Holst T, Klinga K, Runnebaum B (1988) Diagnostik und Therapie präklinischer Hormonstörungen in der Sterilitätssprechstunde unter besonderer Berücksichtigung der Schilddrüsenfunktion. Aktuel Endokrinol Stoffw 9:200–207

Gerhard I, Fröhlich E, Eggert-Kruse W, Klinga K, Runnebaum

B, Petzoldt D (1989) Relationship of sperm acrosin to semen and clinical parameters in infertile patients. Andrologia 21:146–154

Gerhard I, Derner M, Runnebaum B (1991a) Pentachlorphenol (PCP)- und Lindan-Belastung bei Frauen mit endokrinen Störungen. Arch Gynecol Obstet 250:894–895

Gerhard I, Lenhard HK, Eggert-Kruse W, Runnebaum B (1991b) Hormone load tests in infertile male patients. Arch Androl 27:129–147

Gerhard I, Becker T, Eggert-Kruse W, Klinga K, Runnebaum B (1991c) Thyroid and ovarian function in infertile women. Hum Reprod 6:338–345

Gerhard I, Derner M, Runnebaum B (1991d) Prolonged exposure to wood preservatives induces endocrine and immunologic disorders in women. Am J Obstet Gynecol 165: 487–488

Gerhard I, Lenhard HK, Eggert-Kruse W, Runnebaum B (1992a) Routine hormone load tests are unnecessary in infertile men. Andrologia 24:219–226

Gerhard I, Lenhard HK, Eggert-Kruse W, Runnebaum B (1992b) Clinical data which influence semen parameters in infertile men. Hum Reprod 7:830–837

Gerhard I, Waldbrenner A, Thuro H, Runnebaum B (1992c) Diagnostik von Schwermetallbelastungen mit dem peroralen DMPS-Test und dem Kaugummitest. Klin Lab 38:404–411

Gerhard I, Kochendörfer N, Knapp D (1992d) Standardisierung des Plasmaprint-Verfahrens zum routinemäßigen Einsatz in der naturheilkundlichen Praxis. Erfahrungsheilkd 2:70–79

Gerhard I, Eckrich W, Runnebaum B (1993a) Schadstoffe und Fertilitätsstörungen – Lösungsmittel und Pestizide. Geburtshilfe Frauenheilkd 53:147–160

Gerhard I, Huber W, Gagelmann M et al (1993b) Therapeutische Empfehlungen bei PCP-Belastung. NGM 6:87–90

Gilbert FI Jr, Minn CE, Duncan RC, Wilkinson J (1990) Effects of pentachlorphenol and other chemical preservatives on the health of wood-treating workers in Hawaii. Arch Environ Contam Toxicol 19:603–609

Gleichmann E, Vohr HW, Mirtschewa J, Stiller-Winkler R, Vogeler S (1987) Zur Induktion von Autoimmunkrankheiten und anderen stimulativen Immunopathien durch Quecksilber und andere Chemikalien. In: Beyenk K (Hrsg) Umwelthygiene, Jahresbericht 1986/1987, Bd 19. Gesellschaft zur Förderung der Lufthygiene und Silikoseforschung e.V., Düsseldorf, S 270–319

Gleichmann E, Kimber I, Purchase FH (1989a) Immunotoxicology: suppressive and stimulatory effects of drugs and environmental chemicals on the immune system. Arch Toxicol 63:257–273

Gleichmann E, Vohr HW, Stringer C, Nuyens J, Gleichmann H (1989b) Testing the sensitization of T cells to chemicals. From murine graft-versus-host (GHV) reactions to chemical-induced GVH-like immunological diseases. Autoimmunity Toxicology 15:364–390

Goering PL, Galloway WD, Clarkson TW, Lorscheider FL, Berlin U, Rowland AS (1992) Toxicity assessment of mercury vapour from dental amalgams. Fundam Appl Toxicology 19:319–329

Goldman D, Yawetz A (1990) The interference of aroclor 1254 with progesterone metabolism in guinea pig adrenal and testes microsomes. J Biochem Toxicol 5:99–107

Goldstein JA, Friesen M, Linder R, Hickman P, Hass J, Bergman H (1977) Effects of pentachlorophenol on hepatic drug metabolism and porphyria related to contamination with chlorinated dibenzodioxins. Biochem Pharmacol 26:1549–1557

Gonick HC (1989) Nephropathies of heavy metal intoxication. In: Massry SG, Glassock RJ (eds) Textbook of nephrology, vol 1. Williams & Wilkins, Baltimore, pp 834–836

Gorski JR, Muzi G, Weber LWD, Pereira D, Iatropoulos MJ, Rozman K (1988a) Elevated plasma corticosterone levels and histopathology of the adrenals and thymuses in 2,3,7,8-tetrachlorodibenzo-p-dioxin. Biochem Pharmacol 31:1607–1613

Gorski JR, Rozman T, Greim H, Rozman K (1988b) Corticosterone modulates acute toxicity of 2,3,7,8-tetrachlorodibenzo-p-dioxin (TCDD) in male Sprague-Dawley rats. Fund Appl Toxicol 11:494–502

Graziano JH, Popovac D, Factor-Litvak P et al (1990) Determinants of elevated blood lead during pregnancy in a population surrounding a lead smelter in Kosovo, Yugoslavia. Environ Health Perspect 89:95–100

Greenberg ER, Vessey MP, McPherson K, Yeats D (1985) Cigarette smoking and cancer of the uterine cervix. Br J Cancer 51:139–141

Greenlee WF (1988) Dioxin carcinogenesis – a perspective. CITT Activities 8:2–6

Grunwald K, Rabe T, Urbancsek J, Runnebaum B, Vecsei P (1990) Normal values for a short-time ACTH intravenous and intramuscular stimulation test in women in the reproductive age. Gynecol Endocrinol 4:287–306

Gupta A, Gupta A, Chandra SV (1991) Gestational cadmium exposure and brain development: a biochemical study. Ind Health 29:65–71

Hahn LJ, Kloiber R, Vimy MJ, Takahashi Y, Lorscheider FL (1989) Dental "silver" tooth fillings: A source of mercury exposure revealed by whole-body image scan and tissue analysis. FASEB J 3:2641–2646

Hahn LJ, Kloiber R, Leininger RW, Vimy MJ, Lorscheider FL (1990) Whole-body imaging of the distribution of mercury released from dental fillings into monkey tissues. FASEB J 4:3256–3260

Hakansson H, Waern F, Ahlborg UG (1987) Effects of 2,3,7,8-tetrachlorodibenzo-p-dioxin (TCDD) in the lactating rat on maternal and neonatal vitamin A status. J Nutr 117:580–586

Halmesmäki E, Välimäki M, Roine R, Ylikahri R, Ylikorkala O (1989) Maternal and paternal alcohol consumption and miscarriage. Br J Obstet Gynaecol 96:188–191

Harding AJ, Dreosti IE, Tulsi RS (1988) Zinc deficiency in the 11 day rat embryo: a scanning and transmission electron microscope study. Life Sci 42:889–896

Harris WA, Harden TE, Dawson EB (1979) Apparent effect of ascorbic acid medication on semen metal levels. Fertil Steril 32:455–459

Hartfiel W, Schulte W (1988) Selenmangel in der Bundesrepublik (II). Aktuel Ernährungsmed 13:77–82

Hartz AJ, Kelber S, Borkow H, Wild R, Gillis BL, Rimm AA (1987) The association of smoking with clinical indicators of altered sex steroids – a study of 50, 145 women. Public Health Rep 102:254–259

Hattemer-Frey HA, Travis CC (1989) Pentachlorphenol: Environmental partitioning and human exposure. Arch Environ Contam Toxicol 18:482–489

Hayes WJ Jr, Dale WE, Pirkle CI (1971) Evidence of safety of long-term, high, oral doses of DDT for man. Arch Environ Health 22:119–135

Haynes DC, Golub MS, Gershwin ME, Cheung AT, Hurley LS, Hendrickx AG (1987) Long-term marginal zinc deprivation in rhesus monkeys. I. Effects on adult female breeders before conception. Am J Clin Nutr 45:1492–1502

Heidam LZ (1983) Spontaneous abortions among factory workers. The importance of gravidity control. Scand J Soc Med 11:81–85

Heintze M, Edwardsson S, Dérand T, Birked D (1983) Methylation of mercury from dental amalgam and mercuric chloride by oral streptococci in vitro. Scand J Dent Res 9:150–152

Hellberg D, Nilsson S, Haley NJ et al (1988) Smoking and cervical intraepithelial neoplasia: nicotine and cotinine in serum and cervical mucus in smokers and non-smokers. Am J Obstet Gynecol 158:910–913

Hemminki K, Franssila E, Vainio H (1980) Spontaneous abortions among female chemical workers in Finland. Int Arch Occup Environ Health 45:123–126

Hemminki K, Mutanen P, Saloniemi I (1983) Smoking and the occurrence of congenital malformations and spontaneous abortions: Multivariate analysis. Am J Obstet Gynecol 145:61–66

Henneböle J (1990) Eine analytisch-chemische Methode zur Bestimmung der Metabolisierungsraten Pentachlorphenol-exponierter Personen. Maraun, Frankfurt

Henry GA, Jarnot BM, Steinhoff MM, Bigazzi PE (1988) Mercury-induced renal autoimmunity in the MAXX rat. Clin Immunol Immunopathol 49:187–203

Herpel S, Straube E (1988) Zur Berücksichtigung beruflicher Einflußfaktoren auf die Gravidität. Zentralbl Gynäk 110:516–522

Hilbelink DR, Kaplan S (1986) Sirenomelia: analysis in the cadmium- and lead-treated golden hamster. Teratogenesis Carcinog Mutagen 6:431–440

Hoffmann D, Haby NJ, Wynder EL (1990) Laboratory studies on the association of cigarette smoking with cancer of the uterine cervix. J Smoking Rel Diseases 1:15–23

Holsapple MP, McNerney PJ, McCay JA (1987) Effects of pentachlorophenol on the in vitro and in vivo antibody response. J Toxicol Environ Health 20:229–239

Howe G, Westhoff C, Vessey M, Yates D (1985) Oxford Family Planning Association Contraceptive Study 1968–1983. Effect of age, cigarette smoking and other factors on fertility: findings in a large prospective study. Br Med J 290: 1697–1700

Hu H (1991) Knowledge of diagnosis and reproductive history among survivors of childhood plumbism. Am J Public Health 81:1070–1072

Huel G, Tubert P, Frery N, Moreau T, Dreyfus J (1992) Joint effect of gestational age and maternal lead exposure on psychomotor development of the child at six years. Neurotoxicology 13:249–254

Huggins HA, Huggins SA (1985) It's all in your head. Diseases caused by silver mercury fillings. Hal A Huggins DDS

Hughes BJ, Forsell JH, Sleight SD, Kuo C, Shull LR (1985) Assessment of pentachlorophenol toxicity in newborn calves: clinicopathology and tissue residues. J Anim Sci 61:1587–1603

Hughes EG, YoungLai EV, Ward SM (1992) Cigarette smoking and outcomes of in-vitro fertilization and embryo transfer: a prospective cohort study. Hum Reprod 7:358–361

Hursh JB, Greenwood MR, Clarkson TW, Allen J, Demuth S (1980) The effect of ethanol on the fate of mercury vapor inhaled by man. J Pharmacol Exp Ther 214:520–527

Hursh JB, Sichak SP, Clarkson TW (1988) In vitro oxidation of mercury by the blood. Pharmacol Toxicol 63:266–273

Hu-Wy WS, Wang LL, Wang GI, Fan H, Liu ZM (1992) A toxicological and epidemiological study on reproductive functions of male workers exposed to lead. J Hyg Epidemiol Microbiol Immunol 36:25–30

Iioka H, Moriyama I, Oku M, Hino K, Itani Y, Okamura Y, Ichijo M (1987) The effect of inorganic mercury on placental amino acid transport using microvillus membrane vesicles. Nippon Sanka Fujinka Gakkai Zasshi 39, 202–206

Janerich DT, Thompson WD, Varela LR et al (1990) Lung cancer and exposure to tobacco smoke in the household. N Engl J Med 323:632–636

Jockenhövel F, Bals-Pratsch M, Bertram HP, Nieschlag E (1990) Seminal lead and copper in infertile men. Andrologica 22:503–511

Joesoef MR, Beral V, Rolfs RT, Aral AO, Cramer DW (1990) Are caffeinated beverages risk factors for delayed conception? Lancet 335:1136–1137

Johanson G (1988) Aspects of biological monitoring of exposure to glycol ethers. Toxicol Lett 43:5–21

Johansson L, Sjoblom P, Wide M (1987) Effects of lead on the male mouse as investigated by in vitro fertilization and blastocyst culture. Environ Res 42:140–148

Johnson DC, Sen M, Dey SK (1992) Differential effects of dichlorodiphenyltrichloroethane analogs, chlordecone, and 2,3,7,8-tetrachlorodibenzo-p-dioxin on establishment of pregnancy in the hypophysectomized rat. Proc Soc Exp Biol Med 199:42–48

Kerkvliet NI, Brauner JA, Baecher-Steppan L (1985 a) Effects of dietary technical pentachlorophenol exposure on T cell, macrophage and natural killer cell activity in C57B1/6 mice. Int J Immunopharmacol 7:239–247

Kerkvliet NI, Brauner JA, Matlock JP (1985 b) Humoral immunotoxicity of polychlorinated diphenyl ethers, phenoxyphenols, dioxins and furans present as contaminants of technical grade. Toxicology 36:307–327

Khanna RN, Anand M, Gopal K, Varma N, Gupta GS, Ray PK (1988) Effect of repeated exposure to lindane and cadmium on lindane metabolism in rats. Toxicol Lett 42:177–182

Kimmel CA, Grant LD, Slovan CS, Gladen BC (1980) Chronic low level lead toxicity in the rat. I. Maternal toxicity and perinatal effects. Toxicol Appl Pharmacol 56:28

Klages K, Sourgens H, Bertram HP, Müller C, Kemper FH (1987) Lead exposure and endocrine functions: Impact on the hypophyseal-gonadal axis and the pituitary-thyroid system. Acta Endocrinol (Copenh) [Suppl] 283:17–18

Klaiber EL, Broverman DM (1988) Dynamics of estradiol and testosterone and seminal fluid indexes in smokers and nonsmokers. Fertil Steril 50:630–634

Klaiber EL, Broverman DM, Pokoly TB, Albert AJ, Howard PJ Jr, Sherer JF Jr (1987) Interrelationships of cigarette smoking, testicular varicoceles, and seminal fluid indexes. Fertil Steril 47:481–486

Klaunign JE, Ruch RJ, Weghorst CM (1990) Comparative effects of phenobarbital, DDT and lindane on mouse hepatocyte gap junctional intercellular communication. Toxicol Appl Pharmacol 102:553–563

Kleinman JC, Pierre MB Jr, Madans JH, Land GH, Schramm WF (1988) The effects of maternal smoking on fetal and infant mortality. Am J Epidemiol 127:274–282

Kline J, Levin B, Shrout P, Stein Z, Susser M, Warburton D (1983) Maternal smoking and trisomy among spontaneously aborted conceptions. Am J Hum Genet 35:421–431

Kline J, Stein Z, Hutzler M (1987) Cigarettes, alcohol and marijuana: varying associations with birthweight. Int J Epidemiol 16:44–51

Klink F, Jungblut JR, Oberheuser F, Siegers CP (1983) Cadmium- und Bleikonzentrationen im Fruchtwasser von rauchenden und nichtrauchenden Gravida. Geburtshilfe Frauenheilkd 43:695–698

Klobusch J, Rabe T, Gerhard I, Runnebaum B (1992) Alopezie und Umweltbelastungen. Klin Lab 38:469–476

Koestler W (1990) Immunologische und spektralanalytische Veränderungen durch Quecksilbermobilisierung aus Amalgamfüllungen. Erfahrungsheilk 10:572–577

Koos BJ, Longo LD (1976) Mercury toxicity in the pregnant woman, fetus, and newborn infant. Am J Obstet Gynecol 126:390–409

Korpela H, Louenvia R, Yrjaenheikki E, Kauppila A (1986) Lead and cadmium concentrations in maternal and umbilical cord blood, amniotic fluid, placenta, and amniotic membranes. Am J Obstet Gynecol 155:1086–1089

Krähe J, Gerhard I, Waldbrenner A (1993) Jahreszeitliche Schwankungen von Chlorkohlenwasserstoff-Konzentrationen im Blut von Frauen. Arch Gynecol Obstet 254:263–267

Kruse-Jarres D (1989) Die Bedeutung von Zink für die humorale und zelluläre Immunität. Erfahrungsheilkd 9:549–558

Kumei Y, Sato A (1981) Effects of sodium selenite on the cytotoxicity of dental amalgam. Toxicol Appl Pharmacol 59: 267–271

Kundiev YL, Karakashyan AM, Chusova VN (1993) Effects of pesticides and other adverse factors in agriculture on the female reproductive system (an epidemiological study). In: Richardson M (ed) Reproductive toxicology. VCH, Weinheim, pp 155–166

Kyle GM, Luthra R, Bruckner JV, MacKenzie WF (1983) Assessment of functional, morphological and enzymatic tests for acute nephrotoxicity induced by mercuric chloride. J Toxicol Environ Health 12:99–117

Lahiri P, Chakravarty S, Mondal A, Sircar S (1988) Effects of lindane on cytology and cytochemistry of exfoliated vaginal cells. Exp Clin Endocrinol 85:303–308

Lambrecht S (1989) EAV-Testung und Therapie von lösungsmittelgeschädigten Patienten. Referat für die Arbeitstagung 3./4.06. in Würzburg, S 1–6

Lamb JC, Harris MW, McKinney JD, Birnbaum LS (1986) Effects of thyroid hormones on the induction of cleft palate by 2,3,7,8-tetrachlorodibenzo-p-dioxin (TCDD) in C57BL/6N mice. Toxicol Appl Pharmacol 84:115–124

Lang D, Mueller-Ruchholtz W (1991) Human lymphocyte reactivity after in vitro exposure to technical and analytical grade pentachlorphenol. Toxicology 70:271–282

Leek JC, Keen CL, Vogler JB, Golub MS, Hurley LS, Hendrickx AG, Gershwin ME (1988) Long-term marginal zinc deprivation in rhesus monkeys. IV. Effects on skeletal growth and mineralization. Am J Clin Nutr 47:889–895

Lehotzky K, Ungvary G, Polinak D, Kiss A (1990) Behavioral deficits due to prenatal exposure to cadmium chloride in CFY rat pups. Neurotoxicol Teratol 12:169–172

Leoni V, Fabiani L, Marinelli G et al (1989) PCB and other organochlorine compounds in blood of women with or without miscarriage: a hypothesis of correlation. Ecotoxicol Environ Safety 17:1–11

Lewis M, Worobey J, Ramsay DS, McCormack MK (1992) Prenatal exposure to heavy metals: effect on childhood cognitive skills and health status. Pediatrics 89:1010–1015

Lindbohm ML, Hemminki K, Kyyronen P, Kilpikari I, Vainio H (1983) Spontaneous abortions among rubber workers and congenital malformations in their offspring. Scand J Work Environ Health 9:85–90

Lindbohm ML, Taskinen H, Sallmén M, Hemminki K (1990) Spontaneous abortions among women exposed to organic solvents. Am J Ind Med 17:449–463

Lindbohm ML, Sallmén M, Anttila A, Taskinen H, Hemminki K (1991a) Paternal occupational lead exposure and spontaneous abortion. Scand J Work Environ Health 17:95–103

Lindbohm ML, Hemminki K, Bonhomme MG, Anttila A, Rantala K, Heikkila P, Rosenberg MJ (1991b) Effects of paternal occupational exposure on spontaneous abortions. Am J Public Health 81:1029–1030

Lindenau A (1992) Umweltpersistente Chlorkohlenwasserstoffe und Fertilität: Rückstandsanalytische und endokrinologische Untersuchungen an weiblichen Kaninchen. Dissertation, Bonn

Lio S, Napolitano G, Marinuzzi G, Monaco FJ (1989) Role of smoking in goiter morphology and thyrotropin response to TRH in untreated goitrous women. J Endocrinol Invest 12:93

Little J (1993) Are occupational carcinogenes teratogenic? In: Richardson M (ed) Reproductive toxicology. VCH, Weinheim, pp 3–43

Little RE, Sing CF (1987) Father's drinking and infant birth weight: report of an association. Teratology 36:59–65

Llorens J, Tusell JM, Sunol C, Rodrigue-Farré E (1989) Effects of lindane on spontaneous behaviour of rats analyzed by multivariate statistics. Neurotoxicol Teratol 11:145–151

Loh FG (1984) Untersuchungen über die Quecksilber-Konzentrationen im Blut, Ausatemluft und Speichel. Inauguraldissertation, Erlangen

Loiacono NJ, Graziano JH, Kline JK et al (1992) Placental cadmium and birthweight in women living near a lead smelter. Arch Environ Health 47:250–255

Lorscheider FL, Vimy FJ (1991) Quecksilberexposition durch Zahnfüllungen aus Amalgam. Lancet (deutsche Ausgabe) 5/11:629–630

Louvet JP, Gouarre M, Saladini AM, Boulard CL (1979) Hypothyroidism and anovulation. Lancet 1:1032

Lutz G, Kreysel HW (1989/90) Stellenwert von Zink und lymphozytärer Antigenausprägung bei Alopecia areata. Jahrbuch d. Dermatologie. Biermann, S 149–155

Mably TA, Moore RW, Peterson RE (1992a) In utero and lactational exposure of male rats to 2,3,7,8-tetrachlorodibenzo-p-dioxin. 1. Effects on androgenic status. Toxicol Appl Pharmacol 114:97–107

Mably TA, Moore RW, Goy RW, Peterson RE (1992b) In utero and lactational exposure of male rats to 2,3,7,8-tetrachlorodibenzo-p-dioxin. 2. Effects on sexual behavior and the regulation of luteinizing hormone secretion in adulthood. Toxicol Appl Pharmacol 114:108–117

Mably TA, Bjerke DL, Moore RW, Gendron-Fitzpatrick A, Peterson RE (1992c) In utero and lactational exposure of male rats to 2,3,7,8-tetrachlorodibenzo-p-dioxin. 3. Effects on spermatogenesis and reproductive capability. Toxicol Appl Pharmacol 114:118–126

Magnusson CG (1986) Maternal smoking influences cord serum IgE and IgD levels and increases the risk for subsequent infant allergy. Allergy Clin Immunol 78:898–904

Mangir M (1987) Die Wirkung von Schwermetallen, insbesondere Cadmium und Quecksilber, auf DNA-, RNA- und Ribosomenstoffwechsel bei Hefen und Säugerzellen, Inaugural-Dissertation, Berlin, pp 1–93

Marshburn MD, Sloan CS, Hammond MG (1989) Semen quality and association with coffee drinking, cigarette smoking and ethanol consumption. Fertil Steril 52:162–165

Martin DC, Rier SE, Bowman RE, Dmowski WP, Becker JL (1992) Dioxin induced endometriosis in rhesus monkeys (macaca mulatta). Abstract, Soc Gynecol Invest

McDonald JC, Lavoie J, Cote R, McDonald AD (1987) Chemical exposures at work in early pregnancy and congenital defect: a case-referent study. Br J Ind Med 44:527–533

McDonald AD, Lavoie J, Cote R, McDonald JC (1988) Spontaneous abortion in women employed in plastics manufacture. Am J Ind Med 14:9–14

McDowell J, Kitchen I (1988) Perinatal lead exposure alters the development of delta- but not mu-opioid receptors in rat brain. Br J Pharmacol 94:933–937

McGivern RF, Sokol RZ, Berman NG (1991) Prenatal lead exposure in the rat during the third week of gestation: long-term behavioral, physiological, and anatomical effects associated with reproduction. Toxicol Appl Pharmacol 110: 206–215

McKee RH, Pasternak SJ, Traul KA (1987) Developmental toxicity of EDS recycle solvent and fuel oil. Toxicology 46:205–215

McKenzie KM, Angevine DM (1989) Infertility in mice exposed in utero to benzo(a)pyrene. Biol Reprod 24:183–191

McKinney JD, Fawkes J, Hordan S, Chac K, Oatley S, Coleman RE, Briner W (1985) 2,3,7,8-Tetrachlorodibenzo-p-dioxin (TCDD) as a potent and persistent thyroxine agonist: a mechanistic model for toxicity based on molecular reactivity. Environ Health Perspec 61:41–53

McLachlan JA, Dames NM, Sieber SM, Fabro S (1976) Accumulation of nicotine in the uterine fluid of the six-day pregnant rabbit. Fertil Steril 27:1204

McMichael AJ, Vimpani GC, Robertson EF, Baghurst PA, Clark PD (1986) The Port Pirie cohort study: maternal blood lead and pregnancy outcome. J Epidemiol Community Health 40:18–25

Merzoug K, Gerhard I, Runnebaum B (1990) Häufigkeiten und Voraussetzungen für therapieunabhängige Schwangerschaften bei Sterilitätspatientinnen. Geburtshilfe Frauenheilkd 50:177–188

Miedaner-Maier I, Gerhard I, Eggert-Kruse W, Runnebaum B (1989) Prävalenz ätiologischer Faktoren bei 70 Paaren mit habituellen Aborten. Arch Gynecol Obstet 245:166–167

Mohamed MK, Burbacher TM, Mottet NK (1987) Effects of methyl mercury on testicular functions in Macaca fascicularis monkeys. Pharmacol Toxicol 60:29–36

Molin M, Bergman B, Marklund SL, Schütz A, Skerfving S (1990) Mercury, selenium and glutathione peroxidase before and after amalgam removal in man. Acta Odontol Scand 48:189–202

Moore RW, Potter CL, Theobald HM, Robinson JA, Peterson RE (1985) Androgenic deficiency in male rats treated with 2,3,7,8-tetrachlorodibenzo-p-dioxin. Toxicol Appl Pharmacol 79:99–111

Morgan MY (1982) Sex and alcohol. Br Med Bull 38:43–48

Mortensen JT (1988) Risk for reduced sperm quality among metal workers, with special reference to welders. Scand J Work Environ Health 14:27–30

Mukerjee D, Papke O, Karmus W (1989) Indoor air contamination with polychlorinated dibenzo-p-dioxins and dibenzofurans. Toxicol Ind Health 5:731–745

Mutti A, Vescovi PP, Falzoi M, Arfini G, Valenti G, Franchini J (1984) Neuroendocrine effects of styrene on occupationally exposed workers. Scand J Work Environ Health 10: 225–228

Nagy F, Pendergrass PB, Bowen DC, Yeager JC (1986) A comparative study of cytological and physiological parameters of semen obtained from alcoholics and non-alcoholics. Alcohol 21:17–23

Nau H, Bass R, Neubert D (1986) Transfer of 2,3,7,8-tetrachlorodibenzo-p-dioxin (TCDD) via placenta and milk, and postnatal toxicity in the mouse. Arch Toxicol 59:36–40

Needleman HL (1988) The persistent threat of lead: medical and sociological issues. Curr Probl Pediatr 18:697–744

Neubert D, Wiesmüller T, Abraham K, Krowke R, Hagenmeier HP (1990) Persistence of various polychlorinated dibenzo-p-dioxins and dibenzofurans (PCDDs and PCDFs) in hepatic and adipose tissue of marmoset monkeys. Arch Toxicol 64:431–442

Nylander M, Weiner J (1991) Mercury and selenium concentrations and their interrelations in organs from dental staff and the general population. Br J Ind Med 48:729–734

Nylander M, Friberg L, Lind B (1987) Mercury concentrations in the human brain and kidneys in relation to exposure from dental amalgam fillings. Swed Dent J 11:179–187

Nylander M, Friberg L, Eggleston D, Björkman L (1989) Mercury accumulation in tissues from dental staff and controls in relation to exposure. Swed Dent J 13:235–243

Nyström E, Caidahl K, Fager G, Wikkelsö C, Lundberg PA, Lindstedt G (1988) A double-blind cross-over 12-month study of L-thyroxine treatment of women with "subclinical" hypothyroidism. Clin Endocrinol 29:63

Ogata N, Vogel SM, Narahashi T (1988) Lindane but not deltamethrin blocks a component of GABA-activated chloride channels. FASEB J 2:2895–2900

Osterloh J, Letz G, Pond S, Becker C (1983) An assessment of the potential testicular toxicity of 10 pesticides using the mouse-sperm morphology assay. Mutat Res 116:407–415

Paksy K, Varga B, Naray M, Olajos F, Folly G (1992) Altered ovarian progesterone secretion induced by cadmium fails to interfere with embryo transport in the oviduct of the rat. Reprod Toxicol 6:77–83

Palmgren B, Wahlen T, Wallender B (1973) Toxaemia and cigarette smoking during pregnancy: prospective consecutive investigation of 3927 pregnancies. Acta Obstet Gynaecol Scand 52:183–185

Parkinson A, Safe S (1987) Mammalian biologic and toxic effects of PCBs. In: Safe S (ed) Polychlorinated Biphenyls (PCBs): Mammalian and environmental toxicology. Springer, Berlin Heidelberg New York Tokyo, pp 50–61

Patterson TR, Stringham JD, Meikle AW (1990) Nicotine and cotinine inhibit steroidogenesis in mouse Leydig cells. Life Sci 46:265–272

Pazdernik T, Rozman K (1985) Effect of thyroidectomy and thyroxine on 2,3,7,8-tetrachlorodibenzo-p-dioxin-induced immunotoxicity. Life Sci 36:695–703

Perger F (1987) Unterschiedliche Entwicklungen der Schwermetallbelastungen (Pb, Cd, Hg) und ihre Therapie. Ärztezeitschr Naturheilverf 10:774–794

Perger F (1989) Kosteneinsparung im Gesundheitswesen bei gleichzeitiger Verbesserung der Therapieerfolge (Frühdiagnose prämorbider Belastungsfaktoren und ihre Eliminierung). In: Nürnberger Begegnung 1988, Wissenschaftspluralismus in der Medizin, methodenkritische Ansätze einer Neuorientierung. Edition Informed, Gräfeling

Perger F, Maruna R (1987) Ergebnisse von Blut-, Harn- und Haaranalysen auf Schwermetalle. Dtsch Z Biolog Zahnmed 3:107–114

Phillips LJ, Birchard GF (1991) Regional variations in human toxics exposure in the USA: an analysis based on the national human adipose tissue survey. Arch Environ Contam Toxicol 21:159–168

Pisa J, Cibulka J, Ptacek M (1990) Effect of subcutaneous application of a single cadmium dose on oocyte maturation in vitro. Physiol Bohemoslov 39:185–190

Planas-Bohne F (1981) The effect of 2,3-dimercaptopropane-1-sulfonate and dimercaptosuccinic acid on the distribution and excretion of mercuric chloride in rats. Toxicology 19:275–278

Rana SVS, Bocera PR (1992) Antiperoxidative mechanisms offered by selenium against liver injury caused by cadmium and mercury in rat. Bull Environ Contam Toxicol 48:120–124

Ratcliffe JM, Schrader SM, Steenland K, Clapp DE, Turner T, Hornung RW (1987) Semen quality in papaya workers with long term exposure to ethylene dibromide. Br J Ind Med 44:317–326

Record IR, Dreosti IE, Tulsi RS, Manuel SJ (1986) Maternal metabolism and teratogenesis in zinc-deficient rats. Teratology 33:311–317

Rehnberg GL, Goldman JM, Cooper RL, Hein JF, McElroy WK, Booth KC, Gray LE (1988) Effect of linuron on the brain-pituitary-testicular reproductive axis in the rat. Toxicologist 8:121

Reijnders PJH (1986a) Abstracts from the Dutch Perinatal Biology Study Group. Eur J Obstet Gynecol Reprod Biol 21:117–123

Reijnders PJH (1986b) Perspectives for Studies of Pollution in Cetaceans. Marine Pollution Bull 7:58–59

Reijnders PJH (1986c) Reproductive failure in common seals feeding on fish from polluted coastal waters. Nature 324:456–457

Reijnders PJH (1988a) Ecotoxicological perspectives in marine mammalogy: research principles and goals for a conservation policy. Marine Mammal Sci 4:91–102

Reijnders PJH (1988b) Environmental impact of PCBs in the marine environment. Heinemann Profess Publ 5:85–98

Reijnders PJH (1988c) Accumulation and body distribution of xenobiotics in marine mammals. In: Salomons W, Bayne BL, Duursma EK, Förstner U (eds) Pollution of the North Sea. An Assessment. Springer, Berlin Heidelberg New York Tokyo

Reuter R, Tessars G, Vohr HW, Gleichmann E, Lührmann R (1989) Mercuric chloride induces autoantibodies against U3 small nuclear ribonucleoprotein in susceptible mice. Immunology 86:237–241

Riesenfeld A, Oliva H (1987) The effect of nicotine and alcohol on the fertility and life span of rats. A cytological analysis. Acta Anat Basel 128:45–50

Rita P, Reddy PP, Reddy SV (1987) Monitoring of workers occupationally exposed to pesticides in grape gardens of Andhra Pradesh. Environ Res 44:1–15

Roediger B, van der Ven H, Schlebusch H, Wagner U, Knapp M, Al-Hasani S, Diedrich K, Krebs D (1989) Einfluß von Pestiziden auf die Funktion von Spermatozoen in vitro. Arch Gynecol Obstet 245:1041–1042

Rogers-Back AM, Clarke JJ (1986) Effect of perfluorinated carboxylic acids and polychlorinated biphenyls on intercellular communication processes. Toxicologist 6:39

Rohr V, König W, Selenka F (1989) Mediatorenfreisetzung durch Pestizide und polychlorierte Biphenyle: Bedeutung für (pseudo)-allergische Reaktionen. Allergologie 12:169–170

Romkes M, Piskorska-Pliszcynska J, Safe S (1987) Effects of 2,3,7,8-tetrachlorodibenzo-p-dioxin on hepatic and uterine estrogen receptor levels in rats. Toxicol Appl Pharmacol 87:306–314

Rooda SJ, Otter MH, Van Loon MA, Kaptein S, Visser T (1989) Metabolism of triiodothyronine rat hepatocytes. Endocrinology 125:2187–2197

Rotard W (1991) Aktuelles zur Dioxinproblematik – Ableitung von Dioxinrichtwerten für die Bodensanierung. Bundesgesundheitsbl 4:155–158

Rowland A, Baird D, Weinberg C, Shore D, Shy C, Wilcox A (1992) Reduzierte Schwangerschaftsrate unter zahnärztlichem Personal, das beruflich Quecksilberbelastungen ausgesetzt ist. National Institute of Environmental Health Sciences. Research Triangle Park/NC

Rozman K (1989) A critical view of the mechanism(s) of toxicity of 2,3,7,8-tetrachlorodibenzo-p-dioxin. Dermatosen 37:81–92

Rozman K, Rozman T, Greim H (1984) Effect of thyroidectomy and thyroxine ond 2,3,7,8-tetrachlorodibenzo-p-dioxin (TCDD) induced toxicity. Toxicol Appl Pharmacol 72: 372–376

Rupa DS, Reddy PP, Reddi OS (1991) Reproductive performance in population exposed to pesticides in cotton fields in India. Environ Res 55:123–128

Saaranen M, Suistomaa U, Kantola M, Saarikoski S, Vanha-Perttula T (1987a) Lead, magnesium, selenium and zinc in human seminal fluid: comparison with semen parameters and fertility. Hum Reprod 2:475–479

Saaranen M, Suonio S, Kauhanen O, Saarikoski S (1987b) Cigarette smoking and semen quality in men of reproductive age. Andrologia 19:670–676

Saaranen M, Kantola M, Saarikoski S, Vanha-Perttula T (1989) Cadmium in menschlichem Seminalplasma: Vergleich zwischen Fertilität und Rauchgewohnheiten. Andrologia 21:140–145

Safe S, Safe L, Mullin M (1985) Polychlorinated biphenyls: congener-specific analysis of a commercial mixture and a human milk extract. J Agric Food Chem 33:24–29

Saillenfait AM, Payan JP, Brondeau MT, Zissu D, de Ceaurriz J (1991) Changes in urinary proximal tubule parameters in neonatal rats exposed to cadmium chloride during pregnancy. J Appl Toxicol 11:23–27

Saksena S, White MJ, Mertzlufft J, Lau I (1983) Prevention of cadmium-induced sterility by zinc in the male rat. Contraception 27:521–530

Sanders OT, Kirkpatrick RL (1977) Reproductive characteristics and corticoid levels of female white-footed mice fed ad libitum and restricted diets containing a polychlorinated biphenyl. Environ Res 13:358–363

Saxena MC, Siddiqui MKJ, Seth TD, Krishnamurti CR, Bhargava AK, Kutty D (1981) Organochlorine pesticides in specimen from women undergoing spontaneous abortion, premature or full-term delivery. J Analyt Toxicol 5:6–9

Saxena DK, Murthy RC, Chandra SV (1986) Embryotoxic and teratogenic effects of interaction of cadmium and lindane in rats. Acta Pharmacol Toxicolog (Copenh) 59:175–178

Schaller KH, Breininger M, Schiele R, Schierling P (1983) Der Quecksilberspiegel für Blut und Urin bei Normalpersonen. Ärztl Labor 29:325–334

Schiele R (1988) Amalgam – Pro und Contra. Dokumentation des Instituts der Deutschen Zahnärzte. DAV, Köln

Schiele R, Schaller KH, Weltle D (1989) Mobilisation von Quecksilber-Speicherungen im Organismus mittels DMPS (Dimaval). Arbeitsmed Sozialmed Präventivmed 24:249–251

Schlebusch H, Wagner U, van der Ven H, Al-Hasani S, Krebs D (1989) Polychlorinated biphenyls: the occurrence of the main congeners in follicular and sperm fluids. J Clin Chem Clin Biochem 27:663–667

Schlebusch H, Wagner U, van der Ven K, van der Ven H (1990)

Schadstoffbelastung des Zervikalmukus – chlorierte Kohlenwasserstoffe, Phosphorsäureester und Triazin-Herbizide. Berichte Gynäkol Geburtshilfe 127:1097–1098

Schmidt LH (1991) Zu einigen Aspekten des Kupferstoffwechsels. Mengen- und Spurenelemente. 11. Arbeitstagung, Leipzig, 12./13. Dezember 1991, MTV Hammerschmidt, Gersdorf, S 212–229

Schrauzer GN (1990a) Selen in der Frauenheilkunde. Speculum 8/3:9–14

Schrauzer GN (1990b) Quecksilberdetoxifikation durch Selen: Ein Beitrag zur Lösung des Amalgamproblems. Erfahrungsheilkd 10:561–564

Schütz A, Skerfving S, Christofferson JO, Tell I (1987) Chelatable lead versus lead in human trabecular and compact bone. Sci Total Environ 61:201–209

Schwetz BA, Keller P, Gehring P (1974) The effect of purified and commercial grade pentachlorophenol on rat embryonal and fetal development. Toxicol Appl Pharmacol 28:151–161

Schwetz BA, Quast J, Keeler P, Humiston C, Kociba R (1977) Chronic toxicity and reproduction studies in rats given pentachlorophenol by the diatery root. Toxicol Appl Pharmacol 40:138f

Seibert H, Kolossa M, Wassermann O (1989) Bovine spermatozoa as an in vitro model for studies on the cytotoxicity of chemicals: effects of chlorophenols. Cell Biol Toxicol 5:315–330

Shailesh-Kumar MV, Desiraju T (1990) Regional alterations of brain biogenic amines and GABA/glutamate levels in rats following chronic lead exposure during neonatal development. Arch Toxicol 64:305–314

Shine B, Fells P, Edwards OM, Weetman AP (1990) Association between Graves' ophthalmopathy and smoking. Lancet 335:1261–1263

Shinohara A, Saito K, Yamazoe Y, Kamataki T, Kato R (1986) Inhibition of acetylcoenzyme – a dependent activation of N-hydroxyarylamines by phenolic compounds, pentachlorophenol and 1-nitro-2-naphthol. Chem Biol Interact 3: 275–285

Shukla R, Dietrich KN, Bornschein RL, Berger O, Hammond PB (1991) Lead exposure and growth in the early preschool child: a follow-up report from the Cincinnati Lead Study. Pediatrics 88:886–892

Sierra EM, Tiffany-Castiglioni E (1992) Effects of low-level lead exposure on hypothalamic hormones and serum progesterone levels in pregnant guinea pigs. Toxicology 72:89–97

Sikorski R, Juszkiewicz T, Paszkowski T, Szprengier-Juszkiewicz T (1987) Women in dental surgeries: reproductive hazards in occupational exposure to metallic mercury. Int Arch Occup Environ Health 59:551–557

Sircar S, Lahiri P (1989) Lindane (γ-HCH) causes reproductive failure and fetotoxicity in mice. Toxicology 59:171–177

Sircar S, Lahiri P (1990) Effect of lindane on mitochondrial side-chain cleavage of cholesterol in mice. Toxicology 61:41–46

Snapp KR, Boyer DB, Peterson LC, Svare CW (1989) The contribution of dental amalgam to mercury in blood. J Dent Res 68:780–785

Sokol RZ, Sod-Moriah U (1988) Lead exposure and the hypothalamic-pituitary-ovarian axis in pubertal rats. Infertility 11:265–271

Solomon HS, Hollenberg NK (1975) Catecholamine release: mechanism of mercury-induced vascular smooth muscle contraction. Am J Physiol 229:8–12

Soong YK, Tseng R, Liu C, Lin PW (1991) Lead, cadmium, arsenic, and mercury levels in maternal and fetal cordblood. Taiwan I Hsueh Hui Tsa Chih 90:59–65

Sorell TL, Graziano JH (1990) Effect of oral cadmium exposure during pregnancy on maternal and fetal zinc metabolism in the rat. Toxicol Appl Pharmacol 102:537–545

Soukupova D, Dostal M (1991) Developmental toxicity of cadmium in mice. I. Embryotoxic effects. Funct Dev Morphol 1:3–9

Soukupova D, Dostal M, Piza J (1991) Developmental toxicity of cadmium in mice. II. Immunotoxic effects. Funct Dev Morphol 1:31–36

Steffek AJ, Clayton R, Siew C, Verrusio AC (1987) Effects of elemental mercury vapor exposure on pregnant Sprague-Dawley rats. J Dent Res 66:239

Sterling TD, Arundel AV (1986) Health effects of phenoxy herbicides. A review. Scand J Work Environ Health 12:161–173

Störtebecker P (1989) Zahnamalgambedingte Quecksilbervergiftung durch direkten Nase-Hirn-Transport. Lancet 3:9

Strachan DP, Jarvis MJ, Feyerabend C (1989) Passive smoking, salivary cotinine concentrations, and middle ear effusion in 7 year old children. Br Med J 298:1549–1552

Strubelt O, Schiele R, Estler CJ (1988) Zur Frage der Embryotoxizität von Quecksilber aus Amalgamfüllungen. Zahnärztl Mittl 6:641–646

Sulik M, Solianek W (1988) Radioisotope studies of the brain adrenal glands and adipose tissues in acute lindane poisoning. Med Press 39:165–169

Summers AO, Wireman J, Vimy MJ, Lorscheider FL (1990) Increased mercury resistance in monkey gingival and intestinal bacterial flora after placement of dental "silver" fillings. Am Physiol Soc Fall Meeting, Orlando, FL, Oct 10, 1990. Physiologist 33:A-116

Summers AO, Vimy M, Lorscheider F (1991) "Silver" dental fillings provoke an increase in mercury and antibiotic resistent bacteria in the mouth and intestines of primates. Alliance for the Prudent Use of Antibiotics Newsletter 9:4–5

Suzuki T, Miyama T, Katsunuma H (1971) Comparison of mercury contents in maternal blood, umbilical cord blood, and placental tissues. Bull Environ Contam Toxicol 5:502–508

Suzuki KT, Tamagawa H, Takahashi K, Shimojo N (1990a) Pregnancy-induced mobilization of copper and zinc bound to renal metallothionein in cadmium-loaded rats. Toxicology 60:199–210

Suzuki Y, Morita I, Yamane Y, Murota S (1990b) Preventive effect of zinc against cadmium-induced bone resorption. Toxicology 62:27–34

Svare CW, Peterson LC, Reinhardt JW, Boyer DB, Frank CW, Gay DD, Cox RD (1981) The effects of dental amalgams on mercury levels in expired air. J Dent Res 60:1668–1671

Taylor PR, Stelma JM, Lawrence CE (1989) The relation of polychlorinated biphenyls to birth weight and gestational age in the offspring of occupationally exposed mothers. Am J Epidemiol 129:395–406

Templeton A, Fraser C, Thompson B (1990) The epidemiology of infertility in Aberdeen. Br Med J 301:148–152

Tenchini ML, Crimaudo C, Pacchetti G, Mottura A, Agosti S, De Carli L (1983) A comparative cytogentic study on cases of induced abortions in TCDD-exposed and nonexposed women. Environ Mutagen 5:73–85

Teufel M, Böhn I, Sartoris J, Niessen K-H (1991) Aktuelle Belastung unserer Kinder mit chlorierten Kohlenwasserstoffen, Dioxinen und potentiell kritischen Anionen. Sozialpäd in Praxis u Klinik 13:33–41

Tikkanen J, Heinonen OP (1988) Cardiovascular malformations

and organic solvent exposure during pregnancy in Finland. Am J Ind Med 14:1–8

Tjell JC, Christensen TH, Bro-Rasmussen F (1983) Cadmium in soil and terrestiral biota, with emphasis on the Danish situation. Ecotoxicol Environ Safety 7:122–140

Toussaint MN (1989) Rauchen und Gestose: Vergleichsergebnisse klinischer und histomorphometrischer Untersuchungen. Geburtshilfe Frauenheilkd 49:53–57

Trenti T, Ventura E, Ceccarelli D, Masini A (1986) Functional derangement of liver mitochondria from hexachlorobenzene-treatd rats. IARC Sci Publ 77:329–331

Truelove JF, Tanner JR, Langlois IA, Stapley RA, Arnold DL, Mess JC (1990) Effect of polychlorinated biphenyls on several endocrine reproductive parameters in the female rhesus monkey. Arch Environ Contam Toxicol 19:939–943

Umeyama T, Ishikawa H, Takeshima H, Yoshii S, Koiso K (1986) A comparative study of seminal trace elements in fertile and infertile men. Fertil Steril 46:494–499

Umweltbundesamt (1987) Berichte. Umweltchemikalie Pentachlorphenol. Wirkungen – Ökologie. Schmidt, Berlin

Van den Berg M, Heeremans C, Veenhoven E, Olie K (1987) Transfer of polychlorinated dibenzo-p-dioxins and dibenzofurans to fetal and neonatal rats. Fundam Appl Toxicol 9:635–644

Van den Berg KJ (1990) Interaction of chlorinated phenols with thyroxine binding sites of human transthyretin, albumin and thyroid binding globulin. Chem Biol Interact 76:63–75

Van der Ven H, van der Ven K, Wagner U, Diedrich K (1990) Chlorierte Kohlenwasserstoffe im menschlichen Zervikalmukus: Einfluß auf Spermapenetration und Überlebensfähigkeit. Berichte Gynäkol Geburtshilfe 127:1097

Van der Ven H, van der Ven K, Wagner U, Schlebusch H, Al-Hasani S, Diedrich K, Krebs D (1991) Chlorinated hydrocarbon content in serum and genital tract fluids of infertility patients and pregnant women. Hum Reprod 6 [Suppl 1] 107:P147

Van der Ven K, van der Ven H, Al-Hasani S, Schlebusch H, Diedrich K (1990) Einfluß verschiedener PCB-Kongenere auf die Steroidproduktion menschlicher Kumuluszellen. Berichte Gynäkol Geburtshilfe 127:1097

Van der Ven K, Thibold A, van der Ven H, Al-Hasani S, Diedrich K, Krebs D (1991) The effect of DDT-derivates and polychlorinated biphenyls (PCB) on estradiol synthesis of human cumulus cells in vitro. Hum Reprod 6 [Suppl 1] 106:P143

Vijayalakshmi K, Bapu C, Sood PP (1992) Differential effects of methylmercury, thiols, and vitamins on galactosidases of nervous and non-nervous tissues. Bull Environ Contam Toxicol 49:71–77

Vimy MJ, Lorscheider FL (1985) Serial measurement of intraoral air mercury: estimation of daily dose from dental amalgam. J Dent Res 64:1072–1075

Vimy MJ, Takahashi Y, Lohrscheider FL (1990) Maternal-fetal distribution of mercury (203 Hg) released from dental fillings. Am J Phys 53:R939–R945

Vogel R, Spielmann H (1986) Überadditive embryotoxische Effekte nach kombinierter Behandlung mit Coffein und Cyclophosphamid in der Präimplantationsphase bei der Maus. Fertilität 2:194–196

Vos JG, de Roij T (1972) Immunosuppressive activity of a polychlorinated biphenyl preparation on the humoral immune response in guinea pigs. Toxicol Appl Pharmacol 21: 549–555

Wada O, Yamaguchi N, Ono T, Nagahashi M, Morimura T (1975) Inhibitor effects of mercury on kidney glutathione peroxidase and its prevention by selenium. Environ Res 12:75

Wagner U, Schlebusch H, van der Ven H, Krebs D (1989) Pestizide in Follikelflüssigkeit und Seminalplasma. Arch Gynecol Obstet 245:1039–1040

Wassermann M, Ron M, Bercovici B, Wassermann D, Cucos S, Pines A (1982) Premature delivery and organochlorine compounds: polychlorinated biphenyls and some organochlorine insecticides. Environ Res 28:106–112

Watanabe M, Shiroishi K, Nishino H et al (1986) An experimental study on the long-term effect of cadmium in mice fed cadmium-polluted rice with special reference to the effect of repeated reproductive cycles. Environ Res 40:25–46

Weiss T, Eckert A (1989) Cotinine levels in follicular fluid and serum of IVF patients: effect on granulosa-luteal cell function in vitro. Hum Reprod 4:482–485

Weitzman M, Gortmaker S, Walker DK, Sobol A (1990) Maternal smoking and childhood asthma. Pediatrics 85:505–511

Welch LS, Schrader SM, Turner TW, Cullen MR (1988) Effects of exposure to ethylene glycol ethers on shipyard painters: II. Male reproduction. Am J Ind Med 14:509–526

Welsh JJ, Collins TF, Black TN, Graham SL, O'Donnell MW Jr (1987) Teratogenic potential of purified pentachlorophenol and pentachloroanisole in subchronically exposed Sprague-Dawley rats. Food Chem Toxicol 25:163–172

Wen SW, Golderberg RL, Cutter GR (1990) Smoking, maternal age, fetal growth, and gestational age on delivery. Am J Obstet Gynecol 162(1):53–58

Whelton BD, Bhattacharya MH, Carnes BA, Moretti ES, Peterson DP (1988) Female reproduction and pup survival and growth for mice fed a cadmium-containing purified diet through six consecutive rounds of gestation and lactation. J Toxicol Environ Health 24:321–343

White FM, Cohen FG, Sherman G, McCurdy R (1988) Chemicals, birth defects and stillbirths in New Brunswick: associations with agricultural activity. Can Med Assoc J 138:117–124

Wide M, D'Argy R (1986) Effect of inorganic lead on the primordial germ cells in the mouse embryo. Teratology 34:207–212

Wiebe JP, Barr KJ, Buckingham KD (1988) Effect of prenatal and neonatal exposure to lead on gonadotropin receptors and steroidogenesis in rat ovaries. J Toxicol Environ Health 24:461–476

Wilcox A, Weinberg C, Baird D (1988) Caffeinated beverages and decreased fertility. Lancet 2:1453–1456

Wirz J, Ivanovic D, Schmidli F (1990) Quecksilberbelastung durch Amalgamfüllungen. Schweiz Monatsschr Zahnmed 100:1292–1298

Witek-Janusek L (1986) Maternal ethanol ingestion: effect on maternal and neonatal glucose balance. Am J Physiol 251:178–184

World Health Organization (1991) Environmental health criteria 118, inorganic mercury. WHO Geneva, p 36

Wood DH, Yochmowitz MG, Salmon YL, Eason RL, Boster RA (1983) Proton irradiation and endometriosis. Aviat Space Environ Med 54:718–724

Wu XQ, Ce XC, Zhou HF, Rao YW, Li AF, Zang WJ (1990) The antagonistic effect of selenium on the toxicity of mercury. Trace Elements Med 7:40–44

Wulf HC, Kromann N, Kousgaard N, Hansen JC, Niebuhr E, Alboge K (1986) Sister chromatid exchange (SCE) in Greenlandic eskimos. Dose-response relationship between SCE and seal diet, smoking, and blood cadmium and mercury concentrations. Sci Total Environ 48:81–94

Yoshida M, Yamamura Y, Satoh H (1986) Distribution of mercury in guinea-pig offspring after in utero exposure to mercury vapor during late gestation. Arch Toxicol 58:225–228

Yoshida M, Aoyama H, Satoh H, Yamamura Y (1987) Binding of mercury to metallothionein-like protein in fetal liver of the guinea pig following in utero exposure to mercury vapor. Toxicol Lett 37:1–6

Yoshida M, Satoh H, Kojima S, Yamamura Y (1989) Distribution of mercury in neonatal guinea-pigs after exposure to mercury vapours. Bull Environ Contam Toxicol 43:697–704

Yoshinaga K, Rice C, Krenn J, Pilot RL (1979) Effects of nicotine on early pregnancy in the rat. Biol Reprod 20:294–303

Yoshizuka M, Mori N, Hamasaki K, Tanaka I, Yokoyama M, Hara K, Doi Y, Umezu YI, Araki H, Sakamoto Y, Miyazaki M, Fujimoto S (1991) Cadmium toxicity in the thyroid gland of pregnant rats. Exp Molec Pathol 55:97–104

Yuh KC, Keyes PL (1982) Relationships between estrogen receptor and estradiol-stimulated progesterone synthesis in the rabbit corpus luteum. Biol Reprod 27:1049–1054

Zalups RK, Cherian MG (1992) Renal metallothionein metabolism after a reduction of renal mass. II. Effect of zinc pretreatment on the renal toxicity and intrarenal accumulation of inorganic mercury. Toxicology 71:103–117

8 Diagnostische und operative Hysteroskopie

D. Wallwiener, S. Rimbach und G. Bastert

In der gynäkologischen Fertilitätschirurgie kommt der Hysteroskopie eine immer größere Bedeutung zu. Durch die Optimierung der bildgebenden endoskopischen Verfahren und durch die Perfektionierung der Präparationstechniken können immer häufiger fertilitätschirurgische Indikationsbereiche der intrauterinen Pathologie operativ-hysteroskopisch angegangen werden.

Die Bedeutung des transzervikalen Operationszuganges hatte sich aus der Optimierung der hysteroskopischen Diagnostik entwickelt. Obwohl seit über 100 Jahren das Prinzip der Hysteroskopie bekannt ist, wird erst in den letzten Jahren deren Bedeutung für die Abklärung und Therapie einer Sterilitäts- bzw. Infertilitätsproblematik abschätzbar.

8.1 Hysteroskope und Zubehör

Im folgenden wird repräsentativ für die seitens der Industrie neuentwickelte Generation diagnostischer und therapeutischer Hysteroskope die von uns benützte hysteroskopische Ausrüstung (Firma Olympus) dargestellt (Abb. 8.1 a).

8.1.1 Diagnostische Hysteroskope

Als diagnostische Hysteroskope kommen Hysteroskope mit einem Außendurchmesser (Schaft) von 4 mm und 5 mm zum Einsatz.

Das 4-mm-Hysteroskop besteht aus einem 4-mm-Schaft und einer 3-mm-Optik mit 30° abgewinkelter Blickrichtung. Dieses Instrument ist besonders für junge Patientinnen oder Patientinnen mit engem Zervikalkanal, bei denen eine Dilatation aus medizinischer Sicht nicht angezeigt ist, geeignet. Das 5-mm-Hysteroskop besteht aus einem 5-mm-Schaft und einer 4-mm-Weitwinkeloptik mit 30° abgewinkelter Blickrichtung. Dieses Instrument wird standardmäßig als starres Hysteroskop zur Diagnostik benutzt. Vorteil ist die Kompatibilität der Optik, die auch Bestandteil der therapeutischen Hysteroskope ist. Optik und Schaft lassen sich durch eine Automatikrastung leicht und sicher verbinden.

Bei den zusammengesetzten Instrumenten liegt die 30°-Optik so, daß im anteflektierten Uterus die Hahnbedienung von oben möglich ist (Abb. 8.1 b).

8.1.2 Therapeutische Hysteroskope mit Dauerspülung

Für den therapeutischen Einsatz gibt es Hysteroskopsysteme mit Schäften von 7 mm bzw. 8 mm Durchmesser. Es können flexible bzw. semiflexible Biopsie- und Fremdkörperfaßzangen, Scheren oder Elektroden, Punktionskanülen, Katheter und Sonden benutzt werden. Weiterhin gibt es für beide Systeme zusätzliche Instrumente für die Laseranwendung mit 400 µm bzw. 600 µm Lichtleitern (Abb. 8.2). Die abgebildeten Hysteroskope sind mit einem Dauerspülsystem ausgestattet. Dabei wird die Spülung bzw. der Gasinflow direkt entlang der Optik durch das sog. „Optikspülrohr" geleitet. Das Spülmedium gelangt so direkt an das Objektiv der

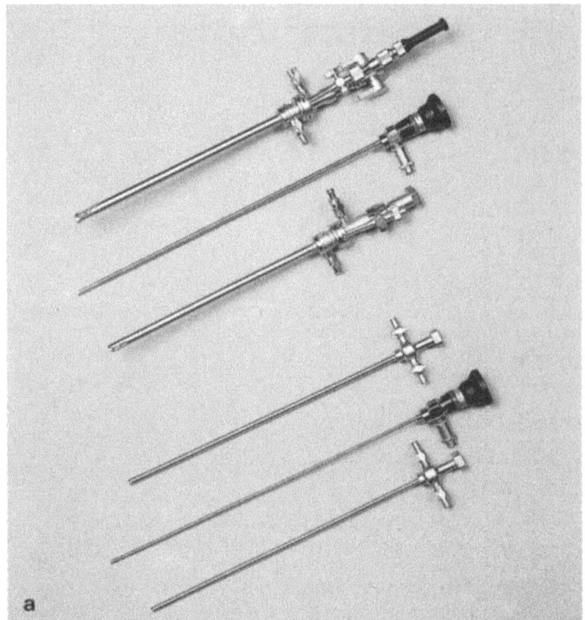

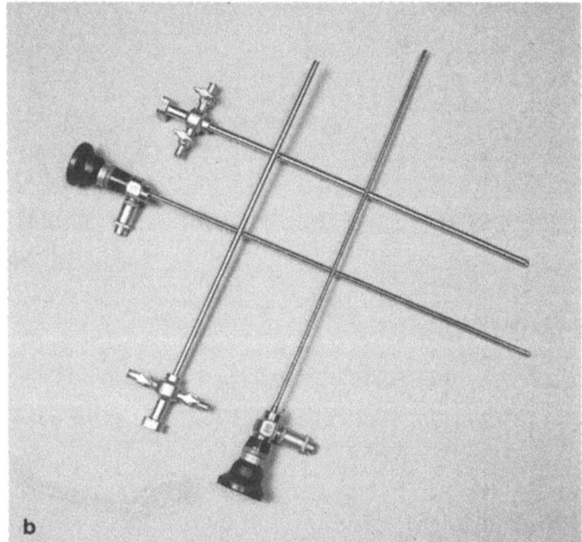

Abb. 8.1. **a** Diagnostische und therapeutische Hysteroskope (Olympus). **b** Diagnostische Hysteroskope (Olympus)

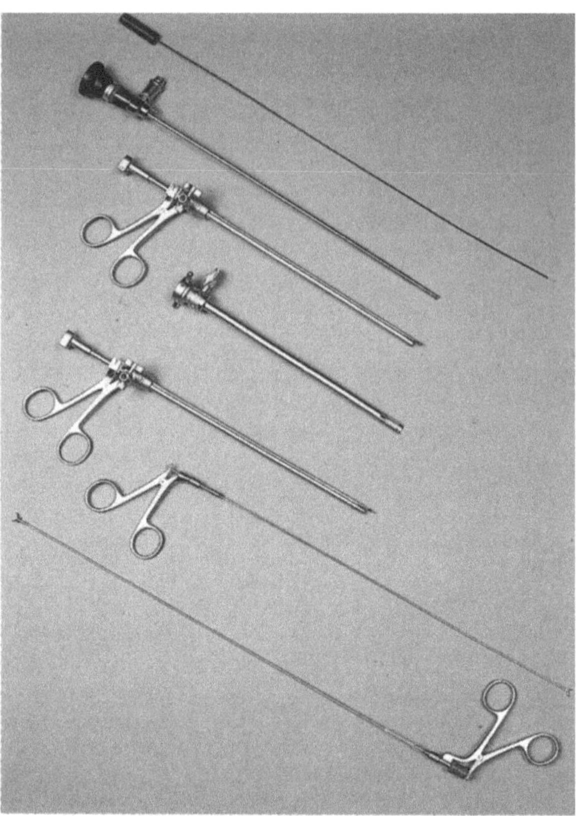

Abb. 8.2. Arbeitszubehör für operative Hysteroskopie

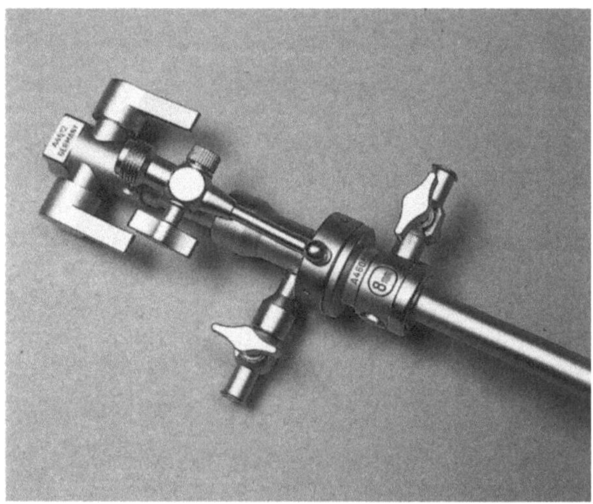

Abb. 8.3. Hysteroskopischer Arbeitsschaft mit Zu- und Abflußventil (für Flüssigkeit oder CO_2-Gas) für kontinuierlichen Flow oder kontinuierliche Spülung

Optik. Der Dauerspülstrom ist die Voraussetzung für optimale Sichtbedingungen. Der Abfluß bzw. Gasoutflow erfolgt über den Schaft (Abb. 8.3).

Das therapeutische Hysteroskop 7 mm: Es besteht aus einem 7-mm-Schaft, Arbeitseinsatz mit Rampe und einer 30°-Weitwinkeloptik mit 4-mm-Durchmesser. Der Instrumentendurchlaß beträgt 5 Charriere (Charr). Semiflexible Biopsie- und Fremdkörpergreifzangen sowie HF-Elektroden stehen dem Operateur zur Verfügung.

Dieses Hysteroskop wird von uns als optimal für Laserkontaktpräparationstechniken mittels flexibler Quarzglasfasern verwandt (Abb. 8.4a–d).

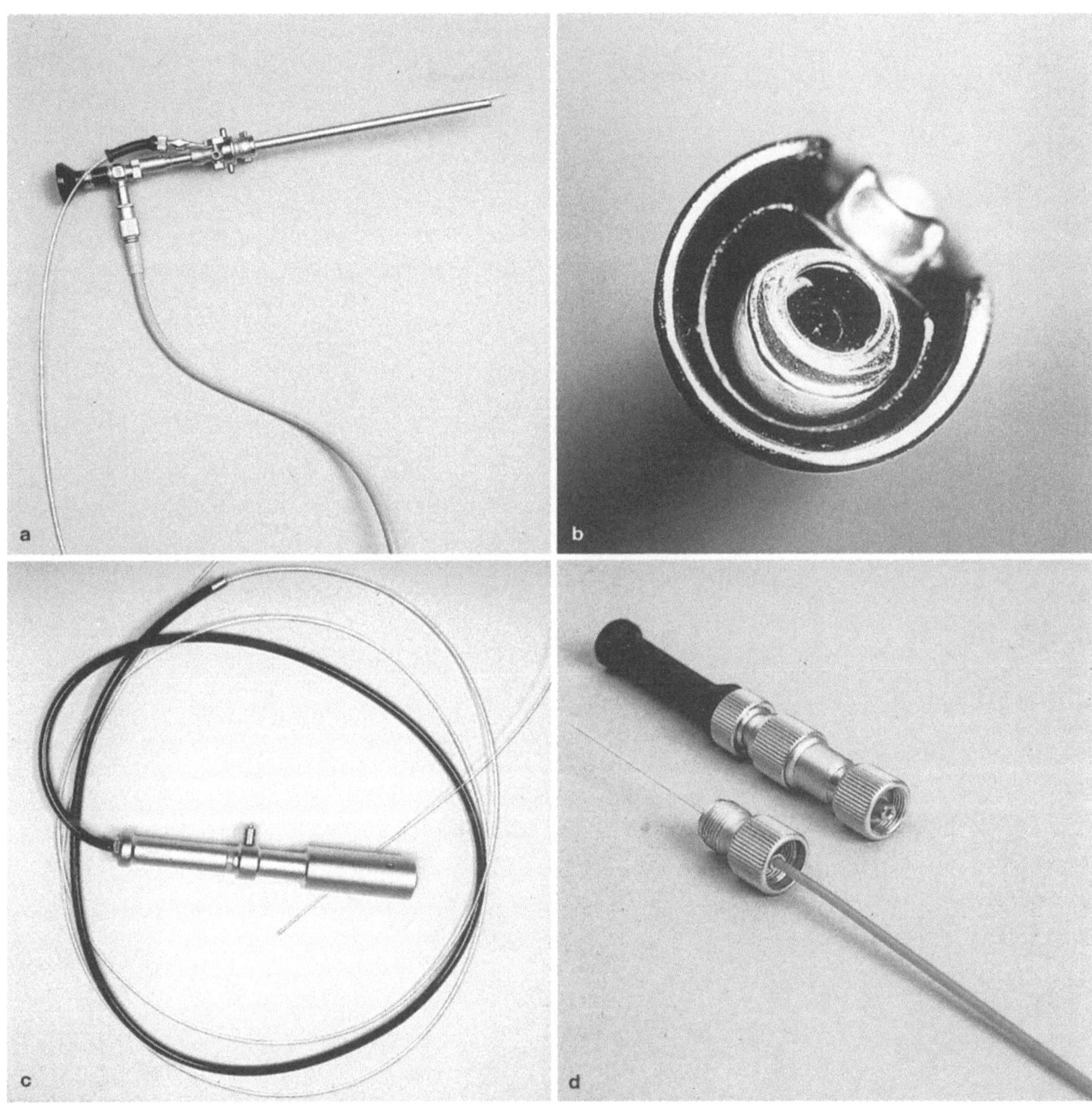

Abb. 8.4. a Operationshysteroskop (Schaftdurchmesser 7 mm) mit Rampe und eingeführter Laserfiber für Nd: YAG-Laser (Olympus). **b** Rampe des 7 mm-Operationshysteroskops. **c** Nd: YAG-Laser „bare fiber" (Quarzglasfaser). **d** Faserklemmung und Schutzhülle für Laserfiber

Das therapeutische Hysteroskop 8 mm: Die Komponenten dieses Instruments sind ein 8-mm-Schaft, ein Arbeitseinsatz mit Albarran sowie eine 4-mm-Optik mit 30°-Weitwinkel oder 70°-Abwinkelung (Abb. 8.5a). Der Instrumentendurchlaß beträgt 7 Charr. Flexible Biopsie- und Fremdkörpergreifzange, Schere sowie Nadel- und Knopfelektrode dienen als Hilfsinstrumente. Der Arbeitseinsatz mit Albarranhebel ist mit einer 4fach verstellbaren Rastung versehen, so daß der Albarranhebel in der vorgewählten Stellung verbleibt (Abb. 8.5b, c). Dabei stimmen der Betätigungshebel und der Albarranhebel in der Abwinkelung überein. Der Operateur kann sich mit einem Blick vergewissern, in welcher Position sich der Albarranhebel befindet (Abb. 8.5). Anstelle des Arbeitseinsatzes mit Albarran kann auch eine optische Biopsiezange und eine optische Schere in Verbindung mit der 30°-Optik zum Einsatz kommen (Abb. 8.5d). Weiterhin steht für den Einführvorgang ein optischer Füllstab zur Verfügung.

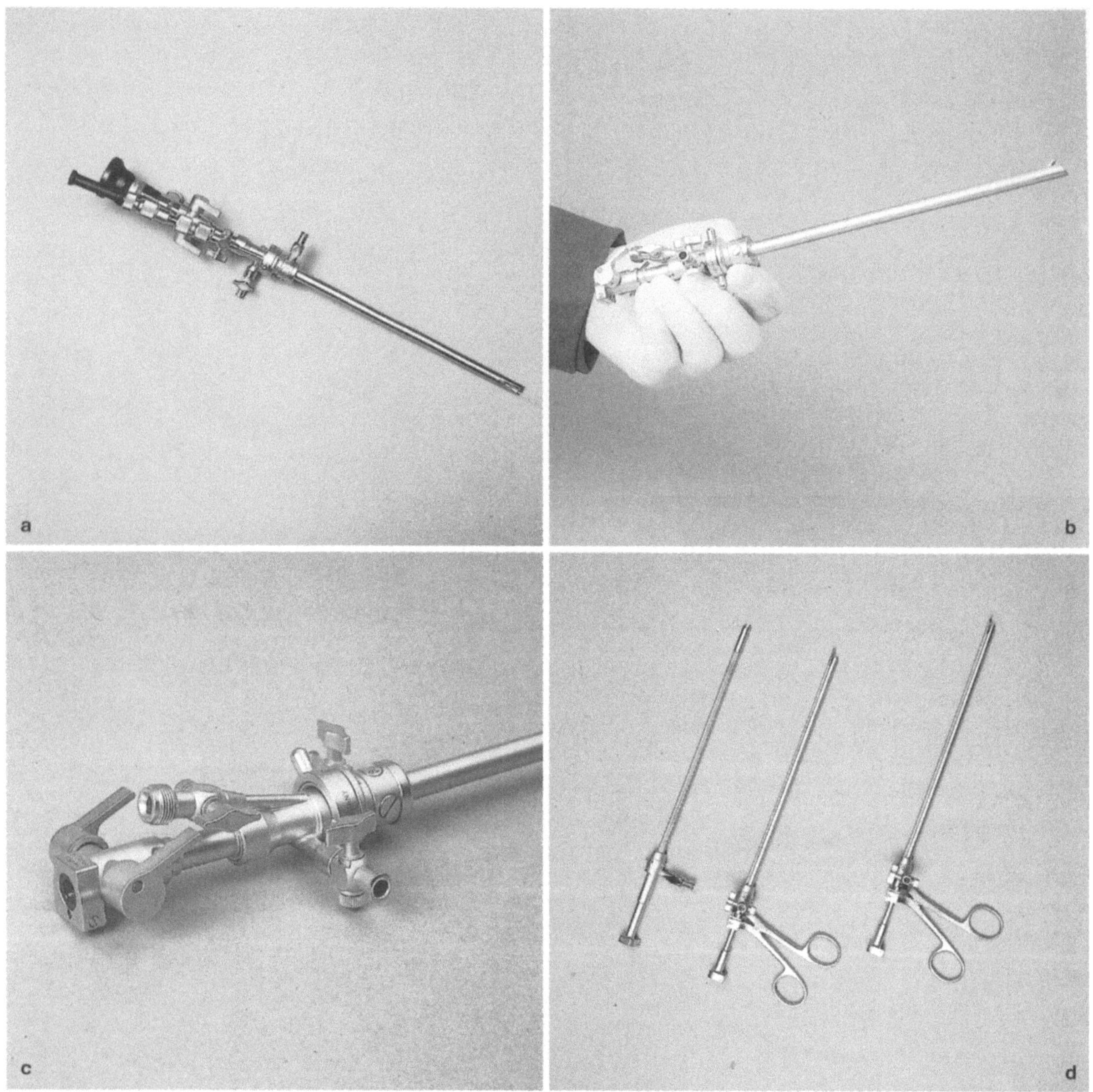

Abb. 8.5. a Operationshysteroskop (Schaftdurchmesser 8 mm) mit Albarranhebel (Olympus). **b** Albarranhebel. **c** Rastung für Albarranhebel. **d** Optische Zange/Schere für Operationshysteroskop (8 mm)

Alle diese Instrumente besitzen einen „Optikspülkanal" und sind so für die Dauerspülung ausgelegt. Ebenfalls kann der 8-mm-Schaft auch mit dem Arbeitseinsatz mit Rampe kombiniert werden. Für diese Konfiguration sind semiflexible Hilfsinstrumente mit 7 Charr Umfang geeignet.

Für den hysteroskopischen Einsatz von Laser-Lichtleitern sind die OP-Hysteroskope hervorragend geeignet.

Beide Arbeitseinsätze (mit Albarran oder mit Rampe) sind mit dem in der Lasertechnik üblichen Gewinde am Instrumenteneinlaß ausgestattet. Dieses Gewinde schafft die Verbindung zu Lichtleitern mit Schutzschlauch oder zu den Zubehörteilen, die bei der „bare fiber"-Technik Anwendung finden (s. Abb. 8.4). Für das 7-mm- und 8-mm-Hysteroskop gibt es eine Kunststofffaserführung, die den jeweiligen Arbeitskanal von 5 Charr bzw. 7 Charr ausfüllt. Diese zusätzliche Umhüllung der „nackten" Faser bis maximal 600 μm gewährleistet, daß der Lichtleiter zentriert und geschützt bis an das distale Schaftende geführt wird. Die optische Fläche des Lichtleiters hat so keine direkte metallische Berührung mit dem Endoskop. Außerdem wird so ein lästiges Verhaken der Faser im Arbeitskanal vermieden. Bei Bedarf kann am Instrument eine Faserklemmung adaptiert werden, die das Entweichen des Distensionsmediums und eine longitudinale Verschiebung der Faser verhindert.

8.1.3 Die Bedeutung der Videoendoskopie

Wie in der Endoskopie im allgemeinen, hat die Videoskopie, d.h. die Möglichkeit, die diagnostische und therapeutische Hysteroskopie (wie auch von der Laparoskopie bekannt) unter indirekter Sicht über eine Videokette (auf dem Hysteroskop adaptierte CCD-Kamera, Bildübertragung auf Videomonitor) durchzuführen, diese Verfahren erweitert.

Zum einen kann die Hysteroskopie so äußerst ergonomisch durchgeführt werden, ohne daß der Operateur durch das Einnehmen einer körperlichen Zwangshaltung ermüdet. Zum anderen ergeben sich durch die Videoskopie alle Vorteile für Ausbildung und Dokumentation (Abb. 8.6).

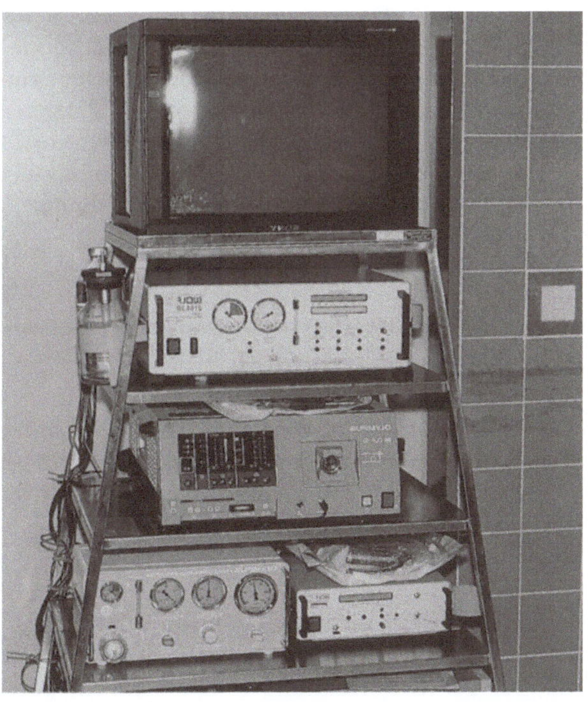

Abb. 8.6. Endoskopische Einheit (Turm mit laparoskopischen und hysteroskopischen Insufflatoren mit Rauchabsaugung, Lichtquelle, Steuereinheit für Endokamera, Videorecorder)

8.2 Neue hysteroskopische Präparationstechniken

Durch die Entwicklung neuer, hysteroskopisch einsetzbarer Präparationstechniken, wie der Einsatz von Operationslasern bzw. hysteroskopischer Resektoskope, wurde eine Optimierung der operativen Hysteroskopie erzielt.

Elektro- und Laserenergie finden gleichermaßen Anwendung.

8.2.1 Hysteroskopische Laserpräparationstechniken

Von der Vielfalt der Operationslasersysteme, die sich in der Gynäkologie durchsetzen konnten, ist für die hysteroskopische Präparation in erster Linie der Nd:YAG-Laser in der Kontaktpräparationstechnik geeignet (Abb. 8.7).

Wie ausgeführt, ist der CO_2-Laserstrahl noch nicht in optimalem Umfang über flexible Lichtleiter zu lenken, zum anderen wird er schon von einem Bruchteil von Millimetern dicken Flüssigkeitsfilm absorbiert. So konnte der Nd:YAG-Laser in der Kontaktpräparationstechnik für die hysteroskopische Präparation etabliert werden.

Operative Hysteroskopie mittels Nd:YAG-Kontaktlasertechnik

Aufgrund der wellenlängenspezifischen Eigenschaften werden mittels Nd:YAG-Laser-Strahlen, über flexible, dünne Quarzglasfasern geleitet, feine präparatorische Schnitte bei guter Hämostase erzielt. Dadurch kann gleichzeitig in Kontaktpräparation und in Nichtkontaktpräparation eine Blutung koaguliert werden, selbst wenn als Distensionsmedium Wasser verwendet wird. Hierbei wird die Nd:YAG-Laserapplikation über flexible oder starre Endoskope mittels sog. „bare fiber" (nackter Quarzglasfasern) angewandt.

Operativ-technisches Vorgehen

Procedere: Einführen der Laserfiber durch den Arbeitskanal des Hysteroskops in das Cavum uteri (Aufsetzen einer besonderen Abdichtung als Gummimanschette oder Metallabdichtung).

Die Faser muß so weit ins Kavum eingeführt werden, daß die Spitze sichtbar ist. So wird vermieden, daß die Optik durch direkte Laserstrahlung oder Aufheizung beschädigt oder zerstört wird. Die Faser darf nicht zu weit vorgeschoben werden, da dann zu wenig Stabilität zur exakten Präparation erreicht wird und die flexible Faser unkontrollierte Läsionen setzt.

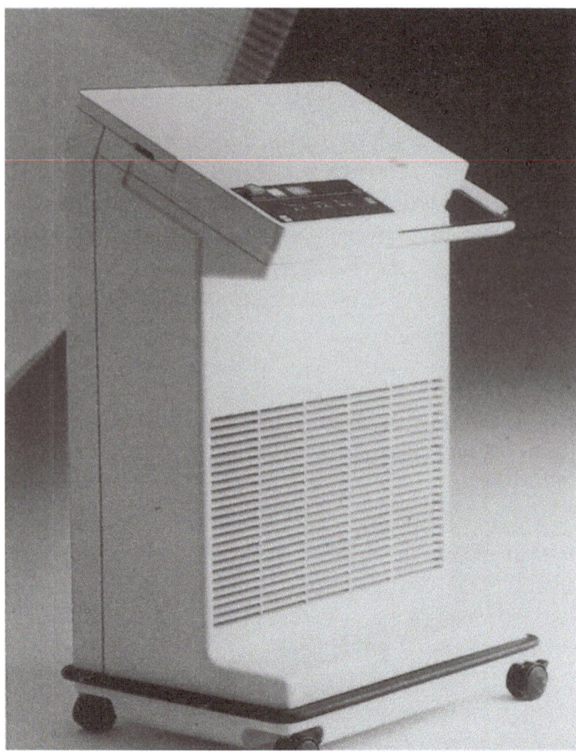

Abb. 8.7. Nd: YAG-Laser

Lasereinstellung zur Dissektion eines Uterusseptums, unter simultaner laparoskopischer Kontrolle, mittels Nd: YAG-Kontakttechnik über sog. „bare fiber":

- bei Flüssigkeitsdistension: 40–60 W/s
- bei CO_2 Gasdistension: max. 20 W/s
- Continuous-wave-mode.

An dieser Stelle soll besonders darauf hingewiesen werden, daß zur Nd: YAG-Laser-Kontaktpräparation per hysteroscopiam sowohl bei CO_2-Distension wie bei Flüssigkeitsdistension des Kavums keine zusätzliche Gaskühlung des Fibersystems verwendet werden darf. Zum einen ist die zusätzliche Kühlung von sog. „nackten" Quarzkristallfasern nicht notwendig. Auf die Verwendung von Saphirspitzen zur Nd: YAG-Kontaktlaserpräparation, bei denen eine Kühlung unabdingbar ist, wurde deswegen sowie aufgrund der Tatsache, daß durch die Saphirspitzen keine Verbesserung der präparativen Gewebeeffekte erzielbar ist, verzichtet.

8.2.2 Hysteroskopische Hochfrequenzelektroresektion

Hochfrequenzelektroendochirurgie mittels eines Resektoskops ist ebenfalls eine Möglichkeit der intrauterinen Gewebeabtragung. Hierfür wird ein für die Hysteroresektion modifiziertes Resektoskop eingesetzt (Donnez 1989; Wamsteker 1992 in Druck). Dem Operateur stehen Dauerspülresektoskope mit Schaftumfang von 7, 8 und 9 mm zur Verfügung. Kleinkalibrige Resektoskope eignen sich vorwiegend für die Resektion von Synechien und Adhäsionen. Ab 8 mm Durchmesser des Außenschaftes sind die HF-Elektroden von einer solchen Größe, daß ohne größeren Zeitaufwand die Ablation des Endometriums (mit dem Rollerball) bzw. Resektion größerer Myome vorgenommen werden kann.

Ein Resektoskop besteht aus Außen- und Innenschaft zur Realisierung der Dauerspülfunktion, HF-Elektrode, Transporteur, Füllstab und Optik. Für den Einsatz in der Gynäkologie wurden am urologischen Basisinstrument einige technische Details verändert: Ein durchgehend rundes Schaftprofil, gleichmäßig entlang der Schaftspitze verteilte Bohrungen und ein optischer Dauerfüllstab für den Außenschaft. Durch das runde Schaftprofil, das von proximal bis distal denselben Durchmesser hat, ist eine maximale Abdichtung zwischen Zervikalkanal und Außenschaft gegeben. Die Bohrungen am Außenschaft, die gleichmäßig am Schaftumfang verteilt sind, verhindern ein Ansaugen der Uteruswand an das Instrument. Gleichzeitig wird sichergestellt, daß die Dauerspülung nicht unterbrochen werden kann. Unbeabsichtigte Drucküberhöhungen sind daher ausgeschlossen. Der optische Dauerfüllstab erlaubt vor der Resektion ein Plazieren des Außenschafts unter Sicht (s. Abb. 8.8a–c).

Das mit dieser Methode resezierte Gewebe steht zur histologischen Aufarbeitung zur Verfügung.

8.3 Distensionsmedien

Während hysteroskopischer Eingriffe ist es erforderlich, das Cavum uteri vollständig und konstant zu dehnen. Die Entfaltung des Cavum uteri für die Hysteroskopie kann über gasförmige oder flüssige Medien erzielt werden.

Kavumdistension mittels CO_2-Insufflation

Rubin (1925) führte CO_2 als Dehnungsmedium ein. Bei der CO_2-Dehnung erhält man ein gutes optisches Bild.

Technisches Vorgehen: Einführen des Hysteroskopes und Insufflation von CO_2-Gas zur Kavum-

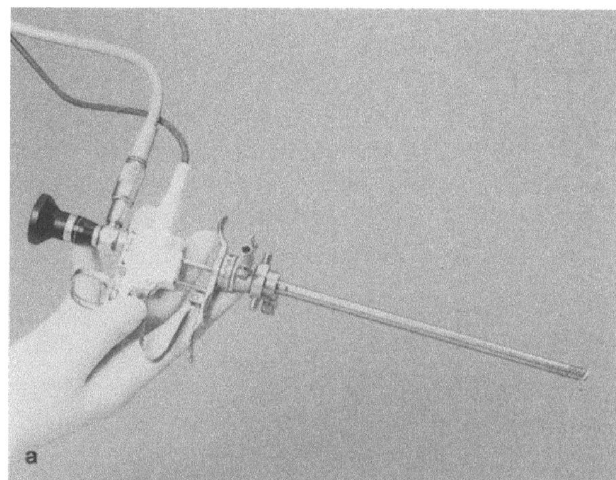

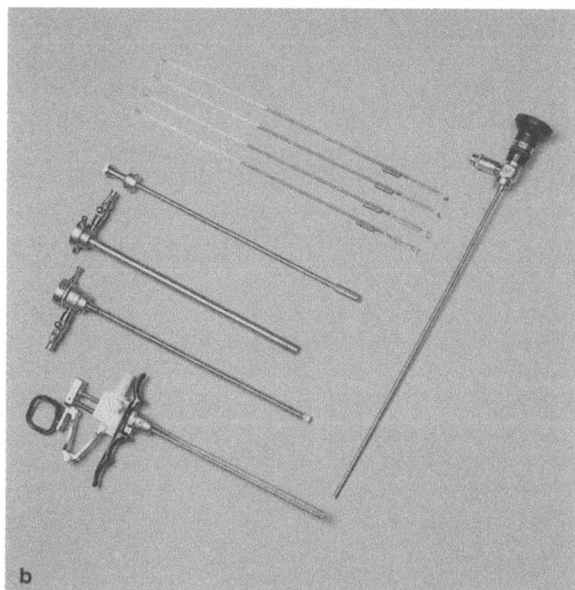

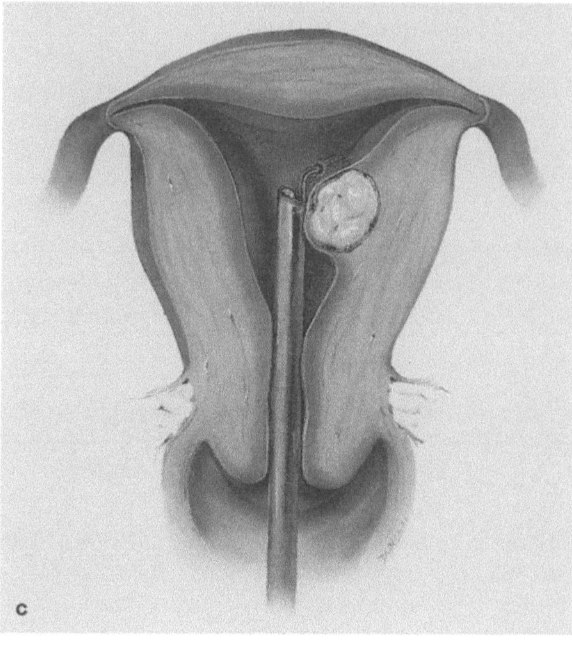

Abb. 8.8. **a, b** Resektoskop (Olympus). **c** Submuköses Myom: Abtragung mittels Resektoskop

distension, wobei als *maximaler Flow: 100 ml CO_2/min* wegen der CO_2-Emboliegefahr nicht überschritten werden darf. Der Operateur muß sich der potentiellen Risiken bewußt sein: Es besteht die Gefahr einer CO_2-Embolie mit evtl. sekundärer Hyperkapnie, Azidose und Herzarrhythmie, falls die bekannten Sicherheitsmaßnahmen nicht beachtet werden.

Trotz mehrerer Tausend in Deutschland von Lindemann et al. (1976), Gallinat (1984) und Wallwiener (1992) komplikationslos durchgeführter operativer Hysteroskopien unter CO_2-Insufflation, kann im Hinblick auf eine definitive Risikoabschätzung noch keine endgültige Wertung vorgenommen werden. Im anglo-amerikanischen Raum wurde über erhebliche intraoperative Komplikationen mit z.T. letalen Folgen berichtet (Baggish 1989; ECRI 1989), vor allem bei unsachgemäßen Laserhysteroskopischen Manipulationen unter zusätzlicher Gaskühlung der Laserlichtleiter. Von daher wird von diesen Autoren die Flüssigkeitsdistension eindeutig vorgezogen. Zudem spricht für die Flüssigkeitsdistension bei der Laserpräparation die Beobachtung, daß die Rauchentwicklung, die bei der CO_2-Distension eine extreme Lichteinbuße hervorruft, bei der Flüssigkeitsdistension ausgeschlossen ist.

Kavumdistension mittels Flüssigkeiten

Folgende flüssige Medien kommen zum Einsatz:

Hyskon (Edström u. Fernström 1970) (32% Dextran 70 in 10%iger Dextrose) ist ein optisch klares, nicht toxisches, elektrolytfreies, nicht leitendes, hochvisköses Medium mit einem hohen Brechungsindex, das sich mit Blut nicht mischt und daher speziell für hysteroskopisch-laparoskopische Kombinationseingriffe einsetzbar ist. In der Literatur beschrieben sind aber mögliche anaphylaktische Reaktionen auf Dextran (Borten et al. 1983), Dyspnoe oder Gerinnungsstörungen sowie Adult Respiratory Distress Syndrome (Fayez 1989; Jedeikin et al. 1990). Hyskon ist in Deutschland nicht zugelassen.

Niedrigvisköse Flüssigkeiten (5- oder 10% Dextrose in Wasser, NaCl-Lösung, 4- oder 6% Dextran) sind ebenfalls geeignet. Die Sicht ist anfangs klar, verschlechtert sich aber zunehmend, da diese Medien sich mit Blut mischen. Dies gilt jedoch nur für die bislang durchgeführte Flüssigkeitsdistension ohne Dauerspülung. Bei einem Dauerspülhysteroskop wird das Uteruskavum durch die konstante Spülung permanent von Debris befreit. Kochsalzlösungen dürfen bei elektrochirurgischen Eingriffen nicht verwendet werden.

Wie die CO_2-Distension ist auch die Flüssigkeitsdistension nicht ungefährlich und die entsprechenden Sicherheitsrisiken, wie eine exakte Ein- und Ausfuhr, Elektrolytbestimmung und sorgfältige anästhesiologische Überwachung sind unabdingbar.

Unabhängig von der Wahl der Flüssigkeit ist die exakte Druckkontrolle und genaueste Flüssigkeits- und Elektrolytbilanzierung von größter Bedeutung. Bei der Flüssigkeitsdistension sollte ein Druck von 100 mmHg nicht überschritten werden.

Eine exakte Bilanzierung von Ein- und Ausfuhr muß in Direktabsprache mit der Anästhesie durchgeführt werden. Sollte trotz aller Vorsichtsmaßnahmen eine Negativbilanz von über 300–500 mmHg entstehen, muß diese Diskrepanz über eine prophylaktische Diuretikagabe ausgeglichen werden.

Zur Zeit wird von uns bevorzugt zur Kavumdistension mittels Flüssigkeit Purisole (Fresenius AG, Bad Homburg) angewandt, eine Lösung, die 0,54% Mannit und 2,7% Sorbit enthält. Sie erfüllt alle Anforderungen an eine gute Spüllösung:

- absolut keim- und pyrogenfrei,
- steril,
- klar, ermöglicht daher gute Sicht ohne Schlierenbildung,
- nicht leitend,
- nicht hämolysierend,
- preisgünstig,
- steht in bedarfsgerechter Menge und benutzerfreundlicher Form zur Verfügung (Faltenbalgflasche zu 60 ml und 180 ml, flexible Beutel zu 1,5 l, 3 l, 5 l, Kanister 10 l),
- Zuckergehalt von 3,24%, Osmolarität von ca. 180 mosm/l (halbisoosmolar); isoosmolare Sorbit-Mannit-Gemische sind, im Gegensatz zu dem halbisoosmolaren Purisole nicht geeignet,
- kristallisiert nicht an Endoskop oder OP-Handschuh,
- rasche Elimination durch Metabolisierung (Sorbit), kombiniert mit der diuresefördernden Wirkung von Mannit,
- *Cave:* Fruktoseintoleranz

Ein kontinuierlicher Flow mit wäßrigen Lösungen (de Block 1990) über eine Zu- und Ablaufregelung ist für eine gute Sicht durch Ausspülen von Blut und Debris sehr nützlich.

8.4 Indikationen

Je mehr hysteroskopische Abklärungen im Rahmen der Routinediagnostik durchgeführt werden, um so häufiger findet man intrauterine Ursachen für die Ätiopathogenese einer Fertilitätsproblematik, wobei sich Zahlen zwischen 11 und 60%, je nach Patientengut bzw. Autor ergeben (Cornier 1982).

Im Vordergrund stehen dabei

1. *Uterusmißbildungen* im Sinne von inkompletten Fusionen der Müllerschen Gänge, wie Uterus septus und subseptus;
2. *Submuköse intrauterine Myome*;
3. *Intrauterine Synechien.*

8.4.1 Uterusmalformationen

Ätiologie. Fusionsdefekte der Müllerschen Gänge, in 80% der Fälle ein septierter Uterus (Fayez 1986), können mit einer normalen Fertilität, einer Infertilität oder mit einem habituellen Abortgeschehen verbunden sein. Das Ausmaß der Mißbildung kann von einer kompletten Agenesie der Müllerschen Gänge bis zu minimalen Deformitäten des Fundus uteri reichen. Zur Orientierung bei den vielfältigen Formen der horizontalen Uterusmalformationen dient die Klassifikation nach Strassmann (1966):

- Äußerlich geteilter Uterus (2 separate Corpora):
  - Uterus arcuatus
  - Uterus bicornis unicollis
  - Uterus bicornis bicollis
  - Uterus didelphys (2 Corpora, 2 Zervizes).
- Äußerlich einheitlicher Uterus (Doppelkavum):
  - Uterus septus (das Os internum erreichend),
  - Uterus subseptus (das Os internum nicht erreichend).

Bedeutung. Die Häufigkeit des Auftretens eines septierten Uteruskavums und die kausale Bedeutung für eine Infertilität war über viele Jahrzehnte nicht erkannt worden. DeCherney (1984) fand bei bis zu 5% der Frauen seines Kollektivs einen Fusionsdefekt der Müllerschen Gänge. Dunselman prägte den Satz „The malformation can no longer be regarded as a rarity“ (Tabelle 8.1) (Strassmann 1966).

Diagnostik. Die Abklärung bei Verdacht auf eine Uterusmißbildung umfaßt sowohl die diagnostische Hysteroskopie wie die diagnostische Laparo-

Tabelle 8.1. Fusionsdefekte der Müllerschen Gänge. Übersicht über Inzidenzraten

Jahr	Inzidenz	Autor
1924	0,014%	Smith[a]
1962	0,31%	Zabriskie[a]
1984	5%	DeCherney

[a] Zitiert in Strassmann (1966)

skopie. Ein Kontrastmitteldefekt in der hysterosalpingographischen Aufnahme muß hysteroskopisch und laparoskopisch weiter abgeklärt werden. Die Kontrastmittelaussparung kann ein Uterusseptum, ein Uterus bicornis oder ein submuköses Myom bzw. intrauterine Synechien darstellen.

Das Vorhandensein eines rudimentären Uterushorns, eine andere Erscheinungsform einer Müllerschen Anomalie, kann laparoskopisch abgeklärt und die Verbindung des rudimentären Uterushorns mit dem Hauptkavum hysteroskopisch untersucht werden.

Konventionelle Operationstechniken. Zur Beseitigung der intrakavitären Pathologie wurden bislang aufwendige Operationsverfahren per laparotomiam, in Form von Uterotomien bzw. Metroplastiken durchgeführt (Strassmann 1966). So ist z. B. die konventionelle Operationstechnik für Fusionsdefekte der Müllerschen Gänge, als Ursache für ein habituelles Abortgeschehen, eine Metroplastik per laparotomiam. Dieses invasive Vorgehen ist mit der Gefahr von intraperitonealer oder intrakavitärer Adhäsions- oder Narbenbildung und evtl. resultierendem Tubenverschluß sowie Infektions- und Blutungsgefahr verbunden. Darüber hinaus erfordert die Metroplastik einen operativen Entbindungsmodus per sectio caesarea. Durch die Metroplastiken kann eine Schwangerschaftsrate von 75% gegenüber einer spontanen Schwangerschaftsrate von 4% ohne operative Korrektur der Mißbildung erreicht werden.

Zur transzervikalen Beseitigung eines Uterusseptums wurden Jahrzehnte Versuche mit feinen Scheren oder anschließend mit Elektroden durchgeführt. Fayez (1989) konnte eine Schwangerschaftsrate von 84% (87% Entbindungen, keine Extrauteringravidität, 13% Aborte) bei hysteroskopischer Präparation mittels Schere versus 71% (70%, 10%, 20%) bei Durchführung eines Tompkins-Verfahrens erzielen. In einem Kollektiv von 29 Patienten, bei denen eine hysteroskopisch-laparoskopische Kombinationstherapie zum Einsatz kam, konnten Assaf et al. (1990) in 15 Fällen mittels CO_2-Hysteroskopie und/oder optischer Schere erfolgreich ein intrauterines Septum resezieren.

Auch andere Autoren (DeCherney 1984, 1986; Lindemann 1985; March u. Israel 1987; Valle u. Sciarra 1986) berichten über hysteroskopische Septumabtragungen.

Optimierte hysteroskopische Operationstechniken.

1. Nd: YAG-Kontaktpräparation (s. hysteroskopische Laserpräparationstechniken) (Abb. 8.9a–e)
2. HF-Elektroendochirurgie mittels Resektoskop.

Postoperative Therapie. Vielfältige Versuche wurden unternommen, um eine Induktion von Synechien zu vermeiden. Am häufigsten wurden Östrogensubstitutionen zur Regeneration des Endometriums durchgeführt, oder für bestimmte Zeitintervalle Intrauterinspiralen (z. B. Nova-T, Schering) eingelegt.

Statistisch signifikante Studienergebnisse hierzu liegen nicht vor.

Erfolgsraten. Verschiedene Autoren berichten über gute Erfolge bei Anwendung des Elektroresektoskops (DeCherney 1986). Für Wamsteker u. de Blok (1990) sind Resektoskop und Laser alternative Verfahren, gleich in Durchführung und Ergebnissen. In unserem Kollektiv von Patientinnen mit Infertilitätsproblematik konnten wir durch den Einsatz des Nd: YAG-Lasers bei n = 34 Patienten eine Schwangerschaftsrate von 75% erzielen (2 Jahre Follow-up):

Septum uteri, Operative Hysteroskopie

Nd: YAG-Laser In-Touch-Technik (n = 34)

- Operative Voraussetzungen:
  Infertilitätsproblematik
  - Habituelle Aborte
  - Keine endokrinologische Dysfunktion
- Komplikationen: keine
- Schwangerschaftsrate: 75% (2 Jahre Follow-up)
- Entbindungsmodus: spontan
  1mal Sectio (Uterus duplex).

Donnez u. Nisolle (1989) berichten über eine Schwangerschaftsrate von 43%, allerdings bei einem Follow-up von 1 Jahr.

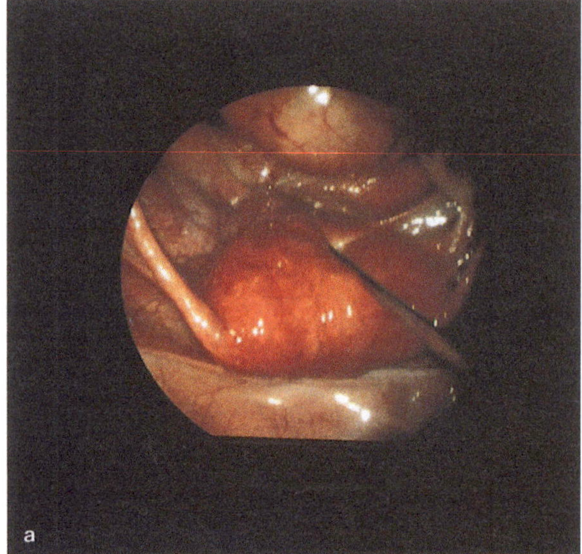

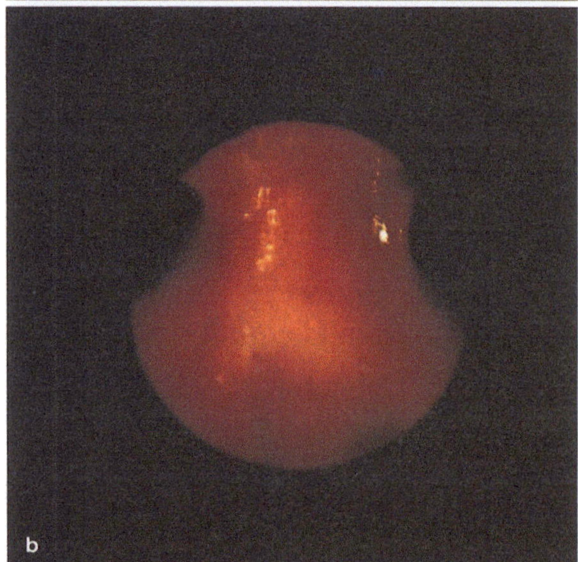

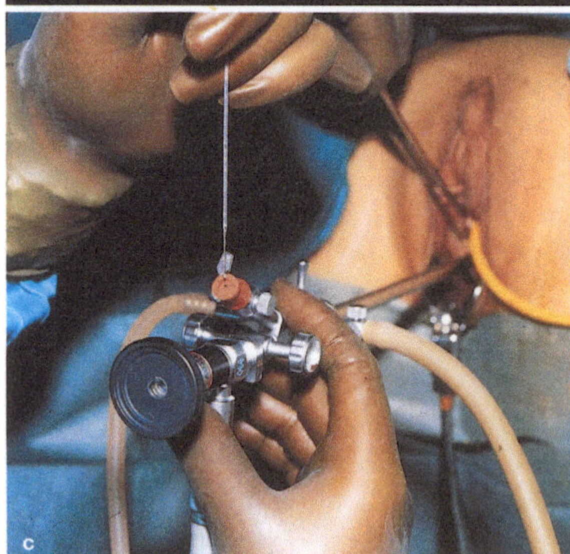

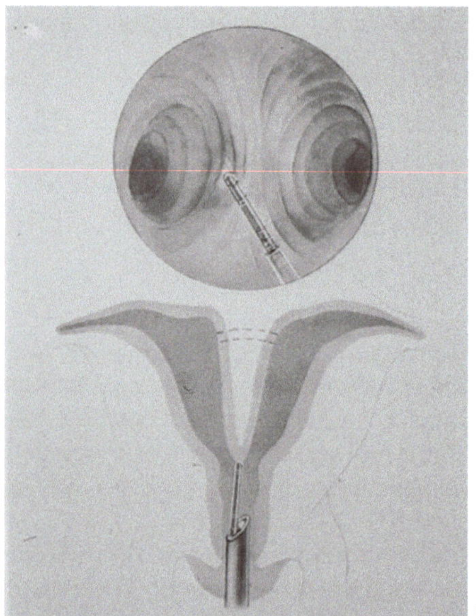

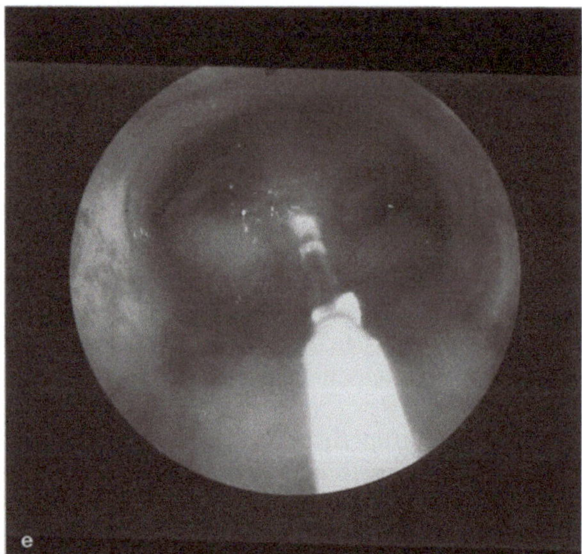

Abb. 8.9. a Uterus septus mit medianer Raphe (laparoskopisches Situsbild). **b** Uterusseptum (hysteroskopisches Situsbild). **c** Laserhysteroskop mit „bare fiber“ in situ (Wolf, Knittlingen). **d** Laserhysteroskopische Septumabtragung (Schema). **e** Abtragung eines kleinen Uterusseptums mit Laser, „bare fiber“, CO_2-Distension mit hysteroskopischer Rauchabsaugung

8.4.2 Intrauterine Synechien

Ätiologie. Posttraumatische intrauterine Adhäsionen, wie z. B. ein partielles oder komplettes Asherman-Syndrom, lassen sich gewöhnlich auf eine Manipulation intrakavitär am Endometrium nach einer Schwangerschaft zurückführen: postpartale oder postabortive Kürettagen können Vernarbungen bzw. Synechien als Folge der Zerstörung der Basalschicht des Endometriums verursachen.

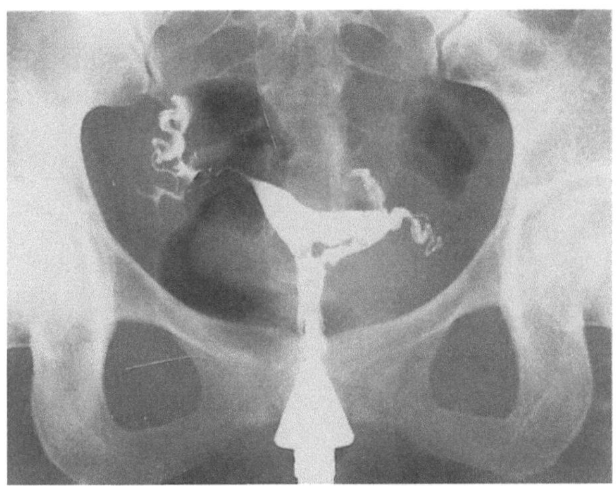

Abb. 8.10. Intrakavitäre Synechien (Hysterosalpingographie)

Bedeutung. Die Folge davon kann ein Symptomspektrum sein, das von Hypomenorrhö zu Amenorrhö, Infertilität oder habituellem Abortgeschehen reicht. Wegen habituellen Aborten sind auch Implantations- oder Plazentationsstörungen beschrieben worden.

Intrauterine Adhäsionen sind oftmals Ursache für habituelle Aborte, Sterilität oder dysfunktionelle Blutungen und werden meist von einer ausgeprägten Schmerzsymptomatik begleitet.

Diagnostik. Die Diagnostik von intrauterinen Synechien erfolgt hysterosalpingographisch (s. Abb. 8.10) und hysteroskopisch. Das Hysterosalpingogramm zeigt ein schmales, fragmentiertes, bzw. verdrehtes Uteruskavum. Das hysteroskopische Bild zeigt narbige endometriale Veränderungen bzw. fibrotische Stränge, die durch das Kavum ziehen. Dabei ist die hysteroskopische Abklärung unabdingbar, da die Synechien sonst übersehen bzw. in ihrem Ausmaß nicht genau abgeschätzt werden können.

Entsprechend ihrer Oberflächenstruktur kann man, nach Hamou (1981), endometrioide, myofibröse und Bindegewebsadhäsionen unterscheiden. Es kann sich dabei um einen ausgeprägt-pathologischen intrauterinen Befund handeln. Durch breitflächige Verlötung von Kavumvorderwand und -hinterwand kann

- eine Kompartimentierung des Kavums
- ein partielles, oder
- ein komplettes Asherman-Syndrom entstehen.

Therapie. Endometrioide Adhäsionen können durch einfachen Druck mit dem Hysteroskopschaft gesprengt werden. Bei den beiden anderen Adhäsionsarten kommt in wenigen Fällen eine stumpfe, meist aber eine scharfe Präparation mittels Elektrochirurgie oder Nd:YAG-Laser in Frage. Je ausgeprägter die Synechienbildung bzw. -verlötung ist, um so schwieriger gestaltet sich die Präparation und um so höher ist die Gefahr einer via falsa.

Eine suffiziente Dehnung des Kavums erleichtert die Präparation. Eine simultane laparoskopische Kontrolle ist unabdingbar.

Bei abgedunkelter laparoskopischer Lichtquelle ist so das Laserpilotlicht oft diaphanoskopisch durch die Uteruswandung sichtbar. Bei Kompartimentierung oder bei partiellem Asherman-Syndrom empfiehlt sich eine hysteroskopische gezielte Hysterosalpingographie intraoperativ durchzuführen, wenn die Möglichkeit dazu von der Röntgenausstattung im OP gegeben ist. Hierdurch ist die intrakavitäre Präparationsebene exakter festzulegen und die Gefahr der Uterusperforation reduziert (Wamsteker u. de Blok 1990).

Nachbehandlung (s. Septumabtragung)

Erfolgsraten. Schwangerschaftsraten von bis zu 75% (March u. Israel 1981) konnten in Patientenkollektiven erreicht werden, in denen Adhäsionen alleinige Sterilitätsursache waren. Donnez (1989) berichtet über eine Schwangerschaftsrate von 50% nach Lasertherapie sowie über normalisierte Blutung in 75%. In unserem Kollektiv von Sterilitätspatientinnen konnte nur eine Schwangerschaftsrate von 20% nach Laseradhäsiolyse erzielt werden. Das Kollektiv bestand aber hauptsächlich aus Patientinnen mit massiven Adhäsionen, die oft nur durch ein hysteroskopisch-laparoskopisches Verfahren angegangen werden konnten.

8.4.3 Submuköse Myome

Ätiologie und Bedeutung. Uterine Myome weisen eine Vielfalt von Erscheinungsmöglichkeiten auf. Diejenigen, die submukös liegen und intraluminal vorragen, sind eine häufige Ursache für uterine Blutungen und können zur Infertilität führen. In vielen Fällen ist die Infertilität durch submuköse Myome auf pathologische Implantationsmechanismen des Embryos zurückzuführen. Die submukösen Myome können ebenfalls vorzeitige Wehen auslösen oder die Ursache für schwere Dystokien sein.

Auf der Basis der vorliegenden Erfahrungen empfiehlt es sich, im Hinblick auf das diagnostische bzw. therapeutische Vorgehen, zwischen ver-

schiedenen Myomgrößen bzw. -lokalisationen zu unterscheiden:
1. Kleine submuköse Myome (Durchmesser <1 – 2 cm),
2. Mittlere submuköse Myome (Durchmesser <2 – 3 cm),
3. Große submuköse Myome (Durchmesser >3 – 4 cm):
   – breitbasig submukös aufsitzend und intramural reichend,
   – gestielte submuköse Myome.

Diagnostik. Der Verdacht auf submuköse Myome liegt nahe, wenn Patienten vergrößerte Uteri oder hysterosalpingographische Kontrastmittelaussparungen im Bereich des Cavum uteri aufweisen. Auch hier ist eine hysteroskopische Abklärung notwendig. Bei der Hysteroskopie sieht man den Tumor, der weit ins Cavum uteri vorragt und meistens mit auffällig gefärbtem, flachen Endometrium bedeckt ist. Hysteroskopisch können die submukösen Myome auch von Endometriumpolypen unterschieden werden. Die hysteroskopische Abklärung erlaubt darüber hinaus eine genaue Lokalisation des Tumors und die genaue Abschätzung der Größe. Die intramurale Ausdehnung kann jedoch so nicht abgeschätzt werden.

Therapie. Gestielte und breitbasig aufsitzende submuköse Myome als mögliche Ursache für dysfunktionelle Blutungen oder Sterilität können hysteroskopisch behandelt werden. Für die hysteroskopische Myomektomie kommen die HF-Elektroendochirurgie sowie die Lasertherapie in Frage. Kleine Fibrome können leicht laservaporisiert werden, eine histologische Auswertung ist aber in diesem Fall nicht möglich. Gestielte submuköse Myome können meist laserhysteroskopisch abgetragen werden (Abb. 8.11 a, b). Größere breitbasige Myome werden mit gutem Erfolg (Wamsteker u. de Blok 1990) mittels Elektroresektoskop entfernt, wobei das Material einer histologischen Untersuchung zugeführt werden kann.

Operativ-technisches Vorgehen. Sehr kleine submuköse Myome können problemlos koaguliert werden. Die fehlende Möglichkeit der histologischen Aufarbeitung spricht jedoch dagegen. Zudem ist die Rezidivgefahr durch belassene Myomkeime im Basisbereich hoch. Bei nicht so großer Ausdehnung kann mittels Laserkontaktpräparation das Myomgewebe herausgeschält oder bei größeren Myomgewebsanteilen ein Lasermorcellement durchgeführt werden.

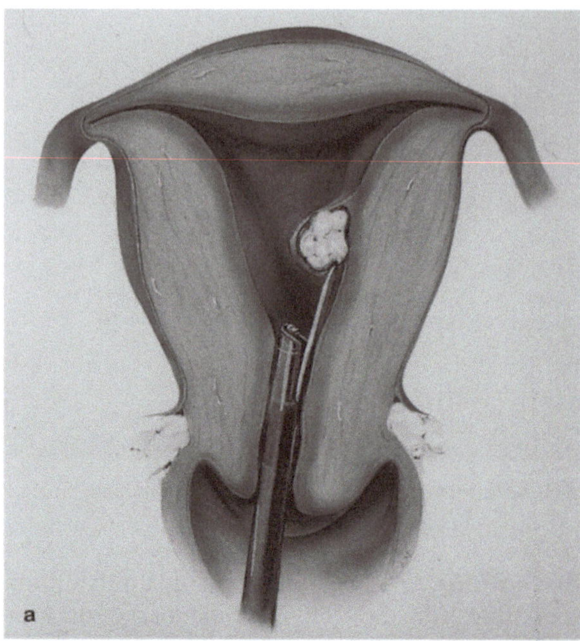

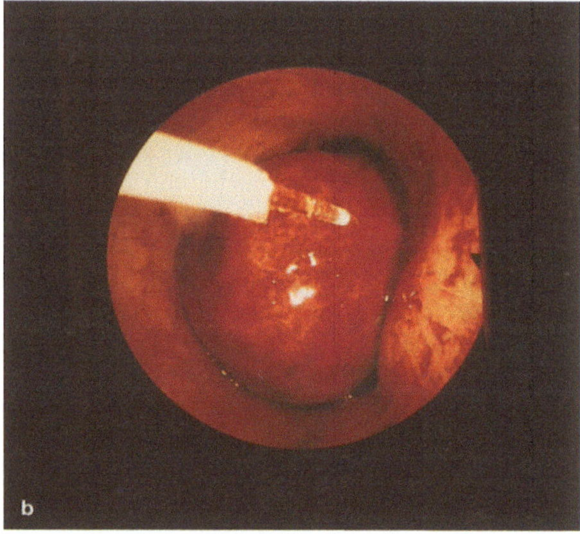

Abb. 8.11. a Myomabtragung mit Nd : YAG-Kontaktlaser „bare fiber" (Schema). **b** Submuköses, gestieltes Myom: Versuch der Stieldurchtrennung mittels Nd : YAG-Laser mit „bare fiber" (Myomdurchmesser für Laserpräparation zu groß)

Bei größeren Myomanteilen oder bei breitbasig aufsitzenden Myomen ist dies aber sehr zeitaufwendig und oft durch das eingeschränkte „Handling" der Laserfaser im hysteroskopischen Arbeitskanal unmöglich. Bei gestielten Myomen, bei denen der Myomstiel gut einsehbar und zugängig ist, kann dieser leicht mittels Laser durchtrennt werden. Anders ist jedoch die Situation bei breitbasig aufsitzenden, größeren Myomen, besonders wenn diese nach intramural reichen. Hier hat die Erfahrung gezeigt, daß die Laserpräparation schwierig ist und mühsame Teilresektionen nicht zum Erfolg führen. Die signifikante Steigerung der Operationszeit erhöht auch das Risiko für die Patientin, besonders im Hinblick auf ein Flüssigkeits-Overloading. Hier ist eine Hysteroelektroresektion vorzuziehen.

Erfolgsraten. Donnez et al. (1989) konnten bei 60 Patientinnen nach präoperativer GnRH-Therapie (Schrumpfung um ca. 30%) eine Nd: YAG-Laser-Myomektomie erfolgreich durchführen (Fibrom großteils im Kavum), wie eine Kontrollhysteroskopie oder Hysterosalpingographie 6 Wochen nach dem Eingriff zeigte. Für sehr große Myome (Masse des Fibroms in der Uteruswand) wird von Donnez eine 2-Stufen-Therapie (8 Wochen GnRH-Therapie, partielle Lasermyomektomie, weitere 8 Wochen Hormonbehandlung und anschließende Second-look-Hysteroskopie) vorgeschlagen. In unserem Kollektiv konnten kleine Myome mittels Nd: YAG-Laser in fast allen Fällen erfolgreich behandelt werden, während sich die Lasertherapie von großen Myomen als unzureichend erwies. Eine definitive Bewertung der Ergebnisse von Lasertherapie versus Elektroresektoskop muß aufgrund größerer Fallzahlen und eines längeren Follow-ups erfolgen.

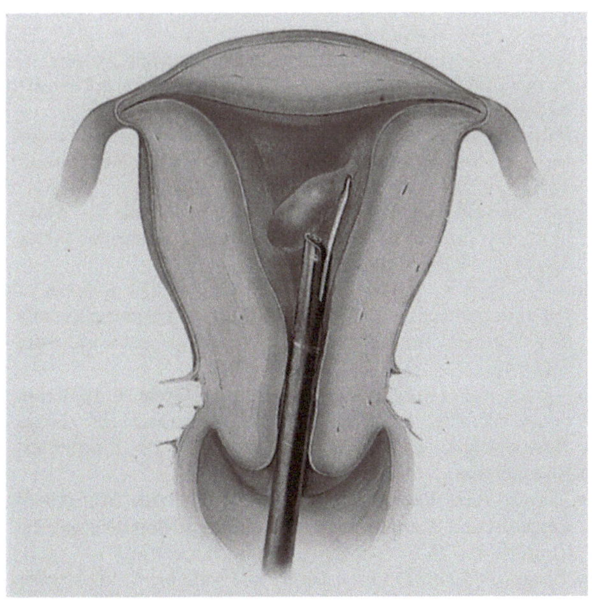

Abb. 8.12. Polypabtragung mittels Nd: YAG-Kontaktlaser mit „bare fiber"

8.4.4 Sonstige Indikationsbereiche

Weitere hysteroskopische Operationen sind die Polypabtragung (Abb. 8.12) sowie die Endometriumkoagulation oder -ablation (Abb. 8.13) (Magos et al. 1989, Bent et al. 1990).

Die Entfernung von Fremdkörpern aus dem Uterus, z. B. von sog. „lost" Intrauterinpessaren, ist eine weitere Möglichkeit für den Einsatz des Hysteroskops (Wagner et al. 1983; Hepp 1977; Bartfai et al. 1988; Burmucic et al. 1987; Tadesse u. Wamste-

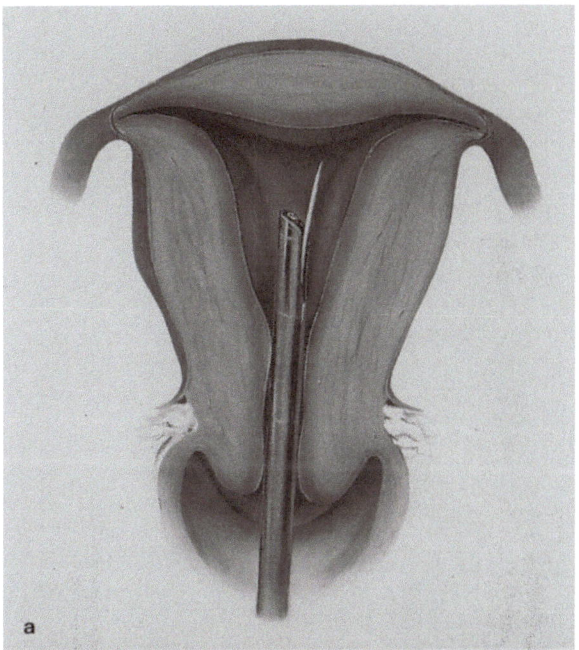

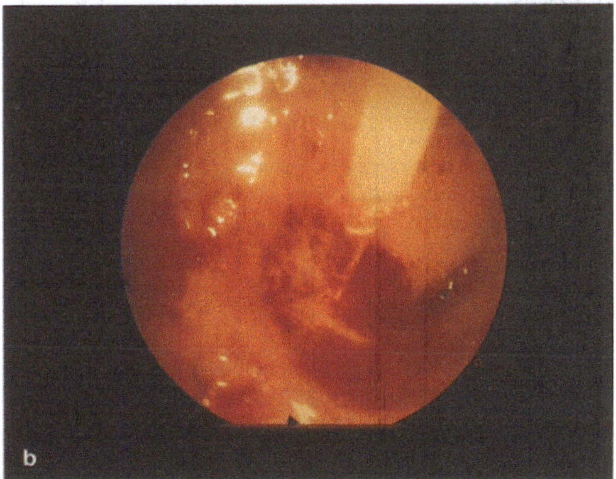

Abb. 8.13. **a** Endometriumablation mittes Nd: YAG-Laser-kontrakttechnik (Schema). **b** Endometriumablation mittels Nd: YAG-Laser-Non-Touchtechnik (CO_2-Gas-Distension mit automatischer hysteroskopischer Rauchabsaugung). (Richard Wolf, Knittlingen)

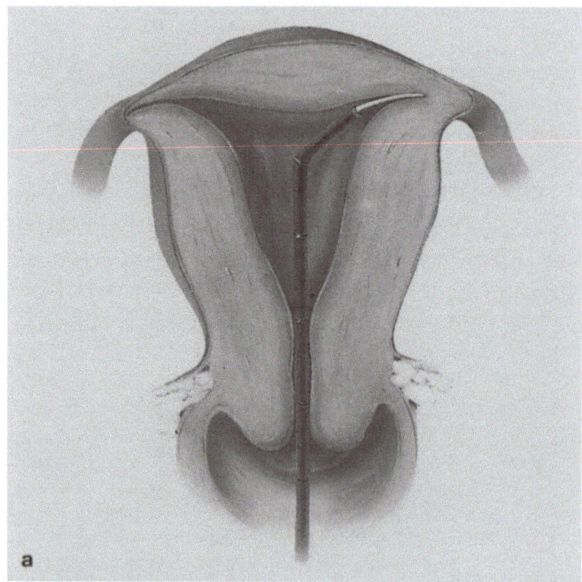

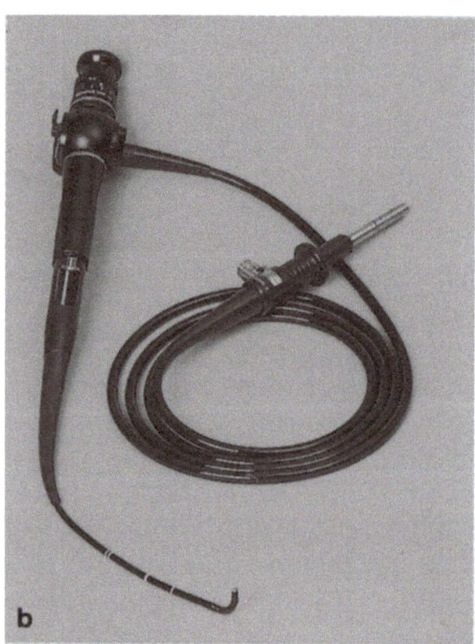

Abb. 8.14. a Hysteroskopische Splintung bzw. Katheterisierung des proximalen Tubenanteils über flexibles Hysteroskop (Olympus). **b** Flexibles Hysteroskop (Olympus)

ker 1985; Zakin et al. 1981). Weitere Indikationsbereiche für einen hysteroskopischen Zugang sind die Untersuchungen des Abgangs des intramuralen Tubenanteils bzw. transuterine intraluminale Tubenzugänge, z.B. bei der Splintung im Rahmen laparoskopischer Refertilisierungen oder der Transfer im Sinne eines hysteroskopischen GIFT oder ZIFT, besonders atraumatisch mit flexiblen Hysteroskopen (Abb. 8.14a, b).

8.5 Zusammenfassung

Entsprechend dem neuentwickelten operativen Gesamtkonzept der „minimal invasive surgery" können bei vielen Patientinnen Laparotomien bzw. Uterotomien durch weniger invasive Operationstechniken per Hysteroskopie ersetzt werden. Eine spätere vaginale Entbindung wird möglich. Eine optimale technische Ausstattung und das ständige Bewußtsein, daß ein Nichtbeachten der Sicherheitsrisiken schwere Komplikationen, ja sogar letale Folgen haben kann, sind neben der Erfahrung und dem endoskopischen Training des Operateurs unabdingbare Voraussetzungen für die operative Hysteroskopie.

8.6 Literatur

Assaf A, Serour G, Elkady A, Agizy el H (1990) Endoscopic management of intrauterine septum. Int J Gynecol Obstet 32:43–51

Baggish MS, Daniell JF (1989) Catastrophic injury secondary to the use of coaxial gas-cooled fibers and artificial sapphire tips for intrauterine surgery: A report of five cases. Lasers in Surgery and Medicine 9:581–584

Bartfai G, Barad DH, Kaali SG, Feinman M (1988) Video hysteroscopic removal of "lost" intrauterine devices during the first trimester of pregnancy. J Reprod Med Obstet Gynecol 33(11):877–878

Bent AE, Ostergard DR (1990) Endometrial Ablation with the Neodymium: Yag Laser. Obstet Gynecol 75(6):923–925

Block de (1990) Persönliche Mitteilung

Borten M, Seibert CP, Taymor ML (1983) Recurrent anaphylactic reaction to intraperitoneal dextran 75 used for prevention of postsurgical adhesions. Obstet Gynecol 61:755

Burmucic R, Mayer HO, Kometter R (1987) Diagnosis and treatment of lost intrauterine devices. Wien Med Wochenschr 137(5–6):104–107

Cornier E (1982) La fibroscopie en gynecologie: la fibrohysteroscopie et al fibrotuboscopie. La Novelle Presse Medicale 11:2841–2843

Daniell J, Tosh R, Meisels S (1986) Photodynamic ablation of the endometrium with the Nd: YAG laser hysteroscopically as a treatment for menorrhagia. Colpo Gynecol Laser Surg 2:43–46

DeCherney AH (1984) Hysteroscopic management of mullerian fusion defects. In: Siegler AM, Lindemann HJ (Hrsg) Hysteroscopy. Principles and Practice. JB Lippincott, Philadelphia, S 204

DeCherney AH, Russell JB, Graebe RA, Polan ML (1986) Resectoscopic management of müllerian fusion defects. Fertil Steril 45:726

DeCherney AH (1987) Eine Idee wird Wirklichkeit. In: Mettler L, Weichert von Hassel M (Hrsg) Medizin, Gesundheit, Politik – operative Pelviskopie in Klinik und Praxis. Deutscher Ärzte-Verlag, Köln

Donnez J, Malvaux V, Nisolle M, Casanas F (1989) Hysteroscopic Sterilization. In: Donnez J (Hrsg) Laser Operative Laparoscopy and Hysteroscopy, Nauwelaerts Printing, Leuven, 289–298

Donnez J, Gillerot S, Nisolle M, Bourgonjon D, Clerckx F (1989) Laser Hysteroscopy in Submucous Fibroids. In: Donnez J (Hrsg) Laser Operative Laparoscopy and Hysteroscopy, Nauwelaerts Printing, Leuven, 263–276

Donnez J, Nisolle M (1989) Operative Laser Hysteroscopy in Mullerian Fusion Defects and Uterine Adhesions. In: Donnez J (Hrsg) Laser Operative Laparoscopy and Hysteroscopy, Nauwelaerts Printing, Leuven, 249–261

Donnez J (1989) Instrumentation. In: Donnez J (Hrsg) Laser Operative Laparoscopy and Hysteroscopy, Nauwelaerts Printing, Leuven, 207–221

Donnez J, Nisolle M (1989) Laser Hysteroscopy in Uterine Bleeding: Endometrial Ablation and Polypectomy. In: Donnez J (Hrsg) Laser Operative Laparoscopy and Hysteroscopy, Nauwelaerts Printing, Leuven, 277–288

ECRI (1989) Fatal gas embolism associated with intrauterine laser surgery. Health Devices 18:325–326

Edström K, Fernström I (1970) The diagnostic possibilities of a modified hysteroscopic technique. Acta Obstet Gynecol Scand 49:307

Fayez J (1986) Comparison between abdominal and hysteroscopic metroplasty. Obstet Gynecol 68:399

Fayez JA (1989) Diagnostic and Operative Hysteroscopy. In: Sanfilippo JS, Levine RL (Hrsg) Operative Gynecologic Endoscopy. Springer, New York Berlin Heidelberg London Paris Tokyo Hong Kong, 251–262

Gallinat A (1984) Carbon dioxide hysteroscopy: Principles and physiology. In: Siegler AM, Lindemann JH (Hrsg) Hysteroscopy. Principles and Practice. Lippincott, Philadelphia London St. Louis Mexico City Sao Paulo New York Sydney, 45–47

Hamou J (1981) Microhystéroscopie: Mises à Jour Collège Francais. Vigot Press, Paris

Hamou J, Gasparri F, Scarselli GF et al (1984) Hysteroscopic reversible tubal sterilization. Acta Euro Fertil 15:123

Hepp H (1977) Zum Problem des „verlorenen" Intrauterinpessars. Geburtsh Frauenheilkd 37(8):653–659

Hosseinian AH, Morales WA (1983) Clinical application of hysteroscopic sterilization using uterotubal junction blocking devices. In: Zatuchni GI, Shelton JD, Goldsmith A et al (Hrsg) Female Transcervical Sterilization, Harper & Row, Philadelphia, 234

Jedeikin R, Olsfanger D, Kessler I (1990) Disseminated intravascular coagulopathy and adult respiratory distress syndrome: Life-threatening complications of hysteroscopy. Am J Obstet Gynecol 162(1):44–45

Jones HW (1981) Reproductive impairment and the malformed uterus. Fertil Steril 36:137

Lindemann HJ, Mohr J, Gallinat A et al (1976) Der Einfluß von CO_2-Gas während der Hysteroskopie. Geburtsh Frauenheilkd 36:153

Lindemann H (1985) Hysteroscopy for the transcervical resection of the septum uteri. XI World Congress of Obstetrics and Gynecology, Berlin, Oktober, Abstract Nr. 08,28,04

Loffer FD (1987) Hysteroscopic endometrical ablation with Nd: YAG laser using a nontouch technique. Obstetr Gynecol 69:679–682

Lomano JM, Feste JR, Loffer FD, Goldrath MH (1986) Ablation of endometrium with neodymium-YAG laser: a multicenter study. Colpo Gynecol Laser Surg 2:4

Magos AL, Baumann R, Turnbull AC (1989) Transcervical resection of endometrium in women with menorrhagia. Br Med J 298:1209–1212

March CM, Israel R, March AD (1981) Hysteroscopic management of intrauterine adhesions. Fertil Steril 36:455

March CM, Israel R (1987) Hysteroscopic management of recurrent abortion caused by septate uterus. Am J Obstet Gynecol 834:42

Rubin IC (1925) Uterine endoscopy, endometroscopy with the aid of uterine insufflation. Am J Obstet Gynecol 10:313

Strassmann EO (1966) Fertility and unification of double uterus. Fertil Steril 17:165–176

Tadesse E, Wamsteker K (1985) Evaluation of 24 patients with IUD-related problems: Hysteroscopic findings. Eur J Obstet Gynecol Reprod Biol 19(1):37–41

Tompkins P (1962) Comments on the bicornuate uterus and twinning. Surg Clin North Am 42:1049

Valle R, Sciarra J (1986) Hysteroscopic treatment of the septate uterus. Obstet Gynecol 67:253

Wagner H, Schweppe KW, Beller FK (1983) Fragmentation von Intrauterinpessaren als Komplikation bei der Extraktion. Geburtsh Frauenheilkd 42(2):123–126

Wallwiener D, Bastert G (1991) Laser in der Gynäkologie I. gynäkologische praxis (in Druck)

Wallwiener D, Pollmann D, Rimbach S, Gauwerky J, Bastert G (1992) Laser in gynecology: An overview. In: Bastert G, Wallwiener D (eds) Laser in Gynecology. Possibilities and Limitations. Springer, Berlin Heidelberg New York (in Druck)

Wamsteker D, de Blok S (1990) HF-Electrosurgery vs. Laser in Hysteroscopy. Vortrag, Internationaler Workshop Operative Endoscopy and Laser, June 22–23, 1990, Heidelberg

Wamsteker D (1992) HF electrosurgery versus laser in hysteroscopy. In: Bastert G, Wallwiener D (eds) Laser in Gynecology. Possibilities and Limitations. Springer, Berlin Heidelberg New York (in Druck)

Zakin D, Stern WZ, Rosenblatt R (1981) Complete and partial uterine perforation and embedding following insertion of intrauterine devices. II. Diagnostic methods, prevention, and management. Obstet Gynecol Surg 36(8):401–417

9 Rekonstruktive Tubenchirurgie

J. F. H. Gauwerky

9.1 Einleitung

Die Anfänge der konservierenden Tubenoperationen reichen bis ins letzte Jahrhundert zurück. Im Jahre 1893 wurde die erste Operation unter Erhaltung der Tube bei einer Extrauteringravidität beschrieben (Burger 1961). Wenig später wurde auch versucht, distale Tubenverschlüsse zur Behebung einer tubaren Sterilität operativ anzugehen. Die Erfolge waren sehr bescheiden und eine Veröffentlichung von Greenhill (1937) nennt eine postoperative Schwangerschaftsrate von 5%.

Wenn man diese geringen Erfolgsaussichten mit dem damals doch erheblichen Operationsrisiko vergleicht, ist verständlich, warum derartige Operationen von den meisten Chirurgen abgelehnt wurden.

Eine Wende brachte nach dem 2. Weltkrieg die ausreichende Verfügbarkeit von Antibiotika sowie eine befriedigende Thrombose- und Embolieprophylaxe.

1959 kam der deutsche Gynäkologe Walz auf die Idee, die sehr feinen Strukturen der Tube mit einem Operationsmikroskop anzugehen. Er verwendete dazu ein handelsübliches Kolposkop. 1967 wurden von Swolin die ersten umfassenden mikrochirurgischen Operationsserien publiziert sowie die heute noch gültigen Techniken der mikrochirurgischen Salpingoovariolyse und Salpingostomie beschrieben. Die von ihm entwickelte thermoelektrische Nadelelektrode zur mikrochirurgischen Präparation findet auch heute noch weite Anwendung und konnte hinsichtlich der Effizienz auch durch neue Technologien wie die Laserpräparation nicht überboten werden. Nach den von Swolin (1967, 1975) entwickelten Prinzipien arbeiten auch heute noch die meisten Operateure. Mit Hilfe der grundlegenden Arbeiten von Winston (1975, 1977) Paterson und Wood (1974, 1977) sowie Gomel (1977) konnte die Überlegenheit mikrochirurgischer Techniken zur Reanastomosierung der Tuba uterina eindrucksvoll belegt werden. Die mittlere Erfolgsrate der Refertilisierungsoperationen konnte dadurch auf über 50% gesteigert werden (s. Tabelle 9.7 und 9.8), wobei die Erfolgsrate wesentlich von der Lokalisation der Anastomose und der Resttubenlänge (Winston 1975, 1977; Silber u. Cohen 1980; Hepp 1983; Schlösser et al. 1983) abhängt.

Heute befinden wir uns in einer Entwicklung, in der die operative Endoskopie auch für die Behandlung der tubaren Sterilität zunehmend an Bedeutung gewinnt und auf dem besten Weg ist, die schon als klassisch anzusehende Mikrochirurgie zu verdrängen. Das gilt für viele Fälle distaler Tubenpathologie bzw. für adhäsionsbedingte Sterilitätsformen.

Dennoch stellt die mikrochirurgische Operationstechnik auch heute noch die Basis zur Therapie der tubaren Sterilität dar. An ihr hat sich die endoskopische Technik zu orientieren und an ihren Ergebnissen müssen die Ergebnisse der operativen

tiven Endoskopie gemessen werden. Die Mikrochirurgie der Tube wird daher einen zentralen Platz in den folgenden Ausführungen einnehmen.

9.2 Klassifizierung und Terminologie der Tubenchirurgie

1977 wurde von der IFFS (International Federation of Fertility and Sterility) auf dem 9. Weltkongreß in Miami eine Nomenklatur der tubenchirurgischen Eingriffe erarbeitet und 1980 auf dem 10. Weltkongreß in Madrid in der endgültigen Form verabschiedet.

Dieses sind:

- Adhäsiolyse (Salpingolyse, Ovariolyse). Klassifizierung entsprechend dem Adnex mit der geringeren Pathologie:
  - minimal: 1 cm der Tube oder das Ovars betroffen,
  - mittel: partielle Einhüllung der Tube oder des Ovars,
  - stark: Einhüllung von Tube und/oder Ovar;
- Adhäsiolyse (übriges Abdomen);
- Tubouterine Implantation:
  - isthmisch: Implantation eines isthmischen Segmentes,
  - ampullär: Implantation eines ampullären Segmentes,
  - Kombination: Unterschiedlicher Typ rechte und linke Seite;
- Tubenanastomose:
  - intramural-isthmisch,
  - intramural-ampullär,
  - isthmisch-isthmisch,
  - isthmisch-ampullär,
  - ampullär-ampullär,
  - ampullär-infundibulär (fimbrial),
  - Kombination: unterschiedlicher Typ rechts und links;
- Salpingostomie (operative Schaffung eines neuen Ostiums):
  - terminal,
  - ampullär,
  - isthmisch,
  - Kombination: unterschiedlicher Typ rechts und links;
- Fimbrioplastik (Rekonstruktion vorhandener Fimbrien bei offener Tube):
  - durch Lösen fimbrialer Verwachsungen oder Dilatation mit Inzicision der Tubenwandung.
  - Kombination: unterschiedlicher Typ rechts und links;
- Andere Eingriffe;
- Kombinationen:
  an einer Tube (proximale und periphere Pathologie),
  an 2 Seiten (z. B. Tubenanastomose rechts, Salpingostomie links).

Diese Nomenklatur wurde auch auf der 4. Arbeitstagung „Mikrochirurgie der Tube" in Mürren 1981, aus deren Gruppierung später die Arbeitsgemeinschaft Mikrochirurgie der Deutschen Gesellschaft für Gynäkologie und Geburtshilfe hervorging, in einer etwas verkürzten Form mit den 4 Begriffen Adhäsiolyse, Fimbrioplastik, Salpingostomie und Anastomose übernommen.

Trotz dieser Versuche zu einer einheitlichen Nomenklatur und Terminologie zu gelangen, bestehen immer noch internationale Verständigungsschwierigkeiten. So versteht man im französischen Sprachraum unter einer Fimbrioplastik jede Operation an einer Tube mit erhaltenen Restfimbrien. Andererseits spricht man dort auch dann von einer Salpingostomie, wenn an einer nicht vollständig verschlossenen Tube ohne Restfimbrien eine Erweiterung des Tubenostiums durchgeführt wird (Scheidel u. Hepp 1981).

Das Ziel einer einheitlichen Nomenklatur ist die Vergleichbarkeit operativer Ergebnisse. Diese hängen jedoch nicht nur von dem operativen Eingriff, welcher zweifelsohne einen Teil der Tubenpathologie beschreibt, sondern wesentlich von der Tubenpathologie selbst ab. Deshalb erfordert eine exakte Evaluierung der operativen Ergebnisse nicht nur eine Darstellung der Eingriffe an den Tuben, sondern der Tubenpathologie selbst.

Klassifizierung der Adhäsionen

Bei tierexperimentellen Untersuchungen hat sich das von Knightly et al. (1962) vorgeschlagene System direkt oder in modifizierter Form durchgesezt (Tabelle 9.1).

Bronson und Wallach publizierten 1977 ein relativ kompliziertes Klassifizierungssystem, das sie bei Patientinnen mit tubarer Sterilität anwendeten. Sie konnten einen direkten Zusammehang zwischen der postoperativen Schwangerschaftsrate und der durch den Adhäsionsscore festgehaltenen Ausprägung der Verwachsungen nachweisen. Hulka stellte

Tabelle 9.1. Klassifizierung intraperitonealer Verwachsungen. (Nach Knightly et al. 1962)

Befund	Klassifizierung
Keine Verwachsungen	0
Einzelne, dünne, leicht trennbare Verwachsungen	1
2 oder 3 Adhäsionsstränge zwischen Darm und Netz	2
Zahlreiche ausgedehnte, dichte viszerale Adhäsionen, keine viszeroparietale Beteiligung	3
Wie 3, aber zusätzlich viszeroparietale Adhäsionen	4

Tabelle 9.2. Klassifizierung von intraperitonealen Adhäsionen. (Nach Hulka 1978 und modifizierter „Hulka-score" der Adhesion Study Group 1983)

I. „Hulka-score"	
Klassifizierung der Ausdehnung der Adhäsion	
Stadium I	Minimale Adhäsionen, der größte Teil des Ovars ist sichtbar
Stadium II	Über 50% der Ovaroberfläche ist sichtbar
Stadium III	Weniger als 50% der Ovaroberfläche ist sichtbar
Stadium IV	Das Ovar ist durch Adhäsionen vollständig verdeckt
Klassifizierung des Charakters der Adhäsionen	
A	Dünne, avaskuläre Adhäsionen mit Erhaltung der Organabgrenzung
B	Organisierte, vaskuläre Adhäsionen mit Aufhebung der Organgrenzen, Konglomeratbildung
II. „Score" der Adhesion Study Group	
Klassifizierung nur der Ausdehnung, wobei Adhäsionen im Bereich der Ovarien und Fimbrien beidseits gesondert gewertet werden. Die Summe der pro Organ erhobenen Einzelwerte ergibt den Adhäsionsscore.	
Klassifizierung	Befund
1	keine Verwachsungen
2	Über 50% des Organs ist sichtbar
3	Weniger als 50% des Organs ist sichtbar
4	Das Organ ist vollständig von Verwachsungen verdeckt

1978 das derzeit in der Humanmedizin am häufigsten verwendete Schema vor (Tabelle 9.2).

Eine weite Verbreitung hat die von der American Fertility Society (AFS) vorgeschlagene Klassifizierung gewonnen, in die sowohl die Ausdehnung als auch der Charakter der Verwachsungen eingehen (Rosenberg u. Board 1984).

In der 1983 von der Adhesion Study Group (1983) publizierten Arbeit über die Adhäsionsprophylaxe mit Dextranen wird ein modifizierter „Hulka-Score" verwendet: Verwachsungen im Bereich der Fimbrien und Ovarien werden beidseits gesondert entsprechend der Einteilung von Hulka klassifiziert und jeweils ein Wert von 1–4 zugeordnet (s. Tabelle 9.2). Durch Addition der einzelnen auf das jeweilige Organ bezogenen Werte wird der „Gesamtscore" berechnet. Ein Wert von 16 entspricht einem beidseits durch Adhäsionen total verdeckten Adnex, während ein Wert von 4 bedeutet, daß im Adnexbereich keine Adhäsionen vorhanden sind.

Klassifizierung der distalen Tubenpathologie

Aus der klinischen Beobachtung, daß die postoperative Schwangerschaftsrate nach Salpingostomie von dem Grad der Distension abhängig ist, wurde von Donnez und Casanas-Roux (1986a) ein Klassifizierungsschema vorgestellt, das eine weite Verbreitung gefunden hat (Tabelle 9.3). Eine von Kleinstein et al. (1989) vorgestellte Stadieneinteilung berücksichtigt auch weitere prognostisch wichtige Faktoren, wie die Struktur der Muskularis, den Zustand der Fimbrien und peritubare Adhäsionen. Sie weist einige Ähnlichkeiten mit dem Punkteschema der American Fertility Society (1988) auf.

Klassifizierung der proximalen Tubenpathologie

Ein einheitliches, allgemein anerkanntes Klassifizierungsschema der proximalen Tubenpathologie liegt bisher nicht vor. Dennoch ergeben sich einige Ansatzpunkte für eine mit der Prognose der Pathologie gekoppelte Stadieneinteilung.

Hinsichtlich der operativen Erfolgschancen muß grundsätzlich zwischen Fällen im Zustand nach Sterilisation und solchen sonstiger Tubenpathologie, wie Verschluß nach Entzündung, wegen Endometriose oder Salpingitis isthmica nodosa un-

Tabelle 9.3. Klassifizierung der distalen Tubenpathologie. (Nach Donnez u. Casanas-Roux 1986a)

Stadium I	– Phimose, noch offene Tube
Stadium II	– Vollständiger distaler Verschluß ohne Dilatation der Ampulle
Stadium III	– Vollständiger distaler Verschluß mit Dilatation der Ampulle auf 15–25 mm
Stadium IV	– Distaler Verschluß mit ampullärer Dilatation auf mehr als 25 mm

Tabelle 9.4. Stadieneinteilung der proximalen Tubenpathologie. (Nach Wiedemann et al. 1987)

Stadium I	– intakte Tubenwandschichtung – geringe entzündliche Reaktion – ausreichende Geweberesektion
Stadium II	– intaktes Epithel – Bindegewebevermehrung – Bindegewebe zu Muskulatur ≤1 : 1 – inflammatorische Reaktion, die Lamina muscularis miteinbeziehend – Resektion weitgehend im Gesunden
Stadium III	– nahezu aufgelöste Tubenwandschichtung – weitgehender Ersatz von Lamina muscularis durch Bindegwebe – entzündliche Reaktion, alle Schichten betreffend – kein intaktes Lumen

terschieden werden. Für beide Gruppen stellt der Typ der Anastomose und die postoperative Tubenlänge ein Maß der Tubenpathologie und damit auch der Prognose dar. Für postentzündliche Verschlüsse reicht diese einfache Klassifizierung, wie sie auch von der AFS (1988) für Fälle nach Sterilisation publiziert wurde, jedoch nicht aus, sondern erfordert eine exaktere, histologische Beschreibung des Tubenschadens. Von Wiedemann et al. (1987) wurde die in Tabelle 9.4 dargestellte Stadieneinteilung bei proximaler Pathologie publiziert. Hierbei handelt es sich notgedrungen um eine postoperative Einteilung.

9.3 Präoperative Abklärung

Im Mittelpunkt der prätherapeutischen Abklärung zur Klärung der Operabilität des Tubenschadens stehen sicherlich auch weiterhin die Hysterosalpingographie und die Pelviskopie mit Chromopertubation. Die Aussagekraft der Hysterosalpingographie besteht in der Beurteilung sowohl das proximalen (z. B. Lokalisation des Verschlusses, salpingitis isthmica nodosa) als auch des distalen Tubenanteils (Durchgängigkeit, Phimose, Verschluß, Grad der Dilatation, Schleimhautfalten, peritubare Adhäsionen). Der Wert der Pelviskopie besteht in der Beurteilung der Tubenwand, des Fimbrientrichters sowie der Erkennung einer assoziierten Tubenpathologie (Adäsionen, Endometriose, Salpingitis isthmica nodosa). Dabei hat die Pelviskopie heute nicht nur diagnostischen Wert, sondern eröffnet umfangreiche therapeutische Möglichkeiten (s. unten). Diese Option sollte daher immer a priori mit in die Planung einer Pelviskopie einbezogen werden. Häufiger als bisher üblich ist eine frühzeitige Überweisung an ein entsprechend eingerichtetes Zentrum notwendig.

Die Salpingoskopie ermöglicht eine direkte Beurteilung der Endosalpinx und könnte möglicherweise zu einer besseren Differenzierung intratubarer Veränderungen beitragen.

Henry-Suchet et al. (1985) fanden in 42% von hysterosalpingographisch normal erscheinenden Tuben intratubare Adhäsionen oder Agglutinationen. Zu ähnlichen Ergebnissen kommen Puttemans et al. (1987) sowie Marana et al. (1989). Trotz dieser positiven Ergebnisse hat die Salpingoskopie bis heute nur geringen Eingang in die klinische Routine gefunden.

Der sonographischen Prüfung der Tubendurchgängigkeit kann im Vergleich zu den geschilderten Verfahren keine Bedeutung beigemessen werden.

Alle Verfahren zur Abklärung des Tubenfaktors, die derzeit im klinischen Routinebetrieb eingesetzt werden, zielen auf die Überprüfung der Tubendurchgängigkeit und die makroskopische Beschreibung der Tubenstrukturen ab. Funktionelle Aspekte, die möglicherweise eine wesentlich größere Bedeutung haben als wir bisher vermuten, werden nicht berücksichtigt.

Einen ersten Ansatzpunkt bietet die Radionuklidhysterosalpingographie (Brundin et al. 1989). Hierbei werden technetiummarkierte Albuminpartikel in den Zervikalkanal appliziert und ihr aktiver Transport durch die Tube mit einer Gammakamera verfolgt. Bei 40% der Frauen mit normaler HSG lag eine Transportstörung vor. Keine dieser Frauen mit einer Transportstörung wurde innerhalb des Beobachtungszeitraumes von 18 Monaten schwanger.

Die präoperative Abklärung der Patientin sollte nicht nur den Tuben- und Uterusfaktor betreffen, sie sollte auch die Andrologie und die Ovarialfunktion umfassen (s. unten). Basaltemperaturkurve, Prolaktinbestimmung, Lutealdiagnostik evtl. mit Endometriumbiopsie und ein Sims-Huhner-Test sind die Minimaluntersuchungen, die immer vor einem operativen Eingriff stehen und gegebenenfalls durch weitere differenziertere Tests ergänzt werden müssen.

9.4 Prinzipien der rekonstruktiven Tubenchirurgie

Die Ergebnisse operativer Eingriffe im uterotubaren System sind an bestimmte Grundvoraussetzungen gebunden, die als Prinzipien der rekonstruktiven Tubenchirurgie formuliert werden können und gleichermaßen für die Mikrochirurgie als auch die operative Endoskopie gelten, auch wenn sie für letztere nur begrenzte Anwendung finden können:

- Atraumatische Operationstechnik.
- Vollständige Entfernung erkrankten Gewebes.
- Sorgfältige Blutstillung.
- Schichtweise und exakte Adaptation der Gewebsstrukturen.
- Vollständige Peritonealisierung.
- Ständige Irrigation freiliegender peritonealer Gewebeoberflächen.
- Benutzung von Vergrößerungsgeräten.

9.4.1 Atraumatische Technik

Nach Untersuchungen von Gomel (1980a) ist die häufigste Ursache für das Versagen mikrochirurgischer Eingriffe zur Behebung der tubaren Sterilität die postoperative Ausbildung pelviner Adhäsionen. Eine schonende Operationstechnik und die Benutzung weitgehend atraumatischen Materials sind daher die unumgänglichen Voraussetzungen für den Erfolg der gynäkologischen Mikrochirurgie. Dazu gehört die Verminderung jeglichen peritonealen Traumas (Gordji 1975; Levinson u. Swolin 1980; Gauwerky u. Kubli 1986), das seinerseits mechanischer, thermischer oder chemischer Natur sein kann. Die Bauchtücher sollten aus gewebefreundlichem Material bestehen und feucht gehalten werden. Gewebe, das nicht exzidiert wird, sollte nicht mit scharfen Instrumenten gefaßt werden. Zur Darstellung, zum Anheben und zur Retraktion von Organen und Organteilen sollten möglichst nur teflonbeschichtete Stäbe oder Glasstäbe benutzt werden. Zur Vermeidung von Fremdkörperreaktionen durch den Handschuhpuder sollte dieser vor dem Operieren gründlich abgespült werden (Fienberg 1937; Winston 1975).

Gerade die operative Pelviskopie kann heute einen beträchtlichen Beitrag zur Reduzierung des operativen Traumas leisten, wobei bedacht werden muß, daß in Einzelfällen das allgemeine operative Trauma zwar gesenkt, das organspezifische Trauma jedoch erhöht sein kann.

9.4.2 Vollständige Entfernung erkrankten Gewebes

Nur die vollständige Entfernung des erkrankten Gewebes kann Aussicht auf einen guten Erfolg gewähren. Bei einer Wiederherstellung der Tubendurchgängigkeit nach Sterilisation sollten nur gesunde Tubenstümpfe miteinander vereinigt werden, d.h. es muß eine vollständige Resektion des durch die Sterilisation veränderten Gewebes erfolgen. Gleiches gilt auch für den Verschluß der Tube durch eine Endometriose oder eine Salpingitis isthmica nodosa (Cordua 1952; Brosens u. Winston 1978; Brosens et al. 1980; Neubüser 1982).

9.4.3 Blutstillung

Blut allein vermag zwar keine Adhäsionen hervorzurufen, sondern nur in Verbindung mit einem peritonealen Trauma (Gauwerky u. Kubli 1986), dennoch ist die exakte Hämostase eine Voraussetzung zur Vermeidung postoperativer Adhäsionen. Postoperativ noch im Abdomen vorhandenes Blut sollte sorgfältig durch eine entsprechende Bauchtoilette entfernt werden (Garcia u. Mastroianni 1980).

9.4.4 Schichtweise Adaptation der Gewebestrukturen

Bei der Durchführung einer Tubenanastomose ist es notwendig, zur Wiederherstellung der anatomischen und funktionellen Integrität diesem Prinzip besondere Aufmerksamkeit zu schenken. Hier kann man sich sehr gut am Verlauf der Mesosalpinx orientieren, weshalb bei der Durchführung einer Anastomose in der Regel die erste Naht auch unmittelbar am Ansatz der Mesosalpinx gelegt wird (Gropper et al. 1980). Die Vereinigung der Gewebestrukturen erfolgt schichtweise, bei der Tubenanastomose unter Aussparung der Mukosa (Frantzen u. Schlösser 1984).

9.4.5 Peritonealisierung

Die vollständige, spannungslose Reperitonealisierung des Operationsgebietes gilt als eine wichtige Maßnahme zur Vermeidung intraperitonealer Adhäsionen (Ellis 1971). Der Nutzen von Peritonealtransplantaten ist allerdings umstritten (Ryan et al. 1971; Gauwerky et al.1989). Als Nahtmaterial werden zur Deckung seröser Defekte Fäden der Stärke 7-0 bis 8-0 verwendet, bei größeren Defekten, die tiefer im kleinen Becken liegen und keine direkte Beziehung zum Adnexbereich haben, können auch Fäden der Stärke 6-0 Verwendung finden. Bei der Peritonealisierung ist besonders auf die spannungslose Adaptation der Peritonealränder zu achten, da eine Ischämie des Peritoneums zu Nekrosen führt und die Ausbildung von Adhäsionen begünstigt (Ellis 1962; Holtz 1984).

9.4.6 Irrigation freiliegender peritonealer Gewebeoberflächen

Ein Austrocknen der serösen Oberflächen ist gleichbedeutend mit einem peritonealen Trauma (Ryan et al. 1971; Gomel 1983 b). Die ständige Irrigation der freiliegenden Peritonealflächen ist damit integraler Bestandteil der bereits intraoperativ einsetzenden Adhäsionsprophylaxe. Als Irrigationslösung sollte eine balancierte Mineralstofflösung verwendet werden. Ringer-Laktat-Lösung hat sich für diesen Zweck als besonders geeignet erwiesen. Durch den Zusatz von Heparin, 5000 IE/l, kann die Koagelbildung und damit die Ausbildung von Fibrinkomplexen, die für die Bildung von Adäsionen verantwortlich sind, verhindert werden (Gomel 1983 b).

9.4.7 Benutzung von Vergrößerungsgeräten

Erst durch die Anwendung von Vergrößerungsgeräten können wichtige Strukturen sichtbar gemacht und dadurch erhalten werden. Das betrifft zum Beispiel Gefäße bei der Rekonstruktion des Fimbrientrichters oder in der Mesosalpinx bei der Tubenanastomose. Nur durch die Anwendung von Lupen oder Mikroskopen können die Wandschichten der Tube erkannt und somit schichtengerecht reanastomosiert werden. Die Verwendung feinster Instrumente und Nahtmaterialien setzt die Vergrößerung voraus. Erkranktes Gewebe kann häufig nur unter Vergrößerung als solches erkannt werden. Vergrößerungsgeräte sind somit unerläßliche Hilfsmittel in der rekonstruktiven, mikrochirurgischen Tubenchirurgie.

9.5 Operative Techniken

9.5.1 Mikrochirurgie

Adhäsiolyse

Die auch heute noch trotz zunehmenden Einsatzes der Laserchirurgie unübertroffene Technik der Adhäsiolyse ist die von Swolin (1967, 1975) beschriebene Elektromikrochirurgie mit Verwendung monopolaren Hochfrequenzstromes und feinster Nadelelektroden.

Zur Darstellung der Adnexe werden eventuelle Adhäsionen zur vorderen Bauchwand und dem kleinen Becken gelöst, wobei bereits in dieser makrochirurgischen Phase Peritonealdefekte und Blutungen vermieden werden.

Häufig findet man im kleinen Becken eine Situation vor, in der das Adnex an der seitlichen Beckenwand oder im Douglas fixiert ist und erst vor der eigentlichen Salpingoovariolyse freigelegt werden muß (Abb. 9.1 a).

Es hat sich bewährt in dieser Phase, in der die Darstellung des Operationsfeldes mit dem starren

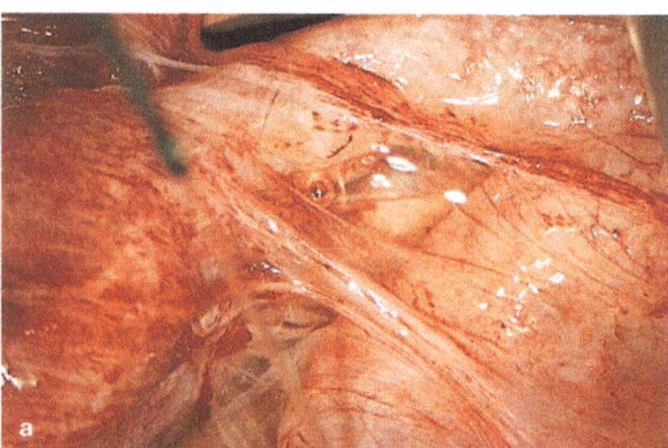

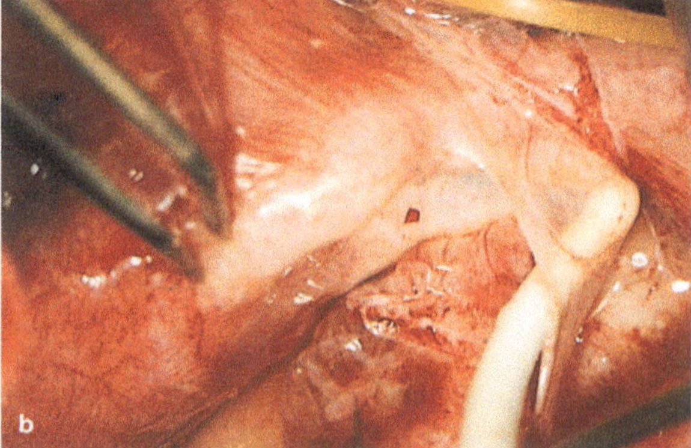

Abb. 9.1. a In Adhäsionen eingebettetes und an der Beckenwand fixiertes Adnex. **b** Zur Darstellung werden die Adhäsionen mit Teflonstäben zeltdachartig angehoben

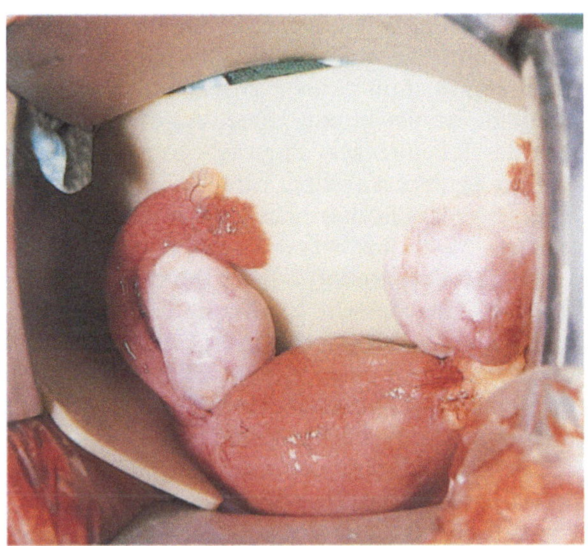

Abb. 9.2. Nach Tamponieren des Douglas-Raumes wird die Adnexe auf einer atraumatischen Silastikfolie plaziert

Operationsmikroskop schwierig ist, Lupenbrillen mit einer Vergrößerung von 3,5mal zu verwenden. Für die Retraktion der Adhäsionen werden atraumatische und biegsame Teflonstäbe (Abb. 9.1 b) verwendet, mit chirurgischen Pinzetten wird lediglich das zu exzidierende Gewebe gefaßt. Die Durchtrennung der Adhäsionen erfolgt unter Vermeidung von Serosadefekten mit der Mikroelektrode, wobei der unter die Adhäsionen gelegte Taststab das angrenzende Gewebe schützt. Für Adhäsiolysen tief im kleinen Becken werden isolierte Verlängerungsstücke der Mikroelektrode benötigt.

Nach vollständiger Befreiung und Mobilisierung der Adnexe erfolgt die vorsichtige Tamponade des Douglas-Raumes und die Plazierung der Adnexe auf einer Silasticfolie (Abb. 9.2).

Die Mikroelektrode wird durch eine kürzere und dünnere ausgewechselt und der Schneidestrom reduziert. Sämtliche Adhäsionen, die häufig segelförmig Tube und Ovar überziehen, werden unter mikroskopischer Vergrößerung exzidiert. Auch hier werden die Adhäsionen mit einem Teflonstab unterfahren und zeltförmig angehoben (s. Abb. 9.1 b). Adhäsionen des peripheren ampullären Tubensegmentes zum Ovar werden durchtrennt und dadurch die Ampulle mit dem Fimbrientrichter mobilisiert. Hierbei ist besonderes Augenmerk darauf zu legen, daß das tuboovarielle Ligament mit seinen Gefäß- und Nervenstrukturen sowie die Fimbriae ovaricae erhalten bleiben.

Bei der Adhäsiolyse entstandene Peritonealdefekte werden mit dem feinsten noch knüpfbaren Nahtmaterial versorgt, wobei in der Regel an der Tube ein Faden der Stärke 8-0, am Ovar und den Peritoeum parietale der Stärke 6-0 Anwendung findet. Wir verwenden für alle Nähte resorbierbare Materialien (z. B. Vicryl). Die Reperitonealisierung sollte ohne Spannung erfolgen. Ist das nicht möglich oder sind die Defekte zu groß, kann ein Peritonealtransplantat von der vorderen Bauchwand oder dem Blasenperitoneum eingebracht werden. Die Deckung mit Fibrinkleber oder oxydierter Zellulose ist derzeit bei einzelnen positiven Mitteilungen noch experimentell.

Fimbrioplastik

Die Rekonstruktion des Fimbrientrichters bei offener oder phimotisch verengter Tube erfolgt elektromikrochirurgisch nach den gleichen Prinzipien wie bei der Adhäsiolyse. Auch hier, werden Teflonstäbe eingesetzt, um die Gewebestrukturen darzustellen. In gleicher Weise wie bei der Salpingostomie sollte die Präparation unter Beachtung der Gefäß- und Fimbrienarchitektur erfolgen. Sofern überhaupt notwendig werden die Fimbrien mit wenigen (2–3) 8-0 Vicryl Einzelknopfnähten evertiert.

Agglutinierte Fimbrien werden elektrochirurgisch oder, wenn möglich, stumpf durch spreizende Bewegungen mit dem Mikronadelhalter oder einer Moskitoklemme gelöst.

Salpingostomie

Nach Befreiung der Tube von Adhäsionen, z. B. auch Mobilisierung des distalen Anteils, erfolgt eine Eröffnung am peripheren Ende zentral in einem gefäßlosen Areal (Abb. 9.3). Zur Darstellung dieser Strukturen wird die Tube durch aszendierende Chromopertubation aufgebläht. Mit der Mikroelektrode erfolgt die weitere Eröffnung entlang der radiär verlaufenden Narbenstraßen unter Schonung vorhandener Fimbrien und Gefäße. Die Präparation erfolgt günstigerweise nach primärer Eröffnung der Tube von innen. Bei dieser Präparationstechnik können Blutungen und Läsionen der oft rarefizierten Fimbrien vermieden werden. Nach genügender Eröffnung der Tube wird der neugeschaffene Fimbrientrichter, sofern notwendig, durch mehrere 8-0-Vicryl-Einzelknopfnähte in einer geöffneten Position fixiert.

Anastomose

Das Prinzip der Reanastomosierung besteht in der extramukösen zweischichtigen Vereinigung der Tubenstümpfe nach ihrer Freilegung (Abb. 9.4).

Die Präparation erfolgt unter mikroskopischer Vergrößerung in den äußeren Schichten elektrochi-

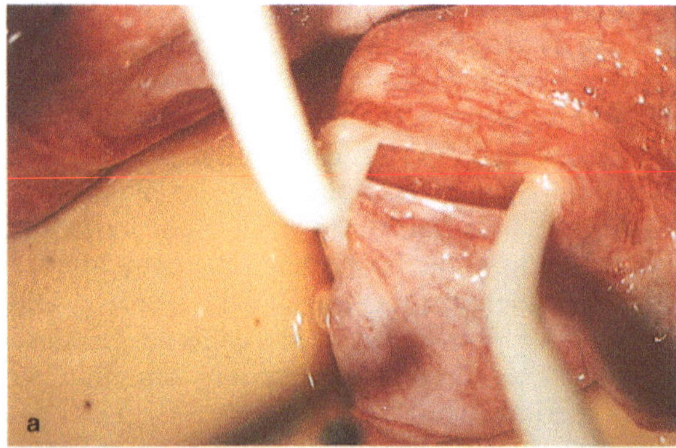

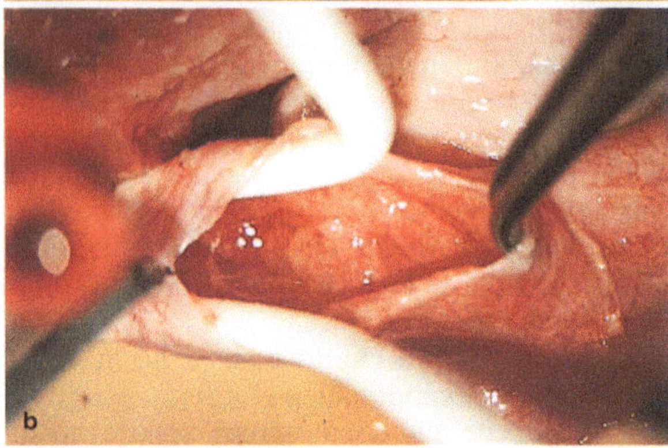

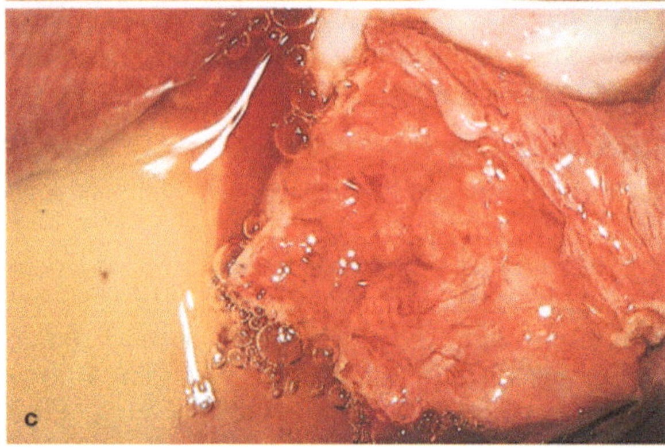

Abb. 9.3 a, b. Salpingostomie. **a** Primäre Eröffnung in einem gefäßlosen Areal. **b** Präparation und Erweiterung des Fimbrientrichters durch radiäre Inzisionen unter Beachtung der Mukosafalten und Gefäßversorgung. **c** Schlußbild, evertierende Nähte sind in diesem Fall nicht notwendig

rurgisch, in den muskulären Partien scharf mit dem Messer oder einer Tubenschere. Für intramurale Resektionen hat sich eine von Gomel entwickelte gebogene Klinge als hilfreich erwiesen. Die Laserpräparation der Tubenstümpfe hat keine Vorteile.

Scheibchenweise werden die Tubensegmente abgetragen bis man auf gesunde Wandstrukturen gelangt. Die ungehinderte Passage wird durch aszendierende bzw. deszendierende Chromopertubation überprüft, wobei der Austritt im isthmischen Bereich in einem glatten, nicht verwirbelten Strahl erfolgen sollte. Bei Verschluß auch intramuraler Tubenabschnitte muß dieser eventuell durch eine longitudinale, an der Funduskante verlaufende, Eröffnung des Tubenwinkels dargestellt und schrittweise reseziert werden. Auf diese Weise können diese Verschlüsse ebenfalls mikrochirurgisch versorgt werden.

Bei der Präparation des peripheren Tubensegmentes ist eine zu weite Eröffnung des ampullären Tubenstumpfes zu vermeiden. Die Präparation kann dabei durch einen von peripher vorgeschobenen dünnen Taststab, über dessen Spitze das Lumen eröffnet wird, erleichtert werden.

Die eigentliche Anastomosierung der Tubenenden erfolgt nach Approximation mit einer Mesosalpinxnaht spannungsfrei mit 4 muskulären Nähten (Vicryl 9-0 oder 8-0), wovon die Naht bei 6 Uhr als erstes gelegt und – außer bei intramuralen Anastomosen – sofort geknüpft wird. Danach werden die restlichen Nähte gelegt und sukkzessiv geknüpft. Bei einer Lumendifferenz kann durch longitudinale antimesenteriale Inzision des engeren Tubenabschnittes eine Verbesserung des Überganges erreicht werden. Danach erfolgt der Serosaverschluß fortlaufend oder mit Einzelknopfnähten (Vicryl 7-0 oder 8-0) (Abb. 9.5). Die freie Passage der Anastomose wird durch aszendierende Chromopertubation überprüft.

Bei der so durchgeführten Technik ist die Verwendung von Tubensplints, die potentiell eine Schädigung der Tubenwandung bewirken, nicht nötig.

9.5.2 Operative Endoskopie

Die endoskopischen Operationstechniken lehnen sich an die geschilderten mikrochirurgischen Verfahren an. Ohne deren Kenntnis ist eine erfolgreiche endoskopische Präparationstechnik nicht möglich, zumindest erschwert. Die Technik der Adhäsiolyse ist praktisch direkt auf endoskopische Verfahren übertragbar, wobei es irrelevant erscheint, ob die Präparation elektrochirurgisch, laserchirurgisch oder bei avaskulären Adhäsionen scharf erfolgt. Die endoskopische Salpingostomie und auch die endoskopische Tubenanastomose, die bisher noch experimentellen Charakter trägt, erfordert alternative Techniken. Für die Salpingostomie ist das die Technik der Eversion der Fimbrien, die durch Vaporisation eines Serosakranzes mit dem defokussierten CO_2-Laserstrahl bei niedriger Energie oder

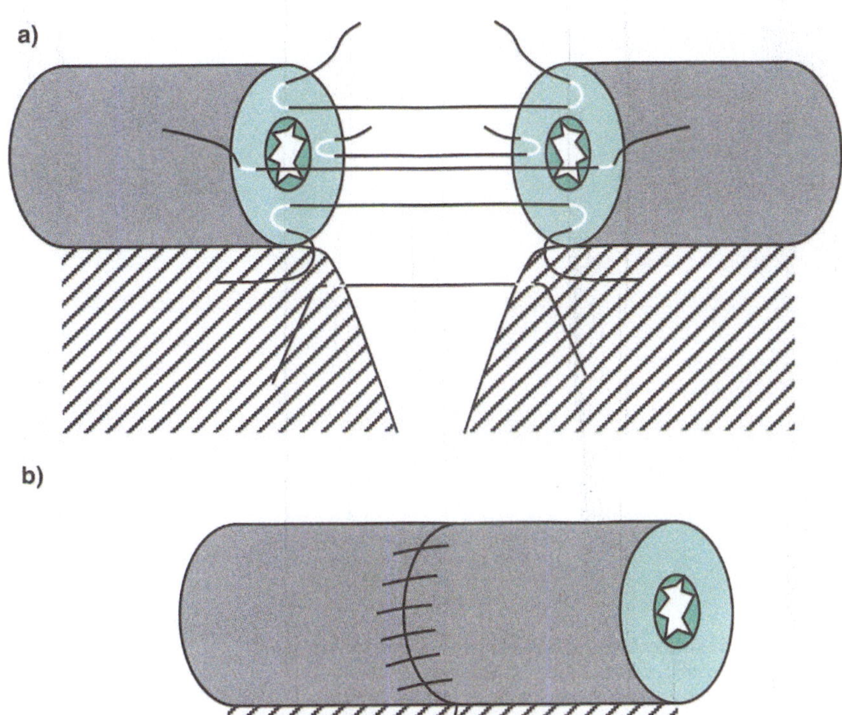

Abb. 9.4. Prinzip der mikrochirurgischen Tubenanastomose. Sie erfolgt zweischichtig extramukös mit Vicryl 8-0. Die muskulären Nähte werden bei 9, 12, 3 und 6 Uhr gelegt. Der Serosaverschluß erfolgt fortlaufend

durch Bikoagulation einzelner zirkulärer Punkte erreicht werden kann. Diese häufig endoskopisch angewendete Technik führt jedoch zu einer partiellen Zerstörung wichtiger tubarer Strukturen und ist daher umstritten. Alternativ käme eine Technik der Nähteversion mit 6-0-Einzelknopfnähten in Frage, die jedoch höhere Anforderungen an das operative Können stellt.

Bei der Suche nach alternativen endoskopisch anwendbaren Anastomosierungstechniken wurde von Gauwerky u. Klose (1990) eine kombinierte Naht-Klebe-Technik entwickelt, die den Prinzipien der schichtengerechten Approximation der Tubenstümpfe entspricht. Bei dieser Technik, die nur für Anastomosen ohne Lumendifferenz anwendbar ist, erfolgt nach Präparation der Tubenstümpfe, die sich am mikrochirurgischen Verfahren orientiert und endoskopisch unproblematisch ist, die Reana-

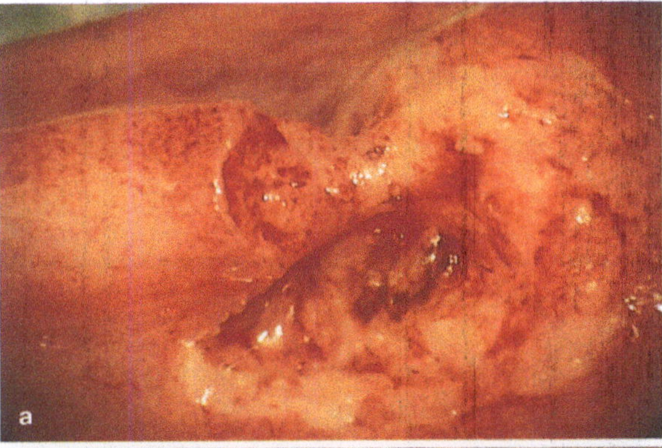

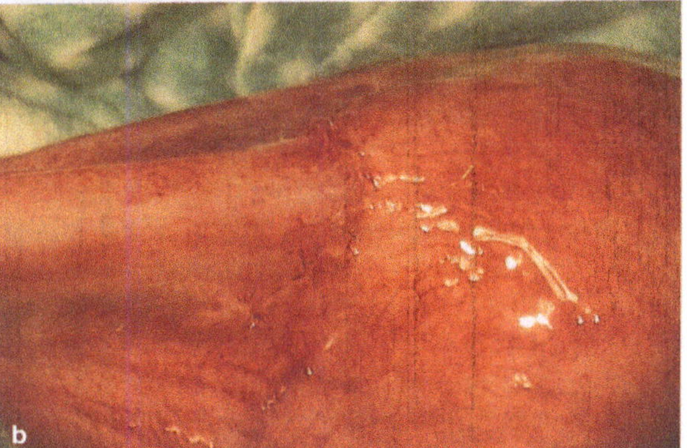

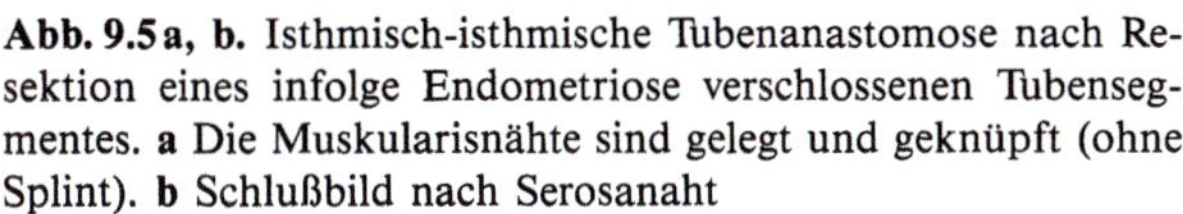

Abb. 9.5 a, b. Isthmisch-isthmische Tubenanastomose nach Resektion eines infolge Endometriose verschlossenen Tubensegmentes. **a** Die Muskularisnähte sind gelegt und geknüpft (ohne Splint). **b** Schlußbild nach Serosanaht

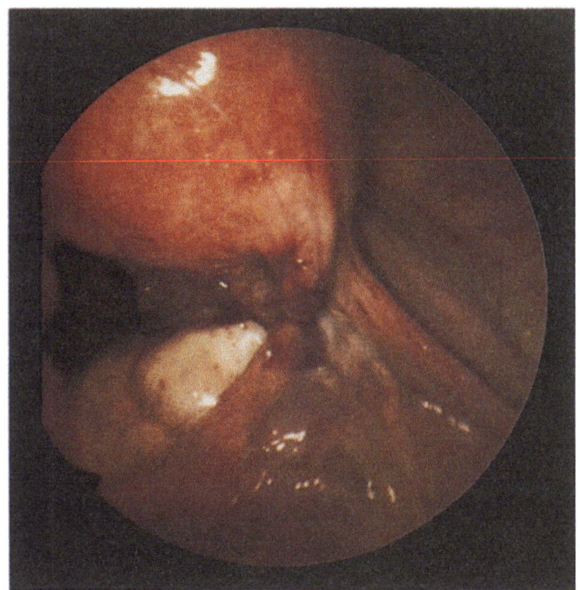

Abb. 9.6. Endoskopische isthmisch-isthmische Tubenanastomose. Paßgerechte Approximation der Tubenstümpfe über einen intratubaren Splint. Es liegen 2 seromuskuläre EKN (PDS-6-0) bei 10 Uhr und 14 Uhr, die erst nach Fibrinkleberapplikation geknüpft werden

stomosierung über einen hysteroskopisch eingeführten und laparoskopisch durch das periphere Segment durchgezogenen Splint. Nach Legen von 1–2 seromuskulären Nähten erfolgt die eigentliche Anastomosierung mit Fibrinkleber. Die nach Festigung des Klebers geknüpften Nähte dienen der Sicherung der Anastomose (Abb. 9.6).

9.6 Ergebnisse

9.6.1 Ergebnisse der gynäkologischen Mikrochirurgie

Durch die Einführung mikrochirurgischer Techniken konnten die Ergebnisse bei der Rekonstruktion endständiger Tubenverschlüsse (Tabelle 9.5 und 9.6) nicht in dem Maß verbessert werden (10%–25%) wie bei der Reanastomosierung der Tube nach vorausgegangener Sterilisation (30%–55%) (Tabelle 9.7 und 9.8). Der Grund dafür liegt in der Tube selbst, deren Architektur bei distalen Verschlüssen insgesamt (Abb. 9.7) und nicht „punktuell", wie bei der Sterilisation, gestört ist. Veränderungen der Operationstechnik werden daher bei distalen Tubenverschlüssen weniger am Erfolg sichtbar als bei der Reanastomosierung der Tube nach vorausgegangener Sterilisation.

Tabelle 9.5. Ergebnisse der makrochirurgischen Salpingostomie. Zusammenstellung aus der Literatur

	n	Geburten	EUG	Aborte
Rock et al. (1954)	41	7 (17,0%)	–	–
Hanton et al. (1964)	32	1 (3,0%)	1	4
Mulligan (1966)	66	11 (17,0%)	6	3
Crane u. Woodruff (1968)	34	2 (6,0%)	2	4
Siegler (1969)	27	2 (7,0%)	0	0
Young et al. (1970)	18	3 (17,0%)	3	0
Jessen (1971)	25	5 (20,0%)	3	5
Lamb u. Moscovitz (1972)	35	2 (6,0%)	3	–

Tabelle 9.6. Ergebnisse der mikrochirurgischen Salpingostomie. Zusammenstellung aus der Literatur

Autor	n	Geburten	Aborte [%]	EUG [%]
Swolin (1975)	33	8 (24%)	–	18
Winston (1980b)	241	42 (17,5%)	7,5	9,5
Frantzen u. Schlösser (1982)	85	12 (14,1%)	4,7	3,5
Verhoeven (1986)	143	28 (19,6%)	4,2	2,1
Gomel (1983b)	89	28 (31,5%)	4,2	9,0
Hepp u. Scheidel (1983)	73	12 (16,4%)	2,7	8,2
Donnez u. Casanas-Roux (1986a)	83	26 (31%)		7
Boer-Meisel et al. (1986)	108	24 (22%)	6	18
Mage et al. (1986)	76	20 (26,3%)		9,2
Carey u. Brown (1987)	53	9 (17%)		17
Laatikainen et al. (1988)	93	12 (13%)	7,5	13

Bei der prognostischen Beurteilung der Erfolgsaussichten einer operativen Korrektur helfen diese globalen Zahlen jedoch wenig und erfordern eine differenziertere Sicht.

Für distale Tubenpathologie haben Donnez u. Casanas-Roux (1986a) ihre stadienabhängigen Resultate übersichtlich in Form von kumulativen Schwangerschaftsraten dargestellt (Abb. 9.8). Fälle, bei denen lediglich eine Adhäsiolyse oder Fimbrioplastik notwendig ist, haben eine ausgezeichnete Prognose mit Schwangerschaftsraten von 60% und

Tabelle 9.7. Ergebnisse der makrochirurgischen Refertilisierung (Tubenanastomose). Zusammenstellung aus der Literatur

Autor	n	Geburten	Aborte	EUG
Helman (1956)	3	1	0	0
Buxton u. Mastroianni (1962)	1	1	0	0
Hanton et al. (1964)	2	1	1	0
Crane u. Woodruff (1968)	6	3	0	0
Siegler (1969)	7	3	0	1
Lamb u. Moscovitz (1972)	8	2	–	–
Williams (1973)	5	0	0	0
Umezaki et al. (1974)	6	3	0	0
Siegler u. Perez (1975)	46	14 (30%)	0	1
Hodari et al. (1977)	14	3	0	3
McCormick et al. (1979)	53	25 (47%)	0	8 (15%)
Siegler u. Kontopoulos (1979)	20	2 (10%)	0	3

Tabelle 9.8. Ergebnisse der mikrochirurgischen Refertilisierung (Tubenanastomose). Zusammenstellung aus der Literatur

Autor	n	Geburten	Aborte	EUG
Owen u. Pickett-Heaps (1977)	10	6	0	0
Diamond (1979)	28	18 (64%)	3	0
Winston (1978)	45	24 (53%)	0	1
Siegler u. Kontopoulos (1979)	16	8	0	1
Vammen et al. (1979)	20	11 (55%)	2	1
Frantzen u. Schlösser (1979)	18	4	–	1
Frantzen (1981)	71	36 (51%)	7 (10%)	2
Gomel (1980b)	118	76 (64%)	0	1
Silber u. Cohen (1980)	25	14 (56%)	0	1
Seiler (1983)	73	44 (60%)		3
Hepp (1983)	21	10 (48%)	1	1
Wiedemann u. Hepp (1989)	55	23 (42%)	3	2
Kleinstein et al. (1989)	35	25 (71%)	5	2
Hucke et al. (1990)	257	143 (55,6%)	15 (5,8%)	10 (3,9%)

mehr. Auch Verschlüsse II. Grades (vollständiger Verschluß ohne Dilatation) sind einer operativen Korrektur gut zugänglich mit einer intrauterinen SS-Rate von 48%. Diese Ergebnisse werden allerdings erst nach 24 Monaten Beobachtungszeit erzielt.

Schlecht, insbesondere bei Abwägung alternativer reproduktionstechnologischer Maßnahmen, schneiden vollständige Verschlüsse mit Dilatation der Tubenwandung ab (25% bzw. 22% intrauterine Schwangerschaftsraten). Diese Ergebnisse konnten in der Zwischenzeit durch eine Reihe anderer Autoren bestätigt werden.

Für die distale Tubenpathologie entscheidet sich somit die Frage nach der Operabilität hauptsächlich an der Dilatation der endständig verschlossenen Tube. Darüber hinaus weiß man, daß die Ergebnisse bei einer starren, dickwandigen Hypdrosalpinx noch deutlich schlechter sind als die oben beschriebenen Resultate.

Was für die distale Tubenpathologie die Dilatation darstellt, ist für die prognostisch günstige Refertilisierung die Tubenlänge und der Anastomosierungstyp, welche sich gegenseitig bedingen.

In einer Studie von Silber u. Cohen aus dem Jahre 1980 wurden keine Schwangerschaft erzielt bei Tubenlängen von 3 cm und weniger. Bei 3–4 cm langen Resttuben betrug die Schwangerschaftsrate immerhin noch 43%.

Die besten Resultate mit Geburtenraten zwischen 70 und 80% werden erreicht bei isthmisch-kornualen bzw. isthmisch-isthmischen Anastomosen (Winston 1980a), also bei Tuben, bei denen der ampulläre, der für die Fertilisation und frühe Embryoentwicklung wichtigste Teil, vollständig erhalten ist.

Neben der absoluten Schwangerschaftsrate scheint die Tubenlänge aber auch einen Einfluß auf den Zeitpunkt des Eintretens einer Schwangerschaft zu haben. Patientinnen mit postoperativ langen Tuben werden im Mittel schneller schwanger als solche mit kurzen Tuben. In einem von Gomel (1983c) zusammengestellten Kollektiv von 118 Patientinnen betrugen die mittleren postoperativen Zeitintervalle bis zum Eintreten einer Schwangerschaft 6,7 Monate (Tuben länger als 4 cm) bzw. 19,1 Monate (Tuben 4 cm lang oder kürzer).

Die Ergebnisse mikrochirurgischer Refertilisierungen sind in Tabelle 9.7 zusammengefaßt. Die Geburtenraten liegen in einem nicht selektionierten Krankengut im Mittel zwischen 50 und 60%, die Abortrate beträgt ca. 5%, die EUG-Rate 2–4%.

Im Gegensatz zu diesen hervorragenden Ergebnissen ist die Prognose pathologischer, nicht durch Sterilisation hervorgerufener, proximaler Verschlüsse deutlich schlechter.

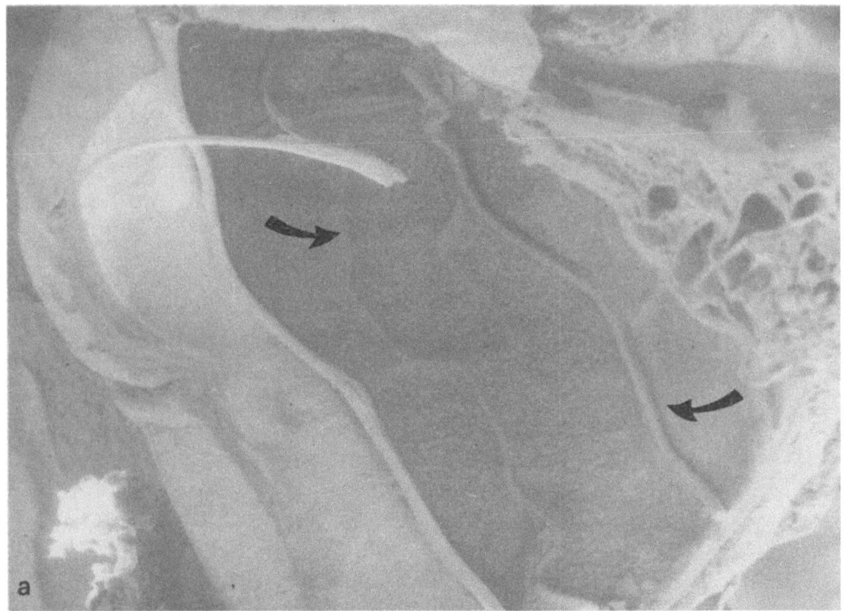

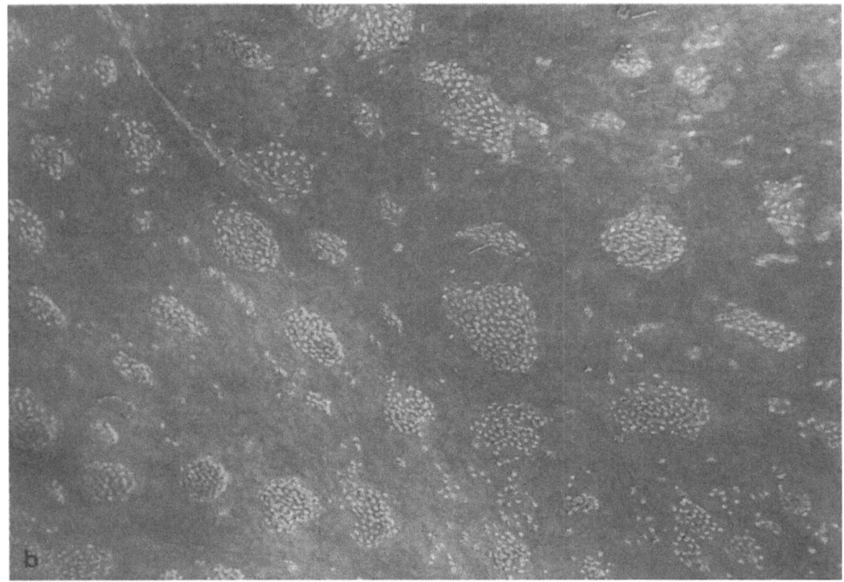

Abb. 9.7. a Rasterelektronenmikroskopische Bild einer ampullären Hydrosalpinx (Kaninchentube). Die Tube ist dilatiert und die sonst dichten Schleimhautfalten sind nur noch andeutungsweise (*Pfeil*) erkennbar. **b** Bild einer ampullären Hydrosalpinx (Kaninchentube) mit Verlust an zilientragenden Zellen, die alleinstehend und vor allem in Inselformationen vorliegen. (Rem 125 : 1)

In einer von Donnez u. Casanas-Roux (1986a) publizierten Serie von 82 Fällen war die Geburtenrate 44% und die EUG-Rate 7%. Bei kurzen Verschlüssen, die eine Resektion von weniger als 1,5 cm erforderten, war die Geburtenrate 52%, die EUG-Rate 5%. Die entsprechenden Zahlen bei längerstreckigen Verschlüssen waren deutlich schlechter (Geburtenrate 36%, EUG-Rate 9%).

In einer später (1988) von den selben Autoren publizierten Studie wurde der Einfluß histologischer Veränderungen auf die postoperative Schwangerschaftsrate untersucht. Eine deutlich schlechtere Prognose mit Schwangerschaftsraten unter 30% ist dann gegeben, wenn Zeichen der chronischen Salpingitis oder Endosalpingiosis vorliegen. Bei einer kleinen Zahl von durch Endometriose bedingten Verschlüssen wurde überhaupt keine Schwangerschaft erzielt. In die gleiche Richtung weisen die Untersuchungen der Münchener Arbeitsgruppe (Wiedeman et al. 1987). Die intrauterine Schwangerschaftsrate im Stadium I (Einteilung s. oben) war 43% (9/21), im Stadium II 8% (1/12), im Stadium III wurden keine intrauterinen Schwangerschaften erzielt.

Zwei Dinge sind bei der Einstufung der hier dargestellten Ergebnisse zu berücksichtigen: Er-

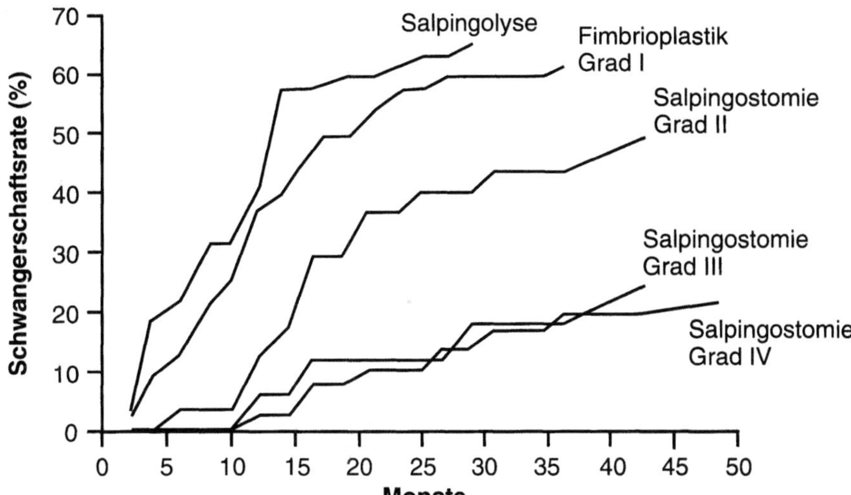

Abb. 9.8. Ergebnisse der mikrochirurgischen Rekonstruktion des distalen Tubenverschlusses (Nach Donnez u. Casanas-Roux 1986a)

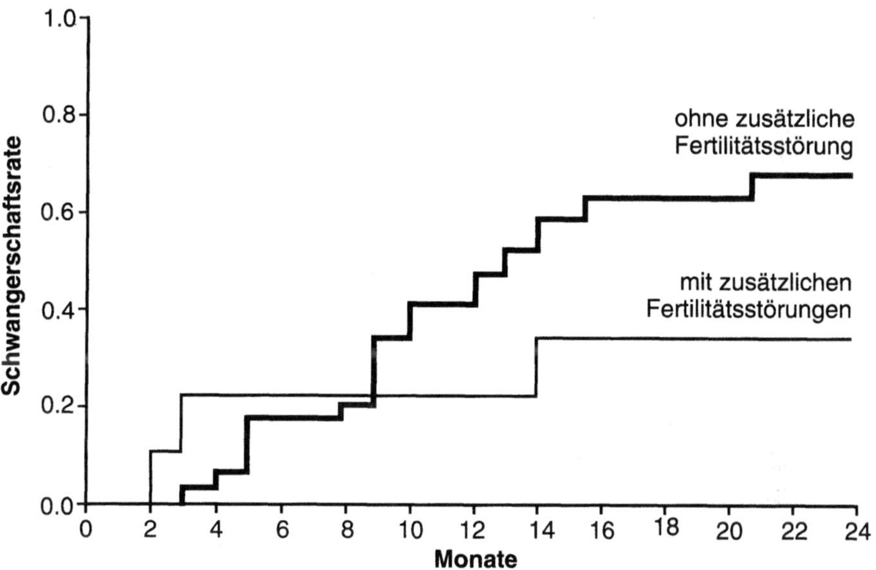

Abb. 9.9. Kumulative Schwangerschaftsraten nach mikrochirurgischer Korrektur eines kornualen Tubenveschlusses: ohne zusätzliche Fertilitätsstörung und mit zusätzlichen Fertilitätsstörungen. (Nach Gillet u. Herbison 1989)

stens das Problem der assoziierten Tubenpathologie, das die Prognose einer plastischen Tubenoperation so weit vermindern kann, daß eine operative Korrektur nicht mehr sinnvoll ist. Das gilt zum Beispiel für Fälle mit distalem und gleichzeitig proximalem oder distalem Tubenverschluß und gleichzeitig bestehenden ausgeprägten Adhäsionen. Die operativen Resultate sind dann weit unter der 20% Grenze. Zweistens das Problem assoziierter Fertilitätsstörungen, das am Beispiel der proximalen Tubenpathologie von Gillet und Herbison (1989) deutlich dargestellt wurde (Abb. 9.9). Bei zusätzlichen Fertilitätsstörungen war die Erfolgsrate nach operativer Korrektur nur halb so hoch wie bei Patientinnen ohne zusätzliche Fertilitätsstörungen.

9.6.2 Ergebnisse der operativen Endoskopie

Durch die Einführung mikrochirurgischer Operationstechniken konnten die Ergebnisse der Korrektur der distalen Tubenverschlüsse, einschließlich adhäsionsbedingter, nicht in dem Maße gesteigert werden, wie die der Korrektur der proximalen Tubenpathologie, insbesondere der Zustände nach Sterilisation. Die operative Technik spielt somit bei diesen, häufig die gesamte Tube primär oder sekundär betreffenden Schäden eine weit weniger wichtige Rolle als bei der Korrektur proximaler Verschlüsse. Diese Erkenntnis macht die guten Resultate endoskopischer Operationstechniken im Vergleich zu mikrochirurgischen Verfahren verständlich.

Gomel (1983a) hat als einer der ersten über eine größere Zahl (n = 92) endoskopisch (konventionell) durchgeführter Adhäsiolysen berichtet. In diesem Kollektiv wurde eine Geburtenrate von 63% erzielt (n = 58). Diese Ergebnisse sind fast identisch mit den von Donnez et al. (1989) laserlaparoskopisch (n = 186, IUG 58%: n = 108) und 1986 mikrochirurgisch (n = 42, IUG 64%: n = 27) erzielten Resultaten.

Für die Fimbrioplastik und Salpingostomie zeichnet sich ebenfalls die Gleichwertigkeit von endoskopischen und mikrochirurgischen Verfahren ab.

Donnez et al. (1989) berichteten bei 100 endoskopischen Fimbrioplastiken über eine Schwangerschaftsrate von 61%, identisch mit Zahlen von eigenen 1986 publizierten mikrochirurgischen Fällen (n = 132, IUG 60% = 79, EUG 2% = 2) und den von Gomel und Taylor 1986 publizierten endoskopisch durchgeführten Fimbrioplastiken (n = 40, Geburten 47,5% = 19, Aborte 5% = 2, EUG 5% = 2).

Leventhal publiziete 1989 die Ergebnisse seiner endoskopischen Salpingostomien (konventionell) und konnte ebenfalls die Gleichwertigkeit mit mikrochirurgischen Verfahren demonstrieren. In die gleiche Richtung weisen auch die jüngsten Ergebnisse von Donnez et al. (1989).

Die zunehmende Bedeutung endoskopischer Operationstechniken in der Reproduktionschirurgie kommt bei der Behandlung proximaler Verschlüsse in Frage gestellt. Dieses hat zwei Gründe: Einerseits die Unmöglichkeit der direkten Übertragung mikrochirurgischer Anastomosierungstechniken auf die operative Endoskopie (ein Faden der Stärke 8-0 ist endoskopisch kaum zu führen), zum anderen in den präparativen Schwierigkeiten bei einer endoskopischen Freilegung des kornualen oder intramuralen Tubensegmentes zur Durchführung einer tubokornualen oder intramuralen Anastomose, eine Situation, wie man sie häufig bei nichtsterilisationsbedingten proximalen Verschlüssen vorfindet.

Endoskopische Verfahren zur Reanastomosierung der Tube müssen sich somit – sofern sie überhaupt erfolgreich sein können – auf die günstigeren Zustände nach Sterilisation beziehen.

Dieser Weg wurde parallel von 3 Arbeitsgruppen beschritten. Reich (1993) führte über 20 endoskopische Refertilisierungen mit einer Zwei-Naht-Technik in Anlehnung an Swolin (1988) durch. Die Schwangerschaftsrate betrug 35% (6117). Sedbon et al. (1989) publizierten eine hinsichtlich der Durchgängigkeit erfolgreiche endoskopische Refertilisierung jedoch ohne Eintritt einer Schwangerschaft. Von Gauwerky (1990) wurden nach umfangreichen experimentellen Untersuchungen 1988 erste endoskopische Anastomosen mit einer kombinierten Naht-Fibrinklebe-Technik durchgeführt. Insgesamt wurden 12 Patientinnen operiert, die drei zuerst operierten Patientinnen wurden intrauterin schwanger.

Dennoch bleibt diese Technik umstritten, zumal mikrochirurgische Verfahren bei niedriger EUG-Rate hervorragende Ergebnisse produzieren. Andererseits ist die Chance einer sekundär mikrochirurgischen Reanastomosierung nach erfolglosem endoskopischen Versuch kaum reduziert. Dennoch wird der Einsatz endoskopischer Reanastomosierungstechniken begrenzt bleiben, zumal lumenangleichende Techniken z.B. im Rahmen isthmisch-ampullärer Anastomosen endoskopisch kaum möglich sind.

9.7 Indikationen zur Tubenchirurgie

Zwei Dinge beeinflussen die Entscheidung zu einem tubenchirurgischen Verfahren, insbesonders in Abwägung alternativer reproduktionstechnologischer Möglichkeiten: Erstens die tatsächlichen Erfolgschancen eines tubenchirurgischen Eingriffs, gemessen an den Geburtenraten bzw. den Abort- und EUG-Raten. Andererseits der individuelle Wunsch der Patientin, der auch von religiösen oder ethischen Überlegungen geprägt sein kann, so daß z.B. IVF und ET als Alternativen von vornherein nicht in Frage kommen.

Die Indikationen nach objektiven Kriterien ergeben sich aus den im vorhergehenden Abschnitt

Tabelle 9.9.

Indikationen zur Tubenchirurgie

Mikrochirurgie:
- proximaler Tubenverschluß ohne weitere Pathologie
- Zustand nach Sterilisation, Resttubenlänge ≥4 cm

Operative Endoskopie:
- Distale Tubenpathologie, Grad I–III nach Donnez u. Casanas-Roux (1986)
- Adhäsionen

Kontraindikationen zur Tubenchirurgie
- Alter ≥40 Jahre
- Kombinierte Tubenpathologie.

dargelegten Ergebnissen, sie werden jedoch moduliert durch die klinikinternen Gegebenheiten, die die eine oder andere Methode favorisieren können.

Legt man Schwangerschaftsraten von 20% für die In-vitro-Fertilisation zugrunde (Diedrich u. Krebs 1990), wobei jedoch 1/5 der Schwangerschaften als Abort enden, so ergeben sich die in Tabellle 9.9 aufgeführten Indikationen. Kombinierte Tubenverschlüsse, d.h. zum Beispiel proximaler und peripherer Verschluß oder distaler Verschluß mit ausgedehnten Adhäsionen, stellen eine Kontraindikation zur operativen Korrektur dar, sofern es sich nicht nur um eine minimale assoziierte Pathologie handelt.

Für reproduktionschirurgische Maßnahmen wie auch die In-vitro-Fertilisation stellt ein Alter von 40 Jahren und mehr ebenfalls eine Kontraindikation dar, obwohl gerade von dieser Regel auch auf Druck der Patientinnen immer wieder eine Ausnahme gemacht wird.

9.8 Zusammenfassung und weitere Entwicklung der Tubenchirurgie

Zwei Entwicklungen haben die Reproduktionschirurgie in den letzten 3 Jahrzehnten revolutioniert, einerseits die Mikrochirurgie und andererseits die Entwicklung und Verbesserung der operativen Endoskopie. Letztere scheint für viele Indikationen der mikrochirurgischen Technik gleichwertig. Neue technologische Entwicklungen, wie die Laserchirurgie, haben an den Ergebnissen bisher nichts geändert. Somit bleibt die Frage: Wo liegt die künftige Entwicklung der Tubenchirurgie?

Für die operative Behandlung der distalen Tubenpathologie scheinen die Möglichkeiten ausgeschöpft, für die proximale Tubenpathologie stellen sich 2 Fragen, die in Zukunft geklärt werden müssen:

1. Welchen Stellenwert hat die endoskopische Reanastomosierungstechnik, und
2. welche Bedeutung haben hysteroskopische Verfahren zur Behebung kurzstreckiger intramuraler oder kornualer Verschlüsse (Confino et al. 1986, 1988).

Die endoskopische Refertilisierungstechnik wird einen sicheren Platz im Spektrum der Reproduktionschirurgie einnehmen, wenn es gelingt, diese Technik weiter zu verfeinern.

Es ist anzunehmen, daß die hysteroskopischen Möglichkeiten zur Korrektur einer proximalen Tubenpathologie begrenzt bleiben, zumal diese Verfahren der komplexen Struktur der Tube und ihrer Pathologie nicht gerecht werden.

9.9 Literatur

Adhesion Study Group (1983) Reduction of postoperative pelvic adhesions with intraperitoneal 32% dextran 70: a prospective, randomized clinical trial. Fertil Steril 40:612–619

The American Fertility Society (1988) The Amerian Fertility Society classifications of adnexal adhesions, distal tubal occlusion, tubal occlusion secondary to tubal ligation, tubal pregnancies, Müllerian anomalies and itrauterine adhesions. Fertil Steril 49:944–955

Boer-Meisel ME, te Velde ER, Habbema IDF, Kardaun WPF (1986) Predicting the pregnancy outcome in patients treated for hydrosalpinx: a prospective study. Fertil Steril 45:23–29

Bronson RA, Wallach EE (1977) Lysis of periadnexal adhesions for correction of infertility. Fertil Steril 28:613–619

Brosens I, Winston RML (1978) Reversibility of female sterilization. Academic Press, London, pp 1–95

Brosens I, Boeckx W, Gordts S, Vasquez G (1980) Funktionserhaltende Operationen bei Ovarialendometriose, Tubenschwangerschaft und Tubenokklusion. Gynäkologe 13:153–159

Brundin J, Dahlborn M, Ahlberg-Ahre E, Lundberg HJ (1989) Radionuclide hysterosalpingography for measurement of human tubal function. Int J Obstet 28:53–59

Burger K (1961) Über konservierende Operationen der Extrauteringravidität. Geburtshilfe Frauenheilkd 21:633–647

Buxton CL, Mastroianni L (1962) Surgical treatment of infertility. Obstet Gynecol 20:844–847

Carey M, Brown ST (1987) Infertility surgery for pelvic inflammatory disease: success-rates after salpingolysis and salpingostomy. Am J Obstet Gynecol 156:296–300

Confino E, Friberg J, Gleicher N (1986) Transcervical balloon tuboplasty. Fertil Steril 46:963–966

Confino E, Friberg J, Gleicher N (1988) Preliminary experience with transcervical balloon tuboplasty. Am J Obstet Gynecol 159:370–375

Cordua R (1952) End-zu-End-Vereinigung der Tubenstümpfe als Refertilisierungsmethode nach Madlenerschen Sterilisation. Geburthshilfe Frauenheilkd 12:922–926

Crane M, Woodruff D (1968) Factors influencing the success of tuboplastic procedures. Fertil Steril 19:810–820

Diamond E (1977) Microsurgical reconstruction of the uterine tube in sterilized patients. Fertil Steril 28:1203–1210

Diamond E (1979) A comparison of gross and microsurgical techniques for repair of cornual occlusion in infertility: A retrospective study, 1968–1978. Fertil Steril 32:370–376

Diedrich K, Krebs D (1990) Indikation und Ergebnisse zur in vitro Fertilisation (IVF), intratubarem Gameten- (GIFT) und Embryotransfer (EIFT). Gynäkologe 23:186–195

Donnez J, Casanas-Roux F (1986a) Prognostic factors of fimbrial microsurgery. Fertil Steril 46:200–204

Donnez J, Casanas-Roux F (1986b) Prognostic factors influencing the pregnancy rate after microsurgical cornual anastomosis. Fertil Steril 46:1089–1092

Donnez J, Casanas-Roux F (1988) Histology: a prognostic factor in proximal tubal occlusion. Europ J Obstet Gynecol Reprod Biol 29:33–38

Donnez J, Nisolle M, Casanas-Roux F (1989) CO2 Laser laparoscopy in tubal infertility. In: Donnez J (ed) Laser operative laparoskopy and hysteroscopy. Nauwelaerts, Leuven

Ellis H (1962) The aetiology of postoperative abdominal adhesions: an experimental study. Br J Surg 50:10–16

Ellis H (1971) The cause and prevention of postoperative intraabdominal adhesions. Surg Gynecol Obstet 133:497–511

Fienberg R (1937) Talcum powder granuloma. Arch Pathol 24:36–42

Frantzen C (1981) Experimentelle Untersuchung zur Physiologie der Eileitersegmente beim Kaninchen und deren Bedeutung für die mikrochirurgische Refertilisierung beim Menschen. Habilitationsschrift, Universität Düsseldorf

Frantzen Ch, Schlösser HW (1979) Die mikrochirurgische Refertilisierung nach Tubensterilisation. Dtsch Ärztebl 42:2715–2719

Frantzen Ch, Schlösser HW (1982) Microsurgery and postinfectious tubal infertility. Fertil Steril 38:397–402

Frantzen C, Schloesser HW (1984) Mikrochirurgie in der Gynäkoloige. Martins G, Schmidt-Gollwitzer M (Hrsg) Bücherei des Frauenarztes Bd 15. Enke, Stuttgart

Garcia CR, Mastroianni L (1980) Microsurgery for treatment of adnexal disease. Fertil Steril 34:413–424

Gauwerky JFH (1990) Pelviskopische Refertilisierung – Von der Entwicklung einer alternativen Anastomosierungstechnik bis zur ersten klinischen Anwendung. Ellipse 23: 317–322

Gauwerky JFH, Klose R (1990) Experimentelle pelviskopische Refertilisierung. Fertilität 6:29–33

Gauwerky JFH, Kubli F (1986) Intraabdominelle Adhäsionen – Ursachen, Vorbeugung und Behandlung. Fertilität 2:125–134

Gauwerky JFH, Mann J, Bastert G (1989) Intraperitoneal adhesions — the effect of fibrin glue and peritoneal grafts. Arch Gynecol Obstet 247:161–166

Gillet WR, Herbison GP (1989) Tubocornual anastomosis: surgical considerations and coexistent infertility factors in determining the prognosis. Fertil Steril 51:241–246

Gomel V (1977) Tubal reanastomosis by microsurgery. Fertil Steril 28:59–65

Gomel V (1980a) Causes of failed reconstructive tubal microsurgery. J Reprod Med 24:239–243

Gomel V (1980b) Microsurgical reversal of female sterilization: A reapraisal. Fertil Steril 33:587–597

Gomel V (1983a) Salpingo-ovariolysis by laparoscopy in infertility. Fertil Steril 40:607–611

Gomel V (1983b) Results of reconstructive infertility surgery. In: Gomel V (ed) Microsurgery in female infertility. Little, Brown & Company, Boston, pp 225–244

Gomel V (1983c) Causes of failure of infertility surgery. In: Gomel V (ed) Microsurgery in female infertility. Little, Brown & Company, Boston, pp 245–252

Gomel V, Taylor PJ (1986) Surgical endoscopy. In: Gomel V, Taylor PJ, Yuzpe AA, Rioux JE (eds) Laparoscopy and hysteroscopy in gynecologic practice. Year book medical publishers, Chicago, London, pp 140–168

Gordji M (1975) Pelvic adhesions and sterility. Acta Eur Fertil 6:279–285

Greenhill JP (1937) Evaluation of salpingostomy and tubal implantation for the treatment of sterility. Am J Obstet Gynecol 33:39–44

Gropper P, Kester D, McCraw R (1980) Introduction to microsurgery. Clin Obstet Gynecol 23:1145–1150

Hanton EM, Pratt JH, Banner EA (1964) Tubal plastic surgery at the Mayo Clinic. Am J Obstet Gynecol 89:934–939

Helman LM (1956) Tubal plastic operations. J Obstet Gynecol Br Commonw 63:852–858

Henry-Suchet J, Loffredo V, Tesquier L, Pez J (1985) Endoscopy (= tuboscopy) its prognostic value for tuboplasties. Acta Eur Fertil 16:139–145

Hepp H (1983) Gynäkologische Mikrochirurgie. Arch Gynecol 235:125–132

Hepp H, Scheidel P (1983) Mikrochirurgie in der Gynäkologie. Möglichkeiten und Grenzen mikrochirurgischer Techniken in der rekonstruktiven Tubenchirurgie. In: Zander J (Hrsg) Die Sterilität. Urban u. Schwarzenberg, München, S 81–90

Hodari AA, Vibhasiri S, Isaac AY (1977) Reconstructive tubal surgery for midtubal obstruction. Fertil Steril 28:620–623

Holtz G (1984) Prevention and management of peritoneal adhesions. Fertil Steril 41:497–507

Hucke J, Schlösser HW, Campo RL, Salem H (1990) Indikationen und Ergebnisse der mikrochirurgischen Verfahren zur Behandlung der weiblichen Sterilität. Gynäkologe 23:196–202

Hulka JF, Omran K, Berger GS (1978) Classification of adnexal adhesions: a proposal and evaluation of its prognostic value. Fertil Steril 30:661–665

Jessen H (1971) 45 operations for sterility. Acta Obstet Gynecol Scand 50:105–108

Kleinstein J, Gips H, Genis E, Khanga O (1989) Therapeutische Maßnahmen bei mechanisch bedingter weiblicher Sterilität. Fertilität 5:1–5

Knightly JJ, Agostino D, Clifton EE (1962) The effect of fibrinolysin and heparin on the formation of peritoneal adhesions. Surgery 52:250–258

Lamb EJ, Moscovitz W (1972) Tuboplasty for infertility. Int J Fertil 17:53–57

Laatikainen TJ, Tenhunen AK, Venesma PK, Apter DL (1988) Factors influencing the success of microsurgery for distal tubal occlusion. Arch Gynecol Obstet 243:101–106

Leventhal JM (1989) Tubal reconstructive surgery. In: Sanfilippo JS, Levine RL (eds) Operative Gynecologic Endoscopy. Springer, Berlin Heidelberg New York Tokyo

Levinson C, Swolin K (1980) Postoperative adhesions: Etiology, prevention and therapy. Clin Obstet Gynecol 23:1213–1220

Mage G, Pouly JL, Bouquet de Joliniere J, Chabrand S, Rioualion A, Bruhat MA (1986) A preoperative classification of predict the intrauterine and ectopic preganacy rates after distal tubal microsurgery. Fertil Steril 46:807–810

Marana R, Muscatello P, Cinque B, Dell'Aqua S, Manusco S (1989) Perlaparoscopic salpingoscopy versus laparoscopy and hysterosalpingography: Comparison of results. 45th Annual Meeting of the American Fertility Society, San Francisco

McCormick WG, Torres J, McCanne LR (1979) Tubal reanastomosis, an update. Fertil Steril 31:689–692

Mulligan WJ (1966) Results of salpingostomy. Int J Fertil 11:424–426

Neubüser D (1982) Refertilisierung nach Tubensterilisation. Gießener Gynäkologische Fortbildung. Thieme, Stuttgart, S 129–135

Owen Er, Pickett-Heaps AA (1977) The microsurgical fallopian tube reconstruction. Aust NZ J Surg 47:300–308

Paterson P, Wood C (1974) The use of microsurgery in the

reanastomosis of the rabbit fallopian tube. Fertil Steril 25:757–761

Paterson P, Wood C, Downing B (1977) Microsurgical tubal anastomosis for sterilization reversal. Med J Aust 2(17): 560–561

Puttemans P, Brosens IA, Delatin P, Vasquez G, Boeckx W (1987) Salpingoscopy versus hysterosalpingography in hydrosalpinges. Hum Reprod 2:535–540

Reich H, McGlynn F, Parente C, Sekel L, Levie M (1993) Laparoscopic tubal anastomosis. The Journal of the American Association of Gynecologic Laparoscopists 1, 1:16–19

Rock J, Mulligan WJ, Easterday CL (1954) Polyethylene in tuboplasty. Obstet Gynecol 3:21–28

Rosenberg SM, Board JA (1984) High-molecular weight dextran in human infertility surgery. Am J Obstet Gynecol 148: 380–385

Ryan GB, Grobety J, Majno G (1971) Postoperative peritoneal adhesions. A study of the mechanisms. Am J Pathol 65:117–148

Scheidel P, Hepp H (1981) Die mikrochirurgische Therapie der tubaren Sterilität. Überlegungen zur standardisierten Erfolgskontrolle. IX. Akademische Tagung deutschsprechender Hochschullehrer in der Gynäkologie und Geburtshilfe, 21.–24. 10. 81, Basel

Schlösser HW, Frantzen C, Mansour N, Verhoeven HC (1983) Sterilisation – Refertilisierung. Geburtshilfe Frauenheilkd 43:213–216

Sedblon E, Bouguet Delajolinieres J, Boudouris O, Madelenat P (1989) Tubal desterilization through exclusive laparoscopy. Hum Reprod 4:158–159

Seiler JC (1983) Factors influencing the outcome of microsurgical tubal ligation reversals. Am J Obstet Gynecol 146: 292–295

Siegler AM (1969) Salpingoplasty: Classification and report of 115 operations. Obstet Gynecol 34:339–344

Siegler AM, Kontopoulos V (1979) An analysis of macrosurgical and microsurgical techniques in the management of tuboperitoneal factor in infertility. Fertil Steril 32:377–383

Siegler AM, Perez RJ (1975) Reconstruction of fallopian tubes in previously sterilized patients. Fertil Steril 26:383–392

Silber SJ, Cohen R (1980) Microsurgical reversal of female sterilization: The role of tubal length. Fertil Steril 33:598–601

Swolin K (1967) Beiträge zur operativen Behandlung der weiblichen Sterilität. Acta Obstet Gynecol Scand 46:4–20

Swolin K (1975) Electromicrosurgery and salpingostomy: Long term results. Am J Obstet Gynecol 121:418–419

Swolin K (1988) Tubal anastomosis. Hum Reprod 3:177–178

Umezaki C, Katayama P, Jones HW Jr (1974) Pregnancy rates after reconstructive surgery on the fallopian tubes. Obstet Gynecol 43:418–424

Vammen AN, Gideon WP, Elkins JP (1979) Reanastomosis of the previously ligated fallopian tube. Fertil Steril 32: 652–656

Verhoeven HC (1986) Infertilitätsmikrochirurgie – Möglichkeiten und Grenzen. Krankenhausarzt 59:830–835

Walz W (1959) Sterilitätsoperationen an der Tube mit Hilfe eines Operationsmikroskops. Z Geburtshilfe Gynäkol 153:49–55

Wiedemann R, Scheidel R, Wiesinger H, Hepp H (1987) Die Pathologie des proximalen Tubenverschlusses – Morphologische Auswertungen. Geburtshilfe Frauenheilkd 47:96–100

Wiedemann R, Hepp H (1989) Zur differenzierten Indikationsstellung der operativen Techniken in der Reproduktionsmedizin – Mikrochirurgie, IVF und ET, GIFT und TET. Geburtshilfe Frauenheilkd 49:416–422

Williams GFJ (1973) Fallopian tube surgery for reversal of sterilization. Br Med J 1:599–601

Winston RML (1975) Microsurgical reanastomosis of the rabbit oviduct and its functional and pathological sequelae. Br J Obstet Gynecol 82:513–522

Winston RML (1977) Microsurgical tubocornual anastomosis for reversal of sterilization. Lancet 1:284–287

Winston RML (1978) Tubal anastomosis for eversal of sterilization in 45 women. In: Brosens I, Winston RML (Hrsg): Reversibility of Female Sterilization. Academic Press, London, pp 55–59

Winston RML (1980a) Reversal of tubal sterilization. Clin Obstet Gynecol 24:521–530

Winston RML (1980b) Microsurgery of the fallopian tube: from fantasy to reality. Fertil Steril 34:521–530

Young DE, Egan JE, Barlow JJ, Mulligan WJ (1970) Reconstructive surgery for infertility at the Boston hospital for woman. Am J Obstet Gynecol 108:1092–1097

10 Fertilitätsstörungen des Mannes – Diagnostik und Therapie

W.-B. Schill

10.1 Einleitung

Die Diagnostik und Therapie der männlichen Fertilitätsstörungen darf keinesfalls vernachlässigt werden, da der männliche Faktor in einer sterilen Ehe bei 40–50% liegt und daher die Abklärung des Mannes mit am Anfang jeder Sterilitätsdiagnostik stehen muß. Als Ursachen für eine Subfertilität bzw. Infertilität beim Mann kommen primäre und sekundäre Hodenschäden sowie extratestikuläre Störungen im Bereich der ableitenden Samenwege (Verschluß, Stenose), der akzessorischen Geschlechtsdrüsen (Adnexitis) und der Ejakulation (z. B. retrograde Ejakulation) in Frage. Auch könnten Arzneimittelnebenwirkungen, immunologische und psychosoziale Faktoren als Sterilitätsursache von Bedeutung sein. Aufgrund des Spermiogrammbefundes lassen sich die folgenden Sterilitätsfaktoren unterscheiden:

- Störungen der Spermatozoenmotilität, -zahl, -morphologie (Astheno-, Oligo-, Teratozoospermie).
- Störungen der Biochemie und Funktion der Spermatozoen (Enzymdefekte, fehlende Akrosomreaktion etc.).
- Störungen des Ejakulatvolumens (Hypo-, Hyperspermie).
- Störungen der Spermaverflüssigung (Viskosipathie).
- Störungen der Biochemie des Seminalplasmas (Fruktosemangel, gestörtes Gleichgewicht von Enzymsystemen etc.).
- Störungen immunologischer Natur (Spermatozoenagglutinine, -immobilisine).

– Störungen entzündlicher Natur (Samenweginfektion durch Mikroorganismen).

Unter ätiopathogenetischen Gesichtspunkten muß man allerdings die zusammengestellten vielfältigen Störmöglichkeiten in Betracht ziehen, die zu einer Veränderung des Spermiogrammes führen und damit eine herabgesetzte männliche Fertilität bedingen können.

Ursachen der Oligozoospermie

1. *Primäre tubuläre Insuffizienz*
   - Genetische Ursachen (z. B. Klinefelter, inkompletter Spermatogenesestopp),
   - Maldescensus testis, Ectopia testis,
   - Leydig-Zellinsuffizienz,
   - Orchitis (z. B. Mumps),
   - Durchblutungsstörungen,
   - physikalische Ursachen (z. B. Varikozele, Trauma),
   - Intoxikationen (z. B. Blei, Kadmium, chlorierte Kohlenwasserstoffe),
   - Medikamente (z. B. Zytostatika, Hormone),
   - Streß.
2. *Sekundäre tubuläre Insuffizienz*
   - Hypothalamisch-hypophysäre Ursachen (z. B. relative HVL-Insuffizienz, Hyperprolaktinämie).
3. *Extratestikuläre Störungen*
   - Adnexitis,
   - Transport- und Entleerungsstörungen,
   - Stenosen im Bereich der ableitenden Samenwege.
4. *Idiopathisch*
5. *Artefakte*
   - zu kurze Karenzzeit,
   - fehlerhafte Spermagewinnung.

Ursachen der Asthenozoospermie

- Fehlbildung der Spermatozoen (Schwanzdefekte etc.),
- Stoffwechselstörungen der Spermatozoen,
- gestörte Nebenhodenfunktion (Reifung, Speicherung),
- relativer Androgenmangel,
- entzündliche Adnexprozesse (E. coli-Infektion etc.),
- Störung der Prostata- und Bläschendrüsenfunktion (angeboren, postinflammatorisch, vegetativ-funktionell),
- Viskositätsstörungen,
- Wärmeschäden (Varikozele, Fieber, exogene Wärmezufuhr),
- Toxine,
- Medikamente (Nitrofurantoin, Gentamycin etc.),
- Spermatozoenantikörper,
- Streß,
- Artefakte (plötzliche Temperaturschwankungen post ejaculationem, spermizide Substanzen),
- idiopathisch.

Ursachen der Teratozoospermie

- Spermatozoendefekte (z. B. Globozoospermie, Nekrozoospermie),
- Varikozele,
- Arzneimittel,
- Streß,
- idiopathisch.

Ursachen der Azoospermie

- Mechanische Verschlüsse der ableitenden Samenwege (angeboren, erworben),
- Transportaspermie (organisch-psychogen),
- retrograde Ejakulation,
- Hodenparenchymschäden, (z. B. tubuläre Insuffizienz infolge Depopulation, Sertoli-Cell-Only-Syndrom, Tubulusschattenbildung, postorchitische Narbenbildung),
- Spermatogenesestopp,
- hormonelle Insuffizienz (Androgenmangel bei HVL-Insuffizienz).

10.2 Diagnostik männlicher Fertilitätsstörungen

Die andrologische Diagnostik dient der Beurteilung des Fertilitätszustandes des männlichen Partners in einer kinderlosen Ehe. Dabei soll nach Möglichkeit die Ursache der Infertilität aufgedeckt werden, um durch gezielte therapeutische Maßnahmen das Infertilitätshindernis zu beseitigen und die Fertilität wiederherzustellen. Die diagnostischen Maßnahmen bestehen aus klinischen und laboranalytischen Untersuchungsverfahren, wobei naturgemäß der Spermaanalyse eine zentrale Stellung in der Diagnostik zukommt, unter besonderer Berücksichtigung der Spermatozoenfunktion. Mit allem Nachdruck muß an dieser Stelle darauf hingewiesen werden, daß unabhängig von der Spermaanalyse in keinem Fall auf die *klinische Untersuchung* des Patienten verzichtet werden darf. Dies um so mehr, da das Ejakulat das Produkt der Sekrete aus Hoden, Nebenhoden und akzessorischen Geschlechtsdrüsen darstellt und der Spermabefund lediglich das uncharakteristische Symptom einer zugrundeliegenden somatischen Störung ist.

Die *andrologische Labordiagnostik* beginnt mit einer orientierenden Untersuchung des Ejakulats, die in jeder ärztlichen Praxis von entsprechend trainiertem medizinischem Hilfspersonal durchgeführt werden kann. Ergibt die wiederholte Untersuchung einen pathologischen Spermabefund, so kann eine aufwendige *interdisziplinäre Diagnostik* notwendig sein, die u. U. die Einbeziehung mehrerer klinischer Fächer erforderlich macht und daher vorzugsweise an einem andrologischen Zentrum durchgeführt werden sollte (s. Übersicht).

Diagnostisches Vorgehen zur Abklärung eines männlichen Sterilitätsfaktors

- *Erstuntersuchung:* Anamnese, körperliche Untersuchung, Spermiogramm.
- *Kontroll- und Zusatzuntersuchungen:* Erweiterte Spermaanalyse, funktionelle Spermadiagnostik, Hormondiagnostik, Mikrobiologie, Hodenbiopsie, Immunologie, Kerngeschlecht.
- *Interdisziplinäre Untersuchungen:* Weiterführende Diagnostik in enger Kooperation mit Gynäkologie, Urologie, Endokrinologie, Neurologie, Psychiatrie, Zytogenetik.

10.2.1 Klinische Untersuchung

Die klinische Untersuchung des Patienten ist essentieller Bestandteil jeder andrologischen Diagnostik. Man unterscheidet die *anamnestische Befragung* und die *körperliche Untersuchung* des Patienten mit Inspektion des ganzen Integumentes und subtiler Palpation des männlichen Genitalapparates einschließlich Zuhilfenahme *physikalischer Untersuchungsverfahren* wie Thermographie, Dopplersonographie, Sonographie von Hoden und Prostata, Phlebographie und Röntgendiagnostik (z. B. Sellaaufnahme).

10.2.1.1 Anamnese

Eine gründliche anamnestische Befragung des Patienten, die ohne Zeitdruck erfolgen muß, läßt häufig bereits Rückschlüsse auf die Ursache einer Fertilitätsstörung zu. Bewährt hat sich die Verwendung von standardisierten Anamnesebögen.

Außer der *Familienanamnese* (Kinderlosigkeit in der Familie, Diabetes, Hypertonus) interessieren vor allem im Rahmen der *Eigenanamnese* Kinderkrankheiten (chronisch-rezidivierende Infekte, Hodenhochstand, Herniotomie, Diphtherie, Typhus) und postpuberale Erkrankungen (Geschlechtskrankheiten, Mumpsorchitis, Lebererkrankungen, Typhus, Malaria). Wichtig sind insbesondere Erkrankungen, die in den letzten Monaten abgelaufen sind. So können z. B. Virusinfekte (Masern, Hepatitis) und hohes Fieber unterschiedlichster Genese zu einer vorübergehenden Bremsung der Spermatogenese führen, die bis zur Azoospermie gehen kann (Abb. 10.1). Verletzungen, operative Eingriffe im Unterbauch und im Genitalbereich müssen erfragt werden, da sie zu Transport- und Entleerungsstörungen des Spermas führen können. Wichtig sind Hinweise auf Gefäßerkrankungen, schwere Allgemeinerkrankungen und Stoffwechselstörungen (Diabetes mellitus).

Die *Berufsanamnese* ist ebenfalls wichtig, da überdurchschnittlicher Streß und Umweltschadstoffe (Strahlen, Isotope, Anästhetika, organische Lösungsmittel, Kunststoffmonomere, Schwermetalle, z. B. Quecksilber, Blei, Kadmium) die Spermaqualität negativ beeinflussen können (Steeno u. Pangkahila 1984).

Die *Sexualanamnese* sollte das Alter des Patienten und dessen sexuelle Entwicklung kurz streifen (erste Rasur, erster GV), auf das Sexualverhalten in der Ehe eingehen (Häufigkeit des GV, Potenzstörungen, Ejaculatio praecox), nach anderen Partnerinnen fragen, insbesondere, ob bereits Kinder aus dieser oder einer anderen Verbindung existieren. Man fragt nach der Dauer der Ehe und der Dauer des Kinderwunsches, der Verwendung von Verhütungsmitteln, nach gezielten Kohabitationen zum Ovulationstermin unter Einbeziehung der Methode der Basaltemperaturmessung und früher durchgeführten andrologischen und urologischen Untersuchungen und Therapieversuchen. Sexuelle Probleme können mit vegetativen Störungen eng verknüpft sein, so daß Fragen nach Stuhlgewohnheiten, Miktionshäufigkeit, Brennen beim Wasserlassen, Druckgefühl im Leisten-, Skrotal- oder Dammbereich, Schlafstörungen, Appetitlosigkeit, Bauchschmerzen, Herzklopfen und Streßgefühl durchaus berechtigt sind. Auch die psychische Situation des Patienten und die Beziehung zum Partner müssen berücksichtigt werden.

Wichtige Informationen erhält man durch die *Medikamenten-* und *Genußmittelanamnese* (Nikotin, Alkohol, Arzneimittel), wobei insbesondere

Andrologischer Anamnesebogen

Vertraulich, nur zur Arztinformation!

Wir möchten den Patienten bitten, die folgenden Fragen sorgfältig durchzulesen und, wenn möglich, zu beantworten (Zutreffendes bitte ankreuzen):

1. Besteht Kinderwunsch? ☐ ja ☐ nein
2. Kommen Sie wegen Potenzstörungen? ☐ ja ☐ nein
   (wenn ja, dann bitte auch Anlage 1 ausfüllen)
3. Alter bei der Untersuchung ..... Jahre
4. Beruf ....
5. Größe ..... cm Gewicht..... kg
6. Verheiratet seit ..... Jahren ☐ ja ☐ nein
7. Wenn nicht verheiratet, feste Partnerin seit ..... Jahren ☐ ja ☐ nein
8. Kinderwunsch seit ..... Jahren ☐ ja ☐ nein
9. Haben Sie bereits eigene Kinder? ☐ ja ☐ nein
   wenn ja, wieviele .....
10. Wird Geschlechtsverkehr gezielt zum Eisprung durchgeführt? ☐ ja ☐ nein
    wenn ja, seit ..... Jahren

11a. Voruntersuchungen, wenn ja
    Spermiogramm (Samenuntersuchung)
    wann: ..... wo: ....
    Hormonuntersuchung
    wann: ..... wo: ....
    andere Untersuchungen zur Abklärung von Fertilitätsstörungen
    wann: ..... wo: ....

11b. Bisherige Behandlungen:............ ☐ ja ☐ nein

12. Verwendeten Sie bisher Verhütungsmittel? ☐ ja ☐ nein
    wenn ja, welche? ....
13. Wie häufig haben Sie Geschlechtsverkehr?
    durchschnittlich ..... mal/pro Woche
14. Alter der Ehefrau (Partnerin) bei der Untersuchung ..... Jahre
15. Periode regelmäßig? ☐ ja ☐ nein
16. Besteht ein Eisprung? ☐ ja ☐ nein

17a. Ist Ihre Ehefrau (Partnerin) beim Frauenarzt in Untersuchung? ☐ ja ☐ nein
    wenn ja, Adresse des Frauenarztes ....
    ....

17b. Sind bei den gynäkologischen Untersuchungen krankhafte Veränderungen festgestellt worden?
    ....
    ....
    Sims-Huhner-Test..

18. Wird bei Ihrer Ehefrau (Partnerin) eine Behandlung durchgeführt oder ist eine Behandlung bzw. ein Eingriff vorgesehen? ☐ ja ☐ nein
    wenn ja: Tubendurchblasungsoperation ....
    welche? ....
    Behandlung mit Tabletten oder Spritzen (Hormone) ....
    Inseminationen ....
    IVF / GIFT ....
    Ergebnis: ....
19. Fehlgeburten? ☐ ja ☐ nein
    Frühgeburten? ☐ ja ☐ nein
    Eheliche/uneheliche Kinder? ☐ ja ☐ nein
20. Erste Masturbation mit ..... Jahren
21. Erster Geschlechtsverkehr mit ..... Jahren

22. Erste Rasur mit ..... Jahren
    Häufigkeit derzeit .....
23. Kommt es gegenwärtig zu nächtlichen Samenergüssen? ☐ ja ☐nein
24. Bestehen zur Zeit morgendliche Gliedversteifungen? ☐ ja ☐ nein
25. Unvollständige Gliedversteifung beim Geschlechtsverkehr ☐ ja ☐ nein
    wenn ja, seit .....
26. Vorzeitiger Samenerguß beim Geschlechtsverkehr? ☐ ja ☐ nein
    (nach weniger als 1/2 Minute)
    wenn ja, seit .....
27. Der Samenerguß ist kräftig, stoßweise ☐ ja ☐ nein
28. Mangel an Libido (sexuelles Begehren)? ☐ ja ☐ nein
    wenn ja, seit .....
29. Rauchen Sie? ☐ ja ☐ nein
    wenn ja, wieviel täglich .....
30. Alkoholkonsum, wenn ja, wieviel täglich? ..... ☐ ja ☐ nein
31. Hatten Sie in den letzten Monaten eine fieberhafte Erkrankung? ☐ ja ☐ nein
    wenn ja, welche? ....
32. Nehmen Sie oder nahmen Sie in den letzten Monaten regelmäßig Medikamente ein? ☐ ja ☐ nein
    wenn ja, welche (z. B. Antiandrogene, Zytostatika, Antibiotika, Blutdruckmittel, Beruhigungsmittel, Schlafmittel, Kopfschmerzmittel) .... ☐ ja ☐ nein
    Dosierung? ....
33. Hatten oder haben Sie: (Zutreffendes unterstreichen: wenn ja, wann:)

Hodenhochstand	Schwere Grippe
Mumps	Diabetes (Zucker)
Hodenentzündung	Hochdruck
Nebenhodenentzündung	Leberkrankheiten
Geschlechtskrankheiten	Beschneidung
Ausfluß aus der Harnröhre	Verletzungen im Genitalbereich
Prostataentzündungen	Leistenbruchoperationen
Unbestimmte Beschwerden im Genitalbereich	Andere Operationen im Genitalbereich
Tuberkulose	Allgemeinerkrankungen
Diphtherie	Heuschnupfen
Typhus	Allergisches Bronchialasthma
Infektionskrankheiten	Endogenes Ekzem (Neurodermitis, Atopie)

34. Sind in Ihrer Familie (nur Blutsverwandschaft) kinderlose Ehen, Störungen des Erbgutes (z. B. Erbkrankheiten, Mißbildungen) oder gehäufte Fehlgeburten bekannt? ☐ ja ☐ nein
35. Fühlen Sie sich zur Zeit gesund? ☐ ja ☐ nein
36. Welchen von den folgenden äußeren Einflüssen sind Sie im Beruf oder in der Freizeit ausgesetzt? (Zutreffendes unterstreichen)

Lärm	andere Chemikalien, welche?
Hitze	Industrieemissionen
ionisierende Strahlen	Streß
Schwermetalle	Unregelmäßige Arbeitszeit
Insektizide	Häufiger Saunabesuch
Pflanzenschutzmittel	Heiße Bäder
Lösungsmittel	

37. Wohnen Sie in (bitte Zutreffendes unterstreichen)
    Innenstadt, Stadtbereich, Land
    verkehrsreich / ruhig
38. Wo befindet sich ihr Arbeitsplatz?
    Innenstadt, Stadtbereich, Land
    verkehrsreich / ruhig

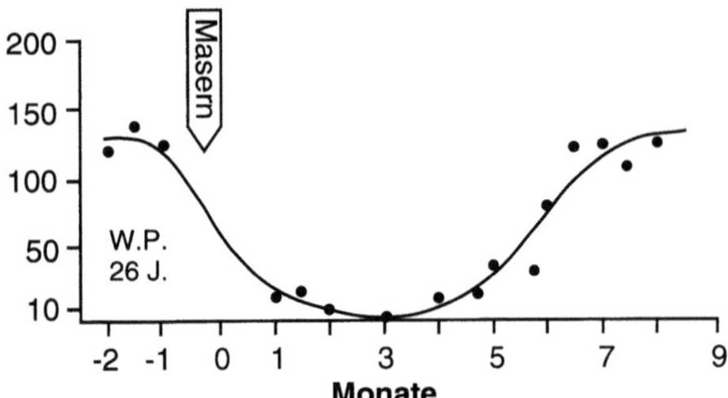

Abb. 10.1. Hemmung der Spermatogenese durch Virusinfektion. Etwa 3 Monate nach Auftreten von Masern Eintreten einer Azoospermie, anschließend allmähliche Restitutio ad integrum

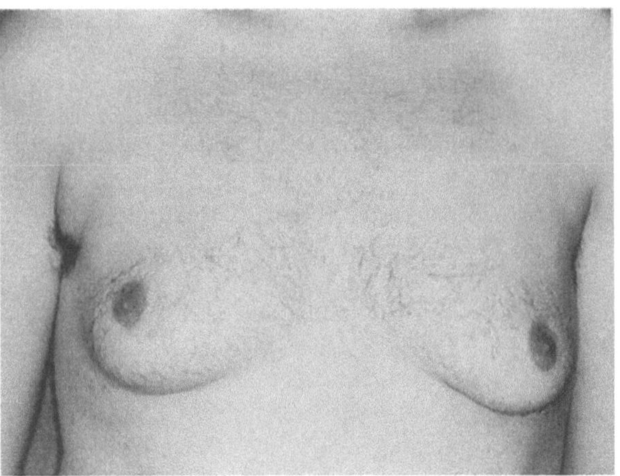

Abb. 10.2. Beidseitige Gynäkomastie bei einem 24jährigen Mann mit idiopathischer Genese

nach Psychopharmaka, Antihypertensiva, Antibiotika, Zytostatika, Antiandrogenen, Hormonpräparaten, Schlaf- und Beruhigungsmitteln, Kopfschmerzmitteln und Antiepileptika gefragt werden muß (Binder 1981; Schill u. Przybilla 1983).

Schließlich sind Fragen nach dem *gynäkologischen Befund* und der bisher eingeschlagenen Therapie notwendig. Besondere Bedeutung wird dem Ergebnis des Postkoitaltests nach Sims-Huhner beigemessen, der Zyklusanamnese, dem Alter der Partnerin, dem Nachweis ovulatorischer Zyklen, Befund der Eileiter, Fehl- und Frühgeburten, vorehelichen Kindern oder Kindern aus früheren Ehen.

10.2.1.2 Körperliche Untersuchung

Die Beachtung der *Körperproportionen* (eunuchoider Hochwuchs), der Muskel- und Fettverteilung und der Kopf-, Bart- und Terminalbehaarung (Körper, Achseln, Pubes) kann bei der körperlichen Untersuchung des Patienten bereits zu Hinweisen führen, ob eine prä- oder postpuberale Hodenfunktionsstörung vorliegt (Nieschlag 1979). Besonders auf das Vorhandensein einer *Gynäkomastie* (Abb. 10.2) muß geachtet werden (Laube 1981).

Bei der *Inspektion des Genitales* werden die Genitalhaarbegrenzung (horizontal, dreieckförmig) und Größe, Lage und Form von Penis und Skrotum registriert. Das Präputium wird durch den Patienten zurückgestreift, um eine Phimose, Balanitis oder Hypospadie nicht zu übersehen. Die Untersuchung des Skrotalinhaltes beginnt mit der *Palpation* der Hoden (normale Größe 15–25 ml, gemessen durch Vergleichspalpation mit einem Orchidometer nach Hynie bzw. Prader). Die Hodenoberfläche ist glatt, die Konsistenz prall-elastisch. Im Gegensatz dazu ist die Hodenkonsistenz bei Parenchymschäden weich bis schlaff. Verhärtungen lassen sich nur selten klinisch nachweisen. Die Nebenhoden sind zart und gut abgrenzbar (keine Verhärtungen der Spermatozelen), der Ductus deferens ist glatt (Fehlen bei Agenesie). Die Palpation der Leiste läßt eine Hernia inguinalis ausschließen. Die *rektale Untersuchung* der Prostata bei gebeugt nach vorn stehendem Patienten (normale Größe: braun-kastaniengroß) gibt Auskunft über Konsistenz (entspricht dem kontrahierten Daumenballen), Abgrenzbarkeit gegenüber der Umgebung und Verhärtungen. Die Bläschendrüsen lassen sich nur im Stehen palpieren, wenn sie postinflammatorisch verdickt sind.

Von besonderer Wichtigkeit ist der klinische *Ausschluß einer Varikozele,* die durch eine Insuffizienz der V. spermatica interna bedingt ist und zu einer korkenzieherartigen Erweiterung des Plexus pampiniformis bei stehendem Patienten (meist links) führt (Abb. 10.3). Die Varikozele muß von einem erweiterten oder geschlängelt verlaufenden Nebenhoden abgegrenzt werden. Durch ein *Valsalva-Preßmanöver* läßt sich die V.-spermatica-Insuffizienz deutlicher darstellen.

10.2.1.3 Physikalische Untersuchungsverfahren

Von Bedeutung ist die Erkennung der *subklinischen (okkulten) Varikozele,* da diese durch die herkömmlichen Methoden (Inspektion, Palpation, Valsalva-Preßversuch) nicht erfaßt werden kann (Jecht et al. 1979; Jecht u. Zeitler 1982). Zum Nachweis der V.-spermatica-Insuffizienz sind daher technische Hilfsmittel erforderlich. Beim Vorliegen

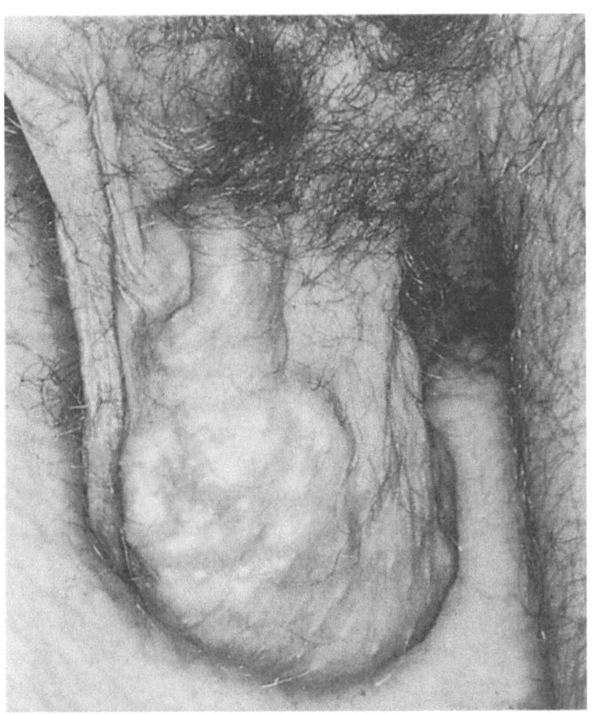

Abb. 10.3. Klinisch ausgeprägte idiopathische Varikozele bei Vena-spermatica-Insuffizienz mit korkenzieherartiger Erweiterung des linken Plexus pampiniformis

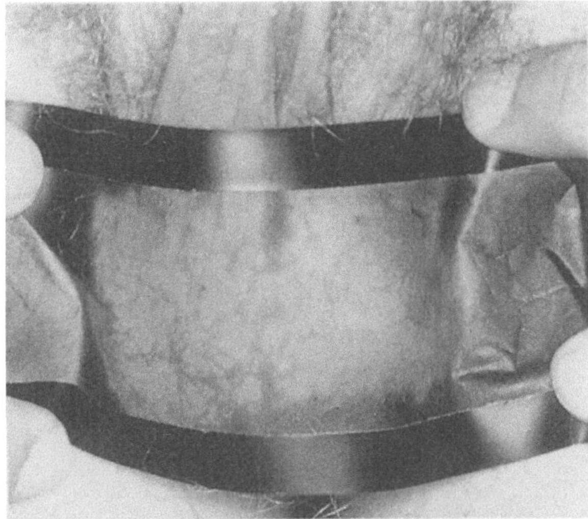

Abb. 10.4. Kontaktthermographie zum Nachweis einer linksseitigen Varikozele. Durch Auflegen von Thermostrips (Bayer, Leverkusen) an das Skrotum Sichtbarmachen einer hyperthermen Zone

einer Hydrozele, Spermatozele oder Funikulozele hilft die *Diaphanoskopie* im abgedunkelten Raum, die Hohlraumbildungen von soliden Tumoren (Ausnahme: hämorrhagischer Inhalt) zu unterscheiden. Hodentumoren werden durch *sonographische Verfahren* diagnostiziert und müssen unmittelbar nach Stellen der Verdachtsdiagnose der chirurgischen Therapie zugeführt werden.

Thermographie

Unterschiedliche Hauttemperaturen im Bereich des Skrotums lassen sich mit Hilfe der *Telethermographie* (Erfassung der Infrarotstrahlung) oder durch *Kontaktthermographie* (Flüssigkristallthermographie oder Plattenthermographie) nachweisen (Pust et al. 1983). Hypertherme Zonen beim Vorliegen einer Varikozele lassen sich auch durch Auflegen von Kontaktstreifen (Thermostrips, Bayer; Varicoscreen) erkennen (Abb. 10.4). Schließlich ermöglicht die *Kontaktthermometrie* (z. B. mit dem Kontaktthermometer „Digimed"), eine Links-Rechts-Seitendifferenz (> 1 °C) zu erkennen, die je nach klinischem Befund für eine Varikozele, Epididymitis oder Orchitis spricht (Hornstein et al. 1983).

Ultraschalldiagnostik

Der Nachweis eines venösen Refluxes infolge Insuffizienz der V. spermatica interna im Rahmen eines Valsalva-Preßmanövers läßt sich ohne großen zeitlichen und apparativen Aufwand durch Ultraschalluntersuchung mit Hilfe einer Dopplersonde durchführen (Ebert et al. 1980). Die *Ultraschalldopplersonde* (z. B. das unidirektionale Pocket-Gefäßdoppler-Gerät P 208 der Firma Kranzbühler & Sohn, Solingen) erlaubt mit Hilfe des Dopplereffektes den Blutrückfluß nachzuweisen. Im Prinzip reflektieren die Erythrozyten die von der Sonde ausgehenden Schallwellen mit einer charakteristischen Frequenzverschiebung und dienen somit als Signalgeber, wobei der gerichtete Rückfluß des Blutes akustisch hörbar gemacht wird bzw. mit einem Schreiber aufgezeichnet werden kann. Die Geräuschhöhe entspricht der Strömungsgeschwindigkeit, die Lautstärke dem Strömungsvolumen. Unter Verwendung der bidirektionalen Technik (z. B. Doppler 62, Fa. Kranzbühler & Sohn, Solingen; Sonodop 4000 von Sonotechnik GmbH, Poing bei München) kann zusätzlich die Strömungsrichtung aufgezeichnet werden (Meisel 1983).

Bei stehendem Patienten wird der Kopf der Dopplersonde mit einem Winkel von 45 ° auf das Gefäßbündel des Funiculus spermaticus aufgesetzt (Abb. 10.5). Die Pulsationen der A. spermatica dienen als topographische Marker. Ist das nicht möglich, kann durch pumpende Bewegung der tasten-

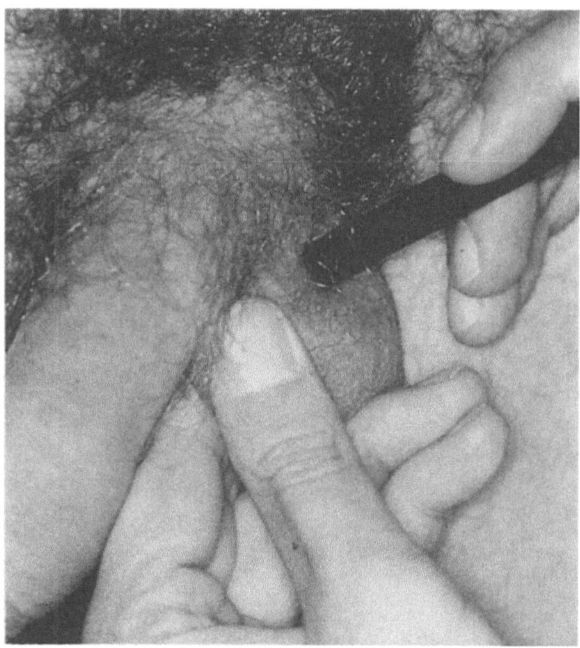

Abb. 10.5. Aufsuchen des Gefäßbündels des Funiculus spermaticus mit dem Schallkopf eines Gefäßdopplergerätes

den Finger die Blutsäule des Venenplexus in Bewegung gesetzt werden. Die Sonde wird dort aufgesetzt, wo das Strömungsgeräusch am stärksten ist.

Die *Sonographie* eignet sich bei Hodenschwellung zur Differentialdiagnose eines zystischen (Hydrozelen, Spermatozelen) von einem soliden Skrotalinhalt (Tumor, Entzündung). Dadurch können testikuläre von extratestikulären Veränderungen unterschieden werden. Eine Abgrenzung der Tumoren von Entzündungen ist jedoch nicht in allen Fällen möglich (Bode et al. 1979). Schließlich gibt die Sonographie der Prostata und der Bläschendrüsen Informationen über Zystenbildungen, Gefäßanomalien, Verkalkungen und Konkremente in beiden Organen, die ursächlich für eine Transportstörung der Spermatozoen in Frage kommen könnten.

Phlebographie

Zur Sicherung der Diagnose einer okkulten Varikozele bedingt durch eine V. spermatica-Insuffizienz ist eine transfemorale retrograde Röntgenkontrastdarstellung der V. spermatica interna erforderlich. Die Phlebographie wird ohne Prämedikation in Lokalanästhesie von einem Radiologen unter Bildverstärker-Fernsehdurchleuchtung und Serienangiographie durchgeführt (Zeitler et al. 1979). Die perkutane Spermatikaphlebographie ist die einzige Methode, bei der keine falsch-positiven Befunde erhoben werden.

Diaphanoskopie

Beim Durchleuchten eines Tumors mit der Taschenlampe im abgedunkelten Raum findet man eine positive Diaphanie beim Vorliegen von Zysten (Hydrozele, Spermatozele, Funikulozele), während bei soliden Tumoren oder Zysten mit hämorrhagischem Inhalt die Diaphanie negativ ausfällt.

Spezielle Untersuchungsmethoden

Stehen urologische Fragestellungen im Vordergrund (z. B. mechanische oder funktionelle Blasenentleerungsstörungen), so werden *urodynamische Untersuchungsverfahren* (Uroflowmetrie) und die *retrograde Urethrographie* herangezogen.

Unter den endoskopischen Verfahren wird die instrumentelle *Spermatozystographie* mit urethroskopischer Sondierung der Mündungen der Samenleiter am Colliculus seminalis selten eingesetzt. Bei Verdacht auf Strikturen und Anomalien (Divertikel, Klappenbildung etc., Fremdkörper) im Bereich der Harnröhre wird andererseits die *Urethrozystoskopie* routinemäßig durchgeführt. Schließlich sind Erektionsmessungen im Schlaf mit Hilfe der *Penisplethysmographie* und des *Erektometers* nach Jonas bzw. unter Einsatz des Rigiscan möglich.

Untersuchungsverfahren im weiteren Sinne sind *Röntgenaufnahmen der Sella turcica* zum Ausschluß von Hypophysentumoren, Bestimmungen des *Knochenalters* zur Differentialdiagnose der Pubertas tarda und *internistische Durchuntersuchung* mit Röntgenthorax, Lungenfunktionsprüfungen, Abdominalsonographie und Schweißtest zum Ausschluß einer Mukoviszidose und des Kartagener Syndroms. Erwähnung finden soll auch die Technetiumszintigraphie zur Beurteilung der Durchblutungsverhältnisse im Bereich der Hoden und Nebenhoden.

10.2.2 Labordiagnostik

Laboruntersuchungen nehmen einen breiten Raum in der Diagnostik des männlichen Sterilitätsfaktors ein. Eine zentrale Stellung hat die *Ejakulatanalyse,* die morphologische, physikalisch-chemische und funktionelle Untersuchungen umfaßt (Schirren 1982). Zur Basisdiagnostik gehören auch *endokrinologische* und *mikrobiologische Untersuchungen.* In ausgewählten Fällen müssen *immunologische* und *zytogenetische Methoden* herangezogen werden. Schließlich erlaubt die beidseitige *Hodenbiopsie,* die Verdachtsdiagnose einer Verschlußazoospermie zu stellen, und gibt darüber hinaus Auskunft über den Zustand des Keimepithels, die Beschaffenheit der Tubuluswandstrukturen und pathologische Veränderungen des Hodeninterstitiums.

10.2.2.1 Spermaanalyse

Da die Spermaparameter sehr variabel sein können und von zahlreichen äußeren Faktoren beeinflußt werden, muß die Ejakulatgewinnung unter *standardisierten Bedingungen* erfolgen, insbesondere im Hinblick auf die sexuelle Karenzzeit (3–6 Tage). Das Ejakulat wird in einem sterilen Gefäß (Glas, Kunststoff) in unmittelbarer Nähe des Labors durch Masturbation gewonnen. Ausnahmsweise kann das Sperma von auswärts körperwarm transportiert und innerhalb von 1–2 h zur Untersuchung mitgebracht werden. Ist eine Masturbation nicht möglich, kann das Ejakulat durch Coitus interruptus oder mit Hilfe eines Vibrators gewonnen werden. Kondome sind wegen spermizider Zusätze zu vermeiden. Das gleiche gilt für die Verwendung von Seifenzusätzen als Masturbationshilfe.

Als Minimum müssen pro Patient 2 Spermiogramme durchgeführt werden, um die Reproduzierbarkeit des erhobenen Befundes zu gewährleisten. Die Samenanalyse spiegelt den augenblicklichen Fertilitätszustand des Patienten wider. Über die *biologische Variationsbreite* geben allerdings erst mehrere Spermiogramme Aufschluß. Um einen repräsentativen Eindruck vom Fertilitätsstand des Patienten zu erhalten, sind daher mindestens 2–3 Spermiogramme während eines Spermatogenesezyklus (3 Monate) erforderlich.

Um die Qualität der andrologischen Laboruntersuchungen zu sichern, hat die WHO (Genf) Richtlinien herausgegeben, die außer *Präzision und Reproduzierbarkeit der Methoden* eine internationale Standardisierung der Ejakulatanalysen ermöglichen (WHO 1993). Die Spermauntersuchungen gliedern sich in das routinemäßig durchgeführte Spermiogramm und spezielle Zusatzuntersuchungen (erweiterte Spermaanalyse). Letztere erscheinen allerdings nur zur Beantwortung gezielter Fragestellungen sinnvoll.

10.2.2.2 Spermiogramm

Unter einem Spermiogramm versteht man die Gesamtheit der Befunde, die sich aus einer Ejakulatuntersuchung ergeben.

Man unterscheidet ein Minimalprogramm, das essentiell für eine *Basisinformation* ist, das aber je nach Fragestellungen erweitert werden kann. Das Minimalprogramm zur Durchführung eines Spermiogramms umfaßt die Bestimmung folgender Parameter: Volumen, Geruch, Farbe, pH-Wert, Verflüssigungszeit, Nativpräparat, Erythrozyten, Bakterien, Trichomonaden, Agglomerationen, Agglutinationen, quantitative und qualitative Spermatozoenmotilität, Spermatozoendichte, Spermatozoenmorphologie und Seminalplasmafruktose (Heite u. Wokalek 1980).

In Erweiterung des diagnostischen Basisprogramms werden bei Bedarf Zusatzuntersuchungen durchgeführt, insbesondere biochemische Spermaparameter bestimmt, bzw. Testverfahren herangezogen, die die Funktion der Spermatozoen messen, vor allem das Befruchtungsverhalten der Samenzellen unter Laborbedingungen.

Physikalisch-chemische Untersuchungen

Ejakulatvolumen

Die Bestimmung des Ejakulatvolumens erfolgt mit einem graduierten Spitzglasgefäß oder mit Hilfe eines graduierten Zentrifugenröhrchens. Das Ejakulatvolumen, das zu 95% aus den Sekreten der akzessorischen Geschlechtsdrüsen und nur zu 5% aus dem Hoden-Nebenhoden-Sekret besteht, stellt ein *Maß für die funktionelle Aktivität der akzessorischen Geschlechtsdrüsen* dar, die androgenabhängig sind.

Nach vollständiger Entleerung der Sekretspeicher ist erst am 3. Tag mit einem vollständigen Volumenersatz zu rechnen.

Normalwert: 2–8 ml.

Wird keine Ejakulatflüssigkeit produziert, spricht man von einer Aspermie. Ein Ejakulatvolumen unter 2 ml wird als Hypospermie, eines über 8 ml als Hyperspermie bezeichnet. Letztere kann aufgrund eines Verdünnungseffektes eine Oligozoospermie bewirken.

Als Ursache für eine *Aspermie* kommen in Frage: Emissionsstörungen (Transportaspermie), retrograde Ejakulation, Anorgasmie, Hypotestosteronismus.

Als Ursache für eine *Hypospermie* kommen in Frage: Androgenmangel, chronisch-entzündliche Prostatovesikulitis, Bläschendrüsenaplasie, Verschluß im Bereich der Ductus ejaculatorii, partielle retrograde Ejakulation, Allgemeinerkrankung, Hungerzustände, Medikamente, fehlerhafte Ejakulatgewinnung, zu kurze Karenzzeit.

Über die Ursache für eine *Hyperspermie* ist kaum etwas bekannt. Es wird eine sekretorische Fehlregulation der akzessorischen Geschlechtsdrüsen diskutiert, z. B. bei entzündlichen Adnexprozessen und infolge sexueller oder vegetativ-parasympathischer Überstimulation.

Wasserstoffionenkonzentration

Die Bestimmung des pH-Wertes erfolgt mit Indikatorpapier (Merck, Darmstadt, Bereich 6,0–8,0) oder mittels einer Glaselektrode. Normalwert: 7,0–7,8. Bei längerem Stehen des Ejakulates oder bei akut entzündlichen Adnexerkrankungen kann es zu einer pH-Verschiebung in den Bereich über 8,0 kommen. Bei chronisch-entzündlichen Adnexprozessen, insbesondere bei Verschlüssen im Bereich der Ductus ejaculatorii mit Gewinnung von reinem Prostatasekret, liegt der pH-Wert im sauren Bereich und kann bis pH 6,4 gehen.

Geruch und Farbe

Das Ejakulat imponiert durch korpuskuläre und lipophile Substanzen aus der Prostata als *milchigweiße Flüssigkeit.* Bei Blutbeimengungen (Hämospermie) wird der Farbton rötlich-bräunlich, bei Eiterbeimengungen (Pyospermie) gelblich-gallertig. Der Geruch wird mit dem Duft frischer Kastanienblüten verglichen. Bei bakteriellen Kontaminationen (z. B. E. coli) kann das Ejakulat süßlich-faulig riechen.

Koagulation und Verflüssigung des Ejakulates

Unmittelbar während des Ejakulationsvorganges wird das aus den Bläschendrüsen stammende Semenogelin durch Prostataenzyme („clotting enzyme") koaguliert, so daß das Ejakulat eine gallertigzähflüssige bis fadenziehende Konsistenz bekommt (Lilja et al. 1989). Die Verflüssigung des koagulierten Spermas wird innerhalb von 5–20 min durch Prostataproteinasen, (prostataspezifisches Antigen = kallikreinähnliche Serinproteinase, Plasminogenaktivator, Seminin, Dipeptidasen, Aminopeptidasen) bewerkstelligt. Normalerweise sollte die Verflüssigung des Spermas nach spätestens 30 min abgeschlossen sein. Liegt eine Aplasie oder ein Verschluß der Bläschendrüsen vor, so tritt die Spermakoagulation nicht ein. Aber auch ein pathologisches Prostatasekret kann die Ursache für fehlende Spermakoagulation sein.

Die Spermaviskosität wird orientierend mit Hilfe eines Glasstabs bestimmt, der in das gut vermischte Sperma eingetaucht und langsam wieder herausgezogen wird. Bei erhöhter Viskosität bildet sich zwischen Glasstab und Flüssigkeitsspiegel ein schleimiger Faden, dessen Länge vor dem Abreißen in Zentimeter angegeben die sog. Spinnbarkeit ergibt. Exakte Bestimmungen der Spermaviskosität können mit Hilfe eines Viskosimeters durchgeführt werden, sind allerdings für die Praxis ohne Bedeutung.

Unter dem Begriff der *Viskosipathie* werden aus klinischer Sicht alle Störungen der Spermaverflüssigung zusammengefaßt. Die ungenügende Verflüssigung des Spermas bewirkt eine Fertilitätsstörung, weil ein großer Teil der Spermatozoen in dem Spermakoagel festgehalten wird und nicht in den Zervixmukus eindringen kann. Eine Viskosipathie mit erniedrigten Proteinaseaktivitäten im Seminalplasma findet sich bei *chronisch-entzündlichen Adnexerkrankungen* und bei *vegetativen Dysregulationen* im Bereich des männlichen Genitaltrakts. Ein Teil der idiopathischen Fälle sind wahrscheinlich *Enzymdefekte.* Nach Zusatz von α-Chymotrypsin zum Ejakulat tritt die Spermaverflüssigung sehr rasch ein und erlaubt die Fortführung der Samenanalyse. Der Zusatz von α-Chymotrypsin zu viskösem Sperma hat sich auch therapeutisch in Kombination mit der instrumentellen Insemination bewährt (Schill 1975).

Morphologische Untersuchungen

30 min nach der Ejakulatgewinnung wird ein *Nativpräparat* hergestellt. Dabei wird ein Tropfen Sperma auf einen Objektträger gegeben und mit einem Deckglas bedeckt. Unter einem Phasenkontrastmikroskop bei unterschiedlicher Vergrößerung (bis zu 400fach) verschafft man sich einen ersten orientierenden Eindruck. Spermatozoendichte und -beweglichkeit werden geschätzt. Besonders geachtet wird auf unspezifische Verklumpungsphänomene der Spermatozoen (Agglomerationen) bzw. spezifische Agglutinationen (Kopf-zu-Kopf, Schwanz-zu-Schwanz, gemischte Agglutination). Das Augenmerk wird auch auf Kontaminationen mit Erythrozyten, Epithelien, Bakterien, Trichomonaden und Rundzellen (Leukozyten, Spermatogenesevorstufen) gerichtet.

Beim Vorhandensein von zahlreichen Rundzellen entscheidet der positive Ausfall semiquantitativer Tests zum Nachweis der alkalischen Leukozytenphosphatase (Cytur-Test, Boehringer) rasch, ob überwiegend Leukozyten oder Spermatogenesevorstufen vorhanden sind (Riedel 1980). Eine exakte Differenzierung der entsprechenden Rundzellpopulationen ist neuerdings mit Hilfe monoklonaler Antikörper oder durch Peroxidase möglich.

Motilitätsbestimmung

Der wichtigste Parameter für die Erfassung der Spermaqualität ist die Motilität der Spermatozoen, da sie am besten mit der Fertilität korreliert. 30 min nach der Ejakulatgewinnung wird im Nativpräparat die Beweglichkeit der Spermatozoen bei Zimmertemperatur oder bei 37 °C in mindestens 20 Gesichtsfeldern bei 400facher Vergrößerung bestimmt. Für die Routinediagnostik hat sich die Schätzmethode bewährt, die von einer erfahrenen medizinisch-technischen Assistentin durchgeführt wird. Es erfolgt eine Unterscheidung zwischen quantitativer und qualitativer Spermatozoenmotilität, wobei die *Globalmotilität* (in %) den Anteil der beweglichen Spermatozoen erfaßt, während der Anteil lebhaft beweglicher Spermatozoen mit Raumgewinn die *Progressivmotilität* (in %) ergibt (Schirren 1982). Eine andere Möglichkeit ist, die Zahl der beweglichen und unbeweglichen Spermatozoen auszuzählen und die Zeit zu stoppen, die Spermatozoen benötigen, eine definierte Wegstrecke (Rastereinteilung) unter dem Mikroskop zurückzulegen.

Normalwerte: Globalmotilität ≥ 50%; Progressivbeweglichkeit ≥ 25%; mittlere Spermatozoengeschwindigkeit 25 μm/s.

Für wissenschaftliche Zwecke stehen Meßverfahren zur Verfügung, die mit ausreichender Genauigkeit eine objektive Motilitätsbestimmung garantieren. Es handelt sich um fotografische Verfahren, wobei die *„Multiple exposure photography"* im Durchlicht unter Verwendung einer Stroboskopscheibe am besten eingeführt ist (Makler 1978). Durch 6maliges Belichten eines Spermatozoons innerhalb 1 s kann der Bewegungsablauf zahlreicher Samenzellen dokumentiert und exakt gewertet werden (Abb. 10.6a). Auch im Dunkelfeld (Overstreet et al. 1979) läßt sich das Motilitätsverhalten der Spermatozoen bei einer Belichtungszeit von 1–4 s ausgezeichnet festhalten (Abb. 10.6b). Letztere Methode eignet sich zur Dokumentation des Spermabefundes mit Hilfe von Polaroidaufnahmen (Bollmann u. Schill 1984). Die Auswertung der Filmstreifen muß jedoch manuell erfolgen und ist damit zeitaufwendig. Diese Nachteile fallen weg, wenn *computergesteuerte videomikrofotografische Bildanalyseverfahren* (Cellsoft, Strömberg-Mika, Hamilton-Thorn) eingesetzt werden, die eine schnelle, objektive Beurteilung der quantitativen und qualitativen Motilitätsparameter erlauben (Knuth u. Nieschlag 1988; Vantmann et al. 1989).

Ein anderes schnell durchführbares Verfahren zur Beurteilung der Spermatozoenmotilität ist die

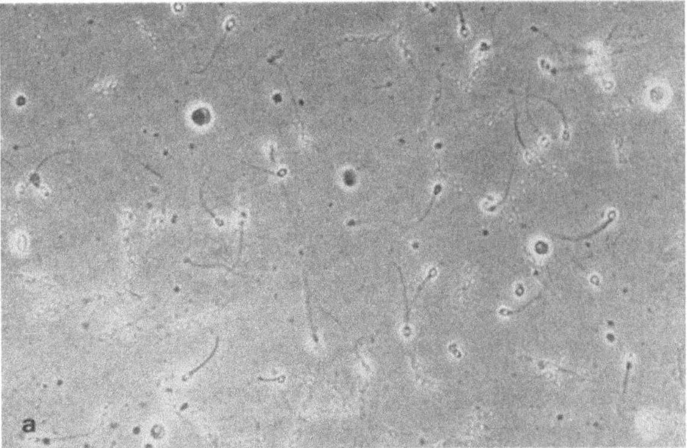

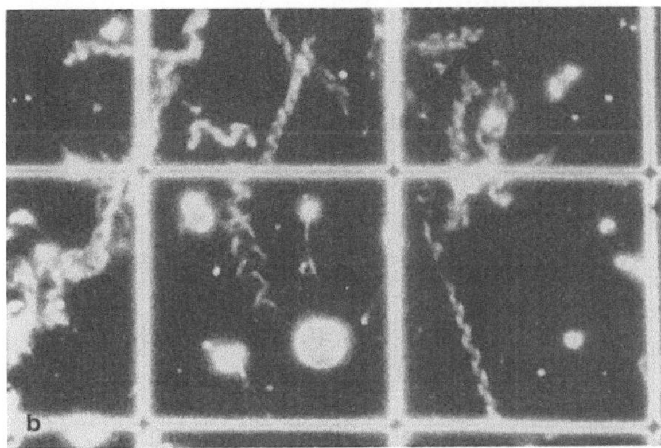

Abb. 10.6a, b. Fotodokumentationsverfahren zur Objektivierung der Spermatozoenmotilität unter dem Phasenkontrastmikroskop. **a** „Multiple-exposure"-Fotografie nach Makler (1978). Die Spermatozoen werden im Durchlicht 6mal in der Sekunde belichtet. Motile Spermatozoen mit Raumgewinn zeigen Kettenbildung im Kopfbereich, unbewegliche Spermatozoen weisen dagegen einen einzelnen kontrastreichen Kopf auf. **b** Festhalten der Spermatozoenmotilität mittels Dunkelfeldmikroskopie. Belichtungszeit: 2 s

Laser-Doppler-Spektroskopie. Der einzige Nachteil sind die hohen Anschaffungskosten der dafür erforderlichen Laser-Computer-Einheit. Das Prinzip beruht darauf, daß ein Laserstrahl abgelenkt wird, wenn er auf sich bewegende Spermatozoen auftrifft. Die Messung der Frequenzänderung, bedingt durch die motilen Spermatozoen, wird mittels eines Autokorrelators umgerechnet. Dadurch läßt sich die während eines Laserimpulses zurückgelegte Wegstrecke der Spermatozoen messen. Ein in Deutschland entwickeltes Gerät (Lazymot) erlaubt Einzelbestimmungen und die Durchführung kinetischer Meßreihen innerhalb von Minuten mit Bestimmung folgender Parameter: Globalmotilität, mittlere Spermatozoengeschwindigkeit, prozentualer Anteil der progressiv beweglichen Spermatozoen, Spermatozoendichte. Auch das Penetrationsverhalten der Samenzellen im Zervixmukus kann durch Laser-Doppler-Spektroskopie exakt festgehalten werden (Hartmann et al. 1983). Schließlich kann das Motilitäts- und Migrationsverhalten der Spermatozoen im ovulatorischen Zervixmukus mit Hilfe des Kremer-Tests objektiviert werden (Kremer 1965). Alternativ besteht die Möglichkeit, den bovinen Zervixmukuspenetrationstest (Penetrak®) heranzuziehen (Schütte 1987).

Bestimmung der Spermatozoendichte

Nach Verdünnung des Ejakulates mit Aqua destillata 1 : 10 oder 1 : 20 wird die Anzahl der Spermatozoen pro Milliliter Ejakulat in einer Zählkammer (Neubauer-Kammer) bestimmt. Die Gesamtzahl der Spermatozoen im Ejakulat läßt sich aus dem Ejakulatvolumen und der Spermatozoendichte leicht errechnen.

Normalwerte:

- Spermatozoendichte $\geq 20 \cdot 10^6$/ml $- 250 \cdot 10^6$/ml
- Gesamtspermatozoenzahl $\geq 40 \cdot 10^6$/Ejakulat

Eosintest

Die Supravitalfärbung mit 0,5% Eosin in physiologischer Kochsalzlösung (1 Tropfen Sperma + 1 Tropfen gelbliche Eosinlösung) erlaubt nach 1 – 2 min, tote (eosinpositive) von vitalen (eosinnegativen) Spermatozoen zu unterscheiden. Der Test eignet sich zur *Bestimmung der Spermatozoenvitalität* und korreliert mit der Spermatozoenmotilität. Er ermöglicht die Erkennung sog. „sleeping spermatozoa" und gibt zusätzliche Informationen über die Membraneigenschaften der zur Untersuchung anstehenden Samenzellen. Normalwert: ≥50% vitale Zellen.

Spermatozoenmorphologie

Die *lichtmikroskopische Differenzierung der Spermatozoen* in morphologisch normale und pathologische Formen ist mit Hilfe eines gefärbten Ausstrichpräparates möglich (Abb. 10.7). Im Prinzip handelt es sich dabei um etablierte Methoden, wie sie in der Hämatologie üblich sind. Ausstriche, Fixierungen und Färbungen werden analog denen in der Hämatologie durchgeführt (Färbung nach Papanicolaou, Hämatoxylineosin, Hemacolor, Bryan-Leishman, Shorr).

Die Beurteilung der Spermatozoenmorphologie erfolgt meist nach den Empfehlungen der WHO (1993). Dabei wird der Anteil der normalen und der fehlgeformten Spermatozoen unterschieden. Die

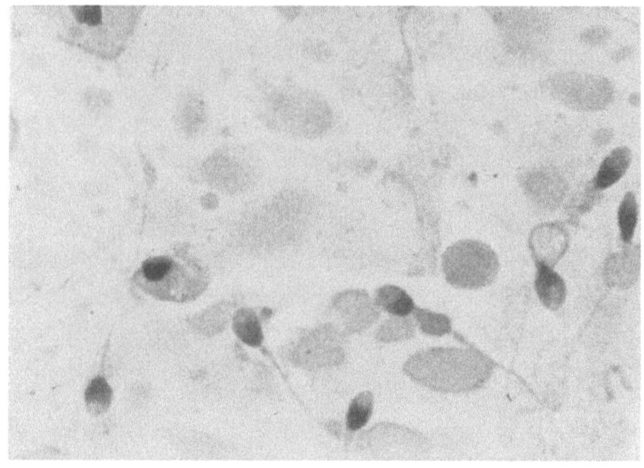

a

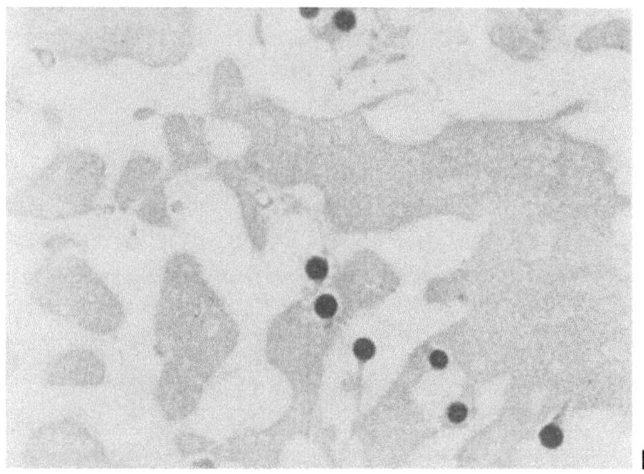

b

Abb. 10.7 a, b. Ausstrichpräparat (HE-Färbung) mit Sperma eines normalen Mannes (**a**) und eines Patienten mit Globozoospermie (**b**). Die lichtmikroskopische Betrachtung erlaubt die morphologische Differenzierung des Spermatozoenkopfes, -mittelstückes und -schwanzes

Düsseldorfer Klassifikation (Hofmann u. Haider 1985) erlaubt darüber hinaus die Zuordnung von Fehlformen zu den zugrundeliegenden testikulären Störungen, was von therapeutischer bzw. prognostischer Bedeutung sein kann. Für die Fertilisierung kommen nur morphologisch einwandfreie Spermatozoen in Frage; dies konnten Franken et al. (1989b) anhand des Bindungsverhaltens von Spermatozoen im Hemizona Assay zeigen.

Die morphologische Beurteilung erfordert ein besonderes Maß an Erfahrung und regelmäßige Qualitätskontrollen. Es werden 200 Spermatozoen unter der Ölimmersion ausgezählt und Kopf-, Mittelstück- und Schwanzveränderungen unterschieden. Besonders wird auf das gehäufte Vorkommen umschriebener *Spermatozoendefekte* geachtet (z. B. Rundkopfspermatozoen, kopflose Spermatozoen). Die Beurteilung des Akrosoms und der Integrität dieser Zellorganellen ist von besonderer Bedeu-

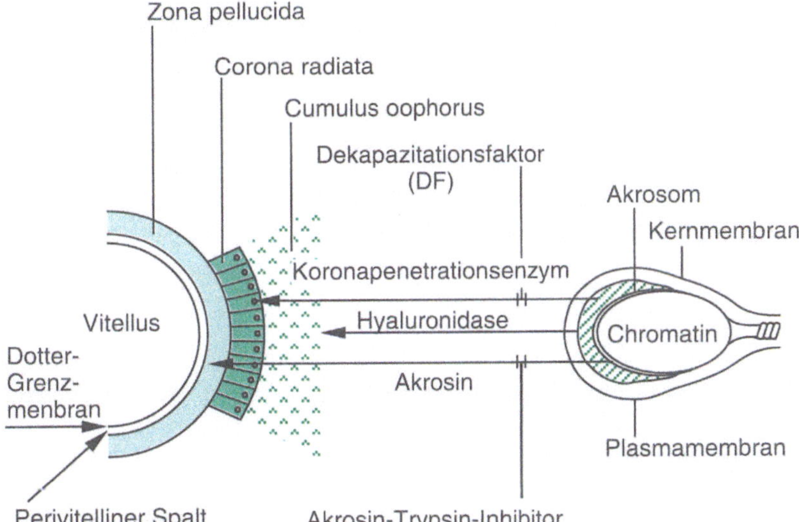

Abb. 10.8. Schematische Darstellung von Eizelle und Spermatozoon mit den im Akrosom gelegenen Penetrationsenzymen sowie deren biologischen Substraten und den entsprechenden Spermaplasmainhibitoren. (Aus Schill 1978a)

tung, da nur ein funktionell intaktes Akrosom die Penetration des Spermatozoons in die Eizelle erlaubt (Abb. 10.8). Die normale männliche Samenzelle besitzt einen längsovalen Kopf (3–5 µm Länge und 2–3 µm Breite), ein zartes Mittelstück (5–7 µm Länge, 1 µm Breite) und einen axial verlaufenden Schwanz (ca. 50 µm Länge). Normalwert: ≥30% morphologisch unauffällige Spermatozoen.

Daneben wird auf *Spermatogenesezellen* (= Gesamtzahl der Spermatiden, Spermatozyten, Spermatogonien bezogen auf 100 Spermatozoen), *Leukozyten* (Leukozyten/Gesichtsfeld), *Erythrozyten* und *Bakterien* geachtet. Normalwert: $<1 \cdot 10^6$ peroxidase-positive Leukozyten/ml.

Biochemische Untersuchungen

Die biochemische Analyse von Spermabestandteilen gibt *Auskünfte über Funktionen der Spermatozoen und der akzessorischen Geschlechtsdrüsen.* So läßt sich zum Beispiel die Durchlässigkeit der Blut-Spermaplasma-Schranke und das Vorliegen eines chronisch-entzündlichen Geschehens im Genitaltrakt mit Hilfe biochemischer Parameter beurteilen. Leider existieren allerdings bis heute noch keine exakt reproduzierbaren biochemischen Parameter hochspezifischer Natur zur Charakterisierung der Nebenhodenfunktion sowie der männlichen Fertilität.

Statistisch signifikante Unterschiede zwischen fertilen und subfertilen Männern konnten zwar mit Hilfe der Bestimmung des Penetrationsenzyms Akrosin, des ATP-Gehaltes der Spermatozoen und des Prostaglandinspiegels im Seminalplasma gefunden werden. Die genannten Parameter sind jedoch wegen der *großen Streuung der Einzelwerte* bisher für praktisch-diagnostische Zwecke nicht verwertbar. Eine diagnostische Bedeutung haben allerdings folgende Bestimmungen erlangt: Fruktose, saure Phosphatase, Karnitin, α-Glukosidase, Akrosin, Komplementkomponente C'3 und Granulozytenelastase.

Fruktose

Die Bestimmung der Seminalplasmafruktose als biochemischer Basisparameter der andrologischen Diagnostik hat sich allgemein durchgesetzt (Schill 1976). Die Fruktose wird von den Bläschendrüsen sezerniert und stellt daher eine *Markersubstanz* für die Charakterisierung der *Bläschendrüsenfunktion* dar. Fruktose wird nach dem Alles-oder-Nichts-Gesetz androgenabhängig produziert. Eine Korrelation zum Testosteronspiegel besteht daher nicht. Für die Biosynthese der Fruktose wird jedoch eine gewisse Testosteronbasissekretion vorausgesetzt. Von pathologischer Bedeutung soll ausschließlich die erniedrigte Seminalplasmafruktose (1,2 mg/ml) sein, da sie nach den Untersuchungen von Schirren (1963) eine Subfertilität bedingt.

Die Fruktosebestimmung wird als sog. Initialfruktose unmittelbar nach Ablauf der Verflüssigungsphase des Spermas (30 min post ejaculationem) kolorimetrisch (Resorcin) oder enzymatisch (Hexokinase/Phosphoglukoseisomerase/Glukose-6-Phosphat-Dehydrogenase) bestimmt, wobei die enzymatische Methode gleichzeitig Glukose erfaßt, die aber nur 1/10–1/20 des Fruktosewertes beträgt und daher zu vernachlässigen ist.

Normalwert: 1,2 – 5,0 mg/ml (Mittelwert 2,8 mg/ml).

Die Differentialdiagnose der erniedrigten oder fehlenden Spermaplasmafruktose ist in der folgenden Übersicht zusammengefaßt (Schill 1976).

- Androgenabhängige Bläschendrüseninsuffizienz (relativer oder absoluter Androgenmangel):
  1. Primärer Hypogonadismus,
     - sog. Climacterium virile,
     - Potenzstörungen bei Männern unter 40 Jahren,
     - Hodenhochstand,
     - Morbus Klinefelter,
     - beiderseitige Hodenatrophie,
     - andere primäre Störung der Leydig-Zellfunktion.
  2. Sekundärer Hypogonadismus,
     - sog. postpuberale Leydig-Zellinsuffizienz,
     - chronische Lebererkrankungen,
     - Diabetes mellitus,
     - andere Störungen des Hypothalamus-Hyphophysen-Systems.
- Androgenrefraktäre Bläschendrüseninsuffizienz: Entzündungen (akute, chronische), postinflammatorische Schleimhautatrophie (Narbenbildung), Verschluß, Aplasie, Enzymdefekt, ungeklärt.
- Medikamentöse Ursachen: Antiandrogene, Zytostatika.
- Fehler bei der Ejakulatgewinnung: unvollständiges Ejakulat, Karenzzeit zu lange.
- Hohe Fruktolyse.

Die Bestimmung der *Fruktolyse*, d.h. des Fruktoseverbrauchs des Spermas in einem Zeitraum von 4 – 5 h, wird heute nur noch im Rahmen wissenschaftlicher Untersuchungen zur Charakterisierung der Vitalität und Stoffwechselaktivität der Spermatozoen durchgeführt.

Saure Phosphatase

Die saure Phosphatase stellt ein *Markerenzym* für die Charakterisierung der *Prostatafunktion* dar (Schill 1981). Bei Androgenmangel, entzündlichen Prostatopathien, Prostataatrophie und Prostatakarzinom fällt die Aktivität des Enzyms im Spermaplasma unter den Normbereich ab. Meistens lassen sich die genannten Pathologika jedoch mühelos aufgrund klinischer, klinisch-chemischer oder histologischer Kriterien diagnostizieren. Die Bestimmung der sauren Phosphatase wird daher meist nur für die Bearbeitung wissenschaftlicher Fragestellung herangezogen.

Normalwert: 200 – 800 U/ml.

Karnitin und α-Glukosidase

Karnitin ist ein Kofaktor der Fettsäureoxidation und scheint als Transportmetabolit für die Spermatozoenreifung im Nebenhoden von großer Bedeutung zu sein. Nach Auffassung einiger Autoren stellt Karnitin, dessen Produktion androgenabhängig ist, eine Markersubstanz für die Charakterisierung der *Nebenhodenfunktion* dar (Menchini – Fabris et al. 1984). Die Reproduzierbarkeit des Meßverfahrens läßt jedoch zu wünschen übrig. Normalwert: 4 – 10 mg%.

Reproduzierbare Werte gibt die Bestimmung der α-Glukosidase als Nebenhodenmarker, die in Verbindung mit der Messung von FSH und Testosteron im Serum bei Azoospermie den Nachweis eines beidseitigen Verschlusses im Bereich der Nebenhoden erlaubt (Cooper et al. 1988).

Komplementkomponente C'3 und Granulozytenelastase

Bei entzündlichen Erkrankungen im Bereich der männlichen Adnexe findet man infolge einer *Erhöhung der Durchlässigkeit der Blut-Spermaplasma-Schranke* vermehrt Serumproteine im Sperma. Von diagnostischer Aussagekraft sind jedoch Serumproteine, die normalerweise nicht oder nur in Spuren im Spermaplasma vorkommen (Coeruloplasmin, Haptoglobin, α-2-Makroglobulin, Komplementkomponente C'3). Besonders geeignet erscheinen der quantitative und qualitative Nachweis der Komplementkomponente C'3 mittels radialer Immundiffusion (Ouchterlony-Technik), der erlaubt, funktionelle von chronisch-entzündlichen Adnexstörungen abzugrenzen (Abb. 10.9).

Ein außerordentlich empfindlicher und spezifischer *Entzündungsparameter* ist die Bestimmung der in den Leukozyten enthaltenen Elastase mit Hilfe eines käuflichen Elisa-Tests (Merck, Darmstadt). Messungen der Granulozytenelastase eignen sich insbesondere *zur Abgrenzung chronisch-entzündlicher Genitalerkrankungen* von vegetativbedingten Störungen (anogenitaler Symptomenkomplex, vegetatives Urogenitalsyndrom) und zur Objektivierung des Therapieerfolges. Auch die Diffe-

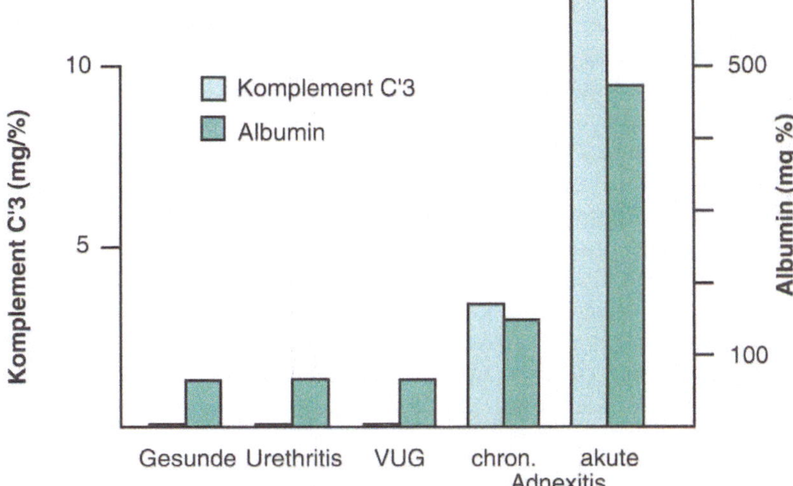

Abb. 10.9. Abgrenzung entzündlicher Adnexstörungen von funktionell-vegetativen Urogenitalbeschwerden durch quantitative Bestimmung der Komplementkomponente C'3 bzw. von Albumin. (Aus Schill 1981)

rentialdiagnose der entzündlich bedingten Hämospermie gegenüber nichtentzündlichen Hämospermieformen ist dadurch möglich (Schiessler et al. 1984). Ein semiquantitatives Verfahren zum Nachweis einer Leukospermie ist die Bestimmung der alkalischen Leukozytenphosphatase mit Hilfe des Cytur-Test (Boehringer).

Normalwert: <250 ng/ml Granulozytenelastase.

Akrosinbestimmung

Bei dem im Akrosom der Spermatozoen lokalisierten trypsinähnlichen Enzym Akrosin handelt es sich um das *Schlüsselenzym für die Penetration der Zona pellucida,* die die Eizelle umgibt. Das aktive Enzym wird aus einer inaktiven Vorstufe (Proenzym) durch Autoaktivierung gebildet. Die Messung der Akrosinaktivität erfolgt nach essigsaurer Extraktion (pH 2,4) der Spermatozoen mit Hilfe des synthetischen Substrats BAEE (Schill 1990a).

Die Akrosinbestimmung ist erforderlich zur Sicherung der seltenen Diagnose Globozoospermie (100% akrosomlose Rundkopfspermatozoen). Aber auch bei anderen Malformationen im Bereich des Spermatozoenkopfes (z. B. Stummelkopfspermatozoen) bestätigt die Akrosinmessung den Verlust der Penetrationsenzyme. Nicht zuletzt führt ein funktionell defektes Akrosom zu einer starken Erniedrigung der Akrosinaktivität, wie es bei der Polyzoospermie der Fall ist (Schill u. Feifel 1984).

Spezielle biochemische Untersuchungsmethoden

Bei speziellen Fragestellungen, meist unter wissenschaftlichen Gesichtspunkten, können im Sperma weitere biochemische Untersuchungen durchgeführt werden. So gibt es *zusätzliche Markersubstanzen* für die Erfassung der Funktionen von Nebenhoden (Glyzerinphosphorylcholin, Azetylglykosaminidase), Bläschendrüsen (Prostaglandine, Proteinaseinhibitoren, Spermin, Spermidin, Inosit, Lysozym, GOT, GPT, α-Glutamyltransferase, Seminin) (Mann u. Lutwak-Mann 1981).

Die *Hyaluronidasebestimmung* als weiterer Parameter für ein Penetrationsenzym hat sich bisher wegen methodischer Mängel nicht durchgesetzt. Im Gegensatz dazu stellt die Bestimmung der *spermatozoenspezifischen Laktatdehydrogenase X* im Spermaplasma einen empfindlichen Indikator für die funktionelle Integrität der Spermatozoen dar. Steigt die LDH-X-Aktivität im Spermaplasma an, so weist dies auf Störungen im Bereich des Mittelstücks (Mitochondrien) der Spermatozoen hin (Eliasson et al. 1980).

Durch die Messung der *Superoxiddismutase* im Spermaplasma glaubt man einen biochemischen Parameter zu besitzen, der gut mit der Spermatozoenmotilität korreliert. Dieses Enzym verhindert die Lipidperoxidation und stellt einen protektiven Seminalplasmafaktor für die Spermatozoen dar (Nissen u. Kreysel 1983). Neuerdings gibt die Bestimmung der reaktiven O_2-Spezies Hinweise auf den Membranzustand der Spermatozoen.

10.2.2.3 Erweiterte Spermaanalyse

Unter dem Begriff der erweiterten Spermaanalyse werden weiterführende morphologische und biochemische Untersuchungen zusammengefaßt, die zur *detaillierten Abklärung einer männlichen Fertilitätsstörung* herangezogen werden können. Dazu zählen außer funktionellen Untersuchungsverfahren (funktionelle Spermaanalyse) folgende, zum Teil sehr aufwendige morphologische und biochemische Untersuchungen: *Analyse des Urinsediments* zum Ausschluß einer retrograden Ejakulation, *Zytogramm* zur Differenzierung von Spermatogenesevorstufen, *zytochemische, immunologische* und *elektronenmikroskopische Untersuchungen* an Spermatozoen und Hodenbiopsiepräparaten sowie Bestimmungen des DNS-Gehaltes der Spermatozoen mittels *Impulszytophotometrie* oder *Ultramikrospektrophotometrie.* Auch *spezielle biochemische Nachweisverfahren,* auf die hier nicht näher eingegangen werden kann, gehören dazu.

10.2.2.4 Funktionelle Spermaanalyse

Da die konventionelle Spermaanalyse keine eindeutige Aussage zur individuellen Fertilitätsprognose eines Mannes erlaubt, sondern lediglich die Spermaqualität zum Untersuchungszeitpunkt beschreibt, ist die Entwicklung funktioneller Untersuchungstechniken in der Andrologie von besonderer Bedeutung, insbesondere zur *Diagnostik von Patienten mit idiopathischer Sterilität.* Durch die zur Verfügung oder noch in Entwicklung stehenden In-vitro-Tests erhofft man sich Aussagen über die *Befruchtungsfähigkeit* einer Spermatozoenpopulation und die *Interaktion der Spermatozoen mit der Eizelle.* Unterstrichen wird die Forderung nach funktionellen Untersuchungsmethoden dadurch, daß die klassischen Spermaparameter wie Dichte, Motilität und Morphologie häufig nicht mit der Fertilität der Patienten korrelieren und auch die meisten biochemischen Spermaparameter nicht zur Unterscheidung fertiler und infertiler Ejakulate beitragen.

Die funktionelle Spermaanalyse umfaßt derzeit folgende In-vitro-Untersuchungen an Spermatozoen (Schill 1985b):

Bestimmung der Überlebensfähigkeit

In Abhängigkeit von der Zeit werden Motilität und Vitalität (Eosintest) der Spermatozoen 30 min und 4 h post ejaculationem gemessen. Der *Motilitätsabfall* sollte nach 4 h nicht mehr als 15% betragen. Ein beachtlicher Motilitätsverlust in dem genannten Beobachtungszeitraum weist auf einen männlichen Sterilitätsfaktor hin (Abb. 10.10).

Zervixmukuspenetrationstests

Diese Untersuchungen geben wichtige Basisinformationen über das *Penetrationsverhalten* der Spermatozoen in den weiblichen Genitalsekreten. In-vitro-Spermatozoen-Zervixmukus-Penetrationstests geben wichtige Informationen über die Funktion der Spermatozoen. Es besteht eine gute Korrelation zur Fertilität der untersuchten Ehepaare (Eggert-Kruse et al. 1989b).

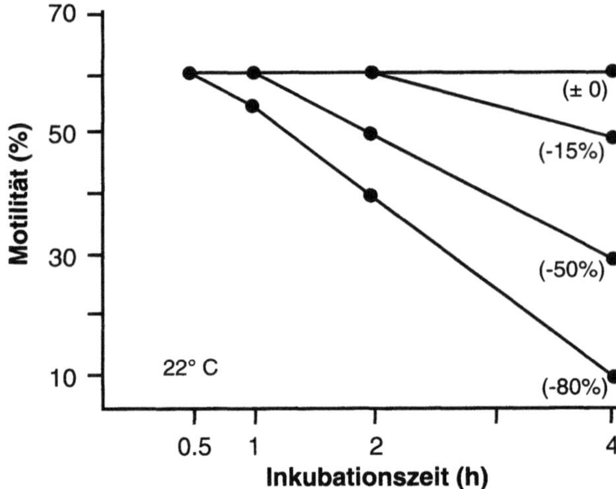

Abb. 10.10. Motilitätsverhalten der Spermatozoen im Nativpräparat während eines Inkubationszeitraumes von 4 h bei Zimmertemperatur. Ein Motilitätsverlust von mehr als 15% nach 4 h weist auf einen männlichen Sterilitätsfaktor hin. (Aus Schill 1985b)

Die Aussage des Zervixmukuspenetrationstests bezüglich der Spermatozoenfunktion ist besonders gut, wenn hormonell standardisierter menschlicher Zervixmukus verwendet wird; er stellt damit eine wertvolle Ergänzung des Postkoitaltests im Hinblick auf die Fertilitätsprognose dar (Eggert-Kruse et al. 1989a). Bei Durchführung von *gekreuzten Penetrationstests* in vitro unter zusätzlicher Verwendung fertiler Spenderejakulate und eines fertilen Spendermukus erlaubt die Untersuchung die Differenzierung eines männlichen bzw. weiblichen Sterilitätsfaktors.

Der am häufigsten praktizierte Test ist der *Postkoitaltest nach Sims-Huhner,* der das Penetrationsverhalten der Samenzellen zum Konzeptionsoptimum in vivo untersucht. Dabei sind die Standardbedingungen nach den WHO-Richtlinien zu beachten. Der Test wird als positiv bewertet, wenn 4–10 h nach dem Geschlechtsverkehr mehr als 10 bewegliche Spermatozoen pro Gesichtsfeld bei 200facher Vergrößerung im ovulatorischen Zervixmukus beobachtet werden können. Lassen sich nur wenig unbewegliche oder keine Spermatozoen nachweisen, so ist der Test negativ. Spätestens dann ist eine gründliche andrologische Diagnostik angezeigt, einschließlich der Durchführung von In-vitro-*Zervixmukuspenetrationstests nach Kurzrok-Miller* bzw. *Kremer* und des Ausschlusses immunologischer Sterilitätsfaktoren.

Spermatozoenstimulationstest

Es wird die Frage überprüft, ob bei reduzierter Motilität eine Verbesserung der Spermatozoenbeweglichkeit durch *Zusatz motilitätsstimulierender Faktoren* möglich ist, z. B. 5 Einheiten Kallikrein pro Milliliter Ejakulat. Bei einem positiven Effekt könnte dieser therapeutisch für Inseminationszwecke genutzt werden (Schill 1987).

Splitejakulatuntersuchung

Durch die Gewinnung von mindestens 2 Spermafraktionen (z. B. Auffangen der ersten 3 Ejakulationsstöße in einem Gefäß und Sammeln der restlichen Ejakulatfraktionen in einem zweiten Gefäß) erfolgt bei 95% der Patienten eine Konzentrierung der Spermatozoen in der ersten Splitfraktion (Abb. 10.11). Bei einem Teil der Patienten ist auch die Motilität in der ersten Fraktion besser als im Gesamtejakulat. Ist eine Qualitätsverbesserung des Spermas durch die Splitejakulattechnik möglich, so empfiehlt sich eine Inseminationstherapie unter Verwendung der spermatozoenreichen Fraktion des Splitejakulats. Eine intrauterine Insemination sollte wegen des hohen Prostaglandingehaltes nicht stattfinden. Effektivere Verfahren der Spermaaufbereitung (z. B. Zentrifugation, Konzentrierung, Albumingradient, Ficoll, Milliporefilter, Sephadexsäule) haben sich inzwischen im Rahmen der Fortschritte der assistierten Reproduktion durchgesetzt und zu einer eindeutigen Verbesserung der Ejakulatqualität geführt. An erster Stelle stehen heute „Swim-up-Techniken" zur Gewinnung seminalplasmafreier, progressiv motiler Spermatozoen, die in vitro kapazitiert und direkt intrauterin inseminiert werden können. Andere effektive Methoden zur Gewinnung motiler Spermatozoen sind der Percollgradient und die Glaswollfiltration (Parsch et al. 1990).

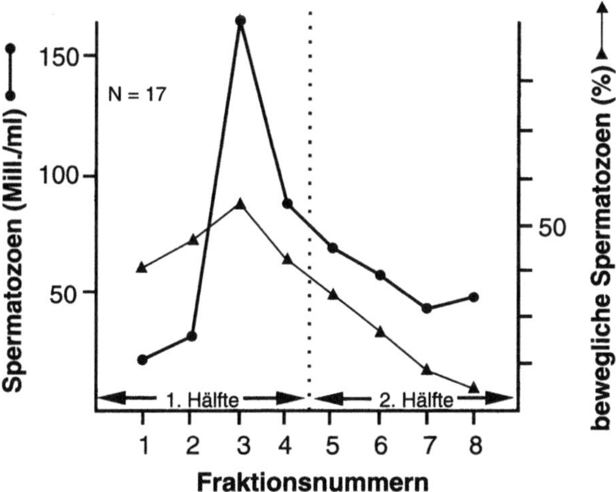

Abb. 10.11. Auftrennung des Ejakulats in zahlreiche Spermafraktionen mit Hilfe der Splitejakulattechnik. Bei Gewinnung von 2 Spermaportionen entspricht Fraktion 1–4 der 1. Hälfte und Fraktion 5–8 der 2. Hälfte des Splitejakulates. Angabe der Spermatozoendichte und -motilität. (Nach Eliasson u. Lindholmer 1972)

Beurteilung der Gefrierfähigkeit

Die Überprüfung der Gefrierfähigkeit von Spermaproben ist insbesondere vor *Anlegen von Kryospermadepots* erforderlich, wenn die Langzeitlagerung von Sperma bei Tumor- und Risikopatienten erwogen wird (Abb. 10.12). Der durchschnittliche Motilitätsverlust nach dem Einfrieren und Auftauen beträgt 40% (Schill et al. 1985).

Beurteilung der Befruchtungsfähigkeit

Technisch aufwendige Verfahren zur Erfassung der Befruchtungsfähigkeit von Spermatozoen sind Tests zur Überprüfung des Eindringverhaltens von kapazitierten Spermatozoen in Zona-pellucida-freie Hamstereizellen (*heterologer Ovumpenetrationstest* „HOP") bzw. bei der *In-vitro-Fertilisation.* Abbildung 10.13 illustriert das Prinzip des HOP-Tests (Wickings et al. 1983). Die Aussagefähigkeit dieses Tests ist jedoch begrenzt, da artefizielle Verhältnisse vorliegen und nur Teilaspekte der Gameteninteraktion Berücksichtigung finden. Eine

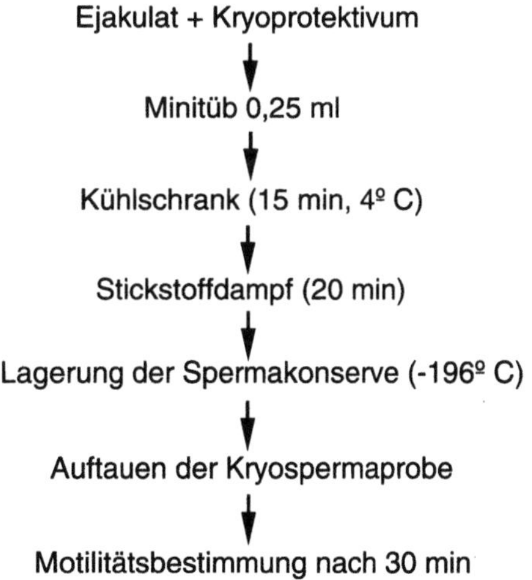

Abb. 10.12. Vorgehen zur Überprüfung der Gefrierfähigkeit eines Ejakulates

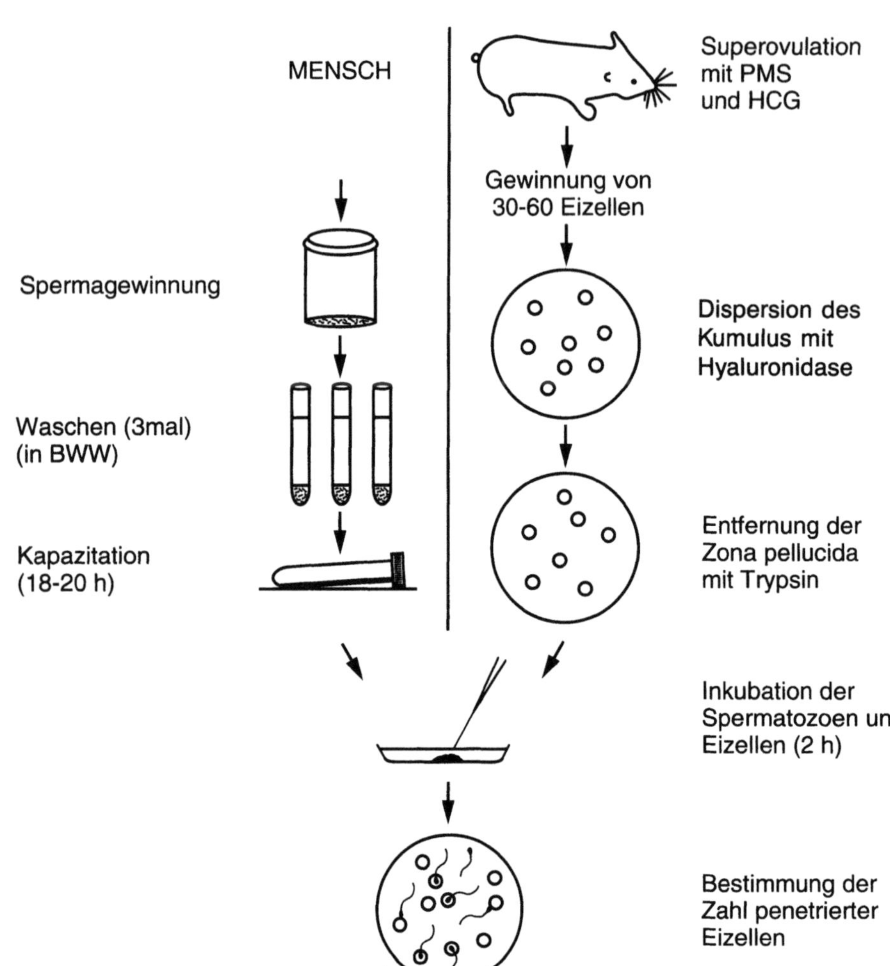

Abb. 10.13. Schema des heterologen Ovumpenetrations (HOP)-Tests. (Aus Schill 1985b)

Optimierung des biologischen Tests durch Induktion und Synchronisation der Akrosomreaktion (Kalzium-Ionophor, 4 °C, Follikelflüssigkeit) führt zu einer hohen Aussagekraft des HOP-Tests und minimiert die falsch-negativen Testreaktionen auf 0–4% im Hinblick auf das Fertilisationsverhalten der Spermatozoen (Aitken 1987). Ein positiver HOP-Test ergibt eine hohe Vorhersagekraft bezüglich des Befruchtungspotentials der Spermatozoen und weist bei negativem IVF-Versuch darauf hin, daß weitere IVF-Versuche sinnvoll sind. Ein negativer HOP-Test weist auf einen männlichen Sterilitätsfaktor hin, dessen Schweregrad allerdings nicht bestimmbar ist, so daß Vorsicht bei der Interpretation gegeben ist und in jedem Fall eine Wiederholung des Tests empfohlen wird. Ein anderes Testverfahren ist der *Schwelltest*, der ebenfalls für die Charakterisierung der Fertilisationsfähigkeit der Spermatozoen empfohlen wird (Jeyendran et al. 1984). Dabei werden die Spermatozoen in einem hyposmotischen Medium inkubiert, was zu Schwellungen und Auftreibungen im Schwanzbereich führt (Abb. 10.14). Der Test stellt ein Maß für die funktionelle Integrität der Plasmamembran dar, korreliert aber nur mäßig bis gut mit dem Fertilitätsverhalten der Spermatozoen bei In-vitro-Fertilisation. Der Schwelltest ist einfach und ohne großen Aufwand durchzuführen und eignet sich daher für die andrologische Routinediagnostik. *Weitere Testverfahren* zur Erfassung von Dysfunktionen der Gameteninteraktion sind in Entwicklung und betreffen *die Kapazitation, die akrosomale Reaktion, die Zona-pellucida-Bindung und die Zona-pellucida-Penetration.*

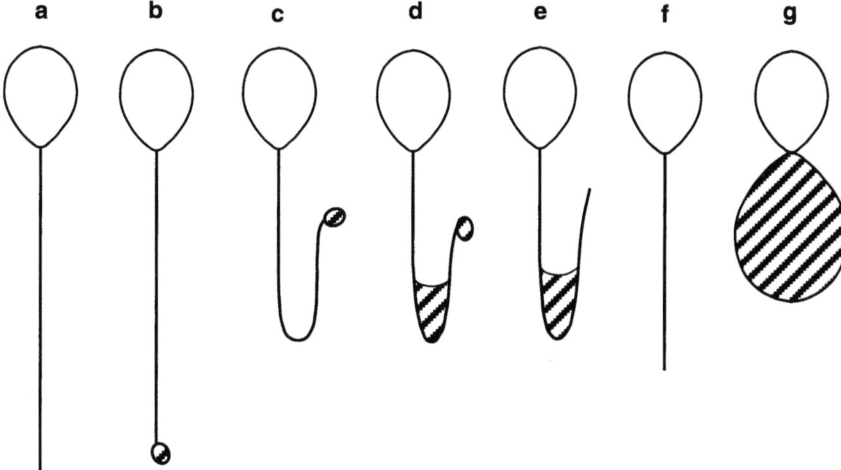

Abb. 10.14 a–g. Charakteristische Veränderungen im Bereich des Spermatozoenschwanzes beim Schwelltest nach Inkubation gewaschener Spermatozoen in einem hyposmotischen Medium. (Aus Jeyendran et al. 1984)

Für die Praxis am weitesten ausgereift ist die Bestimmung der *Akrosomreaktion*, die Rückschlüsse auf das Fertilisationsverhalten einer Spermatozoenpopulation zuläßt. Die Akrosomreaktion läßt sich mit Hilfe poly- oder monoklonaler Antikörper bestimmen. Bewährt hat sich die sog. Triple-stain-Technik, eine zytochemische Färbemethode, die durch Trypanblaufärbung zwischen toten und vitalen Spermatozoen unterscheidet. Die Nachfärbung mit Bismarckbraun und Bengalrosa ermöglicht die Unterscheidung von intakten Akrosomkappen (Rosafärbung des Akrosoms) und solchen, bei denen die akrosomale Reaktion bereits abgelaufen ist (= akrosomal reagierte Spermatozoen) und die eine Weißfärbung des Akrosoms aufweisen. Funktionell defekte Akrosomstrukturen bedingen eine Unfähigkeit zur Auslösung der Akrosomreaktion unter experimentellen Bedingungen, wie man es z. B. bei Patienten mit Polyzoospermie beobachten kann (Schill et al. 1988).

Ein von der Norfolk-Gruppe publizierter *Hemizona Assay* mißt das Bindungsverhalten der Spermatozoen an die Zona pellucida. Der Hemizonatest genannte Bioassay erfaßt Störungen im Bereich der Spermatozoen-Eizell-Interaktion, wobei die Wertigkeit für die klinische Routine noch nicht abzuschätzen ist (Oehninger et al. 1989). Besonders problematisch ist die Verfügbarkeit von menschlichem Zonamaterial (Franken et al. 1989a).

Die Spermatozoenfunktionen werden last not least im Hinblick auf ihr Fertilisationsverhalten besonders gut im Kremer-Test charakterisiert, so daß die In-vitro-Zervixmukus-Penetrationsdiagnostik im klinischen Alltag einen hohen Stellenwert hat (Eggert-Kruse et al. 1989a).

Die funktionellen Untersuchungsverfahren stellen eine wichtige Ergänzung der klassischen Spermaanalyse dar. Sie werden in Zukunft von zunehmender Bedeutung für die andrologische Diagnostik sein, da sie helfen, fehlablaufende molekularbiologische Schritte im Reproduktionsgeschehen zu erfassen, die zum Verlust der Befruchtungsfähigkeit von Spermatozoen führen und damit überhaupt erstmals durch eine solche Untersuchung zugänglich werden.

10.2.2.5 Andrologische Nomenklatur

Um die andrologische Nomenklatur zu vereinheitlichen, wurden 1970 aufgrund einer internationalen Übereinkunft *Empfehlungen zur Nomenklatur* durch den „Andrology Club" herausgegeben, die in der Tabelle 10.1 zusammengefaßt sind und eine Deskription des Spermiogrammbefundes erlauben. Sie enthalten auch Richtlinien für Normalwerte, die durch Empfehlungen der Weltgesundheitsorganisation (World Health Organization 1993) und die Forschungsergebnisse vergangener Jahre modifiziert werden mußten (s. auch folgenden Abschnitt).

10.2.2.6 Wertigkeit des Spermiogrammbefundes

Das Ziel der andrologischen Diagnostik ist die Erstellung einer *Fertilitätsprognose* auf individueller Basis. Der andrologische Patient soll nach Durchführung mehrerer Spermiogramme einer der folgenden Gruppen zugeordnet werden: – Offenbar *normale Fertilität* – *subfertil* bei reduzierter Ferti-

Tabelle 10.1. Terminologie pathologischer Spermiogrammbefunde und Normalwerte

Terminologie		
– *Spermie*	= Volumen des Spermas	
	Aspermie	= kein Sperma
	Hypospermie	= zu wenig Sperma (<2 ml)
	Hyperspermie	= zu viel Sperma (>8 ml)
– *Zoospermie*	= Spermatozoen im Samen	
	Azoospermie	= keine Spermatozoen im Samen
	Kryptozoospermie	= nur vereinzelt Spermatozoen im Sperma (-zentrifugat)
	Oligozoospermie	= <20 Mill. Spermatozoen/ml
	Polyzoospermie	= >250 Mill. Spermatozoen/ml
	Asthenozoospermie	= herabgesetzte Motilität (<50%) bei normaler Morphologie und normaler Spermatozoenzahl
	Teratozoospermie	= >70% abnormale Spermatozoen bei normaler Spermatozoenzahl
	Nekrozoospermie	= alle Spermatozoen tot (durch Eosintest gesichert)
Normalwerte des Spermiogramms bei einer Karenzzeit von 3–6 Tagen:		
Spermatozoen		= ⩾20 Mill. Spermatozoen/ml ⩾50% Globalmotilität ⩾30% normale Morphologie
Qualitative Motalität		= sehr gut beweglich ⩾25% mäßig beweglich 25% unbeweglich <50%
Spermaplasma:		
Volumen		= 2–8 ml
Verflüssigungszeit des Ejakulates		= <30 min
pH-Messung		= sofort nach Gewinnung (7,0–7,8)
Initialfruktose		= ⩾1,2 mg/ml

lität – *infertil* bei Unfähigkeit, ein Kind zu zeugen. Die Zuordnung des Patienten zu einer der genannten Gruppen ist jedoch oft problematisch, da die Definition eines normalen Spermiogrammbefundes und dessen Abgrenzung gegenüber einem pathologischen Befund einschließlich der individuellen Schwankungsbreiten erhebliche Schwierigkeiten bereiten kann.

Das Spermiogramm erlaubt zwar, Aussagen über den Zustand von Spermatogenese, Spermatozoenreifung, Spermatozoentransport und Funktion der akzessorischen Geschlechtsdrüsen zu treffen sowie bedingt Prognosen über den Fertilitätszustand eines Patienten zu machen. Es beschreibt aber letztlich nur ein Symptom (vergleichbar dem der Anämie in der inneren Medizin) und erlaubt daher selten, die Diagnose eines Krankheitsbildes (z. B. das der Globozoospermie) zu stellen. Übereinstimmung besteht darin, daß letztlich keine diskriminierenden Grenzwerte existieren, die mit Sicherheit ein normales von einem pathologischen Spermiogramm abgrenzen (Freischem et al. 1982; Schill u. Dasilva 1983). Vielmehr sind die Übergänge fließend, und nur beim Fehlen von Spermatozoen im Ejakulat (Azoospermie) kann die Fertilität ausgeschlossen werden. Andererseits steigt die Fertilitätschance mit Zunahme der Zahl beweglicher, morphologisch intakter Spermatozoen (Abb. 10.15).

Die *Mindestanforderungen an ein normales Spermiogramm* sind heute in Übereinstimmung mit den Empfehlungen der WHO:

- Spermatozoendichte: ≥20 Mill. pro ml,
- Globalmotilität: ≥50%,
- Progressivmotilität: ≥25%,
- Morphologie: ≥30% normale Spermatozoen.

Patienten, deren Spermiogrammparameter oberhalb dieser Mindestanforderung liegen, sind nicht behandlungsbedürftig.

Da die Aussagekraft der morphologischen und biochemischen Spermaparameter begrenzt ist, stellt letztlich der Eintritt einer *Schwangerschaft das entscheidende Kriterium für die Beurteilung der Fertilität eines Mannes* dar.

10.2.2.7 Wertigkeit der biochemischen Spermaparameter

Trotz der vielfältigen biochemischen Untersuchungsmöglichkeiten existieren bislang keine biochemischen Parameter, die eine Unterscheidung von fertilen und infertilen Ejakulaten zulassen. Le-

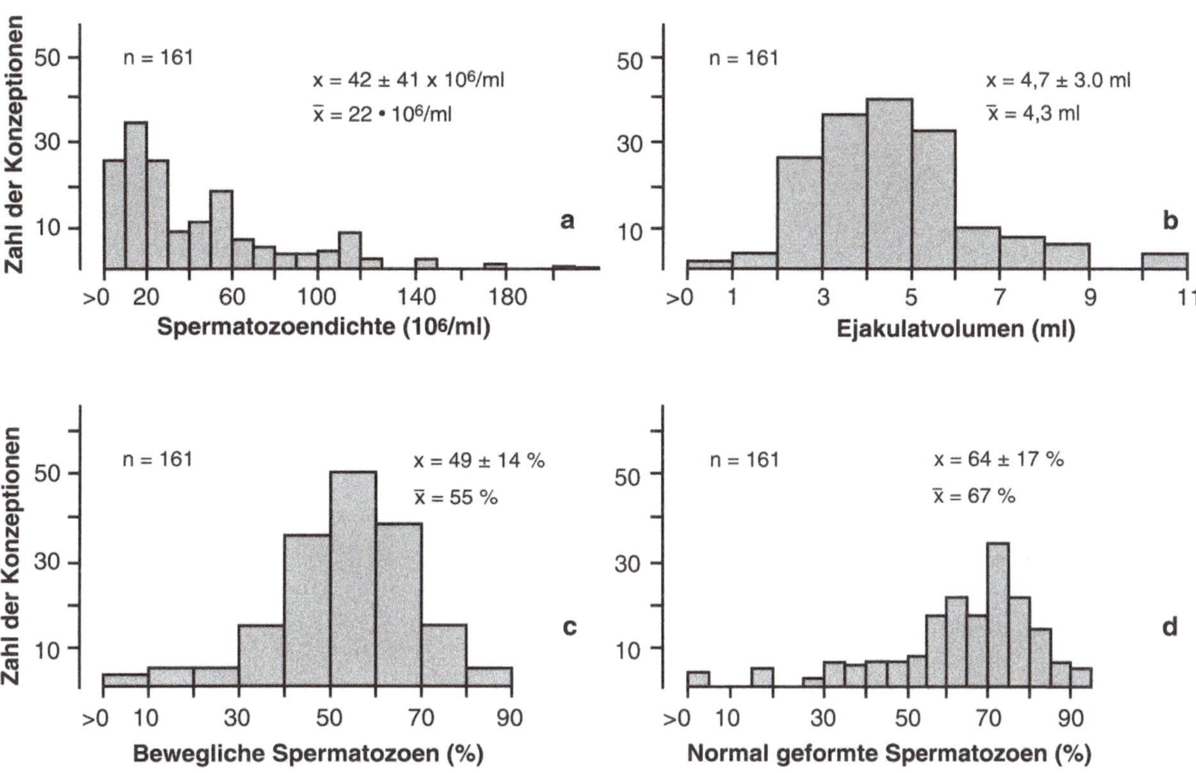

Abb. 10.15 a – d. Verteilung der Anzahl der Schwangerschaften in Abhängigkeit vom Spermiogrammbefund bei 161 Ehepaaren, bei denen eine Spermaanalyse ± 70 Tage (Mittelwert ± 19,9 Tage) um den Konzeptionstermin herum durchgeführt werden konnte. (Schill u. Dasilva 1983). **a** Abhängigkeit von der Spermatozoendichte (Mill/ml), **b** Abhängigkeit vom Ejakulatvolumen (ml), **c** Abhängigkeit von der Spermatozoenmotilität (%), **d** Abhängigkeit von der Spermatozoenmorphologie (%)

diglich die Bestimmungen der Prostaglandinkonzentration, des ATP-Spiegels, der Akrosinaktivität und der LDH-X-Werte im Sperma geben richtungsweisende Informationen. Die biochemische Analyse bestimmter Markersubstanzen für Nebenhoden, Prostata und Bläschendrüsen eignet sich andererseits vorzüglich, *anatomische Defekte* und *funktionelle Störungen im Genitaltrakt einzugrenzen bzw. zu lokalisieren* (Tabelle 10.2). Am häufigsten muß man mit Bläschendrüsenstörungen (Aplasie, postinflammatorische Atrophie, Verschluß), rechnen. Liegt eine Azoospermie mit Hypospermie und pH-Erniedrigung vor, so läßt sich mit Hilfe der Markersubstanzen beweisen, daß das Ejakulat aus reinem Prostatasekret besteht (Lunenfeld u. Glezerman 1981).

Tabelle 10.2. Lokalisation anatomisch-funktioneller Defekte im männlichen Genitaltrakt mit Hilfe biochemischer Spermaplasmaparameter. (Nach Lunenfeld u. Glezerman 1981)

Lokalisation der automatisch-funktionellen Störung	Biochemischer Spermaplasmaparameter		
	Carnitin	Fruktose	Saure Phosphatase
Nebenhoden	±	+	+
Bläschendrüsen	+	–	+
Prostata	+ +	+	–

10.2.3 Hormondiagnostik

Die Spermatogenese unterliegt der hormonellen Steuerung durch Hypothalamus und Hypophyse (Abb. 10.16). Der Hypothalamus gibt über das Portalsystem ein gonadotropes Releasinghormon (GnRH) an die Hypophyse ab. Dieses setzt LH und FSH aus dem Hypophysenvorderlappen (HVL) frei. LH stimuliert und reguliert die Testosteronbiosynthese der Leydig-Zellen. FSH wirkt auf die Hodentubuli, indem es die Sertoli-Zellfunktion und damit die Spermatogenese gemeinsam mit dem intratestikulär gebildeten Testosteron kontrolliert. Zwischen Gonaden und dem Hypophysenvorderlappen bzw. dem Hypothalamus besteht ein negativer Rückkopplungsmechanismus, bei dem die LH-Sekretion durch Testosteron bzw. Östradiol und

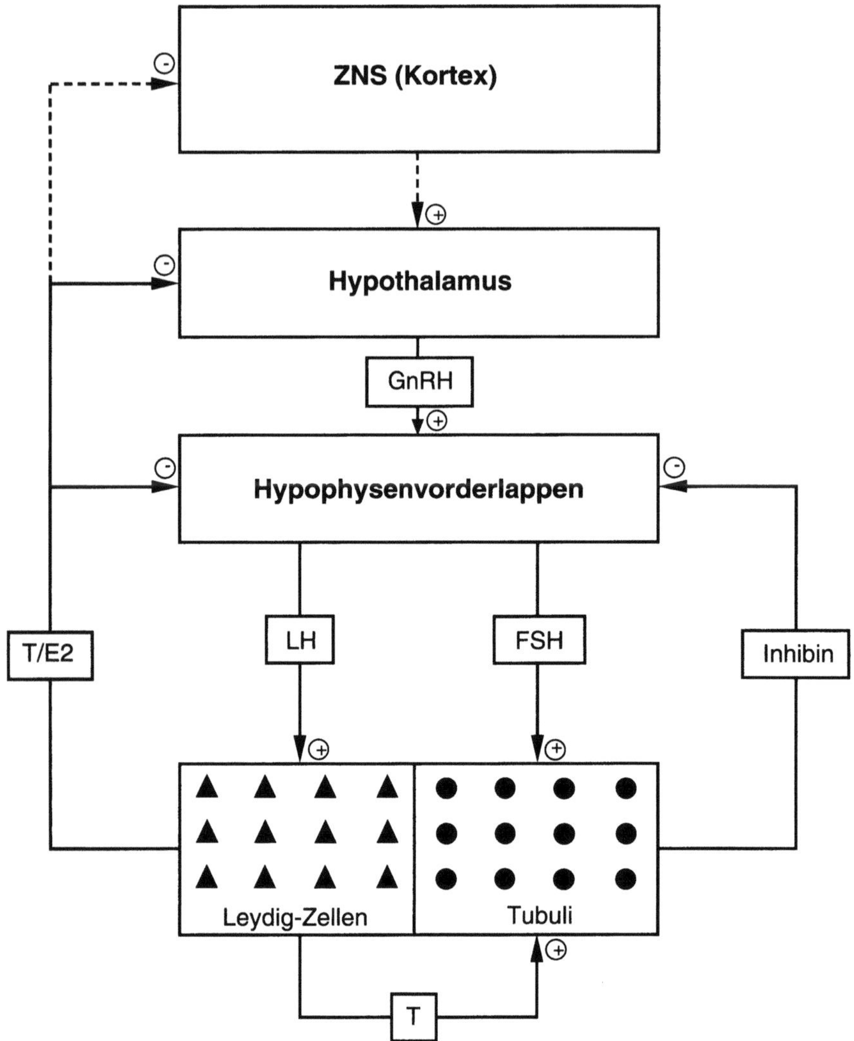

Abb. 10.16. Hormonelle Steuerung der Hodenfunktion

FSH durch ein von den Sertoli-Zellen produziertes nichtsteroidales Protein (Inhibin) reguliert wird, das biochemisch inzwischen exakt charakterisiert ist. Von diagnostischer und prognostischer Bedeutung sind daher *endokrinologische Untersuchungen,* die bei pathologischem Spermiogrammbefund (Spermatozoendichte < 5 Mill./ml) einen essentiellen Bestandteil der *andrologischen Basisdiagnostik* darstellen (Lunenfeld u. Glezerman 1982).

Es handelt sich um folgende, radioimmunologisch im Serum bestimmbare Sexualhormone: Testosteron, LH, FSH und Prolaktin. Die Sexualhormonbestimmungen erlauben, Störungen des Leydig-Zellkompartiments (T, LH) und des Tubuluskompartiments (FSH) unabhängig voneinander zu differenzieren und zwischen einem *primären und sekundären Hypogonadismus zu unterscheiden.*

Bei Patienten mit Impotentia coeundi und sekundärem Hypogonadismus ist eine Messung des Prolaktinspiegels im Blut erforderlich, um eine Hyperprolaktinämie als Ursache einer Potenzstörung bzw. eines tertiären hypogonadotropen Hypogonadismus auszuschließen.

Normalwerte:

Testosteron	3–10 ng/ml,
LH	0,8–9,0 mIU/ml,
FSH	1,1–9,4 mIU/ml,
Prolaktin	1–15 µU/ml,
Östradiol	1–10 pg/ml,
sexualhormonbindendes Globulin	10–70 nMol/L.

Wegen zirkadianer Rhythmik sind Blutentnahmen für Sexualhormonbestimmungen morgens zwischen 8 und 11 Uhr durchzuführen. Da episodische Minutenschwankungen, insbesondere beim Testosteron, die Regel sind, sollte die Blutabnahme für Testosteron und sonstige Hormone langsam und in größeren Mengen (20 ml) erfolgen, noch besser sogar 2- bis 3mal im Abstand von 15 min.

Bei der Keimepithelinsuffizienz bzw. einer Leydig-Zellinsuffizienz kommt es zu einem signifikanten Anstieg des Basiswertes für FSH bzw. LH. Erniedrigte Gonadotropin- und Testosteronspiegel finden sich beim sekundären Hypogonadismus, der mit einer Azoospermie einhergeht. Im Gegensatz dazu liegt bei einer Azoospermie mit normalen Gonadotropinwerten der Verdacht auf einen Verschluß der ableitenden Samenwege nahe.

Die Bestimmung der Basiswerte der genannten Hormone kann durch Überprüfung der funktionellen Reservekapazität der Hypothalamus-Hypophysen-Gonaden-Achse mit Hilfe von *dynamischen Funktionstests* ergänzt werden.

10.2.3.1 HCG-Test

Die Gabe von Choriongonadotropin (ausschließlich LH-Aktivität) als intramuskuläre Injektion (3 Tage 5000 IE HCG) oder intravenöse Verabreichung (5000 IE HCG) *erlaubt, die funktionelle Reservekapazität der Leydig-Zwischenzellen zu erfassen* (Nieschlag et al. 1971).

Die Blutabnahme bei intramuskulärer Gabe erfolgt zum Zeitpunkt 0 und 4 Tage, bei der intravenösen Gabe zum Zeitpunkt 0, 2 und 4 h (Krause 1980). Nach HCG-Stimulation beobachtet man einen biphasischen Verlauf der Testosteronbiosynthese, nämlich eine Kurzzeitreaktion (2–4 h) und eine Langzeitreaktion (24–72 h) (Abb. 10.17).

Normwert für Testosteron:
i.m.-Test: Stimulationsfaktor 2–2,5 nach 4 Tagen,
i.v.-Test: Stimulationsfaktor 2,2–2,5 nach 2 bzw. 4 h.

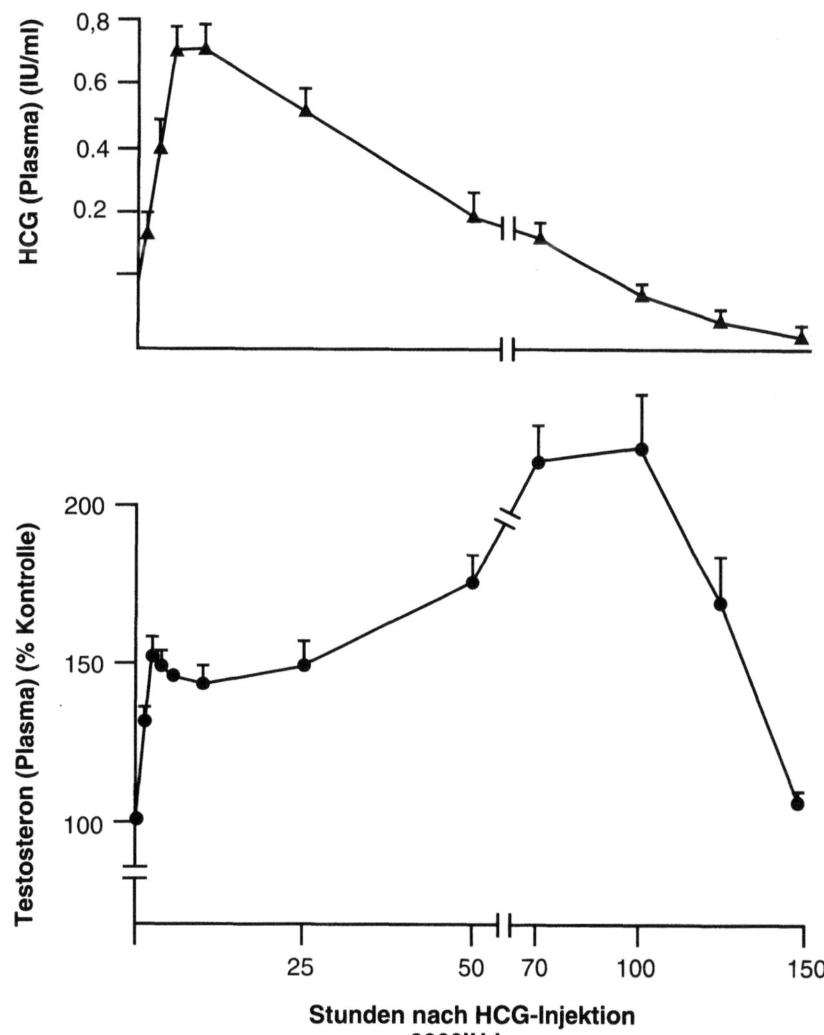

Abb. 10.17. Biphasischer Verlauf des Testosteronserumspiegels nach intramuskulärer HCG-Injektion. (Aus Saez u. Forest 1979)

Ein erniedrigter oder fehlender Testosteronanstieg spricht für eine latente oder manifeste Leydig-Zellinsuffizienz. Der HCG-Test erlaubt die *Differenzierung zwischen Anorchie* (kein Anstieg des Testosteronspiegels bei erniedrigtem Basiswert) *und Kryptorchismus* (Anstieg des Testosteronspiegels).

10.2.3.2 GnRH-Test

Nach intravenöser Bolusinjektion von 100 µg GnRH mit Blutabnahme zum Zeitpunkt 0 und 30 min kommt es zur Freisetzung von LH und FSH aus dem Hypophysenvorderlappen (Abb. 10.18).

Normalwerte:
Stimulationsfaktor für LH: 2–5,
für FSH: 1,5–2,0.

Eine überschießende Reaktion (insbesondere von FSH) nach GnRH-Gabe ist die Folge einer gesteigerten *funktionellen Reservekapazität des Hypophysenvorderlappens* und spricht für eine beginnende gonadale Insuffizienz. Sind die Stimulationswerte erniedrigt oder zeigt sich keine Reaktion, liegt eine hypophysäre Störung vor. Eine endgültige Sicherung ist aber erst nach einem „verlängerten" GnRH-Test (täglich 100 µg GnRH für 7 Tage) möglich (Oettinger et al. 1976).

10.2.3.3 Antiöstrogentest

Durch Antiöstrogene (Clomifen, Tamoxifen) lassen sich die Steroidrezeptoren im Hypothalamus blockieren. Dadurch wird die normalerweise stattfindende Hemmung der Freisetzung vom Releasinghormon aufgehoben. Es kommt zu einem signifikanten Anstieg des Serumspiegels von LH, FSH und Testosteron (Vermeulen u. Comhaire 1978).

Bei einer *Störung auf hypothalamischer Ebene* unterbleibt die GnRH-Freisetzung. Dies läßt sich durch den fehlenden Anstieg von LH und FSH nachweisen, wenn zuvor eine hypophysäre Störung durch den GnRH-Test ausgeschlossen ist.

Die Hormondiagnostik ermöglicht, das *Patientengut unter endokrinologischen Gesichtspunkten in 3 Gruppen zu unterteilen:*

- Hypergonadotroper Hypogonadismus (primärer Hodenschaden). Die Basissekretion von FSH ist erhöht.
- Hypogonadotroper Hypogonadismus (sekundärer Hodenschaden). Die Gonadotropinbasissekretion ist erniedrigt oder grenzwertig normal.
- Eugonadotrope Störungen (endokrinologisch unauffällig). Überwiegend extratestikuläre Fer-

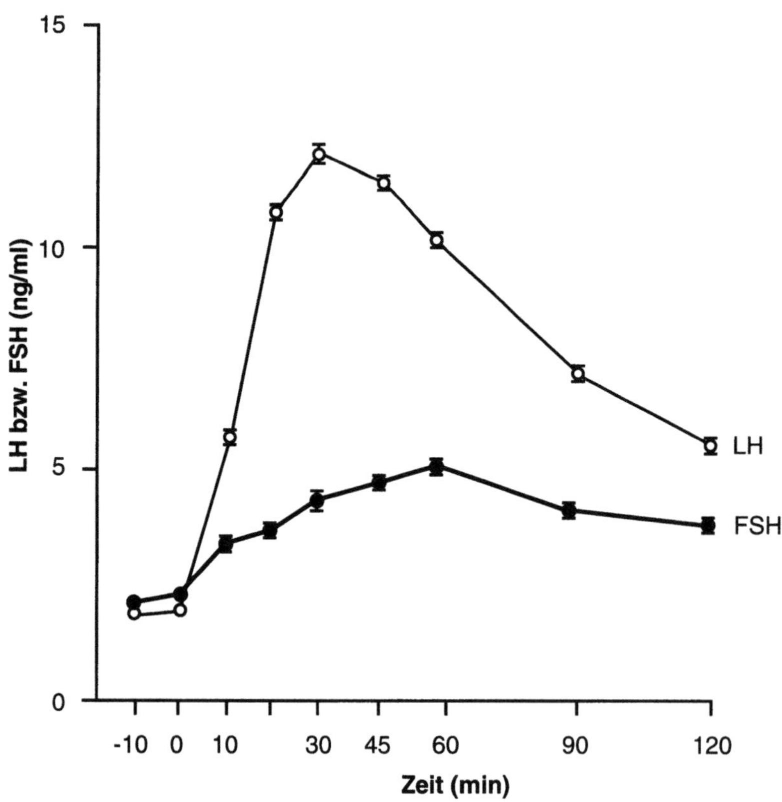

Abb. 10.18. Kinetik der hypophysären Freisetzung von LH und FSH nach Bolusinjektion von 100 µg GnRH. (Aus Hofmann et al. 1975)

tilitätsstörungen (z. B. Varikozele, Verschlußazoospermie, retrograde Ejakulation, vegetativfunktionelle Störungen) einschließlich der idiopathischen Oligozoospermie.

10.2.4 Hodenbiopsie

Die Hodenbiopsie als invasive diagnostische Methode ist in vielen Fällen durch die moderne Hormondiagnostik abgelöst worden.

In Verbindung mit einer skrotalen Exploration können durch den Eingriff jedoch zusätzliche Informationen über den Nebenhoden (Zysten, Narben, Atrophie) und den Ductus deferens (Agenesie, narbige strangförmige Defekte) gewonnen werden. Eine absolute Indikation zur Durchführung einer beidseitigen Hodenbiopsie liegt bei *Verdacht auf Verschlußazoospermie* (Azoospermie, normale Hormonwerte, unauffälliger Hoden und Nebenhoden) vor. Hiervon abgegrenzt werden kann durch die Biopsie ein kompletter Spermatogenesestopp. Auch eine hochgradige Oligozoospermie (< 5 Mill./ml) bei normalen FSH-Basiswerten stellt eine Indikation zur Hodenbiopsie dar, um einen inkompletten Verschluß gegenüber einer Spermatogenesestörung abzugrenzen (Milbradt 1981).

Durch die *Semidünnschnittechnik* läßt sich die diagnostische Aussagemöglichkeit der Hodenbiopsie erheblich verbessern. So können feine Strukturdefekte der sich entwickelnden Spermatozoen (insbesondere Störungen der akrosomalen Entwicklung) und sonstige Spermatidenstörungen genauer als mit der konventionellen histologischen Technik erkannt werden. Auch die *Frühdiagnostik des intratubulären Seminoms* wird verbessert. Die Semidünnschnittechnik wird zu einer Neubewertung der Indikationsstellung zur Hodenbiopsie führen (Schütte 1984).

Kontraindikationen der Hodenbiopsie sind entzündliche Genitalprozesse, schwere Allgemeinerkrankungen, beidseitige Hodenatrophie, Verdacht auf Hodentumor und Fälle, bei denen mit einem verzögerten Heilungsverlauf (z. B. bei Blutern) zu rechnen ist.

Die Hodenbiopsie ist ein operativer Eingriff, der außerordentlich selten Komplikationen (Hämatom, Orchitis) aufweist. Der Eingriff wird in Leitungsanästhesie, Spinalanästhesie oder Vollnarkose unter Beachtung strenger Asepsis und exakter Blutstillung durchgeführt. Nach Eröffnung der Hodenhüllen (3 cm langer Schnitt) an der Vorderseite der Testis wird die Tunica albuginea eröffnet. Das Hodenparenchym quillt unter leichtem Druck hervor (Abb. 10.19). Ein reiskorngroßes Stück wird durch Scherenschlag abgetrennt und unter *Vermeidung von Quetschartefakten* in das Fixiermedium eingebracht (Bouin-Lösung, Stieve- oder Zenker-Lösung). Die üblicherweise verwandte *Formalinlösung darf nicht benutzt werden,* da sie zu schweren Artefakten führt und die histologische Begutachtung unmöglich macht. Es ist darauf zu achten, daß der *Nebenhoden* während des operativen Eingriffs *nicht verletzt* wird. Tunica albuginea und Hodenhüllen werden durch Nähte wieder verschlossen. Der Patient muß unter Hodenhochlagerung (Hodenbänkchen) zur Vermeidung einer postoperativen Nachblutung 3 Tage Bettruhe einhalten und sollte für 1–2 Wochen ein Suspensorium tragen (Schirren 1982).

10.2.4.1 Feingewebliche Beurteilung des Hodengewebes

Beurteilt werden die *Hodentubuli* mit dem Keimepithel, den Sertoli-Zellen und den Tubuluswandstrukturen (Basalmembran, peritubuläres Gewebe) sowie im *Interstitium* des Hodens die Leydig-Zwischenzellen, die Gefäße und die Bindegewebsstrukturen (Abb. 10.20). Der Durchmesser der Tubuli beträgt 170–300 µm, die Tubuluswandstärke 3–6 µm.

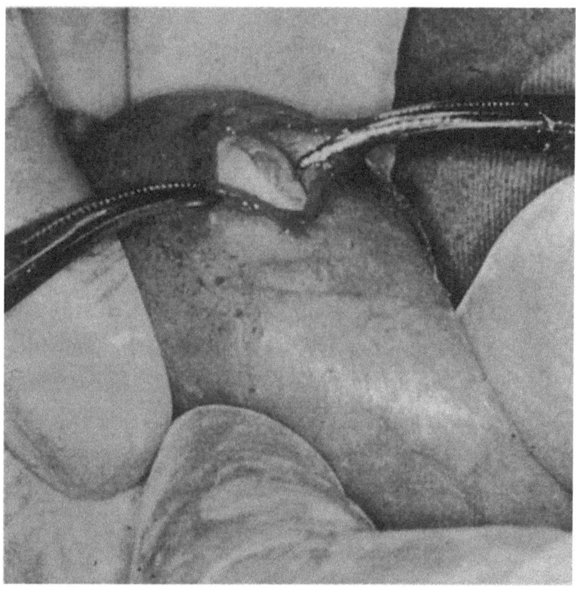

Abb. 10.19. Hodenbiopsie mit Gewinnung eines reiskorngroßen Stücks Hodenparenchym für die feingewebliche Diagnostik. Operationssitus nach Eröffnen der Hodenhüllen und Inzision der Tunica albuginea

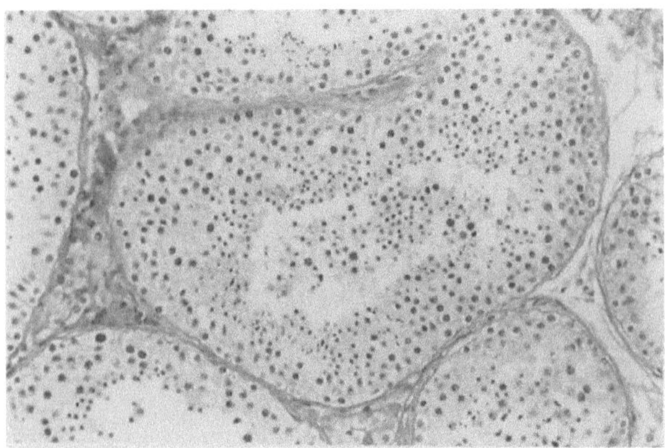

Abb. 10.20. Hodenhistologischer Normalbefund (HE-Färbung) bei Verschluß der ableitenden Samenwege. Quergeschnittene Tubuli seminiferi, die alle Stadien der Spermatogenese aufweisen einschließlich zahlreicher später Spermatiden, Tubuluswandungen zart, im Interstitium Leydig-Zellen und Gefäße im Normbereich

Ein *normales Keimepithel* liegt vor, wenn alle Stadien der Spermatogenese im Tubuluslumen regelrecht angeordnet nachweisbar und mindestens 15–20 späte Spermatiden pro Tubulusquerschnitt vorhanden sind. Finden sich weniger als 7 späte Spermatiden pro Tubulusquerschnitt (davon weniger als 3 normale geformte), so spricht dies für eine fehlende therapeutische Beeinflußbarkeit der Spermatogenese (Schütte 1984).

Eine semiquantitative Erfassung der Spermatogenese und ihrer Störungen ist mit Hilfe des sog. Johnson Score (Johnson 1970) oder nach der von Holstein angegebenen Score-Count-Methode möglich (Holstein u. Schirren 1983).

Das Ergebnis *der histopathologischen Untersuchung* kann sein:

- *Normalbefund* mit regelrecht ablaufender Spermatogenese, zarten Tubuluswandungen und unauffälligem Interstitium. Bei einer Azoospermie nach Ausschluß einer Emissions- und Ejakulationsstörung beweist dieser Befund einen Verschluß der ableitenden Samenwege.
- *Spermatogenesehemmung* (Hypospermatogenese) mit quantitativer Verminderung aller Stufen der Spermatogenese bis hin zu den späten Spermatiden. Der Ejakulationsbefund entspricht dem einer Oligozoospermie.
- *Desorganisation und Desquamation* des Keimepithels mit Abschilferung (Exfoliation) von Frühformen der Spermatogenese. Im Ejakulat lassen sich vermehrt Spermatogenesezellen nachweisen. Endogene (Varikozele) wie exogene Noxen (Arzneimittel, Virusinfekte) können Ursache dieser Veränderung sein. Finden sich im Ejakulat vermehrt Spermatozyten oder sogar Spermatogonien, so ist dies als ein prognostisch ungünstiges Zeichen zu bewerten.
- *Spermatogenesestopp.* Bei einem kompletten oder inkompletten Stopp der Spermatogenese (meist genetisch bedingt) handelt es sich um einen Block in der Differenzierung der Spermatogenese. Es kann sich auf der Ebene der Spermatiden, Spermatozyten oder Spermatogonien abspielen. Im Ejakulat resultiert dadurch eine Azoospermie bzw. eine hochgradige Oligozoospermie.
- *Sertoli-Cell-Only-Syndrom* (Del Castillo). Es finden sich ausschließlich kranzförmig angeordnete Sertoli-Zellen in den Tubuli bei völligem Fehlen des Keimepithels. Da es sich um eine angeborene oder perinatal erworbene Störung handelt, sind die Tubuluswandstrukturen zart. Ejakulatbefund: Azoospermie.
- *Depopulationssyndrom.* Im Laufe der reproduktiven Phase erworbene irreversible Störung infolge unterschiedlicher Genese (z. B. Mumpsorchitis, Autoimmunorchitis, Varikozele, Zytostatika), die zu einem vollständigen Verlust des Keimepithels führt. Als Folge einer Orchitis kommt es zur Tubuluswandfibrose. Ejakulatbefund: Azoospermie.
- *Inhomogene Tubulusschädigung.* Erworbene, herdförmige Schädigung der Hodentubuli, die mit Arealen normaler Spermatogenese abwechselt. Im Interstitium mehr oder weniger ausgeprägte Fibrose. Ejakulatbefund: Hochgradige Oligozoospermie.
- *Tubulussklerose, -fibrose, -hyalinose.* Bindegewebige Verdickungen der Tubuluswände, die zum Verlust des Keimepithels führen. In ausgeprägten Fällen Tubulusschattenbildung. Meist Kombination mit Leydig-Zellhyperplasie. Typischer Befund für Klinefelter-Syndrom, aber auch bei *Orchidopathia e varicocele* anzutreffen. Im letzteren Fall findet sich charakteristischerweise zusätzlich eine venöse Stase und eine adventielle Verdickung der Gefäßwandstrukturen.
- *Interstitielle (peritubuläre) Fibrose.* Folge einer narbig abheilenden Orchitis (z. B. nach Mumps, Mononukleose, Morbus Bang, septischen Erkrankungen, Tuberkulose, Morbus Boeck, Lues, Autoimmunorchitis, Trauma).
- *Hodentumoren* (Seminom, Teratokarzinom, Chorionepitheliom, Leydig-Zelltumor, Sertoli-Zelltumor).

Bei der Interpretation der hodenbioptischen Befunde sollte man sich darüber im klaren sein, daß das Ergebnis einer reiskorngroßen Biopsie nicht in jedem Fall repräsentativ für das Parenchym des gesamten Hodens sein muß. Fokale Störungen sind durchaus möglich. Klinische und spermatologische Befunde müssen daher zur Beurteilung des hodenbioptischen Ergebnisses mit herangezogen werden. Anderenfalls besteht die Gefahr von Fehlinterpretationen mit gegebenenfalls weitreichenden nachteiligen Konsequenzen für den Patienten und die eheliche Situation.

10.2.5 Mikrobiologische Untersuchungen

Bei Verdacht auf einen entzündlichen männlichen Adnexprozeß bzw. eine blande verlaufende asymptomatische Samenweginfektion (Symptome: pH 8,0, Agglomerationen, Leukospermie, Hämospermie, Bakteriospermie, Viskosipathie, Asthenospermie, positiver Cytur-Test, Fruktoseerniedrigung) sind *bakteriologische Untersuchungen* des frisch gewonnenen Ejakulats notwendig. Das Sperma wird in einem sterilen Gefäß (z. B. Petri-Schale) aufgefangen und danach eine Kulturplatte mit einer Platinöse beimpft. Mehrere Kontrolluntersuchungen können bei Verdacht auf chronische GO oder Genitaltuberkulose (z. B. bei Hämospermie) erforderlich sein. Da das Spermaplasma Faktoren enthält, die das Bakterienwachstum hemmen, hat sich für Kulturzwecke eine 1:2-Verdünnung bewährt (Comhaire et al. 1980). Bei Keimnachweis gibt die *Resistenzbestimmung* Hinweise für eine gezielte antibiotische Therapie.

Problematisch ist die Beurteilung der Frage, ob es sich bei den nachgewiesenen Keimen um *Kontaminationen* handelt oder ob sie aus dem männlichen Genitaltrakt stammen und damit pathogen sind. Es ist daher erforderlich, vor der Masturbation zunächst die Harnröhre durch Urinieren freizuspülen und die Glans durch Betupfen mit Alkohol zu reinigen. Ein standardisiertes Vorgehen hat sich bewährt (Friesen et al. 1984).

Diagnostisches Vorgehen bei Verdacht auf chronische Urethroadnexitis

1. Anamnese,
2. Untersuchung des äußeren Genitales,
3. Reinigung der Glans penis,
4. Harnröhrenabstrich (mikroskopisch, kulturell),
5. Urinprobe (Sediment, Kultur),
6. Prostatamassage,
7. Exprimatuntersuchung (mikroskopisch, pH, Kultur),
8. Exprimaturin (mikroskopisch, kulturell),
9. Ejakulat (Immunelektrophorese, Komplement C_{3c}, Elastase).

Eine Bakteriospermie wird als pathologisch eingestuft, wenn $1 \cdot 10^5$ pathogene Keime/ml Ejakulat (E. coli, Streptococcus faecalis, Bacillus proteus) nachgewiesen werden können oder die Zahl nichtpathogener Keime (Staphylococcus epidermidis, Corynebacteriumspezies, Actinobacter calcoaceticus) $1 \cdot 10^6$/ml überschreitet.

Infektionen des Genitaltraktes mit *Mykoplasmen* (Ureaplasma urealyticum, Mycoplasma hominis) und *Chlamydien* werden durch entsprechende Kulturverfahren bzw. durch Einsatz monoklonaler Antikörper (Micro Trak Chlamydia trachomatis, Syva Comp, Palo Alto, USA) ausgeschlossen.

Der Nachweis und die Behandlung von Chlamydien ist insbesondere zur Unterbindung der weiteren sexuellen Übertragung mit der Gefahr einer Tubensterilität erforderlich (Eggert-Kruse et al. 1990). Die Bedeutung der Anaerobier ist bisher ungeklärt. Vereinzelte Mitteilungen weisen auch diesen Keimen eine fertilitätsmindernde Potenz zu. Im Gegensatz dazu ist die häufig gefundene mikrobielle Kolonisation der Genitalsekrete von Mann und Frau in den meisten Fällen ohne Bedeutung für die Spermatozoen-Zervixmukus-Interaktion. Auch die antibiotische Therapie bei asymptomatischen Ehepaaren ist daher in ihrer Effektivität fraglich (Eggert-Kruse et al. 1987, 1988).

Trichomonaden lassen sich mikroskopisch oder mit Hilfe von Kulturmedien nachweisen, werden jedoch selten im Sperma beobachtet. Die folgende Übersicht faßt die empfohlenen Spermauntersuchungen bei Verdacht bzw. zum Ausschluß eines Samenweginfekts zusammen.

- *Nativsperma:* pH-Wert ($>8{,}0$). Ery, Leuko, Bakterien, Trichomonaden, Agglomerationen, Viskositätsstörungen: quantitative Leukobestimmung ($>1 \cdot 10^6$/ml).
- *Biochemie:* Cyturtest (qualitativ) Komplementfaktor C_{3c} ($>0{,}5$ mg%), Granulozytenelastase (>1000 ng/ml).
- *Mikrobiologie:* Bakterien, GO, Mykoplasmen, Chlamydien, Hefen; Keimzahlbestimmung ($>1 \cdot 10^4$/ml).

10.2.6 Immunologische Untersuchungen

Spermatozoen und Seminalplasma weisen zahlreiche antigene Komponenten auf. Durch den Kontakt des Immunsystems mit den Spermatozoen, die extravasal durch Trauma, Verschlüsse im Bereich der ableitenden Samenwege oder entzündliche Adnexprozesse gelangen, kommt es beim Mann zur

Ausbildung von *Spermatozoenautoantikörpern* bzw. bei der Frau zur Bildung von Isoantikörpern gegen männliche Samenzellen. Diese haben agglutinierende und immobilisierende Eigenschaften. Sie spielen als Infertilitätsursache dann eine Rolle, wenn sie in hohen Titern vorkommen und mit der Zervixmukuspenetration der Spermatozoen interferieren (Bronson et al. 1984). Neuere Ergebnisse sprechen dafür, daß der *direkte Nachweis* von lokal *im Genitaltrakt* produzierten Antikörpern (IgA) im Hinblick auf ihre biologische Relevanz von großer Bedeutung ist. Aus diesem Grunde sollte nicht nur im Serum, sondern auch im Seminalplasma und im ovulatorischen Zervixmukus nach Antikörpern gefahndet werden.

Zum Nachweis von Spermatozoenantikörpern unterscheidet man Screeningmethoden und spezifische Testverfahren (Schill 1985b).

Zu den *Screeningverfahren* zählt die mikroskopische Beobachtung des Nativspermas, da gelegentlich als Folge von Antigen-Antikörper-Reaktionen Agglutinationen vitaler Spermatozoen beobachtet werden (Kopf-zu-Kopf, Schwanz-zu-Schwanz und gemischte Agglutination). Empfindlichere Screeningmethoden sind der Sims-Huhner-Test, der Kurzrok-Miller-Test und der von Kremer und Jager beschriebene *Spermatozoen-Zervixmukus-Kontakttest* (SCMC-Test), bei dem das „Shaking-Phänomen" auf das Vorliegen von Spermatozoenantikörpern hinweist (Kremer u. Jager 1976). Als weiterer Schnelltest zum Nachweis von Spermatozoenantikörpern eignet sich der Mixed-Antiglobulin-Reaction(MAR)-Test (Hendry et al. 1982). Ist der Antikörpernachweis positiv, stehen *weitere Testverfahren* (Agglutinationstest nach Kibrick und Immobilisationstest nach Isojima) zur Verfügung, um den Antikörpertyp und -titer festzustellen (Tabellen 10.3 und 10.4). In den letzten Jahren werden radioimmunologische Untersuchungsmethoden bzw. ELISA-Techniken zum Antikörpernachweis aus Serum- und Genitalsekreten bevorzugt eingesetzt (Wolff u. Schill 1985). Es handelt sich um sehr empfindliche und reproduzierbare Methoden, für die entsprechende Ausrüstungen im Handel angeboten werden (Abb. 10.21).

10.2.7 Zytogenetische Untersuchungen

10.2.7.1 Kerngeschlechtsbestimmung

Bei *Verdacht auf eine chromosomale Störung* als Ursache einer männlichen Infertilität empfiehlt sich die zytogenetische Abklärung bei dem Patienten. Dies gilt insbesondere für das Klinefelter-Syndrom (XXY) und den XX-Mann (Bandmann u. Breit 1984). In beiden Fällen kann das überzählige X-Chromosom durch die *Kerngeschlechtsbestimmung (Chromatintest)* erfaßt werden. Der Nachweis eines überzähligen Geschlechtschromatins (*Barr-Body*) gelingt im Epithel der Mundschleimhaut (Abstrich von der Wangenschleimhaut mit dem Holzspatel), in den Zellen der Haarwurzelscheide, den Leukozyten, den Leydig-Zellen und in den Amnionzellen (Abb. 10.22). Nach Fixieren des frischen Mundschleimhautausstriches mit 100% Methanol folgt eine absteigende Alkoholreihe und das Färben des Präparates mit 1% wässerigem Kresylviolett. Orcein wird zum Anfärben der Haarwurzelscheide verwendet. Es werden 100–200 morphologisch intakte Zellkerne ausgezählt und die ty-

Tabelle 10.3. Agglutinationstest nach Kibrick. (Kibrick et al. 1952)

Praktisches Vorgehen
Testansatz:
0,1 ml Patientenserum (bzw. positiv und negativ Referenzserum)
0,1 ml Gelatinetestejakulat (1 Teil 10% Gelatine-Kochsalz-Lösung + 1 Teil Testejakulat)
Inkubationsbedingungen:
37 °C, 0,5–1 h
Testergebnis:
positiv = Flockung/Sedimentbildung
negativ = homogene Trübung

Tabelle 10.4. Immobilisationstest nach Isojima. (Modifiziert nach Lehmann et al. 1972)

Praktisches Vorgehen:	
1. Testansatz:	
	0,25 ml inaktives Patientenserum (56 °C, 30 min)
	0,025 ml Testejakulat
	0,005 ml Meerschweinchenkomplement
2. Kontrolle:	
	0,25 ml inaktives Patientenserum
	0,025 ml Testejakulat
	– kein Komplement
3. Komplementkontrolle:	
	0,25 ml 0,9% NaCl
	0,025 ml Testejakulat
	0,005 ml Komplement
Inkubationsbedingungen:	37 °C, 1 h
Positiver Test:	Reduktion der Motilität um mindestens 50%
Wichtig:	Kein Motilitätsverlust in der Komplementkontrolle!

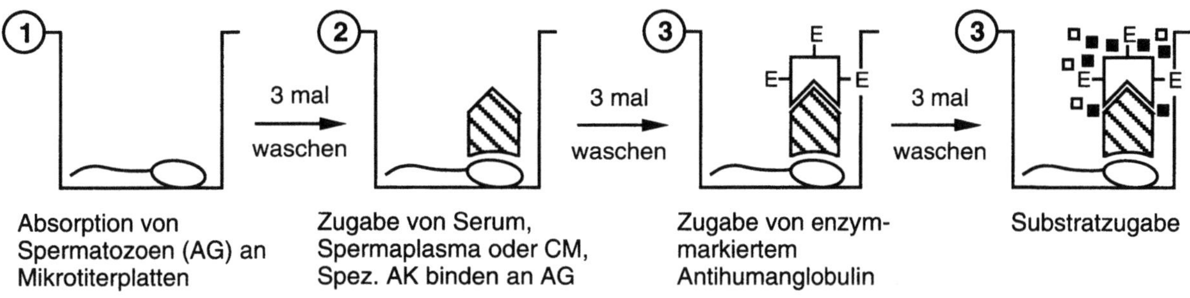

Abb. 10.21. Prinzip des indirekten ELISA zum Nachweis von Spermatozoenantikörpern in den Genitalsekreten

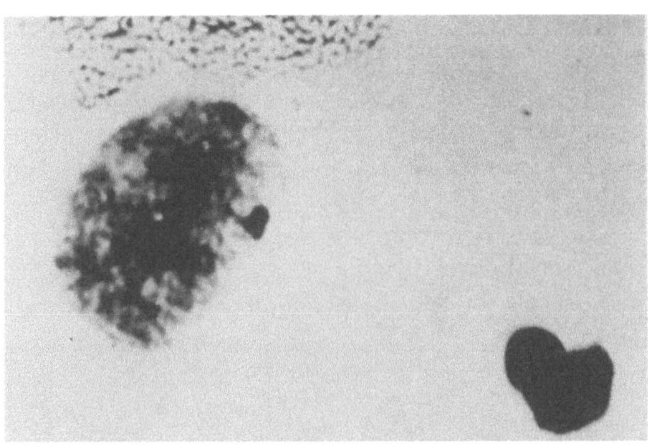

Abb. 10.22. Barr-Körper-Nachweis. (Mit freundlicher Genehmigung von Herrn Prof. J.P. Murken, München)

pischen der Kernmembran anliegenden Chromatinkörper registriert.

Normalwert:
Mundschleimhautabstrich
bei Männern 0–3% Barr-Körperchen,
bei Frauen 20–80% Barr-Körperchen.

Fehlerquellen können eine reichlich vorhandene Bakterienflora, eine ungenügende Färbung oder Karyolyse und Karyorhexis sein.

10.2.7.2 F-Body

Eine weitere Möglichkeit der kernmorphologischen Geschlechtsbestimmung ist die *Darstellung des Y-Chromatins (F-Body)* mit Hilfe fluoreszierender Farbstoffe (Quinacrinmustard). Der Prozentsatz Y-Chromatin positiver Zellen beträgt bei normaler XY-Konstellation unter Verwendung von Haarwurzelscheiden 60–70%, bei Verwendung von Amnionzellen 80%. Bei Verdopplung des Y-Chromosoms (XYY) lassen sich 2F-Körper nachweisen, was bei 1‰ aller männlichen Neugeborenen der Fall ist (Schmid u. Schmidtke 1983).

10.2.7.3 Chromosomenanalyse

Die *Chromosomenanalyse* erlaubt die exakte Bestimmung chromosomaler Aberrationen (Stengel-Rutkowski et al. 1976). Sie stellt eine objektive Methode dar, die falsch-positive und falsch-negative Befunde ausschließt und die *Aufklärung numerischer Aberrationen* ermöglicht, die bedingt sind durch Fehlverteilung der Chromosomen während der Meiose (meiotische Non-disjunction). Auch *Strukturanomalien der Chromosomen*, bedingt durch Chromosomenbrüche mit Deletion, Defizienz, reziproker Translokation und Robertson-Translokation, lassen sich durch die Chromosomenanalyse diagnostizieren. Sowohl numerische wie strukturelle Aberrationen der Gonosomen und Autosomen kommen als Ursache einer männlichen Infertilität in Frage.

Durchführung der Chromosomenanalyse

Aus 20 ml heparinisiertem Blut werden Lymphozyten gezüchtet. Die Metaphase wird durch Colchicin blockiert, der Kern gespreitet, fixiert, mit Kernfarbstoffen gefärbt (Orcein, Giemsa), ausgezählt und karotypisiert.

Indikationen zur Chromosomenanalyse beim Mann

- Verdacht auf Chromosomenaberration (Barr-Body positiv, F-Body positiv),
- schwere therapieresistente Oligozoospermie,
- Azoospermie mit Verdacht auf genetisch bedingten Hodenparenchymschaden.

Chromosomenanalysen bei beiden Partnern sind erforderlich

- bei habituellem Abort ohne erkennbare gynäkologische Ursache,
- beim Auftreten wiederholter Aborte und mißgebildeter Kinder oder Totgeburten in der Familienanamnese.

2% aller infertilen Männer haben eine kongenitale Chromosomenaberration. Patienten mit Oligozoospermie weisen in 6–12% der Fälle Chromosomenaberrationen auf, bei Azoospermie steigt der Prozentsatz auf 15–20% (Engel 1982, Lange et al. 1990).

10.2.8 Diagnostisches Vorgehen

Die Vielzahl der Einzelbefunde, die sich aus den Ergebnissen der Spermaanalyse und der Zusatzuntersuchungen ergeben, führen zusammen mit dem klinischen Befund zur Diagnose. Besonders wichtig ist es, nicht an dem Ejakulatbefund zu haften, der lediglich als Symptom zu bewerten ist, sondern die Ursache der Fertilitätsstörung zu ergründen. Diese *ätiopathogenetisch orientierte Betrachtungsweise* ermöglicht in einem Teil der Fälle, eine kausale Therapie erfolgreich durchzuführen. Leider läßt sich bei einem anderen Teil der fertilitätsgestörten Patienten (bis zu 30%) die Ursache der Fertilitätsstörung nicht eruieren (idiopathische Störung). In diesen Fällen muß man sich zwangsläufig am spermatologischen Symptom orientieren und ungezielte Behandlungsversuche durchführen.

Um das diagnostische Vorgehen unter ätiologischen Gesichtspunkten und im Hinblick auf therapeutische Konsequenzen zu vereinfachen, haben Lunenfeld u. Glezermann (1977) *algorithmische Tafeln* entwickelt (Abb. 10.23). Diese machen eine Standardisierung der Diagnostik möglich, da sie dem Arzt einen Plan in die Hand geben, nach dem verfahren werden kann.

Die algorithmischen Tafeln erlauben eine Abklärung der Hypothalamus-Hypophysen-Gonaden-Achse und die Erfassung nichtendokriner Faktoren, die für eine gestörte Hodenfunktion und eine Impotentia coeundi verantwortlich sind.

Aufgrund der algorithmischen Tafeln lassen sich die infertilen Männer in Abhängigkeit von der Ätiologie in diagnostische Gruppen unterteilen. Durch die Erstellung eines Therapieplanes für jede Gruppe ist eine ätiopathogenetisch orientierte Behandlung möglich.

10.3 Therapie männlicher Fertilitätsstörungen

Eine Therapie männlicher Fertilitätsstörungen hat zum Ziel, die Fertilität des männlichen Individuums zu verbessern oder zu normalisieren, um die *Konzeptionschance* eines Paares innerhalb eines definierten Zeitraumes, z. B. eines Jahres, zu erhöhen, bzw. die Zeit bis zum Eintritt einer Schwangerschaft zu verkürzen (Bain et al. 1982). Man geht davon aus, daß durch eine Verbesserung pathologisch eingeschränkter Spermaparameter (Motilität, Morphologie, Zahl) die Schwangerschaftschance zunimmt. Die klinische Erfahrung zeigt jedoch, daß zwischen einer Optimierung der Spermaqualität und einer gesteigerten Konzeptionsrate und vice versa häufig keine Korrelation besteht, da nicht zuletzt die Spermienfunktion zu wenig berücksichtigt wird.

Das Hauptproblem bei der Behandlung männlicher Fertilitätsstörungen ist die Tatsache, daß die Ursache der Fertilitätsstörungen trotz einer sorgfältigen Diagnostik häufig unbekannt bleibt und einer kausalen Therapie daher nicht zugänglich ist. *Ungenügende reproduktionsphysiologische Kenntnisse* bedingen für den Patienten *fehlende Selektionskriterien* und das Ausweichen auf eine Therapie, die empirisch ist, *keine Voraussagbarkeit des Behandlungserfolges* zuläßt und häufig mit Therapieresistenz einhergeht. Problematisch ist das therapeutische Vorgehen bei ca. 1/3 der Patienten, bei denen *irreversible Hodenparenchymschäden* vorliegen, die naturgemäß keiner Therapie zugänglich sind. Hinzu kommt, daß weitere 20–30% der Patienten *Fertilitätsstörungen idiopathischer Natur* aufweisen, ohne daß anamnestische, klinische oder laboranalytische Hinweise auf Ursache und Natur der Störung bestehen. Lediglich bei ca. 1% der Patienten ist eine *hormonelle Insuffizienz* gegeben, die einer Substitutionsbehandlung mit Gonadotropinen erfolgreich zugeführt werden kann.

Ein weiteres *Problem ist die objektive Erfassung des Behandlungserfolges*, insbesondere durch die große biologische Variationsbreite der einzelnen Spermaparameter, die von endogenen Faktoren (akute Krankheitsbilder mit Fieber, z. B. Viruserkrankungen), umschriebenen Krankheitsbildern wie Schilddrüsendysfunktionen oder Hyperprolaktinämie und Entzündungen im Bereich der männlichen Genitalorgane und exogenen Faktoren (Kettenrauchen, Alkoholismus, Berufsstoffe, Umweltverschmutzung, Arzneimittelnebenwirkungen,

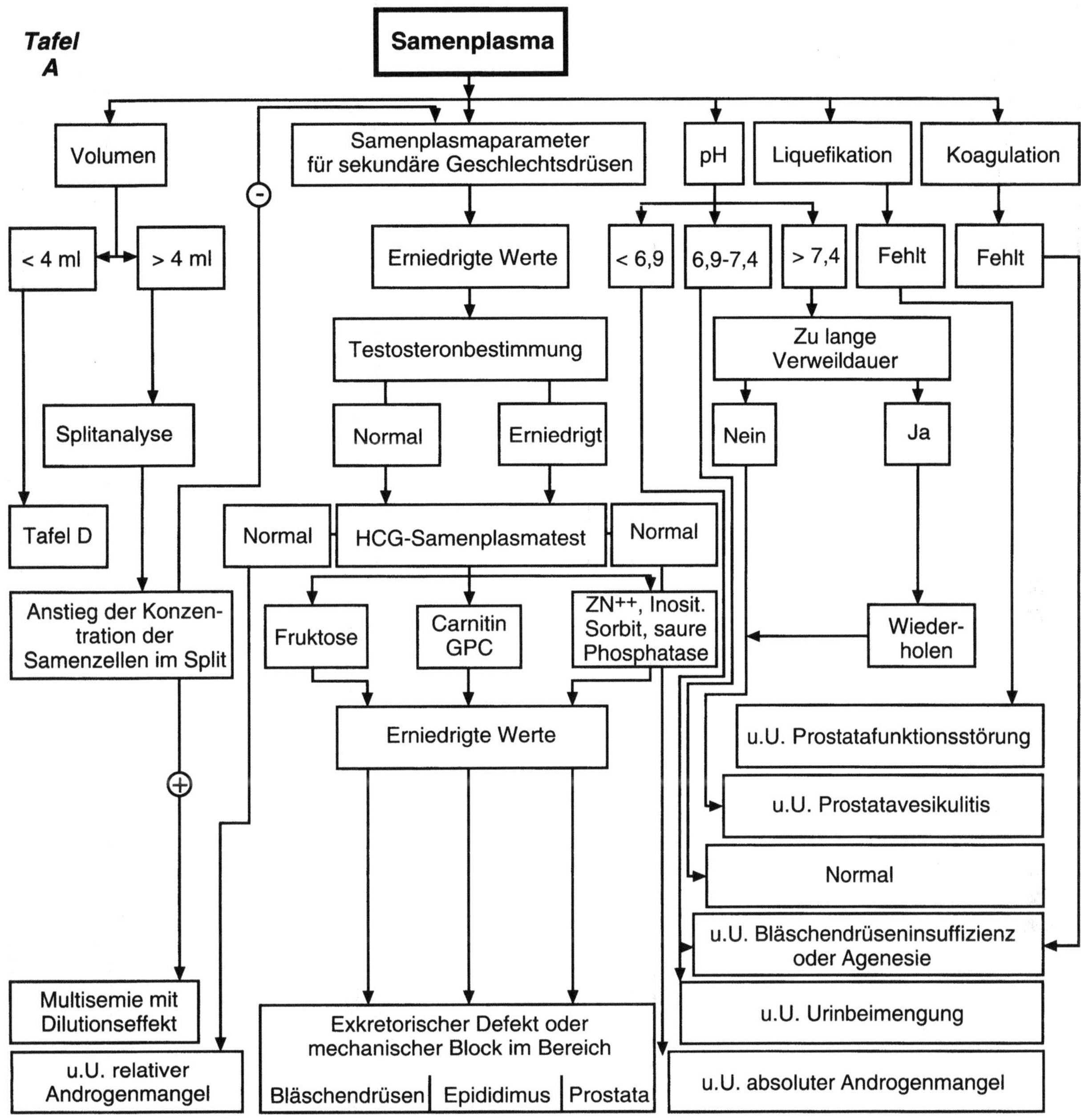

Abb. 10.23. Algorithmische Tafeln zur Vereinfachung des diagnostischen Vorgehens und zur Abklärung eines männlichen Sterilitätsfaktors unter ätiopathogenetischen Gesichtspunkten.
Tafel A: Klinisch-spermatologische Untersuchung

emotionaler und psychologischer Streß) ständig modifiziert werden. Eine besondere Problematik stellen Ehepaare dar, die einen kombinierten männlich-weiblichen Sterilitätsfaktor als Ursache der Kinderlosigkeit aufweisen (ca. 1/3 der Ehepaare).

Für die richtige Führung des kinderlosen Ehepaares sind in jedem Fall ausführliche Gespräche mit beiden Partnern erforderlich. Das *ärztliche Gespräch* unter Einschluß der Besprechung aller vorgesehenen diagnostischen und therapeutischen Maßnahmen hat einen besonderen Stellenwert im Rahmen der Ehepaarberatung und kann den Verlauf der Sterilitätstherapie im positiven Sinn erheblich beeinflussen. Bei der Patientenauswahl, insbe-

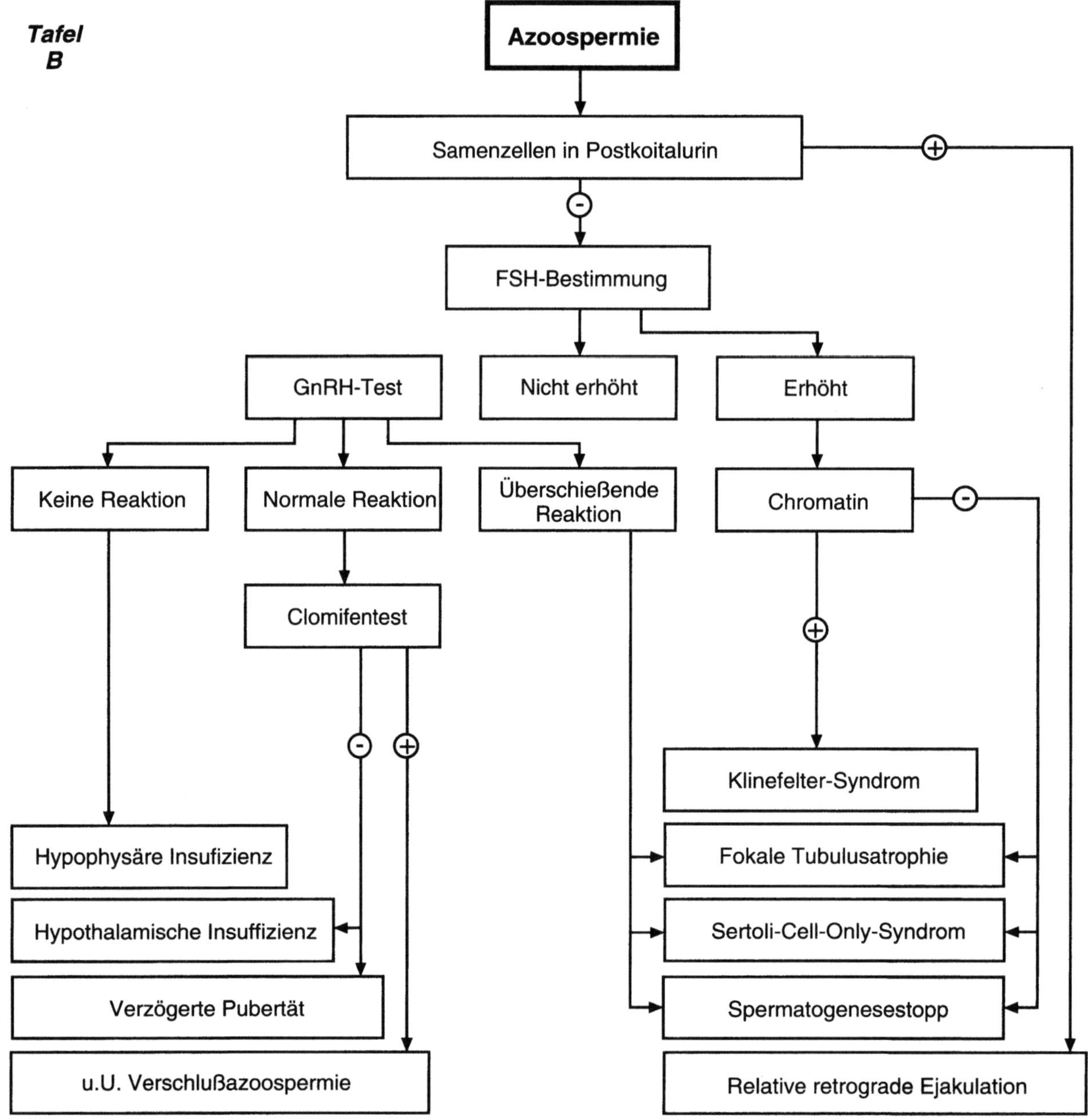

Abb. 10.23 (Fortsetzung)
Tafel B: Endokrinologische Diagnostik der Azoospermie

sondere für die homologe Insemination und für die In-vitro-Fertilisation, sollte der genetische Aspekt nicht außer acht gelassen werden und eine Aufklärung des Ehepaares in der Hinsicht erfolgen, daß nicht nur bei fortgeschrittenem Alter der Mutter, sondern auch bei fortgeschrittenem Alter des Vaters ein erhöhtes *Mißbildungsrisiko* besteht (Schill 1983a, Schill et al. 1994), so daß im Falle des Eintritts einer Schwangerschaft eine pränatale Diagnostik durch Amniozentese erforderlich ist. Für genetisch bedingte autosomal dominante Erbleiden ist sogar nur das erhöhte väterliche Alter maßgeblich.

Eine wichtige Frage ist die nach einem erhöhten genetischen Risiko bei Männern mit *Teratozoospermie* (Stolla et al. 1978). Bekanntlich nimmt bei abnehmender Spermaqualität die Häufigkeit numeri-

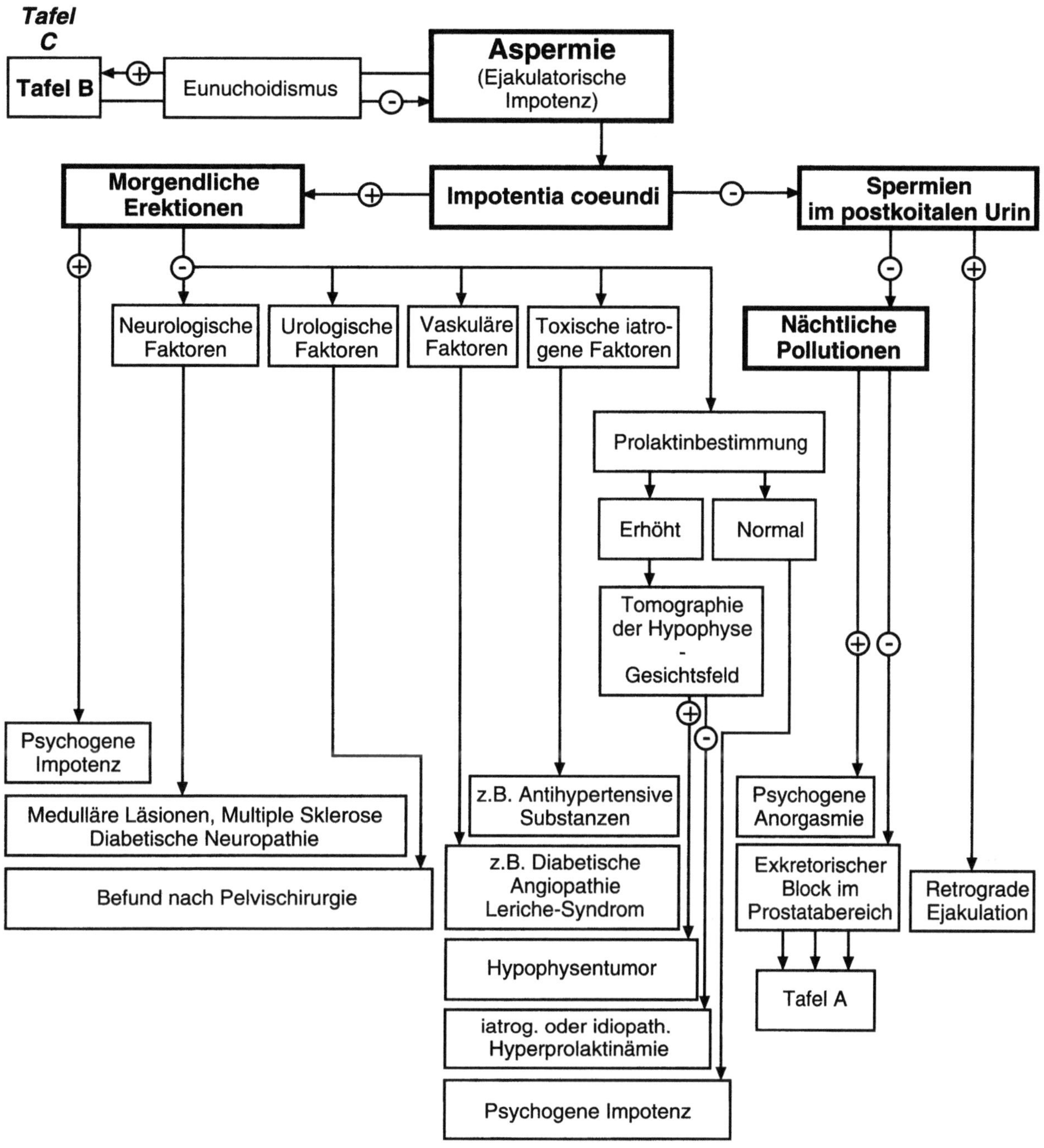

Abb. 10.23 (Fortsetzung)
Tafel C: Differentialdiagnose der Impotentia coeundi

scher Chromosomenanomalien (z. B. XXY) zu. Auch morphologisch intakt wirkende Samenzellen bei Teratozoospermie können chromosomale Anomalien aufweisen. Die stark herabgesetzte Fertilität solcher Patienten geht mit einer signifikanten Erhöhung des Frühabortrisikos einher, das auf die Eliminierung nicht entwicklungsfähiger Zygoten mit chromosomalen Veränderungen zurückzuführen ist. Doch gibt es bisher keinen Anhalt für einen Zusammenhang zwischen Teratozoospermie und erhöhtem kindlichen Mißbildungsrisiko, so daß man auf keinen Fall einem Mann mit Teratozoospermie abraten kann, ein Kind zu zeugen (Schill 1990b).

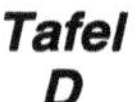

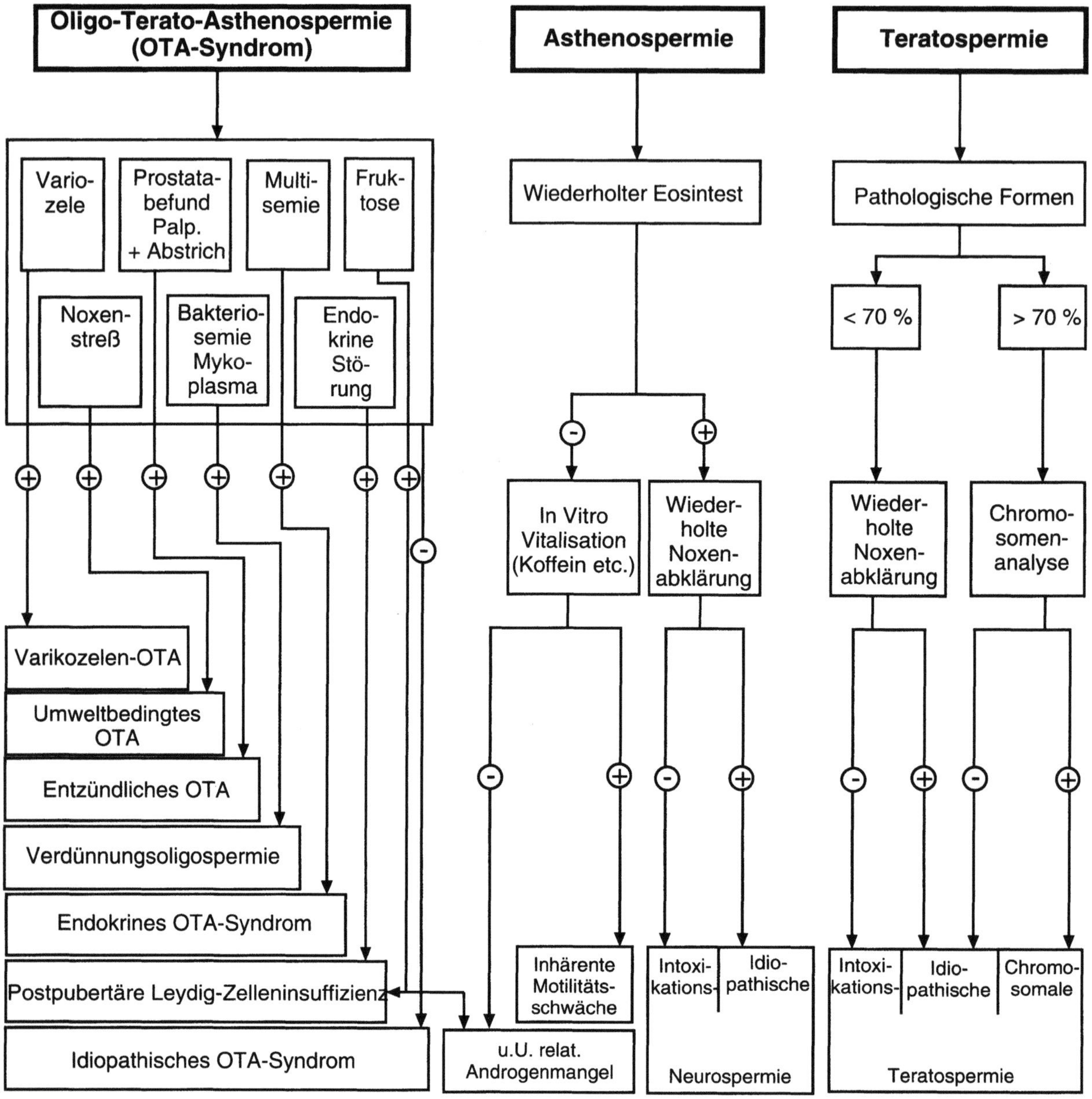

Abb. 10.23 (Fortsetzung)
Tafel D: Differentialdiagnostische Untersuchungen bei Oligo-, Astheno- und Teratozoospermie. (Aus Lunenfeld u. Glezerman 1981)

10.3.1 Prinzip der Behandlung

Therapeutische Maßnahmen betreffen in erster Linie Männer, bei denen bereits eine Minderung der Fertilität aus unterschiedlichen Gründen eingetreten ist. Von nicht unerheblicher Bedeutung sind aber auch *prophylaktische Maßnahmen zur Verhinderung von Fertilitätsstörungen* bei Kleinkindern, Adoleszenten oder Erwachsenen, um irreversible Schäden an den Gonaden rechtzeitig zu vermeiden (Phimose, Hodendystopie, Varikozele, Hydrozele, Hodentumoren, Hodentorsion, Vermeidung von Komplikationen bei venerischen und unspezifischen Infektionen, Vermeidung exogener

Hoden- und Nebenhodennoxen, z. B. Sporttrauma, Überwärmung, O_2-Mangel, ionisierende Strahlen, toxische Einflüsse, Medikamente).

Das therapeutische Vorgehen sieht so aus, daß zunächst Patienten *von der Therapie ausgeschlossen* werden sollten, bei denen eine irreversible Fertilitätsstörung vorliegt (z. B. Chromosomenaberrationen, Depopulationssyndrom). Danach wird ein kleiner Teil des Patientengutes der *operativen Behandlung* zugeführt (z. B. Verschlußazoospermien, Varikozelen), während alle übrigen Patienten einer *medikamentösen Therapie* unterzogen werden, die je nach Ursache der Fertilitätsstörung entweder kausal oder empirisch erfolgt (Schill 1982). In ausgewählten Fällen muß überprüft werden, ob mit Hilfe von *In-vitro-Methoden* cinc Vcrbcsserung der Spermaqualität möglich ist, um *instrumentelle Inseminationen* durchführen zu können. Es soll darauf hingewiesen werden, daß auch die Methode der *In-vitro-Fertilisation* für die Therapie des männlichen Sterilitätsfaktors zunehmend an Bedeutung gewinnt.

10.3.2 Patientenselektion

Für die Therapie stellt die *endokrinologische Zuordnung* des Patienten die Basis dar, um eine der folgenden Gruppen anzugehören (Schill u. Michalopoulos 1984):

- *Primäre testikuläre Störungen* mit erhöhtem Gonadotropinspiegel, insbesondere von FSH. Eine Behandlung ist bei diesen Patienten erfolglos. In seltenen Fällen kann die Spermaqualität durch die Splitejakulattechnik, durch spermatozoenstimulierende Substanzen oder durch Spermaaufbereitung verbessert werden.
- *Sekundäre testikuläre Störungen* mit Gonadotropinmangel. In diesen Fällen ist eine Gonadotropinsubstitutionstherapie erfolgreich.
- *Eugonadotrope Fertilitätsstörungen,* die eine normogonadotrope Hormonsituation aufweisen und die verschiedenartigsten andrologischen Krankheitsbilder beinhalten (Verschlüsse im Bereich der ableitenden Samenwege, Varikozele, retrograde Ejakulation, akute und chronische männliche Adnexprozesse, funktionelle Störungen der akzessorischen Geschlechtsdrüsen, Störungen der Spermatozoenlagerung und -reifung im Nebenhoden, idiopathische Fertilitätsstörungen).

Je nach Ätiologie werden diese Patienten einer operativen oder medikamentösen Therapie zugeführt. Der Behandlungserfolg ist gut bis zufriedenstellend.

Ein verhältnismäßig *schwaches Selektionskriterium* für die Therapie *ist die Spermaqualität*, die nur dann herangezogen werden darf, wenn die ätiopathogenetische Abklärung erfolglos ist.

10.3.3 Operative Therapie

Tabelle 10.5 faßt die operativen Behandlungsmöglichkeiten in der Andrologie zusammen (Wagenknecht 1978). In diesem Rahmen soll nur auf die wichtigsten operativen Eingriffe eingegangen und im übrigen auf die urologischen Lehrbücher verwiesen werden (Bandhauer u. Frick 1982).

10.3.3.1 Maldescensus testis

Der Maldescensus testis kann sowohl operativ als auch konservativ-medikamentös behandelt werden (Hadziselimovic 1983). Ist der *Hoden narbig fixiert* bzw. liegt ein *Leistenbruch* oder eine *Hodenektopie* vor, so ist die *Behandlung primär chirurgisch* mit Funikuloorchidolyse und nachfolgender Orchidopexie. Alle übrigen Formen des Leistenhodens werden zunächst einer HCG-Therapie bzw. einer Behandlung mit einem GnRH-Nasenspray unterzogen (Hadziselimovic et al. 1984). Allen Behandlungsformen gemeinsam ist das *Prinzip der Frühbehandlung* bis zum Abschluß des 2. Lebensjahres (Ludwig u. Potempa 1975).

Die medikamentöse *Therapie mit HCG* wird nach den Richtlinien der International Health Foundation (Genf) durchgeführt:

Tabelle 10.5. Operative Behandlungsmöglichkeiten männlicher Fertilitätsstörungen

1. Phimose:	Circumcisio
2. Maldescensus:	Funikuloorchidolyse, Orchidopexie
3. Hydrozele:	Operation nach Winkelmann
4. Hodentorsion:	Operative Detorquierung
5. Varikozele:	Hohe Ligatur der V. spermatica interna nach Bernardi-Ivanessevich bzw. Sklerotherapie oder Embolisation
6. Verschluß-azoospermie:	Epididymovasostomie (EVST) Vasovasostomie, alloplastische Spermatozele, Nebenhodenfensterung
7. Hypospadie:	Aufrichtungsoperation nach Michalowski, Harnröhrenplastik nach Marberger
8. Epispadie:	Plastische Operation
9. Impotentia erectionis:	„Small-Carrion“-Prothese, Revaskularisationsoperationen

Säugling: 2mal 250 IE HCG pro Woche,
Kleinkind bis 6 Jahre: 2mal 500 IE HCG/Woche,
Schulkind: 2mal 1000 IE HCG/Woche.
Behandlungsdauer: 5 Wochen, ggf. ist eine 2. HCG-Kur möglich.

Die *Therapie mit Gonadotropin-releasing-Hormon als Nasenspray* schreibt die tägliche Gabe von 1,2 mg Gonadorelin in Form von 6 Sprühstößen von je 200 µg vor. Dies entspricht täglich 3 Sprühstößen in jedes Nasenloch vor dem Frühstück, vor dem Mittagessen und vor dem Abendessen. Die Behandlungsdauer beträgt 1 Monat. Eine Wiederholung der Behandlung kann nach 3 Monaten erfolgen.

Bei *Kryptorchismus* muß der retroperitonal gelegene Hoden *wegen erhöhten Tumorrisikos* und infolge fehlender Kontrollierbarkeit exstirpiert werden. Im Erwachsenenalter ist bei einem Leistenhoden primär die Orchidopexie anzustreben. Da ein maldeszendierter Hoden ein erhöhtes *Risiko zur Ausbildung eines Hodentumors* darstellt, wird der Patient zur Selbstkontrolle angehalten. Außerdem sind jährliche ultrasonographische Kontrollen beider Hoden ratsam. Bei Hodenatrophie empfiehlt sich die Beseitigung des funktionell minderwertigen Hodens und das Einsetzen einer Hodenprothese.

10.3.3.2 Hydrozele und Spermatozele

Größere Hydrozelen werden nach dem von Winkelmann angegebenen Verfahren operativ angegangen. Die operative Beseitigung von Spermatozelen im fortpflanzungsfähigen Alter sollte nur in Fällen durchgeführt werden, in denen Tumorverdacht besteht, da ansonsten durch die Abtragung der Spermatozele meist ein Verschluß des Nebenhodenganges mit Sub- bzw. Infertilität resultiert.

10.3.3.3 Varikozele

Die operative Behandlung der Varikozele erfolgt durch *hohe Ligatur der V. spermatica interna* nach Bernardi-Ivanessevich, die in 40–80% der Fälle zu einer Verbesserung oder Normalisierung der Spermaqualität führt und Schwangerschaftsraten zwischen 25 und 55% aufweist (Verstoppen u. Steeno 1977; Comhaire 1986). Neue Behandlungsmöglichkeiten ergeben sich durch die selektive Katheterisierung der V. spermatica interna und nachfolgende *Okklusion des insuffizienten Gefäßes durch Sklerosierung* (Aethoxysklerol, Varicocid) *oder* Verwendung eines *Kunststoffimplantats* (Embolisation). Die Ergebnisse der Okklusionstherapie sind zufriedenstellend. Der Eingriff ist ambulant durchführbar und stellt somit eine echte Alternative zur Operation dar (Jecht u. Zeitler 1982, Parsch et al. 1990).

10.3.3.4 Verschlüsse im Bereich der ableitenden Samenwege

Beim Vorliegen angeborener oder erworbener Verschlüsse im Bereich der ableitenden Samenwege wird die anatomische Wiederherstellung der Durchgängigkeit angestrebt. Bei der *Epididymovasostomie* wird ein Kurzschluß zwischen dem gestauten proximalen Bereich des verschlossenen Nebenhodenschwanzes und dem Lumen des Samenleiters hergestellt. Dabei hat sich die Verwendung mikrochirurgischer Techniken bewährt, die den herkömmlichen operativen Verfahren überlegen sind.

Wichtig ist die Auswahl der Patienten, da außer einer einzigen Obliteration im Korpus- oder Schwanzteil des Nebenhodens keine weiteren Funktionsstörungen im Hoden oder Ductus deferens vorkommen dürfen. Nach Epididymovasostomie wird die Durchgängigkeitsquote innerhalb eines Jahres mit maximal 51% angegeben (Wagenknecht 1982). Der Prozentsatz der erreichten Schwangerschaften liegt bei maximal 15%.

Wesentlich günstigere Resultate werden nach *Vasovasostomie* berichtet, die meist als Refertilisationsoperation nach Vasoligatur durchgeführt wird. Die Durchgängigkeitsquoten liegen zwischen 80 und 90%, die Schwangerschaftsquoten bei maximal 50%.

Ist der Ductus deferens nicht angelegt (Agenesie), stellt die *alloplastische Spermatozele* eine Möglichkeit der Gewinnung von Spermatozoen dar (Abb. 10.24). Dieses Verfahren mit Implantation einer Kunststoffpelotte im Bereich des Nebenhodens erlaubt, in einem begrenzten Zeitraum (3–28 Wochen) Nebenhodenspermatozoen perkutan zu gewinnen und der entsprechend vorbereiteten Ehefrau zu inseminieren (Wagenknecht 1982). Die alloplastische Spermatozele kann auch bei langstreckigen Stenosen des Ductus deferens, bei Obstruktionen der Ductus ejaculatorii und bei Spermatozoentransportstörungen bei Paraplegikern angelegt werden.

Neuerdings werden befruchtungsfähige Spermatozoen durch direkte „Fensterung" des Nebenhodens mittels mikrochirurgischer Verfahren ge-

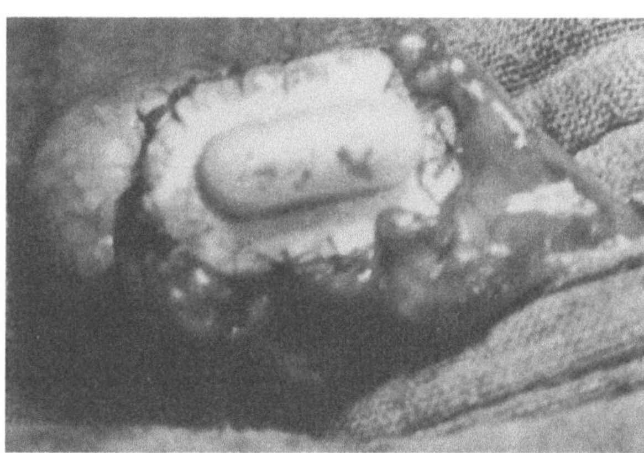

Abb. 10.24. Alloplastische Spermatozele in situ (Abbildung mit freundlicher Genehmigung von Herrn Prof. Dr. A. Hofstetter, München)

wonnen und durch Gametentransfer erfolgreich in die Eileiter inseminiert (Silber et al. 1988).

10.3.3.5 Weitere operative Verfahren

Hierzu gehören außer den operativen Verfahren zur Wiederherstellung der männlichen Fertilität auch operative Eingriffe zur Wiederherstellung der Kohabitationsfähigkeit: Die *Zirkumzision* zur Beseitigung einer Phimose, *plastisch-operative Korrekturen* bei Hypospadie bzw. Epispadie und die Wiederherstellung der Erektionsfähigkeit des Penis mit Hilfe der Small-carrion-Prothese oder durch Revaskularisationsoperationen (Krause et al.1984).

10.3.4 Medikamentöse Therapie

Die medikamentöse Therapie männlicher Fertilitätsstörungen unterscheidet kausale und empirische Behandlungsverfahren (Schill u. Michalopoulos 1984). Die *kausalen Behandlungsverfahren* beruhen auf einem bekannten pathophysiologischen Konzept und setzen eine strenge Patientenauswahl voraus. Die Voraussagbarkeit des Behandlungserfolges ist ausgezeichnet. Im Gegensatz dazu erlauben die *empirischen Behandlungsmethoden* keine Patientenauswahl nach gewissen Selektionskriterien, so daß auch eine Voraussagbarkeit des Behandlungserfolges nicht gegeben ist. In jedem Fall wird das individuelle Ansprechen des Patienten auf eine der verfügbaren pharmakologischen Substanzen überprüft.

Die wichtigsten Therapieprinzipien in der medikamentösen Behandlung männlicher Fertilitätsstörungen sind in der folgenden Übersicht zusammengefaßt (Schill u. Michalopoulos 1984).

Kausale Behandlung ausgewählter Patienten
- Substitutionstherapie (HMG/HCG, GnRH),
- antimikrobiell-antiinflammatorische Therapie (Antibiotika, Antiphlogistika),
- Prolaktinhemmung (Bromocriptin),
- ejakulationsfördernde Maßnahmen (Sympathomimetika, Anticholinergika),
- immunsuppressive Therapie (Glukokortikosteroide).

Empirische Behandlungsverfahren
- Stimulationstherapie,
  Antiöstrogene (Tamoxifen, Clomifen),
  Humangonadotropine (HMG/HCG, GnRH),
  Androgene (Testosteron, Mesterolon),
  Testosteronaromatasehemmer (Testolacton);
- Reboundtherapie (Testosteron);
- Freisetzung von Gewebshormonen (Kallikrein, Captopril);
- Mastzellblockade (Ketofifen);
- Verabreichung von Spurenelementen und Vitaminpräparaten,
  (Zink, Vitamine C, B_{12} und E);
- Förderung der testikulären Mikrozirkulation (Pentoxifyllin);
- psychovegetative Umstimmung
  (Tranquilizer, Spasmolytika, Thymoleptika).

Unter den kausalen Therapieformen wird die *Substitutionsbehandlung* im Fall von Hormonmangelzuständen mit *Humangonadotropinpräparaten* erfolgreich durchgeführt. In speziellen Fällen läßt sich auch das *Gonadotropin-releasing-Hormon* einsetzen. Ein weiteres therapeutisches Prinzip zielt auf die *Hemmung der erhöhten Prolaktinsekretion* durch Bromocriptin. Bei akuten oder chronischen Entzündungen im Bereich des männlichen Genitaltraktes hat sich eine *antibiotisch-antiphlogistische Behandlung* bewährt. Werden Spermatozoenautoantikörper nachgewiesen, kann mit *immunsuppressiven Substanzen* (Kortikosteroiden, Azathioprin) ein Behandlungsversuch unternommen werden. Neuerdings wird hierbei allerdings die In-vitro-Fertilisation bevorzugt. Bei Emissions- und Ejakulationsstörungen ist eine Therapie mit α-Sympathomimetika und *Anticholinergika* meist erfolgreich.

Die auf Empirie beruhenden diversen therapeutischen Möglichkeiten gehen unter anderem davon aus, daß bei infertilen Männern eine intakte Hypothalamus-Hypophysen-Gonaden-Achse existiert und eine Verbesserung der Spermatogenesefunktion durch eine Erhöhung des intratestikulären Testosteronspiegels möglich wird. Diese auch *Stimulationstherapie* genannte Therapieform wird vorwiegend mit Hilfe von Antiöstrogenen und Humangonadotropinen durchgeführt, aber auch Gonadotropin-releasing-Hormon, Androgene und Testosteronaromatasehemmstoffe können hierzu gerechnet werden. Die Stimulationstherapie geht von einem relativen Mißverhältnis des Geschlechtshormonspiegels und seiner Zielzellen aus, so daß es zu einer verbesserten Funktion des Keimepithels mit weiterer Stimulation der Spermatogenese kommen könnte.

Ein klassisches therapeutisches Prinzip ist die Induktion eines *Reboundphänomens,* wobei durch Applikation hoher Dosen von Androgenen bei Oligozoospermie zunächst eine Suppression der Gonadotropinsekretion und damit eine vollständige Hemmung der Spermatogenese bewirkt wird. Nach Absetzen des Androgenpräparates kann es zu einer überschießenden Produktion von Spermatozoen kommen. Da bei einigen Patienten jedoch eine weitere Verschlechterung der tubulären Hodenfunktion beobachtet wird, ist diese Form der Therapie nicht ohne Risiko für den Patienten und wird daher nur noch selten angewandt. Ein weiteres Behandlungsprinzip beruht auf der *Freisetzung von Gewebshormonen (Kinine)* nach systemischer Gabe der Pankreasproteinase Kallikrein. Kallikrein setzt aus ubiquitär vorkommendem Kininogen Kinine frei. Es kommt dabei in erster Linie zu einer Verbesserung der Spermatozoenmotilität, aber auch die Spermatogenese wird begünstigt. Ein anderes therapeutisches Prinzip beruht auf der *Verbesserung der testikulären Mikrozirkulation* des Blutes durch Pentoxifyllin und andere vasoaktive Substanzen (Kallikrein). Unterstützende therapeutische Maßnahmen stellen *psychotrope und spasmolytische Medikamente* dar, die die Emissionsphase des Ejakulationsprozesses begünstigen können.

10.3.4.1 Antibiotisch-antiphlogistische Behandlung

Etwa 10–20% der andrologischen Patienten weisen entzündliche Veränderungen unterschiedlichen Grades im Bereich des männlichen Genitaltraktes auf, die mit Antibiotika allein oder in Kombination mit Antiphlogistika behandelt werden müssen. Die Wahl des Antibiotikums richtet sich nach dem Antibiogramm, allerdings stellen *Tetrazykline* Mittel der ersten Wahl dar. Tabelle 10.6 faßt die Behandlungsmöglichkeiten der nichtgonorrhoischen Adnexitis, der gonorrhoischen Adnexitis und der Trichomonadenadnexitis zusammen. Bei den Antiphlogistika haben sich *Azetylsalizylsäure* (Aspirin, täglich 3–6 g), *Indometacin* (Amuno®, täglich 100–150 mg) und Diclophenac (Voltaren®, täglich 100 mg für 6–12 Wochen) bewährt. Bei chronischer, nicht erregerbedingter Orchitis sind 30 mg *Prednisolon* für 2 Wochen mit anschließendem stufenweisen Abbau über 4 Wochen häufig erfolgreich (Hofmann u. Kuwert 1979).

Tabelle 10.6. Therapie der männlichen Adnexitis

A. *Nichtgonorrhoische Adnexitis*	
1. Klassische Tetracycline	
– Tetracyclin (Hostacyclin), Oxytetracyclin (Macocyn) 1,5 g/die	
– Doxycyclin (Vibramycin)	200 mg/die
– Minocyclin (Klinomycin)	200 mg/die
– Methacyclin (Rondomycin)	600 mg/die
2. Co-Trimoxazol (Bactrim, Eusaprim) 320 mg Trimethoprim + 1,6 g Sulfamethoxazol/die	
3. Erythromycin (Erycinum) 2 g/die	
4. Ofloxacin (Tarivid) 400 mg/die, 10 Tage Ciprofloxacin (Ciprobay) 500–1000 mg/die, 10 Tage	
Halbsynthetische orale Penicilline (Ampicillin) 2–4 g/die Thiamphenikol (Urfamycine) 1,5 g/die	
Behandlungsdauer: 7–28 Tage	
B. *Gonorrhoische Adnexitis*	
Ceftriaxon (Rocephin) 1 g/die	
Behandlungsdauer 7 Tage, ggf. nach klinischem Befund länger	
C. *Trichomonadenadnexitis*	
Metronidazol (Clont) 500 mg/die für 6 Tage	

10.3.4.2 Hormonpräparate

Gonadotropin-releasing-Hormon

Synthese und Freisetzung von LH und FSH im Hypophysenvorderlappen werden durch das hypothalamische Gonadotropin-releasing-Hormon, ein Dekapeptid, reguliert. Die Verbindung ist als synthetisches Produkt im Handel erhältlich und kann intravenös, intramuskulär und intranasal verabreicht werden. Die Resorption über den Darm ist schlecht. Die biologische Halbwertszeit nach intravenöser Gabe ist sehr kurz und beträgt ca. 4–9 min. Aus diesem Grund müßte die tägliche Verabreichung mehrfach erfolgen. In jüngster Zeit ist eine *pulsatile niedrigdosierte GnRH-Behandlung* durch Einsatz kleiner, tragbarer, automatischer Infusionspumpen klinisch möglich, deren Zeitintervalle genau eingestellt werden können (Klingmüller et al. 1985). Diese Behandlung scheint besonders geeignet zu sein für Männer mit idiopathischem hypogonadotropen Hypogonadismus.

Behandlungsdosis: 1 – 5 µg/120 min,
Behandlungsdauer: 0,5 – 1 Jahr.

Die pulsatile GnRH-Behandlung eignet sich zur Induktion der Pubertät bei Patienten mit Kallmann-Syndrom zu sein, während sie zur Therapie der idiopathischen normogonadotropen Oligozoospermie ohne Erfolg ist (Wagner 1984). *GnRH-Analoge* führen über eine „Downregulation" von Hormonrezeptoren im Hypophysenvorderlappen und Hoden zu einer Hemmung der Spermatogenese, so daß sie eher *zur Behandlung* von androgenabhängigen Erkrankungen (Prostatakarzinom, benigne Prostatahypertrophie) und *für kontrazeptive Zwecke* verwendet werden können.

Antiöstrogene

Antiöstrogene (Clomifen, Tamoxifen) binden kompetitiv an Steroidrezeptoren im Bereich des Hypothalamus und hemmen so den negativen Feedbackmechanismus, der durch zirkulierende Steroide vom Typ 17β-Estradiol und Testosteron unterhalten wird. Es kommt dadurch zu einer Erhöhung des GnRH-Spiegels, was zu einem Ansteigen des Serumspiegels von FSH, LH und Testosteron führt (Comhaire 1982).

Clomifen darf nur in niedriger Dosierung (25 – 50 mg täglich) verwendet werden, da es in höherer Dosis außer antiöstrogenen auch östrogene Potenzen besitzt und dadurch wiederum zu einer Spermatogenesehemmung führen kann. Günstiger ist das Antiöstrogen *Tamoxifen,* das in einer Dosierung von 20 mg täglich praktisch keine Östrogenaktivität aufweist. Tamoxifen führt zu einer Verbesserung der Spermatozoenzahl und weniger stark auch zu einer Verbesserung der Spermatozoenmotilität (Abb. 10.25).

Indikationen. Idiopathische Oligozoospermie mit normalem und leicht erhöhtem FSH-Spiegel. Patienten mit einer verringerten FSH-Reaktion nach GnRH-Gabe scheinen günstiger auf die Therapie anzusprechen. In Einzelfällen sprechen auch Männer mit relativem hypogonadotropen Normogonadismus und Azoospermie auf die Tamoxifentherapie an.

Behandlungsschema

Clomifen: 25 – 50 mg tgl. für 3 – 6 Monate,
Tamoxifen: 20 mg tgl. für 3 – 12 Monate.

Nebenwirkungen. Unter Tamoxifentherapie wurden bisher außer Gewichtszunahme keine Nebenwirkungen beobachtet. Die Clomifentherapie

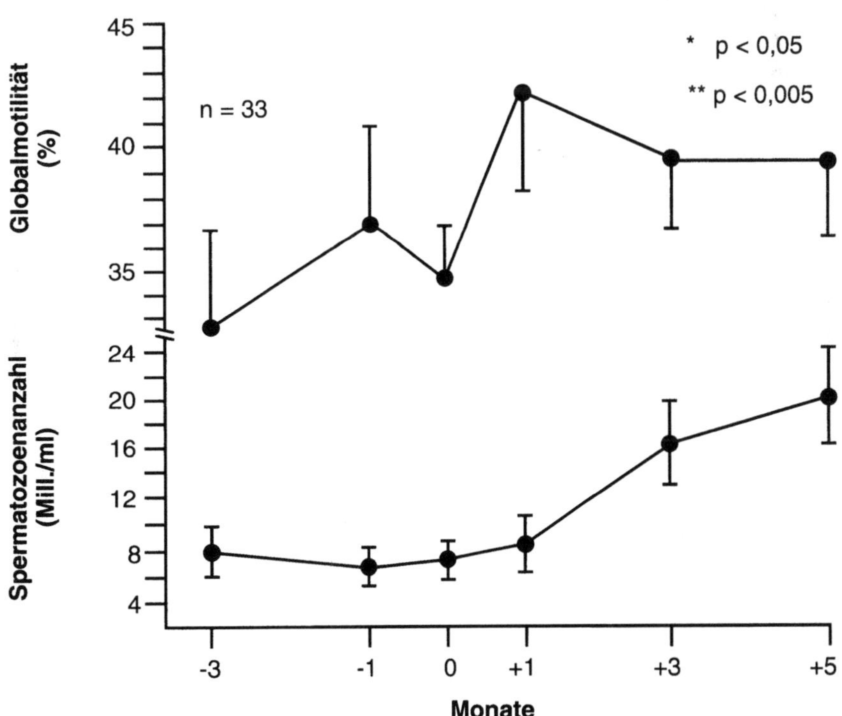

Abb. 10.25. Antiöstrogentherapie der idiopathischen normogonadotropen Oligozoospermie mit 2mal 10 mg Tamoxifen täglich über einen Zeitraum von 5 Monaten. (Aus Schill 1982a)

weist bis zu 6% Nebenwirkungen auf (Übelkeit, Schwindel, Allergie, Sehstörungen).

Humangonadotropine
LH und FSH sind Glykohormone, die zur Aufrechterhaltung einer normalen testikulären Funktion notwendig sind. LH steuert die Testosteronsekretion der Leydig-Zellen und FSH die Funktion der Sertoli-Zellen.

Für klinische Zwecke wird LH aus Schwangerenurin gewonnen *(HCG)*, während FSH aus dem Postmenopausenurin *(HMG)* extrahiert wird.

Nach einmaliger HCG-Gabe beobachtet man eine verlängerte biphasische Antwort des Plasmatestosteronspiegels mit einem ersten Peak nach 2–8 h und einem zweiten Peak nach 2–3 Tagen (Saez u. Forest 1979).

Gonadotropine sollten nicht verwendet werden bei tubulären Störungen mit erhöhter FSH-Basissekretion und bei Männern mit Fertilitätsstörungen, bei denen die Ursache der Oligozoospermie außerhalb der Hoden liegt (z. B. inkompletter Verschluß).

Indikationen für eine *kombinierte HMG/HCG-Therapie:*

- Hypogonadotroper Hypogonadismus mit erniedrigten Serumspiegeln von Testosteron, LH und FSH,
- idiopathische normogonadotrope Oligozoospermie bei relativem FSH-Mangel,
- Oligozoospermie mit histologisch gesicherter Störung auf der Stufe der Spermatiden,
- Oligoasthenozoospermie und Asthenozoospermie infolge von relativem Androgenmangel bei latenter Leydig-Zellinsuffizienz.

Behandlungsschema. Bei der *Substitutionsbehandlung* infolge eines sekundären Hypogonadismus wird zunächst die Leydig-Zellreifung durch HCG-Gaben (5000 IE/Woche) ermöglicht. Nach 4–6 Wochen wird HMG (2- bis 3mal 75 IE FSH/Woche) kombiniert (Smith et al. 1974; Winters u. Troen 1982). Bei laufender Spermatogenese kann auf eine Monotherapie mit HCG umgesetzt werden. Die Länge der Behandlung kann zwischen 2 und 24 Monaten betragen. Tritt eine Schwangerschaft ein, so wird auf ein Testosterondepotpräparat umgesetzt (Abb. 10.26).

Bei der *idiopathischen normogonadotropen Oligozoospermie* wird folgendes Behandlungsschema empfohlen:

wöchentlich 5000 IE HCG und tgl. 1 Amp. HMG (75 IE FSH) oder 2 Amp. HMG 3mal wöchentlich für 3 Monate.

Bei *Oligozoospermie mit histologisch gesicherter Störung der Spermatogenese auf der Stufe der Spermatiden* wird eine Behandlung mit 3mal wöchentlich 1 Amp. HMG für mindestens 1 Monat empfohlen.

Bei *Oligoastheno- und Asthenozoospermie* (meist infolge eines relativen Androgenmangels) empfiehlt sich eine Therapie mit 2mal wöchentlich 2500 IE HCG.

Nebenwirkungen. Gelegentlich Ausbildung einer Gynäkomastie; Überempfindlichkeit der Brust-

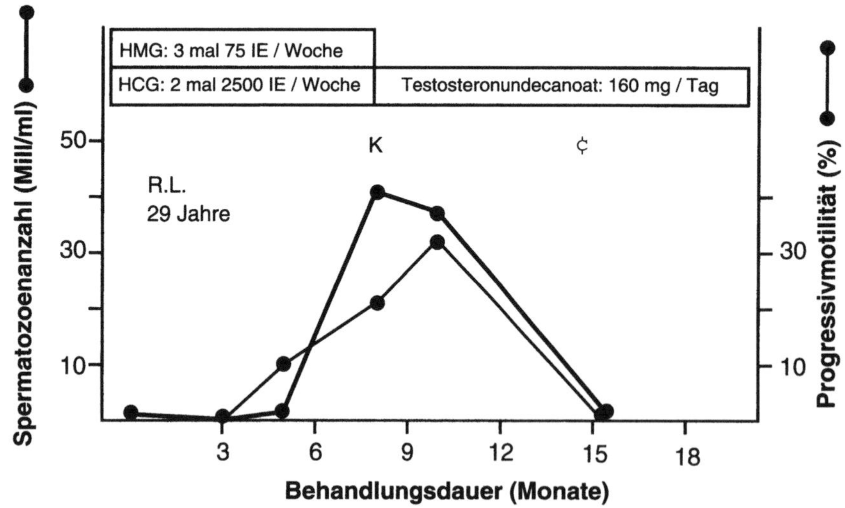

Abb. 10.26. Substitution eines sekundären Hypogonadismus mit HMG/HCG zur Initiierung und Aufrechterhaltung der Spermatogenese. Nach Eintritt einer Schwangerschaft wird auf ein Testosteronpräparat umgestellt

warzen; Zunahme des Körpergewichts; Steigerung von Libido und Potenz; Bildung von HCG-Antikörpern.

Androgene

Oral verabreichte Androgene werden in der Leber sofort inaktiviert und eignen sich daher nicht für die Therapie. Es empfiehlt sich die Gabe von *Testosteronundecanoat*, das mit den Chylomikronen über den Ductus thoracicus in den Blutkreislauf gelangt und daher die Zielorgane ohne vorherige Inaktivierung erreichen kann (Horst et al. 1976).

Bewährt hat sich die parenterale Verabreichung in Form von intramuskulären *Testosterondepotinjektionen* (Testosteronpropionat, Testosteronönanthat, Testosteroncypionat), wobei im allgemeinen 250 mg Testosteronönanthat alle 3 Wochen injiziert werden. Diese Behandlung eignet sich ausschließlich zur Substitutionstherapie bei Leydig-Zellinsuffizienz.

Bei Oligo- und Asthenozoospermie wird mitunter eine Verbesserung der Spermiogrammparameter durch orale Verabreichung des synthetischen Androgens *Mesterolon* (3mal 25 mg) erzielt. Da Mesterolon in dieser Dosierung die Spermatogenese nicht beeinflussen kann, könnte der positive Effekt am ehesten über eine Steigerung der funktionellen Aktivität der akzessorischen Geschlechtsdrüsen und des Nebenhodens bedingt sein. Dies ist insbesondere dann anzunehmen, wenn ein relativer Androgenmangel vorliegt (Schill 1979).

Indikationen. Eine Testosteronbehandlung ist angezeigt bei:

- Leydig-Zellinsuffizienz,
- normogonadotroper und hypergonadotroper Oligozoospermie,
- Asthenozoospermie infolge von relativem Androgenmangel,
- mäßiggradiger Teratozoospermie,
- funktioneller Störung im Bereich des Nebenhodens und der akzessorischen Geschlechtsdrüsen.

Behandlungsschema. *Substitutionstherapie:* alle 2–4 Wochen intramuskulär 200–250 mg Testosterondepot oder täglich oral 120–160 mg Testosteronundecanoat.

Niedrigdosierte Androgentherapie: 75 mg Mesterolon tgl. für 3–6 Monate.

Hochdosierte Testosterontherapie zur Induktion eines Reboundphänomens: Verabreichung von 2mal wöchentlich 250 mg Testosterondepot für 3 Monate unter häufigen Spermiogrammkontrollen bis zur Azoospermie, danach Absetzen des Testosteronpräparates.

Nebenwirkungen. Bei der hochdosierten Testosterontherapie muß mit folgenden Nebenwirkungen gerechnet werden: Zunahme des Körpergewichtes, Acne vulgaris, Zunahme der Erythrozytenzahl und des Hämoglobins. Schließlich kann eine tubuläre Schädigung durch Ausbildung einer *Tubulusfibrose* nicht sicher ausgeschlossen werden.

Unter einer Langzeittherapie mit Androgenen sind regelmäßige *Prostatakontrollen* erforderlich, da das Wachstum des Prostatakarzinoms durch Androgene stimuliert wird.

Prolaktinhemmer

Bei einer Oligozoospermie infolge Hyperprolaktinämie führt die tägliche Gabe von 2,5–10 mg *Bromocriptin* zur Normalisierung des Prolaktinspiegels.

Bei normoprolaktinämischer Oligozoospermie ist die Bromocriptinbehandlung nicht indiziert.

Nebenwirkungen. Schwindel, Übelkeit und Erbrechen während der Initialphase der Bromocriptintherapie.

Testosteronaromatasehemmer

Ein neues Behandlungsprinzip in der Hormontherapie ist die Blockade der Testosteronaromatisierung von Testosteron zu Östradiol bzw. Androstendion zu Östron. Es wird postuliert, daß Östradiol bei der lokalen Regulation der menschlichen Spermatogenese von Bedeutung ist, da es bei Ratten die Spermatogenese hemmt. Die Hemmung der testikulären Östradiolbildung soll daher die Spermatogenese bei der Oligozoospermie begünstigen (Vigersky u. Glass 1981). Empfohlen wird die tägliche Gabe von 1 g *Testolacton* über mindestens 3 Monate. Nebenwirkungen sind nicht bekannt.

Vasoaktive Substanzen

Kallikrein

Dem Kallikrein-Kinin-System wird ein positiver Effekt auf die Spermatogenese, insbesondere aber eine Begünstigung der Spermatozoenmotilität zugeschrieben, was durch zahlreiche experimentelle und

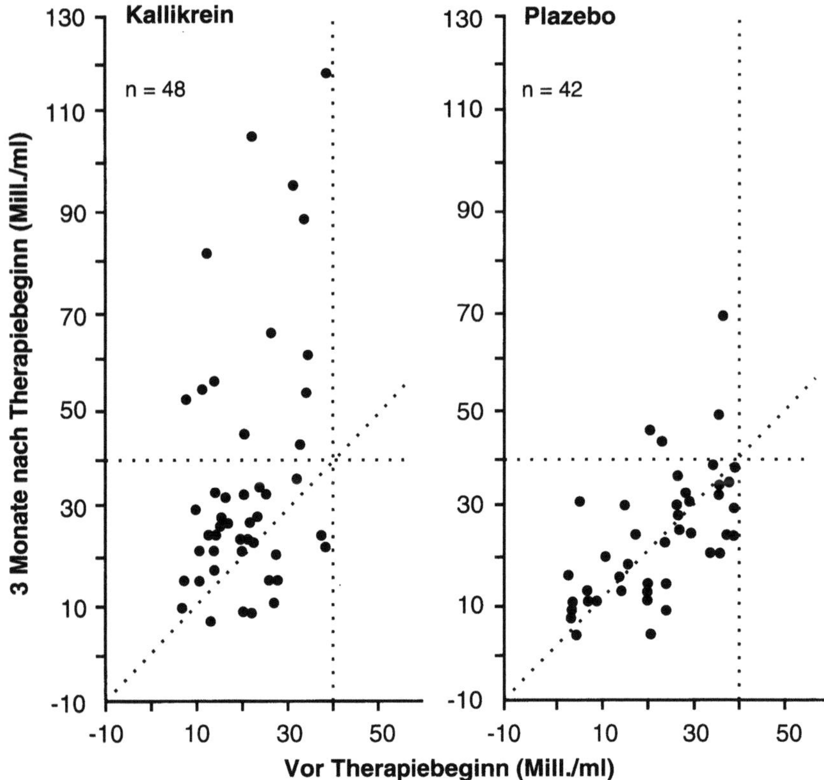

Abb. 10.27. Kallikreintherapie der idiopathischen Oligozoospermie. Doppelblindstudie mit 48 Patienten, die täglich über einen Zeitraum von 7 Wochen 600 Einheiten Pankreaskallikrein oral erhielten und 42 Patienten, denen Plazebos verabreicht wurden. Vergleich der Spermatozoendichte (Mill/ml) unmittelbar vor und 3 Monate nach Therapiebeginn in den beiden Behandlungsgruppen. Unterhalb der Winkelhalbierenden befinden sich alle Fälle, die gegenüber den Vorwerten einen Abfall der Spermatozoenzahl aufweisen, oberhalb alle Fälle, die einen Anstieg der Spermatozoenzahl zeigen. Zwischen Plazebo- und Verumgruppe besteht im Mann-Whitney-Test ein signifikanter Unterschied ($p < 0{,}0014$). (Nach Schill 1978)

klinische Studien nachgewiesen werden konnte (Abb. 10.27).

Indikationen. Idiopathische normogonadotrope Oligozoospermie, Oligozoospermie mit leicht erhöhtem FSH-Spiegel; idiopathische Asthenozoospermie; Polyzoospermie; mäßiggradige Teratozoospermie.

Behandlungsschema. Täglich 600 E Kallikrein oral für 3–6 Monate. Bei parenteraler Therapie werden wöchentlich 3mal 40 E Kallikrein intramuskulär verabreicht.

Nebenwirkungen. Gelegentlich werden Schwindel, Diarrhoe und Arzneimittelexantheme beobachtet.

Kontraindikationen. Kallikrein darf nicht beim Vorliegen einer *chronischen männlichen Adnexitis* verabreicht werden, da die Gefahr der Exazerbation mit Entwicklung einer Epididymitis oder Prostatovesikulitis durch Freisetzung vasoaktiver Kinine besteht.

Captopril

Die Hemmung des Angiotensin converting enzyme (ACE) durch Captopril (50 mg tgl. für 3 Monate) stellt einen interessanten neuen Ansatz zur Therapie der idiopathischen Oligozoospermie dar. ACE ist das Schlüsselenzym zwischen dem Renin-Angiotensin-System und dem Kallikrein-Kinin-System. Die Hemmung von ACE führt zu einer Bremsung des Kininabbaus, so daß eine Erhöhung des Kininspiegels intratestikulär postuliert werden muß. Eine Doppelblindstudie mit signifikantem Anstieg der Spermatozoendichte gegenüber dem Plazebo unterstützt diese Arbeitshypothese und läßt den Einsatz von Captopril in Ergänzung zur Kallikreintherapie sinnvoll erscheinen (Parsch u. Schill 1988). Nebenwirkungen auf den Blutdruck normotoner Männer in der genannten Dosierung wurden nicht beobachtet.

Ketotifen

Ketotifen ist ein Mastzellstabilisator und wird im Anschluß an eine antiphlogistische Therapie bei entzündlichen Nebenhodenerkrankungen wegen des vermehrten Mastzellnachweises bei derartigen Prozessen empfohlen. Daneben kann es zur Behandlung von Testesschäden eingesetzt werden, bei denen der vermehrte Nachweis von interstitiellen und peritubulären Mastzellen bioptisch gesichert ist.

Dosierung: 2mal 1 mg tgl. für 3–6 Monate.
Nebenwirkungen: Müdigkeit initial.

Zink und Vitaminpräparate

Zink, Vitamin C, B_{12} und E können zur Therapie der Asthenozoospermie empirisch eingesetzt werden, wobei ein Zinkdefizit in Einzelfällen postuliert wird. Vitamin C und E spielen eine Rolle als Antioxydanzien und Radikalenfänger. Daher werden diese Präparate neuerdings als adjuvante Maßnahmen vorgeschlagen, ohne daß bisher kontrollierte Studien eine Wirksamkeit bei männlichen Fertilitätsstörungen aufzeigen (Haidl u. Schill 1990).

Methylxanthine

Der Phosphodiesterasehemmer Pentoxifyllin wird zur Behandlung vaskulärer Erkrankungen verwendet und soll zu einer Verbesserung der peripheren Durchblutung durch Beeinflussung der Fließeigenschaften des Blutes führen. Durch eine Begünstigung der Mikrozirkulation im Bereich der Hoden und Nebenhoden werden die Spermaparameter, insbesondere die Spermatozoenmotilität, positiv beeinflußt (Heite u. Koschnike 1979).

Indikationen. Idiopathische Asthenozoospermie; Oligozoospermie infolge einer reduzierten testikulären Mikrozirkulation.

Behandlungsschema. 1,2 g Pentoxifyllin tgl. für 3–6 Monate.

Nebenwirkungen. Gelegentlich Schwindel, Kopfschmerzen, Übelkeit und Meteorismus. Selten auch Exazerbation eines chronisch verlaufenden männlichen Genitalinfekts.

Immunsuppressiva

Die Behandlung der immunologischen Sterilität beim Mann wird immer noch kontrovers diskutiert. Eine immunsuppressive Behandlung erscheint sinnvoll, wenn der Spermatozoenantikörperspiegel im Seminalplasma größer als 1:64 ist und die klinische Relevanz der Immunopathie mit Hilfe des Spermatozoen-Zervixmukus-Kontakttests (Shaking-Phänomen) gesichert ist.

Behandlungsschema. *Glukokortikoide:* Behandlung des Ehemannes mit 96 mg Methylprednisolon vom 15.–21. Zyklustag der Ehefrau. Behandlungslänge: 3 aufeinanderfolgende Monate. Von anderen Autoren wird jedoch die Wirksamkeit von Steroiden beim Vorliegen von Spermatozoenautoantikörpern in Frage gestellt und daher die In-vitro-Fertilisation als Mittel der Wahl empfohlen (Hinting et al. 1989).

Azathioprin

Initiale Dosis 100 mg tgl. für 1–3 Monate. In Abhängigkeit vom Abfall des Antikörpertiters ist eine Reduktion auf 50 mg tgl. angezeigt.

Nebenwirkungen. Die für Glukokortikoide und Immunsuppressiva geltenden Vorschriften sind zu beachten. Die Indikationsstellung zur immunsuppressiven Therapie sollte streng erfolgen. Unter Glukokortikoidtherapie in hoher Dosierung sind in England mehrere Hüftkopfnekrosen beschrieben worden.

Emissions- und ejakulationsfördernde Pharmaka

Bei retrograder Ejakulation bzw. Ejaculatio deficiens infolge einer Emissionsstörung ist der Einsatz von α-Sympathomimetika oder Anticholinergika angezeigt (Schill 1985a).

Behandlungsschema. *Midodrin* 5–15 mg i.v. bzw. oral 3mal 5 mg für ca. 10 Tage. *Imipramin* 25–75 mg tgl. Bei Ejakulationsstörungen bedingt durch Diabetes mellitus 3mal 8 mg des Anticholinergikums *Brompheniramin.*

Nebenwirkungen. α-Sympathomimetika können zur Blutdruckkrise und Bradykardie führen (Antidot: 10 mg Phentolamin).

Psychopharmaka

Positive Effekte auf Spermatozoenzahl und Ejakulatvolumen bei Oligozoospermie werden dem Antidepressivum *Amitriptylin* (3mal 10 mg für 4–6 Wochen) zugeschrieben. Spasmolytika und Tranquilizer eignen sich zur adjuvanten Therapie bei Patienten mit *Störungen* im Bereich *des vegetativen Nervensystems* und bei funktionellen Störungen bedingt durch *Streß.*

10.3.5 Optimierung der Spermaqualität in vitro

Bei Therapieresistenz gegenüber Medikamenten kann der Versuch unternommen werden, die Spermaqualität mit Hilfe der Splitejakulattechnik und/oder durch Zusatz von motilitätsstimulierenden Substanzen zu verbessern. Ist eine qualitative Verbesserung der Spermabeschaffenheit möglich, sind *instrumentelle Inseminationen* bei der Partnerin sinnvoll.

10.3.5.1 Splitejakulat

Beim Splitejakulat macht man sich zunutze, daß in der ersten Hälfte des in 2–3 Fraktionen aufgefangenen Ejakulats etwa 2/3 aller Spermatozoen zu finden sind. Das fraktionierte Sammeln des Ejakulats führt damit zur Spermatozoenanreicherung. In einigen Fällen ist die qualitative Motilität in der spermatozoenreichen Fraktion besser als im Gesamtejakulat. Die Splitejakulation ermöglicht bei Oligozoospermien und Asthenospermien ein *qualitativ verbessertes Ejakulat* für Inseminationszwecke (Emperaire et al. 1980).

10.3.5.2 Spermazusätze

Bei einem Teil der Ejakulate ist eine Motilitätssteigerung der Samenzellen in vitro durch Zusatz von Kallikrein (5 E/ml) oder Koffein (5 mM/l) möglich. Zunächst muß daher in einem *Stimulationstest* überprüft werden, ob eine Motilitätssteigerung durch Zusatz einer dieser Substanzen möglich ist. Im positiven Fall erscheint insbesondere bei der Asthenozoospermie eine Insemination mit *Kallikreinzusatz* sinnvoll (Schill 1982b). In jüngster Zeit wird der Einsatz des Phosphodiesterasehemmers Pentoxifyllin bevorzugt, der ein Radikalenfänger ist und außer einer Stimulation der Spermatozoenmotilität positive Effekte auf die Induktion der akrosomalen Reaktion aufweist. Der Zusatz von *Koffein* ist derzeit umstritten, da toxische Wirkungen auf die Spermatozoenmembran nicht auszuschließen sind. Im Gegensatz dazu existieren günstige Erfahrungen mit dem *Zusatz von α-Chymotrypsin* (5 mg) zum Sperma bei ausgeprägten Verflüssigungsstörungen.

10.3.6 Inseminationstherapie

Eine instrumentelle Insemination („Befruchtungshilfe") ist nur dann sinnvoll, wenn die Qualität des Spermas gegenüber dem Nativsperma in vitro verbessert werden kann, z. B. mit Hilfe der Splitejakulattechnik und/oder durch Zusatz von motilitätsstimulierenden Substanzen. Der Vorteil dieser Methode besteht darin, das spermatozoenfeindliche *saure Vaginalsekret* zu umgehen, einen *Spermareflux* zu vermeiden und dadurch allen Samenzellen die Chance zu geben, in den weiblichen Genitaltrakt einzudringen. Ein entscheidender Punkt ist das exakte *Ovulationstiming* im Rahmen der gezielten Inseminationstherapie.

Es wird zwischen der *homologen Insemination* – instrumentelle Übertragung von Sperma des Ehemannes auf die Ehefrau – und der *heterologen Insemination* – Übertragung von Spendersperma bei einem Ehepaar mit irreversibler männlicher Sterilität – unterschieden.

Die Insemination erfolgt mit einer *Portiokappe* bzw. dem *Portioadapter* nach Fickentscher-Semm, wobei entweder frisch gewonnenes Ejakulat (*Nativsperma*) oder kältekonserviertes Sperma *(Kryosperma)* verwendet wird. *Intrauterine Inseminationen* sind vor allem bei therapieresistentem Zervixfaktor angezeigt, aber auch in Fällen, bei denen seminalplasmafreie Spermatozoen zum Einsatz kommen. Eine Qualitätsverbesserung des Inseminationsspermas ist in geeigneten Fällen mit Hilfe der Splitejakulattechnik und durch Spermazusätze wie Kallikrein, Koffein, α-Chymotrypsin, Fruktose und Glukose möglich. Auch die Selektion motiler Spermatozoen mittels Filtration über Glaswolle oder die Präparation seminalplasmafreier Spermatozoen durch Swim-up-Techniken bzw. Percollgradienten werden erfolgreich praktiziert.

10.3.6.1 Homologe Insemination

Die Indikation zur homologen Insemination ist überwiegend eine andrologische und wird dann gestellt, wenn ein männlicher Sterilitätsfaktor vorliegt, der medikamentös nicht therapierbar ist (Glezerman 1982). Auch das Alter der Ehefrau spielt eine Rolle, da ab dem 30. Lebensjahr mit der Indikation zur Insemination großzügiger verfahren werden sollte.

Die homologe Insemination aus *andrologischer Indikation* wird durchgeführt bei Oligo-, Astheno- und Teratozoospermie, Hypospermie, Fruktosemangel, Viskosipathie, Hypo- und Epispadie, Induratio penis plastica, Impotentia coeundi infolge organischer und psychogen bedingter Erektionsstörungen, Emissionsstörungen durch Penismißbildungen, Adipositas, Hernien, Ejaculatio praecox, retrograde Ejakulation und Spermatozoenantikörper. Bei Verwendung von Kryosperma ist die Insemination ebenfalls eine Conditio sine qua non.

Gynäkologische Indikationen zur homologen Insemination sind: Anatomisch-mechanische Hindernisse (Narben, Strikturen der Vagina), funktionell und psychogen bedingte Störungen (Vaginismus, Dyspareunie), therapieresistenter Zervixfaktor, immunologische Störungen, Sterilität ohne erkennbare Ursache und spezielle Indikationen bei Verwendung von Kryosperma.

Kontraindikationen. Erbkrankheiten, kongenitale Mißbildungssyndrome, Defekte der Spermatozoen, Samenweginfektionen, Röntgenbestrahlungen und zytostatische oder immunsuppressive Therapie innerhalb des letzten halben Jahres. Auch Männer über 50 Jahre sollten wegen eines erhöhten genetischen Risikos von der homologen Insemination ausgeschlossen werden.

Die *Erfolgsquoten der homologen Insemination* liegen zwischen 20 und 40%. Eine Verbesserung der Konzeptionsraten ist durch Verwendung der Splitejakulattechnik und durch die intrauterine Insemination von Swim-up-aufbereiteten Spermatozoen möglich. Wird Kryosperma verwendet, so liegen die Erfolgsquoten der homologen Insemination höchstens bei 10–15%.

10.3.6.2 Heterologe Insemination (AID)

Die im englischen Sprachraum als Artificial Insemination of Donor (AID) bekannte *Fremdspermainsemination* wird mit Spendersamen durchgeführt. Jährlich entstehen auf diese Weise in der Bundesrepublik Deutschland zwischen 500 und 1000 Kinder. Etwa 15–20 Zentren in der Bundesrepublik bieten diesen ärztlichen Eingriff an. Technisch macht die heterologe Insemination keine Probleme. Im Durchschnitt wird bei Verwendung von Nativ- oder Kryosperma nach 2–3 Inseminationen pro Zyklus über 2–4 Zyklen eine Schwangerschaft erzielt, wobei die Erfolgsraten zwischen 50 und 70% liegen. Um eine HIV-Infektion zu verhindern, darf heute ausschließlich Kryosperma für die heterologe Insemination eingesetzt werden. Bei entsprechender Aufklärung über die Anonymität des Eingriffs, die Spenderauswahl und *juristische Probleme* (Zivilrecht, Erbrecht, Anfechtungsrecht) zeigen Nachuntersuchungen an sorgfältig ausgewählten Ehepaaren, daß es sich um eine Maßnahme handelt, die zur Erfüllung des Lebensglücks der betroffenen Ehepaare durch nichts zu ersetzen ist (Tauber 1983).

Indikation der Fremdspermainsemination:
- Androgene Sterilität mit Azoospermie in therapeutisch aussichtslosen Fällen,
- therapieresistente hochgradige Oligoasthenoteratozoospermie und Asthenozoospermie bei mehr als 3jähriger Ehesterilität,
- Klinefelter-Syndrom,
- schwere Erbkrankheiten,
- Querschnittsyndrome,
- Rhesusinkompatibilität,
- Zustand nach Hodentumortherapie.

Von zentraler Bedeutung ist die *Spenderauswahl*, wobei Richtlinien der Schweizerisch-Deutschen Gesellschaft für die humane artifizielle Insemination maßgebend sind. Planung und Durchführung von heterologen Inseminationen erfordern neben medizinischer Fachkompetenz einen hohen menschlichen Reifegrad aller beteiligten ärztlichen und nichtärztlichen Mitarbeiter sowie eine reibungslos ablaufende Organisation (Meyhöfer u. Künzel 1988).

10.3.7 Spermakonservierung

Die Konservierung von Sperma mit Hilfe von flüssigem Stickstoff (–196 °C) stellt eine Methode dar, um Humansperma unter optimalen Voraussetzungen zu sammeln und zu einem späteren Zeitpunkt für Inseminationszwecke zur Verfügung zu stellen (Schill u. Bollmann 1986).

Das Anlegen von *Kryospermadepots* ist einfach. Es muß lediglich eine kontinuierliche Versorgung mit Stickstoff gewährleistet sein. Vor Anlegen von Spermakonserven muß die *individuelle Gefrierfähigkeit* des Spermas überprüft werden. Als Kryoprotektivum wird Glyzerin-Eidotter-Verdünner zugegeben, um die extra- und intrazelluläre Eiskristallbildung zu verhindern. Das Spermagemisch wird in Pailletten oder Minitüb aufgenommen, luftdicht verschlossen abgekühlt und kann in tiefgefrorenem Zustand über Monate und Jahre gelagert werden.

Durch die Verwendung von Kryosperma besteht die Möglichkeit, mehrere Ejakulate zu sammeln, so daß dann genügend Sperma für die Durchführung von Inseminationen zur Verfügung steht. Ein weiterer Vorteil ist die *Unabhängigkeit vom Spender* und dessen Verfügbarkeit bei der heterologen Insemination. Dadurch läßt sich auch die Wahrung einer *strengen Anonymität* bei der Fremdspermainsemination leichter gewährleisten.

Der *Nachteil* der Spermakonservierung ist die *Qualitätsminderung des Spermas,* da der durch den Konservierungsprozeß bedingte Motilitätsverlust durchschnittlich 30–50% beträgt. Diese Qualitätsminderung kann bei hochfertilem Sperma in Kauf genommen werden, bei ausgeprägten Oligozoospermien allerdings nicht. Kommt es zu einem starken Motilitätsverlust, ist das Anlegen von Spermakonserven im letzteren Fall kontraindiziert.

Indikationen. Konservierung von *Spendersperma* im Rahmen einer Samenbank und prophylaktische Spermakonservierung als Zeugungsvorsorge bei absehbarem Verlust der Zeugungsfähigkeit durch Entzündungen, Tumoren, Zytostatika, Röntgenbestrahlung, gefährdete Berufe und vor Vasektomie. Kryosperma bietet sich auch unter besonderen Umständen für die Familienplanung an, wenn Eheleute örtlich getrennt leben müssen und trotz dringendem Kinderwunsch zum optimalen Konzeptionstermin nicht kohabitieren können (Fernfahrer, Entwicklungshelfer, Seeleute).

10.3.8 In-vitro-Fertilisation (IVF)

Seit den Pionierarbeiten von Steptoe u. Edwards (1978) und Lopata et al. (1980) besteht die Möglichkeit der extrakorporalen Befruchtung für *spezielle Indikationen.* Diese sind in erster Linie die *tubarbedingte Sterilität* bei der Frau, in seltenen Fällen schwere Formen der *Endometriose, idiopathische Sterilität* und ein *ungünstiger andrologischer Befund* (Shuber u. Bain 1982). Zahlreiche Arbeitsgruppen haben inzwischen mit Hilfe der IVF Schwangerschaften bei Ehepaaren erzielt, bei denen ein männlicher Sterilitätsfaktor vorlag (Siebzehnrübl 1990). Da die Oligozoospermie häufig das Symptom einer defekten Spermatogenese mit eingeschränkter Spermatozoenfunktion darstellt und weniger nur Ausdruck einer reduzierten Spermatozoenzahl ist, lassen sich die *Grenzen der IVF* ablesen. So vermag die IVF weder Funktionsdefekte der Spermatozoen zu verbessern noch die Spermatozoen-Eizell-Beziehung zu verändern. Wichtig ist vor allem, daß genetische Defekte nicht weitergegeben werden. Aus diesem Grund eignen sich für die IVF-Methode am ehesten Oligozoospermien, die auf eine erworbene Schädigung zurückzuführen sind. Nach Sperma-Aufbereitungsverfahren sollten mindestens 1 Million progressiv motile Spermatozoen pro Milliliter gewonnen werden, um die IVF erfolgreich durchzuführen. Diese Erkenntnisse scheinen inzwischen fast schon wieder überholt zu sein, nachdem das Verfahren der *Mikroinjektion* von Spermatozoen in intakte Eizellen seit 1992 mit größtem Erfolg durchgeführt wird (van Steirteghem et al. 1993). Nach direkter intrazytoplasmatischer Injektion eines einzelnen Spermatozoons mit Hilfe eines Mikromanipulators in eine befruchtungsbereite Eizelle wird auch bei extremer Oligozoospermie bzw. Kryptozoospermie eine Fertilisationsrate von annähernd 70% erreicht. Die Schwangerschaftsraten bei nahezu 1000 Ehepaaren liegen zwischen 30 und 40%, die Abortrate bei 25% und die Mißbildungsrate bei weniger als 3%. Trotz der genannten genetischen Vorbehalte scheint damit die intrazytoplasmatische Spermatozoeninjektion (ICSI) zur Therapie des männlichen Sterilitätsfaktors in Zukunft die Methode der Wahl im Rahmen der assistierten Reproduktion zu sein.

Mögliche andrologische Indikation der IVF:

- Hochgradige Oligozoospermie bei erworbenen Fertilitätsstörungen (z. B. durch einen subtotalen Verschluß, Varikozele, Mumpsorchitis, idiopathische Oligozoospermie),
- Kryosperma,
- Ductus-deferens-Aplasie mit Anlage eines Nebenhodenfensters oder einer alloplastischen Spermatozele zur Gewinnung vitaler Samenzellen.

Da unter idealen Umständen 100000 progressiv bewegliche Spermatozoen eine erfolgreiche IVF ermöglichen, kann diskutiert werden, ob sich die IVF zur Therapie der schweren Oligozoospermie eignet. IVF hat folgende Vorteile: es sind nur eine geringe Zahl vitaler, morphologisch intakter Spermatozoen für die IVF notwendig; es werden Seminalplasmafaktoren entfernt, die die Fertilisation hemmen; die für die Spermatozoen nur mit Schwierigkeiten zu überwindende intrauterine Wanderungsstrecke entfällt; eine Zervixmukusinkompatibilität wird vermieden. Durch die unmittelbare Nachbarschaft der Spermatozoen zur Eizelle ist die Wahrscheinlichkeit einer Fertilisation am höchsten, da die natürlichen Barrieremechanismen umgangen werden. Theoretisch ist damit aber das Risiko einer Fertilisation durch abnorme Spermatozoen erhöht, da die Selektionsmechanismen durch Zervixbarriere und Spermatozoenaszension wegfallen. Einen gewissen Selektionsschutz stellen die Eihüllen dar (Krzanowska u. Lorenc 1983). Von entscheidender Bedeutung ist aber nach wie vor der postkonzeptionelle Abort. Bei der Mikroinjektion ist bisher keine Erhöhung der Mißbildungsrate beobachtet worden.

10.3.9 Adoption

Besteht eine irreversible Störung der männlichen Fertilität, z. B. im Sinne eines Depopulationssyndroms mit Azoospermie, so wird das Ehepaar in einem ärztlichen Gespräch, das viel psychologisches Einfühlungsvermögen und Verständnis für die individuelle eheliche Situation benötigt, dahingehend aufgeklärt, daß alternativ ein völliger Verzicht auf Kinder mit Suche nach anderen Wegen der Selbstverwirklichung möglich ist. Besteht weiterhin ausgeprägter Kinderwunsch, so muß auf die Adoption und heterologe Insemination hingewiesen werden.

Die Adoption eines Kindes bedeutet nach dem *Adoptionsgesetz* von 1977, daß das Kind wie ein eheliches voll in die Familie eingegliedert wird (Volladoption) und ganz aus seinem ursprünglichen Familienverband herausgelöst wird (Lau 1983). Das Ziel des Gesetzes ist die Adoption im Interesse des Kindes im Sinne einer Selbstschutzmaßnahme für das Kind. Das Ehepaar setzt sich mit der Adoptionsstelle des Landesjugendamtes in Verbindung, wobei ein kompliziertes und in die Intimsphäre eingreifendes Prüfungsverfahren stattfindet, das selbst Vorschriften über Wohnungsgröße und Einkommen der künftigen Adoptiveltern macht, die berufliche Qualifikation der Bewerber ermittelt und den adoptionswilligen Eltern das Gefühl der Ohnmacht und des Ausgeliefertseins an die Behörde vermittelt.

Gegenwärtig besteht ein Mißverhältnis zwischen adoptivwilligen Eltern und der kleinen Zahl der zur Adoption anstehenden Kinder, so daß auch aus diesem Grunde der Fremdspermainsemination in vielen Fällen der Vorzug gegeben wird.

10.4 Literatur

Aitken RJ, Thatcher S, Glasier AF, Clarkson JS, Wu FCW, Baird DT (1987) Relative ability of modified versions of the hamster oocyte penetration test incorporating hyperosmotic medium or the ionophore A 23187, to predict IVF outcome. Hum Reprod 2:227–231

Bain J, Schill WB, Schwarzstein L (1982) Treatment of male infertility. Springer, Berlin Heidelberg New York

Bandhauer K, Frick J (1982) Disturbances in male fertility. Springer, Berlin Heidelberg New York

Bandmann JH, Breit R (1984) Klinefelter's Syndrome. Springer, Berlin Heidelberg New York Tokyo

Binder MA (1981) Haschisch und Marihuana. Was der Arzt über Cannabinoide wissen soll. Dtsch Ärzteblatt 78: 117–126

Bode U, Bartels H, Albrecht KF (1979) Die Dopplersonographie als entscheidende diagnostische Hilfe bei der Samenstrangtorsion. Dtsch Ärzteblatt 76:481–484

Bollmann W, Schill WB (1984) Einfache Methode zur objektiven Messung der quantitativen und qualitativen Motilität menschlicher Spermatozoen. In: Schirren C, Semm K (Hrsg) Fortschritte der Fertilitätsforschung, Bd 12. Grosse, Berlin, S 665–668

Bollmann W, Brückner T, Schill W-B (1988) Neue Möglichkeiten der Inseminationsbehandlung in der Praxis (swim up). In: Schirren C (Hrsg) Fortschritte der Fertilitätsforschung, Bd 16. Grosse, Berlin, S 334–339

Bronson R, Cooper G, Rosenfeld D (1984) Sperm antibodies: their role in infertility. Fertil Steril 42:171–183

Comhaire FH (1982) Tamoxifen. In: Bain J, Schill WB, Schwarzstein L (eds) Treatment of male infertility. Springer, Berlin Heidelberg New York, S 45–53

Comhaire FH (1986) Varicocele and its role in male infertility. In: Clarke JR (ed) Oxford reviews of reproductive biology. Clarendon, Oxford, pp 165–213

Comhaire F, Verschraegen G, Vermeulen L (1980) Diagnosis of accessory gland infection and its possible role in male infertility. Int J Androl 3:32–45

Cooper TG, Yeung CH, Nashan D, Nieschlag E (1988) Epididymal markers in human infertility. J Androl 9:91–101

Ebert L, Bedbur M, Hofmann N (1980) Die Bedeutung der Ultraschall-Doppler-Sonde in der Varicocelen-Diagnostik. Andrologia 12:461–466

Eggert-Kruse W, Gerhard I, Hofmann H, Runnebaum B, Petzoldt D (1987) Influence of microbial colonization on sperm-mucus interaction in vivo and in vitro. Hum Reprod 2:301–308

Eggert-Kruse W, Hofmann H, Gerhard I, Bilke A, Runnebaum B, Petzoldt D (1988) Effects of antimicrobial therapy on sperm-mucus-interaction. Hum Reprod 3:861–869

Eggert-Kruse W, Leinhos G, Gerhard I, Tilgen W, Runnebaum W (1989a) Prognostic value of in vitro sperm penetration into hormonally standardized human cervical mucus. Fertil Steril 51:317–322

Eggert-Kruse W, Gerhard I, Tilgen W, Runnebaum B (1989b) Clinical significance of crossed in vitro sperm-cervical mucus penetration test in infertility investigation. Fertil Steril 52:1032–1040

Eggert-Kruse W, Gerhard I, Näher H, Tilgen W, Runnebaum B (1990) Chlamydial infection – a female and/or male infertility factor? Fertil Steril 53:1037–1043

Eliasson R, Lindholmer C (1972) Distribution and properties of spermatozoa in different fractions of split ejaculates. Fertil Steril 23:252–256

Eliasson R, Eliasson L, Virji N (1980) LDH-X in human seminal plasma as an indicator of the functional integrity of spermatozoa. J Androl 1:76

Emperaire JC, Audebert A, Hafez ESE (1980) Homologous artificial insemination (AJH). Martinus Nijhoff, The Hague

Engel W (1982) Geschlechtsdifferenzierung und ihre Störungen. Verh Dtsch Ges Pathol 66:329–343

Franken DR, Burkman LJ, Oehninger SC et al. (1989a) Hemizona assay using salt-stored human oocytes: evaluation of zona pellucida capacity for binding human spermatozoa. Gamete Res 22:15–26

Franken DR, Oehninger S, Burkman LJ, Coddington CC, Kruger TF, Rosenwaks Z (1989b) The hemizona assay (HZA): a predictor of human sperm fertilizing potential in in-vitro fertilisation (IVF) treatment. J In Vitro Fert Embryo Transf 6:44–49

Freischen CW, Goldmann DB, Hauker JP, Schneider HPG, Nieschlag E (1982) Charakteristika der Fertilität des Mannes. Dtsch Med Wochenschr 107:486–491

Friesen A, Hofstetter A, Barankay V, Epp C, Metz H (1984) Zur Bedeutung von Chlamydia trachomatis bei der chronisch entzündlichen Urethro-Adnexitis des Mannes. Urologe 23:141–144

Glezerman M (1982) Artificial homologous insemination. In: Bain J, Schill WB, Schwarzstein L (eds) Treatment of male infertility. Springer, Berlin Heidelberg New York, S 295–311

Hadziselimovic F (1983) Cryptorchidism: management and implications. Springer, Berlin Heidelberg New York

Hadziselimovic F, Herzog B, Girard J, Stalder G (1984) Cryptorchidism – histology, fertility and treatment. Prog Reprod Biol Med 10:1–15

Haidl G, Schill W-B (1990) Andrologische Untersuchungsmethoden und Therapieprinzipien beim männlichen Sterilitätsfaktor. Gynäkologe 23:203–208

Hartmann R, Steiner R, Hoffmann N, Kaufmann R (1983) Human sperm motility – enhancement and inhibition by Laser Doppler spectroscopy. Andrologia 15:120–134

Heite HJ, Koschnike H (1979) Der Einfluß von Pentoxifyllin auf das Spermiogramm – eine klinische Studie an Patienten mit eingeschränkter Fertilität. Acta Dermatologica 5:247–254

Heite HJ, Wokalek H (1980) Männerheilkunde. Andrologie. Lehrbuch der Krankheiten und Funktionsstörungen des männlichen Genitale. Fischer, Stuttgart

Hendry WF, Stedronska J, Lake RA (1982) Mixed erythrocyte – spermatozoa antiglobulin reaction (MAR test) for IgA antisperm antibodies in subfertile males. Fertil Steril 37: 108–112

Hinting A, Vermeulen L, Comhaire F, Dhont M (1989) Pregnancy after in vitro fertilization and embryo transfer in severe immune male infertility. Andrologia 21:516–518

Hofmann N, Haider SG (1985) Neue Ergebnisse morphologischer Diagnostik der Spermatogenesestörungen. Gynäkologe 18:70–80

Hofmann N, Kuwert E (1979) Die chronische, nicht-Erreger-bedingte Orchitis. Z Hautkr 54:173–180

Hofmann N, Becker H, Gall H (1975) Grenzen und Chancen einer Gonadotropintherapie bei Fertilitätsstörungen des Mannes. Therapiewoche 25:7575–7580

Holstein AF, Schirren C (1983) Histological evaluation of testicular biopsies. In: Schirren C, Holstein AF (Hrsg) Fortschritte der Andrologie, Bd 8. Grosse, Berlin, S 109–117

Hornstein OP, Schill WB, Hofmann N, Hofstetter A, Jecht E, Krause W, Schütte B, Steiner R (1983) Andrologie. In: Braun-Falco O, Burg G (Hrsg) Fortschritte der praktischen Dermatologie und Venerologie, Bd 10. Springer, Berlin Heidelberg New York Tokyo, S 425–432

Horst HJ, Höltgi WJ, Dennis M, Coert A, Geelen J, Voigt KD (1976) Lymphatic absorption and metabolism of orally administered testosterone undecanoate in man. Klin Wschr 54:875–879

Jecht EW, Zeitler E (1982) Varicocele and male infertility. Springer, Berlin Heidelberg New York

Jecht E, Herzinger R, Zeitler E (1979) Die subklinische Varikozele. In: Schirren C, Mettler L, Semm K (Hrsg) Fortschritte der Fertilitätsforschung, Bd 8. Grosse, Berlin, S 323–326

Jeyendran JRS, van der Veen HH, Perez-Pelaez M, Crabo BG, Zanefeld LJD (1984) Development of an assay to assess the functional integrity of the human sperm membrane and its relationship to other semen characteristics. J Reprod Fertil 70:219–228

Johnsen SG (1970) Testicular biopsy score count – a method for regristration of spermatogenesis in human testes: normal values and results in 335 hypogonadal males. Hormones 1:2–25

Kerin JP, Peek J, Warnes GM, Kirby C, Jeffry R, Matthews CD (1984) Improved conception rate after intrauterine insemination of washed spermatozoa. Lancet 2:533

Kibrick S, Belding DL, Merrill B (1952) Methods for the detection of antibodies against mammalian spermatozoa. Fertil Steril 3:430–438

Klingmüller D, Menger D, Wildt L, Leyendecker G, Krück F, Schweikert HU (1985) Induction of puberty in a patient with hypogonadotropic hypogonadism: effect of sequentially applied hCG and pulsatile GnRH administration. Horm Metab Res 17:358–361

Knuth UA, Nieschlag E (1988) Comparison of computerized semen analysis with the conventional procedure in 322 patients. Fertil Steril 49:881–885

Krause W (1980) The effect of i.v. administered hCG on plasma testosterone in patients with sexual impotence and oligozoospermia. Int J Androl 3:251–255

Krause W, Weidner W, Zipfel HP (1984) Erektionsstörungen – Ätiologie und Therapie. VIII. Freiburger Kolloquium, 30. März 1984. Attempto, Tübingen

Kremer J (1965) A simple sperm penetration test. Int J Fertil 10:209–215

Kremer J, Jager S (1976) The sperm cervical mucus contact test: a preliminary report. Fertil Steril 27:335–340

Krzanowska H, Lorenc E (1983) Influence of egg investments on in-vitro penetration of mouse eggs by misshapen spermatozoa. Reprod Fertil 68:57–62

Lange R, Michelmann HW, Engel W (1990) Chromosomale Ursachen der Infertilität beim Mann. Fertilität 6:17–28

Lau E (1983) Adoption heute. In: Zander J (Hrsg) Die Sterilität. Fortschritte für das diagnostische und therapeutische Handeln. Urban & Schwarzenberg, München, S 152–159

Laube H (1981) Gynäkomastie. Dtsch Ärztebl 78:217–222

Lehmann F, Krebs D, Büdel B (1972) Erfahrungen mit dem Spermaimmobilisationstest nach Isojima. Ärztl Lab 18:252–258

Lilja H, Abrahamson PA, Lundwall A (1989) Semenogelin, the predominant protein in human semen. J Biol Chem 264:1894–1900

Lopata A, Johnston JWH, Hoult IJ, Speirs AJ (1980) Pregnancy following intrauterine implantation of an embryo obtained by in vitro fertilization of a preovulatory egg. Fertil Steril 33:117–120

Ludwig G, Potempa J (1975) Der optimale Zeitpunkt der Behandlung des Kryptorchismus. Dtsch Med Wschr 100: 680–683

Lunenfeld B, Glezerman M (1977) Versuch eines algorithmischen Ansatzes zur Diagnose männlicher Fertilitätsstörungen. Akt Dermatol 3:119–128

Lunenfeld B, Glezerman M (1981) Diagnose und Therapie männlicher Fertilitätsstörungen. Grosse, Berlin

Lunenfeld B, Glezerman M (1982) Endocrine evaluation of male fertility disorders. In: Bandhauer K, Frick J (eds) Disturbances in male fertility. Springer, Berlin Heidelberg New York, S 233–241

Makler A (1978) A new multiple exposure photography method for objective human spermatozoal motility determination. Fertil Steril 30:192–199

Mann T, Lutwak-Mann C (1981) Male reproductive function and semen. Springer, Berlin Heidelberg New York

Meisel C (1983) Abgrenzung verschiedener Varicoceletypen nach haemodynamischen Gesichtspunkten durch die Ultraschall-Doppler-Technik. Andrologia 15:207–212

Menchini-Fabris GF, Izzo PL, Bartelloni M, Meschini P, Canale D (1984) Epididymal function. In: Harrison RF, Bonnar J, Thompson W (eds) Fertility and sterility, Proc. XIth World congress on fertility and sterility. Dublin, June 1983. MTP Press, Lancester, pp 245–253

Meyhöfer W, Künzel W (1988) Donogene Insemination. Medizinische, juristische und soziologische Aspekte der Übertragung von Fremdsperma. Springer, Berlin Heidelberg New York Tokyo

Milbradt R (1981) Hodenbiopsie. In: Korting GW (Hrsg) Dermatologie in Praxis und Klinik, Bd IV. Thieme, Stuttgart, S 52.53–52.61

Nieschlag E (1979) Der männliche Hypogonadismus. 1. Klinische und Labor-Diagnostik. Intern Welt 11:355–364

Nieschlag E, Rohr M, Wombacher H, Overzier C (1971) Leydig-Zell-Funktionstest. Bestimmung von Plasmatitration durch kompetitive Proteinbindung vor und nach HCG-Belastung. Klin Wschr 49:91–100

Nissen HP, Kreysel HW (1983) Superoxide dismutase in human semen. Klin Wschr 61:63–65

Oehninger S, Coddington CC, Scott R, Franken DA, Burkman LJ, Acosta AA, Hodgen GD (1989) Hemizona assay: Assessment of sperm dysfunction and prediction of in vitro fertilization outcome. Fertil Steril 51:665–670

Oettinger M, Bruneteau DW, Psaroudakis A, Greenblatt RB (1976) FSH and LH response to LHRF in Kallman's syndrome. Obstet Gynecol 47:233–236

Overstreet JW, Katz DF, Hanson FW, Fonsela JR (1979) A simple unexpensive method for objective assessment of human sperm movement characteristics. Fertil Steril 31:162–172

Parsch EM, Schill W-B (1988) Captopril – a new approach for treatment of male subfertility? Andrologia 20:537–538

Parsch EM, Schill W-B, Erlinger C, Tauber R, Pfeifer KJ (1990) Semen parameters and conception rates after surgical treatment and sclerotherapy of varicocele. Andrologia 22: 275–278

Pust R, Haas R, Kassen F, Wollnik H, Gerhardt R (1983) Thermographische Diagnostik der idiopathischen Varikozele. Applikationstechniken und klinische Bedeutung. Fortschr Med 101:946–951

Riedel HH (1980) Techniques for the detection of leukocytospermia in human semen. Arch Androl 5:287–293

Saez JM, Forest MG (1979) Kinetics of human chorionic gonadotropin-induced steroidogenic response of the human testis. I. Plasma testosterone: implications for human chorionic gonadotropin stimulation test. J Clin Endocrinol Metab 49:278–283

Schiessler H, Jochum M, Friesen A, Schill WB, Hofstetter A (1984) Granulozyten-Elastase im Ejakulat als Entzündungsparameter bei Adnex-Affektionen. In: Schirren C, Semm K (Hrsg) Fortschritte der Fertilitätsforschung, Bd 12. Grosse, Berlin, S 157–163

Schill WB (1975) Die Bedeutung der proteolytischen Spermaenzyme für die Fertilität. Hautarzt 26:514–523

Schill WB (1976) Fructosebestimmung im Spermaplasma. Med Klin 71:1031–1041

Schill WB (1978a) Zur Problematik der männlichen Antikonzeption. Fortschr Med 96:1447–1451

Schill WB (1978b) Kallikrein im Doppelblindversuch bei idiopathischer Oligozoospermie. Hautarzt 29:319–322

Schill WB (1979) Recent progress in pharmacological therapy of male subfertility – a review. Andrologia 11:77–107

Schill WB (1981) Biochemie des Seminalplasmas. In: Korting GW (Hrsg) Dermatologie in Praxis und Klinik, Bd IV. Thieme, Stuttgart, 52.42–52.53

Schill WB (1982a) Aktueller Stand der medikamentösen Therapie männlicher Fertilitätsstörungen. Hautarzt 33:468–480

Schill WB (1982b) Kinin-releasing pancreatic proteinase kallikrein. In: Bain J, Schill WB, Schwarzstein L (eds) Treatment of male infertility. Springer, Berlin Heidelberg New York, S 125–142

Schill WB (1983a) Aktuelles für den Frauenarzt zum Problem des männlichen Sterilitäts-Faktors. In: Zander J (Hrsg) Die Sterilität. Fortschritte für das diagnostische und therapeutische Handeln. Urban & Schwarzenberg, München, S 128–138

Schill WB (1983b) Acrosin and proteinase inhibitors. In: Adimoelja FXA; Karundeng E (eds) Andrology in perspective. P.T. Kenrose Indonesia, Denpasar, Bali, S 194–202

Schill WB (1985a) Diagnosis and treatment of ejaculatory sterility. In: Paulson JD, Negro-Vilar A, Lucena E, Martini L (Hrsg) Infertility and sterility. Academic Press, New York

Schill WB (1985b) Funktionelle und immunologische Untersuchungsmethoden in der Andrologie. Lab Med 9:63–69

Schill WB (1987) Homologe Insemination unter Zusatz von Kallikrein. Gynäkol Prax 11:65–74

Schill WB (1989) Andrologische Aspekte der In-vitro-Fertilisation. Fertilität 5:22–26

Schill WB (1990a) Determination of active, non-zymogen acrosin, proacrosin and total acrosin in different andrological patients. Arch Dermatol Res 282:335–342

Schill WB (1990b) Mögliche andrologische Ursachen von Spontanaborten. In: Tinneberg HR, Hirsch HA (Hrsg) Die gestörte Frühschwangerschaft. Immunologischer, humangenetischer und andrologischer Aspekt. Thieme, Stuttgart, S 35–43

Schill WB, Bollmann W (1986) Spermakonservierung, Insemination, in vitro-Fertilisation. Urban & Schwarzenberg, München

Schill WB, Dasilva M (1983) Results of spermatograms obtained close to conception. In: Schirren C, Holstein AF (Hrsg) Fortschritte der Andrologie, Bd 8. Grosse, Berlin, S 27–36

Schill WB, Feifel M (1984) Low acrosin activity in polyzoospermia. Andrologia 16:589–591

Schill WB, Michalopoulos M (1984) Treatment of male fertility disturbances: Current concepts. Drugs 28:263–280

Schill WB, Przybilla B (1983) Arzneimittelnebenwirkungen auf Sexualverhalten und Fertilität des Mannes. Internist 24: 346–355

Schill WB, Töpfer-Petersen E, Hoffmann R, Michalopoulos M, Rübekeil A (1985) Untersuchungen zur Schädigung von Kryosperma. In: Schill WB, Bollmann W (Hrsg) Spermakonservierung, Insemination, In vitro-Fertilisation. Urban & Schwarzenberg, München

Schill WB, Töpfer-Petersen E, Heissler E (1988) The sperm acrosome: functional and clinical aspects. Hum Reprod 3:139–145

Schill WB, Köhn FM, Haidl G (1994) The aging male. In: Berg G, Hammar M (eds) The modern management of the menopause. Parthenon Publishing Group, New York London, S 545–565

Schirren C (1963) Relation between fructose content of semen and fertility in man. J Reprod Fertil 5:347–358

Schirren C (1982) Praktische Andrologie. 2. Aufl. Karger, Basel

Schmid M, Schmidtke J (1983) Genetische Aspekte der männlichen Infertilität. Notabene Medici 7:555–562

Schütte B (1984) Hodenbiopsie bei Subfertilität. Grosse, Berlin

Schütte B (1987) Penetration ability of human spermatozoa into standardized bovine cervical mucus (Penetrak) in patients with normal and pathological semen samples. Andrologia 19:217–224

Shuber J, Bain J (1982) In vitro fertilization: future treatment for male infertility. In: Bain J, Schill WB, Schwarzstein L (eds) Treatment of male infertility. Springer, Berlin Heidelberg New York, S 313–320

Siebzehnrübl E (1990) Aktueller Stand der IVF- und GIFT-Therapie in der Bundesrepublik Deutschland. Fertilität 6:43–49

Silber SJ, Balmaceda J, Borrero C, Ord T, Asch R (1988) Pregnancy with sperm aspiration from the proximal head of the epididymis: a new treatment for congenital absence of the vas deferens. Fertil Steril 50:525–528

Smith KD, Fisher M, Steinberger E (1974) Clinical and laboratory findings during gonadotropin therapy of post-pubertal hypogonadotropic hypogonadism. Andrologia 6:147–154

Steeno OP, Pangkahila A (1984) Occupational influences on male fertility and sexuality. Andrologia 16:5–22, 93–101

Stengel-Rutkowski S, Walther JU, Wirtz A, Frankenberger R, Albert A, Murken JD (1976) Die Chromosomenbanden, Bedeutung für Klinik und zytogenetische Forschung. MMW 118:595–608

Steptoe PC, Edwards RG (1978) Birth after the reimplantation of a human embryo. Lancet 2:366

Stolla R, Gropp A, Leidl W, Hofmann N (1978) Teratozoospermie aus human- und tiermedizinischer Sicht. Hautarzt 29:518–524

Tauber PF (1983) Insemination – aus ärztlicher Sicht. MMW 125:1086–1089

Urry RL, Middleton RG, Jones K, Poulson M, Worley R, Keye W (1988) Artificial insemination: a comparison of pregnancy rates with intrauterine versus cervical insemination and washed sperm versus serum swim-up sperm preparations. Fertil Steril 49:1036–1038

Van Steirteghem AC, Nagy Z, Joris H et al. (1993) High fertilization and implantation rates after intracytoplasmic sperm injection. Hum Reprod 8:1061–1066

Vantman D, Banks SM, Kouloulis G, Dennison L, Sherins RJ (1989) Assessment of sperm motion characteristics from fertile and infertile men using a fully automated computer-assisted semen analyzer. Fertil Steril 51:156–161

Vermeulen A, Comhaire F (1978) Hormonal effects of an antiestrogen, tamoxifen, in normal and oligospermic men. Fertil Steril 29:320–327

Verstoppen GR, Steeno OP (1977) Varicocele and the pathogenesis of the associated subfertility. A review of the various theories. II. results of surgery. Andrologia 9:283–305

Vigersky RA, Glass AR (1981) Effect of Δ'-testolactone on the pituitary-testicular axis in oligospermic men. J Clin Endocrinol Metabol 52:987–902

Wagenknecht LV (1978) Neue Erkenntnisse auf dem Gebiet der operativen Andrologie. Z Hautkr 54:1032–1045

Wagenknecht LV (1982) Obstruction in the male reproductive tract. In: Bain J, Schill WB, Schwarzstein L (eds) Treatment of male infertility. Springer, Berlin Heidelberg New York, pp 221–248

Wagner TOF (1984) Pulsatile LHRH-Therapie beim Mann. Endokrinologie-Informationen 8:52–54

WHO (1993) Laborhandbuch zur Untersuchung des menschlichen Ejakulats und der Spermien-Zervikalschleiminteraktion, 3. Aufl. Springer, Berlin Heidelberg New York Tokyo

Wickings EJ, Freischem CW, Langer K, Nieschlag E (1983) Heterologous ovum penetration test and seminal parameters in fertile and infertile men. J Androl 4:261–271

Winters SJ, Troen P (1982) Gonadotropin therapy in male infertility. In: Bain J, Schill WB, Schwarzstein L (eds) Treatment of male infertility. Springer, Berlin Heidelberg New York, pp 85–101

Wolff H, Schill WB (1985) A modified enzyme-linked immunosorbent assay (ELISA) for the detection of antisperm antibodies. Andrologia 17:426–439

Zeitler E, Jecht E, Herzinger R, Richter EJ, Seyferth W, Grosse-Vorholt R (1979) Technik und Ergebnisse der Spermatica-Phlebographie bei 136 Männern mit primärer Sterilität. Fortschr Rontgenstr 131:179–184

11 Assistierte Fortpflanzung

T. Rabe, Ü.B. Gör, J. Urbancsek und B. Runnebaum

11.1 Allgemeines

Im Jahr 1978 erschien in der medizinischen Fachzeitschrift Lancet ein Kurzbrief des englischen Gynäkologen Patrick Steptoe und des Physiologen Robert Edwards mit der Mitteilung, daß am 25. Juli 1978 in England das erste durch extrakorporale Befruchtung gezeugte Kind geboren wurde, ein sogenanntes „Retortenbaby" (Steptoe u. Edwards 1978).

In den letzten 10 Jahren wurden weltweit mehr als 15000 Kinder geboren, die ihre Existenz der extrakorporalen Befruchtung verdanken (Diedrich 1990). Die extrakorporale Befruchtung einer Eizelle mit Sperma und der anschließende Transfer des Embryos in die Gebärmutter wird als In-vitro-Fertilisierung (IVF) bezeichnet. Durch die Einführung dieser Behandlungsmethode konnte innerhalb der letzten Jahre nicht nur der Kinderwunsch zahlreicher Ehepaare erfüllt werden, die ohne diese Methode kein Kind bekommen hätten, sondern es gelang auch zahlreiche Fragen der Reproduktionsmedizin bzw. Reproduktionsbiologie zu klären. Zusätzlich führte die intensivere Beschäftigung mit den Reproduktionsvorgängen des Menschen dazu, bereits etablierte Methoden zu optimieren (z. B. Terminierung einer intrauterinen Insemination - IUI- nach vorheriger Ultraschallbiometrie der Follikel). Weiterhin wurden neue Behandlungsmethoden entwickelt, die bei den unterschiedlichen Formen der Sterilität eingesetzt werden können. Hierzu zählt beispielsweise der intratubare Gametentransfer (GIFT: Gamete-Intra-Fallopian-Transfer) (Asch et al. 1984), der intratubare Zygotentransfer (ZIFT: Zygote-Intra-Fallopian-Transfer) (Devroey et al. 1986; Hamori et al. 1988), der intratubare Embryotransfer (TET: Tubal Embryo Transfer) (Jansen u. Anderson 1987; Balmaceda et al. 1988), die vaginale intratubare Insemination (VITI) (Jansen et al. 1988), die Insemination im Douglas-Raum (TPI: Transperitoneal Insemination, DIPI: Direkt Intraperitoneal Insemination) (Forrler et al. 1986a), die Injektion von Spermatozoen in den perivitellinen Raum oder in das Zytoplasma der Eizelle (SUZI: Subzonal Insemination, ICSI: Intracytoplasmatic sperm injection) (Laws-King et al. 1987, Ng et al. 1988) und die intravaginale Kultur (IVC) (Ranoux et al. 1988, Sterzik et al. 1988).

11.2 Historischer Überblick

Eine erfolgreiche In-vitro-Fertilisierung im Tierexperiment wurde zum ersten Mal in der Literatur vor ca. 100 Jahren in Wien beschrieben. Im Jahre 1880 gelang es Schenk, Eizellen von Kaninchen und Meerschweinchen in vitro erfolgreich zu befruchten und eine Zellteilung zu beobachten (Schenk 1880). Es dauerte jedoch danach noch mehr als ein halbes Jahrhundert, bis die ersten Untersuchungen an menschlichen Eizellen vorgenommen werden konnten. Im Jahre 1944 beobachteten Rock und Menkin nach In-vitro-Insemination von 138 menschlichen Eizellen, daß bei 2 der so inseminierten Eizellen eine Fertilisierung und eine Entwicklung bis zum Zweizellstadium eintrat (Rock u. Menkin 1944). In einem neuen, künstlich zusammengesetzten Kulturmedium gelang es Hammond im Jahr 1949, Mäuseembryonen vom Achtzellstadium bis zur Blastozyste zu kultivieren (Hammond 1949). Eine wesentliche Verbesserung der Kulturtechnik von Präimplantationsembryonen wurde 1956 von Whitten beschrieben (Whitten 1956).

Die erste Schwangerschaft durch extrakorporale Befruchtung beim Menschen wurde in Australien erzielt: es kam jedoch zu einem Frühabort (De Kretzer 1973). Bei Steptoe und Edwards war es bei einem der ersten Versuche 1976 zu einer Eileiterschwangerschaft gekommen (Steptoe u. Edwards 1976); so blieb ihnen der definitive Erfolg zunächst versagt. Erst 1978 konnten sie die Geburt des ersten in vitro gezeugten Kindes bekanntgeben (Steptoe u. Edwards 1978).

1982 hat die Arbeitsgruppe von Craft zum ersten Mal über erfolgreiche Schwangerschaften bei Patientinnen berichtet, bei denen Eizellen 7 h nach Gewinnung und 1 h nach Insemination mit Sperma in den Uterus transferiert wurden (Craft et al.

1982). Diese Technik erregte aufgrund ihrer Einfachheit internationales Interesse; sie geriet jedoch aufgrund der geringeren Erfolgsrate im Vergleich zum konventionellen IVF in Vergessenheit. Es gibt jedoch jüngste Berichte, die erneut Interesse an dieser Methode bekunden (Veersema et al. 1989).

In-vitro-Fertilisation und Embryotransfer (IVF/ET) wurden ursprünglich für Patientinnen mit pathologischem Tubenfaktor entwickelt. Inzwischen werden jedoch auch Patientinnen mit anderen Sterilitätsursachen zur IVF-Therapie aufgenommen, wenn mit den herkömmlichen Behandlungsmethoden kein Erfolg erzielt werden kann. Ein großer Teil dieser Patientinnen besitzt offene Tuben, die zu einem Gametentransport fähig sind und auch eine adäquate frühe embryonale Entwicklung erlauben. Von dieser Überlegung ausgehend wurde die GIFT-Technik, d.h. die gleichzeitige Einbringung von Oozyten und Spermatozoen in den ampullären Teil der Tuben, als Alternative zur In-vitro-Fertilisation bei Frauen mit normalen Tuben entwickelt (Asch et al. 1985, 1986). Der erste Bericht über eine Schwangerschaft nach Transfer von Gameten in die Tube, der anläßlich einer mikrochirurgischen Tubenoperation durchgeführt wurde, erfolgte im Jahr 1983 (Tesarik et al. 1983). Nach erfolgreicher Durchführung von Tierexperimenten an Rhesusaffen, berichtete Asch über einen Transfer von Gameten in funktionsfähige Tuben mit nachfolgender Schwangerschaft im Jahr 1984 (Asch et al. 1984). Obgleich nach dem ersten Gametentransfer fast 10 Jahre vergangen sind, bleibt die Behandlungsmethode des Gametentransfers immer noch umstritten. Einen Überblick über die Entwicklung neuer Behandlungsverfahren in der Fortpflanzungsmedizin gibt die Tabelle 11.1.

Die Methode der In-vitro-Fertilisierung und Embryotransfer hat den Gametentransfer als alternative Methode bei Patientinnen mit offenen Eileitern hervorgerufen. Die beiden Verfahren unterscheiden sich in der Indikationsstellung und in der Art der Befruchtung: bei IVF-ET findet sie außerhalb und beim GIFT innerhalb des Körpers statt. Die wichtigsten Punkte der beiden Methoden sind in Abb. 11.1 dargestellt.

Tabelle 11.1. Historische Entwicklung von neuen Techniken in der Reproduktionsmedizin

Jahr	Autor	Maßnahme
1944	Rock u. Menkin	In-vitro-Fertilisierung
1973	De Kretser	IVF-ET: intrauterine SS, aber Frühabort
1976	Steptoe u. Edwards	In-vitro-Fertilisierung, Reimplantation und Extrauteringravidität
1978	Steptoe u. Edwards (England)	In-vitro-Fertilisierung, Embryotransfer und ausgetragene Schwangerschaft
1980	Lopata et al. (Australien)	In-vitro-Fertilisierung, Embryotransfer und ausgetragene Schwangerschaft
1981	Trotnow et al. (Deutschland)	In-vitro-Fertilisierung, Embryotransfer und eingetretene Schwangerschaft
1982	Craft et al.	Gamententransfer (Eizelle und Sperma) in den Uterus
1983	Tesarik et al.	Gamententransfer in die Tube während Mikrochirurgie
1983	Trounson u. Mohr	IVF, Kryokonservierung des Embryos Embryotransfer, ausgetragene Schwangerschaft
1984	Asch	Gametentransfer (GIFT)
1986	Forrler et al.	Insemination in den Douglas (TPI: Transperitoneal Insemination) Eizellübertragung in den Douglas
1987	Jansen u. Anderson	TET: Tubal embryo transfer
1987	Laws-King et al.	Subzonal Insemination (SUZI)
1988	Ng et al.	
1988	Jansens et al.	Vaginale intratubare Insemination
1989	Lucena et al.	(VITI)
1986	Devroey et al.	Intratubare Zygotentransfer
1988	Hamori et al.	(ZIFT: Zygotel-Intra-Fallopian-Transfer)
1988	Balmaceda et al.	Intratubare Embryotransfer
1988	Ranoux et al.	Intravaginale Kultur (IVC)
1988	Sterzik et al.	
1989	Cohen	Assisted hatching (AHA)
1990	Bongso et al.	Co-Kulturen
1992	Ng et al.	Intracytoplasmatic sperm injection (ICSI)

11.3 Reproduktionsmedizin

Die Reproduktionsmedizin stellt ein komplexes Teilgebiet der Gynäkologie dar. Es umfaßt die Hormonstimulation (11.5), die Überwachung der Eizellreifung (11.6) mit anschließender Eizellgewinnung (11.7) und der zur Insemination nötigen biologischen Techniken (11.8). Die Vielfalt an Behandlungsmethoden (11.9) und besonders die neuen Techniken in der Reproduktionsmedizin (11.10) haben zu einer schnellen Weiterentwicklung auf diesem Gebiet geführt und die Erfolgschancen für kinderlose Ehepaare erhöht. Dabei müssen jedoch auch die rechtlichen und medizinischen Vorausset-

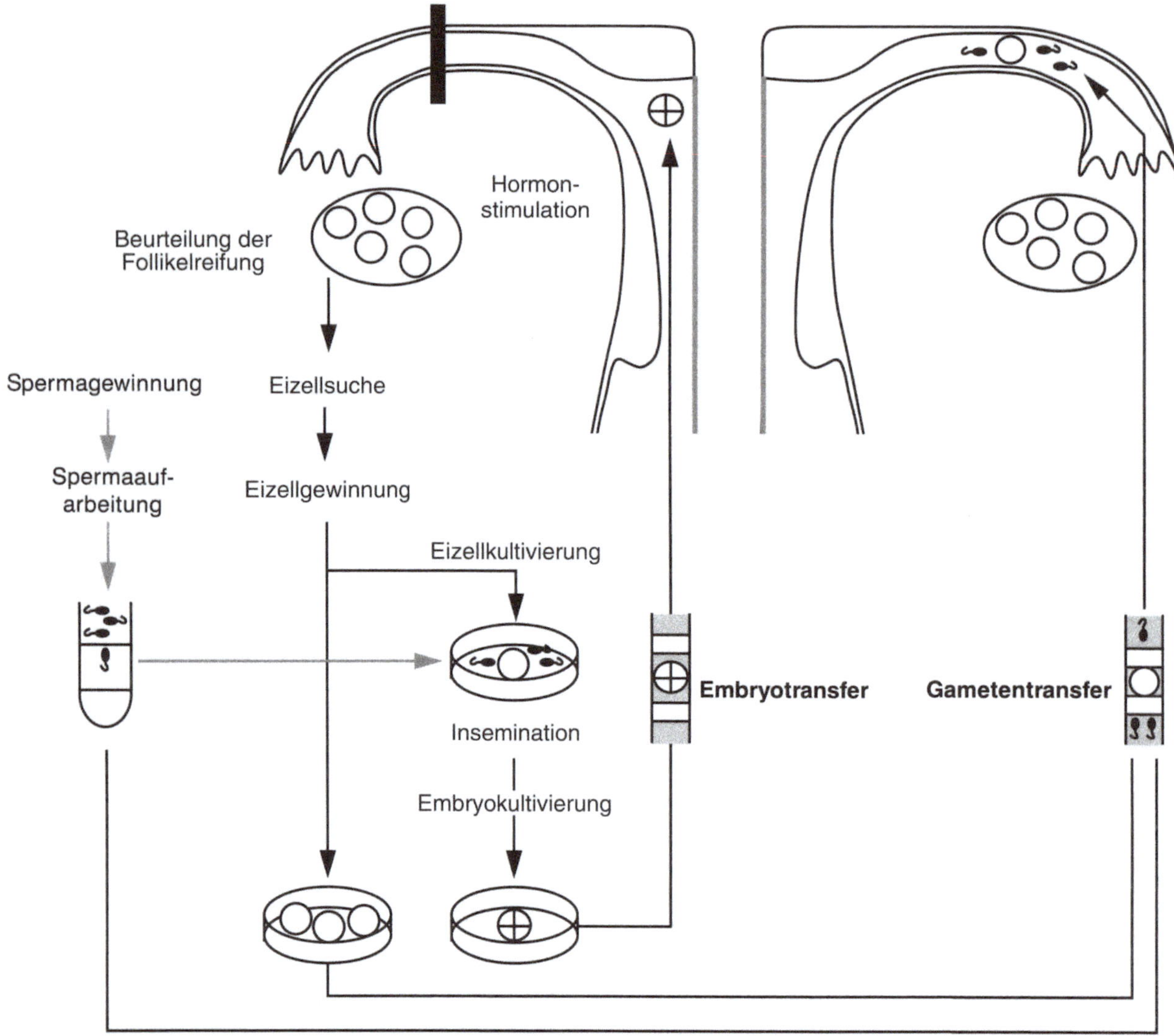

Abb. 11.1. In-vitro-Fertilisierung und Gametentransfer: schematische Darstellung des Prinzips und der Durchführung

zungen beachtet werden (11.4). Neben einem statistischen Überblick (11.11) sind im Anhang (11.12) die Gesetzestexte zu dieser Thematik aufgeführt.

11.4 Voraussetzungen

11.4.1 Rechtliche Voraussetzungen

11.4.1.1 Embryonenschutzgesetz (ESchG)

§ 1 Mißbräuchliche Anwendung von Fortpflanzungstechniken

(1) Mit Freiheitsstrafe bis zu drei Jahren oder mit Geldstrafe wird bestraft, wer

1. einer Frau eine fremde unbefruchtete Eizelle überträgt,
2. es unternimmt, eine Eizelle zu einem anderen Zweck künstlich zu befruchten, als eine Schwangerschaft der Frau herbeizuführen, von der die Eizelle stammt,
3. es unternimmt, innerhalb eines Zyklus mehr als drei Embryonen auf eine Frau zu übertragen,
4. es unternimmt, durch intratubaren Gametentransfer innerhalb eines Zyklus mehr als drei Eizellen zu befruchten,
5. es unternimmt, mehr Eizellen einer Frau zu befruchten, als ihr innerhalb eines Zyklus übertragen werden sollen,
6. einer Frau einen Embryo vor Abschluß seiner Einnistung in der Gebärmutter entnimmt, um diesen auf eine andere Frau zu übertragen oder ihn für einen nicht seiner Erhaltung dienenden Zweck zu verwenden, oder
7. es unternimmt, bei einer Frau, welche bereit ist, ihr Kind nach der Geburt Dritten auf Dauer zu überlassen (Ersatzmutter), eine künstliche Befruchtung durchzuführen oder auf sie einen menschlichen Embryo zu übertragen.

(2) Ebenso wird bestraft, wer
1. künstlich bewirkt, daß eine menschliche Samenzelle in eine menschliche Eizelle eindringt, oder
2. eine menschliche Samenzelle in eine menschliche Eizelle künstlich verbringt, ohne eine Schwangerschaft der Frau herbeiführen zu wollen, von der die Eizelle stammt.

(3) Nicht bestraft werden:
1. in den Fällen des Absatzes 1 Nr. 1, 2 und 6 die Frau, von der die Eizelle oder der Embryo stammt, sowie die Frau, auf die die Eizelle übertragen wird oder der Embryo übertragen werden soll, und
2. in den Fällen des Absatzes 1 Nr. 7 die Ersatzmutter sowie die Person, die das Kind auf Dauer bei sich aufnehmen will.

(4) In den Fällen des Absatzes 1 Nr. 6 und des Absatzes 2 ist der Versuch strafbar.

§ 2 Mißbräuchliche Verwendung menschlicher Embryonen

(1) Wer einen extrakorporal erzeugten oder einer Frau vor Abschluß seiner Einnistung in der Gebärmutter entnommenen menschlichen Embryo veräußert oder zu einem nicht seiner Erhaltung dienenden Zweck abgibt, erwirbt oder verwendet, wird mit Freiheitsstrafe bis zu drei Jahren oder mit Geldstrafe bestraft.
(2) Ebenso wird bestraft, wer zu einem anderen Zweck als der Herbeiführung einer Schwangerschaft bewirkt, daß sich ein menschlicher Embryo extrakorporal weiterentwickelt.
(3) Der Versuch ist strafbar.

§ 3 Verbotene Geschlechtswahl

Wer es unternimmt, eine menschliche Eizelle mit einer Samenzelle künstlich zu befruchten, die nach dem in ihr enthaltenen Geschlechtschromosom ausgewählt worden ist, wird mit Freiheitsstrafe bis zu einem Jahr oder mit Geldstrafe bestraft. Dies gilt nicht, wenn die Auswahl der Samenzelle durch einen Arzt dazu dient, das Kind vor der Erkrankung an einer Muskeldystrophie vom Typ Duchenne oder einer ähnlich schwerwiegenden geschlechtsgebundenen Erbkrankheit zu bewahren, und die dem Kind drohende Erkrankung von der nach Landesrecht zuständigen Stelle als entsprechend schwerwiegend anerkannt worden ist.

§ 4 Eigenmächtige Befruchtung, eigenmächtige Embryoübertragung und künstliche Befruchtung nach dem Tode

(1) Mit Freiheitsstrafe bis zu drei Jahren oder mit Geldstrafe wird bestraft, wer
1. es unternimmt, eine Eizelle künstlich zu befruchten ohne daß die Frau, deren Eizelle befruchtet wird, und der Mann, dessen Samenzelle für die Befruchtung verwendet wird, eingewilligt haben,
2. es unternimmt, auf eine Frau ohne deren Einwilligung einen Embryo zu übertragen, oder
3. wissentlich eine Eizelle mit dem Samen eines Mannes nach dessen Tode künstlich befruchtet.

(2) Nicht bestraft wird im Fall des Absatz 1 Nr. 3 die Frau, bei der die künstliche Befruchtung vorgenommen wird.

§ 5 Künstliche Veränderung menschlicher Keimbahnzellen

(1) Wer die Erbinformation einer menschlichen Keimbahnzelle künstlich verändert, wird mit Freiheitsstrafe bis zu fünf Jahren oder mit Geldstrafe bestraft.
(2) Ebenso wird bestraft, wer eine menschliche Keimzelle mit künstlich veränderter Erbinformation zur Befruchtung verwendet.
(3) Der Versuch ist strafbar.
(4) Absatz 1 findet keine Anwendung auf
1. eine künstliche Veränderung der Erbinformation einer außerhalb des Körpers befindlichen Keimzelle, wenn ausgeschlossen ist, daß diese zur Befruchtung verwendet wird,
2. eine künstliche Veränderung der Erbinformation einer sonstigen körpereigenen Keimbahnzelle, die einer toten Leibesfrucht, einem Menschen oder einem Verstorbenen entnommen worden ist, wenn ausgeschlossen ist, daß
   a) diese auf einen Embryo, Foetus oder Menschen übertragen wird oder
   b) aus ihr eine Keimzelle entsteht,
   sowie
3. Impfungen, strahlen-, chemotherapeutische oder andere Behandlungen, mit denen eine Veränderung der Erbinformation von Keimbahnzellen nicht beabsichtigt ist.

§ 6 Klonen

(1) Wer künstlich bewirkt, daß ein menschlicher Embryo mit der gleichen Erbinformation wie ein anderer Embryo, ein Foetus, ein Mensch oder ein Verstorbener entsteht, wird mit Freiheitsstrafe bis zu fünf Jahren oder mit Geldstrafe bestraft.
(2) Ebenso wird bestraft, wer einen in Absatz 1 bezeichneten Embryo auf eine Frau überträgt.
(3) Der Versuch ist strafbar.

§ 7 Chimären- und Hybridbildung

(1) Wer es unternimmt,
1. Embryonen mit unterschiedlichen Erbinformationen unter Verwendung mindestens eines menschlichen Embryos zu einem Zellverband zu vereinigen,
2. mit einem menschlichen Embryo eine Zelle zu verbinden, die eine andere Erbinformation als die Zellen des Embryos enthält und sich mit diesem weiter zu differenzieren vermag, oder
3. durch Befruchtung einer menschlichen Eizelle mit dem Samen eines Tieres oder durch Befruchtung einer tierischen Eizelle mit dem Samen eines Menschen einen differenzierungsfähigen Embryo zu erzeugen,

wird mit Freiheitsstrafe bis zu fünf Jahren oder mit Geldstrafe bestraft.

(2) Ebenso wird bestraft, wer es unternimmt,
1. einen durch eine Handlung nach Absatz 1 entstandenen Embryo auf
   a) eine Frau oder
   b) ein Tier
   zu übertragen, oder
2. einen menschlichen Embryo auf ein Tier zu übertragen.

§ 8 Begriffsbestimmung

(1) Als Embryo im Sinne dieses Gesetzes gilt bereits die befruchtete, entwicklungsfähige menschliche Eizelle vom Zeitpunkt der Kernverschmelzung an, ferner jede einem Embryo

entnommene totipotente Zelle, die sich bei Vorliegen der dafür erforderlichen weiteren Voraussetzungen zu teilen und zu einem Individuum zu entwickeln vermag.

(2) In den ersten vierundzwanzig Stunden nach der Kernverschmelzung gilt die befruchtete menschliche Eizelle als entwicklungsfähig, es sei denn, daß schon vor Ablauf dieses Zeitraums festgestellt wird, daß sich diese nicht über das Einzellstadium hinaus zu entwickeln vermag.

(3) Keimbahnzellen im Sinne dieses Gesetzes sind alle Zellen, die in einer Zell-Linie von der befruchteten Eizelle bis zu den Ei- und Samenzellen des aus ihr hervorgegangenen Menschen führen, ferner die Eizelle vom Einbringen oder Eindringen der Samenzelle an bis zu der mit der Kernverschmelzung abgeschlossenen Befruchtung.

§ 9 Arztvorbehalt

Nur ein Arzt darf vornehmen:

1. die künstliche Befruchtung,
2. die Übertragung eines menschlichen Embryos auf eine Frau,
3. die Konservierung eines menschlichen Embryos sowie einer menschlichen Eizelle, in die bereits eine menschliche Samenzelle eingedrungen oder künstlich eingebracht worden ist.

§ 10 Freiwillige Mitwirkung

Niemand ist verpflichtet, Maßnahmen der in § 9 bezeichneten Art vorzunehmen oder an ihnen mitzuwirken.

§ 11 Verstoß gegen den Arztvorbehalt

(1) Wer, ohne Arzt zu sein,

1. entgegen § 9 Nr. 1 eine künstliche Befruchtung vornimmt, oder
2. entgegen § 9 Nr. 2 einen menschlichen Embryo auf eine Frau überträgt,

wird mit Freiheitsstrafe bis zu einem Jahr oder mit Geldstrafe bestraft.

(2) Nicht bestraft werden im Fall des § 9 Nr. 1 die Frau, die eine künstliche Insemination bei sich vornimmt, und der Mann, dessen Samen zu einer künstlichen Insemination verwendet wird.

§ 12 Bußgeldvorschriften

(1) Ordnungswidrig handelt, wer, ohne Arzt zu sein, entgegen § 9 Nr. 3 einen menschlichen Embryo oder eine dort bezeichnete menschliche Eizelle konserviert.

(2) Die Ordnungswidrigkeit kann mit einer Geldbuße bis zu fünftausend Deutsche Mark geahndet werden.

§ 13 Inkrafttreten

Dieses Gesetz ist am 1. Januar 1991 in Kraft getreten.

11.4.1.2 Richtlinien des Bundesausschusses der Ärzte und Krankenkassen

Der Bundesausschuß der Ärzte und Krankenkassen hat am 14.8.1990 Richtlinien über ärztliche Maßnahmen zur künstlichen Befruchtung beschlossen.

Die gemäß § 27a Abs. 4 in Verbindung mit § 92 Abs.1 Satz 2 Nr. 10 des 5. Buches Sozialgesetzbuch (SGB V) beschlossenen Richtlinien bestimmen die medizinischen Einzelheiten zu Voraussetzungen, Art und Umfang der den gesetzlichen Erfordernissen entsprechenden ärztlichen Maßnahmen zur Herbeiführung einer Schwangerschaft durch künstliche Befruchtung.

Die Richtlinien, die am 1.10.1990 in Kraft getreten sind, sind im einzelnen im Anhang aufgeführt.

11.4.1.3 Behandelnder Arzt

Die Voraussetzungen zur Durchführung einer In-vitro-Fertilisierung als Arzt sind in der Änderung zum fünften Sozialgesetzbuch geregelt (vgl. Anhang).

11.4.1.4 Genehmigung zur Durchführung

Die Genehmigung zur Durchführung künstlicher Befruchtungen ist im § 121a (s. Anhang) geregelt.

11.4.2 Medizinische Voraussetzungen

11.4.2.1 Indikationsstellung

Die Indikation zur In-vitro-Fertilitierung bzw. zum Gametentransfer muß von 2 Ärzten gestellt werden.

11.4.2.2 Hormonteste

Hormonteste im Rahmen der Abklärung der Ovarialfunktion im Vorfeld der In-vitro-Fertilisierung sind in Kap. 2 zusammengestellt. Tabelle 11.2 zeigt die Medikation, die als Therapie der Hormonstörungen zusätzlich zur Stimulation verabreicht wird.

Schilddrüse. Zur Beurteilung der Schilddrüsenfunktion sowie einer durch eine latente Hyperprolaktinämie verursachten Zyklusstörung wird bei allen Patientinnen ein TRH-Test (am 3.–5. Zyklustag) durchgeführt (s. Kap. 2).

Nebennniere. Routinemäßig werden Testosteron und DHEA-S bestimmt. Bei Verdacht auf adrenale Hyperandrogenämie kann ein ACTH-Test zur Abklärung der Steroidsynthese der Nebenniere durchgeführt werden (vgl. Kap. 2).

Bei leichter adrenaler Hyperandrogenämie, die meistens streßbedingt ist, kann zur Vorbehandlung (4 Wochen) sowie gleichzeitig zur Gonadotropinstimulation mit Dexamethason 0,5 mg/Tag (abends) durchgeführt werden (vgl. Kap. 5, Band 1).

Tabelle 11.2. Diagnose und Therapie der Hormonstörungen, die nach Durchführung des TRH- und Metoclopramidtestes bei Patientinnen des IVF-ET/GIFT-Programmes der Universitäts-Frauenklinik Heidelberg erfolgen. (*HCG* Human Choriongonadotropin, T_3 Trijodthyronin, T_4 Tetrajodthyronin, *TRH* Thyrothropinreleasinghormon, *TSH* Thyreoideastimulierendes Hormon)

Hormonstörung	Hormonelle Diagnose (aus Serumproben)	Zusätzliche Medikation zu der Stimulation
Corpus-luteum-Insuffizienz	Progesteron < 10 ng/ml	2500 IE HCG am 1., 4., 7. Tag nach der Eizellgewinnung
Hyperandrogenämie	Testosteron > 600 pg/ml DHEA-S > 4500 ng/ml	Prednisolon: 2,5 – 7,5 mg/Tag per os
Hyperthyreose	(TSH nach TRH)-(TSH basal): 2 – 25 μE/ml T_3 > 2,2 ng/ml T_4 > 12 μg/dl	Thiamazol: 10 mg/Tag per os
Hypothyreose	(TSH nach TRH)-(TSH basal): > 25 μE/ml T_3 < 0,8 ng/ml T_4 < 4 μg/dl	L-Thyroxin: 100 – 150 μg/Tag per os
Hyperprolaktinämie		
Latent	Prolaktin basal: 6 – 16 ng/ml (Normbereich) Prolaktin nach Metoclopramid: < 20mal Prolaktin basal	Bromocryptin: 1,25 mg/Tag per os
Manifest	Prolaktin basal: > 16 ng/ml Prolaktin nach Metoclopramid: > 20mal Prolaktin basal	

11.4.2.3 Einverständniserklärung

Für die verschiedenen reproduktionsmedizinischen Eingriffe sollte eine schriftliche Einverständniserklärung vorliegen. Wir empfehlen die entsprechende Aufklärung und das Unterschreiben der Einverständniserklärung beider Partner vor Behandlungsbeginn. Auf die verschiedenen Punkte der Aufklärung wird bei den verschiedenen Techniken hingewiesen. Insbesondere sollten die Indikation, alternative Behandlungsmethoden, Vor- und Nachteile, Erfolgsaussichten und Risiken besprochen werden. Ein Muster unseres Aufklärungsbogens für die In-vitro-Fertilisierung ist im Anhang abgedruckt.

11.4.3 Behandlungskosten

Die gegenwärtige gesetzliche Regelung sieht eine Kostenübernahme durch die Krankenkassen für 4 Versuche bei vorliegender ärztlicher Indikation vor. Keine Kostenübernahme erfolgt bei „Selbstverschulden", d. h. Zustand nach Sterilisation. In diesem Fall sowie bei mehr als 4 Versuchen kommen auf die Patientin Kosten von ca. DM 1 000,– bis 1 500,– für Medikamente und abhängig von der Dauer der Überwachung etwa 3 000 DM für präoperative Kontrollen (Ultraschall- und bimanuelle Untersuchungen, Hormonbestimmungen), Punktion, In-vitro-Fertilisation, Embryotransfer und Lutealphasenkontrolle zu.

11.5 Hormonstimulation

Die ersten sog. Retortenbabys sind durch Befruchtung einer Eizelle gezeugt worden, die während eines Spontanzyklus ohne vorherige medikamentöse Hormonstimulation entnommen wurde (Steptoe u. Edwards 1978, Lopata et al. 1980). Um die Wahrscheinlichkeit einer Schwangerschaft zu erhöhen, verfolgte man danach das Ziel, das gleichzeitige Heranreifen mehrerer Eizellen zu induzieren, die nach Entnahme befruchtet und als Embryonen in die Gebärmutter retransferiert wurden (Kerin et al. 1983, Edwards et al. 1984, Fishel et al.1985).

Das gleichzeitige Heranreifen von mehreren Eizellen ist durch medikamentöse Stimulation der Ovarien möglich. Von den meisten IVF-Arbeitsgruppen wird heute die multiple Follikelreifung durch medikamentöse Hormonstimulation bevorzugt. Dieses Verfahren, auch als Superovulation bezeichnet, bietet zwei entscheidende Vorteile:

1. Bei gleichzeitiger Gewinnung mehrerer Eizellen steigt die Chance für die Fertilisierung der Eizellen und den Embryotransfer.
2. Die Follikelpunktion kann zum gewünschten Termin stattfinden.

Während des spontanen menstruellen Zyklus erfolgt die Selektion des dominanten Follikels zwischen dem 5. und 7. Zyklustag (Hodgen 1982) (s. Kap. 4, Band 1). Den Selektionsprozeß kann man

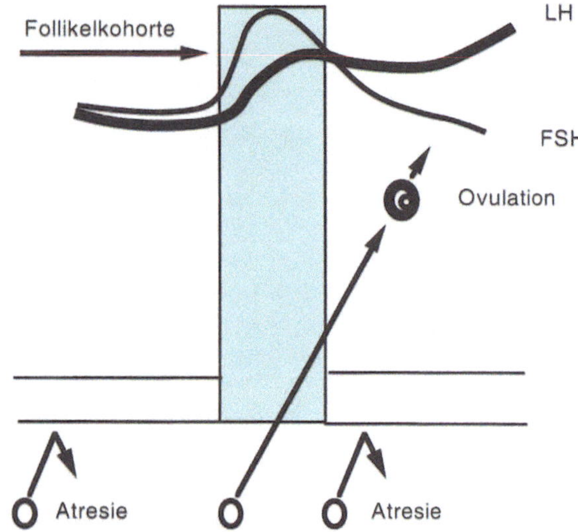

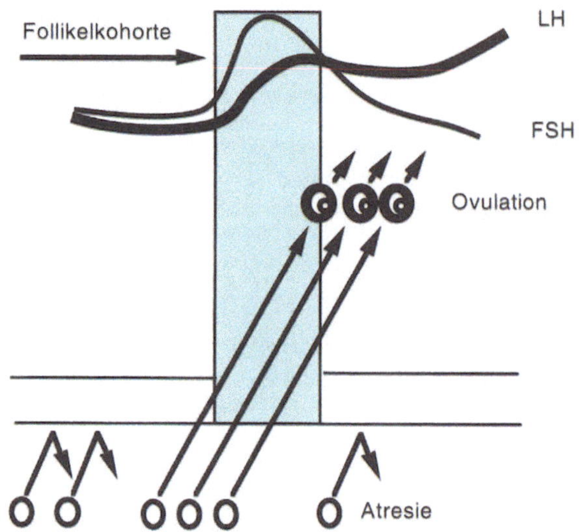

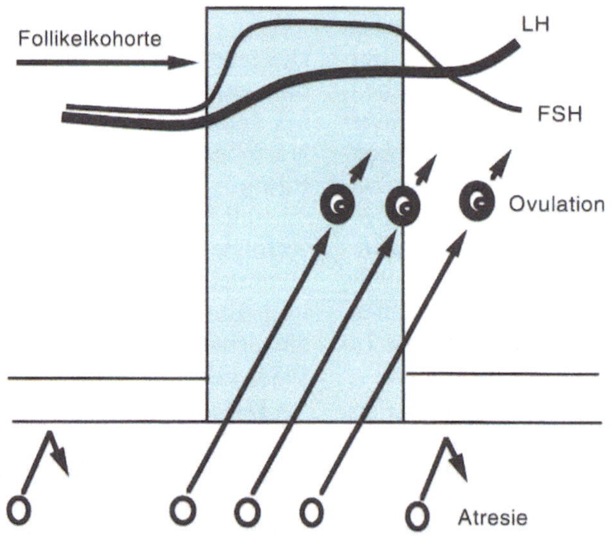

Abb. 11.2a–c. Modell der Selektion des dominanten Follikels in der frühen Follikelphase. Nur die kleinen Follikel, die sich im optimalen Entwicklungsstadium befinden, profitieren von der erhöhten FSH-Konzentration in der frühen Follikelphase. Sie passieren das „gate" und erreichen die Ovulationsreife (**a**). Eine Polyovulation kann erreicht werden durch Erhöhung der Anzahl synchroner kleiner Follikel (**b**) oder durch Verbreiterung des „FSH-Tores" (**c**) (Nach Baird 1987)

nach Baird (1987) folgendermaßen zusammenfassen: von den antralen Follikeln kann nur derjenige zum dominanten Follikel heranreifen, der bis zur frühen Follikelphase, eine bestimmte Größe und einen bestimmten Reifegrad erreicht hat. Die Östradiol- und Inhibinsekretion der Granulosazellen dieses dominanten Follikels führen dann zu einer Suppression der erhöhten FSH-Freisetzung. Die FSH-Konzentration im Serum fällt ab und die Selektion weiterer Follikel wird verhindert.

Aus der Theorie von Baird (Abb. 11.2a) resultieren 2 Möglichkeiten zur Induktion einer multiplen Follikelreifung:

1. Die Erhöhung der Anzahl von kleinen (2–4 mm), sich synchron entwickelnden, antralen Follikeln. Die Anzahl der Follikel, die das antrale Stadium erreichen, ist jedoch genetisch determiniert: bei einigen Schaf-Arten erreichen dieses Stadium mehrere Follikel; bei Frauen jedoch er-

reicht es nur ein einziger Follikel. So ist diese Möglichkeit bei Menschen praktisch nicht durchführbar (Abb. 11.2b).

2. Die Verlängerung des Zeitraums, in dem die Serum-FSH-Konzentration erhöht ist (= Verbreiterung des sogenannten „FSH-Tores" nach Baird 1987) führt dazu, daß mehrere antrale Follikel entstehen und sich hieraus mehrere dominante Follikel entwickeln (Abb. 11.2c).

Um ein multiples Follikelwachstum zu erzielen, ist also das Aufrechterhalten eines erhöhten Serum-FSH-Spiegels während des ersten Abschnittes der Follikelphase notwendig. Dies ist durch medikamentöse Beeinflussung der endogenen FSH-Freisetzung oder durch exogene FSH- Gabe möglich. In Abb. 11.3 sind die verschiedenen Möglichkeiten der Erhöhung des Serum FSH-Spiegels am Zyklusanfang, d. h. die verschiedenen Stimulationsarten mit den Angiffspunkten in der Achse Hypothalamus-Hypophyse-Ovar zusammengefaßt.

11.5.1 Spontanzyklus

Prinzip. Im Spontanzyklus erhält die Patientin keinerlei medikamentöse Stimulation.

Voraussetzung. Regelrechte Zyklusfunktion der Patientin.

Durchführung. Die Ovulation und der davon abhängige Termin für die Follikelpunktion wird durch den endogenen LH-Anstieg bestimmt.

- LH-Bestimmungen im Urin alle 3 h.
- Nach LH-Anstieg Terminierung des Punktionstermins (= 24 h nach LH-Anstieg).

Vorteile
- Keine hormonelle Stimulation der Follikelreifung.
- Keine ovariellen Überstimulierungen.

Nachteile
- Meistens kann man nur eine reife Eizelle gewinnen.
- Die rechtzeitige Erkennung des Ovulationszeitpunktes durch die LH-Bestimmungen im Harn alle 3 h ist aufwendig.
- Wird die Ovulation durch den endogenen LH-Anstieg induziert, so kann dieses Ereignis zu jeder Tages- oder Nachtzeit stattfinden. Ein Teil der Follikelpunktionen fällt dann zwangsläufig in die Nachtstunden mit allen organisatorischen Konsequenzen.

Anmerkung. Lange Zeit wurde der Spontanzyklus von Edwards und Steptoe als günstigster Weg für die Gewinnung einer günstigen Eizelle angesehen (Edwards et al. 1980). Heute wird die Hormonstimulation als die Methode der Wahl angesehen.

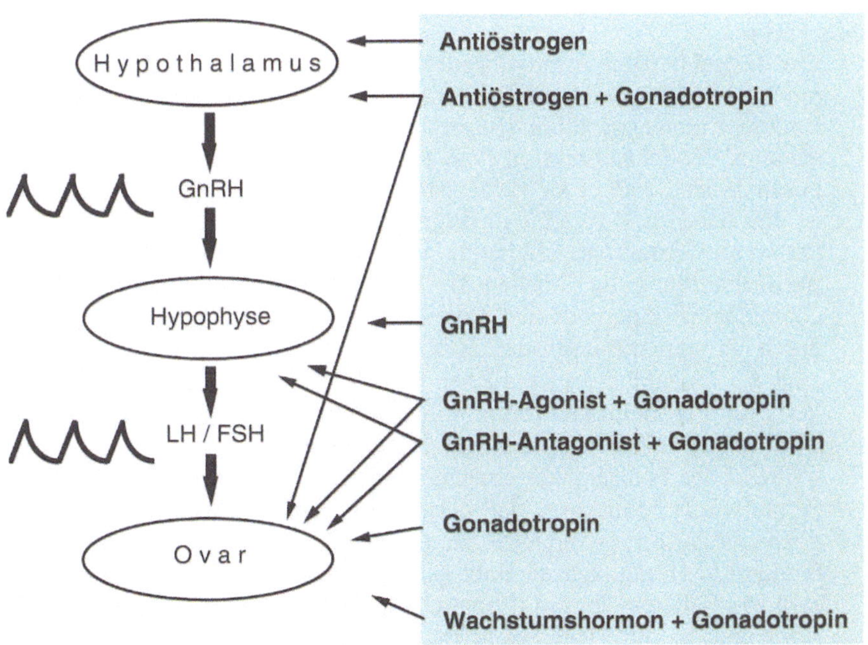

Abb. 11.3. Zusammenfassung der Stimulationsmethoden und dessen Angriffspunkte an der Hypothalamus-Hypophyse-Ovar Achse

11.5.2 Stimulation mit Antiöstrogenen

Das seit Kistner (1965) am häufigsten verwendete Medikament zur Ovulationsauslösung ist das Antiöstrogen Clomiphen. Clomiphenzitrat wurde erstmals von Lopata et al. (1978) bei der Behandlung durch In-vitro-Fertilisierung eingesetzt.

Wirkungsprinzip. Clomiphen bindet an die hypothalamischen Östrogenrezeptoren und blockiert so die negative Feedbackwirkung des Östradiols. Die hypophysäre Gonadotropinsekretion wird dadurch erhöht (Adashi 1984).

Indikationen. Multiple Follikelreifung erwünscht.

Kontraindikationen. Leberfunktionsstörungen.

Dosierung. Die Stimulation der Follikelreifung mit Clomiphenzitrat beginnt üblicherweise zwischen dem 2.–5. Zyklustag und dauert 5 Tage. Die Dosierung beträgt 50–150 mg/Tag. Marrs et al. (1984) erzielte mit dem Stimulationsbeginn am 5. Zyklustag die beste ovarielle Antwort im Hinblick auf die Follikelreifung.

Vorteile
- Die orale Medikation ist im Vergleich zu parenteralen Hormongaben (z. B. Gonadotropine) einfacher.
- Die Behandlung ist kostengünstiger als alle anderen Stimulationsarten.

Nachteile
- Der dosisabhängige Antiöstrogeneffekt des Clomiphens führt sowohl zur Beeinträchtigung der Endometriumentwicklung (Rogers et al. 1986) als auch der Lutealfunktion (Van Hall u. Mastboom 1969; Lamb et al. 1972). Möglicherweise ist dies der Grund für eine niedrigere Implantations- und Schwangerschaftsrate unter Clomiphenbehandlung (s. Tabelle 9.3). Die negative Clomiphenwirkung auf die Lutealphase kann durch Progesteron-und/oder HCG-Gabe während der Lutealphase ausgeglichen werden. Eine Verbesserung kann auch durch die kombinierte Behandlung mit Clomiphen und HMG bereits während der Follikelphase erreicht werden.
- Ferner wurde beobachtet, daß es bei der Clomiphenstimulation im Vergleich zur HMG-Stimulation zum Heranwachsen einer geringeren Anzahl von Follikeln kommt (Lopata 1983). Durch Kombination mit HMG kann die Anzahl der heranreifenden Follikel und dadurch die Zahl der Eizellen erhöht werden.

11.5.3 Stimulation mit Gonadotropinen

Seit mehr als 30 Jahren werden Gonadotropine zur medikamentösen Ovulationsinduktion bei Frauen mit Kinderwunsch eingesetzt (Gemzell 1958). 1960 berichteten Lunenfeld et al. zum ersten Mal über eine Schwangerschaft nach Behandlung mit Gonadotropinen (HMG). Die Norfolker Arbeitsgruppe (Jones et al. 1982) führte dieses Stimulationsverfahren in die In-vitro-Fertilisierung ein. Ziel der Behandlung ist eine leichte Überstimulierung, wobei man durch die Gabe von Gonadotropinen in der Follikelphase auch in der Lage ist, die Lutealfunktion zu verbessern. Die Untersuchungen von Messinis u. Templeton (1987), Jones et al. (1984) und Quigley (1984) konnten zeigen, daß die exogene FSH-Gabe (sowohl in Form von HMG als auch als reines FSH) während der Follikelphase zur Erhöhung der FSH-Konzentration und dadurch multiplem Follikelwachstum führt.

11.5.3.1 HMG-Stimulation

Wirkungsprinzip. HMG (LH/FSH) führt im ersten Abschnitt der Follikelphase zu einer Erhöhung der FSH-Konzentration und dadurch zum multiplen Follikelwachstum.

Indikationen
- Stimulationsmethode der ersten Wahl, wenn multiples Follikelwachstum erwünscht ist.
- Vgl. Tabelle 11.4.

Kontraindikationen
- Bei polystischen Ovarien, bei Hyperandrogenämie, sowie bei erhöhten Serum-LH-Werten ist das Risiko eines Überstimulationssyndroms erhöht (= relative Kontraindikation; Hormonstimulation unter bestimmten Vorsichtsmaßnahmen möglich).
- Nachgewiesene Unverträglichkeit (Allergie) auf HMG (selten!).

Dosierung. Eine individuell unterschiedliche Ansprechrate auf die HMG-Stimulation wird weitgehend anerkannt (Garcia et al. 1983 a, b). Deshalb muß die Behandlung der Patientinnen mit individuell angepaßten Protokollen durchgeführt werden. Man kann jedoch 2 Stimulationsgrundsche-

Tabelle 11.3. Stimulationsschemata in der Reproduktionsmedizin und Ergebnisse

Stimulation Verfasser	Anzahl der Punktionen	Anzahl Eizellen	Schwangerschaftsrate [%]		
			Follikel-Punktion	Embryotransfer	Patientin
Clomiphen-Stimulation					
Lopata (1983)	155	2,3	10,9	15,1	–
McBain u. Trounson (1984)	178	2,1	7,8	–	6,3
Speirs et al. (1984)	717	2,1	4,0	7,2	–
Kerin u. Warnes (1986)	112	2,6	14,3	18,1	–
Diedrich et al. (1988)	98	2,4	22	31	22
Kemeter u. Feichtinger (1989)	141	2,4	12,8	19,4	–
HMG-Stimulation (niedrigdosierte, abfallende)					
Bernardus et al. (1985)	23	4,4	21,7	27,7	21,7
Jones et al. (1984)	560	–	18,8	24,5	32,9
Rosenwaks u. Muasher (1986)	223	3,9	–	29,0	–
(mit FSH Supplementation)	141	3,4	14,0	17,0	–
Leyendecker et al. (1990)					
HMG-Stimulation (hochdosierte, ansteigende)					
Laufer et al. (1983)	55	3,2	16,3	17,3	14,2
Laufer et al. (1984)	106	4	15	16,1	13,0
Diedrich et al. (1988)	173	4,8	21,0	26,0	21,0
FSH-Stimulation					
Rosenwaks u. Muasher (1986)	78 (ET)	–	–	27,0	–
Diedrich et al. (1987)	38	5,4	18,4	–	–
Grillo et al. (1987)	40	6,4	25,0	31,3	18,9
Scoccia et al. (1987)	28	5,4	18,0	21,0	18,0
Clomiphen- und HMG-Stimulation					
Lopata (1983)	217	6,1	17,5	23,6	–
Speirs et al. (1984)	155	4,6	14,0	19,7	–
Kerin u. Warnes (1986)	293	3,9	17,0	21,2	–
Rainhorn et al. (1987)	240	–	17,0	24,8	13,8
Loumaye et al. (1988)	274	3,7	17,0	23,0	–
Rutherford et al. (1988)	225	5,5	21,3	30,1	14,6
Kemeter u. Feichtinger (1989)	477	3,9	15,3	21,1	–
(Clomiphen + HMG/FSH)					
GnRH-Analoga- und HMG-Stimulation (Langprotokol)					
Schmutzler et al. (1988)	103	3,9	13,6	–	–
Zorn et al. (1988)	268	5,5	20,0	27,0	–
Frydman et al. (1988b)	38	8,4	18,4	20,5	–
Hassiakos et al. (1990)	320	7,8	32,0	32,0	–
Leyendecker et al. (1990)	221	4,2	22,0	25,0	–
GnRH-Analoga und HMG-Stimulation (Kurzprotokoll)					
Frydman et al. (1988b)	40	6,0	20,0	23,5	–
Zorn et al. (1988)	136	3,7	18,0	25,0	–
Loumaye et al. (1988)	253	7,2	22,0	28,0	–
Abdalla et al. (1989)	116	2,7	24,1	–	–
GnRH-Analog- und HMG-Stimulation (Ultrakurzprotokol)					
Howles et al. (1987b)	7	4,4	42,0	42,0	–
Sharma et al. (1988)	14	2,7	20,0	22,0	–
Macnamee et al. (1989)	111	9,5	39,6	–	35,5
Ron-El et al. (1990)	80	7,7	–	19,0	–
GnRH- und HMG-Stimulation					
Homburg et al. (1988)	12	7,4	–	–	–
Fixe Stimulationsschemata					
Rainhorn et al. (1987)	212	2,4	19,3	18,8	–
Kemeter u. Feichtinger (1989)	277	4,5	21,3	25,7	–

Tabelle 11.4. Indikationen für die verschiedenen Hormonstimulationen im Rahmen der Reproduktionsmedizin

Indikation	Geeignete Stimulation
Routinemäßig	HMG, Clomiphen und HMG
Erfolglose Clomiphen- und/oder HMG-Stimulation	FSH, GnRH-Analoga und HMG
Erhöhte LH und/oder Androgenkonzentration im Serum (Polyzystisches Ovarsyndrom)	FSH, GnRH-Analoga und HMG (niedrigdosierte Langzeit-HMG oder FSH-Therapie mit allmählicher Steigerung der Dosis)
Vorzeitiger LH-Gipfel	GnRH-Analoga und HMG
Relative Gonadotrophinresistenz	GnRH und HMG

mata unterscheiden: die „niedrigdosierte, abfallende" (Garcia et al. 1983a, b) und die „hochdosierte, ansteigende" (Laufer et al. 1983; Diedrich et al. 1988) Stimulation.

Man beginnt am 2. oder 3. Zyklustag mit der Therapie, da der dominante Follikel nicht vor dem 5.–7. Zyklustag ausgewählt wird (Hodgen 1982).

- *Niedrigdosierte, abfallende HMG Stimulation:* 2–3 Amp. HMG/Tag werden ab dem 2. oder 3. Zyklustag (i.m.) gegeben. Die Dosis wird 2–3 Tage lang beibehalten, dann wird die Dosis auf 1 Amp./Tag reduziert. Die Ovulationsauslösung erfolgt 2 Tage nach der letzten HMG-Gabe.
- *Hochdosierte, ansteigende HMG Stimulation:* 2–3 Amp. HMG/Tag werden ab dem 2. oder 3. Zyklustag 5 Tage lang gegeben; daraufhin wird die Dosis stufenweise erhöht oder beibehalten.

Während bei der niedrigdosierten, abfallenden Stimulation die durchschnittliche Anzahl von gewonnenen Eizellen/Zyklus 2–3 beträgt (Rosenwaks u. Muasher 1986), erhält man bei der hochdosierten, ansteigenden Stimulation 4–5 Eizellen/Zyklus (Quigley 1984).

Vorteile

- Man erreicht eine kontrollierte Überstimulierung der Ovarien mit Bildung mehrerer reifer Follikel.
- Die Ovulation ist vor dem endogenen LH-Anstieg geplant induzierbar.

Nachteile

- Überstimulationssyndrome werden häufig beobachtet.
- In seltenen Fällen treten Allergisierungen gegen HMG (z. B. Hautreaktionen) auf.

11.5.3.2 FSH-Stimulation

Wirkungsprinzip. Wie bei HMG-Stimulation. Durch eine Normalisierung des LH/FSH-Quotienten bei reiner FSH-Therapie wird die Steroidogenese im Follikel optimiert und durch ein ausgewogenes Androgen-/Östrogen-Verhältnis wird für die Oozyte ein Milieu geschaffen, in dem sie zu einer normalen und fertilisierbaren Eizelle heranreifen kann (Jones et al. 1985).

Indikationen

- Erfolglose Clomiphen und/oder HMG-Stimulation (Bernardus et al. 1985; Diedrich et al. 1987).
- Patientinnen mit dem Syndrom polyzystischer Ovarien (Raj et al. 1977).
- Patientinnen mit hohen LH-Werten (Schoemaker et al. 1977; Diedrich et al. 1987).
- Vgl. Tabelle 11.4

Kontraindikationen. Siehe HMG-Stimulation.

Dosierung. Vom 3.–9. Zyklustag werden täglich 2 Amp. FSH (75 IE pro Amp.), ab dem 10. Zyklustag 2–3 Amp./Tag gegeben (Diedrich et al. 1987). Auch dieses Stimulationsschema muß abhängig von der Antwort der Eierstöcke individuell angepaßt werden. Bei PCO-Patientinnen beginnt man mit einer niedrigeren Dosis (1 Amp. pro Tag, Dosissteigerung nach Ultraschall und Östradiolverlauf).

Vorteile. Multiples Follikelwachstum wird auch bei schwer stimulierbaren Patientinnen möglich.

Nachteile. Siehe HMG.

11.5.4 Antiöstrogen- und Gonadotropinstimulation

Die kombinierte Behandlung mit Clomiphen und HMG, die heute eine der am meisten angewandten Stimulationsmethoden darstellt (Messinis 1989), wurde zum ersten Mal im Rahmen der In-vitro-Fertilisierung von Trounson et al. (1981) angewandt.

Wirkungsprinzip. Bei dieser kombinierten Behandlung steigt die Serum-FSH-Konzentration einerseits aufgrund der Stimulation der hypophysären FSH-Freisetzung durch Clomiphen, andererseits durch die exogene FSH-Gabe in Form von HMG (Messinis et al. 1986b).

Indikationen
- Multiples Follikelwachstum erwünscht.
- Vgl. Tabelle 11.4.

Kontraindikationen. Siehe HMG.

Dosierung. Vom 2.–5. Zyklustag an werden täglich 50–100 mg Clomiphen 5 Tage lang gegeben. HMG wird anfangs zusätzlich zu Clomiphen und schließlich alleine in einer täglichen Dosis von 1–2 Amp. verabreicht (simultane Therapie); es ist auch möglich, erst nach der Clomiphenbehandlung mit der HMG-Gabe in einer Dosis von ebenfalls 1–2 Amp./Tag zu beginnen (sequentielle Therapie). Auch bei der kombinierten Clomiphen-/HMG-Behandlung muß das Stimulationsschema entsprechend der ovariellen Antwort individuell angepaßt werden.

Vorteile
- Durch die HMG-Gabe wird der ungünstige antiöstrogene Effekt des Clomiphens auf das Endometrium und die Lutealphase vermieden.
- Es kann im Vergleich zur reinen Clomiphen-Stimulation eine größere Anzahl von Eizellen (durchschnittlich 4–5/Zyklus) gewonnen werden (Quigley 1984).

Nachteile. Siehe HMG-Stimulation.

Bewertung der klassischen Hormonstimulationsschemata

Die oben beschriebenen klassischen Stimulationsschemata haben alle den Nachteil, daß die ovarielle Antwort zeitlich nicht berechenbar ist und unterschiedlich stark ausfallen kann (schwacher/normaler/überschießender Antworttyp) (Garcia et al. 1983a, b). Ein weiterer Nachteil besteht darin, daß das Wachstum von Follikeln mit verschiedenem Reifegrad induziert wird, und vor allem, daß ein vorzeitiger (bezüglich der geplanten Ovulationsauslösung), endogener LH-Anstieg auftreten kann. Dieser vorzeitige LH-Anstieg wird folgendermaßen erklärt: Unter ovarieller Stimulation wird von mehreren heranwachsenden Follikeln eine größere Menge Östradiol produziert als es bei einem einzigen dominanten Follikel im Spontanzyklus zu beobachten ist (Abb. 11.4a). So wird der Serumöstradiolspiegel den kritischen Grenzwert, der durch positive Rückkoppelung zur Auslösung eines LH-Gipfels führt, wesentlich früher erreicht (Abb. 11.4b).

Zu diesem frühen Zeitpunkt sind aber die einzelnen Follikel bzw. Eizellen noch nicht reif für eine Ovulation bzw. Follikelpunktion. Ein vorzeitiger LH-Anstieg führt aber zu einer vorzeitigen endogenen Luteinisierung (Anstieg des Serumprogesterons auf mehr als den dreifachen Mittelwert der Progesteronwerte während der Follikelphase, Fleming u. Coutts 1986). Es wurde nachgewiesen, daß bei einem vorzeitigen LH-Anstieg bzw. bei einer vorzeitigen Luteinisierung sowohl die Eizellgewinnungs- als auch die Fertilisierungs- und Schwangerschaftsrate abnimmt (Lejeune et al. 1986; Eibschitz et al. 1986; Stanger et al. 1989; Urbancsek et al. 1990b). Daher schlagen verschiedene Autoren vor, Stimulationen mit vorzeitigem LH-Gipfel abzubrechen (Lejeune et al. 1986; Eibschitz et al. 1986; Urbancsek et al. 1990b). Es wurde weiter nachgewiesen, daß Frauen mit erhöhter Serum-LH-Konzentration während der Follikelphase höhere Abortraten haben als Frauen mit normaler LH-Konzentration im Blut (Regan et al. 1990). Wahrscheinlich wirkt eine in der frühen Follikelphase abnorm gesteigerte LH-Sekretion direkt negativ auf die Oozyten im Diplotänstadium (Regan et al. 1990).

Die vorzeitige LH-Ausschüttung mit der darauffolgenden vorzeitigen Luteinisierung ist eine unerwünschte endokrine Reaktion, die bei den verschiedenen oben genannten Stimulationsbehandlungen insbesondere bei Patientinnen mit funktionsfähiger hypothalamisch-hypophysär-ovarieller Achse vorkommt.

Bei Patientinnen mit gestörter hypothalamisch-hypophysärer Achse (wie z. B. bei hypogonadotroper Ovarialinsuffizienz; WHO Klassifikation Gruppe I.) werden mit der herkömmlichen HMG-Stimulation höhere Schwangerschaftsraten erzielt als bei Patientinnen mit normogonadotroper Ovarialinsuffizienz (WHO Klassifikation Gruppe II.) (Zimmermann et al. 1982). Diese Beobachtung führten Fleming et al. (1982) dazu, durch selektive Gonadotropinblockade mit Hilfe eines GnRH-Analogons zunächst einen hypogonadotropen Status herzustellen und erst danach mit der Gonadotropinbehandlung zu beginnen.

11.5.5 GnRH-Analogon und Gonadotropinstimulation

Wirkungsprinzip. Während das GnRH in pulsatiler Applikation die Freisetzung und Synthese der hypophysären Gonadotropine stimuliert (Leyendecker et al. 1980), führt die kontinuierliche Verabreichung (Dauerinfusion) von GnRH oder seines Analogons nach initialer LH-Ausschüttung zu ei-

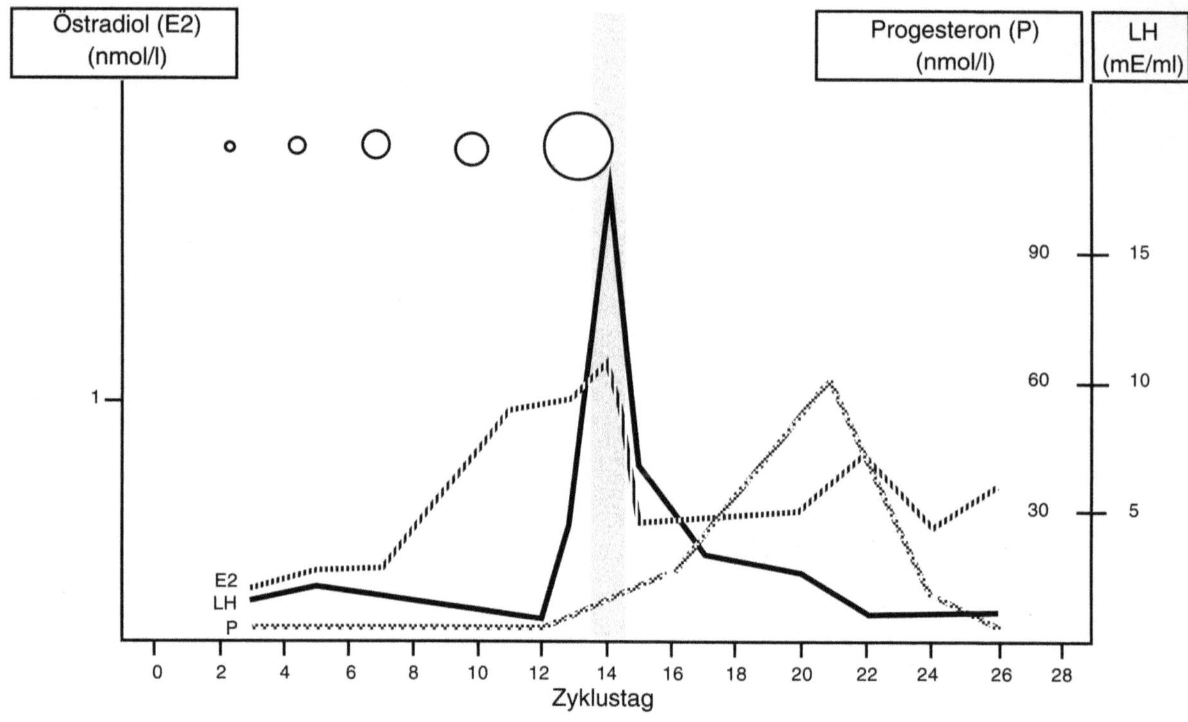

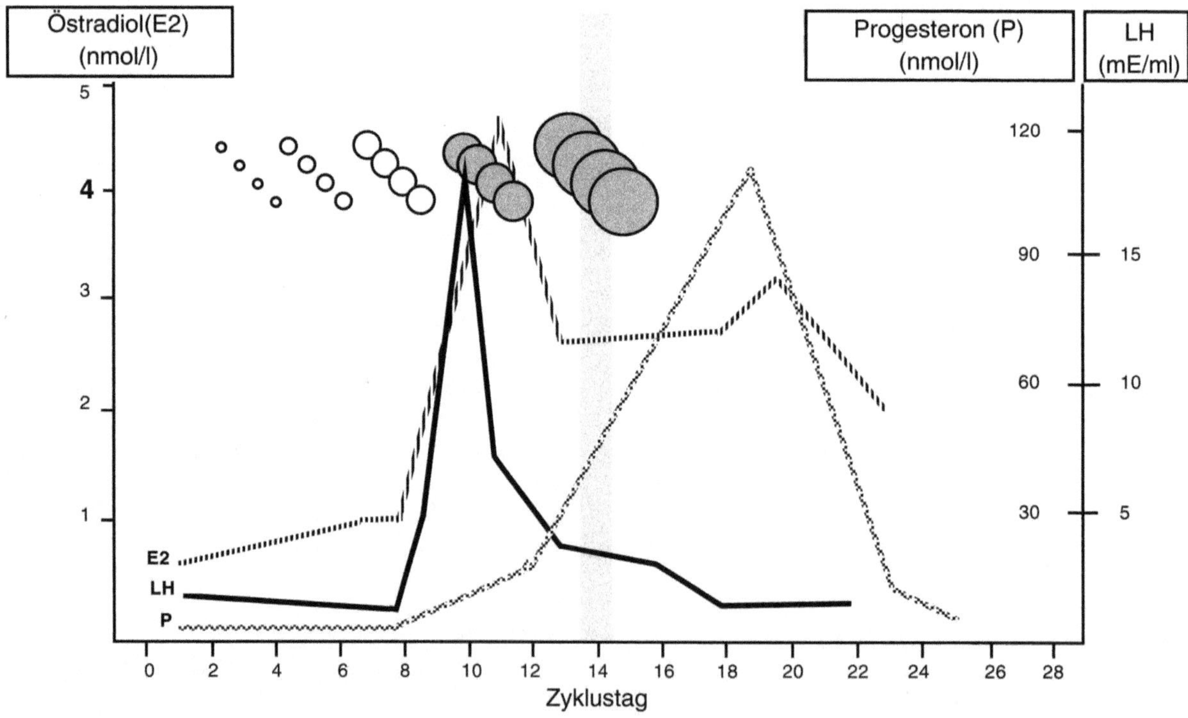

Abb. 11.4 a, b. Erklärungsmodell für das Auftreten eines vorzeitigen LH-Gipfels in stimulierten Zyklen: **a** Hormonverlauf im Spontanzyklus, **b** Hormonverlauf im stimulierten Zyklus bei Auftreten eines vorzeitigen LH-Gipfels

ner reversiblen Blockade der hypophysären Gonadotropinfreisetzung und zu einer konsekutiven Ruhigstellung der Ovarialfunktion sowohl bei Säugetieren als auch beim Menschen (Belchetz et al. 1978; Bint Akhtar et al. 1983; Schürmeyer et al. 1984; Geisthövel et al. 1987).

Der zunächst verstärkten Stimulation der Gonadotropinsekretion folgt eine Downregulation des GnRH-Rezeptors. Die hypophysäre LH- und FSH-Sekretion kommt zum Erliegen. Hierfür ist der GnRH-Rezeptor verantwortlich, der auf die ständige Präsenz des Peptids mit einer Desensibilisierung reagiert (Loumaye u. Catt 1983). Diese Wirkung von GnRH bzw. seiner Analoga wurde bei der kombinierten Stimulationsbehandlung mit Gonadotropinen bei Sterilitätspatientinnen (Fleming et al. 1982, 1985; Fleming u. Coutts 1986) oder bei Patientinnen eines IVF-ET/GIFT-Programmes (Porter et al. 1984) ausgenutzt. Weitere Anwendung fanden die GnRH-Analoga bei der Kontrazeption (Nillius et al. 1978), bei der Behandlung der Hyperandrogenämie (Chang et al. 1983), sowie östrogenabhängiger Erkrankungen wie Endometriose (Meldrum et al. 1982), Uterus myomatosus (Filicori et al. 1983) und Mammakarzinom (Klijn u. de Jong 1982).

GnRH-Analoga sind Substanzen, die durch chemische Modifikation des GnRH-Dekapeptids entstanden (Fujino et al. 1972). Dadurch wird einerseits die Bindungsaffinität des Moleküls zu den hypophysären GnRH-Rezeptoren (Loumaye et al. 1982) erhöht, andererseits werden proteolytische Enzyme, die für die rasche Elimination des natürlichen GnRH verantwortlich sind, gehemmt (Swift u. Crighton 1979). Durch diese beiden Eigenschaften übertreffen die GnRH-Analoga die Wirkung des nativen Dekapeptids um ein Vielfaches (Perrin et al. 1980).

Ein häufig bei IVF-Behandlungen verwendetes GnRH-Analogon, das Buserelin, gewinnt man durch Austausch des Glyzins durch eine D-Serin-Aminosäure mit einer Tertiärbutylgruppe. Dadurch wird eine 100fache Wirkungssteigerung (Nestor 1982) erreicht. Ein Vorteil des Buserelins besteht darin, daß es auch in Form von Nasenspray applizierbar ist und jederzeit abgesetzt werden kann.

Die Hauptindikationen zur Anwendung der GnRH-Analoga im IVF-Programm sind ein vorzeitiger LH-Gipfel mit Luteinisierung während einer vorausgegangenen Gonadotropinstimulation (Wildt et al. 1986; Urbancsek et al. 1990a), erhöhte basale LH-Werte während der Follikelphase (MacNamee et al. 1987), das Syndrom der polyzystischen Ovarien (Salat-Baroux et al. 1988) und Fälle, die auf herkömmliche Stimulationen kaum reagieren, die sog. „Low-responder" (Neveu et al. 1987, Belaisch-Allart et al. 1989, Urbancsek et al. 1991c).

Indikationen

- Erfolglose Clomiphen- und/oder HMG Stimulation
- Erhöhte LH- und/oder Androgenkonzentration im Serum
- Vorzeitiger LH-Gipfel bei vorherigen Stimulationen
- Vgl. Tabelle 11.4

Kontraindikationen

- Unverträglichkeit von Buserelin: Nasenirritation, Kopfschmerzen, (bei der kurzen Anwendung im Rahmen der kombinierten Stimulation sind diese Symptome leicht und vorübergehend; McLachlan et al. 1986
- Vgl. HMG.

Dosierung. Drei Stimulationsschemata werden häufig angewandt, wobei die Verwendung des alten, sog. Langzeitprotokolls verbreiteter ist, als die des neuen, sog. Kurz- oder Ultrakurzprotokolls (Abb. 11.5).

1. Beim Langzeit-Protokoll beginnt die GnRH-Analogon-Gabe (z. B. Buserelin 3mal 300 µg/Tag intranasal) entweder zu Beginn der Follikelphase oder in der Mitte der Lutealphase des Vorzyklus. Es dauert mindestens 10–14 Tage, bis die entsprechende Suppression der Gonadotropinfunktion (Urbancsek et al. 1991a) erreicht wird. Erst danach erfolgt die Stimulation mit Gonadotropinen (Wildt et al. 1986; Smitz et al. 1987). Die GnRH-Analogongabe wird bis zur Ovulationsinduktion beibehalten. Bei der GnRH-Analogongabe ab Mitte der Lutealphase tritt die ovarielle Suppression schneller und effizienter ein (Ron-El et al. 1990; Urbancsek et al. 1991a); hier ist jedoch die Gefahr der Entstehung eines ovariellen Überstimulationssyndroms nach der HMG-Behandlung größer als bei der Kombination HMG-/GnRH-Analogon von Beginn der Follikelphase an (Ron-El et al. 1990).
2. Die Verwendung des Kurzprotokolls nützt den am Anfang der Behandlung auftretenden Stimulationseffekt („flare-up-Effekt") des GnRH-Analogons aus. Dieser Effekt dauert 1–2 Tage

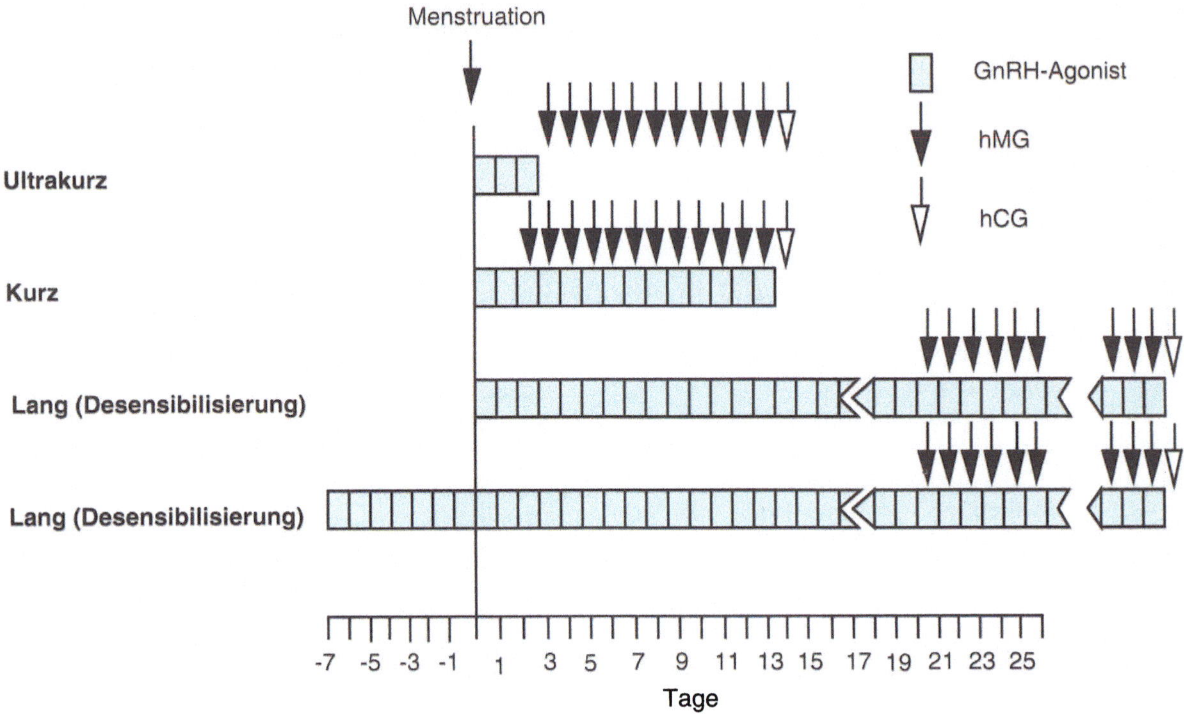

Abb. 11.5. Verschiedene Schemata, die bei der Stimulation mit GnRH-Analoga und Gonadotropinen angewandt werden

lang an und kann dadurch für die Follikelrekrutierung von Nutzen sein: das GnRH-Analogon in niedriger Dosierung (z. B. 3mal 200 µg/Tag Buserelin intranasal) wird vom 1.–3. Zyklustag bis zum Tag der Ovulationsinduktion gegeben. Die Gonadotropinbehandlung beginnt am 3. Zyklustag (Frydman et al. 1988 a, b).

3. Beim Ultrakurzprotokoll erhält die Patientin nur während der ersten 3 Zyklustage das GnRH-Analogon (z. B. 3mal 200 µg/Tag Busrelin intranasal); die Gonadotropine werden vom 2. oder 3. Zyklustag an gegeben (Howles et al. 1987b; Sharma et al. 1988).

Die GnRH-Analoga können nur parenteral oder intranasal verabreicht werden. Neben der oben erwähnten intranasalen Applikation des Buserelins ist auch die subkutane Applikation dieser Substanz (2mal 300 µg/Tag) (Neveu et al. 1987) oder anderer GnRH-Analoga, wie Leuprolid (1 mg/Tag) (Serafini et al. 1988) und Decapeptyl (500 µg/Tag) (Schmutzler et al. 1988) möglich. Das Decapeptyl wird zu Beginn der Lutealphase auch in Depotform in einer Dosis von 3,75 mg i.m. gegeben (Zorn et al. 1988).

Die Effektivität des Lang- und Kurzprotokolls wurde von Frydman et al. (1988a) in einer randomisierten Studie erstmals verglichen: die klinischen Ergebnisse waren ähnlich. Aufgrund dieser Beobachtung soll die Methode der Wahl nach Nebenwirkungen, finanziellen Überlegungen und nach Belastung der Patientin ausgewählt werden (Frydman et al. 1988a). Neuere vergleichende Untersuchungen zeigen eine höhere Schwangerschaftsrate mit dem Langzeitprotokoll, wobei eine signifikant höhere Anzahl an Eizellen, als auch eine höhere Fertilisationsrate erzielt wurden (Tan et al. 1992).

Vorteile

- Das Auftreten eines vorzeitigen LH-Gipfels ist nahezu ausgeschlossen (Lindner et al. 1987; Schmutzler et al. 1988), bzw. dessen Häufigkeit signifikant reduziert (Urbancsek et al. 1990b).
- Es werden deutlich weniger Stimulationen abgebrochen (Testart et al. 1989).
- Die Follikelpunktion kann an einem günstigen Wochentag geplant werden (Abdalla et al. 1989).

Nachteile

- GnRH-Analoga führen zu einer Lutealinsuffizienz (Smitz et al. 1987, 1988 a, b). Eine direkte Wirkung des GnRH-Analogons auf die Luteal-

zellen ist aufgrund der kurzen Halbwertszeit ausgeschlossen (Sandow 1983); die Störung beruht auf einer anhaltenden Gonadotropinhemmung (Clayton u. Catt 1981), die bis zu 12 Tage nach Absetzen des GnRH-Analogons anhalten kann (Smitz et al. 1988a). Zur Unterstützung sind intermittierende HCG-Gaben in der Lutealphase die Methode der Wahl (Smitz et al. 1988a, b).
- Überstimulationssyndrome treten häufiger auf (Golan et al. 1988; Forman et al. 1990).
- Das Risiko von Mehrlingsschwangerschaften ist erhöht: Zwillingsschwangerschaft: 10% (5/48) versus 17% (5/30); Clomiphen + HMG versus Buserelin + HMG Stimulation) (Rutherford et al. 1988).

11.5.6 Wachstumshormon und Gonadotropinstimulation

Wirkprinzip. Bei einer seltenen Gruppe von Patientinnen kann man trotz der Gabe hoher Dosen von Gonadotropinen kein multiples Follikelwachstum erzielen. Diese Patientinnen haben eine relative Gonadotropinresistenz der Ovarien. Homburg et al. (1988) führten bei diesem Kollektiv eine Kombination von Wachstumshormonen und Gonadotropinen für die ovarielle Stimulation ein. Der Wirkungsmechanismus des Growth Hormone (GH) bei dieser kombinierten Stimulation ist bis jetzt noch nicht geklärt. Es wird vermutet, daß das Wachstumshormon seine günstige Wirkung auf die multiple Follikelreifung durch Erhöhung der IGF-I (Insulin Like Growth Factor)-Produktion der Granulosazellen (Homburg et al. 1988) oder der Leber (Homburg et al. 1991) ausübt. IGF-I steigert die FSH-abhängige Aromataseaktivität und stimuliert die Differenzierung der Granulosazellen (Carson et al. 1989). Während bei Ratten ein stimulierender Effekt des Wachstumshormons sowohl auf die IGF-I-, als auch IGF-I-Rezeptor-Produktion der Granulosazellen nachgewiesen wurde (Davoren u. Hsueh 1986, Adashi et al. 1988), fand man beim Menschen bis jetzt nur einen Effekt auf IGF-I-Rezeptoren (Poretsky u. Kalin 1987).

Indikationen. Schlechte Stimulierbarkeit mit Gonadotropinen (Volpe et al. 1987).

Kontraindikationen
- Keine Therapie erster Wahl (hohe Kosten).
- Vgl. HMG-Stimulation.

Dosierung. Nach Beginn der Gonadotropinbehandlung werden 2 Wochen lang zusätzlich jeden 2. Tag 20–24 IE synthetisches Wachstumshormon (insgesamt 120–144 IE) i.m. gegeben (Homburg et al. 1988, 1990) Die Gonadotropinbehandlung erfolgt wie vorher erwähnt, individuell angepaßt, je nach ovarieller Antwort.

Vorteile
- Die Dauer der Stimulation wird kürzer,
- die Anzahl der verabreichten HMG-Ampullen wird niedriger und
- die der gewonnenen Eizellen höher (Homburg et al. 1988).

Nachteile
- Kostspielige Behandlung.
- Vgl. HMG-Stimulation.

11.5.7 Andere Methoden zur Induktion der multiplen Follikelreifung

Tamoxifen. Eine weitere antiöstrogenwirkende Substanz, die zur Behandlung anovulatorischer Frauen erfolgreich eingesetzt wurde, das Tamoxifen (Messinis u. Nillius 1982), hat sich zur Stimulation bei IVF-Patientinnen nicht etablieren können (Edwards 1984).

Pulsatile GnRH-Gabe. Man hat versucht, die Gonadotropine (HMG) (Friedler u. Diamant 1987) und ebenso das GnRH (Liu et al. 1983; Shaw et al. 1987) auch bei der In-vitro-Fertilisierung pulsatil zu applizieren. Jedoch haben sich diese Stimulationen nicht etablieren können, da sie nur in seltenen Fällen zum multiplen Follikelwachstum führen.

GnRH-Antagonisten. Die Entwicklung der GnRH-Antagonisten bietet möglicherweise im Vergleich zu GnRH-Agonisten therapeutische Vorteile bei der mit Gonadotropinen kombinierten Stimulation, da diese Substanzen zu einer raschen Unterdrückung (innerhalb weniger Stunden) der endogenen LH- und FSH-Freisetzung, ohne anfänglichen „flare-up-Effekt", führen (Chillik et al. 1987). So kann die Verwendug von GnRH-Antagonisten zur kombinierten Stimulation mit Gonadotropinen bei Patientinnen eines In-vitro-Fertilisationsprogrammes in der Zukunft zu einer signifikanten Abkürzung der Behandlungsdauer führen (Marshall et al. 1991). Die ersten 2 Generationen der bis zu diesem

Zeitpunkt synthetisierten GnRH-Antagonisten besitzen jedoch noch starke, durch Histaminfreisetzung bedingte Nebenwirkungen, so daß eine breitere klinische Anwendung noch nicht möglich ist (Marshall et al. 1991). Antide ist ein Vertreter der 3. Generation des GnRH-Antagonisten und besitzt nur minimale Nebenwirkungen, so daß diese Substanz bald klinisch eingesetzt werden kann (Gordon et al. 1990).

11.5.8 Fixe Stimulationschemata

Die fixen Stimulationschemata wurden eigentlich mit dem Ziel entwickelt, Oozyten von Probandinnen für Forschungszwecke zu gewinnen (Braude et al. 1984; Messinis et al. 1986a; Templeton et al. 1984). Sie wurden später auch zu therapeutischen Zwecken bei der In-vitro-Fertilisierung eingesetzt (Rainhorn et al. 1987; Frydman et al. 1987). Kemeter u. Feichtinger (1989) haben diese fixen Stimulationschemata weiterentwickelt.

Behandlung

- Durch Gabe eines kontrazeptivwirkenden Hormonpräparates einen Monat vor der Behandlung werden Menstruation und Beginn der Stimulation so verschoben, daß letzterer einheitlich auf einen Sonntag (= 1. Zyklustag) fällt.
- Von diesem Zeitpunkt an erhält die Patientin 5 Tage lang 100 mg Clomiphen und 30 Tage lang 7,5 mg Prednisolon; dieses Kortikoid wird gegeben, um eine eventuell erhöhte adrenale Androgenbildung zu senken (Kemeter u. Feichtinger 1986).
- Der Hausarzt verabreicht gleichzeitig ab 1. Zyklustag jeden 2. Tag 2 Amp. HMG i.m. Vom 8. Stimulationstag an wird die Patientin vom IVF-Team individuell weiterbehandelt (nach Ultraschallbefund). Wenn der Durchmesser des größten Follikel 18 mm überschreitet, wird die Ovulation ausgelöst.

Vorteile

- Der Hauptvorteil dieses Protokolls besteht darin, daß die Behandlung nicht auf den Zyklus der Patientin abgestimmt werden muß, sondern umgekehrt der Zyklus den zeitlichen Möglichkeiten der Patientin und des Behandlungsteams angepaßt wird.
- Die Stimulationsbehandlung ist fest vorgegeben und kann zu Beginn vom niedergelassenen Frauenarzt oder einem anderen Arzt durchgeführt werden.

Bewertung der Hormonstimulationen im Rahmen der Reproduktionsmedizin

Die kontrollierte ovarielle Überstimulation stellt einen wichtigen Faktor für die Erfolgsrate eines In-vitro-Fertilisierungsprogramms dar. Obwohl es wenige Unterschiede in der Schwangerschaftsrate zwischen den oben aufgezählten Stimulationsmethoden gibt, ist diese niedrig und variiert überwiegend zwischen 15–20% (Tabelle 11.3). Mehrere Faktoren üben vermutlich einen Einfluß auf die Schwangerschaftsrate aus (Edwards et al. 1984): ungeklärt ist, ob die zur hormonellen Stimulation angewandten Substanzen einen ungünstigen Effekt auf den Eizellreifungsprozeß oder das endokrine Millieu der Eizelle haben und so für die niedere Schwangerschaftsrate verantwortlich sind (Messinis 1989). Es scheint nach heutigen Gesichtspunkten so zu sein, daß durch eine nach individueller Indikation ausgewählte Stimulationsart (Tabelle 11.4) mit angepaßter Medikamentendosierung die Schwangerschaftsrate verbessert werden kann.

11.5.9 Ovulationsauslösung

Bei der kontrollierten Überstimulation der Ovarien gibt es 2 Möglichkeiten den Zeitpunkt der Eizellgewinnung festzulegen: durch Bestimmung des endogenen LH-Anstiegs oder durch Ovulationsauslösung mit HCG.

11.5.9.1 Terminierung der Follikelpunktion aufgrund des LH-Anstiegs

Durchführung. Man bestimmt den LH-Spiegel im Serum oder im Urin und führt die Follikelpunktion 24 (Urin) bis 36 h (Serum) (Yussman u. Taylor 1970) oder 28 h nach dem LH-Anstieg (Garcia et al. 1981) durch. Da die exakte Erkennung des LH-Anstiegs aufgrund der pulsatilen Freisetzung (YEN et al. 1972) und des relativ kurz andauernden (29 h), bei stimulierten Zyklen meist attenuierten LH-Gipfels (Messinis et al. 1986c) schwierig ist, wird heute vorwiegend die Ovulationsinduktion mit HCG zur Terminierung der Follikelpunktion eingesetzt. Durch die Festlegung der Follikelpunktion anhand des endogenen LH-Anstieges (Eibschitz et al. 1986; Lejeune et al. 1986) erhielt man eine niedrigere Schwangerschaftsrate. Auch organisatorische Probleme, nämlich die bei dieser Methode ständig notwendige Präsenz des IVF-Teams, führten zur Wahl der Ovulationsinduktion mit HCG.

11.5.9.2 Terminierung der Follikelpunktion mit HCG

Durch die Gabe des Schwangerschaftshormons HCG (Humanes Choriongonadotropin), das in seiner Struktur und biologischen Wirkung dem LH ähnlich ist (Daughaday 1981), läßt sich die Ovulation exakt terminieren. Da diese erfahrungsgemäß 37 h nach der ovulationsauslösenden HCG-Gabe erfolgt (Edwards u. Steptoe 1975), wird die Follikelpunktion entweder 32–34 h (Edwards et al. 1980) oder 35 h (Nader u. Berkovitz 1990) nach HCG-Gabe durchgeführt.

Durchführung. I.m. Injektion von 10000 IE HCG 36 h vor der geplanten Eizellgewinnung. Bis zum Zeitpunkt der Ovulationsinduktion muß die multiple Follikelreifung einen bestimmten Grad erreicht haben, der sich durch folgende Merkmale charakterisieren läßt:

- Sonographisch: mindestens 1 Follikel mit einem Durchmesser von 16–18mm (abhängig von der Stimulationsart) und zusätzlich 2–3 Follikel mit einem Durchmesser von 15–16 mm feststellbar.
- Laborchemisch: Serumöstradiolspiegel über 300 pg/ml pro Follikel mit Durchmesser >15–16 mm.

Vorteile

- Der Zeitpunkt der Follikelpunktion läßt sich gut bestimmen.
- Neben der ovulationsauslösenden Wirkung wird auch gleichzeitig die Lutealphase unterstützt.

Nachteile. Gefahr einer ovariellen Überstimulierung.

11.5.10 Abgebrochene Behandlungszyklen

Der Abbruch einer Stimulationsbehandlung im Rahmen der In-vitro-Fertilisierung bzw. des Gametentransfers ist folgendermaßen definiert: Man beendet die Behandlung nach bereits begonnener Stimulation noch vor der Eizellgewinnung (Acosta et al. 1989). Der Stimulationsabbruch kann verschiedene Gründe haben; es spielen hierbei nicht nur medizinische (verzögerte Follikelreifung, vorzeitiger LH-Gipfel, vorzeitige Luteinisierung, Überstimulation), sondern auch nichtmedizinische Faktoren (z.B. organisatorische Probleme) eine Rolle. Die meisten Arbeitsgruppen sind sich jedoch darüber einig, daß die Verwendung der GnRH-Analoga, kombiniert mit Gonadotropinen, zu einer bedeutenden Senkung der Abbruchsrate führt (Smitz et al. 1987, 1988b; Schmutzler et al. 1989; Urbancsek et al. 1991c).

Die nachfolgend aufgezählten Indikationen veranlaßten unsere Arbeitsgruppe bei den folgenden Kriterien zum Abbruch der Stimulationsbehandlung (Urbancsek et al. 1991c):

1. Verzögerte Follikelreifung (nach 10tägiger Stimulation weniger als 3 Follikel mit einem Durchmesser >16 mm und Serumöstradiolspiegel <600 pg/ml);
2. Erhöhter Progesteronwert in der Follikelphase (Serumprogesteronwert >1,5 ng/ml);
3. Beginnende Überstimulation (Ovarien >80 mm im Durchmesser, beidseits mehr als 10 Follikel >16 mm Durchmesser und gleichzeitig Serumöstradiolwert >2500 pg/ml.
4. Erhöhte basale LH-Werte in der Follikelphase, vorzeitiger LH-Gipfel.

11.5.11 Therapie während der Gelbkörperphase

Bei der In-vitro-Fertilisierung wird eine hohe Befruchtungsrate (70–90%) erreicht. Jedoch liegt die Schwangerschaftsrate nach dem Embryotransfer nur bei 15–20% (Edwards et al. 1984). Diese Diskrepanz versucht man damit zu erklären, daß bei IVF-Zyklen eine relative Lutealinsuffizienz besteht (Garcia et al. 1981; Vaughan et al. 1985).

Über die Bedeutung der Follikelaspiration bei der Auslösung einer Gelbkörperinsuffizienz existieren kontroverse Meinungen (Feichtinger et al. 1982; Garcia et al. 1981). Dagegen konnte die Rolle der Hormonstimulation bei der Auslösung des Lutealphasendefektes nachgewiesen werden: Martikainen et al. (1987) zeigten bei der Stimulation mit Clomiphen und HMG, daß dieser Stimulationstyp zu einer ausgeprägten Veränderung der hypophysären Gonadotropin- und Prolaktinfreisetzung führt und dadurch die Gelbkörperfunktion stark verändert wird. Vaughan et al. (1985) wiesen nach, daß der durch eine kontrollierte Überstimulation verursachte relative Progesteronmangel für die Corpus-luteum-Dysfunktion verantwortlich sein könnte. Bei der kombinierten GnRH-Analogon/Gonadotropinstimulation ist die Synthese und Freisetzung von LH sogar 12 Tage nach Absetzen des GnRH-Analogons vermindert (Smitz et al. 1988a).

11.5.11.1 Progesterongaben

Wirkungsprinip. Die Unterfunktion des Gelbkörpers ist durch eine verminderte Sekretion des Progesterons charakterisiert. Die einfachste Therapie besteht daher in der Progesteronsubstitution.

Dosierung
- Progesteronvaginalzäpfchen 2mal 100 mg/Tag nach dem Embryotransfer.
- Mikronisiertes Progesteron oder Progesteron in öliger Lösung, 2mal 25 mg/die oder als Depotspritze.

Vorteile. Progesterongaben zeigen eine günstige Wirkung auf eine eventuelle Überstimulation.

Nachteile. Nur eine Komponente (Serumprogesteronkonzentration) der Lutealfunktion wird beeinflußt. Es gibt Untersuchungen, die bei IVF-Patientinnen einen positiven Effekt des Progesterons und progesteronähnlicher Substanzen auf die Schwangerschaftsrate nicht zeigen konnten (Daya 1988; Leeton et al. 1985).

11.5.11.2 HCG-Gabe

Wirkungsprinzip. Durch die Gabe von HCG in der Lutealphase wird die Synthese von Progesteron sowie weiterer zum Teil noch unbekannter Substanzen (z.B. Relaxin; Yen 1986), die vom Gelbkörper gebildet werden und möglicherweise bei der Implantation eine Rolle spielen, stimuliert. Aus diesem Grund schlugen Blumenfeld u. Nahhas 1988 den HCG-Einsatz zur Unterstützung der Lutealphase bei stimulierten Zyklen vor. Sie erzielten damit nicht nur eine signifikant höhere Schwangerschaftsrate, sondern auch eine signifikant niedrigere Abortrate (Tabelle 11.5). Auch Vaughan et al. (1985) und Debache et al. (1984) stellten eine signifikante Erhöhung der Schwangerschaftsrate bei Gaben von HCG in der Lutealphase fest.

Dosierung. 2500 IE/Tag z.B. am 1., 4. und 7. Tag nach der Follikelpunktion.

Tabelle 11.5. Behandlung in der Lutealphase ohne bzw. mit HCG-Gabe: Abortrate, Schwangerschaftsrate und Dauer der Lutealphase bei Sterilitätspatientinnen (Blumenfeld u. Nahhas 1988)

Gruppe	Schwangerschaftsrate [%]	Abortrate [%]	Länge der Lutealphase [Tage]
HCG (n = 265)	27	31,5	15,4
Kontrolle (n = 357)	11,5	56	12,1
Statistik	signifikant	signifikant	signifikant

Vorteile
- Körpereigenes Progesteron im Blut steigt an,
- auch andere Substanzen des Gelbkörpers werden gebildet.

Nachteile. Es besteht die Gefahr einer ovariellen Überstimulierung (vgl. Abschn. 11.5.12).

11.5.12 Ovarielle Überstimulation

Die Überstimulation ist die häufigste Komplikation bei der Hormonstimulation zur multiplen Follikelreifung.

Pathogenese. Die ovarielle Überstimulierung ist das Ergebnis einer massiven Follikelluteinisierung. Folglich tritt sie nur nach HCG-Gabe oder nach einem spontanen LH-Gipfel auf. Im ersten Fall treten die klinische Symptome 5–10 Tage nach der ersten HCG-Dosis (zur Ovulationsinduktion) auf. In letzterem Fall ist eine Überstimulation seltener wegen des intraovariellen Regulationsmechanismus (Inhibin) und eines Rückkoppelungsmechanimus zwischen Ovar und Hypophyse. Die Tatsache, daß die Ovulation bzw. eine Luteinisierung für das Auftreten von Überstimulationen notwendig ist, läßt die Vermutung zu, daß Substanzen aus dem Ovar und/oder Corpus luteum an der Pathogenese dieses Syndroms beteiligt sind. Diese Substanzen, z.B. Prostaglandine (Schenker u. Pulishuk 1976) sind für die gesteigerte Kapillarpermeabilität verantwortlich, die zur extraperitonealen Flüßigkeitsverschiebung in den sog. „dritten Raum" führt. Aus einer erhöhten Kapillarpermeabilität resultiert eine massive Aszitesbildung und eine Hypovolämie, begleitet von einer Hämokonzentration, vermindertem Zentralvenendruck, niedrigem Blutdruck sowie einer Tachykardie (Engel et al. 1972). Eine schwere Hypovolämie führt auch zu einer verminderten renalen Durchblutung und damit zu einer erhöhten

Reabsorption von Natrium und Wasser im proximalen Tubulus und zu einer Oligurie und ohne Behandlung zu einer Azotämie (Schenker u. Weinstein 1978). In den letzten Jahren wurde nachgewiesen, daß das Renin-Angiotensin-System durch die von überstimulierten Ovarien stammende erhöhte Reninproduktion die erhöhte Kapillarpermeabilität und dadurch die Entstehung der Hypovolämie bewirkt (Navot et al. 1987). In schweren Fällen kann die Hyperpermeabilität zum Leberödem und zur Leberfunktionsstörung führen (Sueldo et al. 1988; Balasch et al. 1990). In der Pathogenese der Leberfunktionsstörung bei Überstimulationssyndrom spielt auch der gesteigerte Metabolismus des extrem erhöhten Serumöstradiols (Sueldo et al. 1988) eine Rolle. Die Hämokonzentration zusammen mit der stark erhöhten Serumöstradiolkonzentration sind für das Auftreten thromboembolischer Komplikationen verantwortlich (Rizk et al. 1990). Phillips et al. (1975) berichteten über hohe Werte von Faktor V, Thrombozyten, Fibrinogen, Profibrinolysin, fibrinolytischer Inhibitoren und gesteigerter Thromboplastinbildung bei Patientinnen mit Überstimulationssyndrom (Abb 11.6).

Symptome und Klassifizierung. Eine umfassende Klassifizierung der Hyperstimulation in 6 Stufen wurde erstmals von Rabau et al. (1967) vorgestellt. Sie wurde später von der WHO (1973) modifiziert (Lunenfeld, 1989) (Tabelle 11.6).

Häufigkeit. Abhängig von der Stimulationsart, in ca. 10–20% der Fälle, mit allerdings unterschiedlichem Schweregrad

Diagnostik

- Ultraschall: Größe der Ovarien und der Corpusluteum-Zysten, Aszites, Pleuraergüsse
- Bauchumfangmessungen.
- Tastbefund: Abwehrspannung, vergrößerte Ovarien, Aszites.
- Pleuraerguß: Auskultation, Perkussion, Ultraschall, Atembeschwerden.
- Blutbild (Hämatokrit, Hämoglobin).
- Blutgerinnung (Fibrinogen).
- Serumelektrolyte (Na, K).
- Serumeiweiß.
- Schwangerschaftstest (β-HCG).
- Harnstoff, Kreatinin.

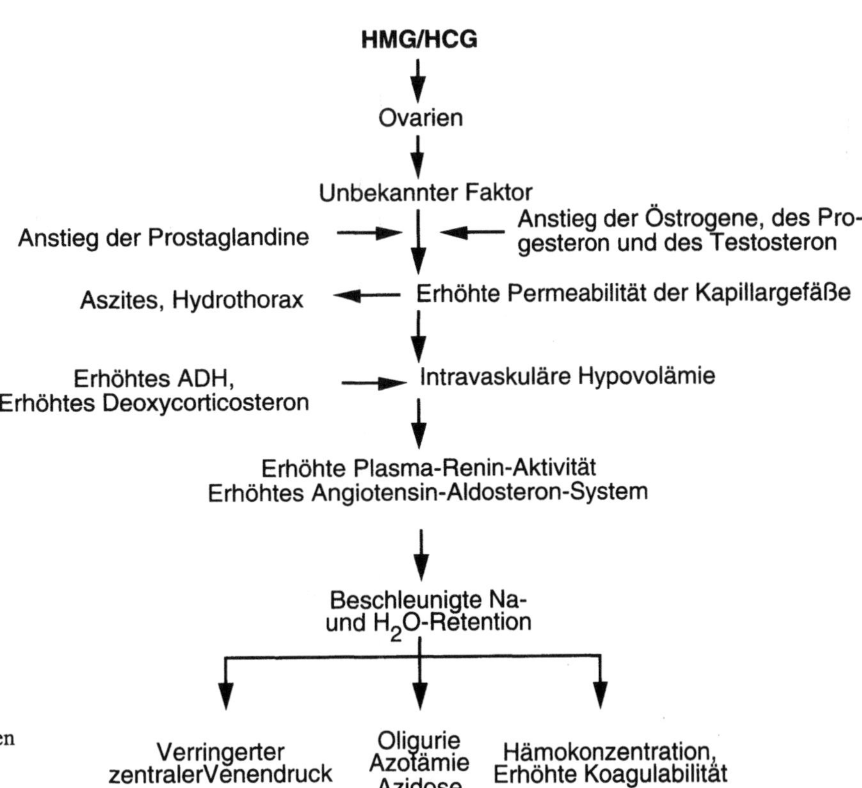

Abb. 11.6. Pathogenese der ovariellen Hyperstimulationssyndroms (OHS). (Nach Bider et al. 1989)

Tabelle 11.6. Klassifikation der Überstimulation (Lunenfeld et al. 1989)

Laborwerte und klinische Befunde	Überstimulation					
	Leicht I.[a]		Mäßig II.[a]		Schwer III.[a]	
	I.	II.[b]	III.[b]	IV.[b]	V.[b]	VI.[b]
Übermäßige Steroidproduktion (Serum E2 > 1500 pg/ml Serum Prog. > 30 ng/ml)	+	+	+	+	+	+
Vergrößerung der Ovarien (Durchmesser > 12 × 12 cm)		+	+	+	+	+
Abdominale Beschwerden		+	+	+	+	+
Palpable Ovarialzysten			+	+	+	+
Abdominale Aufblähung			+	+	+	+
Übelkeit			+	+	+	+
Erbrechen				+	+	+
Diarrhö					+	+
Aszites					+	+
Hydrothorax						+
Schwere Hämokonzentration						+
Thromboembolische Erkrankungen						

[a] WHO, 1973.
[b] Lunenfeld et al. 1960.

Therapie

(modifiziert nach Lunenfeld et al. 1989)

1. Erhalt des Blutvolumens bei Ausgleich der gestörten Flüssigkeits- und Elektrolytbalance:
   - Infusionstherapie (Flüssigkeitszufuhr 2–3 l/Tag, Elektrolytsubstitution, Eiweißsubstitution).
   - Reduktion der Kapillarpermeabilität mit Prostaglandinsynthetase-Hemmern (z. B. Indometacin) (**Cave:** Schwangerschaft!)
   - Diuretika werden nicht empfohlen, weil die Flüssigkeit im dritten Raum nicht erreichbar ist und die meisten Diuretika nur den distalen Tubulus beeinflussen.
2. Prophylaxe thromboembolischer Erkrankungen: in leichten Fällen ist eine Antikoagulanzientherapie unnötig, wenn die obengenannten Schritte sofort eingeleitet werden. Wegen der Gefahr einer disseminierten intravasalen Gerinnung muß die Blutgerinnung überwacht und eine Hyperkoagulabilität mit Heparin behandelt werden.
   - Heparinisierung bei Thrombozyten über 250000/mm^3 bzw. bei Fibrinogenwerten über 400 mg/100ml: 3mal 5000 IE Heparin subkutan.
   - Bei beginnenden Thrombosezeichen und bei Hämokonzentrierung (Hk: >45%): 3mal 10000 IE Heparin s.c. oder per Dauerinfusion (Perfusor).
3. Linderung von pulmonalen und/oder abdominalen Symptomen.
   - Bettruhe (**Cave:** Stieldrehung der Ovarien).
   - Bei schwerer Atemnot Drainage der Pleuraergüsse.
   - Bei Atemnot durch Aszites: Entlastungpunktion.
4. Hormontherapie:
   Gestagentherapie: z. B. Proluton-Depot: 2mal wöchentlich 500 mg i.m. erwies sich symptomatisch als günstig.

Risikofaktoren, Prophylaxe

1. Stimulationsart: Bei der kombinierten GnRH-Analogon und Gonadotropinstimulation ist die Häufigkeit des Überstimulationssyndroms größer (Rutherford et al. 1988; Forman et al. 1990).
2. Alter: Bei höherem Lebensalter nimmt das Risiko ab (Blankstein et al. 1987).
3. Warnzeichen (Lunenfeld et al. 1989):
   - Steiler Östradiolanstieg.
   - Vorhandensein vieler Intermediärfollikel (9–14 mm) bei der Ultraschalluntersuchung. Durch engmaschige Kontrolle der Östradiolkonzentration und des Follikelwachstums mit Ultraschall können Überstimulationssyndrome rechtzeitig erkannt und gegebenenfalls durch Stimulationsabbruch vermieden werden (Lunenfeld et al. 1989).

– Nach anfänglicher Gewichtszunahme von mehr als 3 kg nach der Ovulationsinduktion mit HCG: keine weitere HCG-Gabe während der Lutealphase!

4. Es gibt Hinweise dafür, daß ein Überstimulationssyndrom vermieden werden kann, wenn auch die Intermediärfollikel aspiriert werden (Hazout u. Belaisch-Allart 1986).

Tulandi et al. (1984) fanden, daß die Schwangerschaftsrate bei überstimulierten Zyklen 3mal höher lag als in nichtüberstimulierten Zyklen. Jedoch steigt die Abortrate bei schwerer Überstimulation signifikant an (Lunenfeld et al. 1989).

11.6 Überwachung der Follikelreifung

Unter physiologischen Bedingungen befindet sich eine reife Oozyte zum Zeitpunkt der Ovulation in der sog. Metaphase II, d.h. sie hat die erste Reifeteilung vollendet, ein Polkörperchen ausgestoßen und ist nun befruchtungsfähig. Die 2. Reifeteilung mit Ausstoßung des 2. Polkörperchens findet erst nach Eindringen eines Spermatozoons in die Eizelle statt. Durch Follikelpunktion gewonnene Eizellen sind aus 2 Gründen jedoch nicht immer optimal reif, also befruchtungsfähig. Zum einen wird die Punktion etwa 2 h vor der zu erwartenden Ovulation durchgeführt. Daher haben manche Eizellen zu diesem Zeitpunkt die erste meiotische Teilung noch nicht vollendet. Zum anderen wird durch die ovarielle Überstimulation die Heranreifung mehrerer Follikel induziert. Diese Follikel können sich nicht alle im gleichen Reifestadium befinden.

Ziel der präoperativen Überwachung der Follikel-, bzw. Eireifung ist es, möglichst reife Oozyten zu gewinnen. Die Beurteilung und Kontrolle der Follikel-, bzw. Eizellreifung erfolgt bei IVF-Patientinnen durch die Ultraschalluntersuchung der Follikel und Hormonbestimmungen.

11.6.1 Ultraschall

Die Ultraschalluntersuchung hat sich als fester Bestandteil bei der IVF-Behandlung etabliert. Mit Hilfe der Ultraschalluntersuchung wird die Zahl und die Größe der heranreifenden Follikel und die Lokalisation der Ovarien festgestellt (Abb 11.7).

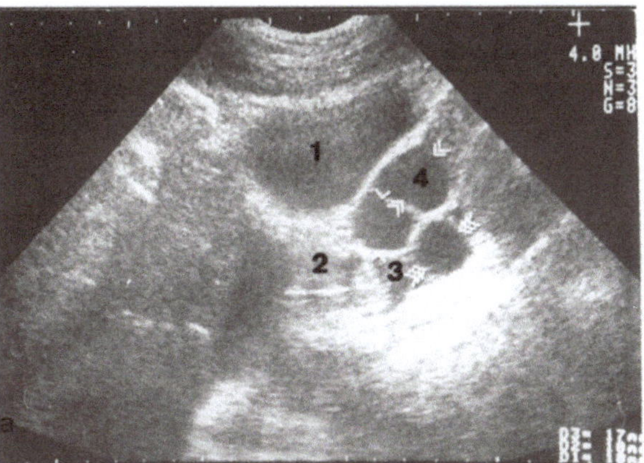

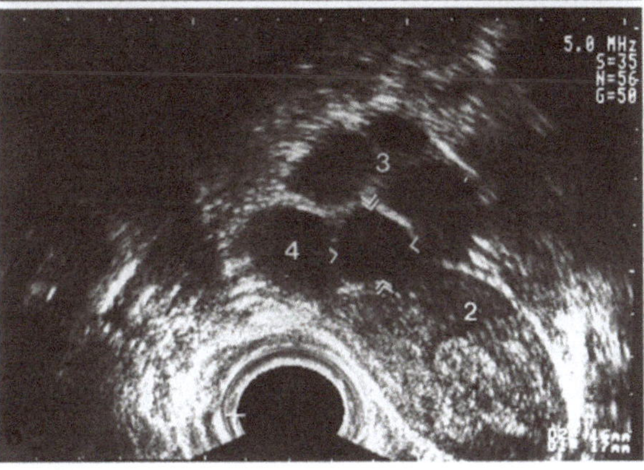

Abb. 11.7a, b. Ultraschallbild bei transabdominaler Ultraschalluntersuchung (**a**), transvaginaler Ultraschalluntersuchung (**b**) am Tag der HCG-Gabe (Combison-320-Ultraschallgerät der Firma Kretztechnik). *1* Harnblase, *2* Uterus, *3* Ovar, *4* Follikel)

Ultrasonographische Methoden
Technik

- Mit Linear- und Sektorgeräten lassen sich Schnittbilderdarstellungen der Ovarien nach Aufsuchen an der Beckenwand erstellen. Ursprünglich benutzte man Compoundscanner.
- Die Anwendung von Real-time-linear-array-Scannern ist nur begrenzt möglich.
- Die beste transabdominale Darstellung ist bei normal liegenden Ovarien mit einem Sektorscanner zu erwarten (Donald 1965).
- Die transvaginale Ultraschalldarstellung (Kratochwil 1969) der Ovarien ist die z.Z. beste Methode zur Darstellung der Ovarien und zur Follikelpunktion. Die Ovarien liegen dem oberen Vaginalpol meist unmittelbar an, zur Untersuchung wird keine volle Blase benötigt.

Auflösung

- Abdominalscanner: ab einem Follikeldurchmesser von 5 mm.

- Vaginalscanner: ab einem Folikeldurchmesser von 3–4 mm.

11.6.2 Hormonelle Überwachung der Follikelreifung

11.6.2.1 Östradiol (17β-Estradiol)

Die Granulosazellen der heranwachsenden Follikel produzieren Östrogene, hauptsächlich das 17β-Estradiol. So ist es möglich durch die Bestimmung des Serumöstradiolspiegels während der medikamentösen Hormonstimulation die Follikel-, bzw. Eizellreifung zu kontrollieren. Die Östradiolbestimmung erfolgt täglich meistens ab dem 7. Zyklustag aus dem Serum.

Eine normale Follikulogenese liegt vor wenn:
- die Östradiolkonzentration im Serum bis kurz vor der Ovulation kontinuierlich ansteigt,
- die Östradiolkonzentration pro heranreifenden Follikel zum Zeitpunkt der Ovulation 200–300 pg/ml beträgt.

Eine Bewertung des Serumöstradiolspiegels in der Follikelreifungsphase wurden von Jones et al. (1983) vorgeschlagen: bei Zyklen mit stärkerer Östradiolantwort haben sie eine höhere Schwangerschaftsrate erzielen können, als in Zyklen mit geringerem Serumöstradiolanstieg. Sie haben die HMG-stimulierten Zyklen aufgrund des Verlaufs der Serumöstradiolkonzentrationen in 6 Gruppen eingeteilt (Abb. 11.8): die höchste Schwangerschaftsrate konnte in der Gruppe erzielt werden, bei der der Östradiolspiegel bis zum Tag der HCG-Gabe, bzw. bis zum Tag nach der HCG-Gabe kontinuierlich ansteigt.

Die Eizellreifung kann anhand des absoluten Serumöstradiolspiegels zum Zeitpunkt der HCG-Gabe beurteilt werden (Garcia et al. 1983a):

- *Lowresponder:* Serumöstradiol nach Absetzen von HMG <300 pg/ml
- *Normalresponder:* Serumöstradiol nach Absetzen von HMG 300–600 pg/ml.
- *Highresponder:* Serumöstradiol nach Absetzen von HMG >600 pg/ml.

Jones et al. (1983) erzielten bei den sog. „Normal"- und den „High"-Respondern die höchste Anzahl reifer Eizellen pro Zyklus und die größte Anzahl von Schwangerschaften.

Kombinierte Klassifikationschemata
Bei einem kontinuierlichen Anstieg der Serumöstradiolkonzentration (Typ A und G) in Verbindung mit einem „normal-" oder „high response" wurden die besten Ergebnisse im Hinblick auf die Anzahl der gewonnenen Eizellen pro Zyklus und die Schwangerschaftsrate gefunden.

11.6.2.2 LH

Die Bestimmung von LH dient im stimulierten Zyklus zur Erkennung eines erhöhten basalen LH-Spiegels und des vorzeitigen LH-Anstiegs oder LH-Gipfels. Ein vorzeitiger LH-Anstieg (der LH-Wert liegt zwischen 180 und 300% des Durchschnittswertes der Vorwerte) bedeutet keine ungünstige Voraussetzung für die Entstehung einer Schwangerschaft (Urbancsek et al. 1990b), wohingegen der vorzeitige LH-Gipfel (LH-Wert ⩾300% des Mittelwertes der Vorwerte) zu niedrigeren Fertilisierungs- und Schwangerschaftsraten (Lejeune et al. 1986; Eibschitzet al. 1986; Stanger u. Yovich 1985; Urbancsek et al. 1990b) sowie zu erhöhten Abortraten führt (Regan et al. 1990). Der störende Einfluß des stark erhöhten basalen LH-Spiegels auf die Eizelle- und Embryoqualität und dadurch auf die Fertilisierungs- und Schwangerschaftsrate wurde sowohl bei Säugetieren (Moor u. Trounson 1977) als auch bei Menschen (Stanger u. Yovich 1985; Howles et al. 1987a; Urbancsek et al. 1991d) nachgewiesen. Am günstigsten im Hinblick auf die Entstehung einer Schwangerschaft scheinen niedrige (<2 mE/ml) basale LH-Werte ohne LH-Gipfel oder niedrige basale LH-Werte mit einem LH-Gipfel kurz nach der Ovulationinduktion mit HCG zu sein (Urbancsek et al. 1991b) (Abb. 11.9).

11.6.2.3 Progesteron

Progesteron kann in der Follikelphase zur präovulatorischen Erkennung einer vorzeitigen Luteinisierung (Serumprogesteron >1,5 ng/ml, Fleming u. Coutts 1986) dienen. Da erhöhte Progesteronkonzentrationen im Serum (>1,5 ng/ml) für die Follikelreifung schädlich sind (Hodgen 1982), sollten Behandlungen mit erhöhtem basalen Progesteronwert oder mit vorzeitiger Luteinisierung abgebrochen, d. h. ohne Follikelpunktion beendet werden.

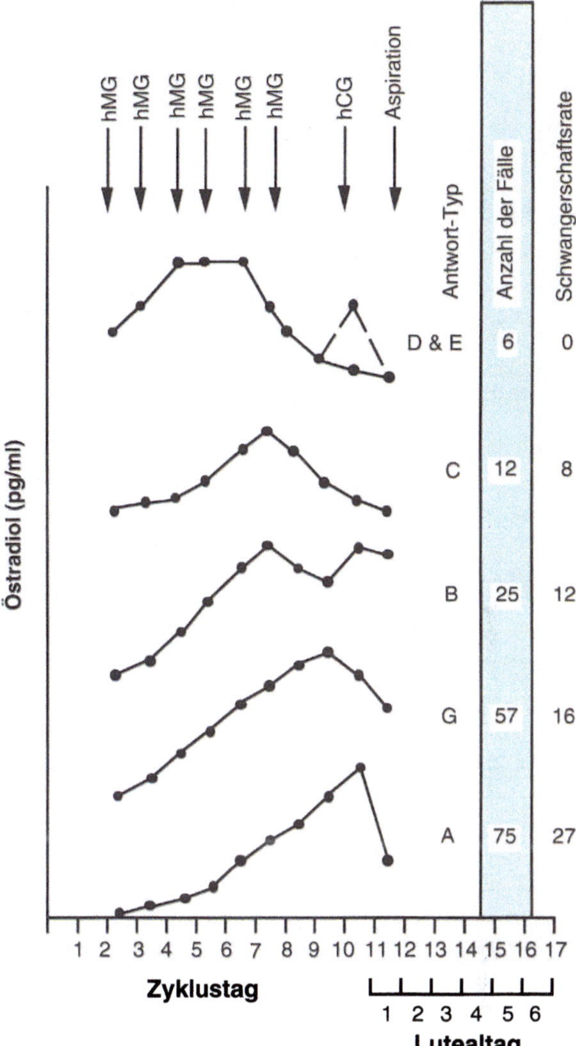

Abb. 11.8. Einteilung in 6 verschiedene Östradiolverlaufstypen A, G, B, C, D und E (Jones et al. 1983)

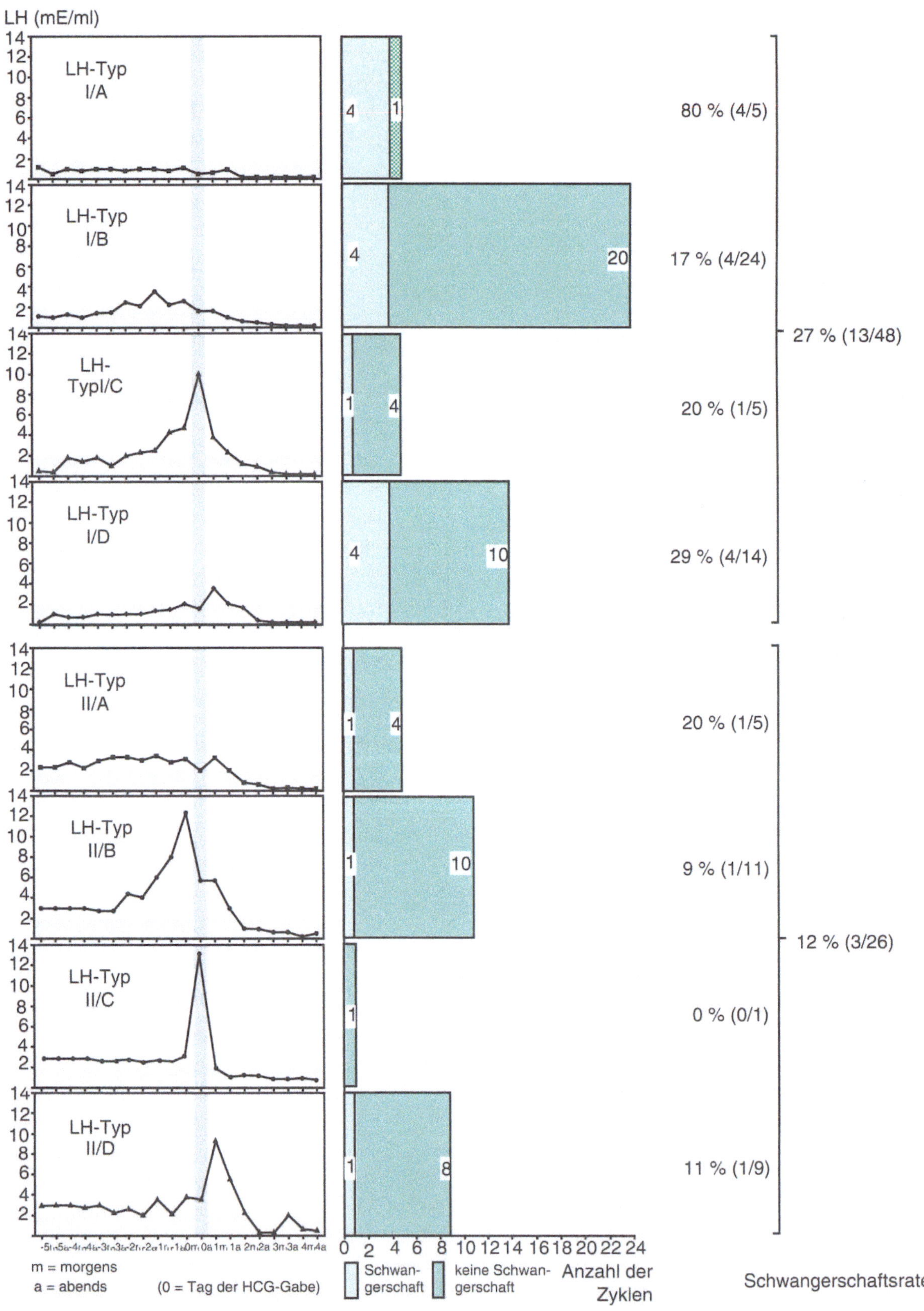
LH (mE/ml)
LH-Typ I/A
LH-Typ I/B
LH-TypI/C
LH-Typ I/D
LH-Typ II/A
LH-Typ II/B
LH-Typ II/C
LH-Typ II/D
80 % (4/5)
17 % (4/24)
20 % (1/5)
29 % (4/14)
27 % (13/48)
20 % (1/5)
9 % (1/11)
0 % (0/1)
11 % (1/9)
12 % (3/26)
m = morgens
a = abends
(0 = Tag der HCG-Gabe)
Schwangerschaft
keine Schwangerschaft
Anzahl der Zyklen
Schwangerschaftsrate

11.7 Eizellgewinnung

Die Follikelpunktion im Rahmen der In-vitro-Fertilisation erfolgte zunächst auf laparoskopischem Weg. Da jedoch die Schwangerschaftsrate pro Punktion international nicht mehr als 15–20% beträgt, wurde nach Punktionsverfahren gesucht, die für die Patientin eine geringere Belastung darstellen.

11.7.1 Laparoskopische Follikelpunktion

Wenn aus diagnostischen Gründen eine Laparoskopie durchgeführt werden sollte (z.B. zur Beurteilung einer Endometriose, der Aussichten für eine mikrochirurgische Korrektur der Tuben oder im Rahmen des intratubaren Gametentransfers) kann die Follikelpunktion auch laparoskopisch erfolgen.

Durchführung. Nach der Desinfektion der Bauchdecke und Überprüfen der Durchgängigkeit sowie des Gasdurchstromes der Verres-Nadel wird diese durch eine Stichinzision in der Nabelgrube in die Bauchhöhle eingeführt und mit dem OP-Pneu-Elektronik-Gerät nach Semm (Firma Wisap, Sauerlach/Deutschland) ein CO_2-Pneumoperitoneum von ca. 3 l angelegt (Mettler et al. 1982).

Die Verres-Nadel wird durch den Trokar des Operationslaparoskops (Firma Wolf, Knittlingen/ Deutschland); (Außen- und Innendurchmesser 10 und 5 mm) und die Optik des Laparoskops ersetzt. Die Kaltlichtversorgung erfolgt über ein Martin-System 2000.

Zur Punktion werden die Ovarien über eine suprasymphysär eingeführte Ovarialfaßzange (2. Einstich) fixiert, um so die Beweglichkeit beim Punktionsvorgang einzuschränken. Mit der in den Operationskanal des Laparoskops eingeführten Punktionsnadel (Modell 4010 der Firma Labotect, Bovenden-Göttingen/Deutschland; Außen- und Innendurchmesser 2,5 und 1,8 mm) wird die Follikelflüssigkeit mit einem Unterdruck von 150 mmHg abgesaugt. Die laparoskopische Follikelpunktion ist in Abb. 11.10 schematisch dargestellt.

Abb. 11.9. Schematische Darstellung der verschiedenen LH-Verlaufstypen (Mediankurven) (linke Spalte), Verteilung der Zyklen mit und ohne Schwangerschaft bei den verschiedenen LH-Verlaufstypen (mittlere Spalte) und Schwangerschaftsrate bei den verschiedenen LH-Verlaufstypen (rechte Spalte) (Urbancsek et al. 1991b)

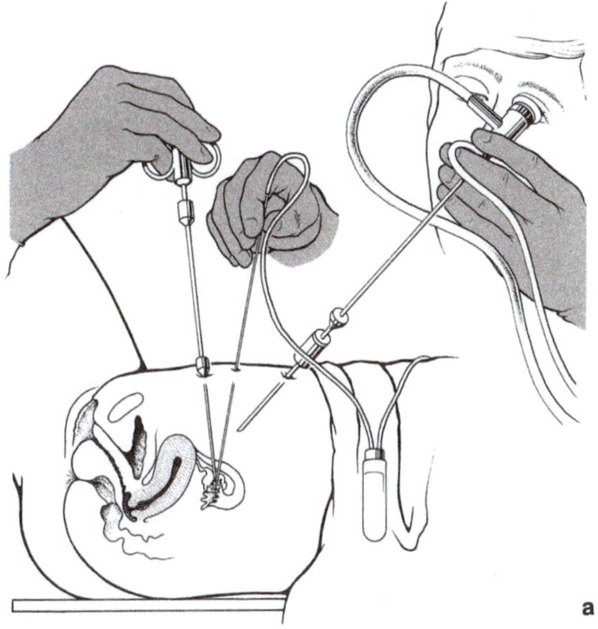

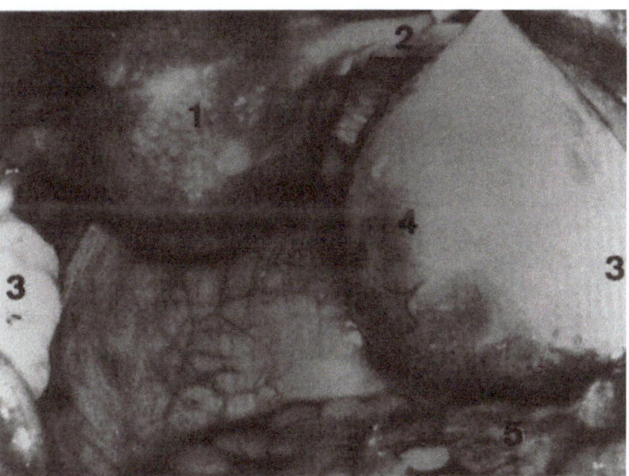

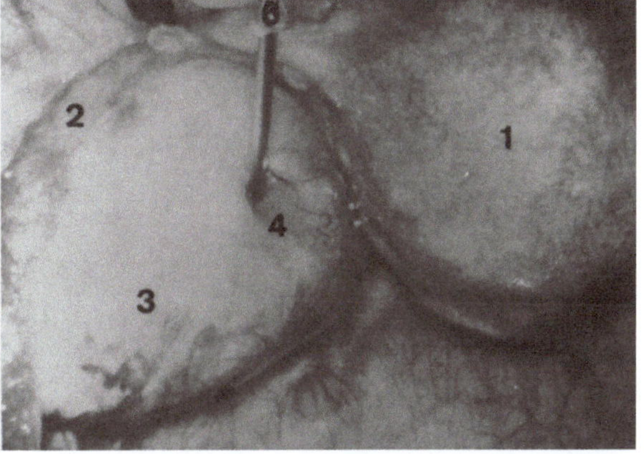

Abb. 11.10. a Schematische Darstellung der laparoskopischen Follikelpunktion; 3 Einstiche: Laparoskop, Faßzange und Punktionskanüle (Krebs und Al-Hasani 1984). **b** Laparoskopisches Bild einer Follikelpunktion: *1* Uterus, *2* Tube, *3* Ovar, *4* Follikel, *5* Fimbrien, *6* Punktionsnadel (Mettler et al. 1982)

Bei der Punktion wird darauf geachtet, die präovulatorischen Follikel möglichst an einer gefäßfreien Stelle einzustechen, ein Auslaufen anderer Follikel durch die Einstichstelle zu verhindern und zuerst im Bereich des oberen Ovarialpols lokalisierte Follikel zu punktieren. Bei Patientinnen, bei denen einige Follikel schon kurz vor der Eizellgewinnung oder während des Punktionsvorgangs gesprungen sind, wird zusätzlich die Follikelflüssigkeit aus dem Douglas-Raum abgesaugt. Wenn die Follikelpunktion abgeschlossen ist, wird der innere Genitalbereich erneut exploriert; es wird insbesondere auf Nachblutungen geachtet. Nach einer abschließenden Oberbauchexploration wird das Laparoskop zurückgezogen, das Pneumoperitoneum abgelassen und die Trokarhülse entfernt. Die Stichinzisionen werden durch 2 bzw. 1 Einzelknopfnaht verschlossen und mit einem sterilen Pflaster abgedeckt.

Vorteile

- Die Follikelpunktion erfolgt unter direkter Sicht der Ovarien.
- Eine Lösung von Adhäsionen ist möglich.
- Eine gleichzeitig Exploration des Abdomens ist möglich (z. B. Endometriose, Adhäsionen).

Nachteile

- Möglichkeit von Gefäß- und Darmverletzungen; evtl. Notwendigkeit einer Laparotomie. Hysterektomierisiko bei unstillbaren Blutungen unter 1/1000.
- Möglichkeit von Entzündungen im kleinen Becken (postoperatives Risiko unter 1%).
- Der Eingriff erfordert eine Vollnarkose und ist mit einem stationären Aufenthalt verbunden.

Risikoaufklärung

- Vgl. Nachteile.
- Bei Hysterektomie: dauerhafte Kinderlosigkeit als Konsequenz.

11.7.2 Ultrasonographisch gesteuerte Follikelpunktion

Transvesikale Follikelpunktion

Im Jahre 1981 wurde die perkutane transvesikale Follikelpunktion von Lenz et al. (1981) beschrieben. Später haben mehrere skandinavische Arbeitsgruppen über die erfolgreiche Anwendung dieser Methode berichtet (Hamberger et al. 1982; Lenz u. Lauritzen 1982). Die Nachteile der Methode bestehen darin, daß die Blasenwand, die bei dem Eingriff durchstochen wird, nicht vollständig anästhesierbar ist, und daß die Patientin für längere Zeit eine gefüllte Blase haben muß.

Perurethrale Follikelpunktion

Diese Methode wird durch transabdominale Ultraschallkontrolle mit Freihandpunktion durch die Urethra durchgeführt (Parson et al. 1985).

Transvaginale Follikelpunktion

Diese Technik kann auf 2 verschiedene Arten durchgeführt werden:

1. Als Freihandpunktion durch die Vagina mit abdominaler Ultraschallkontrolle (Dellenbach et al. 1984) oder
2. Mit einer Punktionsautomatik, die auf der transvaginalen Ultraschallsonde angebracht ist (Wikland et al. 1985). Die Effektivität dieser Methode wurde von mehreren Arbeitsgruppen bestätigt (Feichtinger u. Kemeter 1986; Cohen et al. 1986; Lenz et al. 1987; Wikland et al. 1988) und ist heute die Methode der Wahl bei der Follikelaspiration für die In-vitro-Fertilisierung.

Der Eingriff ist wenig schmerzhaft, eine leichte Sedierung und/oder Analgesie kann je nach Patientin erfolgen. Zur Vorbereitung wird die Blase entleert, die Vagina desinfiziert und anschließend gründlich mit physiologischer Kochsalzlösung gespült zur vollständigen Entfernung des auch in Spuren für Oozyten toxischen Desinfektionsmittels. Wir verwenden eine automatische Punktionseinrichtung der Firma Labotect, Bovenden-Göttingen/Deutschland (Modell 4800-Ic), die an der vaginalen Ultraschallsonde fixiert wird (Abb. 11.11).

Uterus und Ovarien, sowie die Iliakalgefäße werden dargestellt. Ein im Ultraschallgerät integriertes Punktionsprogramm projiziert einen Leitstrahl entlang der Punktionsrichtung auf das sonographische Bild. Der Abstand kann in Zentimeterschritten ermittelt werden, die gewünschte Eindringtiefe wird an der Punktionseinrichtung eingestellt und fixiert. Mit Hilfe eines Federmechanismus wird die Nadel, die einen Durchmesser von 1,4 mm hat, schnell, präzise und schmerzarm in der Mitte des am nächsten liegenden Follikels plaziert. Zur Aspiration der Follikel verwenden wir einen Unterdruck von 250 mmHg. Die Follikel werden mehrfach bis zur Einzellgewinnung mit Pufferlösung (PBS/Dulbecco, 50 ml + 20 µl Heparin) gespült. Unmittelbar unter der Nadelspitze ange-

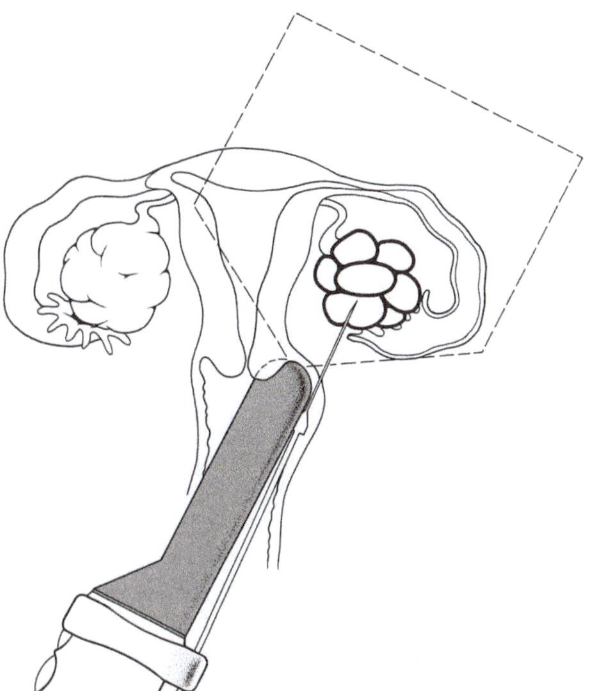

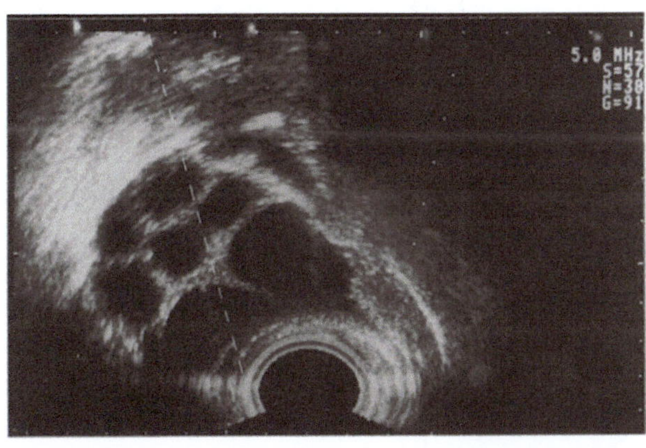

Abb. 11.11. Schematische Darstellung der transvaginalen Ultraschallpunktion. Der Vaginalschallkopf wird mit der Punktionsnadel zusammen in die Vagina eingeführt. (Die gestrichelte Linie auf dem Bild zeigt die Richtung der Punktionsnadel)

brachte Querrillen erlauben eine sonographische Kontrolle der richtigen Lage.

Die Eindringtiefe der Nadel beträgt in den meisten Fällen zwischen 2 und 4 cm. Die Traumatisierung der Patientin kann durch die Verwendung einer Einmalpenetrationsvorrichtung noch weiter reduziert werden. Hierbei wird nach der Punktion des ersten Follikels eine Führungshülse durch die Scheidenwand über die Nadel nach intraabdominal vorgeschoben und bleibt nach dem Zurückziehen der Nadel liegen. Weitere Follikel können so ohne Verletzung des hinteren Vaginalgewölbes punktiert werden.

Da die Lage der Punktionsnadel exakt bestimmt und die vollständige Aspiration des Follikelinhaltes sonographisch kontrolliert werden kann, ist bei diesem Verfahren die Eifindungsrate hoch. Bei guter Follikelstimulation liegt sie über 80%. Das Risiko einer Verletzung von Darm, Blase oder Gefäßen ist sehr gering (unter 1%) und schwere vaginale Blutungen können durch Verwendung der dünnen Nadel sowie der Einmalpenetrationsvorrichtung vermieden werden.

Vorteile

- Einfache Eizellgewinnung ohne Vollnarkose.
- Der Eingriff kann ambulant durchgeführt werden.
- Die Ultraschallpunktion ist auch bei starken Verwachsungen im kleinen Becken möglich, wenn die Ovarien nahe dem Scheidenpol darstellbar sind.
- Der Eingriff ist schnell und leicht erlernbar.

Nachteile, Risiken

- Möglichkeit von Gefäß- und Darmverletzungen sowie Infektionen in weniger als 1%; evtl. Notwendigkeit einer Laparotomie. Hysterektomierisiko bei unstillbaren Blutungen unter 1/1000.
- Eine Lösung von Verwachsungen, sowie zusätzliche Beurteilung des Abdomens im Vergleich zur Laparoskopie ist nicht möglich.
- Möglichkeit von postoperativen Entzündungen im Bereich des kleinen Beckens (< 1%).

Risikoaufklärung

- Vgl. Nachteile.
- Bei Hysterektomie: dauerhafte Kinderlosigkeit als Konsequenz.

11.8 Biologische Techniken

11.8.1 Biologisches Labor

11.8.1.1 Inkubatoren

Die Embryokultur erfordert präzise arbeitende und zuverlässige Inkubatoren, die bei einer konstanten Temperatur von 37 °C und hoher Luftfeuchtigkeit nahe der Sättigungsgrenze eine festgelegte Gaskonzentration halten und nach dem Öffnen schnell wiederherstellen. Einige Arbeitsgruppen (Wien,

Norfolk) kultivieren mit atmosphärischer Luft, die mit 5% CO_2 angereichert wird. Die meisten Arbeitsgruppen benutzen eine Gaskonzentration von 5% CO_2, 5% O_2 und 90% N_2. Wir verwenden den HERAEUS Cytoperm 8088 sowie einen LABOTECT Gascontroller Modell 3012.

11.8.1.2 Medien

Verschiedene Medien finden bei der Kultur der Embryonen Verwendung: Hams F 10, B2 Menezo, Earle's Medium etc.. Das bei uns verwendete Medium wird aus Ham's F 10 Pulver (Seromed Biochrom oder Flow) inklusive Glutamin und Reinstwasser hergestellt, Kalziumlaktat sowie die Antibiotika Penizillin und Streptomyzin werden zugegeben. Die Osmolarität wird auf 250 mOsm/kg eingestellt. Nach Sterilfiltration werden kleinere Portionen (22 ml) tiefgefroren.

Die Qualitätskontrolle erfolgt über einen „Sperm survival"-Test und den Medikult Hybrid-Test (GEA Bio Tech Dänemark). Kurz vor der Verwendung wird dem Medium Natriumbikarbonat ($NaHCO_3$) zugesetzt und damit die benötigte Osmolarität von 280 mOsm/kg eingestellt.

Die Embryokultur erfordert einen Eiweißzusatz. Wir verwenden hierzu Serum der jeweiligen Patientin. Zu Beginn der Überwachungsphase werden jeder Patientin 12–15 ml Blut mittels vorgespülter Spritzen abgenommen, da das Gleitmittel der üblichen Spritzen toxisch wirkt. Nach 1–3 h wird das Serum 2mal zentrifugiert und bei 56 °C für 30 min hitzeinaktiviert, anschließend sterilfiltriert. Eingefroren kann es nun bis zur Punktion aufbewahrt werden. Wir setzen dem Inseminationsmedium 7,5%, dem Kulturmedium 15% und dem Transfermedium 70% Serum zu.

Als Follikelspülmedium verwenden wir PBS (Dulbecco, pH 7,3) mit Zusatz von Penizillin G, Streptomyzinsulfat und Heparin.

11.8.1.3 Hilfsinstrumente und Kulturgefäße

Die verschiedenen Arbeitsgruppen verwenden zahlreiche unterschiedliche Kulturgefäße und Hilfsmittel (Petri-Schalen, Reagenzgläser, Kulturschälchen) mit jeweils verschiedenen Nach- und Vorteilen. Es sollten jedoch ausschließlich zur Gewebekultur geeignete Materialien Verwendung finden, da z. B. in üblichen Spritzen und Kathetern embryotoxische Substanzen (z. B. Gleitmittel) enthalten sein können. Wenn solche Materialien bei uns Verwendung finden (Insulinspritzen beim Embryotransfer, Katheter beim Gametentransfer), werden sie sorgfältig mit Reinstwasser oder Medium vorgespült.

Die Eizellsuche erfolgt in Petri-Schalen (Falcon Laborartikel), Insemination und Kultur in Nunc-Schälchen (Nunc Inter Med, Dänemark;

Schematische Darstellung der Eizelle und ihrer Umgebung			
Reifegrad	reif (+++)	mittelreif (++)	unreif (+)
Eizelle	rund klares Zytoplasma eventuell erstes Polkörperchen sichtbar	Zytoplasma und Zona pellucida schwer erkennbar	Eizelle nicht mehr erkennbar
Cumulus oophorus	zellarm expandiert silbrig-weißlich klebrig	relativ zelldicht	sehr zelldicht meist noch zusätzliche Zellaggregationen vorhanden
Corona radiata	relativ zellarm eventuell strahlenartig	zelldicht	sehr zelldicht

Abb. 11.12. Morphologische Beurteilung des Reifegrades von Eizellen. (Veeck et al. 1983)

Abb. 11.13). Eizellen und Embryonen werden mit Glaskapillaren umgesetzt, die mit einer Pipettierhilfe (Mikropipettierhelfer der Firma Brand) verbunden werden. Die Freipräparation der Embryonen vor dem Transfer erfolgt mittels Insulinspritzen und -kanülen.

Eizellsuche und Umsetzen der Embryonen werden mit Hilfe eines Wild-Heerbrugg-Binokulars oder eines Leitz-Diavert-Mikroskops durchgeführt. Einen Laminarflow verwenden wir nicht. Bei Verwendung der Nunc-Schälchen mit relativ großer Oberfläche wäre eine raschere pH-Veränderung durch CO_2-Ausgasung zu befürchten. Bakterielle Kontaminationen treten nicht vermehrt auf (alle verwendeten Medien werden routinemäßig kontrolliert).

11.8.2 Eizellsuche

- Die Follikelpunktate und Spülflüssigkeiten werden in Falcon-Röhrchen aufgefangen und sofort an die Biologen weitergegeben.
- Ist die Follikelflüssigkeit blutig, wird Heparinlösung (10 ml PBS+40 µl Heparin, ca. 10%) zugegeben.
- Jede Probe wird beschriftet, Volumen und Konsistenz protokolliert.
- Zunächst erfolgt die makroskopische Beurteilung der Follikelflüssigkeit: die typisch schleimige Konsistenz des Cumulus oophorus ist mit dem bloßen Auge leicht zu erkennen.
- Der Kumulus wird unter dem Binokular oder dem Mikroskop mit 40facher Vergrößerung untersucht. Der Reifegrad der Eizelle kann durch die Dichte der Kumuluszellen und die Corona radiata, also die ersten 2 bis 3 Schichten der Granulosazellen um die Eizelle beurteilt werden (Abb. 11.12).
- Der Kumulus mit der Eizelle wird danach mit einer Glaskapillare im Waschmedium einer Nunc-Schale (Abb. 11.13) von Erythrozyten befreit, sofort anschließend in das Inseminationsmedium (HAM's F 10 und 7,5% Patientinnenserum) transferiert und in einem Brutschrank mit 5% CO_2, 95% O_2, 5% N_2 und 95% Luftfeuchtigkeit kultiviert.
- Der Zeitraum für die Beurteilung und das Umsetzen der Eizelle sollte 2 Minuten nicht überschreiten, da sich der pH-Wert des Mediums durch Entgasen verändert.

11.8.3 Spermagewinnung und Aufarbeitung

11.8.3.1 Spermaqualität

Eine hohe Fertilisierungsrate der gewonnenen Eizellen hängt im wesentlichen von 2 Faktoren ab:
1. vom Reifegrad der zu befruchtenden Eizellen,
- von der Qualität des verwendeten Spermas.

Zur Konzentrierung von lebensfähigen, normalen Spermien mit hoher propulsiver Motilität wurden im Laufe der Zeit verschiedene Methoden entwickelt: medium layering (Lopata et al. 1976; Harris et al. 1981; Cohen et al. 1985), Albuminsäulen (Erickson 1977), Percollgradienten (Gorus u. Pipeleers 1981; Forster et al. 1983) und Glaswollfiltration (Paulson u. Polakoski 1977; Jeyendran et al. 1986). Die Ergebnisse der einzelnen Methoden sind jedoch zum Teil kontrovers; auch über die Bedingungen zur optimalen Durchführung der verschiedenen Spermaaufbereitungsverfahren herrschen unterschiedliche Meinungen.

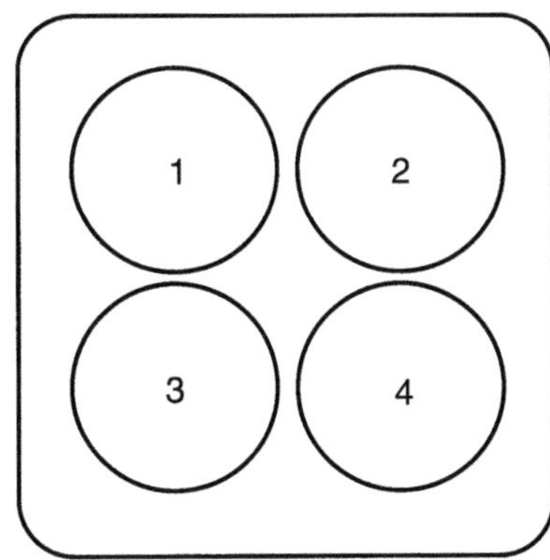

1. Waschmedium:
Ham's F-10 ohne Serumzusatz

2. Inseminationsmedium:
Ham's F-10 mit Zusatz von Eigenserum (7,5 % V/V)

3. Kulturmedium:
Ham's F-10 mit Zusatz von Eigenserum (15 % V/V)

4. Transfermedium:
Ham's F-10 mit Zusatz von Eigenserum (70 % V/V)

Abb. 11.13. Beschickung der Nunc- und Petri-Schalen mit unterschiedlichen Medien für die verschiedenen Schritte der In-vitro-Fertilisierung bzw. des Gametentransfers (*V/V* Volumen/Volumen)

11.8.3.2 Spermaaufarbeitung für die In-vitro-Fertilisation bzw. den Gametentransfer

Das Sperma wird ca. 2 h vor der geplanten Insemination oder dem geplanten Gametentransfer vom Ehemann durch Masturbation in einen sterilen Becher gewonnen. Nur in wenigen Ausnahmefällen wird Kryosperma verwendet.

- Zunächst erfolgt eine Beurteilung durch Auszählen der Spermien in der Maklerkammer, wobei gut bewegliche, mäßig bewegliche und unbewegliche Spermien ausgezählt werden.
- Das Volumen des Ejakulats wird bestimmt und 1 : 1 mit PBS + 10% Patientinnenserum verdünnt und durchmischt.
- Die Spermasuspension zentrifugieren wir 10 Minuten bei 500 g. Der Spermawaschüberstand wird vollständig abgegossen, das Pellet leicht aufgeschüttelt und in ca. 3 ml Puffer resuspendiert. Es wird dann erneut 10 min bei 500 g zentrifugiert.
- Das Pellet wird dann mit 0,5 – 1 ml Medium (Ham's-F-10 + 7,5% Serum) vorsichtig überschichtet und 30 – 60 min bei 37 °C im Brutschrank inkubiert. Von der oberen Schicht des Überstands wird ein Aliquot abpipettiert (je nach Spermiogramm 200 – 500 µl) und erneut die Spermienanzahl pro Milliliter und die Beweglichkeit bestimmt.

11.8.4 Insemination

- Die Vorinkubationszeit (Nachreifung) der Eizellen beträgt 4 – 6 h.
- Danach erfolgt die Insemination: es werden pro Eizelle ca. 100000 gut bewegliche Spermien zugegeben.

11.8.5 Embryokultivierung

- Nach der Insemination werden die Eizellen für weitere 16 – 20 h kultiviert.

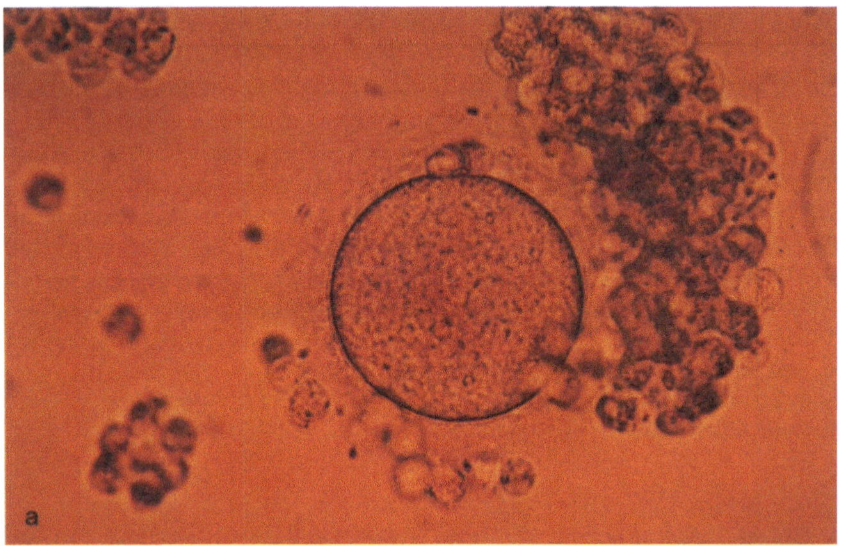

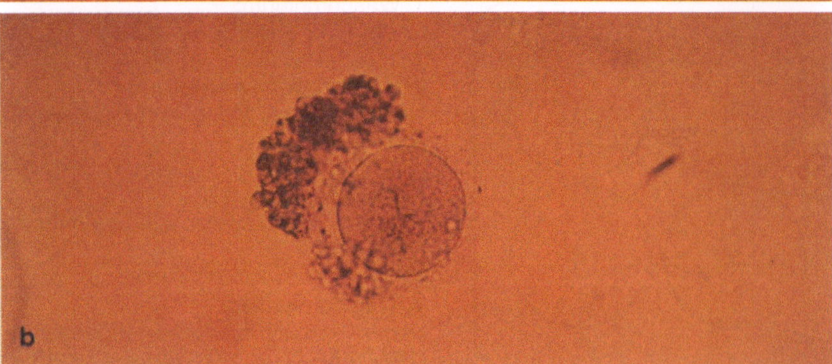

Abb. 11.14. a Menschliche Eizelle nach teilweiser Entfernung der Corona radiata. An der Zona pellucida adhärente Spermien sind erkennbar (Vergr 1 : 250). **b** Menschliche Eizelle 18 h nach der Insemination. Die 2 Vorkerne sind im Zentrum des Ooplasmas zu erkennen (Vergr 1 : 125)

- Dann werden die Eizellen in jeweils 1 ml frisches Kulturmedium (HAM's F 10 plus 15% Patientinnenserum) umgesetzt (und gleichzeitig auf das Vorhandensein von Pronuclei untersucht) (Abb. 9.14).
- Der Beweis für eine Befruchtung, die 2 Pronuclei, sind zu diesem Zeitpunkt nicht immer erkennbar, da die Eizelle meist von einem dichten Kranz von Granulosazellen umgeben ist. Diese können durch mehrfaches Pipettieren mit sehr feinen Kapillaren abpräpariert werden.
- Das Entwicklungsstadium jeder Eizelle bzw. Zygote wird zeichnerisch dokumentiert.
- Die Eizellen werden anschließend für weitere 24–30 h im Inkubator kultiviert.
- Nach dieser Zeit haben sie im allgemeinen das Vier- oder Achtzellstadium erreicht und können in die Gebärmutter der Patientin transferiert werden (Abb. 11.15).

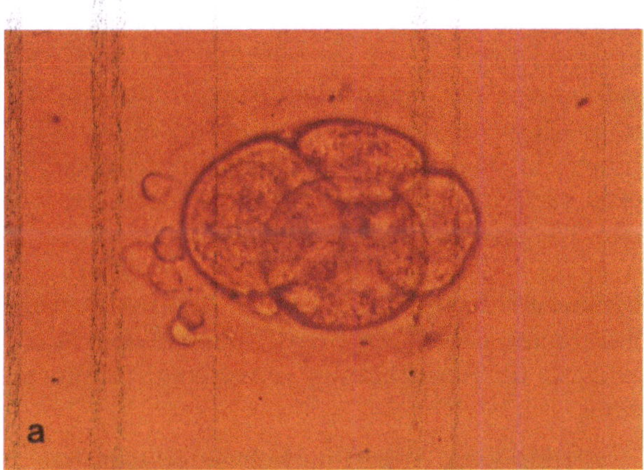

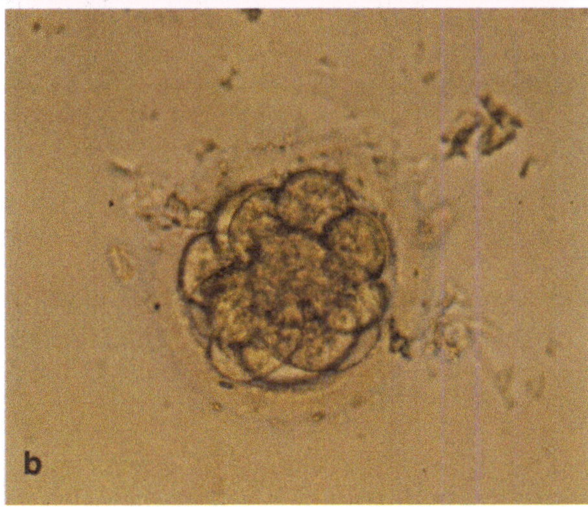

Abb. 11.15. **a** Menschlicher Embryo im Vierzellstadium vor dem Embryotransfer (Vergr 1:125). **b** Menschlicher Embryo im Zwölf- bis Sechzehnzellstadium (Vergr 1:125)

11.8.6 Embryotransfer

Die Übertragung der extrakorporal entstandenen Embryonen findet etwa 48 h nach der Insemination statt.

- Alle Embryonen werden für den Transfer vorbereitet: sie werden wenn nötig freipräpariert und mit Hilfe einer Glaskapillare aus dem Kulturmedium zusammen in eine Nunc-Schale umgesetzt, die das Transfermedium (700 µl Patientinnenserum und 300 µl Medium) enthält.
- Der Embryotransfer erfolgt in Steinschnittlage. Die Portio wird mit steriler Kochsalzlösung abgetupft und ein Führungskatheter möglichst atraumatisch eingeführt.
- Mit Hilfe einer Tuberkulinspritze werden nun die Embryonen nach folgendem Schema aspiriert: zunächst wird das System mit Medium gefüllt, dann eine geringe Menge Luft aufgezogen und anschließend die Embryonen mit einem beidseitigen Puffer aus Luft und Medium. Um eine Tubargravidität zu vermeiden, wird das Volumen des Transfermediums so gering wie möglich gehalten (5–30 µl).
- Der Transferkatheter wird in den Führungskatheter eingeführt und bis zum Fundus uteri vorgeschoben. Der Führungskatheter wird etwas zurückgezogen, wobei der Transferkatheter an der gleichen Stelle liegen bleiben sollte.
- Die Embryonen werden nun langsam transferiert; anschließend wird der Transferkatheter mit dem Führungskatheter langsam herausgezogen. Der Transferkatheter wird unter dem Mikroskop mit Medium durchgespült und kontrolliert, ob alle Embryonen transferiert worden sind.
- Von sämtlichen Medien werden Aliquots abgenommen und zur Sterilitätskontrolle verwendet.

11.9 Behandlungsmethoden

11.9.1 In-vitro-Fertilisierung und Embryotransfer (IVF-ET)

Methodenbeschreibung. Nach hormoneller Überstimulation der Ovarien werden die Eizellen durch transvaginale Ultraschallpunktion (in Einzelfällen auch durch laparoskopische Follikelpunktion) gewonnen. Die Oozyten werden extrakorporal fertilisiert und ca. 48 h später als Embryonen transvaginal in den Uterus oder in die Tuben reimplantiert.

Indikationen. Vor Durchführung einer Laparoskopie oder Ultraschallpunktion zur Eizellgewinnung im Rahmen der In-vitro-Fertilisierung ist eine gewissenhafte Indikationsstellung mit Risikoabwägung erforderlich, bei der alle alternativ zur Verfügung stehenden Behandlungsverfahren mit in Betracht gezogen werden sollten. Hierzu zählen konservative Formen der Sterilitätsbehandlung (z. B. homologe Insemination bei offenen Tuben etc.). Auch eine Adoption oder eine mikrochirurgische Refertilisierungsoperation sollte erwogen werden.

Uneingeschränkte Indikationen. Mikrochirurgisch nicht therapierbarer Tubenverschluß bzw. tubare Funktionsstörung (Adhäsionen), Status nach Tubektomie beidseits.

Eingeschränkte Indikationen

- Einige Formen männlicher Subfertilität.
- Immunologisch bedingte Sterilität.
- Tubare Funktionseinschränkungen bei Endometriose.
- Unerklärbare (idiopathische) Sterilität kann nur als Indikation angesehen werden, wenn alle diagnostischen und therapeutischen Möglichkeiten der Sterilitätsbehandlung erschöpft sind.

Weltweit sah die Indikationsverteilung 1989 folgendermaßen aus („World collaborative report, Bilan mondial", 1989):

- tubare Sterilität 64,9%
- andrologische Subfertilität 15,1%
- Endometriose 5,0%
- idiopathische Sterilität 10,2%
- andere Indikationen 4,8%

Kontraindikationen

- gegen eine Schwangerschaft,
- gegen eine mögliche Narkose,
- gegen Anwendung von Gonadotropinen (Allergien).

Erfolgschancen („World collaborative report, Bilan mondial", 1989):

- Embryotransfer pro Punktion 79,3%
- Klinische Schwangerschaft pro Punktion 16,4%
- Entbindungen pro Punktion 12,0%
- Mißbildungen 1,5%

Die klinische Schwangerschaftsrate pro Punktion ist relativ niedrig; bei einem Vergleich mit gelegentlich zur Verfügung stehenden Alternativen, z. B. mikrochirurgischen Eingriffen an den Tuben, ist der Aufwand für eine mikrochirurgische Operation mit Nachbetreuung mit dem Aufwand für 2–3 IVF-Zyklen vergleichbar.

In der Bonner Universitäts-Frauenklinik wurde bei durchschnittlich 2,4 Follikelpunktionen pro Patientin eine kumulative Schwangerschaftsrate von 42% errechnet. Verglichen mit Schwangerschaftsraten nach Mikrochirurgie (Salpingostomie 30–60%, Reanastomose 40–60%, Adhäsiolyse 30–40%, bei beidseits verschlossenen Tuben, stellt so die Behandlung durch In-vitro-Fertilisation eine gute Alternative dar (Diedrich u. Krebs 1990). Den Stand der IVF- und GIFT-Therapie in der BRD 1991 zeigt Tabelle 11.7.

Die Statistik der deutschen IVF-Arbeitsgruppen 1992 weist fast 13000 Follikelpunktionen und 1891 Schwangerschaften mit der Anwendung dieser Methode der künstlichen Befruchtung auf. Die Schwangerschaftsrate liegt bei 14,7% pro Zyklus oder 19,6% pro Transfer. Die Einlingsrate liegt bei über 75%. Vierlinge wurden nur einmal gemeldet, Drillinge 40mal und Zwillinge 70mal. Bei den Indikationen führt die tubare Sterilität mit über 62%, gefolgt von der männlichen Subfertilität und der idiopathischen Sterilität. Auch die Zahl der Punktionen für einen geplanten Gametentransfer hat mit etwa 1300 zugenommen. Mit dieser Methode wurden 378 Schwangerschaften erzielt.

Risikoaufklärung. Da es sich bei der In-vitro-Fertilisation um einen Wahleingriff handelt, ist eine detaillierte Risikoaufklärung unbedingte Voraussetzung.

- Gefahr von Mehrlingsschwangerschaften in 10–20% der Fälle; in unter 5% der Fälle Drillinge.
- Möglichkeit einer Gefäß- und Darmverletzung mit eventueller Notwendigkeit einer Laparoto-

Tabelle 11.7. Deutsche Statistik: Stand der IVF- und GIFT-Therapie in der BRD 1991. (Kentenich et al. 1993)

	IVF-ET	GIFT	ZIFT/TET
Schwangerschaft	1249	185	100
Schwangerschaftsrate (%)	19,5	k. A.	k. A.
Einlinge	645	122	37
Zwillinge	123	22	8
Drillinge	20	4	2
EUG	54	24	9
Aborte	217	54	20

k. A. = keine Angaben

mie über Längsschnitt in unter 1% der Fälle; in weniger als 1/1000 besteht die Notwendigkeit einer Hysterektomie mit dauerhafter Kinderlosigkeit als Folge.

- Möglichkeit von Entzündungen im kleinen Becken, die postoperativ auftreten können in unter 1%.
- Möglichkeit einer ovariellen Überstimulierung mit eventueller Notwendigkeit einer stationären Aufnahme. Todesfälle sind ohne medizinische Behandlung möglich (Thromboembolien durch Hämokonzentrierung).

Die Aufklärung sollte schriftlich erfolgen.

Durchführung

- Stimulation der Follikelreifung.
- Ovulationsauslösung durch HCG.
- Ultrasonographisch gesteuerte oder laparoskopische Follikelpunktion zur Eizellgewinnung.
- Spermagewinnung und Aufarbeitung.
- Insemination der Eizellen.
- Kultivierung der Eizellen.
- Embryotransfer transvaginal in den Uterus oder in die Tube.

11.9.2 Gametentransfer

Methodenbeschreibung. Nach hormoneller Überstimulation der Ovarien werden die Eizellen durch ultrasonographische oder laparoskopische Follikelpunktion gewonnen und unmittelbar anschließend, zusammen mit dem vorbereiteten Sperma (100000 gut bewegliche Spermien pro Eizelle), in den ampullären Anteil der Tuben eingespritzt. Ein frei durchgängiger und funktionstüchtiger Eileiter ist Voraussetzung.

Indikationen

- Einige Formen männlicher Fertilitätsstörungen, die mit anderen Therapien einschließlich der intrauterinen Insemination nicht behandelbar sind.
- Immunologisch bedingte Sterilität.
- Die unerklärbare (idiopathische) Sterilität kann nur als Indikation angesehen werden, wenn alle diagnostischen Maßnahmen durchgeführt und alle sonstigen therapeutischen Möglichkeiten ausgeschöpft sind.

Indikationen nach „World collaborative report, Bilan mondial“, 1989:

- Endometriose 15,2%
- männliche Subfertilität 21,3%
- idiopathische Sterilitität 41,8%
- gemischte und andere Indikationen 21,7%

Kontraindikationen

- Absolute Kontraindikationen: Alle Kontraindikationen gegen eine Schwangerschaft.
- Eingeschränkte Kontraindikationen: Durch Anwendung der Methode entstehende, im Einzelfall besonders hohe medizinische Risiken für die Gesundheit der Frau oder die Entwicklung des Kindes. Psychogene Sterilität.

Erfolgschancen („World collaborative report, Bilan mondial“, 1989):

- Schwangerschaften pro Behandlung 27,5%
- Entbindungen 20,2%
- Mißbildungen 1,4%

Risikoaufklärung

- Risiken der Laparoskopie
- Allgemeine Risiken s. „In-vitro-Fertilisation“
- Möglichkeit von Eileiterschwangerschaften (10–20%)

Durchführung bei laparoskopischem Gametentransfer

- Überstimulation der Ovarien.
- Ovulationsauslösung mit HCG.
- Laparoskopische oder ultrasonographische Follikelpunktion.
- Spermaaufarbeitung und Konzentrierung.
- Aspiration von Sperma und Eizellen in einen Transferkatheter.
- Einführen des Transferkatheters in den ampullären Anteil der Tube mit Zygotentransfer.

Durchführung bei transzervikalem intratubaren Gametentransfer

- Transfer von Sperma und Eizellen transzervikal unter Ultraschallkontrolle in die Tube (Vorbereitung wie beim laparoskopischen Gametentransfer).

11.9.3 Intravaginale Kultur (IVC)

Methodenbeschreibung. Nach hormononeller Überstimulation der Ovarien werden die Eizellen durch transvaginale Ultraschallpunktion gewonnen. Innerhalb 1 h nach der Follikelpunktion werden die Eizellen inseminiert und in eine mit

Ham's-F-10 plus 10% Patientinnenserum gefüllte Kapsel (Firma Greiner) pipettiert. Die dicht verschlossene, luftfreie Kapsel wird zusätzlich mit Paraffin versiegelt und in die Vagina eingelegt. Ein Abgleiten oder Verlust der Kapsel wird durch Einpassen eines Diaphragmas verhindert. Nach 48–50 h erfolgt eine mikroskopische Begutachtung der Embryonen und der Embryotransfer (Sterzik et al 1988).

Indikationen und Kontraindikationen. Wie bei der In-vitro-Fertilisation.

Erfolgschancen. Etwa 20%.

Risikoaufklärung. Wie bei der In-vitro-Fertilisation.

Vorteile
- Aktive Teilnahme der Patientin.
- Weniger Angst vor Verwechslung.
- Ungünstige Faktoren werden vermieden: Lichtexposition.

Nachteile
- Eine poliploide Befruchtung ist nicht kontrollierbar.
- Ein Hypoxieeinfluß ist bisher nicht ausreichend untersucht.

Durchführung
- IVF-Stimulation.
- Punktion der Follikel.
- Eine Stunde nach Punktion werden 3 Eizellen zusammen mit Sperma in die Kapsel gegeben.
- Die Kapsel wird intravaginal eingelegt.
- Die Anpassung eines Diaphragmas verhindert die Kapselverlagerung.
- 48–50 h später erfolgt der Embryotransfer.

Bewertung. Die intravaginale Kultur hat keine Verbreitung im Rahmen der IVF-Behandlung gefunden.

11.9.4 Intratubare Insemination (VITI, FI)

Methodenbeschreibung. Spermakonzentrierung und Übertragung von Spermatozoen mit Hilfe eines Transferkatheters transvaginal unter Ultraschallkontrolle bzw. ohne Ultraschallkontrolle in den Eileiter.

Indikationen
- Männliche Subfertilität.
- Idiopathische Sterilität.
- Immunologische Sterilität.

Kontraindikation. Nicht funktionsfähige Tuben.

Erfolgschancen. 24% (Lucena et al. 1979).

Risikoaufklärung. Möglichkeit der Keimeinschleppung: Adnexitis.

Vorteile
- Eine ovarielle Hormonstimulation ist nicht unbedingt notwendig.
- Eizelle und Befruchtung in normaler physiologischer Umgebung.

Nachteile. Eine Fertilisierung kann nicht nachgewiesen werden.

Durchführung
- Terminierung nach Stimulation und Ovulationsauslösung oder nach LH-Peak.
- Einstellung, Desinfektion und Anhaken der Portio.
- Einführen eines Spezialführungskatheters (z. B. Cook-intratubal transfer set) bis zum Fundus uteri.
- Nach Entfernung des Mandrains legt sich der Führungskatheter in die zuvor bestimmte Tubenecke (Memorytip).
- Der Vorgang kann ultrasonographisch kontrolliert werden.
- Vorsichtiges Vorschieben des Transferkatheters, möglichst in den Bereich des isthmoampullären Übergangs und Insemination mit aufbereitetem Sperma (z. B. nach Swim-up).

Voraussetzungen. Intakte Tuben.

11.9.5 Insemination im Douglas

DIPI = „Direct Intraperitoneal Insemination"
TPI = „Transperintoneal Insemination"

Methodenbeschreibung. Insemination mit aufbereitetem Sperma in den Douglas-Raum nach Punktion.

Indikationen
- Ungeklärte Sterilität.

- Zervikale Sterilität.
- Männliche Subfertilität.

Kontraindikationen
- Ausgeprägte Verwachsungen im kleinen Becken.
- Keine funktionsfähigen Eileiter.

Erfolgschancen. 14% (Forrler et al. 1986b).

Risikoaufklärung
- Gefahr der Darmverletzung.
- Nachblutung bei Gefäßverletzung.
- Möglichkeit von Entzündungen im kleinen Becken durch Keimverschleppung.

Voraussetzungen. Tuben und Uterus normal.

Durchführung
- Hormonstimulation.
- Ovulationsauslösung durch HCG.
- Insemination 35 h nach HCG.
- Spermakonzentration nach der Swim-up-Methode.
- Insemination im Douglas-Raum.

11.9.6 Intratubarer Zygoten- und Embryotransfer (TET, PROST, ZIFT)

TET = „Tubal Embryo Transfer“
PROST = “Pronuclear Stage Transfer“
ZIFT = „Zygote-Intra-Fallopian-Transfer“

Methodenbeschreibung. Transfer von Zygoten oder Embryonen in die Tube mit Hilfe eines Katheters nach vaginaler (Jansen et al. 1988) oder transabdominaler (Minilaparotomie: Balmaceda et al. 1988, Laparoskopie: Hamori et al. 1988) Follikelpunktion.

Indikationen
- Störung der Tubenfunktion.
- Immunologische Sterilität.
- Bisher erfolglose IVF-Embryotransferbehandlung.
- Männliche Subfertilität.

Kontraindikationen. Keine funktionsfähigen Tuben.

Erfolgschancen. 26% (Balmaceda et al. 1988), 29% (Hamori et al. 1988).

Risikoaufklärung. Erhöhtes Risiko für Eileiterschwangerschaften.

Voraussetzung. Tuben und Uterus intakt.

Durchführung
- Stimulation.
- Follikelpunktion.
- In-vitro-Fertilisation.
- Laparoskopischer oder transuteriner Transfer der Zygoten (Pronucleusstadium) 1 Tag nach Eizellgewinnung oder der Embryonen 48–50 h nach Punktion in die Tuben.

Vorteile. Kontrolle der Fertilisierung, Eliminierung von pathologisch entwickelten Zygoten (Triploidie).

11.10 Neue Techniken in der Reproduktionsmedizin

11.10.1 Spermagewinnung/ Spermaaufbereitung

11.10.1.1 Mikrochirurgische epididymale Spermaaspiration (MESA)

Prinzip. Spermagewinnung durch mikrochirurgische Spermaaspiration aus dem Nebenhoden.

Indikationen
- Kongenitaler Mangel des Vas deferens (20–30% der Männer mit Obstruktion der Spermafreisetzung).
- Nichtoperable infektiöse obstruktive Azoospermie (Genitaltuberkulose, Geschlechtskrankheiten).
- Erfolglose Anastomosenoperation nach Vasektomie.

Durchführung
- Kontrollierte ovarielle Überstimulation mit entsprechenden Medikamenten.
- Mikrochirurgische epididymale Spermaaspiration. Sperma, das von den am proximalsten gelegenen (Bezirk am dichtesten zum Hoden) Regionen des Nebenhodens gewonnen wird, besitzt die beste Motilität und Eigenschaft zur Fer-

tilisierung und Erzielung einer Schwangerschaft. Die mehr distal lokalisierten Spermien sind weniger geeignet, da sie bereits vor längerer Zeit gebildet wurden und möglicherweise nicht mehr vital sind.
- Transvaginale Eizellgewinnung.
- In-vitro-Fertilisierung nach Spermakapazitierung.
- ZIFT oder IVF-ET.

Alternativmethoden. In der Vergangenheit wurden durch chirurgische Eingriffe Taschen angelegt, um eine Spermasammlung unterhalb der Skrotalhaut zu erzielen, die für eine Nadelaspiration geeignet ist. Jedoch sind diese und andere Techniken der Ansammlung von Sperma für eine eventuelle Insemination der Eizelle der Frau nur in wenigen Fällen erfolgreich gewesen.

Bewertung. Durch Anwendung der mikrochirurgischen epididymalen Spermaaspiration sind sowohl bei Patienten mit zystischer Fibrose, als auch bei kongenitalem Fehlen des Vas deferens oder obstruktiver Azoospermie Fertilisationsraten von 6–20% erzielt worden. Bei nachfolgendem Embryotransfer manifestierten sich mehrere Schwangerschaften. Die MESA bietet somit in Kombination mit den Techniken der In-vitro-Fertilisierung bei Fällen obstruktiver Azoospermie verschiedener Ursache einen erfolgversprechenden Therapieansatz.

11.10.1.2 Swim-up-Technik

Prinzip. Aufwärtsschwimmen von gut beweglichen Spermien nach Überschichtung mit einem Medium.

Indikationen. Selektion und Konzentration motiler Spermatozoen.

Durchführung
- Verflüssigung der Spermaprobe.
- Verdünnung mit geeignetem Waschmedium im Verhältnis 1:2.
- Zentrifugation.
- Verwerfen des Überstandes.
- Erneute Verdünnung, Zentrifugation und Verwerfen des Waschüberstandes.
- Überschichtung mit Hams-F-10 Medium und Patientenserum (0,5–1 ml)
- Inkubation bei 37 °C (10–60 min), um das Einschwimmen der motilen Spermatozoen in das überschichtete Kulturmedium zu ermöglichen.
- Vorsichtiges Abtragen der obersten Schicht (0,2–0,5 ml) und Analyse.

Bewertung. Die Swim-up-Technik stellt ein einfaches und zugleich billiges Aufbereitungsverfahren dar, deren Nutzen jedoch bei Sperma mit schlechter Qualität aufgrund einer geringen Wiedergewinnungsrate von 5–10% vermindert ist. Der Vorteil dieser Methode ist die sehr gute Anreicherung gut beweglicher Spermatozoen (90–100%).

11.10.1.3 Percoll-Technik

Prinzip. Auftrennung der avitalen von den vitalen Spermien aufgrund von Dichteunterschieden.

Indikation. Selektion und Konzentration motiler Spermatozoen.

Durchführung.
- Verflüssigung der Spermaprobe.
- Übereinanderschichten der verschiedenen Percollösungen nach abnehmender Dichte in einem Röhrchen.
- Überschichtung mit Nativsperma.
- Zentrifugation (Anreicherung der gut beweglichen Spermien, die eine höhere Dichte besitzen, am Boden des Zentrifugats).
- Abpipettieren und Verwerfen des Überstandes bis kurz über das Spermienpellet.
- Resuspendieren der verbleibenden Menge mit geeignetem Waschmedium (ca. 2 ml).
- Erneute Zentrifugation, Abheben des Waschüberstandes und Resuspendieren der angereicherten Spermien in 0,2–0,5 ml Waschmedium oder Hams-F-10 und Serum.
- Analyse hinsichtlich Motilität, Morphologie und Anzahl.

Bewertung. Die Percoll-Technik eignet sich vor allem bei eingeschränktem Spermiogramm mit Oligo- und Asthenospermie, da hier die Rückgewinnungsraten mit bis zu 66% deutlich höher liegen; die Anreicherung gut beweglicher Spermatozoen liegt jedoch unter den Werten der Swim-up-Technik.

11.10.2 Spermavitalitätsteste

11.10.2.1 Hypoosmolarer Spermatozoenschwelltest (HOS-Test)

Der HOS-Test stellt einen Versuch zur prognostischen Einschätzung des In-vitro-Fertilisierungsverhaltens von Spermatozoen dar. Jeyendran et al. (1984) stellten fest, daß eine gute Korrelation zwischen Spermatozoen besteht, die die Fähigkeit zum Anschwellen besitzen und Spermatozoen von der gleichen Samenprobe die zonafreie Hamsteroozyten penetrieren können, und leiteten daraus einen möglichen Vorhersagewert für den In-vitro-Fertilisierungserfolg ab (s. auch Kap. 2).

11.10.2.2 Hamsteroozytenpenetrationstest

Dieser Test stützt sich auf die Annahme, daß zur Voraussage der Fertilisationsfähigkeit von Spermatozoen statt menschlicher Eizellen ersatzweise Hamsteroozyten verwendet werden können. Die Spezifität und der positive Vorhersagewert ist dabei nach Margalioth et al. (1989) größer als beim Spermiogramm (77% vs. 57% und 48% vs. 37%) (s. auch Kap. 2).

11.10.3 Spermabehandlung

11.10.3.1 Spermavorbehandlung mit Pentoxifyllin

Prinzip. Durch Inkubation der Spermatozoen mit Pentoxifyllin soll die Spermienmotilität erhöht werden, um damit die Erfolgschancen bei der Fertilisierung zu erhöhen.

Indikation. Bei der männlichen Infertilität mit Oligoasthenozoospermie und bei immobilen Spermien in Kombination mit Mikromanipulationsmethoden.

Durchführung. Nach Spermagewinnung und -aufarbeitung werden die Spermatozoen mit 3,5 mM Pentoxifyllin inkubiert, erneut gewaschen und nachfolgend in vitro fertilisiert. Neben dieser Anwendung in vitro besteht die Möglichkeit der oralen Therapie mit täglich 1200 mg Pentoxifyllin über 3 Monate.

Bewertung. Mit Pentoxifyllin vorbehandelte Spermien führen nach einer Studie von Yovich et al. (1990) bei Männern mit Oligoasthenospermie zu einer Steigerung der Fertilisationsrate im Vergleich zu unbehandelten Kontrollgruppen (20% vs. 47%; $p<0{,}001$). Verschiedene Autoren berichten über eine Zunahme der Spermienmotilität nach Inkubation mit Pentoxifyllin bei Behandlung von Patienten mit Asthenospermie und nach Anwendung bei kryokonservierten Spermien. Sikka u. Hellstrom (1991) erzielten eine dosisabhängige Motilitätssteigerung um das 2 bis 3fache unter Pentoxifyllinbehandlung. Vergleichende Studien zwischen behandelten und unbehandelten Spermien zeigen, daß ein weiterer Effekt in der Verlängerung der Spermienaktivität besteht (Melo-Abreu 1992). Gavella et al. (1991) führen an, daß mit Pentoxifyllin inkubierte Spermatozoen weniger Sauerstoffradikale freisetzen, als unbehandelte Kontrollen. Dieser inhibitorische Effekt könnte ein Faktor sein, der zur Verbesserung der Spermaqualität beiträgt und damit die Fertilisationschancen erhöht. Bei oraler Gabe von Pentoxifyllin über 3 Monate wurde bei Patienten mit Oligoasthenospermie eine Erhöhung der Spermienmotilität beobachtet (23 ± 9% vor Therapie vs. 31 ± 11% nach Therapie; (Micic et al. 1988). Auch Shen et al. (1991) konnten eine Zunahme der Spermienmotilität von 24% auf 57% feststellen. Ein Einfluß auf die Spermienkonzentration ließ sich nicht erkennen (Wang et al. 1983; Shen et al. 1991). Mit einer Pentoxifyllin-Vorbehandlung können anhand dieser Ergebnisse die Konzeptionschancen bei entsprechender Indikation erhöht werden.

11.10.3.2 Spermavorbehandlung mit 2-DXA (2-Deoxyadenosin)

Prinzip. Motilitätssteigerung von Spermatozoen durch Inkubation mit 2-DXA.

Indikationen
- Asthenospermie.
- Verminderte Spermienmotilität.

Durchführung
- Spermagewinnung.
- Spermaaufarbeitung.
- Inkubation mit 2-DXA.
- Waschen der Spermien.
- In-vitro-Fertilisierung.

Bewertung. Die Durchführung dieser Methode bei Patienten mit vorausgegangenen erfolglosen IVF-Versuchen zeigte im Vergleich zu unbehandelten Kontrollgruppen eine erhöhte Anzahl motiler Spermien und eine erhöhte Fertilisationsrate (43% vs. 14% (Imoedemhe et al. 1992). Hammitt et al. (1989) erzielten eine Erhöhung der Motilität bei kryokonservierten Spermien um 48,7%. Aufgrund der geringen Anzahl klinischer Anwendungen ist aber derzeit nur eine begrenzte Aussage über die zukünftige Bedeutung dieser Methode zu treffen.

11.10.3.3 Sperm seperation

Prinzip. Trennung von X- und Y-Chromosomen tragenden Spermatozoen mit Hilfe verschiedener Methoden.

Indikation. Vermeidung geschlechtsspezifisch vererbter Erkrankungen.

Methoden
- Sephadex-Gel-Filtration.
- Albuminfiltrationstechnik.
- Flowzytometrie.
- Elektrophorese.

Bewertung. Zarutzkie et al. (1989) geben für die Spermienauftrennung mit Albumin (für die Selektion Y-Chromosomen tragender Spermatozoen) Erfolgsraten von 70–80% und für die Sephadex-Säulenfiltration (für die Selektion X-Chromosomen tragender Spermatozoen) Erfolgsraten von 75–80% an. Eine weitere Möglichkeit zur Spermienauftrennung bietet die Flowzytometrie. Aufgrund der derzeit noch geringen Anzahl klinischer Anwendungen wird sich die Bedeutung dieser Techniken durch weitere Untersuchungen zeigen müssen. Shettles (1978) sieht aufgrund der Beobachtung, daß mehr Knaben gezeugt werden, wenn die Kohabitation kurz vor der Ovulation erfolgt (die Y-Chromosom tragenden Spermatozoen haben einen kleineren Kopf, sind schneller und haben eine kürzere Lebensdauer) und mehr Mädchen, wenn die Spermien längere Zeit im Reproduktionstrakt verweilen (die X-Chromosom tragenden Spermatozoen haben einen größeren Kopf, sind langsamer und haben eine längere Lebensdauer) eine weitere Möglichkeit der Geschlechtsbeeinflussung. Verschiedene Hilfsmittel (LH-Bestimmung, Sonographie) könnten dabei zur Ermittlung des Ovulationszeitpunktes beitragen. Die Ergebnisse von Shettles konnten jedoch in der Folgezeit nicht bestätigt werden und sind daher mit Skepsis zu betrachten.

11.10.4 Eizellteste

Siehe Kap. 2.

11.10.5 Eizell-Sperma-Interaktion

11.10.5.1 Hemizonaassay (HZA)

Beim Hemizonatest wird die Anzahl gebundener Spermien subfertiler und sicher fertiler Männer an eine in 2 gleiche Teile geschnittenen Zona pellucida ermittelt (s. Kap. 2).

11.10.5.2 Zona-free hamster test

Siehe Kap. 2.

11.10.6 Fertilisierung/ Mikromanipulationsmethoden

11.10.6.1 Zona Drilling (ZD), Partial zona dissection (PZD)

Prinzip. Sperma von einer Samenprobe mit einer geringen Spermienanzahl, geringer Motilität und einem hohem Anteil pathologischer Formen kann in die Lage versetzt werden, eine Oozyte in vitro zu fertilisieren. Zona Drilling (ZD) und Partielle Zona Dissection (PZD) sind Mikromanipulationsmethoden mit denen die Zona pellucida partiell eröffnet wird (durch eine lokalisierte Anwendung eines Lösungsmittels, mechanisch oder mit Hilfe eines Lasers), um das Eindringen der Spermien durch die Zona pellucida zu erleichtern.

Indikationen. Ausgeprägte männliche Subfertilität mit Oligoasthenozoospermie und/oder hohem Anteil an pathologischen Formen, sowie mindestens einem IVF-Versuch ohne Befruchtung.

Durchführung. Nach Fixierung der Oozyte mit einer stumpfen Saugkapillare werden entweder mechanisch mit einer spitzen Glaskapillare (Abb. 11.16), oder mit einem Laser Löcher in die Zona pellucida gemacht oder diese mit geeigneten Lösungsmitteln (z. B. saure Tyrodelösung) angedaut.

Bewertung. Verschiedene Arbeitsgruppen erzielten mit Zona Drilling (ZD) Fertilisationsraten von 6% bis zu 32%. Mehrere Autoren berichten über die erfolgreiche klinische Anwendung der PZD beim

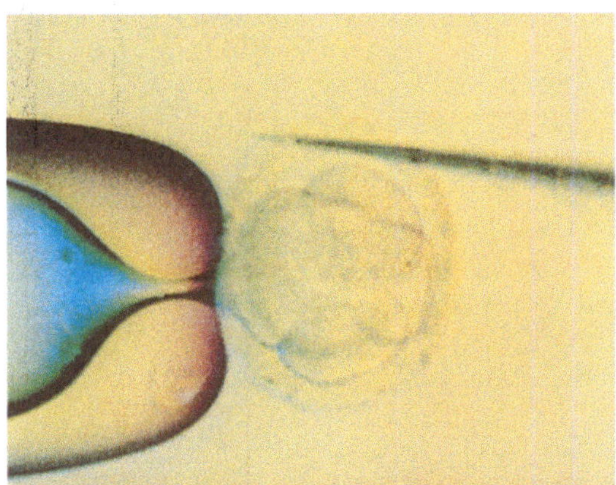

Abb. 11.16. Mechanische Durchführung einer Partial zona dissection (Aus Verlinsky u. Kuliev (1992)

Menschen mit nachfolgender Schwangerschaft (Cohen et al. 1991; Sterzik et al. 1992; Vanderzwalmen et al. 1992). Dabei geben Vanderzwalmen et al. (1992) eine Verbesserung der Fertilisationsrate bei Patienten mit vorausgegangenen erfolglosen IVF-Versuchen und/oder schwerwiegenden Spermiendefekten an (16% vs. 5%). Garrisi et al. (1990) beobachteten einen Anstieg der Fertilisationsrate bei PZD-behandelten Eizellen im Vergleich zu unbehandelten Kontrollen (22% vs. 4%). Neben der mechanisch durchgeführten PZD steht alternativ die Anwendung eines Lasers zur Verfügung (Fertilisationsrate: 17% nach Strohmer et al. 1992). Der Vorteil des Lasers besteht vor allem in der exakten Handhabung. Antinori et al. (1992) konnten nach PZD mit einem Erbiumlaser eine Schwangerschaft bei einem Ehepaar erzielen, bei denen konventionelle IVF-Versuche aufgrund abnormer Spermiencharakteristika versagt haben.

11.10.6.2 Subzonal sperm injection (SUZI)

Prinzip. Durch die Mikroinjektion von Spermien (oder von einem Spermium) durch die Zona pellucida in den perivitellinen Spalt wird der möglicherweise gestörte Zonarezeptor und die Spermabindung umgangen.

Indikation. Männliche Subfertilität mit schwerer Oligoasthenozoospermie oder mit immobilem Ziliasyndrom (Kartagener-Syndrom). Patienten mit Spermaantikörpern (immunologische Sterilität).

Durchführung. Einspritzen von einem oder mehreren Spermien unter mikroskopischer Kontrolle in den perivitellinen Spalt. Seit kurzem besteht mit der Anwendung eines Lasers eine weitere sehr präzise und dennoch einfache Möglichkeit zur Verfügung. Dabei wird unter mikroskopischer Sicht mit Hilfe eines UV-Lasers die Zona pellucida eröffnet, und danach mit einem Infrarotlaser ein einzelnes Spermium – ohne es zu beschädigen – fixiert und in den perivitellinen Spalt eingebracht (Schütze et al. 1993). Dieses Verfahren ermöglicht ein sehr genaues Arbeiten, ist jedoch derzeit aufgrund der hohen Anschaffungskosten nur begrenzt anwendbar.

Bewertung. Über die ersten Schwangerschaften bei Menschen nach subzonaler Insemination mit Spermien von Männern mit Oligoasthenozoospermie haben Ng et al. im Jahre 1988 (Ng et al. 1988) berichtet. Es folgten weitere Veröffentlichungen über erfolgreiche Schwangerschaften nach Anwendung dieser Methode (Fishel et al. 1991; Palermo et al. 1992a). Die Fertilisationsraten variieren je nach Arbeitsgruppe zwischen 3% (Kola et al. 1990) und 60% (Bongso et al. 1989), wobei jedoch im Durchschnitt 10–20% erreicht werden.

11.10.6.3 Intracytoplasmatic sperm injection (ICSI)

Prinzip. Plazierung von kapazitierten Spermien in das Ooplasma der Eizelle.

Indikation. Männliche Infertilität mit deutlich reduzierter Spermienanzahl, immobilen oder abnormalen Spermien, da hierbei die erfolgreiche Anwendung von GIFT, ZIFT und IVF eingeschränkt ist.

Durchführung. Einspritzen von einem kapazitierten Spermatozoon mit Hilfe einer Mikrokapillare und eines Mikromanipulators unter mikroskopischer Kontrolle in das Ooplasma. Die Eizelle wird während des Eingriffs mit einer stumpfen Saugkapillare leicht angesaugt und somit fixiert (Abb. 11.17). In der Entwicklungsphase befindet sich das Einbringen eines Spermiums mit Hilfe eines Lasers, wie es bei der SUZI schon möglich ist; das Hauptproblem besteht derzeit jedoch in der Zähflüssigkeit des Zytoplasmas, das dieses Verfahren erschwert.

Bewertung. Der Hauptvorteil der Mikroinjektion in das Ooplasma besteht in der Anwendbarkeit dieser Methode bei immobilen oder abnormalen Spermien, die unter normalen Bedingungen nicht in der

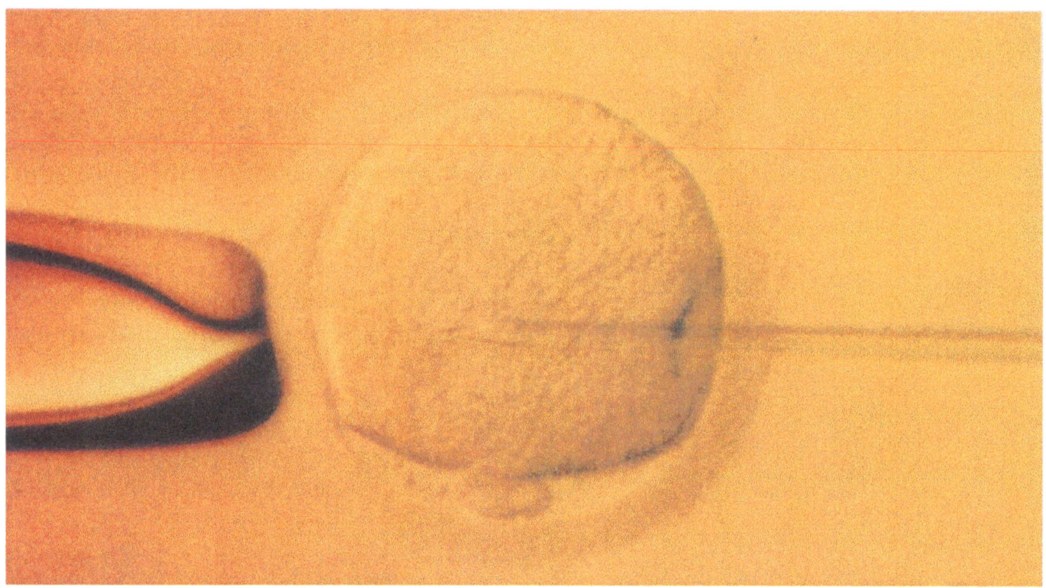

Abb. 11.17. Intracytoplasmatic Sperm injection. (Aus Edwards R.G. 1993)

Lage wären, die Zona pellucida zu penetrieren. Auf diese Weise konnten in schweren Formen männlicher Subfertilität Fertilisationsraten bis zu 11% erreicht werden (Ng et al. 1992). Die Erzielung von 8 Schwangerschaften nach Anwendung dieser Technik bei Patienten mit schwerer Oligoasthenoteratozoospermie, bei denen vorausgegangene IVF-Versuche und SUZI (Subzonal sperm injection) erfolglos geblieben waren, zeigt die klinische Durchführbarkeit dieser Methode (Palermo et al. 1992). Der Nachteil der Mikroinjektion ist in der Gefahr der Eizellschädigung bei direkter Penetration in das Ooplasma zu sehen. Neuere Ergebnisse zeigen, daß mit ICSI bei stark eingeschränktem Spermiogramm höhere Fertilisationsraten zu erzielen sind, als mit SUZI (55%; 1873/3401 vs. 17%; 500/3008), so daß dieses Verfahren von einigen Arbeitsgruppen favorisiert wird (Van Steirteghem et al. 1993).

Kommentar. Die Mikromanipulationstechniken stellen eine Spezialmethode zur assistierten Fertilisation von Eizellen dar, mit der in schweren Fällen männlicher Subfertilität gute Erfolge erzielt werden können. Obwohl die Fertilisierungsraten unterschiedlich sind, bieten sie eine erfolgversprechende Alternativmethode für die Patientengruppe, bei der in konventionellen IVF-Zyklen keine Fertilisation erreicht werden konnte. Einen Überblick über die Erfolge mit verschiedenen Mikromanipulationsmethoden zeigt Tabelle 11.8. In Abb. 11.18 ist das Prinzip der Mikromanipulationsmethoden schematisch dargestellt.

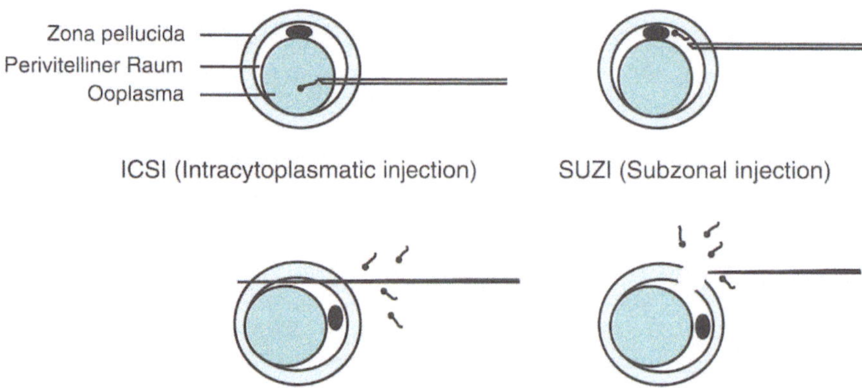

Abb. 11.18. Prinzip der Mikromanipulationstechniken

Tabelle 11.8. Überblick über die Ergebnisse verschiedener IVF-Zentren in Europa nach Subzonal injection (SUZI), Partial zona dissection (PZD), Zona drilling (ZD) und Intracytoplasmatic sperm injection (ICSI); zusammengestellt anläßlich des Symposiums über Präimplantationsgenetik und assistierte Fertilisation in Brüssel 1992 (Aus: Focus on Reproduction, 1992)

	Patienten	Zyklen	Transfers	Schwangerschaften	Aborte
SUZI	430	520	352 (67,7%)	49 (9,4%)	13 (26,5%)
PZD	359	391	171 (43,7%)	14 (3,6%)	2 (14,3%)
gemischt (SUZI u. ICSI) (SUZI u. PZD)	136	153	118 (77,1%)	11 (7,2%)	2 (18,2%)
ICSI	54	60	59 (98,3%)	8 (13,3%)	3 (37,5%)
ZD	26	26	4 (15,4%)	1	1
Gesamt	1005	1150	704 (61,2%)	83 (7,2%)	21 (25,3%)

11.10.7 Eizell- bzw. Embryobehandlung

11.10.7.1 Assisted hatching (AHA)

Prinzip. Durch das Anbringen von Öffnungen in der Zona pellucida mit Hilfe von Mikromanipulationsmethoden (mechanisch, mit saurer Tyrode-Lösung oder mit einem Laser) wird das „Ausstülpen" des Embryos nach dem Transfer erleichtert und damit die Chance für die Implantation verbessert.

Indikation

- Zonaverhärtung mit eingeschränkter Fähigkeit des Embryos, aus der Zona pellucida zu treten.
- Zona-pellucida-Dicke >15 µm.
- Erfolglose Embryotransfers bei konventionellen IVF-Versuchen.

Durchführung. Nach Fixierung der Oozyte mit einer stumpfen Saugkapillare werden entweder mechanisch mit einer spitzen Glaskapillare Löcher in die Zona pellucida gemacht oder diese durch geeignete Lösungsmittel (z. B. saure Tyrode-Lösung) angedaut. Eine weitere Möglichkeit ist die Anwendung eines Erbium-YAG-Lasers.

Bewertung. Verschiedene Beobachtungen deuteten darauf hin, daß Embryonen mit geringer Zona-pellucida-Dicke bessere Implantationsraten aufweisen (Cohen et al. 1989; Wright et al. 1990). Daraus abgeleitete Untersuchungen zeigten, daß die Anwendung des Assisted hatching bei Embryonen mit dicker Zona pellucida (>15 µm) am erfolgreichsten ist. Die Implantationsraten waren höher als bei unbehandelten Kontrollembryonen (25% vs. 18%; $p<0,05$) (Cohen et al. 1992). Die in der Literatur angegebenen Implantationsraten reichen von 9% (Tucker et al. 1991) bis zu 36% (Strohmer u. Feichtinger 1992b). Eine Alternative zur mechanischen Durchführung des Assisted hatching stellt die Anwendung eines Erbium-YAG-Lasers dar, dessen Vorteil vor allem in der präzisen Handhabung gesehen wird. Sowohl mit der mechanischen Methode (Cohen et al. 1990) als auch mit Anwendung eines Lasers (Strohmer u. Feichtinger 1992a, b; Feichtinger 1992) konnten mehrere Schwangerschaften bei Patientinnen mit vorausgegangenen erfolglosen IVF-Versuchen erzielt werden. Die endgültige Bedeutung des Assisted hatching in der Sterilitätsbehandlung wird sich durch weitere klinische Anwendungen zeigen müssen.

11.10.7.2 Biopsie von Blastomeren

Prinzip. Mikrobioptische Entnahme von Blastomeren mit nachfolgender In-vitro-Kultur.

Indikationen. Chromosomenanalyse und damit Erkennung von genetischen Defekten vor dem Embryotransfer.

Durchführung

- Mechanische oder chemische Öffnung der Zona pellucida.
- Entfernung von Blastomeren durch Aspiration (Abb. 11.19) oder mechanischem Abtrennen.
- In-vitro-Kultur.
- Chromosomenanalyse.

Bewertung. Die an Mäuseembryonen durchgeführten Versuche weisen keinen negativen Effekt auf die Embryonalentwicklung nach dem Transfer auf. Dabei beträgt die Implantationsrate biopsierter Embryonen im Vierzellstadium 60% im Vergleich zu 64% bei Kontrollembryonen (Wilton et al. 1989). Rodebush et al. (1990) führen an, daß durch die mechanische Abtrennung bessere Ergebnisse zu erzielen sind als durch Aspiration. Dabei können

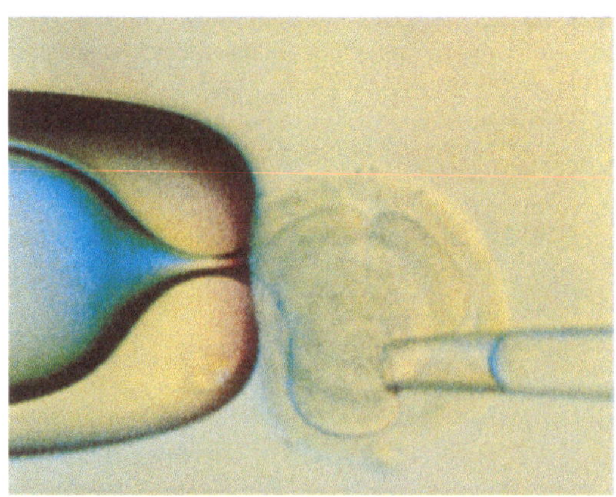

Abb. 11.19. Biopsie von Blastomeren. (Aus Verlinsky u. Kuliev (1992)

von Embryonen im Vierzellstadium 1 Blastomere und im Achtzellstadium 3 Blastomeren entnommen werden, ohne Störungen in der Embryonalentwicklung auszulösen (Überlebensrate von Mäuseembryonen im Vierzellstadium: 22,3% vs. 58,9%, $p<0{,}001$; Überlebensrate im Achtzellstadium 33,3% vs. 66,7%, $p<0{,}003$). Van Blerk et al. (1991) berichten über erfolgreiche Schwangerschaften nach dem Transfer von biopsierten Mäuseembryonen, jedoch zu einem geringeren Anteil als bei Kontrollen (25–33% vs. 60%; $p<0{,}01$). Die Anwendung bei menschlichen Embryonen zeigt eine höhere Schwangerschafts- und erfolgreichere Biopsierate bei Durchführung im Achtzellstadium (3. Tag), im Vergleich zum Vierzellstadium (2. Tag) ($p<0{,}01$) (Harper et al. 1993). Die Biopsie von Blastomeren bietet zukünftig eine wertvolle diagnostische Hilfe bei spezifisch vererbbaren Erkrankungen.

11.10.7.3 Co-Kulturen

Prinzip. Kultivierung der Embryonen mit Zellen z. B. aus dem menschlichen Eileiter bis zum Blastozystenstadium mit nachfolgendem Transfer.

Indikationen. Verbesserung der Schwangerschaftsrate bei IVF-Zyklen.

Durchführung
- In-vitro-Fertilisierung.
- Aufbetten der Embryonen auf Kulturen mit Eileiterzellen (entnommen aus Tuben von in der Prämenopause hysterektomierten Frauen).
- Entwicklung der Embryonen bis zum 5. Tag.
- Übertragung der Embryonen in den Uterus.

Bewertung. Dieses Verfahren zielt auf die bessere und möglicherweise schnellere Entwicklung der Embryonen in „natürlicher" Umgebung ab. Die Implantationsergebnisse sollen dabei durch Heranzüchtung entwicklungsfähiger Embryonen verbessert werden (Bongso et al. 1990). Bei einer von Bongso durchgeführten Versuchsreihe mit 50 Patientinnen (davon 68% mit mindestens 2 vorausgegangenen erfolglosen IVF-Versuchen) wurden 22 Patientinnen schwanger (Erfolgsrate: 44%). Andere Forschungsgruppen konnten mit Co-Kulturen ebenfalls einen positiven Effekt auf die Embryonalentwicklung in vitro feststellen (Yeung et al. 1992). Aufgrund der geringen Zahl klinischer Anwendungen ist derzeit jedoch nur eine begrenzte Aussage über die zukünftige Bedeutung dieser Methode zu treffen. Die Anwendung von Co-Kulturen befindet sich derzeit in der Entwicklungsphase, bietet jedoch einen Ansatz, die stagnierende Erfolgsrate der IVF anzuheben.

11.10.7.4 Eizellreifung in vitro

Da die Anzahl der durch hormonelle Stimulation gewonnenen Eizellen begrenzt ist, besteht das Ziel der Eizellreifung in vitro darin, auch bei unreifen Follikeln geringer Größe die Reifung abzuschließen, um so die Ergebnisse der In-vitro-Fertilisierung zu verbessern. Die Anwendung dieser Methode findet derzeit vor allem in der Veterinärmedizin statt, wobei die Wahl der Kulturbedingungen (LH-, FSH-, Östradiolzusätze) einen entscheidenden Einfluß auf die Eizellreifung zu nehmen scheint. Untersuchungen an unreifen menschlichen Eizellen zeigen, daß die Eizellreifung mit HMG-Zusatz (Human Menopausal Gonadotropin) zu einem höheren Prozentsatz eintritt als bei Kontrollgruppen ohne Zusätze (74%, $n=25/35$ vs. 36%, 11/31; $p<0{,}001$) (Prins et al. 1987). Es sind jedoch weitere Erfahrungen erforderlich, bevor diese Technik als Routinemethode bei menschlichen Eizellen durchgeführt werden kann.

11.10.8 Eizell- und Embryospende

Prinzip. Die Eizellspende besteht in der Gewinnung von Eizellen aus dem Ovar einer Spenderin nach Stimulation der Ovarien und Transfer der Eizellen bzw. des Embryos auf eine zweite Patientin, der Empfängerin. Der Transfer kann entweder mit dem

Sperma des Ehemannes der Empfängerin in die Eileiter derselben (GIFT) erfolgen, oder die Eizellen können in vitro fertilisiert werden und die resultierenden Embryonen in die Gebärmutter der Empfängerin (IVF-ET) oder in die Eileiter (PROST, ZIFT oder TET) transferiert werden.

Indikationen
- Vorzeitige Ovarialerschöpfung.
- Gonadendysgenesie.
- Iatrogen (chirurgisch, Bestrahlung, Chemotherapie).
- Ovarien, die für eine Eizellgewinnung nicht zugänglich sind.
- Träger von unerwünschten genetischen Erkrankungen. (x-chromosomal gebunden oder autosomal dominant).
- Wiederholter Mißerfolg einer homologen In-vitro-Fertilisierung.
- Ungeklärter wiederholter Abort.

Durchführung. (siehe auch Prinzip). Als Spender kommen GIFT- oder IVF-Patienten in Betracht, die mit einer Vielzahl von Follikeln reagieren, und gefragt werden, ob sie bereit sind, überzählige Eizellen zu spenden. Mit der Möglichkeit, überzählige Eizellen einzufrieren, wählen viele Patientinnen die Möglichkeit, zusätzlich fertilisierte Eizellen für weitere spätere Versuche einfrieren zu lassen.

Eine alternative Quelle von Eizellen besteht in nahen Freunden oder Verwandten des Empfängers, die sich einer entsprechenden ovariellen Stimulation und Eizellgewinnung unterziehen. Das größte Problem bei der Eizellspende liegt darin, daß die Zyklen von der Spenderin und der Rezipientin nicht synchron ablaufen. Dieses Problem kann aber durch Kryokonservierung oder durch Zyklussynchronisierung mit der Anwendung von GnRH-Analoga gelöst werden.

Erfolgsaussichten. 1984 wurde der erste Fall einer IVF-ET mit gespendeten Eizellen und mit darauffolgender Schwangerschaft bei einer 25jährigen Patientin mit vorzeitiger Ovarialerschöpfung beschrieben. Im Jahre 1988 wurden 8 Patientinnen mit vorzeitiger Ovarialerschöpfung durch GIFT und Eizellspende behandelt. Bei 6 der 8 Patientinnen trat eine Schwangerschaft ein und alle haben gesunde Kinder geboren.

Bewertung. Man nimmt an, daß in den USA ca. 140000 Frauen mit unerfülltem Kinderwunsch eine Störung der Ovarialfunktion aufweisen, die eine Eizellspende für eine mögliche Schwangerschaft erforderlich machen würde.

Kommentar. Diese Behandlungsmethode ist in der BRD nicht erlaubt; Durchführung in Ungarn, Frankreich, Griechenland, USA u.a. möglich.

11.10.9 Kryokonservierung von Oozyten, Pronucleusstadien und Embryonen

Prinzip. Menschliche Eizellen, PN-Stadien und Embryonen im Zwei-, Vier-, Acht- und Sechzehnzellstadium und auch im Blastozystenstadium können eingefroren werden. Nach Einfrieren können die Embryonen gelagert werden und die Vitalität bleibt für lange Zeit unverändert. Rinderembryonen konnten länger als 7 Jahre gelagert werden und führten immer noch zu gesunden Kälbern. Auch menschliche Embryonen, die bis zu 3 Jahre eingefroren waren, führten zu gesunden Kindern. Aufgrund der jetzigen Einfrier- und Lagermethoden, sind 60–80% der Embryonen nach dem Auftauen noch vital.

Indikationen
- Überzählige Eizellen, PN-Stadien, Embryonen.
- Konservierung von Embryonen, wenn im Stimulationszyklus ein Transfer nicht möglich ist.
- Eizell- und Embryonenspende.

Durchführung. Siehe Prinzip. Die Gefrierschutzmittel (DMSO, Glyzerol, Propandiol, Sucrose) werden in wechselnden Konzentrationen eingesetzt. Einzelheiten der Kryokonservierung s. Spezialliteratur.

Bewertung. Einer der Vorteile des Embryotransfers nach Einfrieren (FET = Frozen Embryo Transfer) besteht darin, daß der aufgetaute Embryo in einen natürlichen ovulatorischen Zyklus transferiert werden kann. Die endometriale Empfänglichkeit kann verbessert werden, wenn Medikamente zur Ovarialstimulation nicht eingesetzt werden. Daher ist die Implantation wahrscheinlicher und das Risiko von Mehrlingsschwangerschaften herabgesetzt, da weniger Embryonen transferiert werden müssen.

In den vergangenen Jahren wurden zahlreiche Forschungsergebnisse publiziert, die zeigen, daß der erhoffte Erfolg, die Erhaltungsraten der kryokonservierten und wieder aufgetauten PN-Stadien und Embryonen auf einen vergleichbar befriedigenden Stand mit den nativen in vitro kultivierten Embryonen zu bringen, bisher nicht erzielt wurde. Nach wie vor werden in der Bundesrepublik vorwiegend Pronucleusstadien kryokonserviert (selten Oozyten), da hier das Tiefgefrieren von Embryonen gesetzlich verboten ist. Im Ausland werden Embryonen bis zum Morula- und Blastozystenstadium kryokonserviert. Schwangerschaftsraten werden meist nur aus begrenzten Studien berichtet, so daß ein breites Spektrum zwischen 15 und 35% klinischer Schwangerschaften aus Retransfers mit aufgetauten Embryonen resultiert.

11.10.10 Leihmutterschaft

Prinzip. Austragung einer Schwangerschaft durch eine Leihmutter mit Gameten eines anderen Ehepaars. Die Patientin ohne uterine Funktion wird zur Eizellstimulierung synchron mit dem natürlichen ovulatorischen Zyklus der Leihmutter stimuliert. Nach Eizellgewinnung von einer infertilen Frau wird die Fertilisierung in vitro mit dem Sperma des Ehemannes durchgeführt. Danach wird die Zygote bzw. der Embryo direkt in den Eileiter oder den Uterus der Leihmutter eingepflanzt oder kryokonserviert. Bei Frauen mit fehlendem oder pathologischem Uterus und intakten Ovarien kann ein Leihmutterprogramm die Möglichkeit bieten, genetisch eigene Nachkommen zu bekommen.

Indikationen. Uterusaplasie, Status nach Hysterektomie oder Uteruspathologie, die keine Schwangerschaft zuläßt (z.B. Asherman-Syndrom) bei intakten Ovarien.

Durchführung. Siehe oben.

Bewertung. Leihmutterschaft ist in der BRD nicht erlaubt. Ein entsprechender Eingriff ist z.B. in den USA zulässig.

11.11 Statististische Bewertung der Erfolgsergebnisse (Deutsche, amerikanische und Weltstatistik)

World Collaborative Report, Bilan Mondial 1989

An einer Weltstatistik über IVF 1989 nahmen 469 Zentren mit einer Gesamtzahl von 76030 oocyte pick-ups (OPUs) teil. Von 16,4 klinischen Schwangerschaften und 12 Entbindungen wurden auf 100 OPUs berichtet. Von den 57498 OPUs in 17 Ländern im Jahr 1989, für die eine Analyse möglich war, wurden 9125 Kinder geboren. Von den insgesamt 18405 Geburten, über die eine Information verfügbar war seit Einführung der Technik, wurde über Anomalien in 278 Fällen (1,5%) berichtet. Der Transfer von gefrorenen Embryonen führte in 13,7% zu Schwangerschaften, wohingegen die Schwangerschaftsrate bei frischen Embryonen bei 20,7% lag.

Zirka 2/3 der medizinischen Indikationen (74,9%) betrafen mehr oder weniger schwere Störungen der Tube. Das Verhältnis von Indikationen aufgrund von männlichen Fertilitätsstörungen (nach WHO Kriterien) betrug 1 zu 7 (15,1%).

In mehr als 50% der Fälle (53,3%) wurde eine Follikelstimulation mit einem GnRH-Agonisten durchgeführt, aber zwischen den einzelnen Ländern waren die Unterschiede in dieser Hinsicht sehr groß. IVF während eines natürlichen Zyklus blieb die Ausnahme (0,8%).

Gewinnung der Eizellen erfolgte in 9 von 10 Fällen unter ultrasonographischer Kontrolle (90,8%).

Der Transfer von 1–3 Embryonen war am häufigsten (79,1%). In der Kategorie 4–6 Embryonen (29,8%) wurde ein Transfer von meistens 4 Embryonen durchgeführt (s. auch Anlage).

Nur einer von 8 Transfers (12,6%) wurde ohne Lutealphasenbehandlung durchgeführt. Es bestanden erhebliche Unterschiede in den Behandlungsschemata (Progesteron oder HCG) in den verschiedenen Ländern.

Eine von 20 Schwangerschaften (5,2%) war eine Tubargravidität. Schwangerschaftsstörungen (26,1%) bestanden hauptsächlich in einem Abort innerhalb der ersten 3 Monate (18,2%).

26,6% der Schwangerschaften mit einer Tragzeit von länger als 6 Monaten waren Mehrlingsschwangerschaften; 4,2% Drillinge und 0,4% Vierlinge.

Die meisten Entbindungen waren Lebendgeburten (98,2%), die Einmonatsmortalität betrug 3,1%. In 234 Fällen traten Abnormalitäten auf, es scheint aber, daß bei IVF die Mißbildungsraten nicht erhöht sind. Darüber hinaus wurde eine systematische Untersuchung gemacht, um Mißbildungen wie chromosomale Mißbildungen bei IVF-Kindern zu finden, weil es sein kann, daß die meisten Mißbildungen nicht erkannt werden.

Jedoch war die Rate von klinisch relevanten Mißbildungen wie das Down-Syndrom bei IVF-Kindern nicht erhöht. Allerdings kann die Häufigkeit von Mißbildungen bei IVF-Kindern nicht geklärt werden, bis eine Langzeituntersuchung prospektiv geplant sowie intensive Untersuchungen durchgeführt worden sind.

Die Hauptdaten, die den Gametentransfer betreffen, lassen sich wie folgt zusammenfassen: 327 Zentren nahmen an der Übersicht mit einer Gesamtzahl von 11141 OPUs teil. 27,5% klinische Schwangerschaften und 20,2% Geburten wurden auf 100 OPUs gefunden. Von den 7844 OPUs in 18 Ländern 1989 wurden 2180 Kinder geboren. Bei insgesamt 1082 Geburten wiesen 15 Kinder eine Mißbildung auf (1,4%). Die idiopathische Sterilität war die Hauptindikation mit 41,8%, die Indikation wegen männlicher Infertilität betrug 21,3%. Am häufigsten wurden 4–6 Eizellen gleichzeitig in den Eileiter übertragen (51,3%) wohingegen ein Transfer von mehr als 6 Eizellen selten durchgeführt wurde (5,1%).

27,6% der Schwangerschaften mit einer Tragzeit von mindestens 6 Monaten waren Mehrlingsschwangerschaften. Dieser Anteil liegt im gleichen Bereich wie für IVF beschrieben (26,6%).

Die kumulative Einmonatsmortalität (4,2%) lag im gleichen Bereich wie für IVF (3,1%).

11.12 Anhang

§ 27a Künstliche Befruchtung

(1) Die Leistungen der Krankenbehandlung umfassen auch medizinische Maßnahmen zur Herbeiführung einer Schwangerschaft, wenn

1. diese Maßnahmen nach ärztlicher Feststellung erforderlich sind,
2. nach ärztlicher Feststellung hinreichende Aussicht besteht, daß durch die Maßnahmen eine Schwangerschaft herbeigeführt wird; eine hinreichende Aussicht besteht in der Regel nicht mehr, wenn die Maßnahme viermal ohne Erfolg durchgeführt worden ist,
3. die Personen, die diese Maßnahme in Anspruch nehmen wollen, miteinander verheiratet sind,
4. ausschließlich Ei- und Samenzellen der Ehegatten verwendet werden und
5. sich die Ehegatten vor Durchführung der Maßnahmen von einem Arzt, der die Behandlung nicht selbst durchführt, über eine solche Behandlung unter Berücksichtigung ihrer medizinischen und psychosozialen Gesichtspunkte haben unterrichten lassen und der Arzt sie an einen der Ärzte oder eine der Einrichtungen überwiesen hat, denen eine Genehmigung nach § 121a erteilt worden ist.

(2) Absatz 1 gilt auch für Inseminationen, die nach Stimulationsverfahren durchgeführt werden und bei denen dadurch ein erhöhtes Risiko von Schwangerschaften mit drei oder mehr Embryonen besteht. Bei anderen Inseminationen ist Absatz 1 Nr 2 zweiter Halbsatz und Nr. 5 nicht anzuwenden.

(3) Die Krankenkasse übernimmt nur die Kosten der Maßnahme nach Absatz 1, die bei ihrem Versicherten durchgeführt werden.

(4) Der Bundesausschuß der Ärzte und Krankenkassen bestimmt in den Richtlinien nach § 92 die medizinischen Einzelheiten zu Voraussetzungen, Art und Umfang der Maßnahmen nach Absatz 1.

§ 121a Genehmigung zur Durchführung künstlicher Befruchungen

(1) Die Krankenkassen dürfen Maßnahmen zur Herbeiführung einer Schwangerschaft (§ 27a Abs. 1) nur erbringen lassen durch

1. Kassenärzte,
2. ermächtigte Ärzte,
3. ermächtigte ärztlich geleitete Einrichtungen, oder
4. zugelassene Krankenhäuser,

denen die zuständige Landesbehörde eine Genehmigung nach Absatz 2 zur Durchführung dieser Maßnahmen erteilt hat. Satz 1 gilt bei Inseminationen nur dann, wenn sie nach Stimulationsverfahren durchgeführt werden, bei denen dadurch ein erhöhtes Risiko von Schwangerschaften mit drei oder mehr Embryonen besteht.

(2) Die Genehmigung darf den im Absatz 1 Satz 1 genannten Ärzten oder Einrichtungen nur erteilt werden, wenn sie

1. über die für die Durchführung der Maßnahmen zur Herbeiführung einer Schwangerschaft (§ 27a Abs. 1) notwendigen diagnostischen und therapeutischen Möglichkeiten verfügen und nach wissenschaftlich anerkannten Methoden arbeiten und
2. die Gewähr für eine bedarfsgerechte, leistungsfähige und wirtschaftliche Durchführung von Maßnahmen zur Herbeiführung einer Schwangerschaft (§ 27a Abs. 1) bieten.
3. Ein Anspruch auf Genehmigung besteht nicht. Bei notwendiger Auswahl zwischen mehreren geeigneten Ärzten oder Einrichtungen, die sich um die Genehmigung bewerben, entscheidet die zuständige Landesbehörde unter Berücksichtigung der öffentlichen Interessen und der Vielfalt der Bewerber nach pflichtgemäßem Ermessen, welche Ärzte oder welche Einrichtungen den Erfordernissen einer bedarfsgerechten, leistungsfähigen und wirtschaftlichen Durchführung von Maßnahmen zur Herbeiführung einer Schwangerschaft (§ 27a Abs. 1) am besten gerecht werden.

Richtlinien des Bundesausschusses der Ärzte und Krankenkassen über ärztliche Maßnahmen zur künstlichen Befruchtung (Richtlinien über künstliche Befruchtung)

Die vom Bundesausschuß der Ärzte und Krankenkassen gemäß § 27a Abs. 4 i.V.m. § 92 Abs. 1 Satz 2 Nr. 10 des 5. Buches Sozialgesetzbuch (SGB V) beschlossenen Richtlinien bestimmen die medizinischen Einzelheiten zu Voraussetzungen, Art und Umfang der den gesetzlichen Erfordernissen des § 27a Abs. 1 SGB V entsprechenden ärztlichen Maßnahmen zur Herbeiführung einer Schwangerschaft durch künstliche Befruchtung.

Leistungsvoraussetzungen

1. Ärztliche Maßnahmen nach diesen Richtlinien sind nur durchzuführen, wenn die Maßnahmen zur Herstellung der Empfängnisfähigkeit nach § 27 SGB V (z. B. Fertilisierungsoperation, alleinige hormonelle Stimulation), die nicht Gegenstand dieser Richtlinien sind, keine hinreichende Aussicht auf Erfolg bieten, nicht durchführbar oder nicht zumutbar sind.
2. Leistungen zur künstlichen Befruchtung nach diesen Richtlinien werden nur gewährt, wenn sie im homologen System durchgeführt werden, wenn also die Personen, die diese Maßnahmen in Anspruch nehmen wollen, miteinander verheiratet sind. Es dürfen ausschließlich Ei- und Samenzellen der Ehegatten verwendet werden. Nach Geburt eines Kindes besteht – sofern die sonstigen Voraussetzungen nach diesen Richtlinien gegeben sind – erneut ein Anspruch auf Herbeiführung einer Schwangerschaft durch künstliche Befruchtung. Nach einer Sterilisation besteht grundsätzlich kein Anspruch auf Leistungen zur künstlichen Befruchtung. Ausnahmen bedürfen der Genehmigung durch die Krankenkasse.
3. Die Krankenkasse ist nur für diejenigen Leistungen zuständig, die bei ihrem Versicherten durchgeführt werden. Hierzu gehören im Rahmen der Maßnahmen zur künstlichen Befruchtung ggf. erforderliche Leistungen beim Ehegatten des Versicherten nicht, wenn dieser nicht bei derselben Krankenkasse versichert ist. Für die Maßnahmen im Zusammenhang mit der Untersuchung und Aufbereitung, ggf. einschließlich der Kapazitation, des männlichen Samens sowie für den HIV-Test beim Ehemann ist die Krankenkasse des Ehemannes leistungspflichtig. Für die Beratung des Ehepaares nach Nr. 14 sowie für die extrakorporalen Maßnahmen im Zusammenhang mit der Zusammenführung von Eizellen und Samenzellen ist die Krankenkasse der Ehefrau zuständig, sofern beide Ehegatten gesetzlich krankenversichert sind.
4. Die Maßnahmen nach diesen Richtlinien umfassen solche Leistungen nicht, die über die künstliche Befruchtung hinausgehen – wie etwa die Kryokonservierung von Samenzellen, imprägnierten Eizellen oder noch nicht transferierten Embryonen.
5. Diese Richtlinien gelten ausschließlich für ambulant durchgeführte ärztliche Maßnahmen durch zugelassene Ärzte, ermächtigte Ärzte oder ermächtigte ärztlich geleitete Einrichtungen, denen die zuständige Behörde gemäß § 121a SGB V eine Genehmigung zur Durchführung der betreffenden Maßnahmen erteilt hat. Die ärztlichen Maßnahmen zur künstlichen Befruchtung sollen – soweit möglich – ambulant durchgeführt werden. Soweit ärztliche Maßnahmen zur künstlichen Befruchtung im Rahmen von Krankenhausbehandlung durchgeführt werden, gelten die Bestimmungen gemäß § 112 Abs. 2 Satz 1 Nr. 6 SGB V.
6. Voraussetzung für die Durchführung von Maßnahmen zur künstlichen Befruchtung nach diesen Richtlinien ist, daß beide Ehegatten zum Zeitpunkt der Durchführung der Maßnahmen HIV-negativ sind und daß bei der Frau ein ausreichender Schutz gegen die Rötelninfektion besteht.
7. Maßnahmen zur künstlichen Befruchtung nach den Nrn. 10.2, 10.3 und 10.4 dürfen nur durchgeführt werden, wenn die Ehegatten zuvor von einem Arzt, der die Maßnahmen nicht selbst durchführt, über die medizinischen, psychischen und sozialen Aspekte der künstlichen Befruchtung beraten worden sind (Nr. 14) und sie an einen der Ärzte oder eine der Einrichtungen überwiesen worden sind, die zur Durchführung dieser Maßnahmen berechtigt sind (Nr. 16). Maßnahmen zur künstlichen Befruchtung können insofern nur auf Überweisung in Anspruch genommen werden.
8. Maßnahmen zur künstlichen Befruchtung dürfen nur durchgeführt werden, wenn hinreichende Aussicht besteht, daß durch die gewählte Behandlungsmethode eine Schwangerschaft herbeigeführt wird. Eine hinreichende Erfolgsaussicht besteht für die jeweiligen Behandlungsmaßnahmen in der Regel dann nicht, wenn sie
   - bei der Insemination im Spontanzyklus (Nr. 10.1) bis zu achtmal,
   - bei der Insemination nach hormoneller Stimulation (Nr. 10.2) bis zu sechsmal,
   - bei der In-vitro-Fertilisation (Nr. 10.3) bis zu viermal,
   - beim intratubaren Gameten-Transfer (Nr. 10.4) bis zu zweimal vollständig durchgeführt wurden, ohne daß eine klinisch nachgewiesene Schwangerschaft eingetreten ist. Darüber hinaus gehende Behandlungsversuche bedürfen der Genehmigung durch die Krankenkasse.

Sofern eine Indikation sowohl nach Nr. 11.3 für Maßnahmen zur In-vitro-Fertilisation als auch nach Nr. 11.4 für Maßnahmen zum intratubaren Gametentransfer vorliegt, so dürfen die betreffenden Maßnahmen grundsätzlich nur alternativ, d. h. entweder die Maßnahmen zur In-vitro-Fertilisation oder die Maßnahmen zum intratubaren Gametentransfer, durchgeführt werden. Ausnahmen bedürfen der Genehmigung durch die Krankenkasse.

Bei der In-vitro-Fertilisation nach Nr. 10.3 gelten die Maßnahmen als vollständig durchgeführt, wenn die Eizellkultur angesetzt worden ist. Bei der In-vitro-Fertilisation besteht im übrigen – abweichend von der zuvor genannten Zahl – eine hinreichende Erfolgsaussicht bereits nach zweimaliger vollständiger Durchführung der Maßnahmen dann nicht, wenn in beiden Fällen eine Befruchtung nicht eingetreten ist und sich bei der Analyse der hierfür maßgeblichen Ursachen erkennen läßt, daß eine In-vitro-Fertilisierung nicht möglich ist.

9. Da das Alter der Frau im Rahmen der Sterilitätsbehandlung einen limitierenden Faktor darstellt, sollen Maßnahmen zur künstlichen Befruchtung bei Frauen, die das 40. Lebensjahr vollendet haben, nicht durchgeführt werden. Ausnahmen sind nur bei Frauen zulässig, die das 45. Lebensjahr noch nicht vollendet haben und sofern die Krankenkasse nach gutachterlicher Beurteilung der Erfolgsaussichten eine Genehmigung erteilt hat.

Methoden

10. Ärztliche Maßnahmen zur künstlichen Befruchtung gemäß § 27a SGB V kommen im Rahmen folgender Verfahren zum Einsatz:

10.1 Intrazervikale, intrauterine oder intratubare Insemination im Spontanzyklus, ggf. nach Ovulationstiming – ohne Polyovulation (drei und mehr Follikel).
10.2 Intrazervikale, intrauterine oder intratubare Insemination nach hormoneller Stimulation zur Polyovulation (drei und mehr Follikel).
10.3 In-vitro-Fertilisation (IVF) mit Embryotransfer (ET), ggf. als Zygotentransfer oder als intratubarer Embryotransfer (EIFT-Embryo-Intrafallopian-Transfer).
10.4 Intratubarer Gametentransfer (GIFT).

Medizinische Indikationen

11. Als medizinische Indikationen zur Durchführung von ärztlichen Maßnahmen zur künstlichen Befruchtung gelten:
11.1 Für die Insemination nach Nr. 10.1:
- somatische Ursachen (z. B. Impotentia coeundi, retrograde Ejakulation, Hypospadie, Zustand nach Konisation, Dyspareunie),
- gestörte Spermatozoen-Mukus-Interaktion,
- Subfertilität des Mannes,
- immunologisch bedingte Sterilität.

11.2 Für die Insemination nach Nr. 10.2:
- Subfertiliät des Mannes,
- immunologisch bedingte Sterilität,
- homologe Inseminationen nach Nr. 10.2 sollen – von medizinisch begründeten Ausnahmefällen (z. B. bestimmte Formen der Subfertilität des Mannes) abgesehen – wegen des Risikos hochgradiger Mehrlingsschwangerschaften nur durchgeführt werden, wenn nicht mehr als drei Follikel gereift sind.

11.3 Für die In-vitro-Fertilisation (IVF) mit – ggf. intratubarem Embryotransfer (ET bzw. EIFT):
- Zustand nach Tubenamputation,
- anders (auch mikrochirurgisch) nicht behandelbarer Tubenverschluß,
- anders nicht behandelbarer tubarer Funktionsverlust, auch bei Endometriose,
- idiopathische (unerklärbare) Sterilität, sofern – einschließlich einer psychologischen Exploration – alle diagnostischen und sonstigen therapeutischen Möglichkeiten der Sterilitätsbehandlung ausgeschöpft sind,
- Subfertilität des Mannes, sofern Behandlungsversuche nach Nr. 10.2 keinen Erfolg versprechen oder erfolglos geblieben sind,
- immunologisch bedingte Sterilität, sofern Behandlungsversuche nach Nr. 10.2 keinen Erfolg versprechen oder erfolglos geblieben sind.

11.4 Für den intratubaren Gametentransfer (GIFT):
- anders nicht behandelbarer tubarer Funktionsverlust, auch bei Endometriose,
- idiopathische (unerklärbare) Sterilität, sofern – einschließlich einer psychologischen Exploration – alle diagnostischen und sonstigen therapeutischen Möglichkeiten der Sterilitätsbehandlung ausgeschöpft sind,
- Subfertilität des Mannes, sofern Behandlungsversuche nach Nr. 10.2 keinen Erfolg versprechen oder erfolglos geblieben sind.

Umfang der Maßnahmen

12. Im einzelnen kommen im Zusammenhang mit der Durchführung der Maßnahmen nach den Nrn. 10.1 bis 10.4 – je nach gewählter Methode – folgende Leistungen in Betracht:
12.1 Untersuchung auf HIV-Antikörper bei den Ehegatten sowie auf HbsAg bei der Frau,
12.2 Maßnahmen im Zusammenhang mit der Untersuchung und der Aufbereitung – ggf. einschließlich der Kapazitation – des männlichen Samens,
12.3 Durchführung der hormonellen Stimulationsbehandlung (nur bei Maßnahmen nach den Nrn. 10.2, 10.3 und 10.4),
12.4 Laboratoriumsmedizinische Bestimmungen von luteinisierendem Hormon, Östradiol und Progesteron,
12.5 sonographische Untersuchungen,
12.6 ultraschallgezielte oder laparoskopische Eizellentnahme (nur bei Maßnahmen nach den Nrn. 10.3 und 10.4),
12.7 Maßnahmen im Zusammenhang mit der Zusammenführung von Eizellen und Samenzellen, einschließlich der mikroskopischen Beurteilung der Reifestadien der Eizellen (bei Maßnahmen nach Nr. 10.4) oder der Eizellkultur (bei Maßnahmen nach Nr. 10.3),
12.8 Insemination (bei Maßnahmen nach den Nrn. 10.1 und 10.2), Embryotransfer (bei Maßnanmen nach Nr. 10.3) und intratubarer Gametentransfer (bei Maßnahmen nach Nr. 10.4).

Beratung des Ehepaares und Überweisung zur Durchführung der Maßnahmen

13. Die Beratung des Ehepaares soll – bei Vorliegen der übrigen leistungsrechtlichen Voraussetzungen – erst durchgeführt werden, wenn zuvor unter Einsatz geeigneter diagnostischer und ggf. therapeutischer Maßnahmen das Vorliegen einer der in Nr. 11 genannten medizinischen Indikationen gesichert worden ist. Sofern der die Indikation stellende Arzt nicht mit dem beratenden Arzt identisch ist, soll die Beratung nach Nr. 7 nur aufgrund einer entsprechenden Überweisung des die Indikation stellenden Arztes in Anspruch genommen werden.
14. Die Beratung nach Nr. 7 soll sich gezielt auf die individuellen medizinischen, psychischen und sozialen Aspekte der künstlichen Befruchtung beziehen. Dabei sollen nicht nur die gesundheitlichen Risiken und die Erfolgsquoten der Behandlungsverfahren angesprochen, sondern auch die körperlichen und seelischen Belastungen insbesondere für die Frau sowie mögliche Alternativen zum eigenen Kind (z. B. Adoption) eingehend erörtert werden.
15. Über die erfolgte Beratung ist eine Bescheinigung auszustellen, die zusammen mit der Überweisung dem Arzt vorgelegt werden soll, der die Maßnahmen zur künstlichen Befruchtung durchführt.

Berechtigte Ärzte

16. Maßnahmen zur künstlichen Befruchtung nach diesen Richtlinien dürfen nur solche zugelassenen Ärzte, ermächtigten Ärzte oder ermächtigten ärztlich geleiteten Einrichtungen erbringen, denen die zuständige Behörde gemäß § 121 a SGB V eine Genehmigung zur Durchführung dieser Maßnahmen erteilt hat. Dies gilt bei Inseminationen nur dann, wenn sie nach Stimulationsverfahren durchgeführt werden, bei denen dadurch ein erhöhtes Risiko von Schwangerschaften mit 3 oder mehr Embryonen besteht.
17. Homologe Inseminationen ohne vorangegangene Stimulationsbehandlung (Nr. 10.1) dürfen nur von solchen Ärzten durchgeführt werden, die zur Führung der Gebietsbezeichnung Frauenarzt berechtigt sind.

18. Regelungen in ärztlichen Berufsordnungen zur Durchführung von Maßnahmen der künstlichen Befruchtung bleiben unberührt.
19. Beratungen nach Nr. 14 dürfen nur von Ärzten, die zum Führen der Gebietsbezeichnung „Frauenarzt" berechtigt sind, sowie von solchen anderen Ärzten durchgeführt werden, die über spezielle Kenntnisse auf dem Gebiet der Reproduktionsmedizin verfügen. Voraussetzung für die Durchführung von Beratungen nach Nr. 14 ist ferner der Nachweis der Berechtigung zur Teilnahme an der psychosomatischen Grundversorgung.

Inkrafttreten

20. Die Richtlinien treten am 1. Oktober 1990 in Kraft und gelten für alle Maßnahmen zur künstlichen Befruchtung, die nach dem 1. Oktober 1990 eingeleitet werden, wobei für die Verfahren nach den Nrn. 10.2 bis 10.4 die Beratung nach Nr. 14 als Beginn der Maßnahmen anzusehen ist.

Köln, den 14. August 1990

Der Bundesausschuß der Ärzte und Krankenkassen

11.13 Literatur

Abdalla HI, Baber RJ, Leonard T et al (1989) Timed oocyte collection in an assisted conception program using GnRH analogue. Hum Reprod 4:927–930

Acosta AA, Oehninger SJ, Muasher SJ, Valdes H, Jones D (1989) Treatment cycle cancellation in the Norfolk in vitro fertilization (IVF) program: critical analysis and prognostic significance. Abstracts of the VI World Congress of in vitro fertilization and alternate assisted reproduction in Jerusalem, April 2–7, 1989 (Abstract 6)

Adashi EY (1984) Clomiphene citrate: mechanism(s) and site(s) of action – a hypothesis revisited. Fertil Steril 42:331–344

Adashi EY, Resnick CE, Hernandez ER, Svoboda ME, Van Wyk JJ (1988) In vivo regulation of granulosa cell somatomedin-C/insulin like growth factor 1 receptors. Endocrinology 122:1383–1389

Alikani M, Cohen J (1992) Advances in clinical micromanipulation of gametes and embryos: Assisted fertilization and hatching. Arch Pathol Lab Med 116:373–378

Antinori S, Versaci C, Pepe G, Panci C, Fuhrberg P (1992) Erbium laser ablation of the human oocyte zona pellucida in the treatment of male factor infertility in IVF cycles. XIV. World Congress on fertility and sterility, 22–27 Nov. 1992, Caracas, Venezuela (Abstract 260)

Asch RH, Ellsworth LR, Balmaceda JP, Wong PC (1984) Pregnancy after translaparoscopic gamete intrafallopian transfer. Lancet II:1034

Asch RH, Ellsworth LR, Balmaceda JP, Wong PC (1985) Gamete intrafallopian transfer (GIFT): A new treatment for infertility. Int J Fertil 30:41–46

Asch RH, Balmaceda JP, Ellsworth LR, Wong PC (1986) Preliminary experiences with gamete intrafallopian transfer. Fertil Steril 45:366–371

Baird DT (1987) A model for follicle selection and ovulation: lessons from superovulation. J Steroid Biochem 27:15–23

Balasch J, Carmona F, Llach J, Arroyo V, Jove I, Vanrell JA (1990) Acute prerenal failure and liver dysfunction in a patient with severe ovarian hyperstimulation syndrome. Hum Reprod 5:348–351

Balmaceda, JP, Gastaldi C, Remohi J, Borrero C, Ord T, Asch RH (1988) Tubal embryo transfer as a treatment for infertility due to male factor. Fertil Steril 3:476–479

Belaisch-Allart J, Testart J, Frydman R (1989) Utilisation of GnRH agonists for poor responders in an IVF programme. Hum Reprod 433–34

Belchetz PE, Plant TM, Nakai Y, Keogh EJ, Knobil E (1978) Hypophysial responses to continuous and intermittent delivery of hypothalamic gonadotropin-releasing hormone. Science 202:631–632

Bernardus RE, Jones GS, Acosta AA, Garcia JE, Liu HC et al (1985) The significance of the ratio in follicle-stimulating hormone and luteinizing hormone in induction of multiple follicular growth. Fertil Steril 43:373–378

Bider D, Menashe Y, Oelsner G, Serr DM, Mashiach S, Ben-Rafael Z (1989) Ovarian hyperstimulation syndrome due to exogenous gonadotropin administration. Acta Obstet Gynecol Scand 68:511–514

Bint Akhtar F, Marshall GR, Wickings EJ, Nieschlag E (1983) Reversible induction of azoospermia in rhesus monkeys by constant infusion of a gonadotropin releasing hormone agonist using osmotic minipumps. J Clin Endocrinol Metab 56:534–540

Blankstein J, Shalev J, Saadon T et al (1987) Ovarian hyperstimulation syndrome: prediction by number and size of preovulatory follicles. Fertil Steril 47:597–602

Blumenfeld Z, Nahhas F (1988) Luteal dysfunction in ovulation induction: the role of repetitive human chorionic gonadotropin supplementation during the luteal phase. Fertil Steril 50:403–407

Bongso A, Ng SC, Ratnam S (1990) Co-cultures: their relevance to assisted reproduction. Hum Reprod 5:893–900

Bongso A, Ng SC, Fong CY, Anandakumar C, Marshall B, Edirisinghe R, Ratnam S (1992) Improved pregnancy rate after transfer of embryos grown in human fallopian tubal cell coculture. Fertil Steril 58:569–574

Bongso TA, Sathananthan AH, Wong PC, Ratnam SS, Ng SC, Anandakumar C, Ganatra S (1989) Human fertilization by microinjection of immotile spermatozoa. Hum Reprod 4:175–179

Braude PR, Bright MV, Doeglas CP, Milton PJ, Robinson RE, Williamson JG, Hutchinson J (1984) A regimen for obtaining mature human oocytes from donors for research into human fertilization in vitro. Fertil Steril 42:34

Carson RS, Zhang Z, Hutchinson LA, Herington AC, Findlay JK (1989) Growth factors in ovarian function. J Reprod Fertil 85:735–746

Chang RJ, Laufer LR, Meldrum DR et al (1983) Steroid secretion in polycystic ovarian desease after ovarian suppression by a long acting gonadotropin releasing hormone agonist. J Clin Endocrinol Metab 56:897–903

Chillik CF, Itskovitz J, Hahn DW, McGuire JL, Danforth DR, Hodgen GD (1987) Characterizing pituitary response to a gonadotropin releasing hormone (GnRH) antagonist in monkeys: tonic follicle-stimulating hormone/luteinizing hormone secretion versus acute GnRH challenge tests before, during and after treatment. Fertil Steril 48:480–485

Clayton RN, Catt KJ (1981) Gonadotropin-releasing hormone receptors: characterisation, physiological regulation and relationship to reproductive function. Endocr Rev 2:186–209

Cohen J, Edwards R, Fehilly C et al (1985) In vitro fertilization: A treatment of male infertility. Fertil Steril 43:422–432

Cohen J, Debacte C, Pez JP, Junca AM, Cohen-Bacrie P (1986) Transvaginal sonographycally controlled ovarian puncture for oocyte retrieval for IVF. J In Vitro Fert Embryo Transf 3:309–313

Cohen J, Inge KL, Suzman M, Wiker SR, Wright G (1989) Videochromatography of fresh and cryopreserved embryos: a retrospective analysis of embryonic morphology and implantation. Fertil Steril 51:820–827

Cohen J, Elsner CW, Kort HI, Malter H, Massey JB, Mayer MP, Wiemer K (1990) Impairment of the hatching process following IVF in the human and improvement of implantation by assisting hatching using micromanipulation. Hum Reprod 5:7–13

Cohen J, Alikani M, Malter H, Adler A, Talansky BE, Rosenwaks Z (1991) Partial zona dissection or subzonal sperm insertion: microsurgical fertilization alternatives based on evaluation of sperm and embryo morphology. Fertil Steril 56:696–706

Craft I, Djahanbakhch O, McLeod F et al (1982) Human pregnancy following oocyte and sperm transfer to the uterus. Lancet 1:1031–1033

Daughaday WH (1981) The adenohypophysis. In: Wiliams RH (ed) Textbook of Endocrinology. Saunders, London, pp 80–86

Davoren B, Hsueh AJW (1986) Growth hormone increases ovarien levels of immunoreactiv somatomedin-C/insulin-like growth factor in vivo. Endocrinology 118:888–890

Daya S (1988) Efficacy of progesteron support in the luteal phase following in-vitro fertilization and embryo transfer: metaanalysis of clinical trials. Hum Reprod 3:731–734

De Kretzer D, Dennis P, Hudson B (1973) Transfer of a human zygote. Lancet II:729

Debache C, Cohen J, Mandelbaum J et al (1984) HCG stimulation of the luteal function in cycles with in vitro fertilization. Abstracts of the European Sterility Congress (VII. ESCO) in Monte-Carlo, September 23–26, 1984, p 297

Dellenbach P, Nisand I, Moreau L et al (1984) Transvaginal sonographycally controlled ovarian follicle puncture for egg retrieval. Lancet I:1467

Devroey, P, Braeckmans P, Smitz J et al (1986) Preganancy after translaparoscopic zygote intrafallopian transfer in a patient with sperm antibodies. Lancet:1329

Diedrich K (1990) In-vitro-Fertilisation und Embryotransfer. Gegenwärtiger Stand. TW Gynäkologe 3:93–103

Diedrich K , Krebs D (1990) Indikation und Ergebnisse zur in vitro Fertilisation, intratubarem Gameten- (GIFT) und Embryotransfer (EIFT) TW Gynäkologie 23:186–195

Diedrich K, Diedrich C, Wildt L, Van Der Ven H, Al-Hasani S, Werner A, Krebs D (1987) Ovarielle Stimulation mit reinem FSH in einem In-vitro-Fertilisationsprogramm. Geburtshilfe Frauenheilkd 47: 612–618

Diedrich K, Van Der Ven H, Al-Hasani S, Krebs D (1988) Ovarian stimulation for in-vitro fertilization. Hum Reprod 3:39–44

Donald I (1965) Ultrasonic echosounding in obstetrical and gynecological diagnosis. Am J Obstet Gynecol 93:935–941

Edwards RG (ed) (1993) Human Reproduction Vol. 5. Oxford University Press

Edwards RG (1984) Human conception in vitro: new opportunities in medicine and research. In: Trounson A, Wood C (eds) In vitro fertilization and embryotransfer. Churchill Livingstone, Edingburgh, pp 217–250

Edwards RG, Steptoe PC (1975) Induction of follicular growth, ovulation and luteinization in the human ovary. J Reprod Fertil 22:121–126

Edwards RG, Steptoe PC, Purdy JM (1980) Establishing fullterm human pregnancies using cleaving embryos grown in vitro. Br J Obstet Gynaecol 87:737–756

Edwards RG, Fishel SB, Cohen J et al (1984) Factors influencing the success of in vitro fertilization for alleviating human infertility. J In Vitro Fert Embryo Transf 1:3–23

Eibschitz I, Belaisch-Allart J, Frydman R (1986) In vitro fertilization management and results in stimulated cycles with spontaneous luteinizing hormone discharge. Fertil Steril 45: 231–236

Engel J, Jewelevitcz R, Dyrenfurth I, Speroff L, Van de Wiele RL (1972) Ovarian hyperstimulation syndrome. Report on a case with notes on pathogenmesis and treatment. Am J Obstet Gynecol 112: 1052

Erickson (1977) Isolation and storage of progressively motile human sperm. Andrologia 9:111–114

Feichtinger W (1992) New transfer techniques. XIV. World Congress on fertility and sterility, 22–27 Nov. 1992, Caracas, Venezuela (Abstract PS 9)

Feichtinger W, Kemeter P (1986) Laparoscopic or ulrasonically guided follicle aspiration for in vitro fertilization. J In Vitro Fert Embryo Transf 1:244–249

Feichtinger W, Kemeter A, Szalay S, Back A, Janish H (1982) Could aspiration of the Graafian follicle cause luteal phase deficiency? Fertil Steril 37:205–208

Feichtinger W, Strohmer H, Radner KM (1992) Erbium YAG Laser for micromanipulation of oocytes and spermatozoa. Lancet II:115–11

Filicori M, Hall DA, Loughlin JS, Rivier J, Vale W, Crowley WF Jr (1983) A conservative approach to the management of uterine leiomyoma: pituitary desensitisation by a luteinizing hormone-releasing hormone analogue. Am J Obstet Gynecol 147:726–727

Fishel S (1988) Growth of the human conceptus in vitro. In: Fishel S, Symonds EM (eds) In vitro fertilization: past, present and future. IRL Press, Oxford, pp 107–126

Fishel SB, Edwards RG, Purdy JM et al (1985) Implantation, abortion and birth after in vitro fertilization using the natural menstrual cycle or follicular stimulation with clomiphene citrate and human menopausal gonadotropin. J In Vitro Fert Embryo Transf 2:123–131

Fishel S, Antinori S, Jackson P, Johnson J, Rinaldi L (1991) Presentation of six pregnancies established by sub-zonal insemination (SUZI). Hum Reprod 6:124–130

Fleming J, Coutts JRT (1986) Induction of multiple follicular growth in normally menstruating women with endogenous gonadotropin suppression. Fertil Steril 45:226–230

Fleming R, Adam AH, Barlow DH, Black WP, Macnaughton MC, Coutts JRT (1982) A new systematic treatment for infertile woman with abnormal hormone profiles. Br J Obstet Gynaecol 89:80–83

Fleming R, Haxton MJ, Hamilton MPR, McCune GS, Black WP, MacNaughton MC, Coutts JRT (1985) Successful treatment of infertile women with oligomenorrhoea using a combination of an LHRH agonist and exogenous gonadotropin. Br J Obstet Gynaecol 92:369–373

Focus on Reproduction (1992) Survey on assisted fertilization. Focus on Reproduction II-4/92:11

Forman RG, Frydman R, Egan D, Ross C, Barlow D (1990) Severe ovarian hyperstimulation syndrome using agonists of gonadotropin releasing hormone for in vitro fertilization: a European series and a proposal for prevention. Fertil Steril 53:502–509

Forrler A, Dellenbach P, Nidsand I, Moreau L (1986a) Direct intraperitoneal insemination in unexplained infertility and cervical infertility. Lancet I:916–917

Forrler A, Badoc E, Moreau L, Dellenbach P (1986b) Direct intraperitoneal insemination: first results confined. Lancet II:1468

Forster MS, Smith WD, Lee WI, Berger RE, Karp LE, Stenchever MA (1983) Selection of human spermatozoa according to their relative motility and their interaction with zona free hamster eggs. Fertil Steril 40:655–660

Franken DR, Oehninger S, Johnson-Burkman L, Coddington C, Kruger T (1989) The hemizona assay (HZA): A predictor of human sperm fertilizing potential in in vitro fertilization (IVF). J Vitro Fert Embryo Trans 6:44–50

Franken D, Windt ML, Oosthuizen T, Kruger T, Menkveld R, Coddington C, Hodgen GD (1991) Assisted reproductive technologies may obviate apparent immunologic infertility. Andrologia 23: 291–295

Friedler S, Diamant YZ (1987) Ovulation induction with pulsatile human menopausal gonadotropin (HMG) administration. Eur J Obstet Gynecol Reprod Biol 25:303–313

Frydman R, Belaisch-Allart J, Parneix I, Forman R, Forman R, Hazout A, Testart J (1988a) Comparison between flare up and down regulation effects of luteinizing hormone-releasing hormone agonists in an in vitro fertilization program. Fertil Steril 50: 471–475

Frydman R, Parneix I, Belaish-Allart JC et al (1988b) LHRH agonists in IVF: different methods of utilization and comparison with previous ovulation stimulation treatments. Hum Reprod 3:559–561

Frydman R, Rainhorn JD, Forman R, Belaisch-Allart J, Fernandez H, Lassale B, Testart J (1987) Pregnancies following fixed schedule ovulation induction and embryo cryopreservation during diagnostic infertility laparoscopy. In: Feichtinger W, Kemeter P (eds) Future aspects in human in vitro fertilisation. Springer, Berlin Heidelberg New York Tokyo, pp 82–90

Fujino M, Kobayashi S, Obayashi M (1972) Structure-activity relationships in the C-terminal part of luteinising-hormone releasing hormone (LHRH). Biochem Biophis Res Commun 49:863–869

Garcia J, Jones GS, Acosta AA, Wright GL (1981a) Corpus luteum function after follicle aspiration for oocyte retrieval. Fertil Steril 36:565–572

Garcia JE, Jones GS, Wright GL Jr (1981b) Prediction of the time of ovulation. Fertil Steril 36:308–315

Garcia JE, Jones GS, Acosta AA, Wright G (1983a) Human menopausal gonadotropin/human chorionic gonadotropin follicular maturation for oocyte aspiration: phase I. Fertil Steril 39:167–173

Garcia JE, Jones GS, Acosta AA, Wright G (1983b) Human menopausal gonadotropin/human chorionic gonadotropin for follicular maturation for oocyte aspiration: phase II. Fertil Steril 39: 174–179

Garrisi GJ, Talansky BE, Grunfeld L, Sapira V, Navot D, Gordon JW (1990) Clinical evaluation of three approaches to micromanipulation-assisted fertilization. Fertil Steril 54: 671–677

Gavella M, Lipovac V, Marotti T (1991) Effect of pentoxifylline on superoxide anion production by human sperm. Int J Androl 14:320–327

Geisthövel F, Bliefert R, Geyer H, Breckwoldt M (1987) Stimulation der Ovarialfunktion mit Gonadotropinen nach Suppression der endogenen Gonadotropin-Sekretion durch Dauerinfusion des LHRH-Analogon Buserelin. Geburtshilfe Frauenheilk 47:240–245

Gemzell CA, Diczfalusy E, Tillinger G (1958) Clinical effect of human pituitary follicle-stimulating hormone (FSH). J Clin Endocrinol Metab 18:1333–1348

Golan A, Ron-El R, Herman A, Weinraub Z, Soffer Y, Caspi E (1988) Ovarian hyperstimulation syndrome following D-Trp-6 luteinizing hormone-releasing hormone microcapsules and menotropins for in vitro fertilizatiom. Fertil Steril 50:912–916

Gordon K, Williams RF, Danforth Dr, Hodgen GD (1990) A novel regimen of gonadotropin-releasing hormone (GnRH) antagonist plus pulsatile GnRH: controlled restoration of gonadotropin secretion and ovulation induction. Fertil Steril 54:1140–1145

Gorus FK, Pipeleers DG (1981) A rapid method for the fractionation of human spermatozoa according to their progressive motility. Fertil Steril 35:662–665

Grillo M, Buck S, Mettler L (1987) Ovulationsinduktion mit reinem urinären FSH bei Patientinnen eines In-vitro-Fertilisationsprogrammes. Fertilität 3:181–185

Hamberger L, Wickland M, Nilsson L, Janson PO, Sjögren A, Hillensjö T (1982) Methods for aspiration of human oocytes by various techniques. Acta Med Rom 20:370–378

Hammitt DG, Bedia E, Rogers PR, Syrop CH, Donovan JF, Williamson RA (1989) Comparison of motility stimulants for cryopreserved human semen. Fertil Steril 52:495–502

Hammond J (1949) Recovery and culture of tubal mouse ova. Nature 163:28–29

Hámori M, Stuckensen JA, Rumpf D, Kniewald T, Kniewald A, Marquez MA (1988) Zygote intrafallopian transfer (ZIFT): evaluation of 42 cases. Fertil Steril 50:519–521

Harper JC, Handyside AH, Winston RML (1993) Day 2 versus day 3 embryo biopsy in relation to the success of preimplantation diagnosis of inherited diesease. Hum Reprod 8 [Suppl 1]:135

Harris SJ, Milligan MP, Masson GM, Dennis KJ (1981) Improved separation of motile sperm in asthenospermia and its application to arteficial insemination homologues (AIH). Fertil Steril 36: 219–221

Hassiakos D, Toner JP, Muasher SJ, Jones HW Jr (1990) Implantation and pregnancy rates in relation to oestradiol and progesterone profiles in cycles with and without the use of gonadotropin-releasing hormone agonist suppression. Hum Reprod 5: 1008–1004

Hazout A, Belaisch-Allart J (1986) Progress en Gynecologie. Edts: Buvat J, Bringer J (eds)

Hodgen GD (1982) The dominant ovarian follicle. Fertil Steril 38: 281–300

Homburg R, West C, Ostergaard H, Jacobs HS (1991) Combined growth hormone and gonadotropin treatment for ovulation induction in patients with non responsive ovaries. Gynecol Endocrinol 5:33–36

Homburg R,Eshel A, Abdalla I, Jacobs HS (1988) Growth Hormone facilitates ovulation induction by gonadotropins. Clin Endocrinol 29:113–117

Homburg R, West C, Torresani T, Jacobs HS (1990) Cotreatment with human growth hormone and gonadotropins for induction of ovulation: a controlled clinical trial. Fertil Steril 53:254–260

Howles CM, Macnamee MC, Edwards RG (1987a) Follicular development and early luteal function of conception and non-conceptional cycles after human in-vitro fertilization: endocrine correlates. Hum Reprod 2:17–21

Howles CM, Macnamee MC, Edwards RG (1987b) Short term use of an LHRH agonist to treat poor responders entering an in-vitro fertilization programme. Hum Reprod 2:655–656

Imoedemhe DAG, Sigue AB, Pacpaco E, Luciano (1992b) Successful use of microinseminated oocyte fallopian transfer (MISOFT) in male factor infertility XIV. World Congress on fertility and sterility, 22–27 Nov. 1992, Caracas, Venezuela, (Abstract 462)

Jansen, RP, Anderson JC, Radonic I, Smith J, Sutherland PD (1988) Pregnancies after ultrasound-guided fallopian insemination with cryostored donor semen. Fertil Steril 49:920–922

Jansen, RPS, Anderson J (1987) Catheterisation of the fallopian tubes from the vagina. Lancet I:309–310

Jeyendran RS, Perez-Palaez M, Crabo BG (1986) Concentration of viable spermatozoa for artificial insemination. Fertil Steril 45: 132–134

Jeyendran RS, Van der Ven HH, Perez-Pelaez M, Crabo BG, Zaneveld LJD (1984) Development of an assay to assess the functional integrity of the human sperm membrane and its relationship to other semen characteristics. J Reprod Fertil 70:219–228

Jones GS, Acosta AA, Garcia JE, Bernardus RE, Rosenwaks Z (1985) The effect of follicle-stimulating hormone without additional luteinizing hormone on follicular stimulation and oocyte development in normal ovulatory woman. Fertil Steril 43:696–702

Jones GS, Garcia JE, Rosewaks Z (1984) The role of pituitary gonadotropins in follicular stimulation and oocyte maturation in the human. J Clin Endocrinol Metab 59:178–180

Jones HW, Jones GS, Andrews MC et al (1982) The program for in vitro fertilization at Norfolk. Fertil Steril 38:14–21

Jones HW, Acosta A, Andrews MC et al (1983) The importance of follicular phase to success and failure in in vitro fertilization. Fertil Steril 40:317–321

Kemeter P, Feichtinger W. (1986) Prednisolon supplementation to clomid and/or gonadotrophin stimulation for in vitro fertilization – a prospective randomised trial. Hum Reprod 7:441–444

Kemeter P, Feichtinger W (1989) Erste Erfahrungen mit einem fixen Stimulationsschema für die In-vitro-Fertilisation (IVF) ohne Bluthormonbestimmungen. Fertilität 5:14–21 (1989)

Kentenich H, Lehmann F, Haeske-Seeberg H, Seeberg B (1993) Aktueller Stand der IVF- und GIFT-Therapie in der Bundesrepublik Deutschland 1991. Fertilität 9:45–53

Kerin JF, Quinn PJ, Kirby C et al (1983) Incidence of multiple pregnancy after in vitro fertilization and embryo transfer. Lancet 2:537–540

Kerin JF, Warnes GM (1986) Monitoring of ovarian response to stimulation in in-vitro fertilization cycles. Clin Obstet Gynaecol 29:158–170

Kistner RW (1965) Induction of ovulation with clomiphene citrat (Clomid). Obstet Gynecol Surv 20:873–899

Klijn JGM, de Jong FH (1982) Treatment with a luteinizing-hormone-releasing-hormone analogue (Buserelin) in premenopausal patients with metastatic breast cancer. Lancet II:1213–1216

Kola I, Lacham O, Jansen RPS, Turner M, Trounson A (1990) Chromosomal analysis of human oocytes fertilized by microinjection of spermatozoa into the perivitelline space. Hum Reprod 5:575–577

Kratochwil A (1969) Ein neues vaginales Ultraschall-Schnittbildverfahren. Geburtshilfe Frauenheilk 29:379–385

Krebs D, Al-Hasani S (1984) Eizellgewinnung. In: Krebs D (Hrsg) Praktikum der extrakorporalen Befruchtung, Urban & Schwarzenberg, München, S 74–79

Lamb EJ, Colliflower WW, Williams JW (1972) Endometrial histology and conception rates after clomiphene citrate. Obstet Gynecol 39:389–396

Laufer N, De Cherney AH, Haseltine FP et al (1983) The use of high dose human menopausal gonadotropin in an in vitro fertilization program. Fertil Steril 40:731–741

Laufer N, DeCherney AH, Haseltine FP et al (1984) Human in vitro fertilization employing individualized ovulation induction by human menopausal gonadotropin. J In Vitro Fert Embryo Transf 1:56–62

Laws-King A, Trounson A, Sathananthan AH, Kola I (1987) Fertilization of human oocytes by micro-injection of a single spermatozoa under the zona pellucida. Fertil Steril 48: 637–642

Leeton J, Trounson A, Jessup D (1985) Support of the luteal phase in in vitro fertilization programs: results of a controlled trial with intramuscular proluton. J In Vitro Fert Embryo Transf 2:166–169

Lejeune B, Degueldre M, Camus M, Vekemans M, Opsomer L, Leroy F (1986) In vitro fertilization and embryo transfer as related to endogenous luteinizing hormone rise or human chorionic gonadotropin administration. Fertil Steril 45:377–383

Lenz S, Lauritzen J (1982) Ulrasonically guided percutaneous aspiration of human follicles under local anaesthesia – a new method of collecting oocytes for in vitro fertilization. J In Vitro Fert Embryo Transf 4:13–17

Lenz S, Lauritsen JG, Kjellow M (1981) Collection of human oocytes for in vitro fertilization by ultrasonically guided follicular puncture. Lancet I:1163

Lenz S, Leeton J, Renou P (1987) Transvaginal recovery of oocytes for IVF using vaginal ultrasound. J In Vitro Fert Embryo Trans 4:51–55

Leyendecker G, Wildt L, Hansmann M (1980) Pregnancies following chronic-intermittent (pulsatile) administration of GnRH by means of a portable pump („Zyklomat") – a new approch to the treatment of infertility of hypothalamic amenorrhoea. J Clin Endocrinol Metab 51:1214–1216

LeyendeckerG, Bernart W, Bremen T et al (1990) Influence of the duration of the oestradiol rise on the success rate in GnRH analogue/HMG-stimulated IVF cycles. Hum Reprod 5:52–55

Lindner C, Braendle W, Bispink L, Lichtenberg V, Bettendorf G (1987) Gonadotropin-Stimulation und In-vitro-Fertilization nach selektiver Hypophysen-Suppression durch LH/RH-Analogon. Geburtshilfe Frauenheilkd 47:490–494

Liu JM, Durfee R, Muse K, Yen SSC (1983) Induction by multiple ovulation by pulsatile administration of gonadotropin releasing hormone. Fertil Steril 40:18–22

Lopata A (1983) Concepts in human in vitro fertilization and embryo transfer. Fertil Steril 40:289–301

Lopata A, Johnston IWH, Hoult IJ, Speirs AI (1980) Pregnancy following intrauterine implantation of an embryo obtained by in vitro fertilization of a preovulatory egg. Fertil Steril 33: 117–120

Lopata A, Brown JB, Leeton JF, McTalbotJ, Wood C (1978) In vitro fertilization of preovulatory oocytes and embryo transfer in infertile patients treated with clomiphene and human choronic gonadotropin. Fertil Steril 30:27–35

Lopata A, Patullo MJ, Chang A, James B (1976) A method for collecting motile spermatozoa from human semen. Fertil Steril 27:677–684

Loumaye E, Catt KJ (1983) Agonist-induced regulation of pituitary receptors for gonadotropin releasing hormone. J Biol Chem 258: 12002–9

Loumaye E, Naor Z, Catt KJ (1982) Binding affinity and biological activity of gonadotrophin-releasing hormone agonists in isolated pituitary cells. Endocrinology 111:730–736

Loumaye E, de Coorman S, Sartanaer JG, Psalti I, Depreester S, Thomas K (1988) Resultat obtenus en fecondation in vitro par administration de Buserelin et HMG chez des patients ayant presentes un echec de stimulation par CC-HMG ou HMG. Fertil Contracept Sexual 2:29–32

Lucena, E, Ruiz JA, Mendoza JC, Ortiz JA, Lucena C, Gomez M, Arango A (1989) Vaginal intratubal insemination (VITI) and vaginal GIFT, endosonographic technique: early experience. Hum Reprod 4:658–662

Lunenfeld B, Menzi A, Volet B (1960) Clinical effects of human postmenopausal gonadotropin. Rass Clin Ter Sci Affini 59:213–217

Lunenfeld B, Lunenfeld E, Shenhav M (1989) Komplikationen der Gonadotropintherapie. Akt Endokrinol Stoffwechsel 10:1–5

Macnamee MC, Howles CM, Edwards RG (1987) Pregnancies after IVF when high tonic LH is reduced by long-term treatment with GnRH agonists. Hum Reprod 2:569–571

Macnamee MC, Howles CM, Edwards RG, Taylor PJ, Elder KT (1989) Short-term luteinizing hormone-releasing hormone agonist treatment: prospective trial of a novel ovarian stimulation regimen for in vitro fertilization. Fertil Steril 52:264–269

Margalioth EJ, Feinmesser M, Navot D, Mordel N, Broson RA (1989) The long term predictive value of the zona-free hamster ova sperm penetration assay. Fertil Steril 52:490–494

Marrs RP, Vargyas JM, Shangold GM, Yee B (1984) The effect of time of the initiation of clomiphene citrat on the multiple follicle development for human in vitro fertilization and embryo replacement procedures. Fertil Steril 41:682–685

Marshall LA, Fluker MR, Jaffe RB, Monroe SE (1991) Inhibition of follicular development by a potent antagonistic analog of gonadotropin-relesing hormone (detirelix). J Clin Endocrinol Metab 72:927–933

Martikainen H, Rönnberg L, Ruokonen A, Kauppila A (1987) Anterior pituitary dysfunction during the luteal phase following ovarian hyperstimulation. Fertil Steril 47:446

McBain JC, Trounson A (1984) Patient management: treatment cycle. In: Wood, Trounson A (eds) Clinical in vitro fertilization. Springer, Berlin Heidelberg New York Tokyo, pp 49–65

McLachlan RI, Healy DL, Burger HG (1986) Clinical aspects of LHRH analogues in gynecology: a review. Br J Obstet Gynecol 93: 431–454

Meldrum DR, Chang RJ, Lu J, Vale W, Rivier J, Judd HL (1982) Medical oophorectomy using a long-acting GnRH agonist – a possible new approch to the treatment of endometriosis. J Clin Endocrinol Metab 54:1081–1083

Melo-Abreu S, Bond JG, Alvarez JG (1992) Pentoxifylline (PX) affects sperm motility in normal and male factor samples. XIV. World Congress on fertility and sterility, 22–27 Nov. 1992, Caracas, Venezuela (Abstract 57)

Messinis IE (1989) Drugs used in in vitro fertilisation procedures. Drugs 38:148–159

Messinis IE, Nillius SJ (1982) Comparison between tamoxifen and clomiphene for induction of ovulation. Acta Obstet Gynecol Scand 61:377–379

Messinis IE, Templeton AA (1987) Endocrine and follicle characteristics of cycles with and without endogenous luteinizing hormone surges during superovulation induction with pulsatile follicle stimulating hormone. Hum Reprod 1:11–16

Messinis IE, Templeton A, Angell R, Aitken J (1986a) A comparison of fixed regimes for obtaining human cleaving oocytes for research purpose. Br J Obst Gynaecol 93:39–42

Messinis IE, Templeton AA, Baird DT (1986b) Comparison between clomiphene plus pulsatile human menopausal gonadotrophin and clomiphene plus pulsatile follicle stimulating hormone in induction of multiple follicular development in woman. Hum Reprod 1:223–226

Messinis IE, Templeton A, Baird DT (1986c) Endogenous luteinizing hormone surge in women during induction of multiple follicular development with pulsatile follicle stimulating hormone. Clin Endocrinol 24:193–201

Mettler L, Seki M, Baukloh V, Semm K (1982) Human ovum recovery via operative laparoscopy and in vitro fertilization. Fertil Steril 38:30–37

Micic S, Hadzi-Djokic J, Dotlic R, Tulic C (1988) Pentoxifylline treatment of oligoasthenospermic men. Acta Eur Fertil 19:135–137

Mohr LR, Trounson A, Freemann L (1985) Deep freezing and transfer of human embryos. J In Vitro Fert Embryo Transf 2:1–10

Moor RM, Trounson AO (1977) Hormonal and follicular factors affecting maturation of sheep oocytes in vitro and their subsequent developmental capacity. J Reprod Fertil 49:101–109

Muggleton-Harris AL, Findlay I (1991) In-vitro studies on „spare“ human preimplantation embryos in culture. Hum Reprod 6:85–92

Nader S, Berkovitz A (1990) Study of the Pharmakokinetics of human chorionic gonadotropin and its relation to ovulation. J In Vitro Fert Embryo Transf 7:114–118

Navot D, Margalioth EJ, Laufer NJ, Birkenfeld A, Relon A, Rosler A, Schenker JG (1987) Direkt correlation between plasma renin activity and severity of the ovarian hyperstimulation syndrome. Fertil Steril 48:57–61

Nestor JJ Jr, Ho TL, Simpson RA, Horner BL, Jones GH, Necrae GJ, Vickery BH (1982) Synthesis and biological activity of some very hydrophobic superagonist analogues of luteinizing hormone releasing hormone. J Med Chem 25:795–801

Neveu S, Hedon B, Bringer J, Chinchole JM, Arnal F, Humeau C, Cristol P, Viala JL (1987) Ovarian stimulation by a combination of a gonadotropin-releasing hormone agonist and gonadotropins for in vitro fertilization. Fertil Steril 47:639–643

Ng SC, Bongso TA, Ratnam SS et al (1988) Pregnancy after transfer of multiple sperm under the zona. Lancet II:790

Ng SC, Bongso A, Ratnam SS (1991) Microinjection of human oocytes: a technique for severe oligoasthenoteratozoospermia. Fertil Steril 56:1117–1123

Nillius SW, Bergquist C, Wide W (1978) Inhibition of ovulation in woman by chronic treatment with a stimulatory LHR analogue – a new approch to birth control. Contraception 17:537–545

Palermo G, Joris H, Devroey P, Van Steirteghem AC (1992a) Induction of acrosome reaction in human spermatozoa used for subzonal insemination. Hum Reprod 7:248–254

Palermo G, Joris H, Camus M, Devroey P, Van Steirteghem AC (1992b) Assisted fertilization by direct intracytoplasmatic sperm injection to treat severe male factor infertility. 8th Annual Meeting of the ESHRE, The Hague, 1992 (Abstract 142)

Parson J, Bocker M, Gosswamy R et al (1985) Ocyte retrieval for in vitro fertilization by ultrasonically guided needle aspiration via urethra. Lancet I:1076

Paulson JD, Polakoski KL (1977) A glass wool column procedure for removing extraneous material from the human ejaculate. Fertil Steril 28:178–181

Perrin MH, Rivier JE, Vale WW (1980) Radioligand assay for gonadotrophin-releasing hormone: relative potencies of agonist and antagonists. Endocrinology 106:1289–1296

Phillips LL, Glanstone W, Van de Wiele R (1975) Studies of the coaggulation and fibrinolytic systems in hyperstimulation syndrome after administration of human gonadotrophins. J Reprod Med 14: 138

Poretsky L, Kali MF (1987) The gonadotropic fuction of insulin. Endocr Rev 8:132

Porter RN, Smith W, Craft IL, Abdulwahid NA, Jacobs HS (1984) Induction of ovulation for in-vitro fertilisation using buserelin and gonadotrophins. Lancet II:1284–1285

Prasad MRN (1984) The in vitro sperm penetration test: a review. Int J Andrology 7:5–22

Prins GS, Wagner C, Weidel L, Gianfortoni J, Marut EL, Scommegna A (1987) Gonadotropins augment maturation and fertilization of human immature oocytes cultured in vitro. Fertil Steril 47: 1035–1037

Quigley MM (1984) The use of ovulation inducing agents in in vitro fertilization. Clin Obstet Gynaecol 27:983–992

Rabau E, Serr DM, David A, Mashiach S, Lunenfeld B (1967) Human menopausal gonadotrophins for anovulation and sterility. Am J Obstet Gynecol 96:92

Rainhorn JD, Forman RG, Belaish-Allart J et al (1987) One year's experience with programmed oocyte retrieval for IVF. Hum Reprod 2:491–494

Raj SG, Berger MJ, Grimes EM, Taymor ML (1977) The use of gonadotrophins for the induction of ovulation in women with polycystic ovarian desease. Fertil Steril 28:1280–1284

Ranoux C, Aubriot FX, Dubuisson JB, Cardone V, Foulout H, Poirot C, Chevallier O (1988) A new in vitro fertilization technique: intravaginal culture. Fertil Steril 49:654–657

Regan L, Owen EJ, Jacobs HS (1990) Hypersecretion of luteinizing hormone, infertility and miscarriage. Lancet II: 1141–1144

Rizk B, Meagher S, Fisher AM (1990) Severe ovarian hyperstimulation syndrome and cerebrovascular accidents. Hum Reprod 5:697–698

Rock J, Menkin MF (1944) In vitro fertilization und cleavage of human ovarian eggs. Science 100:105–107

Rodebush WE, Kim JG, Minhas BS, Dodson MG (1990) Survival and cell acquisation rates after preimplantation embryo biopsy: use of two mechanical techniques and two mouse strains. Am J Obstet Gynecol 162:1084–1090

Rogers P, Milne B, Trounson A (1986) A model to show uterine receptivity and embryo viability following ovarian stimulation for in vitro fertilization. J In Vitro Fert Embryo Transf 3:93–98

Ron-El R, Herman A, Golan A, Bahar R, Weinraub Z, Soffer Y, Caspi E (1990) Ultrashort luteinizing hormone releasing hormone agonist protocol in ovarian hyperstimulation for IVF. Abstracts of the II. Joint ESCO-ESHRE Meeting, Milan 1990, p 114–115

Rosenwaks Z, Muasher SJ (1986) Recruitment of fertilizable eggs. In: Jones et al (eds) In vitro fertilization Norfolk, Williams Wilkins, Baltimore,pp. 30–51

Rutherford AJ, Subak-Sharpe RJ, Dawson KJ, Margara RA, Franks S. et al (1988) Improvement on in vitro fertilization after treatment with buserelin, an agonist of luteinizing hormone releasing hormone. Br Med J 296:1965–1968

Salat-Baroux J, Alvarez S, Antoine JM (1988) Comparison between long and short protocols of LHRH agonist in the treament of polycystic ovary disease by in-vitro fertilization. Hum Reprod 3:535–539

Sandow J (1983) Clinical application of LHRH and its analogues. Clin Endocrinol 18:517–592

Schenk S (1880) Das Säugetierei künstlich befruchtet außerhalb des Muttertieres. Mitt Embr Inst KK Univ Wien 1:107

Schenker JG, Polishuk WZ (1976) The role of prostaglandins in ovarian hyperstimulation syndrome. Eur J Obstet Gynecol Reprod 6:47

Schenker JG, Weinstein D (1978) Ovarian hyperstimulation syndrome: a current survey. Fertil Steril 30:255–268

Schoemaker J, Wentz A, Jones GS (1977) Induction of ovulation with pure FSH in patients with amenorrhoea and elevated LH-levels. Fertil Steril 28:295

Schmutzler RK, Reichert C, Diedrich K et al (1988) Combined GnRH-agonist/gonadotropin stimulation for in-vitro fertilization. Hum Reprod 3 [Suppl 2]:29–33

Schmutzler RK, Reichert C, Diedrich K et al (1989) Vergleich eines langwirksamen und kurzwirksamen GnRH-Analogs in Kombination mit Gonadotropinen zur In-vitro-Fertilisierung unter verschiedenen Indikationsstellungen. Geburtshilfe Frauenheilk 49:85–90

Schürmeyer T, Knuth UA, Freischem CW, Sandow J, Akhtar FB, Nieschlag E (1984) Suppression of pituitary and testicular function in normal men by constant gonadotropin-releasing hormone agonist infusion. J Clin Endocrinol Metab 59:19–24

Schütze K, Clement-Sengewald A, Berg D (1993) Laser zona drilling and sperm transfer into the perivitelline space. Hum Reprod [Suppl 1]:131

Scoccia B, Blumenthal P, Wagner C et al (1987) Comparison of urinary human follicle-stimulating hormone and human menopausal gonadotropin for ovarian stimulation in an in vitro fertilization program. Fertil Steril 48:446–44

Serafini P, Stone B, Kerin J, Batzofin J, Quinn P, Marrs RP (1988) An alternate approach to controlled ovarian hypersitmulation in „poor-respondres": pretreatment with a gonadotropin-releasing hormone analog. Fertil Steril 49:90–95

Sharma V, Williams J, Collins W, Riddle A, Mason B, Whitehead M (1988) The sequential use of a luteinizing hormone releasing hormone (LH-RH) agonist and human menopausal gonadotropin to stimulate folliculogenesis in patient with resistant ovaries. J In Vitro Fert Embryo Transf 5:38–42

Shaw RW, Ndukwe G, Imoedemhe D, Burford G, Chan R (1987) Attempts to stimulate multiple follicular growth for IVF by administration of pulsatile LHRH. Clin Reprod Fertil 5:141–151

Shettles LB (1978) Sex selection. Infertility 1:127–135

Shen MR, Chiang PH, Yang RC, Hong CY, Chen SS (1991) Pentoxifylline stimulates human sperm motility both in vitro and after oral therapy. Br J Clin Pharmacol 31:711–714

Sikka SC, Hellstrom WJG (1991) The application of pentoxifylline in the stimulation of sperm motion in men undergoing electroejaculation. J Androl 12:165–170

Smitz J, Devroey P, Braeckmans P et al (1987) Management of failed cycles in an IVF/GIFT programme with the combination of a GnRH analogue and HMG. Hum Reprod 2:309–314

Smitz J, Devroey P, Camus M et al (1988a) The luteal phase and early pregnancy after combined GnRH-agonist/HMG treatment for superovulation in IVF or GIFT. Hum Reprod 3: 585–590

Smitz J, Devroey P, Camus M et al (1988b) Addition of Buserelin to human menopausal gonadotropins in patients with failed stimulations for IVF or GIFT. Hum Reprod 3 [Suppl 2]: 35–38

Speirs A, Trounson A, Warmer GM et al (1984) Summary of results. In: Wood C, Trounson A (eds) Clinical in vitro fertilization. Springer, Berlin Heidelberg New York Tokyo, pp. 157–163

Stanger JD, Yovich JL (1985) Reduced in-vitro fertilization of human oocytes from patients with raised basal luteinizing hormone levels during the follicular phase. Br J Obstet Gynaecol 92: 385–393

Stanger J, Clark L, Brinsmead M, Raymond S, Shumack J (1989) Reduced pregnancy rates with IVF following a precocious LH surge. Abstracts of the VI. World Congress of in vitro fertilization and alternate assisted reproduction, Jerusalem, April 2–8 1989, p 65

Steptoe PC, Edwards RG (1976) Reimplantation of a human embryo with subsequent tubal pregnancy. Lancet I:880–882

Steptoe PC, Edwards RG (1978) Birth after the reimplantation of a human embryo. Lancet 2:8079–8092

Sterzik K, Rosenbusch B, Sasse V, Terinde R, Wolf A, Beier HM, Lauritzen C (1988) Erfahrungen und Erfolge mit der intravaginalen Fertilisation und Kultur von menschlichen Eizellen. Geburtshilfe Frauenheilk 48:850–853

Sterzik K, Rosenbusch B, Danasouri I, Lauritzen C (1992) Etablierung einer Schwangerschaft nach partieller Zona dissection (PZD) der Eizelle im Rahmen der In-vitro-Fertilisation (IVF). Geburtshilfe Frauenheilk 52:340–342

Strohmer H, Feichtinger W (1992a) Successful clinical application of laser for micromanipulation in an in vitro fertilization program. Fertil Steril 58:212–214

Strohmer H, Feichtinger W (1992b) Assisted hatching in cases of previously failed IVF-attempts. XIV. World Congress on fertility and sterility, 22–27 Nov. 1992, Caracas, Venezuela (Abstract 92)

Strohmer H, Antinori S, Feichtinger W (1992) Human pregnancies after partial opening of the zona pellucida by erbium-YAG-laser. 8th Annual Meeting of the ESHRE, The Hague, 1992 (Abstract 139)

Sueldo CE, Price HM, Bachenberg K, Steinleitner A, Gitlin N, Swanson J (1988) Liver dysfunction in ovarian hyperstimulation syndrome. J Reprod Med 33:387–390

Swift AD, Crighton DB (1979) Relative activity, plasma elimination and tissue degradation of synthetic luteinising hormone releasing hormone and certain of its analogues. J Endocrinol 80:141–152

Tan SL, Kingsland C, Campbell S et al (1992) The long protocol of administration of gonadotropin-releasing hormone agonist is superior to the short protocoll for ovarian stimulation for in vitro fertilization. Fertil Steril 57:810–814

Templeton A, Van Look P, Lumsden MA et al (1984) The recovery of preovulatory oocytes using a fixed schedule of ovulation induction and follicle aspiration. Br J Obstet Gynaecol 91:148–154

Tesarik J, Pilka L, Dvorak M, Travnick P (1983) Oocyte recovery, in-vitro insemination, and transfer into the oviduct after its microsurgical repair at a single laparotomy. Fertil Steril 39: 472–475

Testart J, Forman R, Belaisch-AllartJ, Volante M, Hazout A, Strubb N, Frydman R (1989) Embryo quality and uterine receptivity in in-vitro fertilization cycles with or without agonists of gonadotrophin-releasing hormone. Hum Reprod 4:198–201

Thompson C, Hansen M (1970) Pergonal: summary of clinical experience in induction of ovulation and pregnancy. Fertil Steril 21:944

Trotnow S, Kniewald T, Al-Hasani S, Becker H (1981) Follikelpunktion, In-vitro-Fertilisierung, Embryotransfer und eingetretene Schwangerschaften in Dyneric/HCG-stimulierten Zyklen. Geburtshilfe Frauenheilkd 41:835–836

Trounson A (1986) Preservation of human eggs and embryos. Fertil Steril 46:1–12

Trounson A, Mohr L (1983) Human pregnancy following cryopreservation, thawing and transfer of an eight cell embryo. Nature 305:707–709

Trounson AO, Leeton JF, Wood EC, Webb J, Wood J (1981) Pregnancies in humans by fertilisation in vitro and embryo transfer in the controlled ovulatory cycle. Science 212:681–682

Tucker MJ, Cohen J, Massey JB, Mayer MP, Wiker SR, Wrigth G (1991) Partial zona dissection of the zona pellucida of frozen-thawed human embryos may enhance blastocyst hatching, implantation, and pregnancy rates. Am J Obstet Gynaecol 165/2: 341–345

Tulandi T, MicInnes RA, Arronet GH (1984) Ovarian hyperstimulation following ovulation induction with human menopausal gonadotropin. Int J Fertil 29:113

Urbancsek J, Rabe T, Grunwald K, Kiesel L, Runnebaum B (1990a) Analysis of hormonal changes during combined buserelin/HMG treatment. Hum Reprod 5:675–681

Urbancsek J, Rabe T, Grunwald K, Runnebaum B (1990b) Diagnose, Häufigkeit und klinische Bedeutung des vorzeitigen LH-Anstiegs-/Gipfels bei Patientinnen eines In-vitro-Fertilisierungs- und Gametentransfer-Programmes. Geburtshilfe Frauenheilkd 50:454–462

Urbancsek J, Rabe T, Gör ÜB, Schulte B, Grunwald K, Papp Z, Runnebaum B (1991a) Wirkung des GnRH-Analogons Buserelin auf die Serum-Spiegel von Sexualhormonen in Abhängigkeit von Behandlungsbeginn und Behandlungsdauer. Geburtshilfe Frauenheilkd 51:617–625

Urbancsek J, Rabe T, Grunwald K, Cumpelik S, Kiesel L (1991b) Prediction of specific LH patterns before and after ovulation induction with HCG in an IVF-ET/GIFT program. In: Boutaleb Y, Gzouli A (eds) Assisted reproduction. Recent developments in fertility and sterility series, vol 5, pp 99–114

Urbancsek J, Rabe T, Grunwald K, Thuro H, Runnebaum B (1991c) Kombinierte Behandlung mit einem GnRH-Analogon und Gonadotropinen bei IVF-ET/GIFT-Patientinnen nach vorangegangenn erfolglosen reinen HMG-Stimulation. Zentralbl Gynäkol 113:563–574

Urbancsek J, Rabe T, Grunwald K, Kiesel L, Papp Z, Runnebaum B (1991d) High preovulatory serum LH level is unfavourable to conception. Gynecol Endocrinol 5:223–233

Van Blerk B, Nijs M, Van Steirteghem AC (1991) Decompaction and biopsy of late mouse morulae: assessment of in-vitro and in-vivo development potential. Hum Reprod 6:1298–1304

Van Hall EV, Mastboom L (1969) Luteal phase insufficiency in patients treated with clomiphene. Am J Obstet Gynecol 103: 165–171

Van Steirteghem AC, Liu J, Joris H, Nagy Z, Staessen C, Camus M, Wisanto A, Liebaers I, Devroey P (1993) Subzonal insemination (SUZI) and intracytoplasmatic sperm injection (ICSI). Hum Reprod 8 [Suppl 1]:134

Van den Saffele J, Vermeulen L, Schoonjans F, Comhaire FH (1992) Evaluation of the hypo-osmotic swelling test in relation with advanced methods of semen analysis. Andrologia 24:213–217

Vanderzwalmen P, Barlow P, Nijs M, Bertin G, Leroy F, Schoysman R (1992) Usefulness of partial zona dissection of the zona pellucida in a human in-vitro fertilization program. Hum Reprod 7:537–544

Vaughan J, Safro E, Gidley-Baird A, Saunders DM, O'Neill C (1985) Luteal phase endocrine defects as a possible cause of failure of IVF and ET. Abstracts handbook of the Fourth World Conference of in vitro fertilization in Melbourne, November 1985, p 211

Veeck LL, Wortham JWE, Witmyer J (1983) Maturation and fertilization of morphologically immature human oocytes in a program of in vitro fertilization. Fertil Steril 39:594–602

Veersema S, Bernadus RE, Veersema D, Vermeiden JPW, Shoemaker J (1989) Pregnancy following transcervical transfer of oocyte and sperm. N Engl J Med 320:149

Verlinstry Y, Kulier AM (1992) Preimplantation diagnosis of genetic diseases. Wiley Liss, New York

Volpe A, Coukos G, Barreca A, Artini PG, Minuto F, Giordano G, Genazzani AR (1989) Ovarian response to combined growth hormone-gonadotropin treatment in patients resistant to induction of superovulation. Gynecol Endokrinol 3:125–133

Wang C, Chan CW, Wong KK, Yeung KK (1983) Comparison of the effectiveness of placebo, clomiphene citrate, mesterolone, pentoxifylline, and testosterone rebound therapy for the treatment of idiopathic oligospermia. Fertil Steril 40: 358–365

Whitten WK (1956) Culture of tubal mouse ova. Nature 177:96

WHO (1973) Agents stimulating gonadal function in human. Wld Helth Org Techn Rep Ser No 514

Wikland M, Enk L, Hamberger L (1985) Transvesical and transvaginal approach for the aspiration of follicles by use of ultrasound. Ann NY Acad Sci 442:184–192

Wikland M, Hamberger L, Enk L, Nilsson L (1988) Sonographic techniques in human in-vitro fertilization programmes. Hum Reprod 3:65–68

Wildt L, Diedrich K, Van Der Ven H, Al-Hasani S, Hübner H, Klasen R (1986) Ovarian hyperstimulation for in-vitro fertilization controlled by GnRH agonist administered in combination with human menopausal gonadotrophins. Hum Reprod 1:15–19

Wilton LJ, Shaw JM, Trounson AO (1989) Successful single-cell biopsy and cryopreservation of preimplantation mouse embryos. Fertil Steril 51:513–517

World Collaborative Report Bilan Mondial 1989 (1989) Yen SSC, Jaffe RB (eds) Saunders, Philadelphia

Wright G, Wiker S, Elsner C, Kort H, Massey J, Mitchell D, Toledo A, Cohen J (1990) Observations on the morphology of pronuclei and in human zygotes and implications for cryopreservation. Hum Reprod 5:109–115

Yen SSC (1986) The human menstrual cycle. In: Yen SSC, Jaffe RB (eds) Reproductive endocrinology, 2nd edn Saunders, Philadelphia, p 213

Yen SSC, Tsai CC, Naftolin F, Vendenberg G , Ajabor L (1972) Pulsatile patterns of gonadotropin release in subjects with and without ovarian function. J Clin Endocrinol Metab 34:671–675

Yeung WSB, Ho PC, Law EYL, Chan STH (1992) Improved development of human embryos in-vitro by a human oviductal cell co-culture system. Hum Reprod 7:1144–1149

Yovich YM, Edirisinghe WR, Cummins JM, Yovich JL (1990) Influence of pentoxifylline in severe male factor infertility. Fertil Steril 53:715–722

Yussman MA, Taymor ML (1970) Serum levels of follicle stimulating hormone and luteinizing hormone and of plasma progesterone related to ovulation by corpus luteum biopsy. J Clin Endocrinol 30:396–399

Zarutzkie PW, Muller CH, Magone M, Soules MR (1989) The clicical relevance of sex selection techniques. Fertil Steril 52:891–905

Zimmermann R, Soor B, Braendle W, Lehmann F, Weise HC, Bettendorf G (1982) Gonadotropin therapy of female infertility. Analysis of results in 416 cases. Gynecol Obstet Invest 14:1–18

Zorn JR, Barata M, Brami C et al (1988) Ovarian stimulation for in vitro fertilization combining administration of gonadotropins and blockade of the pituitary with D-Trp6-LHRH microcapsules: pilot studies with two protocols. Hum Reprod 3:235–239

12 Endokrinologie der Schwangerschaft

I. Gerhard und B. Runnebaum

12.1 Physiologie der Schwangerschaft

12.1.1 Konzeption und Implantation

Nach der Ovulation wird das Ovum, das etwa 8–12 h befruchtungsfähig ist, in der Tube von einem Spermium mit haploidem Chromosomensatz 23 X oder 23 Y imprägniert. Die Fertilisierung kann in drei Phasen eingeteilt werden: die initiale Bindung des Spermiums durch Rezeptorglykoproteine an die Oberfläche der Zona pellucida, die Vervollständigung der Akrosomenreaktion und die Penetration des Spermiums in die Eihülle. Die Rezeptorfunktion der Glykoproteine ist auf die Karbohydratseitenkette beschränkt, während die Polypeptidkette die Akrosomenreaktion vorbereitet. Es kommt zur Verschmelzung der beiden haploiden Kerne, so daß ein neues Lebewesen mit der diploiden Anzahl von 46 XY oder 46 XX Chromosomen entsteht. Nach ungefähr 30 h ist das Zweizellenstadium erreicht. Bis zum Achtzellstadium behalten alle Blastomeren ihre Totipotenz. Dann differenziert die innere Zellmasse zum Embryoblasten und die äußeren Blastomeren zum Trophoblasten. Während ihrer Entwicklung wandert die Blastozyste durch die Tube, mit deren Endothel bereits ein intensiver Stoffaustausch stattfindet, und gelangt etwa 4–7 Tage nach der Befruchtung in die Gebärmutter.

Innerhalb von 6 h nach der Fertilisierung kommt es als erstes Zeichen einer eingetretenen Schwangerschaft zum Thrombozytenabfall, der um so stärker ist, je mehr Embryonen später implantieren. Ursache ist eine vom Embryo gebildete Substanz, der Platelet Activating Factor (PAF). PAF wird bereits im Medium von fertilisierten Oozyten gefunden mit einem maximalen Wert von 7 ng/ml im Zweizellstadium und spricht später prognostisch für eine erfolgreiche Implantation (Collier et al. 1988, 1990; Van der Weiden 1991; Nakatsuka et al. 1992). Der PAF ist mit einem Radioimmunoassay meßbar, dessen Sensitivität bei 0,3 ng/ml liegt (Ammit u. O'Neill 1991) und der gut mit dem Bioassay übereinstimmt. PAF wirkt vasodilatatorisch und steigert die Gefäßpermeabilität, wodurch die Implantation gefördert wird. Auch Prostaglandin E_2 (PGE_2), das vom Fetus gebildet wird, ist an den Implantationsvorgängen beteiligt. PAF induziert die Bildung des Early Pregnancy Factor (EPF), eines immunsuppressiven Glykoproteins, das vor der Implantation maternalen Ursprungs ist, aber auch vom Fetus selbst produziert wird (Nahhas u. Barnea 1990).

Bereits 24 h nach der Befruchtung wird indirekt mit dem Rosettenhemmtest EPF nachgewiesen. Dieser Test beruht darauf, daß die Rosettenbildung zwischen T-Lymphozyten und heterologen Erythrozyten gehemmt wird, wenn die T-Lymphozyten mit einem Antilymphozytenserum (in diesem Fall EPF-haltigem Serum) behandelt werden. Während man über die Struktur des menschlichen EPF noch nichts Genaues weiß, ist das EPF-System der Maus besser aufgeklärt. Es besteht aus einem tubaren Protein (MG 10500) und einem Ovarialfaktor (MG 7200), der über einen Eizellenfaktor (MG 3400) aktiviert wird. Die erhöhten EPF-Konzentrationen verändern sich bis zur 21. Schwangerschaftswoche nicht. Obwohl EPF auch bei Frauen, die mit Östrogenen behandelt wurden, in vergleichbaren Konzentrationen nachgewiesen und ebenfalls in käuflichen Präparationen von HCG entdeckt wurde, stellt EPF ein wichtiges frühes embryonales Signal für den mütterlichen Organismus dar. Es beeinflußt die mütterliche zelluläre Immunreaktion und hemmt die mütterliche T-Zellfunktion, was zum Überleben der Frucht während der Präimplantationsphase erforderlich ist. Die Blastozyste sezerniert Wachstumsfaktoren, insbesondere Transformierenden Wachstumsfaktor (TGF_α) und den Insulinwachstumsfaktor II (IGF II), während Epidermal Growth Factor (EGF) und IGF I nicht gefunden wurden. Das Maximum der Produktion besteht 5 Tage nach der Fertilisation, dem Übergang von der Morula zur Blastozyste (Hemmings et al. 1992). Außerdem hat der frühe Embryo die Fähigkeit, TGF_α aus dem Kulturmedium zu binden, was die zytoplasmatische Reifung stimuliert. Diese beiden Fähigkeiten des Embryos (Aufnahme und Eigenproduktion von Wachstumsfaktoren) sind wahrscheinlich Gründe dafür, daß in Kokultur gehaltene Embryonen besser wachsen als isoliert gezüchtete (Lane u. Gardner 1992).

Die Implantation findet beim Menschen immer nach einer konstanten Dauer der Präimplantationsphase statt. Wenn allerdings der Embryo im Stadium der Furchung oder als Morula zu früh in der Gebärmutter ankommt, dann kann er die Sekretanpassung des Endometriums abwarten, wie aus Erfolgen der In-vitro-Fertilisierung mit Embryotransfer bekannt ist. Die menschliche Blastozyste darf jedoch nicht zu spät im Uteruslumen ankommen, wenn das charakteristische Proteinmuster der Implantationsphase vorüber ist (Beier 1984). Wurden Frauen mit vorzeitiger Ovarialinsuffizienz nach Östrogen-Gestagen-Stimulation mit Donor-Embryo-Transfer behandelt, so waren Konzeptionen am häufigsten (58%) am 17.–19. Zyklustag, d.h. 3–5 Tage nach Beginn der Progesterongabe (Navot et al. 1986, 1991; Rosenwaks 1987). Da zugleich die Gesamtschwangerschaftsrate bei diesen Frauen größer ist als bei normaler In-vitro-Fertilisierung, spricht dies dafür, daß sowohl zu hohe Östrogenspiegel mit Verschiebung der Östradiol-Progesteron-Ratio in gonadotropinstimulierten Zyklen als auch ein vorzeitiger Progesteronanstieg (vorzeitige Luteinisierung) einen „antinidatorischen" Effekt haben (Psychosos 1993; Forman et al. 1988). Es ist anzunehmen, daß die Blastozyste selbst regulierend in die Implantationsvorbereitungen eingreift, da bei In-vitro-Fertilisierung die Schwangerschaftsrate mit der Zahl der implantierten Embryonen zunimmt.

Im Endometrium werden 2 wichtige mit der Schwangerschaft verbundene Proteine produziert: von den Drüsenzellen des Endometriums das Pregnancy Associated Endometrial Globulin (α_2-PEG = Pregnancy Zone Protein, auch als PP 14 aus der Plazenta bekannt) und von den hypertrophischen Stromazellen des Endometriums das Pregnancy Associated Endometrial α_1-Globulin (α_1-PEG), das identisch ist mit dem Insulin Growth Factor Binding Protein (IGFBP-1, auch als PP 12 aus der Plazenta bekannt) (Fazleabas et al. 1989).

α_2-PEG ist ein dimeres Glykoprotein mit einem Molekulargewicht von 56000 und bereits in der Lutealphase nachweisbar. Es korreliert positiv mit den Östrogenwerten am 9. Zyklustag und ist erhöht, wenn die Prolaktinkonzentrationen in der 2. Zyklusphase supprimiert werden (Seppälä et al. 1989). Höchste Konzentrationen finden sich im peripheren Blut kurz vor und nach der Menstruation (Tag 1–7, 24–28). In Zyklen mit hohen Progesteronwerten ist α_2-PEG niedriger als in Zyklen mit niedrigen Progesteronspiegeln (Fay et al. 1990). Trotz Progesteronsubstitution ist α_2-PEG bei schwangeren Frauen nach Oozytenspende (also bei fehlenden Ovarien) bzw. bei Frauen mit downregulierter Ovarialfunktion sehr niedrig, so daß Progesteron offenbar keinen herausragenden Einfluß auf die α_2-PEG-Produktion hat und niedrige Konzentrationen nichts über die Schwangerschaftsprognose aussagen (Critchley et al. 1990; Anthony et al. 1991). Bis zur 11. Schwangerschaftswoche steigen die α_2-PEG-Werte im peripheren Blut an und fallen dann wieder ab. Über die Funktion von α_2-PEG im Zusammenhang mit der Schwangerschaft ist noch nichts bekannt.

IGFBP-1 ist quantitativ das Hauptsekretionsprodukt der Dezidua, von kleinerem Molekulargewicht und identisch mit IGFBP-1 aus dem Fruchtwasser. Es bindet IGF-I mit großer Affinität und steigt während der Schwangerschaft an. Seine Struktur ist geklärt und das spezifische mRNA nach In-situ-Hybridisierung aus Stromazellen des sezernierenden Endometriums und der Dezidua isoliert (Julkunen et al. 1990). Auch Ca 125 ist ein Produkt des Endometriums und der Dezidua (Jacobs et al. 1990). Es steigt in der Schwangerschaft bis zu einem Gipfel in der 6.–7. Schwangerschaftswoche an.

Neben den vom Embryo sezernierten Substanzen und den Endometriumproteinen regulieren zahlreiche Peptide das Nidationsgeschehen: Tumornekrosefaktor (TNF), Interferon, Interleukin, vasoaktive Peptide und verschiedene Wachstumsfaktoren. Sie fördern die Anhaftung der Blastozyste ans Endometrium, verändern lokal die Durchblutung und bewirken die immunologische Akzeptanz (Fay u. Grudzinkas 1991; Yagel et al. 1989).

TNF_α wird von Makrophagen nach Stimulation durch bakterielle Lipopolysaccharide sezerniert. Es stimuliert die Prostaglandinproduktion. Außerdem reguliert es die HCG-Ausschüttung, indem es die Interleukin-6-Ausschüttung fördert (Li et al. 1992). Dabei wirkt es synergistisch mit Interleukin-1 durch vermehrte Interleukin-6-Gen-Transkription und Änderung der Interleukin-6-mRNA (Nishino et al. 1990). TNF_α fand sich im Douglas-Sekret von Frauen mit Endometriose in signifikant höheren Konzentrationen als bei gesunden fertilen Frauen. Außerdem sezernierten in vitro peritoneale Makrophagen von Frauen mit Endometriose und Verwachsungen ohne zusätzliche bakterielle Stimulation signifikante Mengen von TNF_α (Halme 1989). Es ist deshalb denkbar, daß TNF_α nicht nur bei bestimmten Fertilitätsstörungen eine Rolle spielt, sondern auch bei Frühaborten, die z. B. bei Endometriose häufiger auftreten.

Lymphozyten schwangerer Frauen produzieren in der Kultur HCG. Dieses Phänomen kann durch Serum Schwangerer auf Lymphozyten Nichtschwangerer übertragen werden (Alexander et al. 1990). Lymphozyten von Männern und Kindern haben diese Fähigkeit nicht. Die HCG-Sekretion von Lymphozyten kann eventuell als Messenger für das Corpus luteum dienen. In der Monozytenkultur fertiler Frauen ist die HCG-Produktion durch bestimmte Lymphokine, z. B. Interleukin-1_α, stimulierbar, durch andere, z. B. Interleukin-2 und α-Interferon, hemmbar.

5–8 Tage nach der Fertilisation sezernieren menschliche Embryonen HCG ins Kulturmedium. Eine Woche nach der Konzeption läßt sich im peripheren mütterlichen Blut das schwangerschaftsspezifische HCG (als β-HCG, Humanes Chorion-Gonadotropin) nachweisen, und zwar ist β-HCG 8 Tage nach dem präovulatorischen LH-Gipfel in 5,3% der Zyklen meßbar, 9 Tage danach in 15,8%, 10 Tage danach in 53% und ab dem 11. Tag in 100% (Lenton et al. 1982).

HCG ist ein Glykoprotein, das aus einer unspezifischen α-Untereinheit (MG 18000), die mit LH und FSH identisch ist, besteht, und einer spezifischen β-Untereinheit (MG 30000). Während die Konzentrationen der α-Untereinheit bis zur 36. Schwangerschaftswoche ansteigen, läßt sich für die β-Untereinheit ebenso wie für das gesamte HCG-Molekül ein Konzentrationsmaximum in der 8. bis 10. Schwangerschaftswoche nachweisen. Der Zytotrophoblast sezerniert überwiegend α-HCG. Bei der Differenzierung zur Synzytiotrophoblastzelle nimmt die Produktion von intaktem HCG und β-HCG zu.

20% des HCG werden im Urin ausgeschieden, worauf die immunologischen Schwangerschaftstests beruhen. Die Halbwertszeit von HCG folgt einer nichtlinearen Kinetik und beträgt bei hohen Konzentrationen 9–13 h und bei niedrigen Konzentrationen ca. 40 h. Die HCG-Verdoppelungszeit beträgt zwischen dem 10. und 20. Tag nach Ovulation 1,4 Tage, zwischen dem 21. und 30. Tag p.o. 2,4 Tage und nach dem 30. Tag 7,2 Tage (Check et al. 1992), wobei sich für Ein- und Mehrlingsschwangerschaften keine Unterschiede finden. Trotz eines sicher bekannten Konzeptionstermins gibt es 7- bis 10fache Unterschiede in den HCG-Konzentrationen von intaken Einlingsschwangerschaften (Dickey u. Gasser 1993). Diese frühe und rasch ansteigende HCG-Produktion stimuliert den Gelbkörper, so daß die 17β-Estradiol, 17α-Hydroxyprogesteron- und Progesteron-Sekretion aufrechterhalten werden kann. Möglicherweise ist für die normale Funktion des frühen Corpus luteum graviditatis eine episodische HCG-Sekretion wichtig, wie sie mit Pulsen alle 18–23 min in der Plazentakultur (Kaplan et al. 1991, Barnea und Kaplan 1989) nachgewiesen wurde.

Streßhormone wie Oxytozin und Arginin-Vasopressin stimulieren in der Trophoblastkultur die HCG-Sekretion durch Erhöhung der HCG-Pulsamplitude um das 2- bis 10fache (Tal et al. 1991), während sie durch Prolaktin gehemmt wird. β-Endorphin supprimiert die HCG-Produktion in der 7.–9. Schwangerschaftswoche (durch Naloxon reversibel), aber es stimuliert sie nach der 11. Schwangerschaftswoche (Barnea et al. 1991).

Mit zunehmendem Anstieg der HCG-Konzentrationen im Serum fallen die Prostaglandin-

$F_{2\alpha}$-Konzentrationen ab, was zur Ruhigstellung des Uterus beiträgt. Parenteral verabreichtes Antiserum gegen HCG verhindert die Nidation nicht, jedoch bleibt sie nach intrauteriner Instillation von HCG-Antiserum aus (Joshi u. Nandedkar 1984).

Neben der bekannten Rolle des HCG bei der Aufrechterhaltung der Corpus-luteum-Funktion hat es auch wichtige Aufgaben bei der immunologischen Akzeptanz des Embryos, für den Plazentastoffwechsel und für die Entwicklung der fetalen Gonaden.

Parallel zur Steroidsekretion des Gelbkörpers wird auch Relaxin vom Corpus luteum in ansteigenden Konzentrationen gebildet. Relaxin ist ein Peptidhormon. Es besteht aus 2 Polypeptidketten mit 22 bzw. 30 Aminosäuren, die untereinander durch 2 Disulfidbrücken verbunden sind. 25% seiner Struktur ist identisch mit der des Insulins, so daß ein gemeinsames Strukturgen als Precursor angenommen werden muß. Im Corpus luteum menstruationis ist Relaxin in 20- bis 50fach niedrigeren Konzentrationen als im Corpus luteum graviditatis zu finden. Auch im Endometrium ist es nachweisbar, wobei nach Ovarektomie eine Anreicherung von Relaxin durch Östrogen- und Progesteroninjektionen provozierbar ist (Pardo u. Larkin 1982). Bei nichtschwangeren Frauen kann durch Injektion von HCG 8–10 Tage nach der Ovulation die Relaxinproduktion ausgelöst werden, nicht jedoch, wenn bereits 2–3 Tage nach der Ovulation HCG gespritzt wird.

Im mütterlichen Serum ist Relaxin ab dem Ausbleiben der Menses nachweisbar. Die Konzentrationen steigen bis zum Ende des 1. Trimesters an, dann fallen sie um 20% ab und bleiben bis zur Geburt konstant. Somit weisen sie einen dem HCG ähnlichen Verlauf auf. In vitro erhöht Relaxin die Sekretion von Prostazyklin im menschlichen Myometrium, so daß die myometrane Kontraktilität sinkt. Am Zervixgewebe konnte in vitro beobachtet werden, daß durch Relaxin die Inkorporation von Prolin, einer Vorstufe des Kollagens, in bestimmten Schwangerschaftsstadien gehemmt wird, wobei $PGF_{2\alpha}$ die entgegengesetzte Wirkung hat. Östrogene steigern die Relaxinwirkung.

Während der gesamten 2. Zyklushälfte kann die Progesteron-, 17α-Hydroxyprogesteron- und 17β-Estradiol-Bildung des Corpus luteum durch HCG-Injektionen stimuliert werden. Hierbei ist zu unterscheiden zwischen kleinen Lutealzellen, die sich aus den Thekazellen entwickeln und Rezeptoren für LH und HCG haben, und großen Lutealzellen, die von den Granulosazellen abstammen (Jones 1984; Ohara et al. 1987). Erstere reagieren auf die LH-Pulse mit vermehrter Progesteron- und Östradiolsekretion, während letztere die basale Steroidbildung garantieren und viele Proteine produzieren (z.B. IGF, Oxytozin etc.). Injiziert man der Schwangerschaft angepaßte steigende HCG-Dosen, so erreicht man eine Pseudoschwangerschaft, die über mehr als 4 Wochen nach der Ovulation aufrechterhalten werden kann.

Offenbar haben Progesteron und Relaxin einen synergistischen Effekt auf die Ruhigstellung der Uterusmuskulatur, da die myometrale Aktivität durch die gleichzeitige Verabreichung niedriger Progesteron- und Relaxindosen besser gehemmt werden kann als durch hohe Dosen der einzelnen Substanzen. Das Zusammenspiel von Progesteron, Relaxin und Östradiol bewirkt die Ruhigstellung des Uterus, die Auflockerung des Zervixbindegewebes und garantiert die erhöhte Proteinsynthese.

Insulin potenziert die Aromataseaktivität und fördert die Progesteronsynthese in den Granulosazellen (Poretsky u. Kalin 1987). $PGF_{2\alpha}$ und Oxytozin hemmen die Progesteronsekretion des jungen Corpus luteum und stimulieren die Östradiolsekretion (Maas et al. 1992).

12.1.2 Frühschwangerschaft

Bereits ab der 5. Schwangerschaftswoche werden die Granulosazellen gegen HCG refraktär, so daß Progesteron trotz steigender HCG-Konzentrationen nicht ansteigt. Die Thekazellen bleiben weiter ansprechbar und produzieren vermehrt 17β-Estradiol. Obwohl der menschliche Embryo in der Kultur bei Anwesenheit von Testosteron schon ab dem 5.–8. Tag nach der Fertilisation Östradiol produzieren kann (Edgar et al. 1993), erfolgt ein wesentlicher Beitrag des Trophoblasten zur Steroidsekretion etwa ab der 6. Schwangerschaftswoche (Tulchinsky u. Hobel 1973).

Bei manchen Spezies scheint nach der Nidation für den weiteren Verlauf der Frühschwangerschaft nur Progesteron unerläßlich. In verschiedenen Tierversuchen (Ratten und Schweine) wurde gezeigt, daß die Schwangerschaft ungestört verlief, wenn Östradiol durch injizierte Östradiolantikörper unwirksam gemacht worden war. Wenn jedoch Progesteron durch Antikörper gebunden wurde, kam es zum Abort. Wird das Corpus luteum der Frau vor der 8. Schwangerschaftswoche, gerechnet ab der letzten Menstruation, entfernt, so tritt nach ca. 5 Tagen ein Abort ein (Csapo et al. 1972). Dieser kann verhindert werden, wenn gleichzeitig mit Gestagenen behandelt wird (Csapo et al. 1973a). Bei Frauen, die nach Oozytenspende schwanger wurden und mit kontinuierlicher Progesteron- und Östrogengabe substituiert wurden, stiegen die peripheren Östrogen- und Progesteronspiegel in der 7. SSW signifikant an (Scott et al. 1991), so daß zu diesem Zeitpunkt offenbar der luteoplazentare Shift vollzogen ist. Hauptsyntheseort für Östradiol soll die Plazenta bereits in der 8. SSW sein, für Progesteron aber erst in der 12. (Johnson et al. 1993b).

In vitro konnte nachgewiesen werden, daß Progesteron die HCG-Sekretion von Plazentakulturen aus dem Ersttrimester hemmt (Barnea u. Kaplan 1989, 1991). Es senkt die HCG-Pulsfrequenz und -amplitude. Auch die HCG-stimulierende Wirkung von GnRH-Analoga wurde durch Progesteron gehemmt. Progesteron hat einen schnellen und einen verzögerten Effekt. Wenn die Plazenta nach dem luteoplazentaren Shift vermehrt Progesteron (auch pulsatil) sezerniert, führt dies offenbar zum HCG-Abfall (Abb. 12.1). Die tägliche Progesteronproduktion, die in der Lutealphase 30 mg/24 h beträgt, steigt langsam bis zum 2. Trimester auf 75 mg/24 h an. Hierbei muß jedoch berücksichtigt werden, daß das Corpus luteum während der gesamten Schwangerschaft eine relativ gleichmäßige Progesteronsekretion aufrechterhält und die ansteigenden Blutspiegel während des Schwangerschaftsverlaufs durch die zunehmende Produktion der Plazenta bedingt sind (Nakajima et al. 1991). Im Myometrium werden wesentlich höhere Konzentrationen als im Serum gefunden, was für eine spezifische Bindung spricht (Runnebaum u. Zander 1971; Runnebaum et al. 1978). Durch Progesteron werden die zytoplasmatischen Östradiolrezeptoren reduziert. Neben der Ruhigstellung des Uterus durch den sog. „Progesteronblock" supprimiert Progesteron die Lymphozytenreaktion und trägt somit zur immunologischen Akzeptanz des Fetus bei.

Während 17OHP (17α-Hydroxyprogesteron) in der Frühschwangerschaft nur vom Corpus luteum gebildet wird und in den ersten Schwangerschaftswochen abfällt, wird Östradiol in steigendem Maße von der Plazenta synthetisiert. Hierfür spielen offenbar schon fetale Hormonvorstufen eine Rolle, da bei Schwangerschaften ohne intakte fetale Anlage stark erniedrigte Östradiolwerte gemessen werden. Die spezifische Bedeutung von Östradiol für die ersten Wochen der Schwangerschaft ist nicht klar. Ricketts u. Flint (1980) stellten im Tierversuch fest, daß nach Ovarektomie und Substitution durch Gestagene beim schwangeren Schaf eine Plazentahypertrophie auftritt, so daß Östrogene diese u. U. verhindern. Erst ab der 13. SSW bleibt das Verhältnis zwischen den peripheren Progesteron- und Östradiolkonzentrationen bis zum Ende der Schwangerschaft gleich, so daß von diesem Zeitpunkt an die Plazenta die Progesteron- und Östradiolproduktion übernommen hat (Tulchinsky u. Hobel 1973). Weitere vom Corpus luteum gebildete Proteohormone sind Inhibin, das FSH supprimiert, und Prorenin.

Östriol läßt sich mit Beginn des 3. Schwangerschaftsmonats im peripheren mütterlichen Blut in zunehmenden Konzentrationen nachweisen. C19-Vorstufen der fetalen Nebennierenrinde, insbesondere das Dehydroepiandrosteronsulfat, werden von der fetalen Leber 16α-hydroxyliert, woraus die Plazenta dann Östriol bilden kann. Damit steht die Höhe der Östriolkonzentrationen in direktem Zusammenhang zum endokrinen System des Fetus.

Mit zunehmender Plazentamasse werden ab der 8.–10. SSW im peripheren mütterlichen Serum auch zahlreiche spezifische Proteine des Trophoblasten nachweisbar (Tabelle 12.1). Neben dem HCG kommt dem HPL (Humanes plazentares Laktogen) und dem SP1 (Schwangerschaftsspezifisches Protein 1) die größte Bedeutung zu.

Etwa 2–3 Wochen nach der Konzeption wird das SP1, das eine Halbwertszeit von 22 h hat, im mütterlichen Serum nachweisbar. In der Trophoblastkultur des ersten Trimenons wird SP1 pulsatil alle 14–15 min sezerniert. Humane Präembryonen sezernieren bereits 3–4 Tage nach der Fertilisation SP1 ins Kulturmedium, dann erfolgt ein steiler Anstieg, der jedoch nicht wie bei HCG logarithmisch verläuft (Phocas et al. 1992). SP1 steigt parallel zu den HCG- und HPL-Konzentrationen mit einer Verdoppelungszeit von 2,4 Tagen an. Seine Funktion ist nicht geklärt, eventuell kommt ihm eine immunsuppressive Wirkung zu.

HCG, HPL und SP1 unterliegen unterschiedlichen parakrinen-autokrinen Kontrollmechanismen. Die pulsatile Sekretion gilt nur für HCG und SP1, nicht für HPL (Kaplan et al. 1991) und ist im 3. Trimenon deutlich geringer als im ersten. In der Trophoblastkultur stimuliert cAMP die HCG-Sekretion, hemmt die SP1-Sekretion, während kein Einfluß auf HPL besteht (Kato u. Braunstein 1989). Epidermal Growth Factor (EGF) stimuliert gleichzeitig die HCG- und HPL-Sekretion während der Differenzierungsphase vom Zytotrophoblasten zum Synzytiotrophoblasten (Morrish et al. 1987). Bei verschiedenen Störungen in der Schwanger-

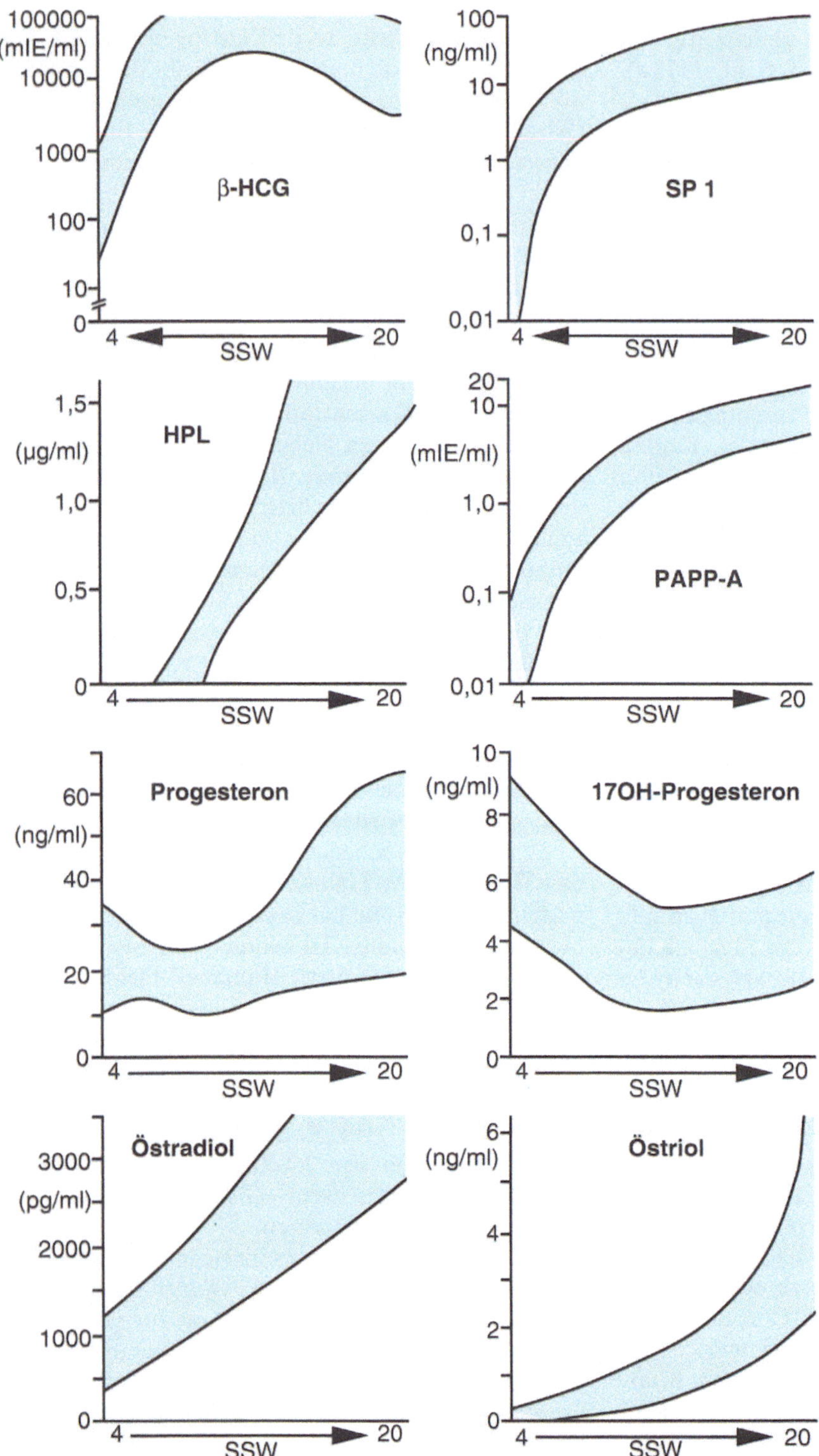

Abb. 12.1. Verlauf der Normalbereiche von HCG, Progesteron, Östradiol, Östriol, HPL und SP1 in der 1. Hälfte der Schwangerschaft. (Der gepunktete Bereich entspricht der 5.–95. Perzentile)

Tabelle 12.1. Hormon- und Enzymparameter in der Schwangerschaft

Herkunft	Substanz
Blastozyste	PAF, EPF
Uterus	Uteroglobin, IGFBP-1, PAF, Relaxin, PAPP-A, Prolaktin, PP14
Corpus luteum	Progesteron 17α-Hydroxyprogesteron 17β-Estradiol Relaxin Prorenin, Inhibin
Plazenta	HCG, HPL, SP1, Inhibin Relaxin, PAPP-A, PP5 Progesteron 17β-Estradiol
Fetus	EPF, α-Fetoprotein
Fetoplazentares System	Östriol 17β-Estradiol Progesteron

schaft durch Sauerstoffmangel oder Toxine kann man im peripheren mütterlichen Blut einen Anstieg von HCG bei gleichzeitigem Abfall von HPL beobachten (Gerhard u. Runnenbaum 1978). In der Plazentakultur konnte bestätigt werden, daß Gifte (z. B. Cd, Hg, Benzpyren etc.) eine enzyminduzierende Wirkung haben (Enhancement) und u. a. HCG dosisabhängig ansteigt (Boadi et al. 1992; Barnea u. Shurtz-Swirski 1992).

Ab der 5. SSW wird das Protein PAPP-A (Pregnancy Associated Placental Protein-A) im mütterlichen Serum nachweisbar, das in der 1. Schwangerschaftshälfte kontinuierlich ansteigt, bei der Geburt die höchsten Konzentrationen erreicht und in der normalen Schwangerschaft gut mit den HPL- und SP1-Konzentrationen korreliert. Seine Halbwertszeit beträgt 3–4 Tage. Es ist ein spezifischer Hemmer der Granulozytenelastose. Seine Bildung ist offenbar progesteronabhängig, da es auch im Endometrium der Sekretionsphase, in luteinisierten hyperstimulierten Follikeln und Corpora lutea nachweisbar ist (Sjöberg et al. 1984). Die Konzentrationen in der Dezidua sind höher als im Trophoblasten und die Konzentrationen im Retroplazentarblut geringer als im mütterlichen Serum, so daß weitere außerplazentare Bildungsstätten angenommen werden müssen. Die eigentliche Funktion dieses Proteins ist unklar. Da es aber in vitro immunsuppressiv wirkt (Sanyal et al. 1989), hemmt es möglicherweise die mütterliche Immunantwort zunächst auf Spermaantigene, später auf das fertilisierte Ei und den Fetus. Ähnlich wie PAPP-A konnten auch andere Proteine, die ursprünglich für schwangerschaftsspezifisch gehalten wurden (PP 12, PP 5, Relaxin, HCG, HPL, SP1), durch sensiblere Methoden in Endometrium, Follikeln oder Sperma nachgewiesen werden (Sjöberg et al. 1984; Seppälä et al. 1984), so daß ihnen möglicherweise verschiedene Wirkungen im Rahmen der Fortpflanzungsvorgänge zukommen.

Inhibin wird im Zytotrophoblasten der Plazenta gebildet (Merchenthaler et al. 1987) und weist einen ersten Anstieg im 1. und einen weiteren im 3. Trimenon auf (Abe et al. 1990). Die Funktion ist unklar. Es wird vermutet, daß es sich um einen embryonalen Wachstumsfaktor handeln könnte.

Neben den bisher genannten Plazentasekretionsprodukten gibt es noch eine Fülle hormonaktiver Substanzen, wie sie u. a. auch im Hypothalamus und der Hypophyse produziert werden: plazentares FSH, TSH, ACTH, GnRH, TRH, CRF usw. Es ist anzunehmen, daß sie in die Regulation verschiedener plazentarer und fetaler Stoffwechselvorgänge eingreifen.

Das AFP (α-Fetoprotein) ist ein α_1-Glycoprotein (MG 7000), das im Dottersack und in der fetalen Leber gebildet wird. Aus dem fetalen Serum wird es im fetalen Urin ins Fruchtwasser ausgeschieden und gelangt von dort über die mütterliche Plazenta auch in das mütterliche Serum. Die Konzentrationen sind im fetalen Serum und im Fruchtwasser um ein Vielfaches höher als im mütterlichen Serum. Die Konzentrationen im Liquor entsprechen denen im fetalen Serum. Die Halbwertszeit beträgt 5 Tage. Die physiologische Bedeutung von AFP ist noch weitgehend unklar. Es ist ein Trägerprotein ähnlich wie Albumin. Unter Umständen spielt es eine Rolle bei der Suppression der mütterlichen Immunantwort. Durch Antikörper gegen AFP lassen sich bei Ratten und Mäusen Aborte auslösen. Es hat eine große klinische Bedeutung, da die Konzentrationen im Fruchtwasser bei verschiedenen Mißbildungen, insbesondere offenen Neuralleistendefekten und kongenitalen Nephrosen, erhöht sind.

Die höchsten Konzentrationen finden sich im Fruchtwasser in der 16. SSW, danach fallen die Werte kontinuierlich bis zur Geburt ab (Abb. 12.2). Im mütterlichen Serum steigen die AFP-Konzentrationen bis zu einem Gipfel in der 32. SSW an (Garoff u. Seppälä 1975).

Eine zusammenfassende Darstellung der Herkunft der klinisch relevanten Hormon- und Enzymparameter in der Schwangerschaft gibt Tabelle 12.1, deren Konzentrationsverläufe zum Teil in der

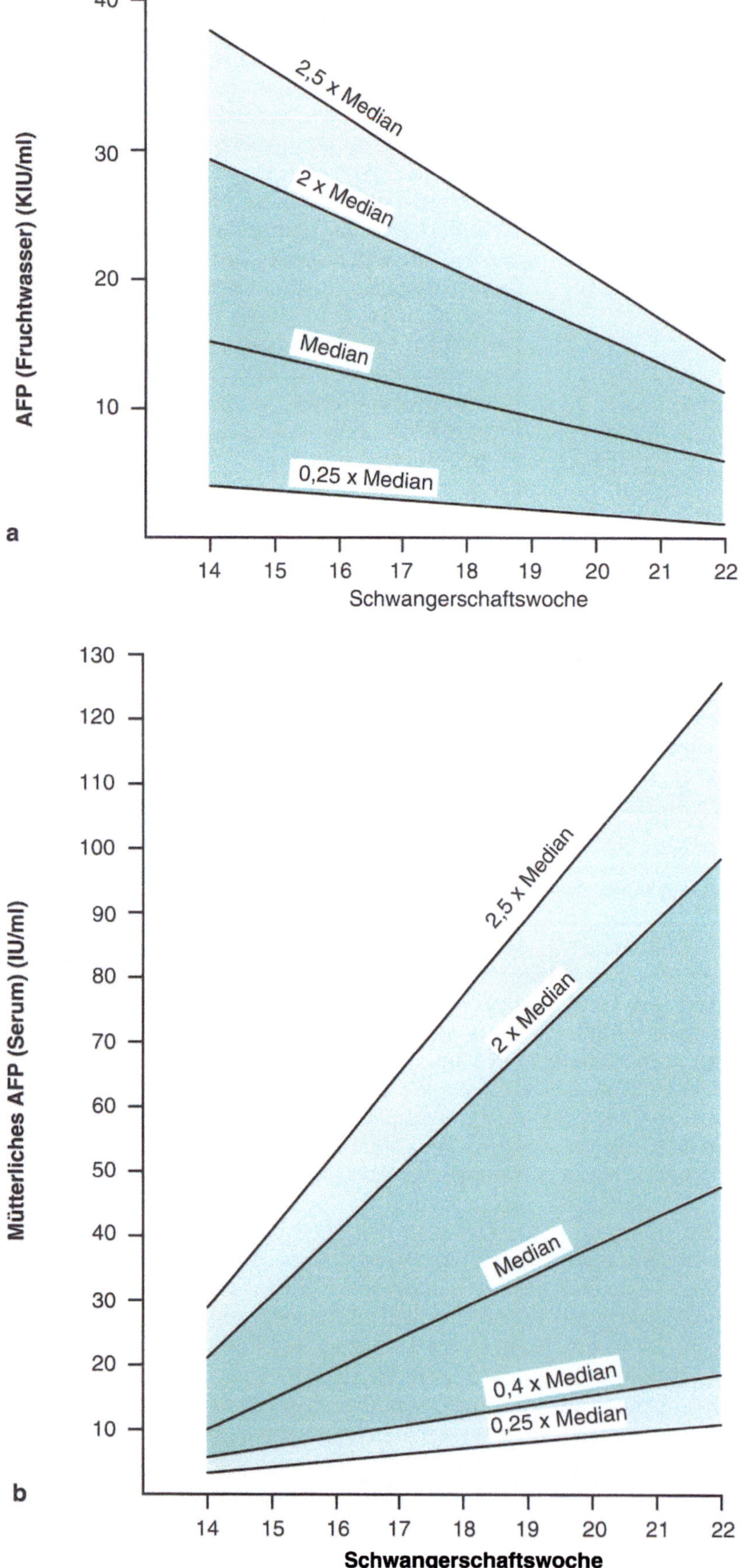

Abb. 12.2. AFP (α-Fetoprotein)-Konzentrationen während der Schwangerschaft im Serum und im Fruchtwasser. (Nach Merkatz et al. 1984)

Abb. 12.1 dargestellt sind, die Normalbereiche für HCG, Progesteron und Östradiol in Tabelle 12.2.

12.1.3 Spätschwangerschaft

Mit zunehmendem Wachstum beteiligt sich der Fetus immer mehr am Östrogen- und Progesteronstoffwechsel der Plazenta, wofür Diczfalusy et al. (1964) das Modell der fetoplazentaren Einheit entwickelten. Pro Tag werden in der Spätschwangerschaft etwa 50 mg Östrogen produziert, davon bestehen mehr als 85% aus Östriol. Im fetalen Serum liegen etwa gleiche Konzentrationen wie im mütterlichen Serum vor. Während Östriol überwiegend an Glukuronsäure gekoppelt ist und/oder als Sulfat zirkuliert, liegt Östradiol zu 70–90% in unkonjugierter Form vor und Östron in 50–90% als Sulfat. Die Gesamtöstrogene, die im Urin ausgeschieden werden, bestehen zu ca. 90% aus glukuronisiertem Östriol und zu 10% aus Konjugaten von Östron, Östradiol und Östetrol. Die freien und sulfurierten Östrogene werden wieder reabsorbiert.

Die freien Steroide können die Plazenta leicht in beide Richtungen passieren. Fast genauso schnell geschieht dies mit den Sulfaten, wie sie überwiegend vom Fetus geliefert werden, da die Plazenta reich an Sulfatasen ist und sie schnell zu Östrogenen und neutralen Sulfaten hydrolysieren kann. Östron und Östradiol stammen zur Hälfte von der Mutter und zur anderen Hälfte vom Fetus. Östriol stammt zu 90% vom Fetus. Die mütterliche Östrogensynthese, die nur 10% der gesamten Östrogensynthese ausmacht, ist in Tabelle 12.3 dargestellt.

Tabelle 12.2. Median, 10. und 90. Perzentile von HCG, Östradiol und Progesteron in der 4. – 12. SSW. Blutproben stammen von 86 Frauen mit spontan eingetretener SS, mit unkompliziertem Schwangerschaftsverlauf und unkomplizierter Spontangeburt am Termin. Ultrasonographisch stimmte das Schwangerschaftsalter mit den Daten der letzten Menstruation überein

SSW	HCG (mIE/ml)			Östradiol (pg/ml)			Progesteron (ng/ml)		
	Perzentile 10.	50.	90.	Perzentile 10.	50.	90.	Perzentile 10.	50.	90.
4	70	374	2677	155	258	583	11	26	39
5	650	3400	15600	201	363	585	14	25	45
6	3500	14600	36900	263	450	1050	14	23	45
7	6437	31700	59308	267	811	1243	14	23	36
8	23126	48537	84453	460	955	1650	13	24	43
9	21554	50928	87186	533	1115	2360	19	24	42
10	27251	48387	70814	779	1375	2930	19	29	43
11	19435	36375	57674	880	1620	3660	20	32	51
12	17277	34382	57310	1010	1960	4300	22	32	58

Tabelle 12.3. Maternoplazentare Östrogensynthese (10%)

Mutter	Plazenta	Fetus
DHEA-S →	DHEA-S ←	DHEA-S
	↓ Sulfatase	
	DHEA	
	3β-Hydroxysteroid-dehydrogenase, Δ^{45} Isomerase	
	Androstendion und Testosteron →	Androstendion und Testosteron
	↓ aromatisierende Enzyme	↓ aromatisierende Enzyme
Östron Östradiol ←	Östron, Östradiol →	Östron, Östradiol
		↓ Sufokinase
	Östron-S Östradiol-S ←	Östron-S Östradiol-S
	↓ Sulfatase	
	Östron, Östradiol →	

Hierbei spielen 3 Enzymsysteme der Plazenta die größte Rolle: Die Sulfatase, die aus mütterlichem und fetalem DHEA-S (Dehydroepiandrosteronsulfat) DHEA macht, die 3β-Hydroxysteroid-Dehydrogenase-δ-4-5-Isomerase, die DHEA in Androstendion umwandelt, das mit Testosteron im Gleichgewicht steht, und die Aromatase, die schließlich aus den Androgenen Östron und Östradiol metabolisiert.

Etwa 90% der Östrogene stammen aus der fetoplazentaren Östrogensynthese (Tabelle 12.4). Fetales DHEA aus der Nebennierenrinde wird in der fetalen Lunge und Nebennierenrinde mit Hilfe der Sulfokinase sulfuriert. Überwiegend in der Leber wird DHEA-S $_{16\alpha}$-hydroxyliert. Da die 16α-Hydroxylierung im mütterlichen Organismus gering ist, sind das 16-Hydroxy-DHEA-S und das 16α-Hydroxyöstron, aus dem die Plazenta Östriol synthetisiert, fetalen Ursprungs. Aus 16α-Hydroxy-DHEA-S wird mit Hilfe der Sulfatase in der Plazenta 16α-Hydroxy-DHEA und mit Hilfe der Enzyme 3β-Hydroxysteroid-Dehydrogenase-4-5-Isomerase, Aromatase und 17β-Hyroxysteroiddehydrogenase das Östriol. Östriol wird in der mütterlichen Leber konjugiert und etwa zur Hälfte als Glukuronid im Urin ausgeschieden. Die andere Hälfte wird mit der Galle in den Intestinaltrakt sezerniert, von Darmbakterien hydrolysiert und in den Blutkreislauf reabsorbiert. Die Hauptunterschiede zwischen der fetalen und plazentaren Östrogensynthese bestehen somit darin, daß der Fetus das DHEA-S und das Östron 16α-hydroxylieren kann und daß er sich vor hohen Mengen biologisch aktiver Steroide schützt, indem er mit Hilfe der reichlich in allen Organen vorhandenen Sulfokinase die freien Steroide konjugiert. Dies geschieht zu 95% in Form von Sulfaten (Lunge, Gastrointestinaltrakt, Haut) und nur in 5% durch Koppelung an Glukuronsäure. Die Plazenta und das Chorion wiederum sind reich an Sulfatase, um die Östrogensulfate aus dem fetalen Kreislauf und dem Fruchtwasser hydrolysieren zu können, was den Transport zur Mutter erleichtert. Die Plazenta verfügt ebenfalls über Aromatasen, die aus DHEA und anderen Androgenen Östrogene metabolisieren.

Die physiologische Rolle der Östrogene, deren Plasmakonzentrationen in Abb. 12.3 dargestellt sind, besteht in der Wachstumsstimulation von Uterus und Mammae durch Förderung der anabolen Proteinsynthese. Außerdem wirken sie auf den

Tabelle 12.4. Feto-plazentare Östrogensynthese (90%)

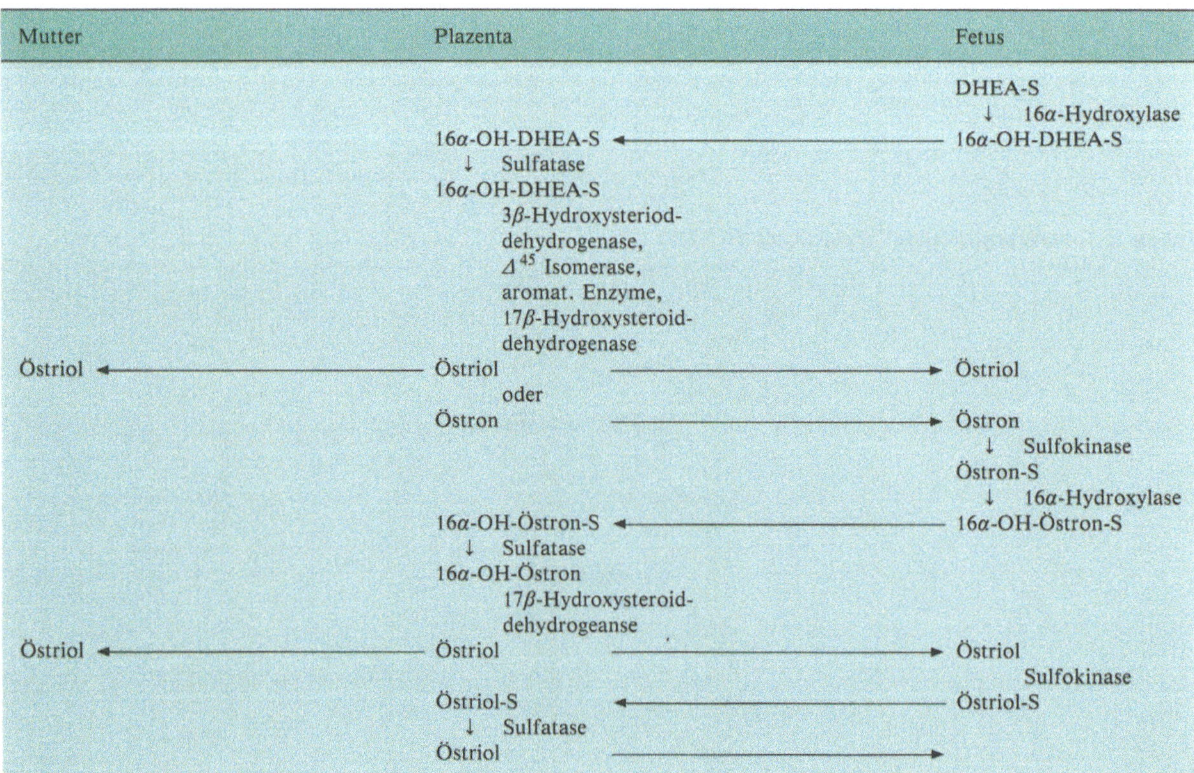

Mutter	Plazenta	Fetus
		DHEA-S
		↓ 16α-Hydroxylase
	16α-OH-DHEA-S ←	16α-OH-DHEA-S
	↓ Sulfatase	
	16α-OH-DHEA-S	
	3β-Hydroxysteriod-dehydrogenase, Δ^{45} Isomerase, aromat. Enzyme, 17β-Hydroxysteroid-dehydrogenase	
Östriol ←	Östriol →	Östriol
	oder	
	Östron →	Östron
		↓ Sulfokinase
		Östron-S
		↓ 16α-Hydroxylase
	16α-OH-Östron-S ←	16α-OH-Östron-S
	↓ Sulfatase	
	16α-OH-Östron	
	17β-Hydroxysteroid-dehydrogeanse	
Östriol ←	Östriol →	Östriol
		Sulfokinase
	Östriol-S ←	Östriol-S
	↓ Sulfatase	
	Östriol →	

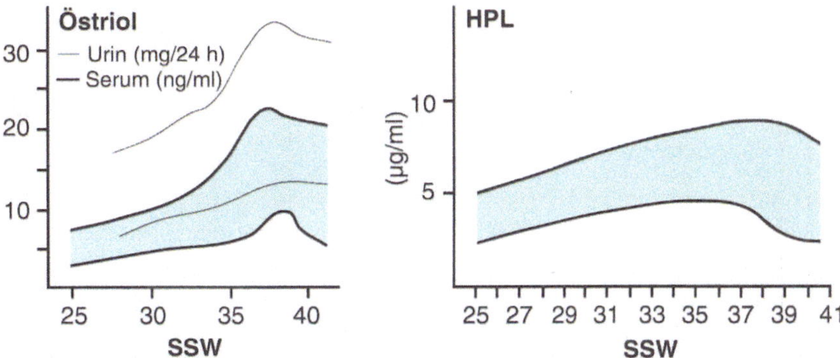

Abb. 12.3. Verlauf der Normalbereiche von Östriol und HPL in der 2. Hälfte der Schwangerschaft. (Der gepunktete Bereich entspricht der 5.–95. Perzentile)

Kalziumstoffwechsel und die Kaliumpumpe der Körperzellen. Ferner induzieren die Östrogene wahrscheinlich die Bildung von Oxytozinrezeptoren im Myometrium, verändern die lysosomale Stabilität des Endometriums und steigern die uterine Prostaglandinsynthese. In der Leber induzieren sie eine Reihe von Enzymen und bewirken einen Transkortinanstieg. Die Lipasebildung wird gesteigert, so daß auch eine Wirkung auf den Fettstoffwechsel besteht. Die Änderung verschiedener Gerinnungsfaktoren führt zu erhöhter Koagulabilität.

Mit der Bestimmung von 17β-Östradiol in der Spätschwangerschaft prüft man vorwiegend einen plazentaren Funktionsparameter. Die Konzentration des freien Östradiols ist doppelt so hoch wie die des gebundenen. Die Schwankungen von Tag zu Tag betragen 8–16%. Ferner besteht ein Tagesrhythmus mit hohen Konzentrationen mittags und niedrigen nachts.

Da die Metabolisierung der Plazenta für Östriol nahezu unbegrenzt ist, hängt die Höhe der Östriolkonzentrationen im Serum der Mutter fast nur von der Menge der fetalen Präkursoren ab. Mit der Bestimmung von Östriol hat man einen Parameter, der direkt den fetalen Zustand widerspiegelt, wobei nichtkonjugiertes Östriol (6% des Gesamtöstriols) empfindlicher reagiert als Gesamtöstriol. Das Verhältnis zwischen unkonjugiertem- und Gesamtöstriol im Serum und den Urinöstrogenen hängt von der Konjugation in der mütterlichen Leber, der Ausscheidung durch die mütterlichen Nieren und der enterohepatischen Zirkulation ab. Die Halbwertszeit von Östriol beträgt 22 min. Die Schwankungen von einer zur anderen Patientin liegen zwischen 20 und 40%. Die Variabilität bei derselben Patientin beträgt bei freiem Östriol um 15% und die Tagesschwankung 20–40%, wobei im Gegensatz zu Kortisol morgens niedrige und abends hohe Werte nachweisbar sind. Dieses Verhalten der Östriolspiegel im Verlauf des Tages ebenso wie der Abfall nach Kortisol- oder ACTH-Belastung legt den Schluß nahe, daß über einen negativen Rückkopplungsmechanismus am fetalen Hypothalamus-Hypophysen-System die mütterliche Nebennierenrinde in die Regulation der fetalen Östriolsynthese eingreift. Mit fortschreitendem Gestationsalter und Ausreifung hypothalamischer Kortisolrezeptoren wird eine zunehmend stärkere und raschere Suppression der fetalen Östriolsynthese erreicht.

15α-Hydroxyöstriol oder Östetrol entsteht aus Östriol durch 15α-Hydroxylierung in der fetalen Leber. Die Konzentrationen steigen im mütterlichen Serum steil an und sollen in engem Zusammenhang mit dem fetalen Zustand stehen. Wegen der aufwendigen Methodik hat sich die Bestimmung nicht in der klinischen Routine durchsetzen können.

Die plazentare Progesteronproduktion beträgt in der Spätschwangerschaft 200 bis 600 mg/Tag. Progesteron liegt in über 90% in gebundener Form vor, wobei es vor allem an Transkortin, Albumin und Orosomukoid gebunden ist. Das im mütterlichen Kreislauf an Lipoproteine (LDL) gebundene Cholesterin bzw. Cholesterinester wird von der Plazenta aufgenommen und entweder intrazellulär in Form von Estern gespeichert oder nach Esterspaltung für die Steroidsynthese zur Verfügung gestellt (Rabe u. Runnebaum 1985) (Abb. 12.4). Durch Seitenkettenabspaltung entsteht Pregnenolon und mit Hilfe der 3β-Hydroxysteroid-Dehydrogenase-4-5-Isomerase das Progesteron. In vitro kann die Progesteronsynthese aus Pregnenolon durch DHEA, Östron, Androstendion und Testosteron gehemmt werden, während Dihydrotestosteron und 5α-Pregnandion die Progesteronsekretion steigern (Runnebaum u. Rabe 1983). In den mütterlichen Nieren wird Progesteron zu 20% glukuronisiert und sulfuriert und im Urin als Pregnandiol ausgeschieden. Auch eine Progesteronexkretion über die Fäzes

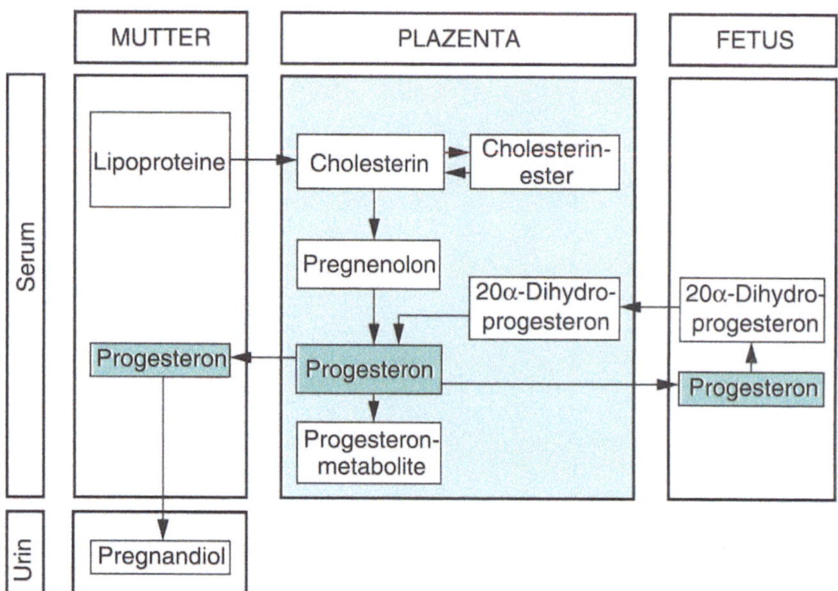

Abb. 12.4. Schema des Progesteronmetabolismus in der fetoplazentaren Einheit. (Rabe et al. 1985)

wurde nachgewiesen. Im Fruchtwasser werden 1,5 bis 12,5 µg Progesteron/ml nachgewiesen (Zander u. v. Münstermann 1956). Etwa 20–30 mg Progesteron/Tag sezerniert die Plazenta in den kindlichen Kreislauf, wo der Anteil an ungebundenem und damit biologisch aktivem Progesteron um 40% höher ist als an gebundenem. Da im Fetalblut hohe Konzentrationen von Transkortin (CBG) vorhanden sind, kann der Fetus viel Progesteron reversibel binden, was er für die eigene Steroidproduktion benötigt. Im Fetus wird das Progesteron in fast allen Geweben im Verhältnis 1 : 1 in 20α-Dihydroprogesteron umgewandelt (Runnebaum et al. 1975a, b). Über die Nabelarterie erreicht es wieder die Plazenta und kann dort erneut zu Progesteron regeneriert werden. Dieser Kreislauf ist mit dem enterohepatischen Kreislauf der Östrogene vergleichbar. Das vom Feten gebildete 20α-Dihydroprogesteron reguliert in der Plazenta die 3β-Hydroxysteroid-Dehydrogenase. Umgekehrt wird die 20α-Hydroxysteroid-Dehydrogenase durch ein Überangebot von Pregnenolon inhibiert (Rabe et al. 1985).

Progesteron hat wichtige Einflüsse auf den Kohlehydrat-, Lipid- und Proteinstoffwechsel. Es stimuliert die Pankreaszellen und induziert eine Hyperinsulinämie. In der Leber wird der Glykogenaufbau gefördert. Paradoxerweise antagonisiert Progesteron den Insulineffekt auf den Glukosestoffwechsel im Fettgewebe und im Skelettmuskel. Progesteron stimuliert den Fettansatz, hat aber einen katabolen Effekt auf den Eiweißmetabolismus. Ferner bewirkt Progesteron eine Ruhigstellung des Uterus, wobei sich ansteigende Konzentrationen im Myometrium, besonders im Bereich der Plazenta finden (Runnebaum u. Zander 1971; Mickan u. Zander 1979). Die peripheren mütterlichen Progesteronkonzentrationen betragen nur 1/7 der Konzentrationen in der Nabelschnurvene. In der Nabelschnurvene werden bei der Geburt doppelt so hohe Progesteronspiegel gemessen wie in den Nabelschnurarterien (Runnebaum u. Zander 1962; Runnebaum et al. 1975a, b), wobei keine Geschlechtsunterschiede bestehen. Die Progesteronkonzentrationen im Nabelschnurblut korrelieren mit der Art der Entbindung und dem klinischen Zustand des Feten nach der Geburt, sie korrelieren jedoch nicht mit der Art der Geburtseinleitung und den mütterlichen Komplikationen in der Schwangerschaft. Die Zusammenhänge zwischen Menge und Art der Progesteronbindung an die Muskelzelle, den Änderungen des Membranpotentials und der Beeinflussung der α- und β-Rezeptoren sind im einzelnen nicht geklärt. Die biologische Halbwertszeit von Progesteron beträgt 15–20 min. Wegen der großen intraindividuellen Schwankungen von über 20%, der Tagesschwankungen (mittags höher als morgens) und der interindividuellen Streuung kommt der Progesteronbestimmung für die Überwachung der Spätschwangerschaft bisher keine Bedeutung zu.

Die 17OHP- (17α-Hydroxyprogesteron-) Konzentrationen im mütterlichen Serum bleiben nach dem Abfall in der Frühschwangerschaft im weiteren Schwangerschaftsverlauf zunächst konstant. Erst ab der 25. SSW steigen sie bis zur Geburt auf das Dreifache an. Im retroplazentaren Blut sind die Konzentrationen höher als im mütterlichen Serum, in den Nabelschnurarterien höher als in der Nabelschnurvene. Am Geburtstermin ist die 17-OHP-Konzentration 10- bis 20mal höher als in der Mitte der Schwangerschaft. Die Präkursoren, Pregnenolon und sein Sulfat, stammen zu 90% aus den fetalen Nebennierenrinden, wo die 17α-Hydroxylierung stattfindet. Die mütterlichen Ovarien tragen zu weniger als 10% zu den 17-OHP-Spiegeln bei. Ebenso spielt die Umwandlung aus Progesteron keine Rolle, da nach Dexamethasongabe an die Mutter die 17-OHP-Spiegel steil abfallen, während die Progesteronkonzentrationen unverändert bleiben.

Die plazentaspezifischen Proteine steigen auch in der 2. Schwangerschaftshälfte kontinuierlich an. Die HPL-Produktion der Plazenta beträgt in der Spätschwangerschaft pro Tag etwa 3 g. HPL greift in den Glukosestoffwechsel ein, wodurch das Glukoseangebot für den Fetus erhöht wird. Die HPL-Produktion wird u. a. durch Insulin und HDL-Cholesterin stimuliert (Bhaumick et al. 1987; Grandis et al. 1989). Es bewirkt eine Lipolyse im mütterlichen Fettgewebe und steigert die Wirkung des Wachstumshormons, was u. a. eine Vermehrung der freien Fettsäuren in der Leber bewirkt und das Wachstum des Feten stimuliert. Wegen der relativ kurzen Halbwertszeit von 10–20 min, der fehlenden Tagesschwankungen und des ausschließlich plazentaren Bildungsortes ist HPL als Funktionsparameter der Plazenta geeignet.

In der 2. Schwangerschaftshälfte enthält die Plazenta 10mal mehr SP1 als HPL, die Serumkonzentrationen liegen sogar 20fach höher. SP1 hat eine relativ lange Halbwertszeit von 36 h und einen gewissen zirkadianen Rhythmus, wobei zwischen 24 bis 4 Uhr die niedrigsten Werte gefunden werden. Obwohl seine Funktion in der Schwangerschaft nicht bekannt ist, bestehen Zusammenhänge zwischen der Höhe der SP1-Konzentrationen, dem mütterlichen Gewicht, dem Plazenta- und dem Geburtsgewicht (Nisbet et al. 1982; Tamsen 1984; Gerhard et al. 1985). Es besteht keine Korrelation zur Parität und zum Geschlecht des Kindes (Tamsen et al. 1983). Die Korrelation zwischen SP1 und HPL ist zwar signifikant, weist aber nur einen Korrelationskoeffizienten von 0,13 bis 0,3 in den verschiedenen Schwangerschaftswochen auf (Gerhard et al. 1985; Klopper et al. 1977).

PAPP-A steigt in der 2. Schwangerschaftshälfte exponentiell an bis zu etwa 100 µg/ml Serum bei der Geburt. Es korreliert signifikant mit dem Plazentagewicht, geringer mit dem Geburtsgewicht des Kindes. Erniedrigte Werte waren häufiger bei zunehmendem mütterlichen Alter, größerer Parität und erhöhtem Körpergewicht (Bischof et al. 1980), während erhöhte Werte vermehrt bei Schwangerschaften mit männlichen oder rhesus-negativen Kindern gefunden wurden. Erhöhte Werte sollen ebenfalls vorzeitigen Wehen und EPH-Gestosen vorausgehen.

Die HCG-Produktion verändert sich in der 2. Schwangerschaftshälfte kaum. HCG bewirkt u. a. eine Stimulation aromatisierender Enzyme der Plazenta für die Östrogenproduktion. Die fetalen Testes und Ovarien werden durch HCG zur Steroidproduktion angeregt. In den Plazenten von Schwangerschaften mit weiblichen Feten wurden ebenso wie im Fruchtwasser höhere HCG-Konzentrationen als bei männlichen Feten gemessen (Crosignani et al. 1972). Auch im Serum von Frauen mit weiblichen Feten findet man in der 2. Schwangerschaftshälfte einen 2. HCG- und β-HCG-Gipfel (Gerhard u. Runnebaum 1984a). Das Fehlen dieses Anstiegs bei Frauen mit männlichen Feten kann als hemmende Wirkung der fetalen Testosteronsekretion auf die HCG-Produktion interpretiert werden. Die DHEA-Synthese der fetalen Nebennierenrinde ist überwiegend von fetalem ACTH abhängig, jedoch kommt dem HCG u. U. ein regulierender Effekt bei der DHEA-Metabolisierung zu, das der Plazenta zur Östrogensynthese zur Verfügung steht. Während im Fruchtwasser die HCG-Konzentrationen bei normaler Spätschwangerschaft keine Änderungen zeigen, sind sie bei EPH-Gestose signifikant erhöht.

Prolaktin wird von Chorion und Dezidua gebildet (Fukamatsu et al. 1984; Healy et al. 1979) und kommt im Fruchtwasser in 4- bis 100fach höheren Konzentrationen als im mütterlichen Serum vor. Insulin stimuliert die Synthese und Sekretion von Prolaktin in den Deziduazellen (Thrailkill et al. 1989). Nach der Konzeption steigt die deziduale Prolaktinproduktion von 100 ng/100 mg Dezidua in der 7. SSW auf 400 ng/100 mg Dezidua in der 13. SSW an, wobei Östradiol die Prolaktinbildung der Plazenta direkt stimuliert (Rosenberg u. Bhatnayar 1984). Umgekehrt verändern unterschiedliche Prolaktinkonzentrationen in der Frühschwangerschaft (z. B. bei Prolaktinom, nach Bromoergocryptin- oder Metoclopramidgabe) die Serumkonzentrationen von Östradiol, Progesteron und HCG nicht. Zwischen 15.–17. SSW werden die höchsten Prolaktinkonzentrationen im Fruchtwasser gemessen (1300 ng/ml), in der 2. Schwangerschaftshälfte sinken sie auf 450 ng/ml ab, was auf der zunehmenden Verdünnung durch das Fruchtwasser bei konstanter Deziduastimulierung beruht. Das Fruchtwasserprolaktin beeinflußt die Wasserpermeabilität der Eihäute, so daß Fruchtwasser über die Eihäute direkt in die mütterliche Zirkulation überführt werden kann. Durch Gabe von Dopaminagonisten an die Mutter werden die Fruchtwassserprolaktinspiegel nicht verändert. Im Tierversuch nimmt nach Injektion von Prolaktin in das Fruchtwasser die Fruchtwassermenge ab.

Bei Patientinnen mit Hydramnion werden erniedrigte Fruchtwasserprolaktinkonzentrationen gemessen, die bei normalem Kreatininwert nicht mit einem Verdünnungseffekt zu erklären sind, sondern eher mit einer veränderten Prolaktinbindung an den Rezeptor im Amnion. Pahnke et al. (1985) beobachteten auch bei Oligohydramnie erniedrigte Prolaktinspiegel, die offenbar auf eine verminderte Prolaktinsekretion im Rahmen einer Plazentainsuffizienz zurückzuführen sind.

Im mütterlichen Serum steigen die Prolaktinkonzentrationen im Verlauf der Schwangerschaft steil an, was auf der stimulierenden Wirkung der Östrogene auf die laktotropen Zellen der Hypophyse beruht. Nur im 1. und 2. Trimester ist mit TRH eine zusätzliche Stimulation der Prolaktinausschüttung zu erzielen. Prolaktin greift wahrscheinlich regulierend in die HCG- und 17β-Östradiol Produktion des Trophoblasten ein. Die Hauptrolle des Prolaktins besteht jedoch in der Vorbereitung der Brust auf die Laktation. Bei verschiedenen Erkrankungen in der Schwangerschaft, wie z. B. Gestosen oder vorzeitigen Wehen, konnten keine signifikanten Veränderungen der Prolaktinkonzentrationen gefunden werden.

Die Relaxinkonzentrationen im mütterlichen Serum bleiben in der 2. Schwangerschaftshälfte konstant. Neben der fortdauernden Relaxinproduktion des Ovars bildet die Plazenta selbst Relaxin. Auch in der Dezidua konnte Relaxin nachgewiesen werden. Hierdurch wird die Kontraktilität des Uterus herabgesetzt. Am Ende der Schwangerschaft verändert Relaxin die zervikalen Proteoglykane, was zur Erweichung der Zervix und Verkürzung der Geburtsdauer führt.

AFP (α-Fetoprotein) steigt im mütterlichen Serum bis zur 32. SSW an, wo es Werte zwischen 100–300 ng/ml erreicht. Bis zur Geburt fallen die Konzentrationen auf unter 100 ng/ml ab. Erhöhte Werte wurden gemessen bei Rh-Inkompatibilität, Diabetes mellitus, Mehrlingsschwangerschaften und intrauterinem Fruchttod (Garoff 1976), erniedrigte bei Plazentainsuffizienz. Im Fruchtwasser und im fetalen Serum fallen die AFP-Konzentrationen nach dem 3. und 4. Schwangerschaftsmonat schnell ab. Marioner et al. (1984) konnten einen signifikanten Zusammenhang zwischen erhöhten AFP-Konzentrationen im mütterlichen Serum im 2. Trimester und Wachstumsretardierung des Kindes, die erst im 3. Trimester deutlich wurde, feststellen. Es wird vermutet, daß die Leber durch eine Plazentainsuffizienz in Mitleidenschaft gezogen wird. Als sog. Schutzmechanismus könnten relativ undifferenzierte Zellen der fetalen Leber vermehrt AFP produzieren, wie es von verschiedenen Tumoren bekannt ist.

12.1.4 Geburt

Während der Schwangerschaft wächst der Uterus durch Vergrößerung der einzelnen Muskelzellen auf das 10fache. Die intra- und extrazelluläre Proteinsynthese steigt ebenso wie die Kollagensynthese. Elektronenmikroskopisch kann ein Anstieg der zytoplasmatischen Organellen, der Ribosomen und eine Größenzunahme des endoplasmatischen Retikulums nachgewiesen werden. Die im Verlauf der Schwangerschaft ansteigenden Östrogenkonzentrationen sind für die Vielzahl dieser Veränderungen verantwortlich. Hierdurch steigern sie den Gehalt der Zellen an energiereichen Phosphaten, die intrazellulären Konzentrationen von Kalium steigen an, so daß das Membranpotential erhöht wird (Jung 1965). Ferner wird durch die Östrogene die Bildung von Oxytozinrezeptoren (Fuchs et al. 1983) induziert und die Prostaglandinsynthese beeinflußt. Eine weitere Stabilisierung der Zellmembranen wird durch Progesteron erreicht, dessen Konzentrationen in der Schwangerschaft ansteigen, so daß die Erregungsbildung und Fortleitung gehemmt wird. Seine asymmetrische Verteilung im Uterusmuskel bewirkt eine besondere Ruhigstellung im Bereich des Plazentasitzes (Runnebaum u. Zander 1971).

Da bei Tieren durch Luteolyse und Progesteronabfall die Geburt ausgelöst werden konnte, wurde auch für den Menschen ein Abfall des Progesterons postuliert. Während einige Autoren einen Abfall der peripheren Progesteronkonzentrationen im mütterlichen Plasma vor der Geburt nachweisen konnten, bzw. eine Verschiebung des Progesteron-Östradiol-17β-Quotienten zugunsten von 17β-Estradiol (Csapo et al. 1973b, 1974; TambyRaja u. Lun 1978), gelang dieses der Mehrzahl der übrigen Untersucher nicht (Llauro et al. 1968; Gerhard et al. 1979; Hartikainen-Sorvi et al. 1981). Während der normalen vaginalen Geburt bleiben die Progesteronspiegel im mütterlichen Blut konstant (Löfgren u. Backström 1992; Mathur et al. 1980). Dagegen finden sich bei der therapieresistenten Dystokie sogar erniedrigte Progesteronkonzentrationen im Nabelschnurplasma (Löfgren u. Backström 1992).

Am Ende der Schwangerschaft nimmt die asymmetrische Verteilung des Progesterons im Uterus ab. Damit parallel geht eine erhöhte Empfindlichkeit des Uterus für Kontraktionen (Runnebaum u. Zander 1971). In den Plazenten von Frühgeborenen wiesen Kumar et al. (1963) einen signifikant niedrigeren Progesterongehalt nach als in Plazenten vergleichbarer Schwangerschaftswochen, der nicht durch ein erhöhtes Plazentagewicht kompensiert wurde. Ferner sind auf zellulärer Ebene Verschiebungen des Gleichgewichts zwischen Progesteron und 17β-Östradiol möglich. So konnte beispielsweise bei Schafen beobachtet werden, daß die Eihäute am Ende der Tragzeit Pregnenolon in Progesteron umwandelten, wobei die Konversion durch Gabe von DHEA-S gebremst wurde. Auch beim Menschen produzieren die fetalen Eihäute Progesteron, so daß lokal die Progesteronspiegel verändert werden und damit die myometrale Aktivität gesteuert werden kann. Durch den Anstieg von Kortisol wird Progesteron von dem gemeinsamen Bindungsprotein Transkortin verdrängt, wodurch es zum relativen Progesteronentzug kommt. Der gleichzeitige Anstieg von Kortisol und DHEA-S im Fruchtwasser könnte zusätzlich Substrat für die Aromatase geben und dadurch lokal den Östradiol-Progesteron-Quotienten zugunsten von Östradiol verschieben. Die steigenden Östrogenkonzentrationen im Fruchtwasser und mütterlichen Blut stimulieren in der Dezidua die Freisetzung von Arachidonsäure, die für die Prostaglandinsynthese erforderlich ist.

Oxytozin wird seit Jahren als potente wehenauslösende Substanz angewandt. Neben der Auslösung von Kontraktionen im Myometrium stimuliert Oxytozin die Prostaglandinsynthese in der Dezidua (Husslein et al. 1981) und in der Zervix (Wiqvist et al. 1984). Während bei einigen Tieren ein signifikanter Anstieg der Oxytozinkonzentrationen vor dem Beginn spontaner Wehen nachgewiesen werden konnte, war dies beim Menschen nicht möglich. Erst mit zunehmender Muttermundseröffnung in der Austreibungsphase wurden erhöhte Oxytozinspiegel gemessen (Fuchs et al. 1983). Da die wirksamen Oxytozinkonzentrationen in der Spätschwangerschaft sehr niedrig sind (5–20 µU/ml), die Halbwertszeit kurz und Oxytozin in wechselnden Impulsen ausgeschüttet wird, sind zuverlässige quantitative Messungen schwierig.

Hinweise für die Beteiligung von Oxytozin an der Wehenauslösung geben weitere Studien. Dawood et al. (1978) konnten eine erhebliche arteriovenöse Differenz von Oxytozin im Nabelschnurblut nachweisen. Ferner erbrachte die Aufarbeitung von Hypophysen unterschiedlich alter Feten einen ansteigenden Oxytozingehalt von der 14. bis 40. SSW. Bei Kindern, die vor dem Termin wegen nicht zu bremsender vorzeitiger Wehen der Mutter durch Kaiserschnitt entbunden werden mußten, fanden sich höhere Oxytozinkonzentrationen in den Nabelschnurarterien als bei Frühgeborenen ohne vorzeitige Wehen. Auch in Dezidua und Endometrium waren die Oxytozinkonzentrationen bei Frauen mit vorzeitigen Wehen höher. In vitro fördert Oxytozin die Prostaglandinproduktion von Dezidua und Amnion (Fuchs et al. 1981). Aus diesen Befunden läßt sich ableiten, daß fetales Oxytozin ein Stimulus für die Geburtsauslösung sein könnte.

Bei der Ratte steigen die Oxytozinrezeptoren parallel zu den Östrogenrezeptoren im Myometrium, wobei die Synthese der Östrogenrezeptoren durch einen Anstieg der Östrogene und Abfall von Progesteron stimuliert wird (Fuchs et al. 1983). Auch beim Menschen werden am Ende der Tragzeit zunehmend Oxytozinrezeptoren im Myometrium und in der Dezidua gefunden (Fuchs et al. 1983; Dawood et al. 1978). In vivo bestätigten Kofler et al. (1983), daß die Oxytozinsensibilität am Ende der Schwangerschaft in ähnlicher Weise zunimmt wie die Oxytozinrezeptorkonzentration im Myometrium. Mit dem Anstieg der Oxytozinempfindlichkeit sind nur geringe Anstiege der Oxytozinplasmakonzentrationen nötig, um Kontraktionen auszulösen.

Vasopressin konnte ebenfalls in wesentlich höheren Mengen in der Nabelschnurarterie als in der -vene nachgewiesen werden. Obwohl der Uterus weniger empfindlich auf Vasopressin reagiert, könnte es zusammen mit Oxytozin einen zusätzlich vom Fetus hervorgerufenen stimulierenden Effekt auf den Uterus haben. In experimentellen Untersuchungen bei Schafen wurde durch partielle Kompression der Nabelschnur eine Hypoxie des Feten erzeugt. Daraufhin stiegen die fetalen Serumkonzentrationen von Vasopressin signifikant an und nach einer gewissen Verzögerung auch die Fruchtwasserkonzentrationen, wobei die Werte über mindestens 24 h erhöht blieben (Stark et al. 1984). Die Dauer der Hypoxie korrelierte positiv mit der fetalen Vasopressinkonzentration, beeinflußte jedoch weder die mütterlichen noch die fetalen Oxytozinkonzentrationen.

Peptide, die aus dem Proopiomelanocortin stammen, haben ebenfalls stimulatorische Effekte. So führt Enkephalin zur ACTH-Ausschüttung, die durch Naloxon gehemmt wird. Unter der Geburt steigen die Lipotropin- und β-Endorphin-Konzentrationen im mütterlichen Serum mit höchsten Konzentrationen kurz nach der Geburt an. Bei Frauen mit Kaiserschnittentbindung ohne Wehen sind sie nicht verändert. Bei Neugeborenen liegen die β-Endorphin-Spiegel signifikant höher als bei der Mutter, sowohl nach Kaiserschnitt als auch nach vaginaler Entbindung. Unabhängig von den Geburtsschmerzen steigen die β-Lipotropin- und β-Endorphin-Konzentrationen durch den Geburtsakt selbst an und werden nicht durch die Periduralanästhesie verändert.

Zumindest bei manchen Spezies spielt auch die fetale Nebennierenrinde eine Rolle bei der Wehenauslösung. Bei Ziegen mit kongenitaler Hyperplasie der Nebennierenrinde fielen habituelle Aborte und Frühgeburten auf. Bei Schafen konnte nach Zerstörung der fetalen Hypophyse bzw. bei Hypophysen- und Nebennierenrindeninsuffizienz eine Übertragung beobachtet werden. Die Geburt konnte in solchen Fällen vorzeitig eingeleitet werden, wenn dem Fetus ACTH oder Glukokortikoide infundiert wurden. Die Bolusinjektion von CRF führte erst mit zunehmender Schwangerschaftsdauer zum ACTH-Anstieg, der kurz vor der Geburt wieder schwächer wurde, während Kortisol stärker anstieg. Offenbar müssen Hypophyse und Nebenniere eine bestimmte Ausreifung erreicht haben, um das Geburtsgeschehen einleiten zu können. Auch eine Veränderung der pulsatilen ACTH-Sekretion ist in Erwägung zu ziehen. Die fetale Kortisolsynthese steigt auch beim Menschen vor der Geburt stark an, und es wird angenommen, daß Kortisol, ähnlich wie Progesteron und Östradiol, über den Prostaglandinmetabolismus in den Geburtsvorgang eingreift. Gegen Ende der Eröffnungsperiode steigt Kortisol erneut an und bewirkt über eine verminderte periphere Glukoseutilisation einen Anstieg der Blutzuckerkonzentration.

Bei der Geburt finden sich in der Nabelschnurarterie um so höhere Kortisolkonzentrationen, je hypoxischer und azidotischer das Neugeborene ist. Dieses spricht für einen streßbedingten fetalen Kortisolanstieg und stützt nicht die Hypothese, daß beim Menschen die Wehenauslösung durch Kortisol bedingt ist. Ein ähnliches Verhalten wie Kortisol zeigen die Katecholamine. Sie sind in Abhängigkeit von Dauer und Art des Geburtsstresses in den Nabelschnurarterien signifikant erhöht nachweisbar, ohne daß ein Zusammenhang mit der Wehenauslösung nachweisbar wäre.

Am Beginn der spontanen Wehentätigkeit bei der Frau sind eine Reihe von Faktoren beteiligt. Der eigentliche Wirkmechanismus für den spontanen Geburtsbeginn ist noch unklar. Im Zentrum der auslösenden Überträgersubstanzen scheinen die Prostaglandine zu stehen. Die Prostaglandine (PG) sind eine Gruppe von Stoffen, die aus der Linolsäure gebildet werden. Aus der Zwischenstufe Arachidonsäure können bei Anwesenheit von Lipoxygenasen die Leukotriene synthetisiert werden, die eine große Rolle bei immunologischen und anaphylaktischen Reaktionen spielen. Bei Anwesenheit von Zyklooxygenasen entstehen zyklische Endoperoxydasen, die weiter metabolisiert werden zu den im Rahmen der Geburtsvorgänge wichtigen Substanzen PGE_2 und $PGF_{2\alpha}$. Da beide Prostaglandine rasch metabolisiert werden, sind sie peripher nicht zuverlässig meßbar, deshalb können nur die stabilen PG-Metaboliten PgFM (13,14-dihydro-15-keto $PGF_{2\alpha}$) und PGEM (13,14-dihydro-15-keto-PGE_2) bestimmt werden. Prostaglandine lassen sich vermehrt nachweisen im Myometrium, im Amnion, im Chorion laeve und in der Decidua vera. Sie haben eine mehrfache Wirkung auf den schwangeren Uterus. Einmal führen sie zur Kontraktion des Myometriums, zur Erweichung des zervikalen Bindegewebes und damit zur Herabsetzung des Widerstandes des unteren Uterinsegmentes. Ferner induzieren sie die Bildung sog. „gap junctions", elektronisch darstellbarer interzellulärer Zellbrücken, die für eine koordinierte Erregungsübertragung nötig sind (Garfield et al. 1980). Außerdem führen sie zu einer Sensibilisierung des Myometriums gegenüber Oxytozin und wirken mit Oxytozin synergistisch. Der Abbau der Prostaglandine erfolgt über Prostaglandindehydrogenasen in der Niere, Leber und vor allen Dingen in der Lunge. Auch in der Plazenta kann der Prostaglandinstoffwechsel direkt durch die Prostaglandindehydrogenase beeinflußt werden.

Aus dem Chorion konnte ein Protein isoliert werden („Gravidin", Wilson et al. 1989), das die Freisetzung von Arachidonsäure hemmt und direkt auf die Deziduazellen wirkt. Damit könnte dieses Protein, das bereits in sehr niedrigen Konzentrationen wirksam ist, die PG-Produktion herabsetzen.

Ähnlich wie es für die peripheren Serumspiegel von Oxtozin gilt, sind auch vor Geburtsbeginn keine Konzentrationsveränderungen des PGFM und PGEM im peripheren Blut nachweisbar. Erst unter der Geburt werden die $PGF_{2\alpha}$-Konzentrationen im Serum so hoch, daß signifikante PGFM-Anstiege im mütterlichen Serum meßbar sind (Hillier et al. 1974; Fuchs et al. 1983). Auch PGEM ist während der Geburt höher als in der Spätschwangerschaft (Husslein u. Sinzinger 1984). Die Spiegel der Prostaglandinmetaboliten ändern sich unter der Geburt kaum. Durch absolut oder relativ zu Progesteron erhöhte Östradiolkonzentrationen wird die Bildung von $PGF_{2\alpha}$ gesteigert, wodurch die Wehen stärker werden. Bei erfolgreicher Geburtseinleitung durch Oxytozin kommt es zu einem deutlichen PGFM-Anstieg (Husslein et al. 1981). Auch nach künstlicher Blasensprengung steigt PGFM an (nicht jedoch PGEM). Es wird nur dann ein günstiger Geburtsfortschritt beobachtet, wenn PGFM über 2–5 h erhöht bleibt (Husslein u. Sinzinger 1984). Intrazervikal gegeben, bewirkt PGE_2 bcsscr als $PGF_{2\alpha}$ eine Erweichung der Zervix. Nach PGE_2-Gabe verändern sich die PGFM-Konzentrationen im Serum trotz Verkürzung der Zervix nicht. Es kann jedoch ein Oxytozinanstieg gemessen werden, wie er bei spontanem Geburtsbeginn erst ab 2 cm Muttermundseröffnung angetroffen wird.

Kurz nach der Geburt werden höchste PGEM-Konzentrationen gemessen, die nach Ausstoßung der Plazenta innerhalb von 30 min abfallen (Husslein u. Sinzinger 1984), was für die hauptsächliche Bildung von PGEM in Plazenta und Amnion spricht. Auch die PGFM-Konzentrationen sind am höchsten zum Zeitpunkt der Plazentalösung und fallen danach langsam ab.

Während Oxytozin und Steroide einen Einfluß auf die Biosynthese der Prostaglandine ausüben, kontrolliert sich auf zellulärer Ebene der Prostaglandinstoffwechsel weitgehend selbst. Bereits die Dehnung der Uterusmuskulatur führt zur Prostaglandinausschüttung. Bei Erschlaffung der Uterusmuskulatur steigt die Prostazyklinsynthese ($PGF_{1\alpha}$). Prostazyklin ist der potenteste Hemmer der Plättchenaggregation und wird vom Gefäßendothel und der glatten Muskelzelle aus Prostaglandinendoperoxidasen (PGG_2 und PGH_2) gebildet. Die Synthese wird stimuliert durch einen sog. Plasmafaktor unklarer chemischer Struktur. Dieser Plasmafaktor ist im 3. Trimenon in niedrigeren Konzentrationen als in den ersten beiden Trimestern nachweisbar, wohingegen der stabile Prostazyklinmetabolit $PGF_{1\alpha}$ (6-oxo-Prostaglandin-$F_{1\alpha}$) erhöht ist (Bolton et al. 1981). Damit wird in der Spätschwangerschaft und unter der Geburt die Blutzirkulation in Uterus und Plazenta aufrecht erhalten.

In der Dezidua lassen sich sehr hohe Konzentrationen von Phospholipasen nachweisen, so daß dort große Mengen von PGF und PGE synthetisiert werden können. Im Myometrium wird vorwiegend vasoaktives Prostazyklin gebildet. Die Prostaglandine hemmen zusammen mit Relaxin die Kollagensynthese in der Zervix und bewirken ihre Erweichung. In vitro hat auch Oxytozin diese Wirkung, die durch den Prostaglandinantagonisten Indomethazin nicht aufgehoben werden kann und durch Östrogene gefördert wird (Wiqvist et al. 1984).

Relaxin übt an Amnion and Chorion eine eigene Wirkung aus, da es die Bildung kollagenolytischer Enzyme induziert, wodurch Bindegewebstrukturen zusammenbrechen. Die Enzyme Plasminogenaktivator und Kollagenase werden durch Relaxin stimuliert, die wichtig für den Kollagenabbau sind.

Durch den Druck des vorangehenden Teils des Kindes auf die Zervix wird diese dilatiert. Ein afferenter Stimulus von der Zervix erhält im Sinne des Ferguson-Reflexes die kontinuierliche Oxytozinausschüttung aus der Hypophyse aufrecht. Die Ruptur der Eihäute wird von einem signifikanten PGFM-Anstieg begleitet, was die wehenstimulierende Wirkung erklärt. Die Oxytozinspiegel werden dadurch nicht beeinflußt. Gleichzeitig wird durch den Blasensprung das intrauterine Volumen verkleinert, wodurch ebenfalls die Wehentätigkeit verstärkt wird.

Mit verschiedenen Substanzen läßt sich die Kontraktilität des Myometriums beeinflussen. Äthanol blockiert an der Neurohypophyse die Oxytozin- und Vasopressinausschüttung. Da Äthanol die Plazentaschranke rasch passiert, wird es auch im kindlichen Kompartiment wirksam. Durch Gabe von Postaglandinsynthesehemmern (Indomethazin, Azetylsalizylsäure) konnten vorzeitige Wehen wirkungsvoll gebremst werden. Da die Wehentätigkeit durch Elektrolytverschiebungen in der Muskelzelle möglich wird, lassen sich durch Gabe von Kalziumantagonisten und von Magnesiumsulfat, das die Bioverfügbarkeit von Kalzium ändert, Wehen bremsen. Die Wirkung der Betamimetika (Hexoprenalin und Fenoterol) spielt sich ebenfalls in der Muskelzelle ab, wobei es zum Anstieg des cAMP kommt. Jedoch wird die Myometriumzelle zunehmend refraktär, so daß ständig höhere Dosen erforderlich sind. Außerdem senken Betamimetika die prostaglandininduzierten erhöhten Oxytozinspiegel.

Zusammenfassend läßt sich über die heutigen Vorstellungen zum Geburtsvorgang beim Menschen sagen: Die eigentlichen wehenauslösenden Ursachen sind noch nicht bekannt. Gegen Ende der

Schwangerschaft kommt es durch eine vermehrte Östrogenproduktion und einen relativen Abfall der Progesteronkonzentration zu einer Sensibilisierung des Myometriums für Prostaglandine und Oxytozin. Der Fetus bildet zunehmend Östrogenvorstufen, Kortisol, Vasopressin und Oxytozin. In der Dezidua und den Eihäuten wird vermehrt Arachidonsäure freigesetzt. Das Uterusvolumen nimmt zu, und der Uterus wird kontrationsbereiter. Wenn sich der Zervikalkanal öffnet, erfolgt durch Freisetzung von Prostaglandinen eine gewisse Autonomie des Wehenmechanismus. Es wird in erster Linie vermehrt $PGF_{2\alpha}$ gebildet, das eine wichtige Voraussetzung für den Geburtsablauf ist. Für die Plazentalösung spielen ebenfalls $PGF_{2\alpha}$ und PGE_2 eine Rolle.

12.1.5 Wochenbett und Laktation

Nach Ausstoßung der Plazenta sinken die Serumspiegel der Östrogene und des Progesterons in etwa 24 h auf Zyklusniveau ab (Llauro et al. 1968). Der Organismus der Frau stellt sich innerhalb von 6–8 Wochen wieder auf den nichtschwangeren Zustand um. Die Rückbildung des Uterus wird unterstützt durch hypophysäre Oxytozinausschüttung („Nachwehen").

Bereits 3–4 Wochen nach der Konzeption wird an der Brustdrüse eine intensive duktuläre Sprossung von Läppchenbildung beobachtet. Das Parenchym nimmt zu durch Neubildung von Alveolen und Hypertrophie der vorhandenen lobuläralveolären Strukturen. Glanduläre Epithelzellen infiltrieren das Fettgewebe von der Peripherie aus, so daß Fett durch Drüsengewebe ersetzt wird. In der 2. Schwangerschaftshälfte gruppieren sich neugebildete kleine Milchgänge und Alveolen zu prominenten Brustlobuli. Das Alveolarepithel wird einschichtig, und unter dem Einfluß von Prolaktin kommt es zur Kolostrumsekretion. Bereits ab 16. SSW ist eine Laktation möglich. Die laktotrope Funktion wird unterstützt durch HPL, Wachstumshormon, Kortisol, Insulin, Parathormon und Thyroxin. Sie wirken synergistisch bei der Synthese von Laktose, Proteinen und Lipiden (Abb. 12.5). Bis zum Ende der Schwangerschaft hat jede Mamma etwa 400 g zugenommen, die Durchblutung ist fast doppelt so stark wie außerhalb der Schwangerschaft. Die Myoepithelzellen funktionieren als kontraktile ektodermale glatte Muskelzellen, die 10- bis

Mitte der Schwangerschaft

1. Deutliche Zunahme der mammären Durchblutung
2. Östrogenbedingte alveolare epitheliale Stammzellproliferation und Differenzierung in präsekretorische, kolostrumproduzierende Zellen, progesteronbedingte Arborisation des mammären duktulären Systems

   Hemmung der Laktosesynthese durch Progesteron

Schwangerschaft am Termin

1. 180 %-Zunahme der mammären Durchblutung
2. Differenzierung epithelialer Stammzellen:

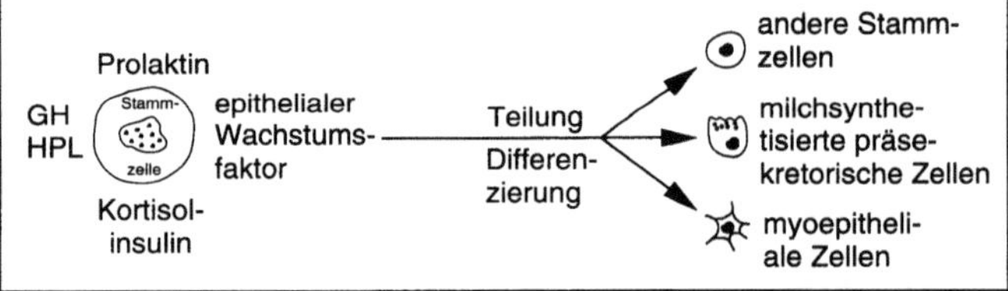

Auslösung der Laktation

1. Differenzierung von präsekretorischen alveolaren Zellen in milchsezernierende und milchfreisetzende Drüsenzellen

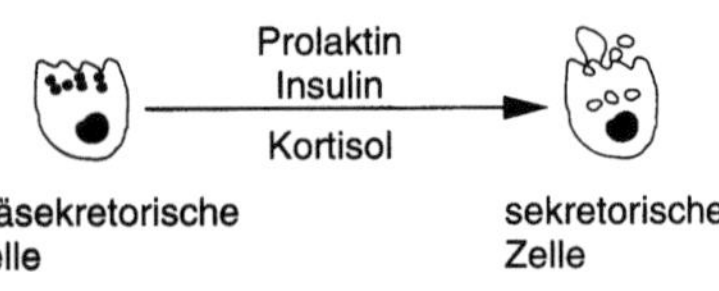

2. Prolaktininduzierte Stimulierung der RNA-Synthese zur Galaktopoese und Milchsekretion in Alveolen und kleinere Milchgänge
3. Prolaktininduzierte Wechselwirkung von a-Laktalbumin mit Galaktosyltransferase zur Spezifizierung von Glukose für die Laktosesynthese: UDP-D-Galaktose + D-Glukose + Laktosesynthetase ⟶ UDP + Laktose
4. Prolaktininduzierte Stinulierung von ribosomaler Proteinsynthese sowie von endoplasmatisch-retikulärer und mitochondrieller Lipidsynthese
5. Oxytozininduzierte Auspressung von Milch aus Alveolen und kleinen Milchgängen in größere Gänge und Milchsinusse

Abb. 12.5. Schwangerschaftsinduzierte Drüsenzelldifferenzierung, Kolostrumsekretion und postpartale Laktation der Mamma. (Vorherr 1974)

20mal empfindlicher gegenüber Oxytozin sind als das Myometrium.

Durch den stetigen Östrogenanstieg in der Schwangerschaft wird die Adenohypophyse zur vermehrten Prolaktinsekretion angeregt. An der Brustdrüse reguliert Prolaktin selbst die Zahl der Prolaktinrezeptoren. Durch erhöhte Östrogenkonzentrationen wird zunächst die Prolaktinrezeptorbildung in der Brust stimuliert, bei weiterem Anstieg jedoch gehemmt. Synergistisch bei der Rezeptorblockade wirken hohe Progesteronspiegel. Nach starkem Abfall der Östrogene und Gestagene im mütterlichen Blutkreislauf post partum werden die Prolaktinrezeptoren frei, und Prolaktin selbst induziert die weitere Synthese von Rezeptoren und die Bildung spezifischer Milcheiweiße. Am 4.–5. postpartalen Tag sind die peripheren Steroidspiegel so niedrig wie in der frühen Follikelphase des menstruellen Zyklus. Auch die in der Schwangerschaft erhöhten Prolaktinspiegel fallen kontinuierlich ab, bleiben jedoch bei stillenden Frauen signifikant höher als bei nichtstillenden. Sie sind abhängig vom Intervall zwischen den Stillzeiten und von der Tageszeit (Glasier et al. 1984).

Ebenfalls ist hypophysäres Oxytozin für die Laktation erforderlich. Es bewirkt durch Kontraktion der kontraktilen Myofibrillen der Alveolen und Milchgänge die Milchausschüttung. McNeilly et al. (1983) konnten nachweisen, daß bei den meisten Müttern Oxytozin schon ansteigt bei der Vorbereitung auf das Stillen (Schreien des Kindes), auch optische Reize reichen aus. Als Reaktion auf die Brustberührung kommt es zu einer zweiten Oxytozinausschüttung, wobei der Unterdruck beim Saugen keine Rolle spielt. Während des Saugaktes können im mütterlichen Serum vorübergehend 5–15 mE/ml Oxytozin gemessen werden und 10fach erhöhte Prolaktinkonzentrationen (Vorherr 1974), wobei Prolaktin nur durch den Saugreiz ausgeschüttet wird. Am 2.–5. Tag nach der Entbindung ist der Prozeß der Milchbildung und Sekretion in vollem Gange. Die Milch „schießt ein", d.h. die dilatierten Alveolen sind mit Milch angefüllt, Blut und Lymphgefäße der Mammae sind gestaut und ein leichtes Brustgewebeödem hat sich gebildet. Ein Drittel des Brustvolumens macht die Milchspeicherung aus, die bis zu 48 h möglich ist. Wird die Brust dann nicht entleert, so geht die Milchproduktion deutlich zurück. Wird regelmäßig Milch aus der Brust entfernt, kann die Laktation über Jahre aufrechterhalten werden.

Die Milch in den ersten 5–8 Tagen der Laktation wird Kolostrum genannt, eine wäßrige Flüssigkeit, die reichlich Immunglobuline enthält. Nach Produktion der gelblich-klebrigen Übergangsmilch über ca. 2 Wochen wird schließlich die normale Milch gebildet, die ebenfalls noch Immunglobuline enthält und eine ideale Vitamin- und Elektrolytzusammensetzung hat.

Eine Förderung der Laktation ist möglich durch häufiges Anlegen, was zur vermehrten Oxytozinausschüttung führt. Das gute Entleeren der Brust durch ein kräftig saugendes Neugeborenes stimuliert ebenfalls die Milchproduktion. Obwohl kein Unterschied zwischen der Höhe der Prolaktinkonzentration und der Milchmenge in der ersten Woche post partum nachweisbar war, ließ sich die Milchmenge durch Gabe von Substanzen, die die Prolaktinsekretion steigern (TRH und Metoclopramid), erhöhen (Peters 1984; Kauppila et al. 1983). Zwar ist Metoclopramid, das an die Mutter verabreicht wird, im Serum des Säuglings nur in Spuren nachweisbar, jedoch liegen die Prolaktinkonzentrationen im Serum bei diesen Neugeborenen signifikant höher als bei gestillten Kindern, deren Mütter kein Metoclopramid erhalten hatten. Die TSH-Konzentrationen des Neugeborenen werden durch diese Substanzen nicht beeinflußt. Überängstlichen und nervösen Müttern kann Chlorpromazin verabreicht werden, das die Patientin beruhigt und die Prolaktinausschüttung und damit die Milchproduktion fördert. Theophyllin regt die Prolaktinsekretion an, so daß der maßvolle Genuß von Kaffee oder Tee nützlich sein kann. Prompt und ohne Nebenwirkungen läßt sich die Milchleistung durch Akupunktur am 3. bis 5. postpartalen Tag steigern.

Eine Hemmung der Laktation erfolgte früher durch Gabe hoher Östrogenmengen, die an der Brustdrüsenzelle die Prolaktinrezeptorsynthese hemmen. Eine wesentlich nebenwirkungsfreiere Hemmung kann heute durch Dopaminagonisten erfolgen, die in der Hypophyse die Prolaktinbildung unterdrücken. Nach Gabe von Bromocryptin oder Lisurid (3mal 2,5 mg/Pravidel oder 3mal 0,2 mg Dopergin) über 10 Tage ist die Laktation vollständig gebremst (Tabelle 12.5), die Prolaktinspiegel liegen im Normbereich. In Abhängigkeit von der Dosis und der Dauer der Therapie lassen sich die Prolaktinspiegel auch nur so weit senken, daß z.B. bei einem Milchstau die Stillfähigkeit erhalten bleiben kann. Eine vorübergehende Reduktion der Milchmenge kann durch häufigeres Anlegen nach der Therapie wieder ausgeglichen werden. Durch das häufige Stillen steigen die Milchmenge, die Prolaktinkonzentrationen im Serum und wahrscheinlich auch die Prolaktinrezeptoren in der

Tabelle 12.5. Anwendung von Dopaminagonisten bei Laktationsstörungen

Indikation	Bromoergocryptin (mg/die)	Lisurid (mg/die)	Therapiedauer in Tagen
Abstillen	7,5	0,6	10–14
Mastitis	7,5	0,6	2–4
Reduktion erhöhter Milchmenge	2,5	0,2	3
Milchstau	2,5	0,2	1–2

Brustdrüse an. Erst bei einer konstanten Senkung des Prolaktinspiegels unter 25 ng/ml hört die Stillfähigkeit auf (Peters 1984).

Ein schwächerer Dopaminagonist, das Methylergometrinhydrogenmaleat (Methergin) verursacht ebenfalls einen signifikanten Prolaktinabfall mit nachfolgender reduzierter Milchleistung. Nach einwöchiger Behandlung mit 0,6 mg/die post partum war die Milchmenge um 30% reduziert. Im Gegensatz zur Wirkung bei Ratten kann beim Menschen die Milchproduktion durch Gabe des Opiatantagonisten Naloxon nicht beeinflußt werden.

Durch die Laktation wird zunächst die reproduktive Ovarialfunktion der Frau gehemmt. Während bei 40% der nichtstillenden Frauen die erste Menstruation innerhalb von 6 Wochen nach der Entbindung eintritt, sind es bei den stillenden Frauen nur 5%. Offenbar führt die erhöhte Prolaktinsekretion zu einer verminderten GnRH-Ausschüttung, einer Änderung der pulsatilen Sekretion von LH, wodurch die LH-Konzentrationen signifikant erniedrigt sind und am Ovar direkt zu einer verminderten Gonadotropinsensitivität führen. Allerdings verursacht die Abnahme der Stillfrequenz und insbesondere der Verzicht auf das nächtliche Stillen eine Aktivierung der hypothalamisch-hypophysären Achse, so daß innerhalb einer 9monatigen Stillperiode 65% der Mütter bereits Menstruationen haben (Vorherr 1975; MacNeilly 1984). Ovulationen finden sich bei stillenden Frauen nach 6 Wochen in 5% (Nichtstillende 40%), nach 12 Wochen in 25% (Nichtstillende 65%), nach 24 Wochen in 65% (Nichtstillende 75%). Obwohl aufgrund reduzierter prä- und postovulatorischer LH-Ausschüttung noch 70% der Zyklen auf eine Ovarialinsuffizienz hinweisen, ist auch stillenden Müttern eine sichere kontrazeptive Methode anzuraten (s. Kap. „Kontrazeption").

12.2 Pathologie der Schwangerschaft

12.2.1 Pathologie der Frühschwangerschaft

12.2.1.1 Spontanaborte

Definition

Spontane Beendigung einer Schwangerschaft vor der Lebensfähigkeit des Kindes.

Ursprünglich galt als Grenze die 28. SSW, was einem Fetalgewicht von 1000 g entspricht. Durch die verbesserte perinatale Versorgung überleben immer mehr vorzeitig geborene und kleinere Kinder, weshalb die Grenze eher mit der 22. SSW, was einem Fetalgewicht von 500 g entspricht, angegeben werden kann.

In Abhängigkeit von der Dauer der Schwangerschaft unterscheidet man weiter:

Biochemischer Abort. Eine Schwangerschaft ist nur durch Labormethoden, nicht jedoch klinisch nachweisbar. Durch eine zeitgerechte oder verzögerte Menstruation blutet das Endometrium mit dem Schwangerschaftsprodukt ab.

Frühabort. Die Schwangerschaft endet vor der 16. SSW noch in der Phase der Organogenese. Da die Embryonalperiode nach der 8. postovulatorischen Woche endet, kann man bis zu diesem Zeitpunkt von einem Embryonalabort sprechen.

Spätabort. Die Schwangerschaft endet zwischen 17. und 28. (bzw. 22. s. oben) SSW. In dieser Zeit ist der Fetus bereits vollständig entwickelt, und der Abortverlauf ist der Geburt ähnlich.

Die klinische Stadieneinteilung des Abortgeschehens umfaßt folgende Gruppen:

Abortus imminens oder eine bedrohte Frühgravidität. Es treten Blutungen aus dem Zervikalkanal bei geschlossenem Muttermund auf mit oder ohne gleichzeitigen Kontraktionsschmerz des Uterus. Eine lebende Fruchtanlage kann nachgewiesen werden.

Abortus incipiens oder beginnender Abort. Die Symptome entsprechen dem Abortus imminens, jedoch ist der Muttermund bereits eröffnet.

Abortus incompletus. Teile des Schwangerschaftsproduktes sind bereits abgegangen, Reste sind noch im Uterus vorhanden.

Abortus completus. Vollständige Ausstoßung der Fruchtanlage.

Missed abortion oder verhaltener Abort. Das Schwangerschaftsprodukt ist bereits abgestorben, wird jedoch im Uterus behalten. Der Uterus ist kleiner, als es der Schwangerschaftsdauer entsprechen würde. Schmierblutungen sind oft vorhanden.

Partieller Abort. Bei einer Mehrlingsschwangerschaft geht eine Fruchtanlage zugrunde, die andere entwickelt sich jedoch normal weiter. Dies ist relativ häufig die Ursache einer Abortus-imminens-Symptomatik. Die Situation wird durch eine Ultraschalluntersuchung geklärt.

Windei. Klinisch unauffällige Schwangerschaft, aber ultrasonographisch ist nur eine Fruchtblase ohne fetale Strukturen nachweisbar.

Wiederholte Aborte. 2 Aborte nacheinander.

Habituelle Aborte. Drei und mehr aufeinander folgende spontane Fehlgeburten.

Febriler bzw. septischer Abort. Abort mit Infektion in der Uterushöhle, Fieber und häufig Schocksymptomatik.

Häufigkeit

Man nimmt an, daß 10% aller Schwangerschaften mit einem klinischen Spontanabort enden. Aufgrund histologischer Untersuchungen nahmen Hertig et al. (1956) und Stickle (1968) an, daß zusätzlich ein Großteil der Schwangerschaften von den Frauen unbemerkt zugrundegeht, so daß mit einer Abortrate von 20–30% gerechnet wurde. Nach anderen Untersuchungen enden 22% aller Schwangerschaften, bevor sie klinisch erkannt werden, und 31% der klinischen Schwangerschaften als Aborte (Wilcox et al. 1988). Durch systematische prämenstruelle β-HCG-Bestimmungen bei 623 Zyklen fertiler Frauen diagnostizierten Miller et al. (1980) 152 Schwangerschaften, von denen 43% als Abort endeten, jedoch nur in 14 Fällen als klinische Aborte auffielen. Ähnliche Ergebnisse erzielte Rolfe (1982) mit der routinemäßigen EPF-Bestimmung, die bei 18 von 28 Frauen mit Verkehr am Ovulationstermin positiv ausfiel, woraus jedoch nur 2 intakte Schwangerschaften resultierten. Neuere Untersuchungen zeigen, daß 73% der spontanen Einlingsschwangerschaften vor der 6. SSW zugrunde gehen und von den restlichen 90% die Geburt erreichen (Boklage 1990).

Die Mehrzahl der Aborte (85%) tritt vor der 16. SSW ein mit einem Häufigkeitsgipfel in der 11. bis 12. SSW (Gerhard 1982).

Ursachen

Bei den Abortursachen handelt es sich um ein multifaktorielles Geschehen. Die Fähigkeit der Schwangerschaft, verschiedenen Noxen zu widerstehen, ist sehr variabel. In Plazentakulturen konnte eine große antikarzinogene und antimutagene Potenz nachgewiesen werden. Protektive plazentare Enzyme wie z. B. die Katechol-O-methyltransferase, die Arylhydrocarbonhydroxylase oder die Chinonreduktase werden durch Xenobiotika oder toxische Metalle stimuliert (Barnea u. Avigdor 1990, 1991; Barnea et al. 1991), andere supprimiert, wie z. B. die Glukose-6-Phosphat-Dehydrogenase durch Quecksilber (Boadi et al. 1992). Auch Chemoprotektoren, wie Kumarin oder Vitamin C, steigern die Aktivität dieser Enzyme.

In einer französischen Fall-Kontroll-Studie (n = 279 Aborte) wurde die Bedeutung der verschiedensten Risikofaktoren für den Eintritt eines Spontanaborts überprüft (Coste et al. 1991): nur die Abortanamnese und das mütterliche Alter (> 30 Jahre) stellten die größten, unabhängigen Risikofaktoren dar, während die übrigen überprüften Variablen nicht signifikant mit Aborten assoziiert waren (Parität, Zustand nach Schwangerschaftsabbruch, Zustand nach Geschlechtskrankheiten, positive Chlamydienserologie, Zyklusstörungen, Sterilitätstherapie einschließlich In-vitro-Fertilisierung, Rauchen, frühere Benutzung oraler Kontrazeptiva oder IUP's).

Lediglich psychische Probleme zum Zeitpunkt der Konzeption und die Zugehörigkeit zu einer ethnisch-sozialen Randgruppe hatten noch einen ungünstigen Einfluß auf den Schwangerschaftsverlauf.

Chromosomenanomalien

Mit zunehmender Dauer der Schwangerschaft nehmen die Chromosomenanomalien ab. Bei sehr frühen (biochemischen) Aborten wird eine Häufigkeit von 95% geschätzt. Generell finden sich bei Aborten im 1. Trimester in 50% der Fälle Chromosomenanomalien, im 2. Trimester nur in 15% (Lauritsen 1976; Eiben u. Göbel 1991). Chromosomale Ursachen für Spontanaborte nach IVF fanden sich in 62% und damit in etwa derselben Größenordnung wie nach natürlichen Konzeptionen (Plachot 1989). Bei Lebendgeborenen treten Chromosomenanomalien in 0,6% der Fälle auf.

Chromosomenanomalien entstehen in der Regel spontan während der Reifeteilungen von Ei und Spermium. Durch chronische oder zufällige Noxen können sie induziert werden (z. B. Infektionen, Strahlen, Umweltgifte, Alter). Makroskopisch pathologische Fruchtanlagen weisen in etwa 90% Chromosomenanomalien auf (Lauritsen 1976).

Bei 70% der Aborte finden sich Aneuploidien (Boué et al. 1975a, b). Diese entstehen, wenn sich in der elterlichen Gonade die Chromosomen der Ei- oder Samenzelle nicht trennen. Daraus resultieren am häufigsten Trisomien, seltener Monosomien oder Mosaike. Ein Drittel der Trisomien betreffen das Chromosom 16, was nie bei Lebendgeborenen beobachtet wurde. Einige Trisomien können jedoch auch lebend geboren werden, z. B. kommen auf ein Lebendgeborenes mit Trisomie 21 (Morbus Down) 4 Aborte. Nach Aborten mit Trisomien treten häufiger erneut Trisomien bei einer Frau auf als nach Monosomien oder Polyploidien (Kaji u. Ferrier 1978). Auch bekommen Frauen nach Trisomieaborten 10- bis 20mal häufiger Kinder mit Morbus Down. Auf ein Lebendgeborenes mit Monosomie kommen 150 Spontanaborte mit dieser Störung, wobei das X-Chromosom mütterlichen Ursprungs ist.

26% der chromosomal abnormen Aborte weisen eine Polyploidie auf mit 3 oder 4 haploiden Chromosomensätzen. Diese entstehen durch einen doppelten Chromosomensatz des väterlichen oder mütterlichen Anteils. Polyploidien sind Letalfaktoren. Triploidien sind 4mal häufiger als Tetraploidien. In 75% der Triplodieaborte wird ein Embryo mit Mißbildungen gefunden. Fast alle partiellen Molen sind Triploidien.

Nur bei 4% der Aborte finden sich Strukturanomalien eines Chromosoms, z. B. Austausch oder Fehlen von Segmenten, wobei in 50% einer der Elternteile Träger einer balancierten Chromosomentranslokation ist (Kaji u. Ferrier 1978). Die Häufigkeit dieser Strukturanomalien ist bei Aborten und Lebendgeborenen gleich.

Mit zunehmendem Alter der Frau steigt das Abortrisiko an (Gerhard 1982; DFG-Studie 1977). Von 183 Frauen, die nach Sterilitäsanamnese schwanger geworden waren, hatten 9% der unter 25jährigen einen Abort, 25% der 25- bis 35jährigen und 43% der über 35jährigen (Gerhard et al. 1990j). Bei einem mütterlichen Alter über 40 Jahre wurden im Spontanabortmaterial in 85% auffällige Karyotypen bestimmt (Eiben u. Göbel 1991). Auch der Anteil chromosomaler Störungen im Abortmaterial nimmt mit steigendem Alter zu. Das Alter spielt bei der Trisomie 21 eine Rolle, jedoch nicht bei der Trisomie 16, der Monosomie und der Triploidie. Die Angaben über das Alter des Vaters sind widersprüchlich. Wahrscheinlich wird erst bei einem Alter von mehr als 55 Jahren die Abortrate höher.

Gardiner et al. (1978) beobachteten signifikant mehr Mißbildungen in Schwangerschaften nach Aborten (17 von 256) als in Schwangerschaften nach normalen Geburten (4 von 254). Umgekehrt haben Frauen, die Kinder mit Spina bifida oder Anenzephalus geboren haben, eine hohe Spontanabortrate und ein erhöhtes Wiederholungsrisiko.

Zyklusanomalien

Nach Hertig (1967) haben Frauen mit Ovulationen vor dem 14. Tag zu 92% die Chance einer normalen Schwangerschaft, mit Ovulationen nach dem 14. Tag nur in 42%. Bei verspäteten Ovulationen treten gehäuft Polyploidien auf. Aus In-vitro-Fertilisationsprogrammen ist bekannt, daß die Polyploidierate unreifer Eizellen erheblich über der reifer Eizellen liegt. Obwohl Guerrero et al. (1970) keinen signifikanten Unterschied des Ovulationstages in der Basaltemperaturkurve von Frauen mit Geburten und Aborten nachweisen konnten, haben in anderen Studien Frauen mit Geburten signifikant häufiger regelmäßige Zyklen gehabt als Frauen mit Aborten. Durch die Auswertung von fast 1000 Basaltemperaturkurven von Patientinnen, die heterolog inseminiert wurden, konnten Guerrero u. Rojas (1976) nachweisen, daß nur in 3,2% ein Abort auftrat, wenn die Insemination am Ovulationstermin und bis zu 2 Tagen davor stattfand. Das Abortrisiko stieg jedoch entsprechend an, je weiter vor dem Ovulationstermin die Insemination vorgenommen wurde, und ebenfalls, je später diese nach der Ovulation stattfand. Hieraus ist zu schließen, daß unreife und überreife Gameten das Abortrisiko erhöhen.

Eine Corpus-luteum-Insuffizienz wurde in erster Linie bei Frauen mit habituellen Aborten nachgewiesen (Jones 1976; Gerhard et al. 1981). Da sie gewöhnlich Folge einer unzureichenden Follikelreifung ist, liegen die Ursachen für die Aborte wahrscheinlich in der Eizelle. In Granulosazellkulturen von Follikeln aus IVF-Zyklen gab es signifikante Unterschiede in den Konzentrationen von α-Inhibin-mRNA zwischen normal schwangeren und abortierenden Frauen, was für eine schlechtere Eiqualität in letzterem Fall sprechen könnte (Burns et al. 1991). Eine pathologische Tubenmotilität und ein unzureichend transformiertes Endometrium verschlechtern die Voraussetzungen ebenfalls für eine normale Schwangerschaft. Bei Frauen mit nachgewiesener Endometriose findet sich eine höhere Abortrate, die durch medikamentöse oder chirurgische Therapie zu reduzieren ist (Pittaway et al. 1988; Vercellini et al. 1986; Metzger et al. 1986; Wheeler et al. 1983). Auch in diesen Fällen spielt die Lutealinsuffizienz eine Rolle. Außerdem könnten die von den Endometrioseherden produzierten Zytokine und Prostaglandine die normale Entwicklung der frühen Fruchtanlage stören. Bei Frauen mit polyzystischen Ovarien ist die Abortrate erhöht, was zum Teil auf die ungünstige Wirkung erhöhter LH-Konzentrationen während der Follikelreifung zurückgeführt wird. Durch eine vorzeitige 1. Reifeteilung soll die Oozyte „überaltert" sein und deshalb bei Befruchtung Embryonen von schlechter Qualität bilden (Homburg u. Jacobs 1989). Bei Frauen, die in der Follikelphase LH-Konzentrationen über 10 IE/l haben, ist nicht nur die Schwangerschaftsrate erniedrigt (67% vs. 88%), sondern auch die Abortrate erhöht (65% vs. 12%, Reagan et al. 1990) gegenüber Frauen mit normalen LH-Werten.

Nach medikamentöser Behandlung mit Clomifen gehen 50% der Schwangerschaften subklinisch verloren im Vergleich zu 16% in unbehandelten Gruppen (Bateman et al. 1992). Hierbei spielt der antiöstrogene Effekt von Clomifen auf das Endometrium bereits in der Follikelphase eine Rolle und die geringere Anzahl von Östradiol- und Progesteronrezeptoren in der Lutealphase. Die Endometriumdicke am Ovulationstermin ist häufig erniedrigt und die Serum-PP14-Konzentrationen während des 1. Trimesters (Johnson et al. 1993a, c; Dickey et al. 1993). Nach Gonadotropinbehandlung ist die Abortrate doppelt so hoch wie normal (Gerhard u. Runnebaum 1979). Je höher die Östrogenkonzentrationen in der Follikelphase waren, desto größer war das Abortrisiko (Edwards u. Steptoe 1983). Eine erniedrigte Relation von Progesteron zu Östradiol zum Zeitpunkt der Implantation zeigt eine ungünstige Entwicklung für den Schwangerschaftsverlauf an (Maclin et al. 1990). Ob hier ein Zusammenhang mit der Polyovulation und dem möglicherweise häufigen Auftreten von Mehrlingsschwangerschaften besteht, ist nicht geklärt. Auch nach In-vitro-Fertilisierung ist die Abortrate erhöht (37% in einer Multizenterstudie mit 300 Schwangerschaften nach Confino et al. 1986), was jedoch zum einen auf der genaueren Erfassung biochemischer Schwangerschaften beruht und zum anderen auf dem erhöhten Anteil von Mehrlingsschwangerschaft. Tritt eine Schwangerschaft unter GnRH-Analogontherapie auf, so werden die Rezeptoren im Corpus luteum supprimiert, so daß trotz normaler Östradiol- und Testosteronproduktion Progesteron abfällt und gewöhnlich ein Abort eintritt (Sridaran et al. 1988).

Ein guter Indikator für die Prognose einer Schwangerschaft ist die Endometriumdicke am Ovulationstermin. Wenn in stimulierten Zyklen (Clomiphen oder Gonadotropine) das Endometrium unter 6 mm war, so trat keine Schwangerschaft ein. Bei Werten zwischen 6 und 9 mm ereigneten sich relativ viele biochemische Schwangerschaften (HCG-Nachweis positiv, aber sonographisch keine Fruchtblase, 22%), während bei Werten über 9 mm Schwangerschaften meistens sonographisch mit Fruchtblase darstellbar waren (Dickey et al. 1993). Die klinische Abortrate war in beiden Gruppen gleich.

Endokrinopathien

Eine Hyperprolaktinämie führt gehäuft zu Aborten, wobei eine Corpus-luteum-Insuffizienz nicht nachweisbar sein muß. Nach Behandlung mit Bromocryptin ist die Abortrate normal.

Die Schilddrüsenfunktion ist eng mit der Fruchtbarkeit korreliert (Gerhard et al. 1988, 1991a, b). Eine Hyperthyreose bewirkt in 40% der Fälle Zyklusstörungen. Aborte im 1. Trimester, Frühgeburten und Gestosen sind mit zunehmendem Schweregrad der Erkrankung häufiger, deshalb ist vor Beginn einer Schwangerschaft unbedingt zu behandeln (Hembree u. Van de Wiele 1978, Maruo et al. 1992). Auch die Hypothyreose macht häufig Zyklusstörungen und insbesondere Spätovulationen, so daß in 30% Aborte, Früh- und Totgeburten resultieren (Hembree u. Van de Wiele 1978; Exalto et al. 1983). In der Plazentakultur konnte gezeigt werden, daß TSH die HCG-Produktion hemmt (Würfel et al. 1990). Der Nachweis antithyroidaler Antikörper war signifikant häufiger bei Frauen mit Abort (20%) als bei Frauen mit normal verlaufender Schwangerschaft (3,4%) (Lejeune et al. 1990; Stagnano-Green et al. 1990; Glinoer et al. 1991). Hierbei kann es sich jedoch auch um ein Epiphänomen handeln, da Schilddrüsenantikörper durch verschiedene Schadstoffe induziert werden können, die aufgrund ihrer toxischen oder immunmodulierenden Wirkung per se zu Aborten führen (Gerhard et al. 1992).

Frauen mit schlecht eingestelltem Diabetes mellitus erleiden häufiger Aborte und Mißbildungen der Kinder. In einer prospektiven Untersuchung wiesen Goldman u. Resnik (1974) durch den Glukosetoleranztest eine signifikant geringere Glukosetoleranz bei Frauen mit Frühaborten nach im Vergleich zu Frauen mit Spätaborten und Geburten. Crane u. Wahl (1981) fanden dagegen bei 154 streng eingestellten und überwachten Diabetikerinnen eine Abortrate von 12%, die sich nicht von derjenigen gesunder Frauen unterschied. Im Ultraschall können bei etwa 30% der Diabetikerinnen zwischen 7. und 14. Schwangerschaftswoche bereits frühe Wachstumsretardierungen nachgewiesen werden, die mit der Häufigkeit von Mißbildungen eng gekoppelt sind (Pedersen u. Molsted-Pedersen 1981).

Infektionen

Kommt es zum Zeitpunkt der Ovulation zu einer Infektion, so können Chromosomenstörungen bei der frühen Fruchtanlage induziert werden, die zu einem Abort führen. Auch eine akute oder chronische Entzündung des Endometriums kann schlechte Nidationsbedingungen und eine Infektion des frühen Schwangerschaftsproduktes verursachen. Der Tumornekrosefaktor (TNF) ist bei Infektionen erhöht. Er hemmt die HCG-Sekretion und reduziert die Aktivität des Corpus luteum, die Expression von HL-Antigenen auf dem Trophoblasten wird induziert. Es gibt Hinweise, daß diese Faktoren bei mütterlichen Infektionen abortauslösend wirken (Ohashi et al. 1992). Infektionen im 2. Trimester können über eine erhöhte Phospholipase-A_2-Aktivität, die verschiedene Mikroorganismen haben (z. B. Gardnerella vaginalis und assoziierte Anaerobier), die Bildung freier Arachidonsäure und damit von PGE_2 und $PGF_{2\alpha}$ beschleunigen, was zum Abort führen kann (Regan et al. 1981). Allerdings gelingt bei einer histologisch nachgewiesenen Chorioamnionitis mit Spätabort in 1/3 der Fälle der Erregernachweis nicht, während bei Spätaborten nach vorzeitigem Blasensprung ohne Entzündungszeichen der Plazenta 1/3 positive Kulturen haben (Zlatnik et al. 1990). Wird bei Blutungen in der Frühschwangerschaft sonographisch ein vitaler Fetus nachgewiesen und tritt trotzdem ein Abort ein, so wird in fast der Hälfte dieser Fälle eine Chorioamnionitis histologisch nachgewiesen (Queck u. Berle 1992). Über eine Virämie, Bakteriämie oder Parasitämie kann der Fetus direkt infiziert werden und absterben. Im Einzelfall ist es oft schwierig zu entscheiden, ob lediglich die Erkrankung der Mutter mit Hyperthermie den Abort ausgelöst hat, oder ob er durch die Erkrankung des Fetus bedingt war. Entscheidend für den Ausgang der Schwangerschaft sind das Alter der Schwangerschaft, Menge und Virulenz des infektiösen Agens, der vorherige Gesundheitszustand der Mutter und die Funktion der Plazentaschranke.

Im folgenden soll die Bedeutung einiger Infektionskrankheiten im Zusammenhang mit Aborten aufgezeigt werden, wobei im Rahmen dieses Kapitels nicht auf die diagnostischen Methoden und die therapeutischen Möglichkeiten eingegangen werden kann.

Virusinfektionen. Bei der Grippeepidemie 1918 wurde von Coid (1973) über eine erhöhte Anzahl von Aborten berichtet. Lauritsen (1976) fand signifikant häufiger Abortmaterial mit leerem Fruchtsack bei Frauen, die eine Virusinfektion nach der letzten Menstruation angegeben hatten, als bei gesunden Frauen. Bei frischer Herpes simplex-Infektion steigt die Abortrate auf das Dreifache an (Siegel et al. 1976) und bei frischer Zytomegalieinfektion auf das Siebenfache. Erkrankt eine Frau am Konzeptionstermin an einer Hepatitis, so soll bei den Feten häufiger ein Morbus Down gefunden werden. Durch Hepatitis-B-Infektion im ersten Drittel der Schwangerschaft werden gehäuft Aborte und Frühgeburten ausgelöst. Varizellen, Mumps und Infektionen mit verschiedenen Rhino- und Enteroviren erhöhen die Abortrate nicht, dagegen sollen Aborte und Totgeburten nach primärer Masernerkrankung in der Schwangerschaft häufiger auftreten (Siegel et al. 1976). Durch virusspezifische DNA-Sonden läßt sich noch nach Jahren an Paraffinschnitten von Plazenten und fetalen Geweben ein Virusnachweis führen (Mehraein et al. 1991), woraus geschätzt wird, daß bei 3% aller Spontanaborte Virusinfektionen eine Rolle spielen.

Toxoplasmose. Da 60–80% der Frauen im gebärfähigen Alter Toxoplasmoseantikörper haben, tritt eine Erstinfektion in der Schwangerschaft nur in 1–10 pro 1000 Geburten auf. Bei mütterlicher Erstinfektion im 1. Trimenon wird die Frucht in 17% der Fälle infiziert, im 2. Trimenon in 24% und im 3. Trimenon in 64%. Es kommt also nur in sehr seltenen Fällen (< 10%) zum Abort und wahrscheinlich nie zu habituellen Aborten. Wesentlich häufiger und gravierender sind die Mißbildungen, die durch die Parasitämie verursacht werden (Symptomentrias: Meningoenzephalitis, intrazerebrale Verkalkungen, Chorioretinitis). Da die Infektion durch

Katzenkot und rohes Fleisch (Tartar) erfolgt, sollten Schwangere mit negativer Toxoplasmoseserologie diese Infektionsquellen meiden.

Bakterien. Während die Brucellose (Morbus Bang) im Gegensatz zum Rind bei unserer Bevölkerung eine sehr seltene Abortursache ist, muß die akute Listeriose häufiger berücksichtigt werden. Die Symptome der Frau bestehen in Fieber, Pyelitis und Enteritis. Bei Erkrankung im 1. Trimenon kommt es durch eine Endometritis und Plazentainfektion zu einem Abort, im 2. Trimenon über eine diaplazentare Infektion des Fetus zum intrauterinen Fruchttod oder zur Frühgeburt. Durch Änderung der Plazentaschranke für Treponemen ab 5. Schwangerschaftsmonat verursacht die Syphilis Spätaborte oder Totgeburten. Wird sie nicht behandelt, so enden die Schwangerschaften immer zu einem etwas späteren Zeitpunkt, bis schließlich ein Kind geboren werden kann, das manifest an Syphilis erkrankt ist oder in den ersten Lebensjahren Krankheitssymptome zeigt. Eine Kolonisation des Genitale mit β-hämolysierenden Streptokokken B kann unter Umständen zum Spätabort oder vorzeitigen Blasensprung und neonatalen Komplikationen führen. So wiesen Regan et al. (1981) auf ein 4fach erhöhtes Risiko von Frühgeburten vor der 32. SSW bei Frauen mit Streptokokken B hin.

Mykoplasmen und Chlamydien. Mykoplasmen (Mycoplasma hominis und Ureaplasma urealyticum) können aus den Eihäuten von Frauen mit Spontanaborten häufiger isoliert werden als von Frauen mit induzierten Aborten (Csapo et al. 1972). Ob die Mykoplasmen als Ursache des Fruchttodes in Frage kommen oder ob sie nach erfolgtem Fruchttod vom Zervikalkanal aus aufsteigen, ist nicht geklärt. Eine Infektion mit Chlamydia trachomatis ist beim Menschen bisher überwiegend als Ursache für Spätaborte bzw. Frühgeburten beschrieben worden. Bei Kühen kommt es nach artefizieller Chlamydieninfektion in der Schwangerschaft fast immer zu einem Abort. Während Martin et al. (1982) Totgeburten 10mal häufiger bei Frauen nach Chlamydieninfektionen in der Schwangerschaft beobachteten, konnten Harrison et al. (1983) keinen Einfluß dieses Keims auf den Schwangerschaftsausgang nachweisen. Letztere Autoren isolierten bei allen Schwangeren unabhängig vom Schwangerschaftsverlauf in der Zervix in 72% der Fälle Ureaplasma urealyticum, in 23% Mycoplasma hominis und in 8% Chlamydien. Sweet et al. (1987) beobachteten lediglich bei Chlamydien-IgM-positiven Frauen etwas häufiger einen vorzeitigen Blasensprung und Frühgeburtlichkeit als bei IgM-negativen Frauen.

Chronische Erkrankungen

Bei chronischen Herz- und Nierenerkrankungen sind Aborte häufiger, wobei wahrscheinlich Gefäßanomalien der Plazenta und ein vermindertes Sauerstoffangebot an den Fetus eine entscheidende Rolle spielen.

Medikamente, Ernährung, Umwelt

Zahlreiche Medikamente, z. B. Folsäureantagonisten, bergen in der Frühschwangerschaft ein teratogenes Risiko. Krankenschwestern, die mit Zytostatika arbeiten, haben ein erhöhtes Abortrisiko (Selevan et al. 1985). Ferner haben Frauen, die vermehrt Alkohol trinken, ein erhöhtes Abortrisiko (Rush 1980). Erhöhter Alkoholgenuß kann in jedem Alter bereits zum Zeitpunkt der Konzeption Chromosomenveränderungen induzieren. Rauchen bewirkt erst mit zunehmendem Alter der Frau einen Anstieg der Aborthäufigkeit, wobei offenbar vermehrt Trisomien und eine Reihe von anderen Mißbildungen entstehen. Das Abortrisiko ist am höchsten bei Frauen, die trinken und rauchen (Harlap u. Shiono 1980). Stoffe, die primär nicht embryotoxisch wirken, wie z. B. Koffein, können über die Hemmung intrazellulärer DNS-Reparaturprozesse die Wirkung embryotoxischer Stoffe verstärken (Vogel u. Spielmann 1986).

Der Mangel an wichtigen Vitaminen und Mineralstoffen war im Tierversuch abortauslösend. Dieser wird auch bei Frauen für vorzeitige Wehen und intrauterine Wachstumsstörungen verantwortlich gemacht, die in ausgeprägten Fällen zum Spätabort oder intrauterinem Fruchttod führen können. Bei Frauen mit ungeklärten Aborten liegen die Folatkonzentrationen im Serum signifikant niedriger als bei Frauen mit normalem Schwangerschaftsverlauf (Bung et al. 1992). Die Hyperhomocysteinämie, bei der angeboren oder erworben u. a. ein ausgeprägter Vitamin B6-Mangel besteht, wurde mit spontanen Fehlgeburten in Zusammenhang gebracht (Steegers-Theunissen et al. 1992). Durch Zink-, Selen- und Vitaminmangel werden vermehrt Schwermetalle im Körper retiniert. So ist bekannt, daß Frauen mit zunehmendem Blutbleispiegel häufiger Aborte, Tot- und Frühgeburten erleiden (McMichael et al. 1986). In einer eigenen Untersuchung lag die Kadmiumausscheidung im Urin bei Frauen mit Fehlgeburten in der Anamnese signifikant höher als bei Frauen ohne Fehlgeburten (Butz et al. 1993). Die

Quinonreduktase, ein protektives Enzym der Plazenta, wird durch verschiedene Schadstoffe induziert oder supprimiert. Vitamin C in den normalerweise konsumierten Mengen bewirkte eine deutliche Stimulation dieses Enzyms in der Plazentakultur, wodurch der Konzeptus geschützt wird (Barnea et al. 1993).

Radioaktive Bestrahlungen, Röntgenuntersuchungen, verschiedene Anästhetika und Umweltgifte wirken dosisabhängig teratogen oder abortauslösend. Hierzu zählen auch Pestizide, wie sie in Holzschutzmitteln oder in landwirtschaftlichen Betrieben verwendet werden (Rita et al. 1987; Welsh et al. 1987). Frauen mit erhöhten Pentachlorphenolwerten im Blut hatten signifikant häufiger Aborte als Frauen mit niedrigen Konzentrationen (Gerhard et al. 1993). Frauen, die in bestimmten Industriezweigen arbeiten (Plastik, Gummi, Lösungsmittel) sollen höhere Abortraten haben (Ahlborg et al. 1987; McDonald et al. 1988). Zum einen wirken Chemikalien direkt toxisch, so daß Früh-, Spätaborte und Totgeburten möglich sind, zum anderen verändern sie die immunologischen Reaktionen, so daß der Embryo abgestoßen oder resorbiert wird. Körperliche Arbeit hat bei gesunden Frauen keinen Einfluß auf die Aborthäufigkeit. Bei Lärm und Vibration soll die perinatale Mortalität und die Gestosehäufigkeit erhöht sein. Im Rahmen einer Abortstudie bezüglich verschiedener Berufsklassen wurde die höchste Abortrate bei Frauen in der Landwirtschaft (Pestizide) und bei Studentinnen (Psyche, Nährstoffmangel) festgestellt. Schadstoffbedingte Aborte sollen mehr männliche als weibliche Feten treffen, so daß in stark belasteten Gegenden ein deutlicher Mädchenüberschuß bei der Geburt zu verzeichnen ist (Eichler 1992).

Uterusanomalien und Nabelschnurveränderungen

Angeborene Uterusmißbildungen, Uterusmyome, intrauterine Synechien und die Zervixinsuffizienz können Ursachen für Aborte sein, die in der Regel als Spätaborte auftreten. Da diese Frauen meist unter habituellen Aborten leiden, sollen sie dort ausführlich besprochen werden (s. unten).

Nabelschnurknoten und -umschlingungen finden sich bei 20–25% aller Geburten und sind selten Ursache von Aborten. Die vorzeitige Plazentalösung ist gelegentlich verbunden mit Strangulation und Nabelschnurumschlingung des Fetus. Eine Torsion der Nabelschnur oder eine überlange Nabelschnur werden bei 10% aller Aborte beobachtet. Nur bei gleichzeitigem Nachweis eines Hämatoms, Ödems oder einer Thrombose ist die Torsion wahrscheinlich Ursache des Fruchttodes gewesen.

Immunologische Faktoren

Bei Blutgruppeninkompatibilität zwischen Mann und Frau oder bei immunologischer Histokompatibilität können Aborte eintreten (s. unten).

Psyche

Plötzlicher Streß, starker Schreck oder unbewußte Konfliktsituationen können zu Wehen und zum Ausstoßen des Fetus führen. Der ungünstige psychosomatische Mechanismus, der dazu führt, ist nicht bekannt. Bei Tieren kommt es unter psychischem Streß zur Konstriktion der arteriellen Uterusgefäße, Reduktion der uteroplazentaren Durchblutung, Plazentainsuffizienz und dadurch zum Abort. Bei Streß fallen Oxytozin und Arginin-Vasopressin ab, die in der Plazentakultur die HCG-Sekretion fördern, dagegen hemmen erhöhte Prolaktin- und β-Endorphin-Spiegel die HCG-Bildung (Tal et al. 1991; Barnea et al. 1991). Somit könnten streßbedingte Veränderungen stimulierender und hemmender Substanzen zu einem HCG-Abfall mit Abort führen.

Diagnostik

Die Diagnostik bei Störungen in der Frühgravidität kann durch Bestimmung von Hormonen im mütterlichen Serum und ultrasonographisch erfolgen. Bei 90% der Frauen mit Fehlgeburten vor der 16. SSW werden Hormonveränderungen gefunden, jedoch nur bei etwa 40% der Frauen mit Spätaborten (Gerhard u. Runnebaum 1978). Bereits 1–6 Wochen bevor der Abort klinisch manifest wird, fallen die Konzentrationen bestimmter Hormone ab (Runnebaum u. Gerhard 1983).

Da β-HCG zum frühesten Zeitpunkt, d.h. vor Ausbleiben der Menstruation, bestimmbar ist, gelingt es nur mit dieser Methode, biochemische Schwangerschaften sicher nachzuweisen. Bereits ab 8 Tagen nach Embryotransfer ist die HCG-Verdoppelungszeit größer bei intakter Schwangerschaft als bei späterem Abort (Hamori et al. 1989). In den ersten 6 Wochen nach der Konzeption erlaubt die 2malige β-HCG-Bestimmung innerhalb von 2 Tagen unter Berücksichtigung der Verdoppelungszeit die korrekte Voraussage einer pathologischen Schwangerschaft mit späterem Abort in 90% (Chartier et al. 1979; Lenton et al. 1982). Durch Messung der HCG-Spiegel am 9. und 17. Tag nach Embryotransfer war bereits die Erkennung einer pathologischen Schwangerschaft möglich (Confino et al. 1986). Der Grenzwert für eine normale Schwangerschaftsentwicklung lag am 9. Tag bei 50 IE/l und am 17. Tag bei 2500 IE/l. Nach einer anderen Untersuchung ist am 14. Tag nach Embryotransfer die Konzentration von 100 IE HCG/l mit einem positiven Vorhersagewert von 88% und einem negativen Vorhersagewert von 84% sehr aussagekräftig (Heiner et al. 1993). Bei Spiegeln über 500 IE/l muß mit einer Mehrlingsschwangerschaft gerechnet werden (62%). Bei Extrauteringraviditäten ist die HCG-Verdoppelungszeit bereits in den ersten Tagen nach Ovulation verlängert, während Fehlgeburten, die die 8. SSW erreichen, in dieser Phase noch eine normale Verdoppelungszeit haben.

Zwischen dem 35. und 49. Tag nach der letzten Menstruation verdoppeln sich die HCG-Konzentrationen alle 2,6 Tage. Wenn in diesem Zeitraum β-HCG im Abstand von 2 Tagen um mehr als 30% ansteigt, ist die Schwangerschaft intakt, beträgt der Anstieg weniger als 30%, so ist dies pathologisch und eine Extrauteringravidität muß ausgeschlossen werden; fallen die Werte ab, so handelt es sich um ein Abortgeschehen (von Rechenberg 1989). In Abb. 12.6 ist der Verlauf der HCG-Konzentrationen bei verschiedenen Schwangerschaftsverläufen dargestellt. Die Multivariateanalyse ergab in den Schwangerschaftswochen 5 bis 11 hochsignifikante Unterschiede zwischen den Abortpatientinnen und den übrigen Kollektiven, unabhängig von der hormonellen Therapie, die zur Ovulationsinduktion angewandt wurde.

Wenn am 9. und 12. Tag nach In-vitro-Fertilisierung Östradiol gleich hoch bleibt, so darf man auf eine Schwangerschaft schließen, wobei die absolute

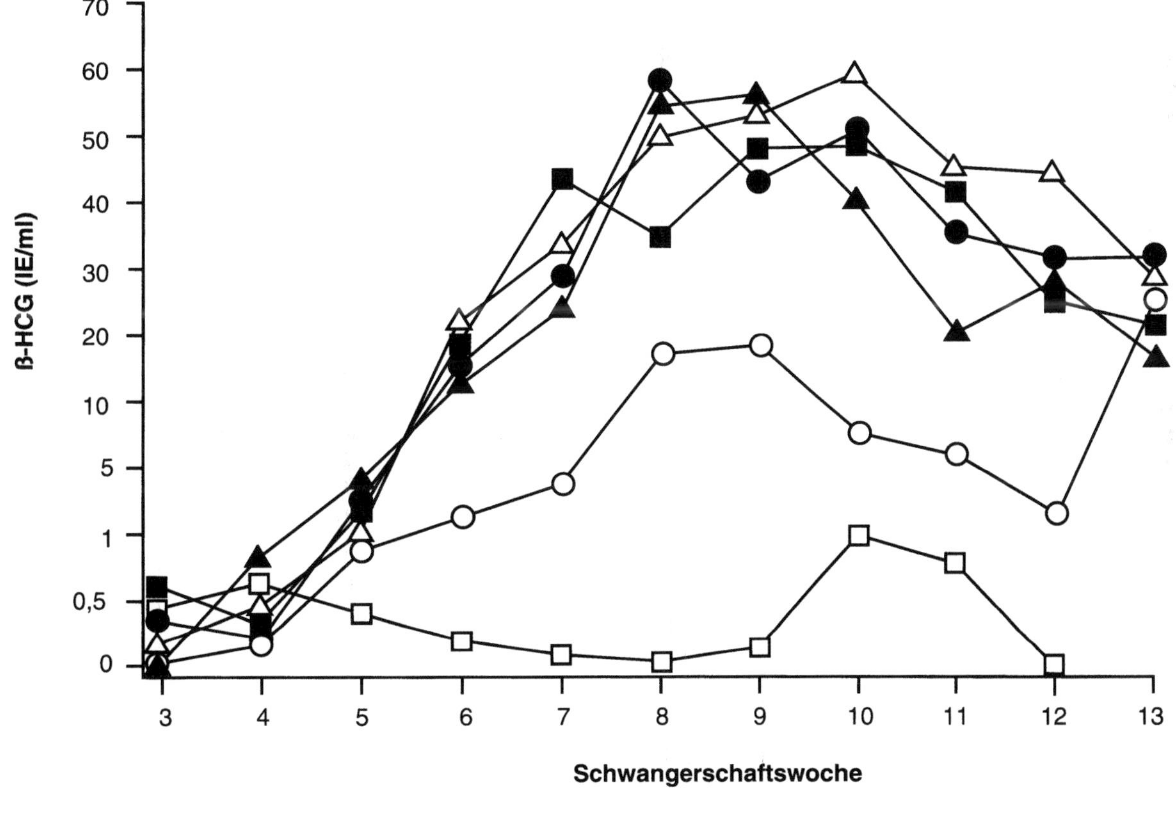

Abb. 12.6. Mediane der HCG-Konzentrationen bei Frauen mit normaler Einlingsschwangerschaft und Geburt, Abort, Tubargravidität und nach medikamentöser Ovulationsauslösung (Clomifen, HMG) bzw. anderer Hormongabe (Dexamethason, Bromocriptin, Levothyroxin)

Höhe der Werte nicht aussagekräftig ist (Wiedemann et al. 1989). Die spätlutealen Östradiolwerte (Tag 11, 13, 15 nach Embryotransfer) waren in bezug auf einen späteren Abort aussagekräftiger als die HCG-Werte (Liu et al. 1991): Sensitivität 79% (HCG 68%), Spezifität 100% (HCG ebenfalls), positive Korrektheit 64% (HCG 38%). Normale 17β-Östradiol-Konzentrationen sind offenbar von einem intakten Fetus abhängig (Yuen et al. 1984), deshalb gibt die Östradiolbestimmung bei Frauen mit Fehlanlagen in bis zu 80% den richtigen Hinweis auf einen Abort (Runnebaum u. Gerhard 1983). Allerdings ist die Methode bei Frauen mit ovarieller Überstimulation durch Gonadotropine oder Clomifen nur bedingt anwendbar (Abb. 12.7). Nur in der 6.–9. Schwangerschaftswoche sind signifikante Konzentrationsunterschiede zwischen Frauen mit Abort und Geburt nachweisbar. Bei normalem Schwangerschaftsverlauf unterschieden sich die Östradiolwerte erst in der 8. und 9. SSW von denen der Abortpatientinnen, während dies nach hormonell ausgelöster Schwangerschaft schon in der 6. und 7. SSW möglich war.

Der Verlauf der Progesteronkonzentration war bei allen Schwangerschaftsgruppen ähnlich (Abb. 12.8). Erst in der 10. SSW unterschieden sich die Frauen mit Abort signifikant von den übrigen. In der 6. SSW wird deutlich, daß Frauen nach Clomifen- und Gonadotropinstimulation signifikant höhere Progesteronwerte haben als Frauen mit spontaner Schwangerschaft bzw. mit Abort. Da auch bei gestörter Fruchtanlage die Corpus-lute-

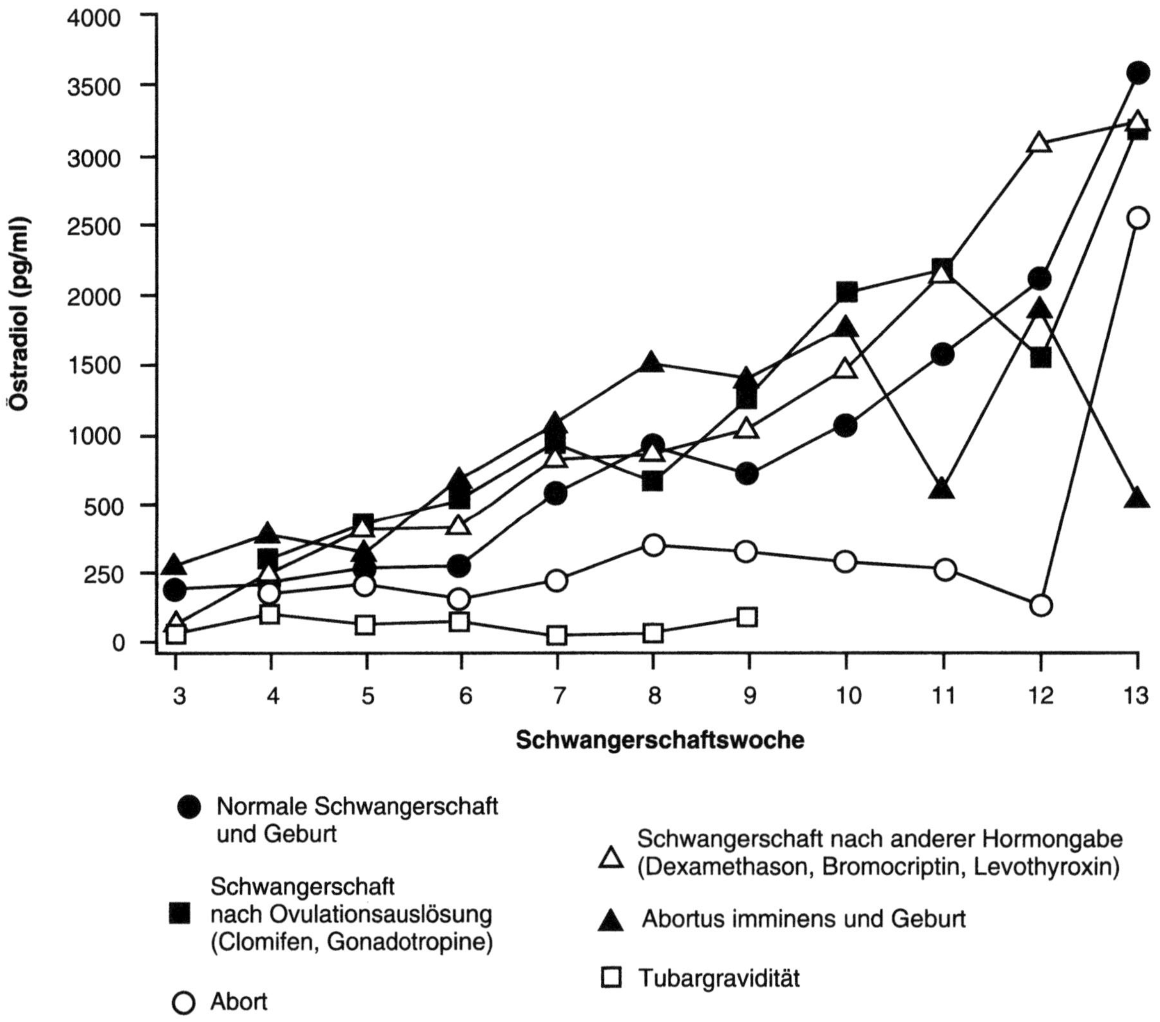

Abb. 12.7. Mediane der Östradiolkonzentrationen bei Frauen mit normaler Einlingsschwangerschaft und Geburt, Abort, Tubargravidität und nach medikamentöser Ovulationsauslösung (Clomifen, HMG) bzw. anderer Hormongabe (Dexamethason, Bromocriptin, Levothyroxin)

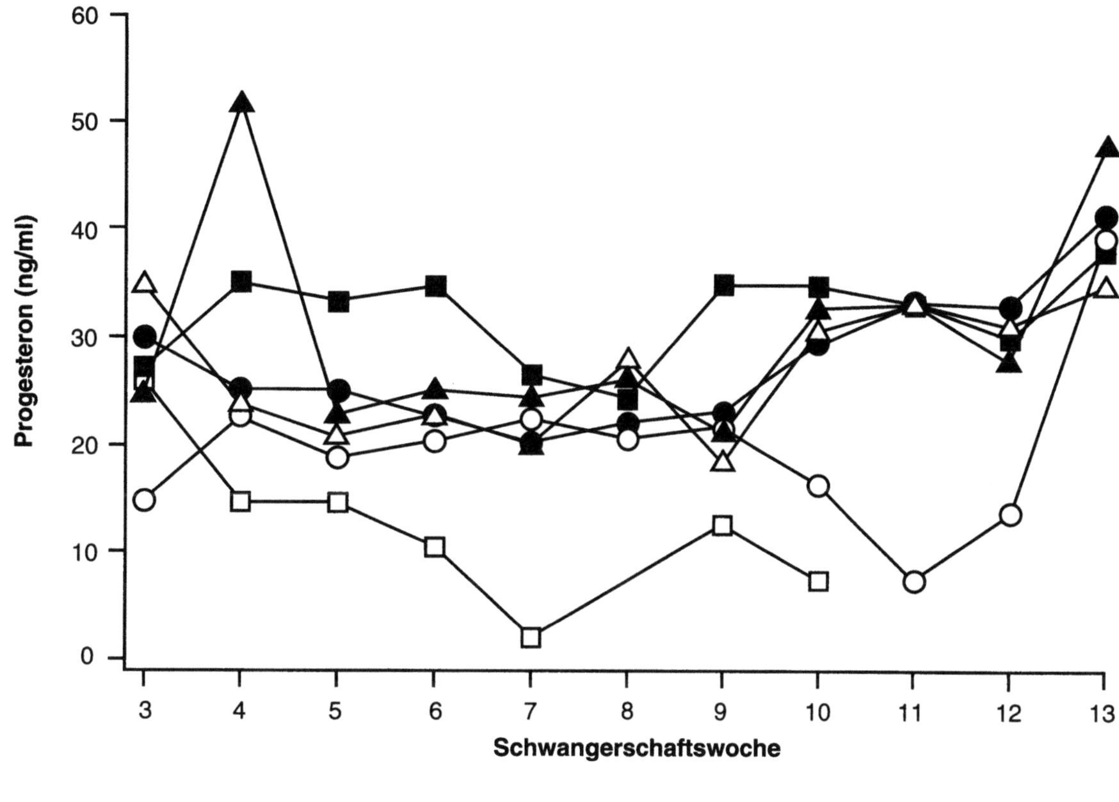

Abb. 12.8. Mediane der Progesteronkonzentrationen bei Frauen mit normaler Einlingsschwangerschaft und Geburt, Abort, Tubargravidität und nach medikamentöser Ovulationsauslösung (Clomifen, HMG) bzw. anderer Hormongabe (Dexamethason, Bromocriptin, Levothyroxin)

um-Funktion normal sein kann, können mit dieser Methode nur ungefähr 60% der Aborte erkannt werden, mit der 17α-Hydroxyprogesteron-Bestimmung noch weniger. Liegen die Progesteronwerte nach ovarieller Stimulation (IVF) unter 40 ng/ml Serum und bei spontaner Schwangerschaft unter 15 ng/ml, so ist mit einer gestörten Schwangerschaft zu rechnen. Wenn im 1. Trimenon die wöchentlich bestimmten Progesteronwerte um mehr als 25% abfallen, so ist der Schwangerschaftsausgang nach Aussage von Christiansen et al. (1992) in 100% ungünstig, die Spezifität der Progesteronmessung betrug 78%. Zur raschen Beurteilung in der Praxis sind in Tabelle 12.2 die Hormon-Mediane, 10. und 90. Perzentilen von Frauen mit spontan eingetretener und unkomplizierter Schwangerschaft mit Geburt zusammengestellt.

Bei fehlendem Fetus sind im Vergleich zu Aborten mit vorhandenem Fetus die α-und β-HCG-Konzentrationen sowohl peripher als auch in der Plazenta signifikant erniedrigt, während sich bei HPL kein Unterschied findet (Henderson et al. 1992). Da die Zugabe von fetalem Nervengewebe die HCG-Produktion in der Trophoblastkultur steigert, ist für einen normalen HCG-Stoffwechsel der Embryo offenbar erforderlich (Shurtz-Swirski et al. 1991). Zwischen der 6. und 8. SSW hat der Embryo auch für das Corpus luteum eine Bedeutung, da nur bei Schwangerschaften mit Feten in dieser Phase die Konzentrationen von HCG mit Östradiol und Progesteron signifikant korrelieren (Johnson et al. 1993c).

Nach der 9. SSW kann die β-HCG-Bestimmung als Funktionsparameter durch HPL ersetzt werden.

Obwohl mit HPL nur 34% der Aborte zum Zeitpunkt der Blutung erfaßt werden, läßt die Beschränkung auf den Zeitraum zwischen 9. und 19. SSW ein korrektes Ergebnis bei 86% der Frauen mit Aborten zu (Ylikorkala u. Jouppila 1973). Durch die Verbesserung und Verbreitung der Sonographie kommt dieser Bestimmung jedoch keine klinische Bedeutung mehr zu.

Die Östriolkonzentrationen sind im wesentlichen vom Zustand des Fetus abhängig. Deshalb lassen sich durch diese Methode erst nach der 6.–8. SSW gestörte Schwangerschaften in 40–65% erkennen.

Die Bestimmung von Schwangerschaftsspezifischem Protein (SP1) hat keine zusätzlichen Informationen zur β-HCG-Bestimmung gebracht. Von einigen Autoren wird sie bevorzugt, da sie nach medikamentöser Ovulationsauslösung mit HCG die sichere Aussage einer Schwangerschaft bei Werten über 2 µg/l erlaubt (Ho et al. 1988). Außerdem steigt SP1 ab der 8. SSW kontinuierlich an, während HCG nach der 9. SSW physiologischerweise abfällt und deshalb ab dem 3. Schwangerschaftsmonat nicht mehr zur Abortdiagnostik geeignet ist (Tamsen 1984; Masson et al. 1983; Tatra et al. 1983).

Erst ab dem 30. Schwangerschaftstag nach Embryotransfer lagen die PAPP-A-Konzentrationen signifikant höher als bei Nichtschwangeren (Bischof et al. 1989). Wurde die 10. Perzentile als Grenze genommen, so lagen ab diesem Zeitpunkt 88% der Spontanaborte und Extrauteringraviditäten darunter. Bei Komplikationen in der Frühschwangerschaft konnte eine korrekte Prognose für den weiteren Schwangerschaftsverlauf in 49% durch eine PAPP-A-Einzelbestimmung gestellt werden, und in bis zu 83% durch Serienbestimmungen (Westergaard et al. 1983; Stabile et al. 1988b; Coddington et al. 1989). Je nachdem, ob es sich um ein Windei, eine verhaltene Fehlgeburt oder einen inkompletten Abort handelt, ist die Genauigkeit der Bestimmungsmethoden unterschiedlich (Tabelle 12.6) (Stabile et al. 1989). Wegen der starken Überlappung der Werte und der fehlenden Diskriminanz einer Extrauteringravidität kann die PAPP-A-Bestimmung jedoch nicht als Alternative zur HCG-Bestimmung angesehen werden.

Die α-Fetoprotein (AFP)-Spiegel sind bei gestörter Schwangerschaft meistens niedriger als normal, steigen vor dem Abort jedoch zum Teil an (Exalto et al. 1983). Auch bei Geminischwangerschaften werden höhere Werte gefunden. Aus die-

Tabelle 12.6. Aussagekraft von HCG, SP1 und PAPP-A bei Windei, Missed Abortion und (in)komplettem Abort. (Nach Stabile et al. 1989)

Abort	Sensitivität[a] [%]	Positive Korrektheit[b] [%]	Negative Korrektheit[c] [%]
1) Windei (n = 67)			
HCG erniedrigt	85	70	86
SP1 erniedrigt	50	55	88
PAPP-A erniedrigt < 7. SSW (n = 15)	65	60	92
HCG erniedrigt	67	31	98
SP1 erniedrigt/fehlend	60	29	97
2) Missed Abortion (n = 34)			
HCG erniedrigt	85	57	98
SP1 erniedrigt	56	46	93
PAPP-A erniedrigt	83	52	98
3) (In)kompletter Abort (n = 45)			
HCG erniedrigt	100	67	100
SP1 erniedrigt	73	46	97
PAPP-A erniedrigt	95	45	100

[a] Sensitivität: $\frac{\textit{richtig positiv}}{\text{richtig positiv + falsch negativ}}$

[b] positive Korrektheit: $\frac{\textit{richtig positiv}}{\text{richtig positiv + falsch positiv}}$

[c] negative Korrektheit: $\frac{\textit{richtig negativ}}{\text{richtig negativ + falsch negativ}}$

Prozentsatz vorliegender embryonaler Strukturen

Struktur liegt vor — Struktur liegt nicht vor

Schwangerschaftswoche	4	5	6	7	8	9	10	11	12
Fruchtblase	100 →								
Dottersack	0	91	100 →						
Fruchtpol mit Herzbewegung	0	0	86	100 →					
Einzelne Ventrikel	0	0	6	82	70	25	0	0	0
Falx	0	0	0	0	30	75	100	100	100
physiol. Nabelbruch im Mitteldamm	0	0	0	0	100	100	100	50	0
Zahl der Untersuchungen	6	11	15	17	10	13	15	11	6

Abb. 12.9. Transvaginale Ultraschalluntersuchung: Genaue Datierung des Schwangerschaftsalters vor der 12. SSW durch Nachweis 6 embryonaler Strukturen. Die durchgezogenen fetten Linien geben an, in welcher Schwangerschaftswoche diese Strukturen in der Mehrzahl der Fälle zu finden bzw. wann sie meistens noch nicht erkennbar sind. (Warren et al. 1989)

sem Grunde und wegen der langen Halbwertszeit eignet sich die AFP-Bestimmung nicht zur Diagnostik von Aborten (Garoff u. Seppälä 1975). Andere Peptide der fetoplazentaren Einheit brachten keine verbesserten diagnostischen Möglichkeiten in der Frühschwangerschaft. Bei Spätaborten aufgrund von Uterusmißbildungen oder Infektionen finden sich in der Regel normale Hormonkonzentrationen im Blut. In Fällen mit früher Plazentainsuffizienz, die zum intrauterinen Fruchttod führen kann, lassen sich abfallende HPL- und Östriolkonzentrationen nachweisen (Gerhard u. Runnebaum 1977).

Durch die Verbesserung der Ultraschalltechnik ist die Diagnostik einer intakten oder gestörten Frühschwangerschaft heute schon sehr früh mit großer Sicherheit möglich. Eine Fruchtblase läßt sich mit dem Vaginalschall bereits ab der 4. SSW erkennen (Abb. 12.9) (Warren et al. 1989). Sie ist immer darstellbar ab dem 20. Tag nach Embryotransfer, wenn HCG mehr als 2.000 IE/l beträgt (Dickey u. Gasser 1993). Der Fruchtsackquerschnitt stellt sich im Vaginalschall 0,4–0,7 mm kleiner dar als im abdominalen Sonogramm (Degenhardt 1987). Die Berücksichtigung typischer embryonaler Entwicklungsverläufe läßt schon vor der 8. SSW eine genaue Abschätzung des Schwangerschaftsalters zu (Abb. 12.10). Danach ist die Wachstumskontrolle der Scheitel-Steiß-Länge ausreichend. Je jünger der Embryo, desto größer sind die Variationen der US-Maße: so gibt es zwischen den niedrigsten und größten Fruchtblasendurchmessern desselben Schwangerschaftstags 3fache Unterschiede, bei der Scheitel-Steiß-Länge 2fache. Embryonen desselben Alters können bis zu 5 Tage mit dem Nachweis der Herzaktionen differieren (Dickey u. Gasser 1993). Der biparietale Durchmesser ist frühestens am 48. Tag nach Embryotransfer, immer ab dem 57. Tag nachweisbar. Die Korrelation der Ultraschallbefunde mit den HCG-Werten erlaubt weitere Rückschlüsse auf die Vitalität der Schwangerschaft. Wird im 1. Trimester ein lebender Fetus nachgewiesen, so beträgt das Abortrisiko nur noch 4% (Simpson et al. 1987).

Therapie

Bei biochemischem Abort ist gewöhnlich keine Therapie erforderlich, da das Endometrium normal abblutet. Bei verlängerter Blutungsdauer und negativen HCG-Werten kann in manchen Fällen über 10–14 Tage ein Östrogen-Gestagen-Präparat gegeben werden, woraufhin nach Absetzen eine Entzugsblutung einsetzt.

Da Frühaborte nicht immer vollständig ausgestoßen werden, sollte in der Regel eine instrumentelle Nachtastung der Gebärmutter durchgeführt werden. Das ist besonders wichtig bei hydropischen Veränderungen der Plazenta im Ultraschall oder hohen β-HCG-Werten zum Ausschluß eines Trophoblasttumors.

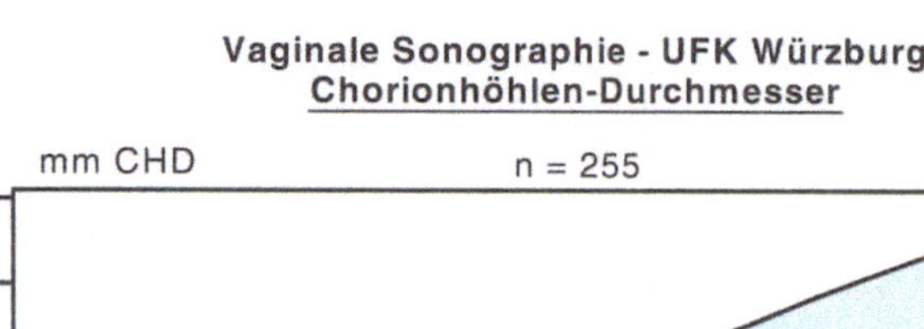

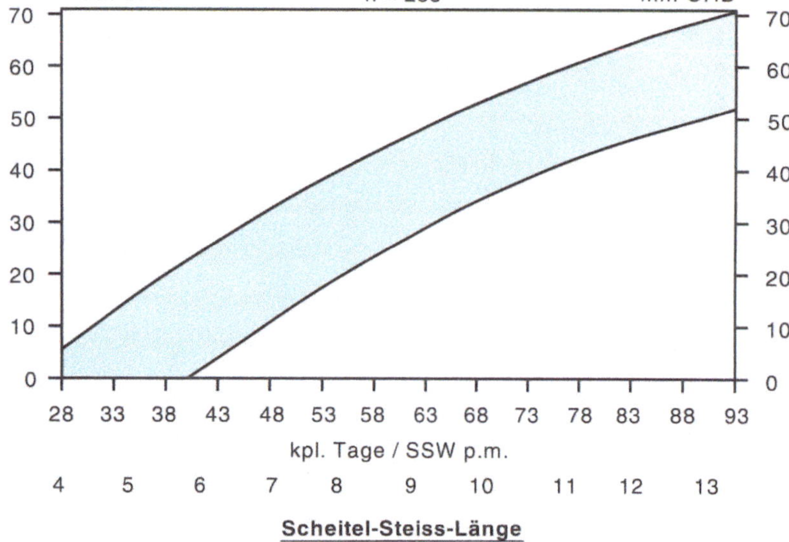

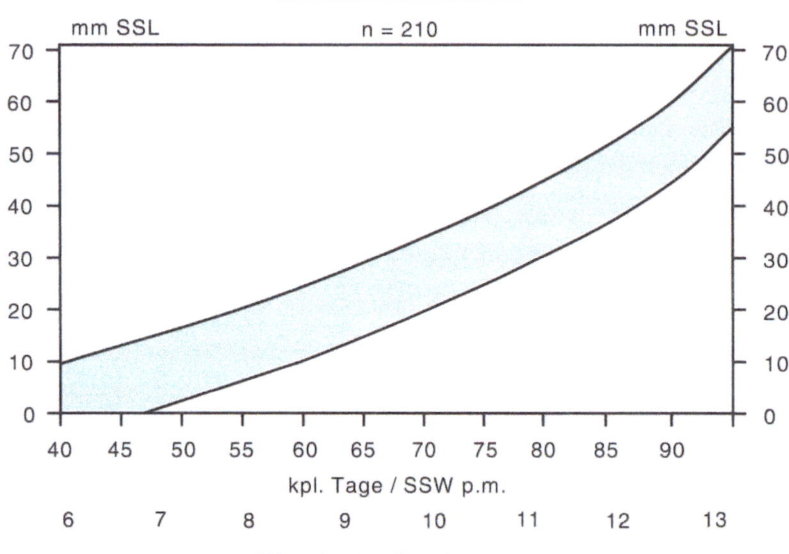

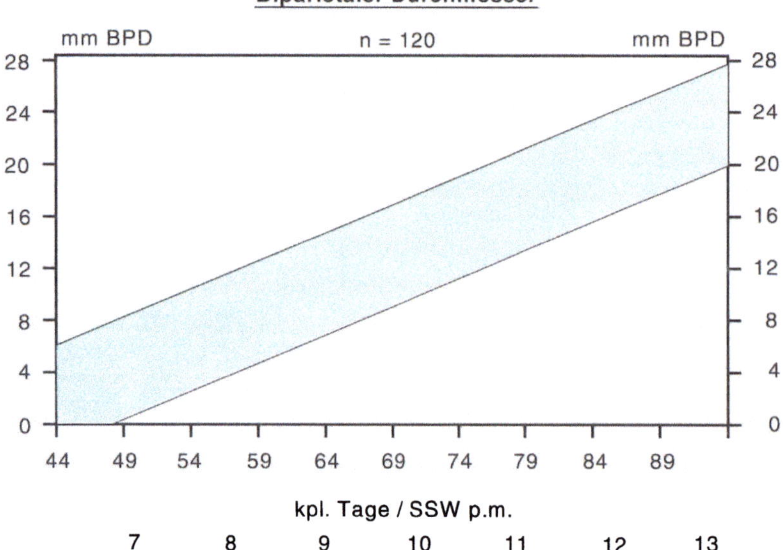

Abb. 12.10. Chorionhöhlendurchmesser, Scheitel-Steiß-Länge und biparietaler Durchmesser im vaginalen Ultraschall während der Frühschwangerschaft. (Nach Rempen 1991)

Bei verhaltener Fehlgeburt wird nach Zervixreifung mit Prostaglandingel oder -tablette der Uterus durch Absaugung und/oder instrumentelle Nachtastung entleert. Intraoperativ ist besonders auf Veränderungen der Uterushöhle (Septum, Myome) zu achten.

Spätaborte können in ihrem Ablauf der normalen Geburt ähnlich sein, so daß häufig eine komplette Ausstoßung von Fetus und Plazenta erfolgt. Bei dem geringsten Verdacht auf inkompletten Abort muß instrumentell nachgetastet werden.

Kommt es zum intrauterinen Fruchttod nach der 14. SSW, so wird ebenso wie im letzten Trimenon verfahren, indem Wehen durch Gabe von Prostaglandinen induziert werden. Nach der Ausstossung der Schwangerschaftsprodukte erfolgt eine instrumentelle Nachtastung. Fetus und Plazenta sind nach Möglichkeit histologisch und karyotypisch zu untersuchen.

12.2.1.2 Habitueller Abort

Definition

Man spricht von habituellen Aborten, wenn eine Frau 3 und mehr Fehlgeburten vor der 22. (bis 28.) SSW erlitten hat. In den letzten Jahren ist die Tendenz zu beobachten, bereits nach 2 Fehlgeburten (= wiederholte Aborte) eine Klärung der Ursachen vorzunehmen.

Primäre Aborter sind Frauen, die noch kein lebendes Kind haben, während sekundäre Aborter nach einer ausgetragenen Schwangerschaft wiederholte Aborte haben.

Häufigkeit

Legt man die obige Definition zugrunde, so kommt der habituelle Abort bei weniger als 1% der schwangeren Frauen vor. Etwa 10% aller Spontanaborte treten bei Frauen mit habituellen Aborten auf. Mit zunehmender Anzahl der Aborte steigt statistisch das Risiko an, bei einer erneuten Schwangerschaft zu abortieren (Kline 1978). So sollen Frauen mit 3 aufeinanderfolgenden klinisch manifesten Spontanaborten unbehandelt in etwa 35 bis 85% erneut eine Fehlgeburt bekommen. Nach Warburton u. Fraser (1964) trat eine Fehlgeburt nach 1 bis 5 Aborten jedoch nur doppelt so häufig auf wie nach früheren Geburten. In einer Untersuchung von FitzSimmons et al. (1983) trat nach 2 Aborten in 31% der Fälle erneut ein Abort ein und nach 3 Aborten in 46%. Allerdings hatten 68% bzw. 55% dieser Paare mindestens ein lebendes Kind. Von anderen Autoren wird bei Frauen ohne Phospholipidantikörper nach 2 Aborten eine Abortrate von 20–25% angegeben, nach 3 Aborten von 40–45% und nach 4 Aborten von 54% (Parazini et al. 1988; Knudsen et al. 1991). In einer eigenen Studie an 198 Frauen trat nach 2 Aborten

Tabelle 12.7. Abortanamnese bei 198 Frauen mit wiederholten Aborten und Schwangerschafts- und Abortrate während der Beobachtungszeit

Patientinnengruppen	Anzahl (n = 198)		SS-Rate (n = 119)		Schwangerschaftsausgang			
					Abort (n = 36)		Geburt (n = 83)	
	[n]	[%][a]	[n]	[%][b]	[n]	[%][c]	[n]	[%][c]
Aborter								
Primär	129	65	77	60	27	35	50	65
Sekundär	69	35	42	61	9	21	33	79
Abortzahl								
2	99	50	58	59	12	21	46	79*
3	49	25	32	65	12	38	20	62*
≥4	50	25	29	58	12	41	17	59*
Abortzeitpunkt								
≤12. SSW	101	51	60	59	18	30	42	70
>12. SSW	97	49	59	61	18	31	41	69
≤16. SSW	123	62	68	55	22	32	46	68
>16. SSW	75	38	51	68	14	27	37	73

* Signifikant mit $P \leq 0{,}005$
[a] Auf Gesamtkollektiv bezogen
[b] Auf Patientengruppe bezogen
[c] Auf Schwangerschaftsrate bezogen

in einer erneuten Schwangerschaft bei 21% der Frauen wieder eine Fehlgeburt ein, nach 3 Aborten bei 38% und nach 4 und mehr Aborten bei 41% (Tabelle 12.7).

Frauen mit mehreren Aborten haben die Tendenz, meistens nach gleicher Schwangerschaftsdauer zu abortieren (Warburton u. Fraser 1964). In unserer Studie mit 198 Frauen gaben 101 Patientinnen nur Frühaborte vor der 12. SSW an, während die übrigen sowohl Früh- wie Spätaborte und termingerechte Geburten in wechselnder Reihenfolge hatten. Man kann davon ausgehen, daß Frauen mit 3 und mehr Fehlgeburten grundsätzlich noch eine Chance von 60–70% haben, ein Kind auszutragen.

Ursachen

In Tabelle 12.8 sind die möglichen Ursachen für habituelle Aborte zusammengestellt. Bei rezidivierenden Frühaborten herrschen andere Ursachen vor als bei wiederholten Spätaborten, woraus unterschiedliche Häufigkeitsangaben in verschiedenen Studien resultieren. So konnten wir bei Frauen mit wiederholten Frühaborten in bis zu 80% der Fälle hormonelle- oder Stoffwechselstörungen nachweisen. Dagegen traten Spätaborte häufiger auf, wenn Uterusanomalien oder chromosomale Veränderungen vorlagen. Histologisch lassen sich bei Aborten des 2. Trimesters in ca. 50% Zeichen der Chorionamnionitis finden. Eine Zuckerstoffwechselstörung kann sowohl für Früh- als auch für Spätaborte verantwortlich sein. 27% unserer Frauen zeigten ein auffallendes Ergebnis im oralen Glukosetoleranztest (oGT): 5% pathologisch, 22% grenzwertig.

Ovarielle Dysfunktion

Hier können dieselben Störungen wie bei „Spontanaborten" beschrieben eine Rolle spielen. Bei 25–35% der Frauen mit habituellen Aborten läßt sich klinisch eine Gelbkörperinsuffizienz vermuten (Jones 1976; Gerhard et al. 1981). Noch häufiger muß sie aufgrund niedriger Progesteronwerte in der Lutealphase angenommen werden. Im eigenen Patientengut wurde bei 50% der Frauen mit wiederholten Aborten eine Hormonstörung diagnostiziert (Tabelle 12.9), wobei in der Hälfte dieser Fälle kombinierte Veränderungen nachweisbar waren. Ova-

Tabelle 12.8. Mögliche Ursachen habitueller Aborte und deren Diagnostik

Ursachen	Diagnostik
A. Frau	
I. Ovarielle Störungen	Gonadotropine, Prolaktin, Androgene (DHEA-S,T) TSH basal und TRH stimuliert Progesteron u. Östradiol in der Lutealphase
II. Endokrinopathien der Mutter	Oraler Glukosetoleranztest evtl. ACTH-Test, weitere Schilddrüsendiagnostik (SD-AK)[a]
III. Anomalien des Uterus	Hysterosalpingographie/Hysteroskopie, evtl. Chromolaparoskopie
IV. Infektionskrankheiten	Lues, HIV, Chlamydien (Toxoplasmose, Röteln)*
V. Immunologie	
a) Antiphospholipid-Antikörper-Syndrom	Lupuskoagulans, PTT[b], Anticardiolipin-AK[c], ANA[d], Anti-DNS-AK[c], Komplement C3, C4
b) fetomaternale Immunreaktion	Blockierende Faktoren, Crossmatch, HLA-AK[c]
VI. Schadstoffe	Schwermetalle, Pestizide, Lösungsmittel im Blut und/oder Urin
VII. Psychische Faktoren	Psychologische Exploration
B. Mann	
I. Andrologische Störungen	Spermiogramm
II. Schadstoffe	Schwermetalle, Pestizide, Lösungsmittel
C. Mann und Frau	
I. Blutgruppeninkompatibilität	Blutgruppen
II. Chromosomenanomalien	Karyogramm
III. fetomaternale Immunreaktion	HLA-Typisierung gemischte Lymphozytenkultur Komplement C4

* Nicht verantwortlich für habituelle Aborte
[a] SD-AK = Schilddrüsenantikörper
[b] PTT = partielle Thromboplastinzeit
[c] AK = Antikörper
[d] ANA = Antinukleäre Antikörper

rielle Dysfunktionen spielen bei primären Aborten und Frauen mit Frühaborten eine größere Rolle als bei sekundären Aborten oder Frauen mit Spätaborten.

Anomalien des Uterus

Anomalien des Uterus kommen bei etwa jeder 3. Frau mit habituellen Aborten vor (Tabelle 12.10). Man unterscheidet angeborene und erworbene Uterusdeformitäten:

Angeborene Uterusmißbildungen. Sie kommen in unterschiedlichster Ausprägung durch inkomplette Verschmelzung der Müller-Gänge und/oder Septumresorption zustande. In großen Kollektiven von Frauen mit habituellen Aborten wird eine Häufigkeit von 10–15% angegeben. Die Abortrate (Tabelle 12.11) ist ohne chirurgische Therapie am höchsten bei einem Uterus subseptus (67%), seltener beim Uterus didelphys (43%) und am niedrigsten beim Uterus bicornis (35%) (Daly et al. 1983; Buttram 1983). Je größer das Septum ist, desto höher ist die Abortrate, da offenbar das Risiko, daß die Implantation auf dem schlecht durchbluteten Septum stattfindet, größer ist. Aus diesem Grund finden sich mehrfache Frühaborte eher bei einem Uterus subseptus, während häufige Spätaborte bei Uterus bicornis oder didelphys beobachtet werden.

Erworbene Uterusmißbildungen. Zu den sog. erworbenen Uterusanomalien zählen Synechien, Myome und die Zervixinsuffizienz. Synechien finden sich bei 68% der Sterilitätspatientinnen nach 2 und mehr Kurettagen. Aus einer zusammenfassenden Übersicht von 1973 Patientinnen mit intrauterinen Synechien geht eine habituelle Aborthäufigkeit von 14% hervor (Schenker u. Margalioth 1982). Als Ursache der Synechien nach Geburten und Aborten wird vermutet, daß der Östrogenmangel zu einer schlechten Endometriumproliferation führt, so daß einige Patientinnen bindegewebige Adhäsionen entwickeln. Hierdurch wird das Uteruslumen eingeengt und das Endometrium schlecht vaskularisiert. Damit werden die Nidations- und Wachstumsbedingungen für die Fruchtanlage begrenzt. Es existieren verschiedene Klassifikationen, um den Grad der Adhäsionen zu beschreiben. Sie berücksichtigen Ausdehnung, Lokalisation und Typus der Verwachsungen.

Tabelle 12.9. Häufigkeit von Hormonstörungen als mögliche Ursache habitueller Aborte (n = 198)

A. Hormonstörung	[%]	B. Signifikanz
Hypothyreose Hyperthyreose Hyperandrogenämie	10 3 10	Lutealinsuffizienz doppelt so häufig bei primären wie bei sekundären Abortern,
Hyperprolaktinämie Kombinationen	6 26	Lutealinsuffizienz doppelt so häufig bei Früh- wie bei Spätaborten
Gesamt	50	

Tabelle 12.10. Häufigkeit des uterinen Faktors als mögliche Ursache habitueller Aborte (n = 198)

A. Uterusveränderungen	[%]	B. Signifikanz
Uterus myomatosus	10	Uterus-Mißbildungen häufiger bei Frauen mit ≥3 Aborten
Uterusmißbildung	10	Uterusmißbildungen höchstes Risiko eines erneuten Aborts
Zerivxinsuffizienz	12	Zervixinsuffizienz doppelt so häufig bei
Synechien	3	Spät- wie bei Frühaborten
Uterus arcuatus/ hypoplasticus	14	Bei Uterus myomatosus seltener Konzeption nach hormoneller Therapie als spontan
Gesamt	30	

Tabelle 12.11. Prognose für den Schwangerschaftsverlauf bei Hemmungsmißbildungen der Müller-Gänge. (Nach Buttram 1983)

	Anzahl Patienten	Anzahl SS	Aborte [%]	Frühgeburt [%]	Geburten [%]
„Hemi uterus“	50	119	33	29	66
Uterus unicornis	31	60	48	17	40
Uterus didelphys	54	124	43	45	55
Uterus bicornis und subseptus vor 1970	657	1914	61	30	31
Echter Uterus bicornis	110	313	35	23	57
Uterus subseptus	72	208	67	33	28

Uterusmyome können je nach Größe und Lage habituelle Aborte verursachen. Die Durchblutungsverhältnisse sind bei Myomen nicht nur im Myometrium, sondern auch im Endometrium gestört, so daß schlechte Nidationsbedingungen bestehen. Submuköse Myome können lokal zu Verdrängungen und entzündlichen Reaktionen des Endometriums führen, so daß bereits die Implantation verhindert werden kann. Ein pathologischer Aufbau des Endometriums ist bei 80% aller Frauen mit Uterus myomatosus nachweisbar (Block 1961).

Bei etwa 10% aller habituellen Aborte wird eine Zervixinsuffizienz beobachtet. Ähnlich wie für die Synechien gilt auch für die Zervixinsuffizienz, daß sie sekundär nach Abrasiones oder Abortkurettagen auftritt und zusätzlich zu anderen Abortursachen die Prognose verschlechtern kann. Sie kommt doppelt so häufig bei Spät- wie bei Frühaborten vor. Nach neueren Untersuchungen ist nach „lege artis" durchgeführter Konisation das Abortrisiko nicht erhöht (Kuoppala u. Saarikoski 1986). Bei einigen Uterusanomalien ist gleichzeitig der Verschlußmechanismus des inneren Muttermundes insuffizient.

Infektionskrankheiten

Die Infektionskrankheiten spielen bei Frauen mit habituellen Aborten eine untergeordnete Rolle, da in der Regel nur die Erstinfektion in der Schwangerschaft zu einem Abort führt und weitere Schwangerschaften bei erhöhten Serumantikörpertitern nicht gefährdet sind. Dies gilt als gesichert für Toxoplasmose, Listeriose, Zytomegalie, Morbus Bang, Varizellen, Herpes und Hepatitis (Gerhard et al. 1981). Obwohl Stray-Pedersen u. Lorentzen-Styr (1979) dieselbe Häufigkeit von Toxoplasmoseantikörpern im mütterlichen Serum bei Frauen mit habituellen Aborten wie in der Normalbevölkerung fanden, konnten sie in einigen Fällen auch aus Endometrium Toxoplasmodium gondii anzüchten, so daß u. U. ungünstige Wachstumsbedingungen für die Fruchtanlage mit nachfolgendem Abort resultieren könnten.

Für die Infektion mit Mykoplasmen und Chlamydien liegen unterschiedliche Resultate vor (Foulon u. Naessens 1984). Obwohl Mycoplasma hominis bei febrilen Aborten häufiger als in normalen Schwangerschaften nachweisbar war, kommt diesem Keim für habituelle Aborte nach heutigen Kenntnissen keine Bedeutung zu (Harger et al. 1983). Dagegen wurde Ureaplasma urealyticum signifikant häufiger aus dem Zervikalschleim von Frauen mit habituellen Aborten isoliert als von Frauen mit normalen Schwangerschaften (67% gegenüber 40%) (Stray-Pedersen u. Stray-Pedersen 1984). Im Trophoblastgewebe von habituellen Aborten konnte dieser Keim in 71% der Fälle nachgewiesen werden gegenüber 22% bei induzierten Aborten (Foulon u. Naessens 1984). Stray-Pedersen et al. (1978) isolierten Ureaplasma urealyticum aus dem Endometrium von Frauen mit habituellen Aborten in 28% gegenüber 7% in einer Kontrollgruppe. Bei Frauen mit positivem Nachweis fiel eine Häufung von Aborten, Totgeburten und perinatalen Todesfällen auf. Auch bei intakten Eihäuten konnten bei intrauterinem Fruchttod Chlamydien im Fetus nachgewiesen werden (Thorp et al. 1989). Nach Tetrazyklinbehandlung vor einer erneuten Schwangerschaft konnte ein günstiger Schwangerschaftsverlauf erzielt werden (Elder et al. 1971).

Ob die auch unter normalen Umständen im Zervikalsekret oder im Sperma vorkommenden Bakterien (Streptokokken, E. coli, Enterokokken) habituelle Aborte verursachen können, ist unklar. Da der Zervikalschleim in der Schwangerschaft eine Barriere gegen Bakterien bildet, müssen besondere immunologische Konstellationen bei der Frau vorliegen, damit die Mikroorganismen in bestimmten Fällen eine Infektion auslösen.

In Tabelle 12.12 sind die Ergebnisse der Infektionsparameter zusammengestellt, die bei unserem Kollektiv von 185 Frauen mit habituellen Aborten erhoben wurden. Eine durchgemachte Zytomegalieinfektion fand sich signifikant häufiger bei Frauen mit sekundären Aborten, Spätaborten und mehr als 4 Aborten. Dies lag jedoch daran, daß mit zunehmendem Alter die Durchseuchung größer ist. Der Ausgang einer erneuten Schwangerschaft war vom Zytomegalietiter unbeeinflußt. Auch beim Nachweis einer positiven Herpes-simplex-Serologie waren Frauen mit mehr als 4 Aborten überdurchschnittlich häufig vertreten. Die Abortrate einer erneuten Schwangerschaft während der Beobachtungszeit war davon jedoch nicht beeinflußt (27% bei allen Frauen mit positivem Herpestiter, 25% bei idiopathischen habituellen Aborten). Bei den 3 Frauen mit positiver Luesserologie handelte es sich um ausbehandelte Fälle, keine dieser Frauen wurde erneut schwanger. In unserem Patientengut wurde kein positiver Listeriosetiter gefunden, so daß in Deutschland dieser Erreger als Auslöser von habituellen Aborten ebensowenig in Frage kommt wie in anderen westlichen Ländern (Manganiello u. Yearke 1991). Sowohl bei positiver Toxoplasmose- als auch bei positiver Chlamydienserologie ergaben sich keine Zusammenhänge mit der Aborthäufigkeit.

Tabelle 12.12. Infektionsparameter bei 185 Frauen mit habituellen Aborten

	[n]	[%]
1. Serologie		
a) Röteln gesamt	156	100
HAH positiv	143	92
b) Zytomegalie gesamt	146	100
IgG positiv	95	65
c) Herpes-simplex-Virus gesamt	150	100
IgG positiv	126	84
d) Lues gesamt	183	100
positiv	3	2
e) Listeriose gesamt	185	100
f) Toxoplasmose gesamt	185	100
IgG positiv	74	40
g) Chlamydien gesamt	169	100
IgG<1:256	58	35
IgG>1:256	12	6
2. Abstriche		
h) Chlamydien gesamt	161	100
positiv	12	7
i) Mykoplasmen, Ureaplasma urealyticum	166	100
Mykoplasmen positiv	2	1
Ureaplasma positiv	25	15
k) Herpes-simplex-Virus gesamt	161	100
pos. Typ 1 bzw. unidentifiziert	4	2
l) Pilze gesamt	168	100
positiv	8	5
m) Aerobe + anaerobe Bakterien gesamt	168	100
positiv	119	71
1 Keim	69	41
2 Keime	42	25
3 Keime	9	5

Bei 75% aller Frauen konnten aerobe oder anaerobe Bakterien im Zervikalabstrich nachgewiesen werden. Im einzelnen fand sich folgende Häufigkeit der Keimarten: Enterokokken/D-Streptokokken 34%, Mikrokokken/Staphylokokkus epidermidis 30%, Escherichia coli 16%, B-Streptokokken 12%, nichthämolysierende Streptokokken 6%, Staphylokokkus aureus 5%, Corynebakterien/Pseudodiphteriebakterien 3%, Anaerobier 8% (Gardnerella, Peptostreptokokken, Propioni, Klebsiellen). Zusammenhänge mit dem Abortgeschehen ergaben sich nicht. Aufgrund unserer Ergebnisse spielen Infektionskrankheiten bei habituellen Aborten keine Rolle.

Chromosomaler Faktor

Chromosomale Untersuchungen von verschiedenen Aborten derselben Patientin ergeben meistens Veränderungen vom gleichen Typ. Bei wiederholten Frühaborten finden sich abnorme Karyotypen des Abortmaterials sogar in 72–94%. Das Risiko eines erneuten Abortes ist mehr als doppelt so hoch nach karyotypisch normalem Abortmaterial (45%) wie nach karyotypisch abnormem Abortmaterial (20%) (Lauritsen 1977). Unter den chromosomal unauffälligen Spontanaborten fällt ein Überschuß an weiblichen Feten auf, dessen Ursache nicht geklärt ist (Heyat et al. 1991).

Durch Untersuchungen beider Elternteile können bei etwa 3–11% der Paare mit habituellen Aborten strukturelle Chromosomenanomalien gefunden werden (Gerhard et al. 1981; Harger et al. 1983; Diedrich et al. 1983; FitzSimmons et al. 1983). Tsenghi et al. (1976) stellten bei 77 griechischen Ehepaaren mit habituellen Aborten in 5 Fällen Translokationen fest (3,3% gegenüber 0,4% in der normalen Bevölkerung) sowie chromosomale Mikroanomalien bei 7,8% (in der normalen Bevölkerung 2,6%). Kleinhout u. Madan (1984) stellten aus der Literatur die Ergebnisse von 5474 Paaren mit habituellen Aborten zusammen, bei denen in 2,7% balancierte Translokationen nachweisbar waren. Damit ergab sich eine 14fach größere Häufigkeit als in der Normalbevölkerung. Nach Diedrich et al. (1983) sind bereits bei Paaren mit 2 Aborten gehäuft Chromosomenanomalien nachzuweisen.

Im Einzelfall hängt es von Größe und Genmaterial des ausgetauschten Chromosomensegmentes ab, wie häufig es bei unbalancierten Gameten zu einem Abort oder einem mißgebildeten Kind kommt. In der Regel rechnet man mit einem Risiko von 5 bis 20%, daß ein mißgebildetes Kind entstehen könnte, während sich das Risiko weiterer Fehlgeburten (bis zu 80%) nur annäherungsweise nach Aufstellung einer genauen Familienanamnese schätzen läßt (FitzSimmons et al. 1983). Bei Translokation größerer Chromosomen (z. B. 1/3) ist das Risiko eines Abortes wesentlich höher, als daß ein mißgebildetes Kind ausgetragen wird. Balancierte Translokationen finden sich bis zu 23% bei Paaren, die auch Schwangerschaften mit fetalen Mißbildungen (wie z. B. Neuralrohrdefekte) haben. Mosaike der Geschlechtschromosomen sind bei Paaren mit habituellen Aborten nicht häufiger. In einer großen Studie mit zytogenetischen Befunden von 22199 Paaren mit habituellen Aborten (4,7% pathologisch) waren nur Translokationen (Reziproke und Robertson) und Inversionen mit einem erhöhten Abortrisiko verknüpft (Braekeleer u. Dao 1990).

Bei 150 Paaren des eigenen Kollektives fanden sich nichtpathologische Normvarianten des Karyogramms bei 8% der Frauen (16% Männer), balancierte Translokationen bei 3% der Frauen (1% Männer), Trisomie bei 0,6% Frauen und eine perizentrische Inversion bei 1,7% der Frauen (0,6%

Männer), was bedeutet, daß relevante Veränderungen bei 5% der Frauen und 2% der Männer nachweisbar waren. Diese Frauen hatten signifikant häufiger sekundäre Aborte und Spätaborte als Paare mit unauffälligem Karyotyp. 4 der 8 Frauen mit auffälligem Chromosomenmuster wurden erneut schwanger, nur eine Frau mit Translokation abortierte erneut.

Andrologischer Faktor

Bis heute ist es unklar, ob pathologische Spermiogramme neben häufiger Ursache für Sterilität auch das Abortrisiko erhöhen. Nach Bestrahlung des Mannes finden sich gehäuft Frühaborte durch Chromosomenanomalien. Einige Autoren gaben Abortraten bis zu 40% bei Polyspermien an (Homonnai et al. 1980).

In unserer Abortstudie hatten 15% von 150 Männern ein pathologisches Spermiogramm. Es gab jedoch keinen Zusammenhang mit der Abortanamnese der Frauen. Die Abortrate bei neu eingetretenen Schwangerschaften war nicht erhöht.

Blutgruppeninkompatibilität

Aus Blutgruppenuntersuchungen von 288 Frühaborten und 555 Elternteilen schlossen Lauritsen et al. (1975, 1976), daß in etwa 18% eine AB0-Inkompatibilität Ursache der Aborte war. Dabei handelte es sich meistens um die Blutgruppe 0 bei der Mutter und A bei der Zygote. Bei Aborten mit normalem Karyotyp fand der Autor in 44% eine AB0-Inkompatibilität, bei Aborten mit abnormem Karyotyp in 28%. Bei allen übrigen Blutgruppensystemen bestand keine größere Frühaborthäufigkeit. Da der Trophoblast keine ABO-Antigene hat, muß die Mutter Antikörper (IgG-Antikörper sind plazentagängig) gegen die fetalen Blutgruppen bei der transplazentaren Passage fetaler Zellen bilden, was dann zur Störung der Organogenese führt. Die Rh-Inkompatibilität kann gelegentlich Ursache von Spätaborten sein (Lauritsen et al. 1976). Letztlich darf eine Blutgruppenunverträglichkeit als Abortursache erst angenommen werden, wenn die Blutgruppe der Zygote aus dem Material eines erneuten Abortes bestimmt wurde.

In unserem Kollektiv von 153 Paaren mit habituellen Aborten entsprach die Blutgruppenverteilung der Normalbevölkerung. 66 Frauen (35%) hatten die Blutgruppe 0. Bei 33% der Paare bestand eine AB0- (Tabelle 12.13), bei 14% eine Rhesus-Inkompatibilität. Bei primären Aborten fand sich eine AB0-Inkompatibilität doppelt so häufig wie bei sekundären Aborten. Unabhängig von den Blutgruppenkonstellationen lag die erneute Schwangerschaftsrate zwischen 60 und 70% und die Abortrate um 30%.

Immunologische Faktoren

Maternopaternale Interaktion. „Da der Fetus Histokompatibilitätsantigene von Vater und Mutter

Tabelle 12.13. Häufigkeit immunologischer Parameter und Zusammenhang mit habitueller Abortneigung (n = Zahl der untersuchten Paare)

A. Immunologische Ursachen	[%]	B. Signifikanz
1. AB0-Inkompatibilität (n = 153)	33	Primäre Aborter 34% Sekundäre Aborter 16%
2. Auto-Antikörper (n = 195)		Keine Signifikanz
Anticardiolipin-AK	6	
ANA	8	
Anti-DNS	0,5	
Gesamt	14	
3. HLA-Antikörper (n = 169)	8	Keine Signifikanz
Crossmatch positiv	10	Spätaborte 15% Frühaborte 3%
4. Gemischte Lymphozytenkultur (n = 182)		
a) Relative Response (RR)		schwache RR:
>75% stark	57	≥4 Aborte 28%
25–75% mittel	32	≤3 Aborte 10%
<25% schwach	11	
b) Blockierung (RR<30%)		Niedrige Blockierung
mit Patientenplasma	20	≥4 Aborte 46%
ohne Plasma	30	≤3 Aborte 23% Primäre Aborter 38% Sekundäre Aborter 21%

erbt, muß er von Seiten der Mutter als ein Homotransplantat betrachtet werden. In der Schwangerschaft ist die zellständige und humorale Immunantwort der Mutter auf väterliches Antigen unterdrückt. In der Immunglobulin-G-Fraktion des mütterlichen Serums ist ein blockierender Faktor nachweisbar, der die väterlichen Antigene vor dem Angriff der mütterlichen Lymphozyten schützt, indem er die fremden Antigene umhüllt." Diese Vorstellungen, die im Rahmen von Organtransplantationen gewonnen wurden, waren vor etwa 10 Jahren noch hochaktuell, haben inzwischen aber durch Fortschritte in der Immunologie und Molekularbiologie erhebliche Änderungen erfahren. Sowohl die Antigenität des Konzeptus als auch die Theorie der schwangerschaftserhaltenden, blockierenden Antikörper muß heute in einem anderen Licht gesehen werden.

Die zelluläre Immunantwort der Lymphozyten wird durch Human Leukocyte Antigens (HLA) kontrolliert. HLA sind Proteine der Zelloberflächen, für deren Bildung Gene verantwortlich sind, die sich an 4 Genloci des Chromosomenpaares 6 befinden. Es handelt sich um die Klasse-1-Antigene HLA-A, B, C, und um die Klasse-2-Antigene HLA-DR. Der Synzythiotrophoblast und der Zytotrophoblast, der den Konzeptus umgibt, ist HLA-Klasse-I- und -II negativ, so daß er nicht zytotoxisch im Sinne einer Transplantatabstoßung klassischer Art angreifbar ist (Beer u. Beer 1988). Während der Entwicklung der Plazenta werden auf der Oberfläche des invasiv in das mütterliche Stroma infiltrierenden, nichtvillenösen Trophoblasten besondere HL-Antigene der Klasse I exprimiert, die als HLA-G bezeichnet werden (Ellis 1990). Dieses HLA-G gilt als monomorph. Es wird vom mütterlichen Immunsystem als eigen anerkannt und entgeht somit der Zytotoxizität der mütterlichen T-Zellen. Die Trophoblastzellen exprimieren nicht die Klasse-II-Antigene DR oder DQ, aber DP-Antigene (Starkey 1987). Sie aktivieren T-Helferzellen und induzieren eine zytotoxische Immunantwort.

Sowohl bei der Ratte als auch beim Menschen wurde ein weiteres Klasse-1-Antigen identifiziert, das Trophoblasten-Lymphozyten-kreuzreagierende Antigen (TLX-Antigen), dessen Spezifität in 3 Gruppen fällt. Ursprünglich wurde angenommen, daß es zwischen dem HLA-B und DR-Locus liegt. Inzwischen wird angenommen, daß TLX-Antigene vom Chromosom 1 kodiert werden. Offenbar wird die Expression dieser Antigene in der Schwangerschaft herunterreguliert, damit es nicht zu einer immunologischen Reaktion kommt (Faulk u. McIntyre 1981). Eine neuere Hypothese vermutet den Aufbau einer schützenden Immunantwort durch anti-idiotypische Antikörper. Da die Mißbildungsrate nach erfolgreicher Immunisierung bei Frauen nach habituellen Aborten erhöht ist, wird auch ein letales Gen diskutiert, das in der Nähe des MHC kodiert sein könnte.

Im großen Histokompatibilitätskomplex des 6. Chromosoms sind zusätzlich zum HLA auch andere Gene lokalisiert, z. B. die Klasse-3-Komplementgene zwischen dem HLA-DR und B-Locus. Das Komplementgen C4 spielt eine zentrale Rolle bei der Modulation der Reaktionen der Komplement-Kaskade. Faktor B ist ein wichtiges Komplement-Gen für den alternativen Weg. Laitinen et al. (1991) fanden einen signifikant erhöhten Anteil von sog. stillen C4-Nullallelen, sowohl bei den Frauen als auch bei den Männern. C4A-Nullallele waren bei primären Aborten signifikant gehäuft, während C4B-Nullallele bei sekundären Aborten häufiger waren. Dadurch haben die Kinder ein signifikant erhöhtes Risiko, Nullallele zu erben, was die Überlebenschancen des Fetus reduzieren könnte.

Da in der Dezidua die Interaktion zwischen Mutter und Trophoblast stattfindet, sind die dort vorhandenen Zellen und ihre Sekretionsprodukte von besonderer Bedeutung. In der Dezidua finden sich keine B- und keine Plasmazellen, so daß die humorale Abwehr keine Rolle spielt. Es herrschen Makrophagen vor, deren Funktion noch unklar ist. Etwa 10% der Zellen sind reife T-Lymphozyten. Auffallend sind große granulierte Lymphozyten, die eine gewisse Ähnlichkeit mit den Natural-Killer-Zellen haben, jedoch für den klassischen Zellmarker der Natural-Killer-Zellen CT 16 negativ sind. Sie exprimieren ausschließlich die β-Kette des Interleukin-II-Rezeptors, jedoch nicht seine α-Kette, und exprimieren das sog. Very-late-appearing-Antigen 1 (VLA-1) (Marzusch u. Dietl 1993). Diese großen granulierten Lymphozyten kommen ausschließlich in der Dezidua der Frühschwangerschaft vor. Es konnte gezeigt werden, daß Zellen, die keine MHC-Antigene auf ihrer Oberfläche haben, durch die großen granulierten Lymphozyten zerstört werden; wenn jedoch HLA-G exprimiert ist, wird diesem Angriff entgegengewirkt.

Auch die intradezidualen T-Zellen haben eine Besonderheit, da sie aufgrund eines Mangels an Interleukin-II-Rezeptoren und T-Zellrezeptoren nicht in der Lage sind, Antigene auf fetaler Seite zu erkennen und in einen aktivierten Zustand zu gelangen.

Um immunologisch bedingte habituelle Frühaborte zu erklären, wurde eine erhöhte maternofetale Kompatibilität der HL-Antigene herangezogen, die verhinderte, daß die immunologische Toleranz zwischen Trophoblast und Dezidua entwickelt wird. Nach Aussage einiger Autoren konnten bei Paaren mit habituellen Aborten signifikant häufiger gleiche HLA nachgewiesen werden als bei Paaren mit ausgetragenen Schwangerschaften (Gill 1983; Taylor et al. 1985).

Andere Autoren konnten im Vergleich mit normalen fertilen Paaren keine erhöhte Inzidenz der mütterlich-väterlichen Histokompatibilität nachweisen (Balasch et al. 1989; Christiansen et al. 1989a). Oksenberg et al. (1984) beschrieben sogar eine Patientin, die nach 3 Aborten ein gesundes Mädchen gebar, das genotypisch HLA-identisch mit der Mutter war (A, B, C, DR identisch, Vater DR5/DR7 heterozygot). Auch in unserem Abortkollektiv erfolgte eine HLA-Typisierung bei beiden Partnern (Tabelle 12.14). Weder bei der allgemeinen Berücksichtigung gemeinsamer Antigene, noch bezogen auf den einzelnen Locus konnte eine ungünstige Prognose bei erhöhter Übereinstimmung zwischen den Partnern erkannt werden. Bei sekundären Aborten wurden sogar häufiger mehr als 3 gemeinsame Antigene gefunden als bei primären (24% vs. 16%), ebenso bei Spätaborten im Vergleich zu Frühaborten (10% vs. 3%). Unabhängig von der durchgeführten Therapie endete eine erneute Schwangerschaft bei einem Sharing von mehr als 3 Antigenen selten in einem Abort. Daß eine Frau ihren Partner auf allen 8 Allelen des MHC als fremd erkannte (= Mismatches), kam lediglich in 13 Fällen vor. Die Abortanamnese unterschied sich nicht mit sinkender Mismatchzahl.

Tabelle 12.14. Schwangerschafts- und Abortrate bei 186 Paaren mit bekanntem HLA-Status

HLA-Sharing	Anzahl		Schwangerschaften		Aborte	
	[n]	[%]	[n]	[%]	[n]	[%]
Kein Antigen	47	25	33	70	9	27
1 Antigen	62	33	36	58	13	34
2 Antigene	40	22	23	58	8	35
≥3 Antigene	37	20	22	59	4	18
HLA-Mismatches						
<8	173	95	114	66	34	21
<7	136	71	94	69	28	30
<6	86	45	60	70	19	32
<5	42	22	33	79	13	39
<4	18	9	17	94	5	23

Im Jahre 1976 konnte Lauritsen im Lymphozytenstimulationstest feststellen, daß die Lymphozyten von Frauen mit habituellen Aborten eine abgeschwächte zelluläre Reaktion auf die Zellen des Ehemannes aufwiesen. Dieses Phänomen konnten Oksenberg et al. (1983) nicht bestätigen. In unserer Untersuchung überprüften wir in der gemischten Lymphozytenkultur (MLC) die Reaktivität der mütterlichen Zellen auf paternale und Kontrollzellen (s. Tabelle 12.13). Erwartungsgemäß stieg die Eigenaktivität mit der Zahl der Mismatches an. Weder die Daten zur Abortanamnese noch zum Verlauf einer erneuten Schwangerschaft zeigten jedoch einen signifikanten Unterschied zwischen niedriger und hoher Eigenaktivität.

Bis heute wurde von vielen Untersuchern angenommen, jedoch nie bewiesen, daß sog. blockierende Antikörper nötig sind, um trophoblastäre Antigene vor dem mütterlichen Immunsystem zu schützen. Die Anwesenheit eines blockierenden Faktors wurde angenommen, wenn die relative Response in der MLC weniger als 30% betrug. Eine niedrige Aktivität wurde häufiger bei Frauen mit 4 und mehr Aborten angetroffen als bei Frauen mit 3 und weniger Aborten, außerdem häufiger bei primären als bei sekundären Aborten, was mit früheren Angaben von Unander et al. (1985) übereinstimmt. Eintritt und Ausgang einer erneuten Schwangerschaft waren jedoch nicht von der Stärke der blockierenden Aktivität abhängig.

Eine andere Art von nicht zytotoxischen Antikörpern gegen paternale B-Zellen läßt sich im Erythrocyte Agglutination Inhibition Test (EAI) nachweisen. Dieser Antikörper blockiert Fc-Rezeptoren auf Monozyten, die die Leukozytenadhärens und zytotoxische Reaktion vermitteln. Wird die blockierende Aktivität mit dem EAI gemessen, so soll nach einigen Autoren der Schwangerschaftsausgang bei Frauen mit habituellen Aborten günstiger sein, wenn präkonzeptionell eine Titerkonversion durch Immunisierung nachweisbar war (Hinney u. Neumeyer 1991; Westphal u. Olofsson 1989).

Der Nachweis von HLA-Antikörpern korrelierte mit keinem Abortparameter. Ein positiver Crossmatch (lymphozytotoxischer Test auf paternales Antigen) trat häufiger bei Frauen mit Spät- als mit Frühaborten auf, beeinflußte den Ausgang einer neuen Schwangerschaft aber nicht. Dies entspricht den Angaben anderer Autoren, die Antikörper gegen HLA-A, B-, C- bzw. HLA-DR-Antigen am Ende der ersten Schwangerschaft nur in 18% (9%) nachweisen konnten, am Ende der 2. Schwangerschaft in 27% (4%) und am Ende der 3. Schwangerschaft in 50% (27%, Morin-Papunen et al. 1984).

Es könnte ebensogut möglich sein, daß der blockierende Faktor erst gebildet wird, wenn größere Antigenmengen bei fortgeschrittener Schwangerschaft anwesend sind, und deshalb nur bei Frauen mit Geburten der Nachweis positiv wird (Kandil et al. 1984; Regan et al. 1991). Hierfür sprechen eigene Untersuchungen bei schwangeren primiparen Frauen mit und ohne Abortanamnese, bei denen der Schwangerschaftsverlauf unabhängig vom Zeitpunkt des Auftretens der blockierenden Aktivität war (Falk et al. 1993).

Auch anti-idiotypische Antikörper, wie sie z. B. in polyvalenten Immunglobulinseren zu finden sind, könnten blockierend wirken, indem sie mit den antigenerkennenden Regionen der antipaternalen Antikörper eine Bindung eingehen und so die Trophoblastenantigene schützen. Die wesentlichsten immunologischen Schutzsysteme der Schwangerschaft lassen sich zusammenfassen als: nichtzytotoxische Fc-Rezeptor-blockierende Antikörper, anti-idiotypische Antikörper, lymphozytäre HCG-Produktion und lymphozytäre PGE_2-Produktion.

Das Antiphospholipid-Antikörper-Syndrom (APS). Von den immunologischen Vorgängen, die sich zwischen paternalen und maternalen Zellen abspielen, sind die immunologischen Veränderungen zu unterscheiden, die mit einer mütterlichen Autoantikörperbildung zu tun haben. In diesen Fällen besteht ein Risiko für den Feten durch Immunglobuline im mütterlichen Plasma, die sich als Antikörper gegen Phospholipide charakterisieren ließen. Während man in einem unausgewählten Kollektiv von Frauen mit habituellen Aborten in etwa 10% Phospholipid-AK findet (Erwartungshäufigkeit in der Normalbevölkerung 2%), so werden bei idiopathischen habituellen Aborten Häufigkeiten bis zu 50% angegeben (Makino et al. 1992; Maier u. Parke 1989; Unander et al. 1987; Barbui et al. 1988; Cowchock et al. 1985, 1986). Besonders bei Frauen mit Spätaborten verbunden mit Wachstumsretardierung sind Phospholipid-AK häufig (Christiansen et al. 1989b; Blumenfeld et al. 1991).

Die APS-typische Symptomatologie besteht aus gynäkologischer Sicht in gehäuften Aborten, Früh- und Totgeburten, Wachstumsretardierungen, erhöhter fetaler Mortalität und Eklampsie, aus internistisch-hämostaseologischer Sicht in venösen und arteriellen Thrombosen (Hirninfarkt und transiente ischämische Attacken) und Thrombozytopenie. Das Krankheitsbild findet sich in Zusammenhang mit einer Grundkrankheit (z. B. Lupus erythematodes (SLE), progressive systemische Sklerose, Sjögren-Syndrom, Infektionskrankheiten, medikamenteninduzierte Erkrankungen) oder als sog. primäres APS, wenn folgende 3 Kriterien erfüllt sind: typische Anamnese, Ausschluß faßbarer Grundkrankheiten zum Diagnostikzeitpunkt, und eindeutige Erhöhung von Phospholipid-AK. Die Abortrate beträgt bei primärem APS bis zu 70%, bei SLE-assoziiertem APS bis 90% (Gatenby et al. 1989; Loizou et al. 1988).

Man unterscheidet 2 Klassen von Antiphospholipid-AK: das Lupusantikoagulans (LAC) und die Anticardiolipinantikörper (ACA). Während es für ACA gut standardisierte Bestimmungsmethoden (Elisas) gibt, mit denen man IgG und IgM semiquantitativ nachweisen kann, ist die LAC-Methodik nicht einheitlich. Da das Lupusantikoagulans in vitro mit dem Prothrombinaktivator interferiert, ist die partielle Thromboplastinzeit (PTT) verlängert (25% falsch-negative Ergebnisse, Held 1992) bzw. die Kaolingerinnungszeit.

ACA sind mit dem HLA-Locus DR7 assoziiert. LAC und ACA stimmen häufig überein, sind aber nicht identisch: 45% der Patienten mit ACA haben auch LAC, 59% der Patienten mit LAC haben auch ACA. Sie sind Marker einer thrombophilen Diathese, dessen Ursachen noch unklar sind. Beobachtet werden: Störungen der Fibrinolyse, Hemmung der Parakallikreinproduktion, plättchenabhängige Mechanismen mit erhöhter Adhäsion bzw. Aggregation und Balancestörungen zwischen Thromboxanen und Prostazyklinen sowie andere Hämostasestörungen. Man nimmt an, daß der Anticardiolipinantikörper an die Phospholipidsäuren der Thrombozytenmembran bindet, wodurch es zur Aggregation, Aktivierung, Degranulierung und Thrombozytopenie kommt. Produktion und Freisetzung von Prostazyklin wird durch den Antikörper in Endothel- und Myometriumzellen gehemmt. Die polyklonale B-Zellaktivierung im Rahmen dieses Krankheitsgeschehens spielt ebenfalls eine Rolle bei der Abortauslösung (Gleicher u. Friberg 1985).

Bei positivem LAC beträgt die fetale Verlustrate 30%, bei positivem ACA bis zu 65%, besonders ACA-IgG ist mit einer schlechten Prognose verknüpft, die parallel zur Titerhöhe ansteigt (als sicher pathologisch gelten 2- bis 3fach oberhalb der Standardabweichung liegende Werte). Faßt man Aborte, Früh- und Totgeburten sowie Wachstumsstörungen zusammen, so sind bei APS 100% aller Schwangerschaften kompliziert (Held 1992).

In unserem Patientenkollektiv fanden sich bei 14% der Fälle Autoantikörper (s. Tabelle 12.13.), eine Häufigkeit, die den Angaben anderer Autoren entspricht (Barbui et al. 1988; Edelman et al. 1986; Balasch et al. 1990). Nur eine Patientin hatte bei einem erhöhten Anticardiolipin-AK eine grenzwertig erhöhte partielle Thromboplastinzeit (PTT) von 37 s. In keinem Fall gab es anamnestische oder internistische Hinweise. Der Verlauf einer erneuten Schwangerschaft war vom AK-Status unabhängig.

Psychische Faktoren

In einer größeren Patientengruppe befragte Grimm (1962) 61 Frauen mit habituellen Aborten und 35 Frauen ohne Aborte. Dabei konnte er nachweisen, daß die erste Gruppe unter einem signifikant stärkeren emotionalen Streß stand. Diese Frauen verbargen hinter oberflächlicher Freundlichkeit und Fügsamkeit starke Frustrationen. Aus Angst vor Ablehnung und aus Schuldgefühlen waren sie nicht in der Lage, sich gegen übermäßige Anforderungen zur Wehr zu setzen. Tupper u. Weil (1962) beschrieben 2 Arten von Persönlichkeitsstrukturen: unreife kindliche Frauen, die sich der Verantwortung der Schwangerschaft nicht gewachsen fühlen, und die gefühlskalten frustrierten Frauen, die den männlichen Lebensstil beneiden und die weibliche Rolle der Mutterschaft ablehnen. Wenn bei solchen Frauen während der Schwangerschaft nur geringe Belastungen auftreten, z. B. abwesender Ehemann, Desinteresse des Partners oder des Arztes, so kann das Abortgeschehen ausgelöst werden.

Schadstoffe

Wie bereits im Kap. „Aborte" (s. S. 427 ff.) beschrieben, spielen Schadstoffbelastungen auch als Auslöser für habituelle Aborte eine Rolle. So haben wir inzwischen Patientinnen mit chronischer Holzschutzmittel- oder Schwermetallbelastung beobachtet, die nach zahlreichen Aborten erst eine Schwangerschaft austragen konnten, wenn die Emissionsquelle gefunden und entfernt worden war. Besonders Kadmium- und Pentachlorphenolbelastungen spielen offenbar bei Frauen mit habituellen Aborten eine Rolle (Gerhard et al. 1992, Gerhard u. Runnebaum 1992a, b, 1993). Ein übermäßiger Koffeinkonsum wurde ebenfalls bei Frauen mit Aborten häufiger festgestellt als bei Frauen mit normalem Schwangerschaftsverlauf (Srisuphan u. Bracken 1986).

Diagnostik und Therapie

Ovarieller Faktor

Die Corpus-luteum-Funktion wird überprüft durch mindestens 3 Progesteron- und Östradiolbestimmungen während der hyperthermen Phase, am besten am 5./6., 7./8. und 9./10. hyperthermen Tag. Die Progesteronkonzentrationen im Serum sollten, normale Funktion des Corpus luteum vorausgesetzt, im Mittel mehr als 10 ng/ml betragen und die Östradiolwerte über 100 pg/ml. Auf eine prämenstruelle Endometriumbiopsie kann aufgrund unserer Ergebnisse ebenso verzichtet werden (Gerhard et al. 1990a) wie auf den Metoclopramidtest (Gerhard et al. 1991b; Matt et al. 1992).

Findet man eine Corpus-luteum-Insuffizienz, so wird im darauffolgenden Zyklus in der frühen Follikelphase Prolaktin bestimmt und die Schilddrüsenfunktion durch einen TRH-Test abgeklärt. Bei einem Delta-TSH von kleiner 2 μE/ml besteht Verdacht auf eine Hyperthyreose und die Patientin muß zur weiteren Abklärung an einen Internisten überwiesen werden. Ist TSH basal erhöht, so liegt eine latente Hypothyreose vor. Ist die Reaktion des TSH auf TRH überschießend (Delta-TSH größer 20 μE/ml) bei normalem basalen TSH, so hat die Frau eine präklinische Hypothyreose, die durch Jod- und Levothyroxinsubstitution auszugleichen ist. Ein gleichzeitig erhöhter Prolaktinspiegel kann solange vernachlässigt werden, bis sich durch eine Kontrolle des TRH-Tests unter Schilddrüsenmedikation 3 Monate später differenzieren läßt, ob es sich um eine Begleithyperprolaktinämie bei Hypothyreose gehandelt hat, oder ob Prolaktin trotz Substitution erhöht bleibt.

Wenn Prolaktin über 30 ng/ml (= 700 mE/l) erhöht ist, so muß die gesamte Hypophysendiagnostik zum Ausschluß eines Prolaktinoms erfolgen. Wenn Schilddrüsen- und Prolaktintests keine Hinweise auf eine endokrinologische Ursache der habituellen Aborte geben, so sollte ein Glukosetoleranztest durchgeführt werden, um eine prädiabetische Stoffwechsellage auszuschließen.

Gelegentlich kommt die Patientin erst im fortgeschrittenen Alter zur Abklärung der habituellen Aborte. In diesen Fällen muß durch eine zusätzliche FSH-Bestimmung in der frühen Follikelphase geprüft werden, ob die Patientin nicht bereits eine beginnende Ovarialinsuffizienz zeigt. FSH-Konzentrationen über 10 mE/ml können diesbezüglich schon als ungünstig angesehen werden. Bei Zeichen der vermehrten Androgenbildung sollten Testosteron und DHEA-S bestimmt werden.

Die Therapie der Lutealinsuffizienz richtet sich nach der Ursache der Störung. Die Behandlung einer Hyperthyreose muß normale Schilddrüsenwerte erreichen. Bei der Hypothyreose wird die Levothyroxinsubstitution in Kombination mit Jod individuell dem Ausfall des TRH-Testes angepaßt. Wahrscheinlich ist es am günstigsten, wenn noch eine mäßige Stimulierbarkeit des TSH mit TRH provozierbar ist. Die Hyperprolaktinämie wird mit Dopaminagonisten behandelt. Auch hier sollte die Dosis individuell so angepaßt werden, daß in der Lutealphase basale Prolaktinkonzentrationen zwischen 100 und 450 mE/ml bestehen. Eine erhöhte Androgenproduktion läßt sich durch Gabe von 0,5 mg Dexamethason abends (bei einem Körpergewicht bis 75 kg) ausreichend supprimieren. Bei Diabetes mellitus ist durch strenge Diät und u. U. Steigerung der Insulindosis (keine oralen Antidiabetika!) eine gute Blutzuckereinstellung anzustreben.

Falls lediglich niedrige Progesteronwerte nachweisbar sind oder ein pathologisches Ergebnis der Endometriumbiopsie, so kann in der Lutealphase durch Zufuhr von Progesteron das Defizit ausgeglichen werden (2mal 1 Progesteron Supp. à 50–100 mg vaginal vom 3.–12. hyperthermen Tag). Progesteron verringert nachweislich die Zytotoxizität von Deziduasekret und reduziert die HLA-1-Expression des extravillösen Zytotrophoblasten. Trotz guter Erfolge anderer Autoren mit dieser Therapie (Jones 1976) hat sich bei unseren Patientinnen diese Behandlung wenig bewährt. Dies ist insofern einleuchtend, da das Schicksal der Fruchtanlage bereits präovulatorisch festgelegt wird. Lediglich bei älteren Frauen (> 30 Jahre) scheint die prophylaktische Gabe von 2mal 50 mg Progesteron intravaginal ein echtes Defizit auszugleichen. So stellten Weckstein et al. (1993) fest, daß dadurch bei Frauen über 40 Jahren die IVF-Erfolgsrate signifikant gebessert werden konnte. In einer eigenen Untersuchung bei Frauen mit Abortus imminens profitierten ebenfalls die älteren Frauen von der Progesterontherapie (Gerhard et al. 1987a).

In einer offenen, doppelt blind randomisierten Studie behandelte Harrison (1985) Frauen mit 3 und mehr Aborten mit HCG. Ab Diagnosestellung der Schwangerschaft wurden bis zur 12. SSW zweimal pro Woche 5000 IE HCG i.m. injiziert. Alle 10 Frauen, die diese Behandlung erhielten, hatten eine Geburt, aber nur 3 von 10 in der Plazebogruppe. Neben der Stimulation des Corpus luteum wurden immunologische Effekte der HCG-Präparation angenommen, so daß trotz der relativ niedrigen zusätzlichen HCG-Mengen bei hohen endogenen Spiegeln diese Therapie als sinnvoll erachtet wurde. Als dieselbe Therapie jedoch multizentrisch placebo-kontrolliert mit 75 Patientinnen durchgeführt wurde, unterschied sich die Häufigkeit erfolgreicher Schwangerschaften nicht zwischen der HCG-Therapie (83%) und Plazebo (79%, Harrison 1992).

In einer kürzlich publizierten Studie von Blumenfeld u. Ruach (1992) wurden bei 249 Frauen nach Ovulationsinduktion oder früheren Aborten zwischen der 4. und 8. SSW 2mal wöchentlich 2500 IE HCG gespritzt und der Schwangerschaftsausgang mit 198 Frauen ohne HCG-Therapie verglichen. Die Abortrate in der HCG-Gruppe war signifikant geringer bei Schwangerschaften nach HMG-Stimulation (17% vs. 49%) nach Clomifen-HMG (16% vs. 45%) und nach spontaner Konzeption und Abortanamnese (13% vs. 57%).

Erfolgreicher ist eine Verbesserung der Follikelreifung bereits vor Eintritt einer Schwangerschaft durch Therapie mit Antiöstrogenen oder Gonadotropinen. Wegen der u. U. zu starken antiöstrogenen Wirkung von Clomifen und der erhöhten Abortrate verzichten wir bei diesen Risikopatientinnen auf die Kombination mit Clomifen. Bei etwa der Hälfte der Patientinnen mit Gelbkörperinsuffizienz liegen verschiedene Hormonstörungen gleichzeitig vor, so daß Kombinationsbehandlungen, z. B. mit Gonadotropinen und Dexamethason und/oder Dopaminagonisten, nötig sind. Wenn man dieses Konzept verfolgt, so ist bei Nachweis einer Hormonstörung die Konzeptionsrate nach entsprechender Therapie signifikant höher (88%), als wenn man die Patientin nicht behandelt (26%), bei einer niedrigen Abortrate von nur 18% gegenüber 45% (Tabelle 12.15).

Uterusfaktor

Zur Abklärung des uterinen Faktors wird eine Hysterosalpingographie oder Hysteroskopie (Taylor u. Goswamy 1989) durchgeführt. Zur prognostisch wichtigen Entscheidung, ob ein Uterusseptum oder ein Uterus bicornis (Abb. 12.11) vorliegt, sollte auch die laparoskopische Klärung erfolgen. Da bei 9% aller Frauen mit Mißbildungen der Gebärmutter gleichzeitig Nierenmißbildungen bestehen, wird sicherheitshalber ein i.v.-Pyelourethrozystogramm durchgeführt.

Ein Uterusseptum kann in geeigneten Fällen unter hysteroskopischer Kontrolle reseziert werden (Daly et al. 1983). Ist nur ein Uterushorn (Uterus unicornis) angelegt, gibt es keine Therapiemöglichkeit. Sind 2 getrennte Uterushörner vorhanden

Tabelle 12.15. Schwangerschafts- und Abortrate bei Frauen mit habituellen Aborten in Abhängigkeit von der Therapie bei Vorliegen oder Fehlen einer Hormonstörung (n = 198)

Hormonstörung			Schwangerschaften		Aborte	
		[n]	[n]	[%]	[n]	[%]
vorhanden		83	44	53	12	27
Therapie:	spezifisch[a]	32	28	88	5	18
	unspezifisch[b]	9	5	55	2	40
	keine[c]	42	11	26	5	45
nicht vorhanden		115	75	65	24	32
Therapie:	spezifisch[d]	22	13	59	5	38
	unspezifisch[b]	24	19	79	8	42
	keine[c]	69	43	62	11	26

[a] Spezifische Therapie bei Hormonstörung je nach Hormonwerten, z.B. Levothyroxin, Dopaminagonisten, Antiöstrogene, Gonadotropine
[b] Unspezifische Therapie: Partnerlymphozyten, Eigenblut und Echinacin
[c] Keine Therapie: Therapie wurde abgelehnt oder spontaner Schwangerschaftseintritt vor Einleitung einer Therapie. In der Schwangerschaft Progesteronsupp. 2mal 25–50 mg/die
[d] Spezifische Therapie bei normalen Hormonen je nach Störung, z.B. Metroplastik, Myomentfernung, Schadstoffentfernung

(Uterus bicornis), so kommt es auf die Größe der Hörner an, ob eine plastische Operation sinnvoll ist, da nur bei ausreichend großen Uterushälften ein normal großes Uteruskavum geformt werden kann (z.B. Metroplastik nach Straßmann 1907, Längsschnittechnik nach Rock u. Jones 1977). Da diese Frauen häufig eine Ovarialinsuffizienz haben, ist eine gleichzeitige Behandlung zur Erzielung einer guten Follikelreifung besonders wichtig.

Obwohl die Abortrate beim Uterus didelphys niedrig ist, kann in Einzelfällen eine operative Korrektur mit oder ohne gleichzeitige Rekonstruktion der Zervix erforderlich sein.

Nach hysteroskopischer Septumresektion wurden von Daly et al. (1983) erfolgreiche Schwangerschaftsverläufe bei 90% der Frauen beschrieben. Nach abdominaler Metroplastik geben verschiedene Autoren die Häufigkeit von Geburten lebensfähiger Kinder mit 60–85% an. In einer japanischen Studie wurden bei jeweils 50 Frauen mit Uterusmißbildung entweder eine Metroplastik durchgeführt oder eine erneute Schwangerschaft ohne Therapie versucht: nach Metroplastik endeten 85% der Schwangerschaften mit einer Geburt, ohne Therapie nur 2% (Makino et al. 1992). Ist eine Schwangerschaft ungeplant eingetreten, so kann in vielen Fällen die frühzeitige Cerclage den Schwangerschaftsausgang günstig beeinflussen (Golan et al. 1990).

Intrauterine Synechien (Abb. 12.12) können am besten hysteroskopisch durchtrennt werden. Ist dies nicht möglich, wird das gesamte Uteruskavum ku-

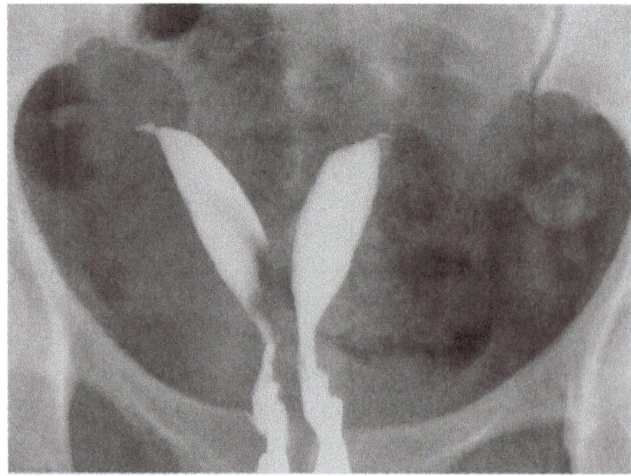

Abb. 12.11. Hysterogramm: Uterus duplex

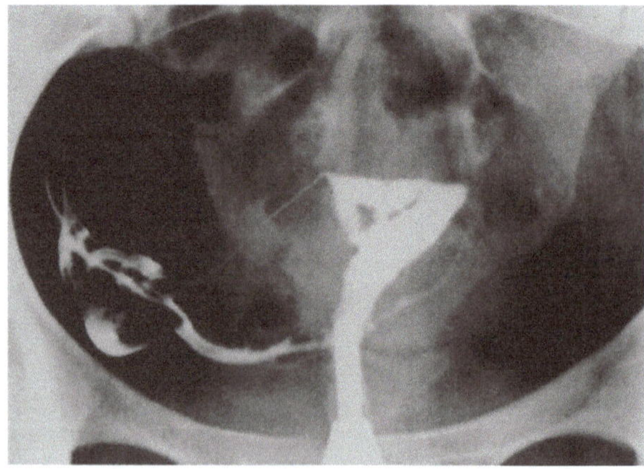

Abb. 12.12. Hysterogramm: Intrauterine Synechie

rettiert und zur Prophylaxe neuer Adhäsionen ein IUP (z. B. Multiload) für 2–3 Monate eingelegt. Gleichzeitig muß durch hochdosierte Östrogengaben das Endometrium wie bei der Pseudogravidität stimuliert werden (z. B. wöchentlich 40 mg Progynon Depot und 250–500 mg Proluton Depot i. m.).

Obwohl kein Zusammenhang zwischen Ausmaß der Adhäsionen und postoperativem Ausgang der Schwangerschaft nachweisbar war, wird generell ein günstiger Ausgang der Schwangerschaft nach operativer Beseitigung der Adhäsionen für 50 bis 85% der Patientinnen angegeben (Schenker u. Margalioth 1982).

Beim Uterus myomatosus ist häufig ein Therapieversuch mit GnRH-Agonisten über 3–4 Monate lohnend. Subseröse Myome können operativ enukleiert und submuköse Myome zum Teil hysteroskopisch reseziert werden. Die Abortrate läßt sich damit von 41% präoperativ auf 19% postoperativ senken (Buttram u. Reiter, 1981). Wegen des Operationsrisikos sollten jedoch vorher alle übrigen Abortursachen ausgeschlossen sein.

Ist der Zervikalkanal in Höhe des inneren Muttermundes mehr als 8 mm geöffnet, so besteht röntgenologisch der Verdacht auf eine Zervixinsuffizienz (Abb. 12.13). Auch eine mühelose Passage der Zervix mit einem Hegarstift der Größe 8 ist typisch für eine Zervixinsuffizienz. In jedem Falle ist für eine Beurteilung die Anamnese von großer Bedeutung.

In seltenen Fällen von primärer habitueller Abortneigung und außerhalb der Schwangerschaft diagnostizierter Zervixinsuffizienz sollte prophylaktisch eine Cerclage in der Frühschwangerschaft erfolgen. Durch dieses Vorgehen liegt die Erfolgsrate einer ausgetragenen Schwangerschaft bei 94%, die Frühgeburtsrate bei 14% (Edmonds 1988). Ultrasonographisch kann in der Schwangerschaft der Zervikalkanal ausgemessen und dargestellt werden. Manche Autoren sind der Meinung (Exalto et al. 1983), daß man unter ultrasonographischer Kontrolle abwarten kann, bis die Fruchtblase in den Zervikalkanal drückt. Durch rechtzeitig angelegte Cerclage läßt sich bei nachgewiesener Zervixinsuffizienz eine ausgetragene Schwangerschaft häufiger (90%) erreichen als ohne Cerclage (nur 23%) (Hohlweg-Majert u. Krizanits 1984). In Sonderfällen kann ein früher totaler Muttermundverschluß erforderlich sein (z. B. rezidivierende Aszensionen) (Saling 1981, 1984) oder eine transabdominale zervikoisthmische Cerclage (Novy 1991).

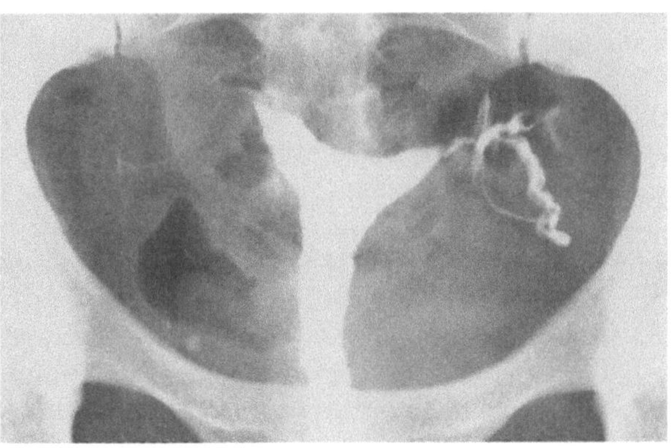

Abb. 12.13. Hysterogramm: Zervixinsuffizienz

Infektionskrankheiten

Im Blut werden die Serumtiter gegen Röteln (falls nicht bekannt), Toxoplasmose, Zytomegalie, Syphilis und eventuell HIV bestimmt. Liegt anamnestisch und serologisch der Verdacht auf eine infektiöse Ursache der Aborte nahe, so sollte Endometrium zum Nachweis der Keime untersucht werden. Vor Eintritt einer Schwangerschaft wird entsprechend antibiotisch therapiert. Im Falle einer Syphilis wird im 1. Trimenon eine Kur mit Penizillin durchgeführt. Zur Diagnostik einer Kolonisation mit Mykoplasmen und Chlamydien werden Zervikalabstriche vorgenommen, genauer ist unter Umständen der Nachweis aus dem Endometrium.

Stray-Pedersen u. Stray-Pedersen (1984) wiesen in 29 Fällen endometriale Infektionen bei Frauen mit habituellen Aborten nach. Vor der Schwangerschaft wurde entsprechend der Austestung antibiotisch therapiert. 80% dieser Frauen konnten daraufhin die nächste Schwangerschaft erfolgreich beenden. In diesem Zusammenhang ist auch eine Studie von Elder et al. (1971) interessant, die 279 gesunde schwangere Frauen im 2. Trimenon mit Tetrazyklinen (6 Wochen 1 g/die) oder Plazebo behandelten. In der Tetrazyklingruppe war die Schwangerschaftsdauer signifikant länger, und es traten signifikant seltener vorzeitiger Blasensprung, neonatale Komplikationen und postpartales Fieber auf.

Die Ergebnisse unserer Studie sprechen nicht dafür, daß eine intensive Infektionsdiagnostik bei Frauen mit habituellen Aborten gemacht werden muß. In Einzelfällen von Spätaborten durch aszendierende Infektionen sollte neben einer Stimulation des Immunsystems vor der Schwangerschaft eine prophylaktische Erythromyzintherapie während der Schwangerschaft in Erwägung gezogen werden.

Chromosomaler Faktor

Läßt sich bei Frauen mit habituellen Aborten weder eine Hormonstörung noch eine Veränderung des Uterus nachweisen, so wird eine Chromosomenanalyse bei dem Paar durchgeführt.

Bei den meisten Translokationen kann man dem Paar eine erneute Schwangerschaft empfehlen, wobei man einen erfolgreichen Abschluß in etwa 50% erwarten darf. Allerdings sollte auf jeden Fall entweder eine Chorionbiopsie in der 10. SSW oder eine Amniozentese im 4. Schwangerschaftsmonat mit Chromosomenanalyse durchgeführt werden. Bei Translokation eines Chromosoms des Mannes ist die heterologe Insemination in die Überlegung mit einzubeziehen.

Andrologische Störungen. Da Patientinnen mit habituellen Aborten gewöhnlich rasch wieder schwanger werden wollen, empfehlen wir während der Diagnostik bei der Frau gleichzeitig Untersuchungen des Mannes. Bei pathologischen Spermabefunden sind bakterielle Kulturen anzulegen und entsprechende therapeutische Maßnahmen vorzunehmen. Selbstverständlich muß bei nachgewiesener Mykoplasmen- oder Chlamydieninfektion der Frau der Partner mitbehandelt werden.

Immunologische Faktoren

Paternofetale Faktoren. Zum Nachweis der blockierenden Faktoren werden vor allem 2 Verfahren angewandt: die gemischte Lymphozytenkultur (MLC) und der Erythrocyte Antibody Rosette Inhibition Test (EAI). Bei der blockierenden Aktivität in der MLC muß es sich um AK handeln, die an HLA- oder MHC- bzw. TLX-Antigene auf mütterlichen Responder- oder Stimulatorlymphozyten binden, während im EAI die Fc-Rezeptorbindung gehemmt wird mit Spezifität für paternale B-Zellen. Nur bei der Hälfte der Frauen mit habituellen Aborten finden sich konkordante Ergebnisse in beiden Tests. In der MLC wird dann eine blockierende Aktivität angenommen, wenn die Relative Response (RR) unter 30% liegt. Bei gesunden Schwangeren wurde im EAI immer eine Hemmung um mindestens 30% gefunden (Hinney et al. 1990). Die Immunisierung mit paternalen Lymphozyten soll dann besonders erfolgreich sein, wenn im EAI vor der Schwangerschaft die blockierende Aktivität auf 50% und mehr ansteigt (Hinney u. Neumeyer 1991). Während nach einigen Autoren eine enge Korrelation zwischen EAI-Hemmung und Schwangerschaftsverlauf besteht, verzichten andere bereits wieder auf diesen Test. In einem Ringversuch, in dem die verschiedenen Methoden zum Nachweis schwangerschaftserhaltender Antikörper eingesetzt wurden, gelang es nicht, diese zu identifizieren, so daß ihre Existenz bezweifelt werden muß (Neppert et al. 1989). Um eine Serotypisierung von Lymphozyten vorzunehmen, stellten Hasegawa et al. (1991) einen neuen Zytotoxizitätstest vor, der nicht HLA-spezifisch war. Je größer die Inkompatibilität zwischen Partnern in diesem Test war, desto erfolgreicher verlief eine Schwangerschaft. Es ist denkbar, daß diese Art von zytotoxischen Antikörpern in der Schwangerschaft gebildet wird, deren Nichterkennen eine genetisch-immunologisch bedingte Abortursache darstellen würde.

Bisher ist es nicht gelungen, Parameter zu definieren, die die Diagnose eines immunologisch bedingten Abortgeschehens zulassen. Deshalb kann nur bei Frauen mit primärer Abortneigung ohne sichere Abortursachen eine immunologisch wirksame Therapie versucht werden. Da bei Nierentransplantationen die Akzeptanz einer Spenderniere besser war, wenn die Patienten vorher Bluttransfusionen erhalten hatten, glaubte man, die Akzeptanz des fetalen Allotransplantates mit derselben Methode verbessern zu können. Hieraus entwickelte sich die Immunisierung der Frau mit den verschiedensten Zellen: gepoolte und einzelne Buffycoats, leukozytenreiche Erythrozytenkonzentrate, intravenöse, intrauterine, intradermale Injektionen von Lymphozyten des Ehemannes oder von Spendern, Trophoblastmembranextrakte und Seminalplasmapräparationen. In den meisten Studien wurde so vorgegangen, daß die Patientin präkonzeptionell bei fehlendem Nachweis einer blockierenden Aktivität so lange immunisiert wurde, bis sich nachweislich Antikörper entwickelt hatten. Die Behandlung wurde oft noch in den ersten beiden Trimestern der Schwangerschaft fortgesetzt. Nach der Immunisierung konnten im mütterlichen Serum anti-idiotypische Antikörper nachgewiesen werden, sowie ein Anstieg der T-Suppressorzellen und gleichzeitiger Abfall der zytotoxischen T-Zellen (Sugi et al. 1991). Im Tierversuch war das Serum der Frau, das vor der Immunisierung toxisch auf Mäuseblastozysten gewirkt hatte, nach der Immunisierung eher von günstigem Einfluß (Zigril et al. 1991). Das Risiko dieser Behandlung besteht in der Übertragung von Virusmaterial (HIV, Zytomegalie, Hepatitis) und der Induktion von HL-Antikörpern, die die Auswahl von Spendern bei einer später u. U. notwendigen Organtransplantation einschränken könnte. Eine vermutete ungünstige Wirkung auf das intrauterine fetale Wachstum hat sich bisher nicht bestätigt. Eine möglicherweise erst nach langem zeitlichen Intervall beim Kind auftretende immunologische Störung kann noch nicht endgültig ausgeschlossen werden. Nachuntersuchungen von 200 Kindern bis zum 3. Lebensjahr hatten zumindest eine normale körperliche Entwicklung gezeigt (Makino et al. 1992).

In einer randomisierten Studie von Mowbray et al. (1985) entwickelte sich nach Immunisierung mit paternalen Lymphozyten bei 17 von 22 Frauen eine normale Schwangerschaft, jedoch nur bei 10 von 27 Frauen der Plazebogruppe. Daraufhin wurde dieses Protokoll von zahlreichen Studiengruppen übernommen. Mowbray et al. (1987) vergrößerten ihr Patientenkollektiv auf 77 Frauen mit einer Erfolgsrate von 75%. Reznikoff-Etiévant et al. (1987) beobachteten bei 34 von 72 immunisierten Frauen Schwangerschaften, von denen 85% eine Geburt hatten. Takakuwa et al. (1990) behandelten 39 Frauen ohne blockierende Aktivität mit paternalen Lymphozyten. Alle Frauen entwickelten blockierende Antikörper, 80% der Schwangerschaften verliefen erfolgreich. Weitere Studien schienen den Erfolg der Immunisierung zu bestätigen, wenn nur Patientinnen eingeschlossen wurden, die 2 und mehr gemeinsame HLA-Loci mit ihrem Partner hatten und bei denen weder eine zytotoxische Aktivität noch blockierende AK in der MLC nachweisbar waren (Makino et al. 1992; Grosse-Wilde u. Kuhn 1988; Carp et al. 1990; Smith u. Cowchock 1988). Kürzlich wurden jedoch mehrere kontrollierte Studien publiziert, in denen die Behandlung mit Plazebo (Kochsalz, maternale Zellen) nicht signifikant schlechter als mit paternalen Zellen war (Cauchi et al. 1991; Ho et al. 1991; Christiansen et al. 1992; Semprini 1991). Im eigenen Kollektiv wurden 9 von 14 Frauen nach Immunisierung mit Partnerlymphozyten und Nachweis einer blockierenden Aktivität schwanger, 6 (66%) erlitten einen erneuten Abort. Von diesen Frauen konzipierten 3 erneut nach einer Gonadotropinstimulation und erreichten die Geburt eines gesunden Kindes.

Die Therapie mit käuflichen polyvalenten Immunglobulinen stellte einen neuen Schritt bei der Behandlung des habituellen Aborts dar, da sie folgende Wirkungen aufweisen: Blockade zytotoxischer Fc-Antikörper, Blockade zytotoxischer Antikörper, zelluläre Immunstimulation der HLA-Fragmente und Stimulation der lymphozytären HCG-Produktion. Letztere war in vergleichbaren Schwangerschaftswochen in der Zellkultur von Frauen mit habituellen Aborten signifikant geringer als von Frauen mit normal verlaufender Schwangerschaft (Pfeifer 1993). Parallel zum Anstieg der lymphozytären HCG-Produktion durch IgG-Therapie stiegen auch die Serum-HCG- und Progesteronspiegel an. In ersten Studien wurden Geburtsraten von über 80% beschrieben (Müller-Eckhardt et al. 1989; Marzusch et al. 1991).

Nach Sicherung der Intrauteringravidität bekamen 65 Frauen in dreiwöchigen Abständen bis zur 24. SSW 30 gr polyvalentes Immunglobulin infundiert oder als Plazebo 5%ige Humanalbuminlösung. Erfolgreiche Schwangerschaften waren nach Verum in 77% und nach Plazebo in 70% zu verzeichnen (Müller-Eckhardt et al. 1994). Es wird diskutiert, daß die Albuminlösung keiner Plazebotherapie entsprach, da sie Immunmodulatoren enthält. Um Kosten einzusparen, wurde das Schema modifiziert und nach der ersten Behandlung mit 3mal 10 g Venimmun i.v. an 3 aufeinanderfolgenden Tagen alle 3 Wochen nur 20 g bis zur 18. SSW und in einer Kontrollgruppe bis zur 27. SSW behandelt. Die Gruppen mit der kürzeren Behandlungsdauer hatte genauso eine Erfolgsrate (ca. 75%) wie die mit längerer Dauer (Schwarzenau 1993). Diese Autoren schlossen vorher weder ein APS aus, noch bestimmten sie blockierende Antikörper. Die retrospektive Auswertung der verschiedenen immunologischen Tests inkl. EAI brachte keine verwertbaren Resultate.

Im Mäuseversuch ließ sich durch Gabe von komplettem Freund-Adjuvans eine so ausgeprägte unspezifische Stimulation des mütterlichen Immunsystems erreichen, daß Aborte verhindert wurden (Toder et al. 1989). Deshalb versuchten auch wir, durch unspezifische Immunstimulation bei Frauen mit habituellen Aborten die Schwangerschaftsprognose zu verbessern. Wir benutzten Eigenblut und Echinacin. Die Eigenblutbehandlung wird seit Jahrzehnten zur immunologischen Umstellung z. B. bei Neurodermitis, Infektanfälligkeit oder Allergien eingesetzt. Für das Phytopharmakon Echinacin ist die Stimulation diverser immunologischer Prozesse in vitro und in vivo bewiesen (Wagner 1988). Wir verabreichten 1- bis 2mal pro Woche Eigenblut in steigender Dosierung (0,5 – 3 ml) zusammen mit 1 Ampulle Esberitox i.m. über 3 Monate. 12 von 16 Frauen ohne sichere Abortursache konzipierten nach dieser Behandlung, nur drei abortierten erneut.

Ganz allgemein läßt sich feststellen (in Übereinstimmung mit den Empfehlungen des ESHRE-Workshops 1990, Crosignani u. Rubin 1991), daß aufgrund unserer Erfahrungen eine aktive Immunisierung der Frauen mit habituellen Aborten ungeklärter Ursache so lange nicht in Frage kommt, bis multizentrische Doppelblindstudien die Wirksamkeit immunstimulierender Behandlungsmethoden bewiesen haben. Bis dahin bieten die Gonadotropinstimulation und die unspezifische Immunstimulation wertvolle Hilfen und als letzte Möglichkeit die Immunglobulintherapie.

Zusammenfassend empfehlen wir folgendes Vorgehen bei Frauen mit habituellen Aborten: Bei Hinweisen auf eine hormonelle Störung (Endometriumdicke am Ovulationstermin erniedrigt, mittlerer Östradiolwert in der Lutealphase unter 100 pg/ml, mittlerer Progesteronwert unter 10 ng/ml) Gonadotropinstimulation mit 2maliger HCG-Gabe in der Lutealphase (10000 IE HCG zum Auslösen der Ovulation, jeweils 5000 IE HCG 2 und 4 Tage später) und 2mal 50–100 mg Progesteronvaginalsuppositorien über 12 Tage ab 2. hyperthermen Tag. Nach positivem Schwangerschaftstest prophylaktisch weiter 2mal 50–100 mg Progesteron.

Bei fehlender Zyklusstörung kann eine spontane Schwangerschaft angestrebt werden. So früh wie möglich nach positivem Schwangerschaftstest erhält die Patientin 2mal 1 Progesteronsuppositorium vaginal pro Tag. Nur wenn die solchermaßen behandelten Schwangerschaften erneut erfolglos verlaufen und ein pathologischer Karyotyp beim Abortus ausgeschlossen wurde, sollte in der nächsten Schwangerschaft die polyvalente Immunglobulintherapie eingesetzt werden (initial 30 g, alle 3 Wochen 20 g bis zur 18. SSW, z. B. Venimmun, Endobolin u. ä.).

Das APS. Zur Diagnostik der Autoantikörper sollte man die aktivierte partielle Thromboplastinzeit bestimmen, den ACA-Titer (IgG), Antinukleäre und Anti-DNS-Antikörper. Bei sehr hohem ACA sind die Komplement-C4-Spiegel durch Komplementverbrauch erniedrigt. Eine IgM-Gammopathie kann nachweisbar sein (Gleicher u. Friberg 1985). Allerdings gibt es auch Frauen mit APS, bei denen nur andere, selten routinemäßig bestimmbare Antikörper nachweisbar sind, so daß man sich in diesen Fällen u. U. nur auf die typische Anamnese verlassen kann (Christiansen et al. 1989 a, b).

Eine gezielte Therapie der Ursache ist bisher nicht möglich, so daß man versucht, die Veränderungen im Gerinnungssystem zu behandeln. Die niedrigdosierte Aspiringabe (40–100 mg/die) zielt auf die Suppression der Thromboxansynthese bei ungestörter Prostazyklinbildung. Trotz fehlender randomisierter Therapiestudien scheint es sich hierbei um die effektivste Therapie mit fehlenden Nebenwirkungen zu handeln (Nelson u. Walsh 1989). Die Therapie sollte unverzüglich nach Diagnostik der Schwangerschaft, auf jeden Fall aber vor der 8. SSW beginnen.

Die zusätzliche Prednisontherapie ist fraglich indiziert (40 mg/Tag für 4 Wochen, dann langsame Reduktion). Die alleinige Prednisontherapie war nicht wirksam, obwohl LAC abfiel, die ACA blieben konstant (Lockshin et al. 1989). Gatenby et al. (1989) berichteten, daß durch kombinierte Prednison-Aspirin-Therapie die Abortrate bei SLE-assoziiertem APS von 88% auf 55% gesenkt werden konnte und bei primärem APS von 79% auf 25%. Andere Autoren geben sogar eine Geburtenrate von 75–82% an nach kombinierter Therapie von Frauen mit habituellen Aborten und ACA (Hasegawa et al. 1992; Blumenfeld et al. 1991). Auch mit der Low-dose-Heparin-Therapie liegen inzwischen einige Erfahrungen vor. Die empfohlene Dosis liegt zwischen 10000 und 36000 IE/Tag subkutan (Rosove et al. 1990; Christiansen et al. 1989 b). Kwak et al. (1992) behandelten 94 Frauen mit habituellen Aborten und Autoimmunphänomenen; Gruppe 1 (n = 42) erhielt 48 h nach der Ovulation 5000 IE Heparin und 5 mg Prednison zweimal täglich sowie 80 mg Aspirin. In Gruppe 2 (n = 36) wurde mit derselben Behandlung erst nach positivem Schwangerschaftstest begonnen, Gruppe 3 (n = 18) blieb unbehandelt. Die Lebendgeborenenrate fiel von 74% in Gruppe 1 über 44% in Gruppe 2 auf 11% in Gruppe 3 ab, so daß in diesen Hochrisikofällen die postkonzeptionelle Therapie zu diskutieren ist.

Kommt es trotz dieser Therapieversuche zu einem erneuten Abort, so kann man die hochdosierte intravenöse Immunglobulintherapie anwenden, die zu einem kurz- und mittelfristigen Abfall der polyklonalen Auto-AK führt (200–600 mg/kg KG für 5–10 Tage; Scott et al. 1988; Carreras et al. 1988; Parke et al. 1989; Akashi et al. 1990; Katz et al. 1990; Orvieto et al. 1991). Bei diesen Vorschlägen ist jedoch zu berücksichtigen, daß auch ohne Therapie Schwangerschaften bei APS erfolgreich verlaufen können (Out et al. 1991; Lockwood et al. 1989), so daß man den Einsatz von Medikamenten auf jeden Fall von der Symptomatik und der Höhe der Antiphospholipidtiter abhängig machen sollte.

Psychische Faktoren

Mit zunehmender Zahl der Aborte werden psychische Faktoren bei den Frauen immer mitberücksichtigt werden müssen. Durch ein gutes Vertrauensverhältnis zum Arzt läßt sich der psychoemotionale Streß überwinden (Grimm 1962). So konnte Clyne (1972) bei 20 Frauen mit habituellen Aborten durch Behandlung nach dem Rezept der „tender loving care" alle Patientinnen zur Geburt führen.

Tupper u. Weil (1962) sammelten Erfahrungen in der Betreuung von 38 Frauen mit habituellen Aborten. 19 dieser Frauen wurden nur der normalen Schwangerschaftsüberwachung zugeführt, 75% abortierten erneut. Die anderen 19 Frauen wurden intensiv psychotherapiert, von ihnen abortierten nur 16%. Stray-Pedersen u. Stray-Pedersen (1984) behandelten 61 Frauen mit habituellen Aborten unklarer Ursache entweder mit „tender loving care" oder ohne spezifische Betreuung. Während in der behandelten Gruppe 86% eine Geburt hatten, waren dies in der unbehandelten Gruppe nur 33%.

Auch in unserem Patientenkollektiv traten 54 Schwangerschaften in der Diagnostikphase ein, ohne daß vorher eine Therapie möglich war. Diese Frauen erlitten in 30% erneut einen Abort. Dies entspricht der Häufigkeit von Aborten in der Plazebogruppe der multizentrischen Immunglobulinstudie und wird ebenfalls auf den psychischen Einfluß der Intensivbetreuung zurückgeführt.

Vorgehen nach Eintritt einer Schwangerschaft bei Frauen mit habituellen Aborten

Wenn eine solche Patientin erneut schwanger geworden ist (Tabelle 12.16), sollten zwischen der 5. und 6. SSW β-HCG im Serum und möglichst zusätzlich Progesteron und 17β-Östradiol bestimmt werden. Zu niedrige β-HCG-Konzentrationen oder ein subnormaler β-HCG-Anstieg lassen oft schon vor Auftreten einer klinischen Symptomatik eine Trophoblaststörung erkennen. 17β-Östradiol steigt im 1. Trimester nur normal an, wenn ein vitaler Fetus vorhanden ist. Die Progesteronkonzentrationen liegen im 1. Trimester über 15 ng/ml, wenn das Corpus luteum normal funktioniert. Diese 3 Hormone sind im 1. Trimenon alle 2 Wochen, bei Blutungen häufiger, zu kontrollieren (Gerhard u. Runnebaum 1984b). Schon ab der 6. SSW sollte durch Ultraschall die intrauterine Fruchtanlage nachgewiesen werden. Die Demonstration fetaler Herzaktion und fetaler Bewegungen erleichtern der Patientin eine zuversichtliche Einstellung zum günstigen Verlauf der Schwangerschaft, obwohl ihr Risiko, trotz positiver Herzaktion einen Spontanabort zu erleiden, größer ist als bei Frauen ohne habituelle Aborte (Goto et al. 1993: 50% Aborte bei positiver Herzaktion in der 8. SSW und mehr als 2 Aborte in der Vorgeschichte, 16% bei Frauen mit sporadischen Aborten).

Tabelle 12.16. Vorgehen nach Eintritt einer Schwangerschaft bei Frauen mit habituellen Aborten

A) Ab 5. SSW:	1.	Bestimmung von β-HCG, Progesteron, 17β-Estradiol zunächst in wöchentlichen Abständen evtl. 2mal 5000 IE HCG pro Woche β-HCG zu niedrig oder subnormaler Anstieg: EUG, Fehlanlage nur Progesteron erniedrigt: Lutealinsuffizienz – vaginale Progesteronsuppositorien 2mal 50–100 mg 17β-Estradiol erniedrigt oder subnormaler Anstieg: kein Fetus oder fetale Störung
	2.	Ultraschall ab 6. SSW in 1–2 wöchentlichen Abständen
	3.	Großzügige Krankschreibung
	4.	Intensive psychologische Führung
B) Ab 14. SSW:	5.	Eventuell Cerclage in der 14. SSW
	6.	Eventuell in der 17. SSW Amniozentese zur Chromosomenanalyse
C) Bei Kontraktionsneigung des Uterus oder Blutungen:		
	7.	Stationäre Aufnahme, strenge Bettruhe vor der 14. SSW vaginale Progesteronsuppositorien nach der 14. SSW Betamimetika, Magnesium
	8.	Zervixbakteriologie
D) Bei erneutem Abort:	9.	Karyogramm und Blutgruppe des Fetus

Eine generelle prophylaktische hormonelle Therapie wird heute abgelehnt, obwohl in einer Metaanalyse von Daya (1989) über den Einsatz verschiedener Progesteronderivate bei Frauen mit habituellen Aborten ein günstiger Effekt nachweisbar war (gemeinsame Odds Ratio 3,09). Die naheliegende Möglichkeit der Abortprophylaxe in diesem Zeitraum besteht in der Verminderung jedes körperlichen und psychischen Stresses, weshalb die Patientin möglichst arbeitsunfähig geschrieben werden sollte. Treten Beschwerden auf, z. B. Blutungen, Schmerzen oder familiäre Probleme, so wird die Patientin stationär aufgenommen. Es wird zunächst gesichert, ob es sich um eine intakte Gravidität handelt. Bei strenger Bettruhe ist im Einzelfall zu entscheiden, ob Gestagene eingesetzt werden sollen (z. B. Progesteronsuppositorien vaginal täglich 2- bis 3mal 50–100 mg). Bewährt hat sich die frühzeitige Magnesiumsupplementation, die ähnlich wie in der Spätschwangerschaft die Kontraktionsneigung des Uterus reduziert. Ab der 15. SSW ist in Einzelfällen auch eine Betamimetikatherapie denkbar. Die Indikation zur Zervixcerclage ist großzügig zu stellen, die bei nachgewiesener intakter Schwangerschaft in der 14. bis 16. SSW durchgeführt werden kann.

Ist die Schwangere älter als 35 Jahre oder muß aufgrund des elterlichen Karyogramms mit einer Chromosomenanomalie gerechnet werden, so wird in der 17. SSW eine Amniozentese zur Chromosomenanalyse durchgeführt. Bei habituellen Frühaborten verbietet sich die Chorionzottenbiopsie. Vor diesen Maßnahmen erfolgt immer eine eingehende humangenetische Beratung.

Es hat sich als günstig erwiesen, jede Frau mit Zustand nach Spätaborten prophylaktisch stationär aufzunehmen, und zwar etwa 2 Wochen vor dem Zeitpunkt, an dem die Aborte früher eingetreten waren. Diese Schwangerschaftswochen stellen für die Patientin ein traumatisches Erlebnis dar, das Wehen auslösen kann. Im Krankenhaus fühlt sich die Frau wesentlich ruhiger und frei von den Vorwürfen, nicht alles für die Erhaltung der Schwangerschaft getan zu haben.

Prognose

In unserem Patientenkollektiv von 198 Frauen fanden sich in 60% sichere Abortursachen (Hormonstörung, Uterusfaktor, genetischer Faktor), wobei in 60% eine Kombination verschiedener Störungen vorlag. 74 Frauen erhielten keine Therapie, bei ihnen traten 54 Schwangerschaften ein. Prophylaktisch erhielten sie deshalb eine Progesteronsubstitution vom Zeitpunkt der Diagnose einer Schwangerschaft bis zur 12. SSW. Falls sonographisch oder klinisch eine Zervixinsuffizienz bestand, wurde eine Cerclage zwischen der 14. und 16. SSW durchgeführt. In dieser Gruppe abortierten 30% der Frauen erneut. 114 Frauen erhielten bereits vor der Schwangerschaft eine Therapie, die überwiegend hormonell war (Tabelle 12.17). Hier betrug die Abortrate 21%, wobei zu berücksichtigen ist, daß nicht bei allen diesen Frauen eine Hormonstörung nachgewiesen worden war (s. oben). Führt man sich vor Augen, daß bei wiederholten Frühaborten hormonelle Störungen signifikant häufiger sind als bei Spätaborten, bei denen genetische Faktoren und die Zervixinsuffizienz häufiger vertreten sind, so wird man, gestützt auf die Ergebnisse der Diagnostik, eine gezielte und individuelle Therapie ansetzen können, bei der in 70–80% mit dem erfolgreichen Abschluß einer Schwangerschaft gerechnet werden kann.

Tabelle 12.17. Schwangerschafts- und Abortrate in Abhängigkeit von der eingeleiteten Therapie bei 114 Frauen mit habituellen Aborten

Art der Therapie	Anzahl		Abortrate	
	Patienten	SS	[n]	[%]
Hormonell	80	38	8	(21)
Operativ	4	2	0	(0)
Lymphozyten	14	9	6	(66)
Unspezifische Immunstimulation	16	12	3	(25)
Keine	74	54	17	(31)

Findet man keine Abortursache, so kann eine spontane Schwangerschaft angestrebt werden. Bei einer 3jährigen Verlaufsbeobachtung erfaßten Parazzini et al. (1988) 95 Paare mit fehlender Abortursache, die eine Lebendgeburtenrate von 64% hatten und mit der Zeit weiter anstieg. Allerdings sank die erfolgreiche Geburtenrate von 80% bei Frauen mit 2 Aborten auf 60% bei Frauen mit 3 Aborten und auf 46% nach 4 Aborten ab. In einer Vergleichsstudie von 100 Frauen mit habituellen Aborten der Jahre 68–77 und 131 Frauen, die zwischen 1987 und 1991 betreut wurden, konnten Plouffe et al. (1992) zwar feststellen, daß die Häufigkeit ungeklärter Abortursachen um ca. 15% gefallen war (durch Autoimmun- und genauere endokrine Diagnostik), jedoch fand sich keine bessere Erfolgsrate im Schwangerschaftsverlauf. Dies bedeutet, daß multizentrische randomisierte Therapiestudien dringend erforderlich sind, um bei diesem heterogenen Patientenkollektiv genügend große Zahlen zu erfassen und im Einzelfall erfolgreich therapieren zu können.

In den meisten Studien wird nicht berücksichtigt, welche Komplikationen nach habituellen Aborten in der Spätschwangerschaft auftraten. In einer schottischen Untersuchung von 118 Kindern, die Frauen mit habituellen Aborten geboren wurden, betrug die Häufigkeit von Wachstumsretardierungen 30%, die Frühgeburtlichkeit 28% und die perinatale Mortalität (nur bei Geburt nach der 28. SSW) 161‰ (Reginald et al. 1987). Deshalb muß jede Schwangerschaft nach habituellen Aborten als Risikoschwangerschaft behandelt werden.

12.2.1.3 Bedrohte Frühgravidität (Abortus imminens)

Definition

Es handelt sich dabei um Blutungen bei Frauen in den ersten 4 Monaten der Schwangerschaft aus dem geschlossenen Muttermund bei erhaltener Zervix mit oder ohne wehenartige Kontraktionen des Uterus bei Nachweis einer intakten Schwangerschaft.

Häufigkeit

Etwa 20% der Frauen mit Geburt lebensfähiger Kinder weisen Blutungen in der ersten Schwangerschaftshälfte auf (Gerhard 1982; DFG 1977). Die Blutungen treten am häufigsten zwischen 6. bis 9. SSW auf und sind in der Regel schwächer als bei Frauen mit Spontanaborten. Generell ist die Prognose bei Blutungen vor der 8. SSW günstiger als bei Blutungen zwischen 9. bis 12. SSW (Gerhard u. Runnebaum 1978).

Ursachen

Mit zunehmendem Alter der Mutter nimmt die Häufigkeit von Blutungen in der Frühschwangerschaft zu. Besonders gefährdet sind Frauen ohne frühere Schwangerschaften und Frauen mit mehr als 2 Aborten in der Vorgeschichte. Auch nach Sterilitätsbehandlungen und länger dauerndem Kinderwunsch treten Blutungen in der Frühschwangerschaft vermehrt auf (Gerhard 1981).

Als Ursachen kommen einmal Störungen der verschiedenen endokrinen Systeme in Frage, z. B. eine Gelbkörperschwäche, wobei der Progesteronmangel Blutungen aus der Dezidua und die Kontraktionsbereitschaft des Uterus bedingen kann. Ein verzögerter luteoplazentarer Shift kann in der 7. bis 9. SSW Blutungen auslösen. Ferner können andere Erkrankungen wie z. B. Harnwegsinfekte bei Frauen mit Abortus imminens nachgewiesen werden (Gerhard 1981), die auch mit der Kontraktionsneigung des Uterus in Verbindung gebracht werden müssen. Warum Frauen mit allergischer Diathese häufiger vaginale Blutungen in der Schwangerschaft haben, ist nicht bekannt. Bei pathologischem Plazentasitz (tiefsitzend, praevia) können schon in der Frühschwangerschaft Blutungen auftreten, ebenso wie bei seitlichem Nabelschnuransatz und Insertio velamentosa (DFG 1977). Durch regelmäßige frühe Ultraschalluntersuchungen können relativ häufig mehrere Fruchtanlagen nachgewiesen werden, die sich unterschiedlich weiterentwickeln können. So enden Schwangerschaften mit 2 Fruchtanlagen in 30–40% als Aborte, in 20–25% als Einlingsschwangerschaften nach Abortus-imminens-Symptomatik und nur in 40–50% als Geminischwangerschaften (Robinson u. Caines 1977; Dickey et al. 1990).

Diagnostik

Zum Zeitpunkt der ersten Blutungen lassen sich bei über 90% der Frauen normale Hormonkonzentrationen nachweisen. Gelegentlich kann ein subnormaler Progesteron- oder 17α-Hydroxyprogesteronspiegel beobachtet werden. Grenzwertig niedrige HPL-Konzentrationen können in Einzelfällen auf eine frühe Plazentastörung hinweisen. Auch die eingeschränkte Östradiolsekretion nach Injektion von 50 mg DHEA-S bei Frauen mit Abortus imminens ist als Frühsymptom einer Plazentainsuffizienz zu interpretieren (Gerhard u. Runnebaum 1984c). Finden sich sonographisch bei lebendem Fetus intrauterine Hämatome, so enden 19% der Schwangerschaften noch als Spontanaborte und 9% als Frühgeburten. Allerdings korreliert das Hämatomvolumen nicht mit dem Schwangerschaftsausgang (Jouppila 1985). Bei 165 Frauen mit Blutungen und lebendem Feten fanden 87% Geburten statt, obwohl 1/3 der Befunde Abnormitäten zeigten (Placenta praevia, intrauterines Hämatom, frühe Wachstumsretardierung). Betrug die Blutungsdauer weniger als 3 Tage, so abortierten 7% der Frauen, während bei einer längeren Blutungsdauer 24% die Schwangerschaft verloren (Mantoni 1985). Bei 238 Frauen, die wegen eines drohenden Aborts vor der 16. SSW stationär aufgenommen werden mußten, kam es trotz positiver Herzaktion noch in 7,5% zu einem Abort, dessen Ursache in der Hälfte der Fälle in einer Infektion gelegen hatte (Queck u. Berle 1992). Deshalb sollten Entzündungsparameter und bakteriologische Abstriche in die Diagnostik einbezogen werden. Durch Nachweis eines lebenden Fetus im Ultraschall und normale Konzentrationen von β-HCG, Progesteron und 17β-Östradiol läßt sich ein prognostisch günstiger Schwangerschaftsverlauf für 95% der Frauen annehmen (Gerhard u. Runnebaum 1984a).

Therapie

Die Therapie bei Abortus-imminens-Symptomatik hat zum Ziel, den Uterus ruhigzustellen und einen nachgewiesenen Hormonmangel auszugleichen. Als wichtigstes Therapieprinzip gilt Bettruhe. Hierdurch wird bei lebendem Fetus die Plazentadurchblutung verbessert und meistens schon eine Ruhigstellung des Uterus erreicht. Eine allmähliche Belastung darf erst erfolgen, wenn die Patientin 3 Tage blutungsfrei war. Die Gabe von Sedativa im 1. Trimester ist wegen möglicher teratogener Schädigungen sehr zurückhaltend einzusetzen. Bei Hypotonie sollte der Blutdruck durch physikalische Maßnahmen (Stützstrümpfe u.ä.) oder medikamentös erhöht werden (z. B. Effortil oder Dihydergot retard (Dihydroergotamin)). Bei Verdacht auf eine Infektion sollte antibiotisch, z. B. mit Erythromycin, behandelt werden.

Zur hormonellen Therapie wurden früher synthetische Gestagene und Östrogen-Gestagen-Gemische verabreicht. Nach Gabe von Allylestrenol (Gestanon) war keine signifikante Verbesserung des Schwangerschaftsausganges zu erzielen (Gerhard u. Runnebaum 1984c). Ähnlich wie bei anderen Progestagenen konnte in vitro durch Allylestrenol eine Hemmung der Progesteronbildung des Corpus luteum nachgewiesen werden. Obwohl von manchen Autoren eine Stimulation der Plazentafunktion durch Allylestrenol in vitro gezeigt wurde, konnte von anderen Autoren in vivo kein Anstieg verschiedener Plazentahormone unter Allylestrenoltherapie gefunden werden. Die Progesteronwerte fielen unter dieser Therapie eindeutig ab (Gerhard u. Runnebaum 1984c).

Die Behandlung mit 17α-Hydroxyprogesteroncapronat hat ebenfalls in vivo keine Therapieerfolge bei Frauen mit Abortus imminens erbringen können. In einer plazebokontrollierten Studie mit 500 mg 17α-Hydroxyprogesteroncapronat pro Woche bei 64 Frauen mit Risikoanamnese, die in der 6.–7. SSW einen vitalen Fetus im Ultraschall aufwiesen, betrug die Abortrate nur 4,7% ohne Unterschied zwischen Verum und Plazebo (Reijnders et al. 1988). In der 2. Schwangerschaftshälfte hat eine prophylaktische Therapie mit 17-Hydroxyprogesteroncapronat keinen Einfluß auf das Geburtsgewicht und die Morbidität der Neugeborenen. Bei Frauen mit habituellen Aborten wurde angenommen, daß prophylaktische Gestagengaben das Abortrisiko reduzieren können. Da 17α-Hydroxyprogesteroncapronat im menschlichen Organismus nicht gespalten wird, ist seine biologische Wirkung unklar. Unter dieser Therapie konnte kein Anstieg der Pregnandiol-, Progesteron- und 17β-Östradiol-Konzentrationen beobachtet werden (Gerhard u. Runnebaum 1984c, d). Weder mit Proluton Depot noch mit einer Kombination von 17α-Hydroxyprogesteroncapronat mit einem Östrogen (Gravibinon) konnte die Abortrate signifikant vermindert werden.

Da natürliches Progesteron eine sehr kurze Halbwertszeit (5–20 min) hat und bei oraler Gabe schnell metabolisiert wird, wurde es nur vereinzelt zur Therapie des Abortus imminens eingesetzt. Nach vaginaler Verabreichung von Progesteron täglich 2mal 25–50 mg konnten um 5 bis 10 ng/ml erhöhte Progesteronspiegel im Serum nachgewiesen werden (Gerhard u. Runnebaum 1984c). Jones (1976) behandelte 155 Frauen mit Aborten in der Vorgeschichte prophylaktisch mit Progesteronvaginalzäpfchen, wodurch alle Frauen die Schwangerschaft austragen konnten. Andere Autoren konnten diese guten Ergebnisse nicht bestätigen. In einer eigenen randomisierten Studie wurden Progesteronscheidenzäpfchen gegen Plazebozäpfchen an 56 Frauen mit Abortus-imminens-Symptomatik verabreicht. Obwohl sich kein signifikanter Unterschied im weiteren Schwangerschaftsverlauf ergab, zeichnete sich ein Nutzen der Progesteronsubstitution für Frauen ab, die älter als 30 Jahre waren oder bereits Aborte hatten (Gerhard et al. 1987a). Eine Metaanalyse von Goldstein et al. (1989) mit 20 Studien über die Gestagentherapie in der Schwangerschaft konnte keinen Effekt der Gestagentherapie nachweisen. Berücksichtigt man die Ergebnisse der Hormonuntersuchungen bei Frauen mit Abortus-imminens-Symptomatik und die der gezielten Therapiestudien, so muß man daraus schließen, daß die Prognose durch Zufuhr von Progesteron in der Mehrzahl der Fälle nicht geändert werden kann. Bei nachgewiesener intakter Schwangerschaft und lediglich niedrigen Progesteronwerten kann eine Progesteronsubstitution versucht werden, zumal sich die Symptomatik häufig bessert. Sie sollte so lange fortgeführt werden, bis ein deutlicher endogener Progesteronanstieg nachweisbar ist.

Verlauf

Nach Blutungen in der Frühschwangerschaft ist die Schwangerschaft signifikant häufiger durch vorzeitige Wehen (45%) und Frühgeburt (13%) im Vergleich zu Frauen ohne Blutungen (27% bzw. 8%) kompliziert (DFG 1977; Gerhard 1981). Auch die Sectiorate ist signifikant höher (21%) als bei Frauen ohne Blutungen (14%).

Während Mißbildungen nicht häufiger sind, ist die perinatale Mortalität (4,6% gegenüber 2,1%) und der Prozentsatz zerebraler Schäden (2,0% gegenüber 0,7%) aufgrund der Frühgeburtlichkeit erhöht (DFG 1977). Die Neugeborenen erkranken häufiger an Atemnotsyndrom und Hyperbilirubinämie. Außer einer signifikant größeren Erkrankungsfrequenz im 1. Lebensjahr (30% gegenüber

22%) unterschied sich jedoch die kindliche Entwicklung bis zu 4 Jahren in einer eigenen Studie nicht zwischen den Kindern von Müttern mit und ohne Blutungen in der Schwangerschaft.

12.2.1.4 Extrauteringravidität (EUG)

Definition
Eine Schwangerschaft, die sich außerhalb der Uterushöhle angesiedelt hat.

Häufigkeit
Eine EUG wird einmal auf 90 bis 280 Schwangerschaften beobachtet. In den letzten Jahrzehnten nahm die Häufigkeit zu, u. U. wegen der Zunahme entzündlicher Adnexerkrankungen (sexuelle Freizügigkeit) und der Benutzung von Intrauterinpessaren. Die Lokalisation ist am häufigsten im ampullären (54%) und isthmischen (25%) Teil der Tube, seltener im Bereich der Fimbrien (17%), interstitiell (2%), intraabdominell (1,2%), ovariell (0,5%) und zervikal (0,3%). Die intraabdominellen Graviditäten sind häufig sekundär, d. h. daß sich der Trophoblast nach Tubarabort oder -ruptur erneut im Peritonealraum eingenistet und weiterentwickelt hat. Laparoskopisch finden sich in etwa 20–60% der Fälle intakte (sog. „stehende") ektopische Graviditäten. Wegen der verbesserten Diagnostik durch frühe Hormonanalysen und Ultraschalluntersuchungen steigt die Anzahl der noch „stehenden" Tubargraviditäten an.

Bei Frauen mit Sterilität ist die EUG 8mal häufiger als bei anderen Frauen (genitale Hypoplasie, Spätmenarche, Hormonstörungen). Da EUGs außerhalb der Tube selten sind (ungefähr 2%), soll im folgenden nur auf die Tubargravidität eingegangen werden.

Ursachen
Die Ursachen für eine Tubargravidität können im umgebenden Milieu oder in der Fruchtanlage liegen. Künzig et al. (1983) geben folgende Verteilung der ätiologischen Faktoren an: Appendektomie 29%, Abortkurettage 25%, Adnexitis 19%, Operation am Genitale 13%, Zustand nach Extrauteringravidität 12%, IUP in situ 6%.

Pathologische Tubenveränderungen, angeboren oder erworben (durch Entzündungen, Tubenoperationen, Sterilisationen). Bei Frauen mit Genitalhypoplasie finden sich häufig infantile, lange, unterentwickelte Tuben, in denen wegen der schwachen Uterusmuskulatur das Ei nicht normal fortbewegt werden kann.

53–83% der nach EUG operierten Tuben weisen histologisch eine abgelaufene Entzündung auf. Durch eine Hydrosalpinx wird eine Atrophie des Zilienapparates verursacht und die Zahl der Östrogen- und Progesteronrezeptoren reduziert. Als Erkrankungsursachen kommen in Frage: Chlamydieninfektionen, Gonorrhö, Tuberkulose, postpartale und postabortale aufsteigende Entzündungen, Appendizitis, entzündliche Darmerkrankungen und die Tubenendometriose.

In Tierexperimenten konnten Karbowski et al. (1990) eine positive Korrelation zwischen dem immunhistochemisch bestimmten Östrogenrezeptorgehalt und dem Muskeltonus des Uterus sowie des ampullären und isthmischen Tubenanteils nachweisen. Der wechselnde Muskeltonus in diesen Abschnitten bewirkte, daß 12 h nach der Ovulation die Eizellen in der Ampulle verweilten, 36 h nach der Ovulation ist der Eitransport in den Isthmus möglich. 60 h nach der Ovulation erfolgt der Eitransport in den Uterus. Durch Funktionsstörung der Myosalpinx und damit des Eitransports lassen sich Tubargraviditäten erklären.

Nach refertilisierenden Tubenoperationen tritt in etwa 15% eine ektopische Schwangerschaft ein. Wenn trotz laparoskopischer Tubensterilisation (Koagulation) eine Schwangerschaft eintritt, ist das Risiko 50–75%, daß sie ektopisch wird.

Pathologische Fruchtanlage durch chromosomale oder hormonale Störungen. Poland et al. (1981) fanden bei EUG häufiger pathologische Fruchtanlagen und Embryonen mit Mißbildungen als bei Spontanaborten. Chromosomenanalysen bei Extrauterinschwangerschaften und induzierten Aborten vergleichbaren Schwangerschaftsalters zeigten jedoch mit einer Häufigkeit von 15–20% pathologischer Veränderungen keinen signifikanten Unterschied. Da bei Frauen mit EUG auch Frühaborte häufiger sind, wird ein ähnlicher disponierender Faktor angenommen. Hierbei könnte es sich um hormonelle Störungen wie z. B. Lutealinsuffizienz handeln, die sowohl bei Frühaborten als auch bei EUG häufig sind (Gerhard u. Runnebaum 1984b). Dafür spricht auch die erhöhte EUG- und Abortrate bei Frauen nach HMG-Therapie zur Ovulationsinduktion. Die Kontraktilität der Myosalpinx, die Sekretion und der Zilienschlag der Endosalpinx werden durch Östrogene gefördert und durch Progesteron gehemmt. Durch Beobachtungen bei Frauen mit Tubargravidität nach IVF mit Embryotransfer ist denkbar, daß auch Spätimplantationen eine Rolle spielen, da am 11. Tag nach Embryotransfer die Progesteronwerte signifikant niedriger als bei normaler Schwangerschaft waren, während Östradiol sich nicht unterschied (Büscher et al. 1990; Wang et al. 1990). Anschließend stieg auch Progesteron vorübergehend normal an. Sowohl nach Östrogen- als auch nach Gestagengabe ist das Risiko einer Extrauteringravidität erhöht. Kommt es während der Einnahme einer Minipille zu einer Schwangerschaft, so ist die Extrauteringravidität häufiger.

Extrauteringraviditäten bei Intrauterinpessar (IUP). Eine von 23 Schwangerschaften bei IUP ist ektopisch eingenistet. Wahrscheinlich ist die EUG nicht absolut häufiger durch IUP induziert, sondern das IUP kann die Schwangerschaft in der Tube weniger verhindern als die intrauterine Schwangerschaft, so daß 99,5% der intrauterinen und nur 95% der tubaren Schwangerschaften verhindert werden.

Klinik

Es kommt zu der bekannten Symptomentrias: Schmerz, Amenorrhö, Blutung. Bei 80–90% der Frauen mit EUG finden sich mindestens 2 dieser Zeichen, wobei die Symptome bei 80% der Frauen zwischen der 5. und 8. SSW auftreten.

Vom Zustand der Fruchtanlage und dem Ort der Nidation hängt es ab, wie sich die Tubargravidität entwickelt. Bei Implantation im ampullären Teil der Tube kommt es häufiger zu einem Tubarabort, bei Implantation im isthmischen Teil häufiger zur Tubarruptur.

Nachdem die Menstruation 1 bis 3 Wochen ausgeblieben ist, haben die Patientinnen unregelmäßige, menstruationsähnliche oder Dauerblutungen, die manchmal als verzögerte Menstruation gedeutet werden. Dabei werden häufig krampfartige Schmerzen im Unterbauch angegeben, die überwiegend zunächst einseitig sind. Die subjektiven Schwangerschaftszeichen sind gewöhnlich schwächer ausgeprägt als bei intakter Schwangerschaft. Bei dem protrahiert verlaufenden Tubarabort können symptomfreie Intervalle bestehen. Auch Schwächezustände, vorübergehende Bewußtlosigkeit, Erbrechen, Störung der Darm- und Blasenentleerung können auftreten. Etwa 70–85% der Frauen kommen im symptomarmen Stadium zur Aufnahme. Da die Fruchtanlage in der Tube schlechte Ernährungsbedingungen vorfindet und zum Teil auch chromosomal gestört ist, kommt es zum Absterben und damit zu rezidivierenden Blutungen durch das abdominale und uterine Ende der Tube. Gelegentlich kann die Dezidua in toto als dreizipfliges Säckchen ausgestoßen und makroskopisch für Eireste gehalten werden. 10% der Tubargraviditäten gehen zugrunde und werden resorbiert.

Gegenüber dem protrahierten Verlauf mit wechselnder Symptomatik bei Tubarabort tritt die Tubarruptur akut mit Schocksymptomen ein. Der Zeitpunkt ist abhängig vom Ort der Implantation. Bei Nidation im isthmischen Anteil ist er früh (4.–6. SSW), bei interstitieller Nidation erst spät (bis zur 16. SSW). Da sich die Plazenta der intakten Fruchtanlage in das Stratum vasculosum der Tubenwand eingenistet hat, kommt es nach einer unterschiedlich langen Amenorrhö aus völligem Wohlbefinden heraus zum peritonealen Schockzustand: plötzlicher intensiver Schmerz, meist an der Seite des ektopischen Sitzes der Gravidität lokalisiert, ausstrahlend in Oberbauch und über den Phrenikusreiz bis in die Schultern und Arme, Atembeschwerden, Ohnmacht, Tachykardie, Blässe. Die Symptome des Tubaraborts und der Tubarruptur können auch ineinander übergehen.

Diagnostik

Bei der Untersuchung fallen ein normaler oder kaum vergrößerter Uterus, Portioschiebeschmerz, ein einseitig druckdolentes Adnexbündel oder eine Resistenz im Bereich einer Tube auf. Es findet sich keine oder nur eine geringe Blutung aus dem geschlossenen Zervikalkanal. Bis zur etwa 7. SSW sind jedoch die Mehrzahl der Extrauteringraviditäten nicht klinisch faßbar.

Abhängig vom untersuchten Kollektiv weisen 23–87% der Frauen mit Extrauteringravidität erniedrigte oder subnormal ansteigende β-HCG-Konzentrationen auf (Gerhard u. Runnebaum 1984b; Jouppila et al. 1980; Kadar et al. 1982). Das entspricht dem klinischen Bild der funktionsgestörten Tubaraborte, während die intakte Tubargravidität, die unbehandelt zu einer Ruptur führen würde, normale β-HCG-Werte hat. Die HCG-Konzentrationen in Abhängigkeit von Zustand und Größe der Tubargravidität sind in Abb. 12.14 dargestellt (Di-Marchi et al. 1989).

Seit Kadar et al. (1981) zum ersten Mal zeigten, daß die verlängerte Verdoppelungszeit von HCG bei 2- bis 5tägigen Verlaufsbestimmungen die Diagnostik einer Tubargravidität verbessert, wurde diese Methode an zahlreichen Kollektiven überprüft und abgewandelt (Pittaway et al. 1985; Daya 1987; Fritz u. Guo 1987; Kadar u. Romero 1987). Bei

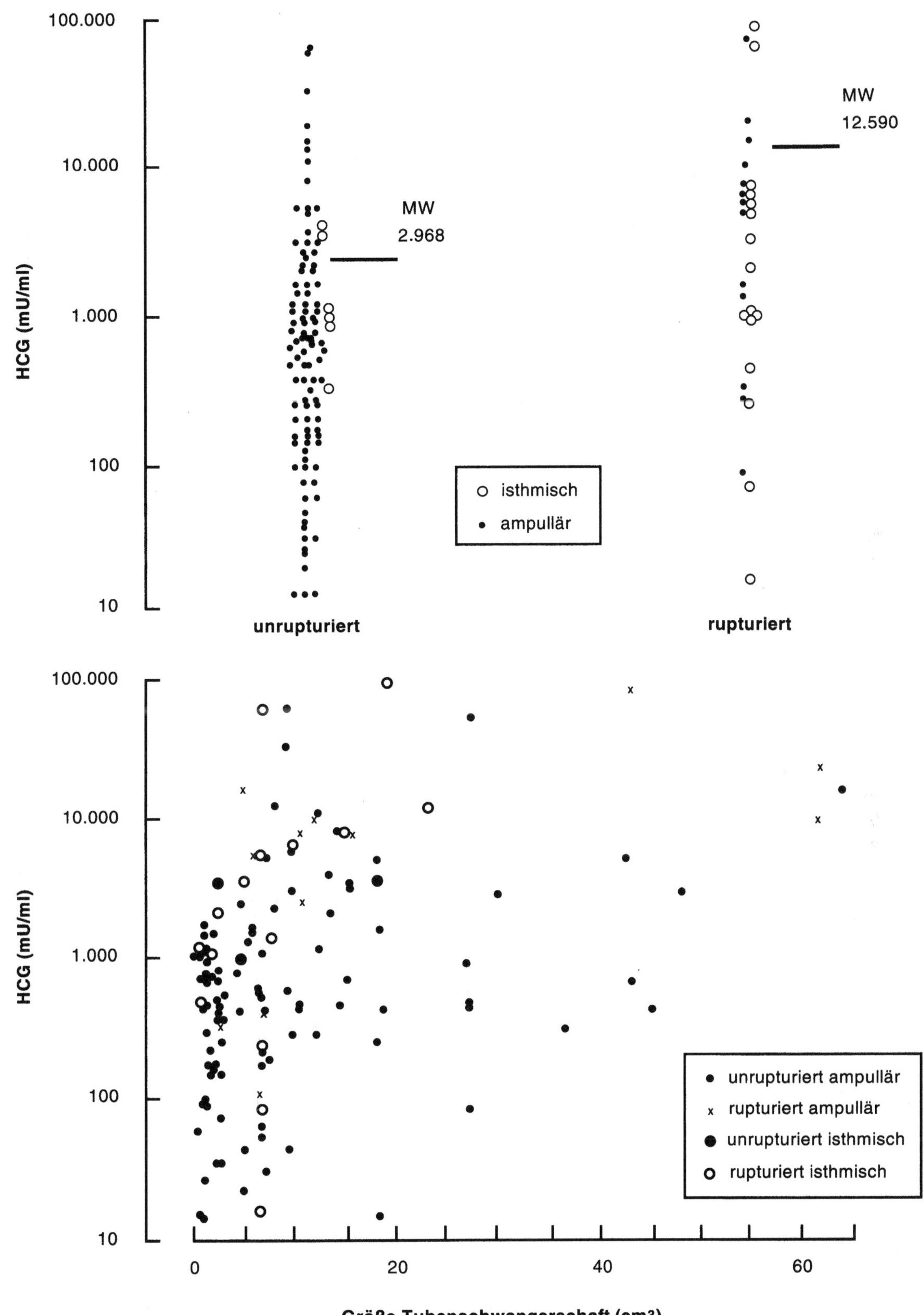

Abb. 12.14. HCG in Abhängigkeit von Zustand, Größe und Lokalisation der Tubargravidität. (DiMarchi et al. 1989)

HCG-Werten unter 6500 IE/l konnten 90% der Tubargraviditäten bei gleichzeitiger Berücksichtigung der Anstiegssteilheit erkannt werden, während 12% bei intrauteriner Schwangerschaft falsch-positiv waren (Romero et al. 1985, 1986). Niedrige Werte, die mit einer Halbwertszeit von weniger als 1,4 Tagen abfallen, sprechen für einen Frühabort, während bei einer Halbwertszeit von 7 Tagen und mehr das Verhältnis Tubargravidität zu Spontanabort 6:1 beträgt (Kadar 1990; Kadar u. Romero 1988). Lindblom et al. (1989) gaben an, daß sie mit einem HCG-Score aus Basal-HCG und Kontrollwert nach 1–5 Tagen 95% der Tubargraviditäten sicher erkannten, wenn die HCG-Ausgangswerte unter 4000 IE/l lagen.

In den letzten Jahren wurden die häufig erniedrigten Progesteronwerte, wie sie von uns bereits früher beschrieben wurden (Gerhard u. Runnebaum 1984b), vermehrt zur Diagnostik empfohlen. Etwa 80% aller Tubargraviditäten weisen Progesteronwerte unter 15 ng/ml auf und 97% unter 25 ng/ml (Stovall et al. 1989), während intakte intrauterine Graviditäten in 68% Progesteronwerte über 25 ng/ml haben. Auch im Vergleich zu Windeiern sind bereits 16 Tage nach der Konzeption die Progesteronwerte bei Extrauteringraviditäten signifikant erniedrigt, während Östradiol keinen Unterschied zeigt (Lower et al. 1993). Bis heute ist nicht geklärt, warum bei Tubargraviditäten trotz bioaktiver HCG-Spiegel die Progesteronsekretion des Corpus luteum so frühzeitig nachläßt (Sauer et al. 1989). Durch Progesteronscreening von 582 Frühschwangeren, von denen 67 eine Tubargravidität hatten, ließ sich die Diagnose einer Tubargravidität zeitlich so viel früher stellen, daß die Häufigkeit rupturierter Tubargraviditäten signifikant abfiel (Stovall et al. 1989; Yeko et al. 1987).

Obwohl auch die SP1- und PAPP-A-Konzentrationen bei Tubargravidität niedriger als normal sind, wird ihre Bestimmung nicht zur routinemäßigen Diagnostik empfohlen. Renin und Prorenin, die vom Ovar sezerniert werden, sind ebenfalls bei Tubargraviditäten erniedrigt. Die gleichzeitige Bestimmung von HCG (weniger als 15000 IE/l) und Renin (<30 pg/ml) soll eine Tubargravidität besser diagnostizeren können (positiver prädiktiver Wert 75%) als die alleinige HCG-Bestimmung bzw. die HCG- und Progesteronbestimmung (Meunier et al. 1991).

Eine wesentliche Erweiterung der Diagnostik bietet die Ultraschalluntersuchung. Ist bei HCG-Werten über 1000 IE/l intrauterin kein Fruchtsack nachweisbar, so muß immer mit einer Tubargravidität gerechnet werden (Cacciatore et al. 1988). Bei HCG-Werten unter 6000 IE/l und sonographisch sichtbarem, zystischem Adnexbefund finden sich 35% Tubargraviditäten, bei nichtzystischem Adnexbefund 83% und bei gleichzeitigem Flüssigkeitsnachweis im Douglas 94% (Romero et al. 1988). Noch genauer ist der transvaginale Ultraschall, durch den sowohl der Nachweis eines Adnextumors leichter gelingt (80–90% vs., 50–70% Abdominalschall) als auch eines Fruchtsacks (64% vs. 32%; Stiller et al. 1989; Shapiro et al. 1988; Stabile et al. 1988). Der Vaginalschall in Kombination mit der HCG-Bestimmung (verminderter Anstieg) ergab eine Sensitivität von 95% bei einer Spezifität von 100% (positiver prädiktiver Wert 100%, negativer prädiktiver Wert 97%; Aleem et al. 1990). Ähnliche Zahlen wurden für die Kombination Vaginalschall und Progesteronbestimmung (<20 ng/ml) angegeben (Buck et al. 1988). Eine weitere Verbesserung der sonographischen Diagnostik ist durch die transvaginale Farbdoppleruntersuchung zu erwarten, durch die signifikante Seitenunterschiede der tubaren Durchblutung sichtbar gemacht werden können (Schwegel et al. 1990).

Wenn sich bei niedrigen β-HCG-Konzentrationen klinisch und ultrasonographisch wiederholt nicht klären läßt, ob es sich um einen intrauterinen Abort oder eine Extrauteringravidität handelt, ist eine diagnostische Laparoskopie meistens mit Kurettage durchzuführen. Im Falle einer Tubargravidität wird nur Dezidua gewonnen, die hoch aufgebaut und atypisch glandulär umgewandelt ist, was histologisch als Arias-Stella-Phänomen bewertet wird. Durch die Laparoskopie wird die Situation meistens endgültig geklärt, so daß heute die Douglas-Punktion nur noch in bestimmten Fällen (Rupturverdacht) angewandt wird.

Nach konservativer Therapie der Tubargravidität (s. unten) sind regelmäßige HCG- und Progesteronkontrollen erforderlich. Da sich erst ab dem 6. postoperativen Tag die Hormonwerte signifikant zwischen erfolglos und erfolgreich behandelten Frauen unterscheiden, müssen ab dem 6. Tag in 3tägigen Abständen HCG- und eventuell Progesteronbestimmungen erfolgen (Vermesh et al. 1988).

Therapie und Prognose

Bei sehr niedrigen oder abfallenden β-HCG-Konzentrationen und geringer klinischer Symptomatik kann u. U. die spontane Resorption der Tubargravidität unter strenger klinischer Kontrolle abgewartet werden. Bei HCG-Werten unter 1000 IE/l ist dieses Vorgehen vertretbar. Allerdings gibt es Hinweise dafür, daß die chronische ektopische Gravidität über Monate bestehen und zu entzündlichen Reaktionen mit Destruktion der Tube führen kann. Will man die Tuben erhalten, so lassen sich bei frühzeitiger Diagnosestellung durch operative oder medikamentöse Therapie bessere Resultate erzielen.

Operativ. Prinzipiell ist laparoskopisch durchführbaren Operationstechniken der Vorzug zu geben, da nur eine kurze Hospitalisation erforderlich und die Rekonvaleszenzphase kurz ist. Allerdings soll die Rezidivrate höher und die spätere Schwangerschaftsrate niedriger als bei Laparotomien sein (Mecke et al. 1991).

Heute wird bei jungen Frauen der Eileiter nach Möglichkeit nicht mehr in toto abgesetzt. Bei etwa 85% der Frauen kann die Tube erhalten werden (Mecke et al. 1991). Es gibt 3 Möglichkeiten zur konservierenden operativen Therapie: Auspressen des Schwangerschaftsproduktes aus dem Fimbrientrichter, Längsinzision der Tube und Vernähung nach Entfernung der Schwangerschaft oder Teilresektion der Tube, so daß zu einem späteren Zeitpunkt (zweizeitig), oder in günstigen Fällen sofort (einzeitig), die mikrochirurgische End-zu-End-Anastomosierung erfolgen kann.

Nach Entfernung des Eileiters besteht für die Frau ein Risiko von 10–20%, daß es zu einer EUG der kontralateralen Seite kommt, 20–40% der Frauen bleiben infertil, während bei 40–60% eine intrauterine Schwangerschaft erzielt werden kann. Auch nach konservierender Tubenoperation ist das Sterilitätsrisiko (25–50%) und die EUG- und Abortrate (15–30%) erhöht. Je nach Operationstechnik werden EUG-Rezidive zwischen 7% (Resektion und Anastomose), 19% (Salpingotomie) und 24% (Auspressen „milk out“) angegeben. Nach konservierender Operation eines verbliebenen Eileiters besteht in etwa 50% die Chance einer intrauterinen Konzeption, wobei in 20% mit dem Rezidiv einer EUG zu rechnen ist. Besteht eine Sterilitätsvorgeschichte, so treten intrauterine Schwangerschaften seltener ein (41%, ohne Vorgeschichte 86%) und Tubaraborte häufiger (28% vs. 16%, Pouly et al. 1986).

Medikamentös. In den letzten Jahren wurden zunehmend medikamentöse Behandlungsversuche bei stehender Tubargravidität unternommen. Sowohl per laparoskopiam als auch transvaginal unter Ultraschallkontrolle bzw. transuterin über einen in die Tube eingeführten Katheter kann Methotrexat in den Adnextumor injiziert werden (1 mg/kg einmalig) (Aboulghar et al. 1990; Risquez et al. 1990; Fernandez et al. 1991b). Über die folgenden 4 Tage wird dieselbe Dosis 1mal täglich i.m. verabreicht (Fernandez et al. 1991a). Am erfolgreichsten ist diese Therapie bei niedrigen HCG-Werten (< 1000 IE/l) bzw. bei frühzeitig diagnostizierter intakter intramuraler, interstitieller oder isthmischer Lokalisation.

Alternativ kann das Prostaglandin E_2-Derivat Sulproston verwandt werden (500 µg einmalig in den Adnextumor, dieselbe Dosis über maximal 4 Tage i.m., Fernandez et al. 1991a). In einer randomisierten Doppelblindstudie ergab sich kein Unterschied zwischen den Therapieerfolgen durch Methotrexat oder Sulproston (Fernandez et al. 1991a). Die Indikation zur medikamentösen Therapie muß streng gestellt werden, wobei die klinische Symptomatik, der Ultraschallbefund, die Schwangerschaftswoche, die HCG- und Progesteronkonzentration berücksichtigt werden müssen. Bei günstigen Voraussetzungen liegt die Erfolgsrate des nichtchirurgischen Vorgehens bei 85% (z. B. HCG < 2500 IE/l), bei schlechten Voraussetzungen nur bei 25% (z. B. HCG > 2500 IE/l, Egarter et al. 1989). Während sich die alleinige systemische Gabe von Methotrexat nicht empfiehlt, soll die alleinige systemische Sulprostontherapie erfolgreich und nebenwirkungsärmer sein als die lokale $PGF_{2\alpha}$-Injektion (Schüßler et al. 1990).

Vielversprechend erscheint auch die lokale Therapie mit hypermolarer Glukoselösung (15 ml 50% Glukose laparoskopisch in die Tubargravidität) zu sein, die in einer randomisierten Studie gegenüber Prostaglandinen getestet wurde (Lang et al. 1990). Alle Fälle (n = 16) waren erfolgreich und hatten postoperativ keine Beschwerden, während es bei der entsprechenden Prostaglandingruppe 2 Versager gab und die Hälfte der Frauen postoperativ unter Schmerzen litt.

Inzwischen liegen zahlreiche Verlaufskontrollen von Frauen vor, die nach medikamentöser Behandlung einer Tubargravidität hysterosalpingographisch kontrolliert wurden. Etwa 90% der Eileiter waren gut durchgängig. Die Häufigkeit intrauteriner Schwangerschaften und Rezidivtubargraviditäten entsprach der nach konservierender operativer Therapie. In einer großen Umfrage bei 210 Frauen, die nach konservativ behandelter Tubargravidität noch Kinderwunsch hatten, ergab sich eine Lebendgeburtsrate von 45%, wobei die Hälfte aller Frauen nach 12 Monaten konzipiert hatte, nach 24 Monaten nur noch 10% (Kruck et al. 1990). In einer Multivarianzanalyse beeinflußte der Zustand der kontralateralen Tube die Schwangerschaftsrate am deutlichsten (61% bei unauffälliger, vs. 34% bei auffälliger kontralateraler Tube), gefolgt vom Alter der Patientin (jünger als 30 Jahre 57%, älter 34%) und der fehlenden anamnestischen Angabe einer Adnexitis (53 vs. 32%). Die Art des Operationsverfahrens, Parität, Gravidität, Schwangerschaftswoche der Operation, Operationen im kleinen Becken spielten keine Rolle. Nach einer anderen Untersuchung soll die Prognose von Tubargraviditäten bei liegendem IUP nach konservativer Operation günstiger sein, als wenn die Tubargravidität aus anderen Gründen aufgetreten war (Adhäsionen, schlechte Tubenwände etc.) (Fernandez et al. 1991 c, d).

Durch frühzeitige Diagnose einer EUG, mikrochirurgische Intervention und ätiologisch orientierte hormonelle Therapie kann heute wahrscheinlich häufiger ein EUG-Rezidiv verhindert werden.

12.2.1.5 Relevanz endokrinologischer Untersuchungsmethoden in der Frühschwangerschaft

Durch endokrinologische Methoden und Ultraschalluntersuchungen kann zu einem frühen Zeitpunkt in der Schwangerschaft (Schwangerschaftswoche 6–8) festgestellt werden, ob die Schwangerschaftsanlage intakt ist und wie die Prognose des weiteren Schwangerschaftsverlaufs sein wird. Ist durch Vaginalsonographie der Fruchtsack etwa am 35. Tag p.m. darstellbar, so sollten durchschnittliche HCG-Werte von 1400 IE/l vorliegen. Ist 40 Tage p.m. ein Fetus erkennbar, so sollte HCG durchschnittlich 5100 IE/l betragen. Wenn am 47. Tag p.m. die Herzaktion nachweisbar ist, so sollte HCG auf 17200 IE/l angestiegen sein (Fossum et al. 1988).

Wenn bei HCG-Werten über 1400 IE/l intrauterin keine Fruchtblase nachweisbar ist, so besteht der dringende Verdacht auf eine EUG. In diesen Fällen sind die Progesteronwerte erniedrigt (< 15 ng/ml). Läßt sich das Schwangerschaftsalter wie z. B. nach In-vitro-Fertilisation und Embryotransfer genau berechnen, so kann am 17.–20. Tag nach Eientnahme, wenn HCG über 1300 IE/l ist, durch Nachweis der Fruchtblase im Vaginalschall eine EUG mit Sicherheit ausgeschlossen werden.

Durch gleichzeitige Messung von HCG, Progesteron und Östradiol kann bis zum 27. Tag nach Embryotransfer die Diagnose einer intakten oder nicht lebensfähigen Fruchtanlage sicher gestellt werden (Wiedemann et al. 1989; Hay et al. 1989). Da bis zu einem Fruchtblasendurchmesser von 25 mm eine gute Korrelation zu den HCG-Werten besteht (Nyberg et al. 1986), muß bei abnormem Verhältnis auf eine gestörte Schwangerschaft geschlossen werden, die durch erniedrigte Progesteron- und Östradiolwerte abgesichert werden kann (Lower u. Yovich 1992).

Stehen noch andere Hormonbestimmungsmethoden zur Verfügung, so soll sich z. B. auch aus dem Produkt von HCG und PP14 (HCG IE/l × PP14 µg/l) bereits 15 Tage nach Embryotransfer eine sichere Aussage über die Vitalität einer Schwangerschaft machen lassen (Nylund et al. 1992). Für Verlaufsbestimmungen bei Risikoschwangerschaften eignet sich auch der Nachweis von Early Pregnancy Factor (EPF), der bereits 1–2 Wochen vor einem Abort keine Aktivität mehr zeigt (Gerhard et al. 1991 c) und dessen Trennschärfe größer ist als diejenige von HCG, Östradiol und Progesteron.

Bei Mehrlingsschwangerschaft liegen bereits ab Ausbleiben der erwarteten Menstruation, bzw. ca. 13 Tage nach Embryotransfer, signifikant erhöhte HCG-Konzentrationen vor, deren Verdoppelungszeit sich in den folgenden Wochen jedoch nicht von Einlingsschwangerschaft unterscheidet (Guichard et al. 1990). Auch Östradiol ist bei Gemini ab Beginn der Schwangerschaft höher als bei Einlingen (Lampe et al. 1991; Gerhard u. Runnebaum 1980).

Kommt es im Verlauf des 1. Trimenons zu Unterbauchschmerzen oder Blutungen, so ist die Bedeutung verschiedener endokrinologischer Methoden (HCG, Östradiol, PAPP-A, SP1, HPL, Progesteron) etwa gleichwertig mit einer positiven Korrektheit zwischen 68 und 80% und einer negativen zwischen 70 und 90% (Westergaard et al. 1985; Gerhard u. Runnebaum 1988 b; Stabile et al. 1989): bei missed abortion und (in)komplettem Abort sind sie meistens alle erniedrigt, bei Windeiern liegen besonders die Östradiolwerte unter der Norm (Gerhard u. Runnebaum 1984 a), bei Extrauteringravidität fallen erniedrigte Progesteronwerte auf.

Thorburn et al. (1992) versuchten die Bedeutung verschiedener klinischer, endokrinologischer und sonographischer Variablen bei Problemen in der Frühschwangerschaft mit einer stufenweisen logistischen Regression zu erfassen. Die richtige Erkennung einer intakten Schwangerschaft war durch HCG mit 86% am höchsten, durch gleichzeitigen Vaginalschall stieg die Sicherheit der prognostischen Aussage auf 93%, fehlten Blutungen, so erhöhte sich die Aussagekraft auf 95% und war Progesteron normal, so verbesserte sie sich nur noch auf 96%.

In Abhängigkeit von der individuellen Situation und der Schwangerschaftswoche wird folgendes Vorgehen empfohlen:

Asymptomatischer Schwangerschaftsverlauf, keine Risikofaktoren, Festlegung des Schwangerschaftsalters

In der 5. bis 7. SSW ist die Bestimmung von HCG sinnvoll, um einen Ausgangswert zu haben. Die HCG-Bestimmung vor dem 16. Schwangerschaftstag kann spätere Ultraschalluntersuchungen zur Festlegung des genauen Schwangerschaftsalters ergänzen, denn in dieser Zeit ist die Berechnung des Schwangerschaftsalters auf $3{,}2 \pm 2{,}5$ Tage genau möglich (Lagrew et al. 1984). Die SP1-Bestimmung zwischen 7. und 9. SSW ist ein guter Prediktor für das Geburtsdatum und zu diesem Zeitpunkt genauso sicher wie der Ultraschall (Ahmed u. Klopper 1986; Naiem et al. 1988). Innerhalb von ± 7 Tagen kann der Geburtstermin durch SP1 mit 90% Sicherheit festgelegt werden, durch den Fruchtblasendurchmesser mit 67% und durch die Scheitel-Steiß-Länge mit 86%. Etwa in der 6.–7. SSW ist eine erste Ultraschalluntersuchung sinnvoll. Sollte das Ultraschallergebnis einen pathologischen Befund ergeben, so folgt die Kontrolle von β-HCG und eventuell die Bestimmung von Progesteron und Östradiol.

Blutungen vor der 8. Schwangerschaftswoche

Hier sind Bestimmungen von β-HCG, Progesteron und 17β-Östradiol von hohem diagnostischem Wert. Wenn die Hormonkonzentrationen normal sind, kann mit mehr als 90%iger Sicherheit ein günstiger Schwangerschaftsverlauf angenommen werden. Sollte einer der Hormonwerte erniedrigt sein, so sind 2 Tage später die Werte zu kontrollieren. Eine Ultraschalluntersuchung sollte sofort erfolgen. Falls einer der Hormonspiegel wiederholt erniedrigt ist, so erfolgt in 50–60% der Fälle ein Abort. Sind 2 oder 3 Hormone unterhalb der Norm, so ist in 90% der Fälle mit einem Abort zu rechnen (Gerhard u. Runnebaum 1984b). Weist die Ultraschalluntersuchung auf eine gestörte Schwangerschaft hin und ist gleichzeitig eines der Hormone erniedrigt, so wird nach Ausschluß einer Terminunklarheit in 100% ein Abort erfolgen. Bei den Hormonwerten ist zu berücksichtigen, daß die Spiegel von Progesteron und 17β-Östradiol nach medikamentöser Ovulationsauslösung (mit Antiöstrogenen und/oder Gonadotropinen) meistens höher als normal sind durch die ovarielle Überstimulierung (Gerhard u. Runnebaum 1979). Bei Zwillingsschwangerschaften ist außerdem HCG erhöht.

Blutungen nach der 8. Schwangerschaftswoche

Es kommen Bestimmungen von β-HCG und 17β-Östradiol in Frage sowie eine Ultraschalluntersuchung. Bei normalem Ergebnis dieser Parameter ist eine Kontrolle nach 2 Wochen ausreichend, da in 98% mit einer späteren Geburt zu rechnen ist (Gerhard u. Runnebaum 1984b).

Frauen nach In-vitro-Fertilisierung und Embryo- bzw. Gametentransfer

Am 9. und 12. Tag nach Embryotransfer sollten HCG und Östradiol bestimmt werden. Ist eine Schwangerschaft eingetreten, so wird am 17. Tag nach Embryotransfer neben der Kontrolle von HCG und Östradiol auch eine Progesteronmessung empfohlen, die in den folgenden Tagen durch eine vaginale Ultraschallmessung ergänzt wird: Durch dieses Vorgehen läßt sich bereits bis zur 6. SSW klären, ob eine vitale oder gestörte Einlings- oder Mehrlingsgravidität vorliegt.

Frauen mit erhöhtem Abortrisiko (nach Sterilitätsbehandlung, nach wiederholten Frühaborten, nach Lutealinsuffizienz, nach EUG, nach Tubenoperationen)

Ab der 5. SSW sollten wöchentlich bis zur 10. SSW die Serumkonzentrationen von β-HCG, 17β-Östradiol und Progesteron bestimmt werden. Eine vaginale Ultraschalluntersuchung ist in der 5.–7. SSW anzuraten. Ultrasonographische Kontrollen erfolgen alle 2–4 Wochen.

Verdacht auf Extrauteringravidität

Bei positivem Schwangerschaftstest und unklarer Unterbauchsymptomatik müssen HCG und Progesteron bestimmt werden. Das weitere Vorgehen ist in Abb. 12.15 zusammengestellt. Besonders bei erniedrigtem Progesteronwert muß umgehend ein Vaginalschall durchgeführt werden. Je nach Konstellation der Hormone und sonographischem Befund muß HCG in 2tägigen Abständen kontrolliert oder frühzeitig eine Laparoskopie angesetzt werden.

Blutungsanomalien

In Fällen mit atypischen Blutungen (z. B. bei Minipille, IUP) kann die β-HCG-Bestimmung zum Ausschluß bzw. Nachweis einer Schwangerschaft erfolgen.

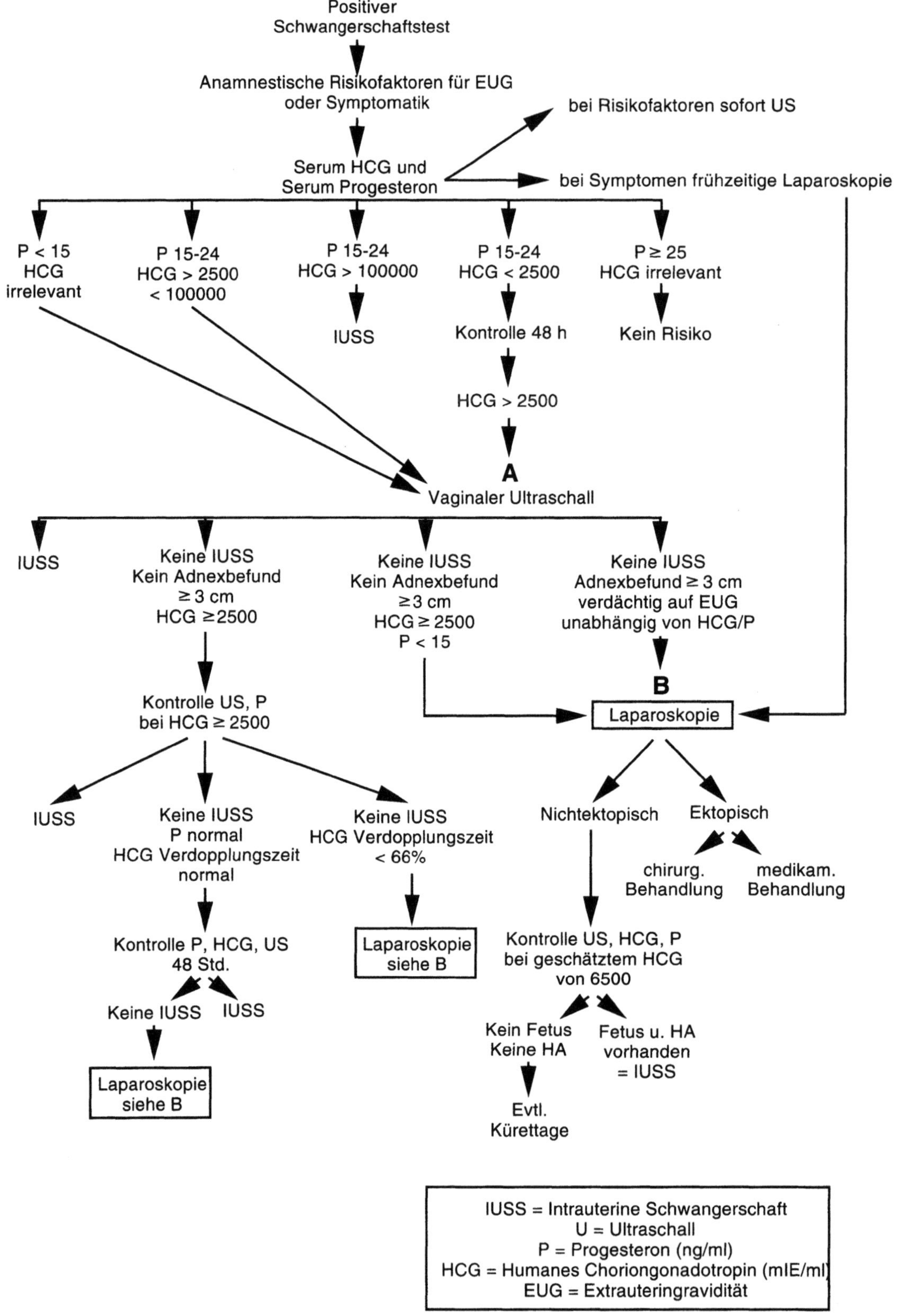

Abb. 12.15. Vorgehen bei Verdacht auf Extrauteringravidität. (Nach Stovall et al. 1989)

12.2.1.6 Endokrine Methoden und physikalische Marker zur Risikoermittlung in der Pränataldiagnostik

In den letzten Jahren hat sich die Mißbildungsdiagnostik mit Hilfe verschiedener endokrinologischer und ausgefeilter Ultraschallmethoden deutlich verbessert. Mit Neuralrohrdefekten ist in 1‰ der Geburten zu rechnen, für das Down-Syndrom wird eine Häufigkeit von 1 auf 700 Geburten angegeben. Es herrscht Einvernehmen darüber, daß das Risiko für ein Down-Syndrom zum Zeitpunkt der Geburt anzugeben und mit dem Risiko einer 35jährigen Frau zu vergleichen ist (0,27% oder 1 : 370). Mit zunehmendem mütterlichen Alter steigt das Risiko weiter an, so daß Schwangeren über 35 Jahren die genetische Beratung und pränatale Chromosomendiagnostik angeboten werden sollte. 70% aller Kinder mit Down-Syndrom werden jedoch von Frauen unter 35 Jahren geboren, so daß zusätzliche altersabhängige Kriterien zur Risikoermittlung wünschenswert sind.

AFP. Wie auf S. 401 beschrieben, ist AFP fetalen Ursprungs und gelangt über den fetalen Urin ins Fruchtwasser und paraplazentar ins mütterliche Blut. Bei etwa 70% der Schwangerschaften mit Spina bifida ist es erhöht (Fuhrmann u. Weitzel 1984; Hook 1988). Zu berücksichtigen sind Rassenunterschiede (Weiße haben niedrigere Werte als Schwarze, Asiaten niedrigere als Weiße) (Cuckle et al. 1987), Gewichtsabhängigkeit (niedrigere Werte mit zunehmendem Körpergewicht durch Verdünnung bei hohem Blutvolumen) und vor allem Abhängigkeit von der Schwangerschaftsdauer, so daß für jede Schwangerschaftswoche genaue Medianwerte vorliegen müssen. Bewährt hat sich die Bestimmung zwischen der 15. und 20. SSW. Erhöhte Werte werden in der Regel als das 2- bis 2,5fache des Medians normaler Schwangerschaften angegeben.

In Tabelle 12.18 sind die Krankheitsbilder und fetale Zustände zusammengestellt, die man bei veränderten AFP-Werten in Erwägung ziehen muß. Bei insulinpflichtigem Diabetes nimmt man an, daß sich die fetale Leber langsamer entwickelt und deshalb vermindert Eiweiß produziert. Einige Medikamente binden an das AFP, so daß es im Radioimmunoassay nicht mehr vollständig meßbar ist. Bei Plazentastörungen gelangt AFP vermehrt in den mütterlichen Kreislauf, was den Zusammenhang von erhöhten AFP-Werten mit verschiedenen Komplikationen der Spätschwangerschaft und Neonatalperiode erklärt.

Nach Milunsky et al. (1989) finden sich auch bei verschiedenen anderen Komplikationen der Schwangerschaft häufiger niedrige oder erhöhte AFP-Konzentrationen im mütterlichen Serum (z. B. bei Präeklampsie, Fruchtwasseranomalien, intrauterinem Fruchttod, Neugeborenenkomplikationen), was aber für die klinische Überwachung keine Bedeutung hat. Etwa 2–3% aller Schwangeren haben zu hohe und etwa 3% zu niedrige AFP-Werte. Ist AFP im mütterlichen Blut erhöht, so wird ultrasonographisch kontrolliert und eventuell AFP im Fruchtwasser bestimmt. Mit bis zu 98%iger Sicher-

Tabelle 12.18. Besonderheiten, die bei niedrigen oder erhöhten AFP-Werten gefunden werden können

α-Fetoprotein (AFP)	
Erhöht	**Erniedrigt**
Neuralrohrdefekte (Spina bifida, Meningomyelozele, Anenzephalus)	Down-Syndrom und Trisomie 18
Bauchwanddefekte	Adipositas
Gastroschisis	insulinpflichtiger Diabetes mellitus
Omphalozele	Hämodilution
Mehrlingsschwangerschaft	Leistungssport, starke körperliche Belastung
Plazentastörungen: drohende Frühgeburt, intrauteriner Fruchttod, Retardierung, Präeklampsie	Einnahme bestimmter Medikamente (in Abhängigkeit vom benutzten Assay)
seltene genetische Störungen	Aspirin
Turner-Syndrom	Betablocker
kongenitale Nephrose	Erythromycin
Sakrokokzygeale Teratome	Presinol
Atresie im Magen-Darm-Trakt des Feten	
mütterliche Erkrankungen, z. B.	
Lebererkrankungen	
embryonale Tumore	

heit kann durch die Untersuchung des Fruchtwasser-AFP ein Anenzephalus oder eine Spina bifida erkannt werden, wenn zusätzlich die Azetylcholinesterase (AChE), die spezifischer für Neuralrohrdefekte als AFP ist, bestimmt wird. Mit Hilfe der AChE-Bestimmung kann die Falsch-positiv-Rate um 94% gesenkt werden. Da AChE als großes Molekül die Plazentaschranke nicht passiert, kann dieser Marker jedoch nicht zum Screening aus dem mütterlichen Serum benutzt werden.

Die niedrigen AFP-Werte bei Down-Syndrom werden durch eine verminderte fetale Produktion erklärt, da auch im fetalen Nabelschnurblut AFP vermindert ist und die AFPmRNS im Feten geringer ist (Merkatz et al. 1984; Petrocik et al. 1989; Milunsky et al. 1989; Lustig et al. 1988; Johnson et al. 1990).

Östriol. Wie auf S. 399 beschrieben, werden die Östriolkonzentrationen im mütterlichen Blut überwiegend durch das Angebot von Hormonvorstufen von dem Feten bestimmt. Die Werte korrelieren mit AFP. Niedrige Werte finden sich ebenfalls beim Down-Syndrom. Jedoch haben auch Raucherinnen niedrige Werte. Sind AFP und Östriol niedrig, so läßt sich die Erkennungsrate des Down-Syndroms um 10% steigern oder bei Beibehaltung der Erkennungsrate die Häufigkeit falsch-positiver Ergebnisse um 2,5% senken.

HCG. HCG liegt bei Frauen mit Down-Syndrom höher als bei normalem Chromosomenstatus. Die Diskrepanz zwischen erniedrigtem AFP und Östriol auf der einen Seite und erhöhtem HCG auf der anderen wird damit erklärt, daß diese Feten unreifer sind und deshalb Werte vorliegen, wie sie einem 3 Wochen jüngeren Fetus entsprechen würden. Nach neuesten Untersuchungen scheint die Bestimmung des freien β-HCGs der Gesamt-HCG-Bestimmung überlegen zu sein (Macri et al. 1990; Spencer u. Macri 1992). Die unterschiedliche Menge von freiem β- und Gesamt-HCG beruht vermutlich darauf, daß die β-HCG-Genexpression bei Down-Syndrom geändert ist, da die Synthese der α- und β-HCG-Untereinheiten voneinander unabhängig ist. Von allen bisher untersuchten Parametern unterschied HCG am besten zwischen Down-Syndrom und fehlender Chromosomenstörung.

Bogart et al. (1989) beschrieben zum ersten Mal, daß 65% der Frauen mit Down-Syndrom HCG-Konzentrationen über 20 IE/ml hatten; von den Frauen mit gesunden Kindern waren es nur 1,4%. Bei einer falschpositiven Rate von 1,2% wurden 30% der Down-Syndrome erkannt. Setzt man die Grenzwerte großzügiger ein, so könnten 73% der Down-Syndrome erkannt werden bei einer falschpositiven Rate von 4% (White et al. 1989). Zu berücksichtigen ist, daß die HCG-Werte bei Zwillingsschwangerschaften und Diabetikerinnen erhöht und bei Raucherinnen erniedrigt sind. Erniedrigte Werte ($\leq$0,25fach des Medians) von allen 3 Parametern können bei Trisomie 18 vorkommen. Wegen der Seltenheit dieser Störung und der dadurch bedingten Erhöhung der Gesamtamniozenteserate um 1,8% kann die Berücksichtigung erniedrigter Werte nicht empfohlen werden (Suchy u. Yeager 1990; Bogart et al. 1989).

SP 1 und PAPP-A. Die SP 1-Werte korrelieren mit HCG. Wegen der geringeren Sensitivität und der starken Korrelation zu HCG wird diese Bestimmung nicht empfohlen. PAPP-A soll beim Down-Syndrom erniedrigt sein und sich besonders im 1. Trimester zur Diagnostik eignen. Aus methodischen Gründen liegen bisher hierzu keine genaueren Untersuchungen vor.

Kombination der endokrinen Parameter. Wald et al. (1988a, b) verglichen die Kombination der 4 Faktoren Alter, AFP, HCG und Östriol und kamen zu dem Ergebnis, daß über 60% der Down-Syndrome erkannt werden könnten. Die Kosten, die für die größere Zahl von Amniozentesen entstehen, wenn die Indikation nur auf Alter und AFP-Wert beruht, sind 5mal höher, als wenn das Screening die HCG- und Östriolbestimmung einbeziehen würde. In Tabelle 12.19 ist die Erkennungsrate für verschiedene Parameterkombinationen angegeben. Durch die Anwendung aller 4 Parameter könnten 70% der Down-Syndrome bei einer falsch-positiven Rate von 9% erkannt werden oder 30% bei einer falschpositiven von 0,5%. In einer neueren englischen Studie mit 90 Down-Syndromen und 2800 gesunden Schwangerschaften erlaubte die gleichzeitige Bestimmung von freiem β-HCG und AFP unter Berücksichtigung des mütterlichen Alters die Entdeckung von 77% aller Down-Syndrome während der 14.–16. SSW (Spencer et al. 1992), während die Östriolbestimmung überflüssig erschien. Gerade bei Frauen unter 35 Jahren könnten mit der Messung des freien β-HCG mehr Down-Syndrome entdeckt werden als mit der Gesamt-HCG-Bestimmung. Es muß allerdings gesichert sein, daß Fehlbeurteilungen durch falsches Gestationsalter oder ungenaue Testkits nicht zur überflüssigen Amniozentese zwingen. Adäquate Computerprogramme

Tabelle 12.19. Down-Syndrom-Erkennungsrate und Falsch-positiv-Rate für verschiedene Parameterkombinationen. (Nach Voigtländer u. Schroeder-Kurth 1990, modifiziert nach Wald et al. 1988)

Erkennungsrate von Down-Syndrom [%]	Falsch-positiv-Rate [%] unter Berücksichtigung des mütterlichen Alters und der Parameter			
	AFP	HCG	AFP + HCG	AFP + HCG + freies Östriol
70	30,0	16,0	12,0	8,6
60	20,0	9,5	6,7	4,7
50	12,0	5,4	3,7	2,5
35	5,3	1,9	1,3	0,8
30	3,6	1,2	0,8	0,5
25	2,2	0,8	0,5	0,3

müssen die verschiedenen Parameter inklusive Einflußfaktoren (z. B. Gewicht, Rauchen, bestimmte Erkrankungen, Alter) sicher verarbeiten (Holzgreve et al. 1991).

Die optimale Zeit für die Blutprobe liegt zwischen der abgeschlossenen 15.–18. SSW ($15^{+0}-18^{+0}$). Aus Kostengründen ist zu diskutieren, ob die Triple-Diagnostik allen Schwangeren angeboten werden sollte. Wenn allerdings dann bei den älteren Frauen mit normalen Blutwerten auf die Amniozentese verzichtet würde, hätten sie ein größeres Risiko für die Geburt eines mongoloiden Kindes (Hansmann u. Hansmann 1992, Tabelle 12.20). In jedem Fall sollte die Schwangere vor dem Test und nochmals bei auffallendem Test eingehend informiert und beraten werden.

Würde man den Triple-Test nur bei Frauen unter 35 Jahren machen (2–3% der Fälle positiv) und dafür die Altersindikation bei Frauen ab 35 Jahren, so würden 650 von 1000 Trisomien 21 entdeckt werden können. In einer Konsensus-Tagung zur Triple-Diagnostik (Rauskolb 1993) wurde festgestellt, daß das generelle Screening zum jetzigen Zeitpunkt nicht empfohlen werden kann. Allerdings wurden Risikogruppen definiert, denen der Triple-Test auf Kosten der Krankenkasse angeboten werden sollte:

1. Allen Schwangeren, denen bisher die AFP-Bestimmung empfohlen worden war (Zustand nach Neuralrohrdefekt, Hydrozephalus, Bauchwanddefekte, multiple Fehlbildung unklarer Genese, vorausgehende Aborte und Totgeburten).
2. Down-Syndrom in der Familie.
3. Schwangere ab 35 Jahren, denen die Altersindikation als alleiniger Grund für die AC nicht ausreicht. Hierbei ist zu berücksichtigen, daß der Triple-Test ab 38 Jahren fast immer positiv ausfällt, so daß mit einer Entscheidung für oder gegen die Amniozentese nicht viel gewonnen wird. Dagegen ist bei 35jährigen Frauen mit positivem Test in 15% und bei 36jährigen Frauen in 30% zu rechnen.
4. Schwangere mit überdurchschnittlichem Risiko für die Geburt eines Kindes mit Down-Syndrom (>1 : 800), d. h. alle über 30jährigen.

Ultraschall. Die Entdeckung von Neuralrohrdefekten wird durch die Kombination des AFP-Screening mit der Ultraschalluntersuchung verbessert. Aber auch beim Down-Syndrom lassen sich spezifische Zeichen erkennen, wie in Tabelle 12.21 zusammengestellt, so daß durch einen erfahrenen Untersucher 40–70% der Down-Syndrome erkannt werden könnten. Bereits in der 12.–15. SSW soll das Hygroma colli besonders imponieren, das auch bei Turner-Syndromen nachweisbar ist (Rempen 1991; Merz 1992). Beim sog. Double-bubble-Zeichen fin-

Tabelle 12.20. Pränatale Diagnostik mit Triple-Diagnostik und Altersindikation. (Nach Hansmann u. Hansmann 1992)

Bezogen auf 800000 Geburten pro Jahr in der BRD von denen 8% bei Frauen ≥35 Jahren auftraten				
Methode	Zahl der Amniozentesen	Entdeckte Trisomie 21	Unentdeckte Trisomie 21	Verluste
Triple-Screening aller Schwangerschaften	40000	600	400	400
Altersindikation	68000	300	700	680
Triple-Screening und Altersindikation	97280	650	350	973

Tabelle 12.21. Sonographische Auffälligkeitsrate bei 24 Feten mit Down-Syndrom (n) (*FOD* Frontookzipitaler Durchmesser, *BPD* biparietaler Durchmesser, *Fe* Femur). (Nach Merz 1992)

Kopf		Rumpf		Extremitäten	
Nackenpolster > 5 mm	(9)	Herzfehler	(6)	Malayenfuß	(4)
flaches Gesichtsprofil	(5)	dilat. Nierenbecken	(2)	BPD/Fe > x ± 2 s	(4)
FOD > 5%	(2)	auffällige Nabelschnur	(2)	Femur > 5%	(2)
BPD/FOD > x + 2 s	(2)	Double Bubble	(1)	Humerus > 5%	(2)
Orbitaler Abstand > 95%	(2)	Aszites	(1)	Radius > 5%	(2)
Ohrfehlbildung	(1)			Ulna < 5%	(2)
				Hypoplastische Mittelphalanx des kleinen Fingers	(2)
Zahl der Auffälligkeiten (n)	%				
0	(6)25,0				
1	(3)12,5				
2	(4)16,7				
3	(6)25,0				
>3	(5)20,8				

det sich neben der Magenblase das dilatierte Duodenum infolge einer Duodenalatresie. Wesentlich häufiger sind Herzfehler, das flache Gesichtsprofil und der verkürzte Femur nachweisbar. Kürzlich wurde über eine abnorme Herzaktion am 28.–50. Tag nach Embryotransfer bei einem Down-Syndrom berichtet (Schats et al. 1990). Die Mehrzahl der Auffälligkeiten wird aber erst mit fortgeschrittener Schwangerschaft deutlich, z. B. der verkürzte Femur, Herzfehler, Nackenfalte, Rundschädel.

12.2.2 Pathologie der Spätschwangerschaft

12.2.2.1 Plazentainsuffizienz (Wachstumsretardierung des Kindes, fetale Notsituation, intrauteriner Fruchttod)

Definition

Eine von vielen möglichen Definitionen der Plazentainsuffizienz soll hier angegeben werden. Es handelt sich dabei um eine kritische Verringerung der Austauschvorgänge der Plazenta durch eine Minderleistung des Throphoblasten, eine Verminderung der Austauschflächen durch Verlängerung der Permeabilitätsstrecke, eine Behinderung der Zottendiffusion sowie eine Minderleistung der inkretorischen Throphoblastaktivität (Becker 1981).

Pathophysiologie

Da man die Plazenta nicht als isoliertes Organ betrachten kann, sondern als maternofetoplazentare Einheit, müssen die Ursachen einer Funktionsstörung auch im Zusammenhang mit dem mütterlichen und fetalen Kompartiment gesehen werden. So ist der Grad der Insuffizienz abhängig vom Gestationsalter und verschiedenen Kreislauf- und Stoffwechselparametern bei Mutter und Kind.

Der diaplazentare Austausch von Gasen, Nährstoffen, Elektrolyten, Vitaminen, Antikörpern und Hormonen ist abhängig von der plazentaren Durchblutung und der Permeabilität der Membranen. Hieraus erklärt sich, daß bei vorzeitiger Wehentätigkeit die Uterusdurchblutung abnimmt. Durch eine verbesserte Sauerstoffausschöpfung kann der Fetus zunächst die Minderdurchblutung kompensieren. Falls der Zustand jedoch bestehen bleibt, reagiert der Fetus auf die Sauerstoffmangelsituation mit Tachykardie und später mit Zeichen der intrauterinen Asphyxie. Die umbilikoplazentare Ischämie findet sich bei Nabelschnurkompressionen. Auch sie versucht der Fetus zunächst durch Tachykardie und Blutumverteilung im eigenen Kreislauf zu kompensieren.

Die Membranpermeabilität ist eingeschränkt bei Reduktion der Austauschfläche (z. B. EPH-Gestose), Verlängerung des Diffusionsweges (z. B. bei Zottenfibrose) und herabgesetzter Diffusionsgeschwindigkeit (z. B. Kollagenisierung des Zottenstromas). Jogee et al. (1983) konnten in vitro bei Plazenten von Frauen mit wachstumsretardierten Kindern eine signifikant erniedrigte Prostaglandinproduktion nachweisen, die durch Zugabe von Östradiol und Progesteron gesteigert werden konnte. Die reduzierte Prostazyklinproduktion der Plazenta könnte einen wichtigen Faktor bei der Entstehung thrombotischer Veränderungen und reduzierter uteroplazentarer Funktion darstellen.

Schließlich kann auch die zellulär-parenchymatöse Leistung der Plazenta reduziert sein, z. B. nimmt bei schwerer Gestose das Zellvolumen zugunsten devitalisierter Zottenstrukturen ab. Hiermit verbunden ist eine Zunahme der Anaerobiose und eine Abnahme der Gesamtglykolyseaktivität. Es kommt zu Verschiebungen der Aminosäuren (z. B. Glyzinanstieg, Valinabfall), wie man sie auch bei Proteinmangelgeborenen findet (Economides et al. 1989).

Ursachen

Die Ursachen der Plazentainsuffizienz sind in Tabelle 12.22 zusammengestellt. Mangel- und Fehlernährung bewirken über einen Substratmangel eine verminderte Gewichtszunahme des Feten. Auch ein niedriger sozioökonomischer Standard erhöht über verschiedene Faktoren (z. B. Mangel- und Fehlernährung) das Risiko einer Plazentainsuffizienz. Hier sind auch Nikotin- und Alkoholabusus zu nennen. Der vasokonstriktorische Effekt des Nikotins verschlechtert die uteroplazentare Durchblutung (Mochizuki et al. 1984). Nach Butler (1974) erhöht sich das relative Risiko einer intrauterinen Wachstumsretardierung um das dreifache beim Rauchen von mehr als einer Zigarette pro Tag nach der 20. SSW.

Bei Frauen mit Zyklusstörungen und ausgeprägter Uterushypoplasie kommt es über ungünstige Nidationsbedingungen häufiger zur Plazentainsuffizienz. Hierzu zählen Frauen mit langjähriger Sterilität und erster Schwangerschaft nach dem 35. Lebensjahr. Bereits nach einer Fehlgeburt ist die Prognose verbessert. Bei Mehrlingsschwangerschaften handelt es sich um eine relative Plazentainsuffizienz. Ähnlich nimmt bei echter Übertragung der Nährstoffbedarf des Kindes mehr zu, als er von der Plazenta geliefert werden kann. Durch Verdrängung und arteriovenöse Anastomosen können Chorangiome der Plazenta, die wie kapilläre Hämangiome aufgebaut sind, zur Plazentainsuffizienz und Gedeihstörungen des Feten führen.

Eine akute Plazentainsuffizienz kann entstehen bei Kompression der V. cava (das sog. Rückenlagephänomen), bei Venenanomalien, vorzeitiger Plazentalösung, Nabelschnurknoten, großen Plazentainfarkten und verlängertem Geburtsverlauf.

Klinik

Nach dem zeitlichen Ablauf hat Gruenwald (1963) die Plazentainsuffizienz eingeteilt in chronische, subakute und akute Formen. Die chronische Beeinträchtigung über Wochen und Monate führt zur Wachstumsretardierung des Feten, die bei der Geburt genau definiert werden kann (symmetrische Mangelentwicklung z. B. bei der EPH-Gestose). Bei der subakuten Form dauert die Störung Tage bis Wochen, so daß das Gewicht des Kindes bei normaler Länge nur wenig verändert ist, aber die Fettpolster reduziert sind (asymmetrische Mangelentwicklung, z. B. bei Übertragung). Die akute Plazentainsuffizienz äußert sich entweder direkt, z. B. bei protrahiertem Geburtsverlauf, oder pfropft sich auf eine chronische Insuffizienz bei EPH-Gestose auf, so daß es ohne entsprechenden Eingriff zum intrauterinen Fruchttod kommen kann. Auch eine Einteilung der Plazentainsuffizienz nach zeitlichen und funktionellen Gesichtspunkten ist möglich (Kubli u. Wernicke 1981).

Tabelle 12.22. Ursachen für eine chronische und akute Plazentainsuffizienz

Chronische Plazentainsuffizienz	Akute Plazentainsuffizienz
Mangel-Fehl-Ernährung	Wehenanomalien
Nikotinabusus	Protrahierter Geburtsverlauf
Alkoholabusus	Hypotonie, Schock
Drogenmißbrauch	vorzeitige Plazentalösung
Follikelreifungsstörungen, Corpus-luteum-Insuffizienz	Nabelschnurkomplikationen
Uterusmißbildung	Rückenlage
Implantationsanomalien der Plazenta	
Chorangiome der Plazenta	
Chronische Herz-Kreislauf-Lungen- u. Nierenerkrankungen	
Gestose	
Diabetes mellitus	
Infektionen	
Mehrlinge	
Übertragung	

In Abhängigkeit vom Ausfall bestimmter plazentarer Partialfunktionen lassen sich nutritive, respiratorische und endokrinologische Insuffizienzen unterscheiden. Die nutritive Plazentainsuffizienz bewirkt die fetale Mangelentwicklung, während die respiratorische Insuffizienz zur fetalen Asphyxie und Azidose führt.

Das Ausmaß der fetalen Wachstumsretardierung hängt von der Dauer und dem Schweregrad der Plazentainsuffizienz ab. In typischen Fällen nimmt die Frau während der Schwangerschaft zu wenig an Gewicht zu, das Uteruswachstum ist verzögert, der Fundusstand entspricht nicht der errechneten Dauer der Schwangerschaft, und die Fruchtwassermenge ist reduziert. Wird die Retardierung nicht erkannt, so droht ein intrauteriner Fruchttod: 26% der intrauterinen Fruchttode fanden sich bei einer hypoxischen Wachstumsretardierung (Morrison u. Olsen 1985). In Abhängigkeit von der Ursache der Plazentainsuffizienz lassen sich morphologisch an der Plazenta Verödungsbezirke (Infarkte), Trophoblastproliferationen, Zottenfibrose, Fibrineinlagerungen, Kapillarsprossungen oder Hämatome nachweisen. Die Plazenta kann hypotroph (Gestose) oder reaktiv-hypertroph (Diabetes mellitus) sein.

Die fetale Asphyxie äußert sich durch eine fetale Azidose, Abgang mekoniumhaltigen Fruchtwassers und pathologische Herzfrequenzmuster. Der postpartal gemessene Apgar-Score und die pH-Werte im Nabelschnurblut sind erniedrigt. Die Kortisolspiegel in den Nabelschnurarterien sind bei diesen Kindern signifikant höher als bei normaler Geburt.

Diagnostik

Die Diagnostik der Plazentainsuffizienz beruht auf zahlreichen sich in der Aussage ergänzenden Methoden. Aufgrund der Anamnese (mütterliches Untergewicht, vorangegangene Mangelgeburt, habituelle Aborte, Nikotinabusus, Nierenerkrankung) und der klinischen Befunde (Gestose, Diabetes mellitus, zu geringe Symphysen-Fundus-Distanz oder zu geringer Bauchumfang, mangelhafte Gewichtszunahme) sind Risikogruppen zu definieren, die eingehenden biochemischen und biophysikalischen Zusatzuntersuchungen zugeführt werden. Galbraith et al. (1979) bezifferten die Häufigkeit einer Wachstumsretardierung ohne Vorliegen von Risikofaktoren mit 2,3%, bei Vorliegen von mindestens 3 Risikofaktoren mit 14%. Durch genaue Anamneseerhebung und klinische Untersuchung, wobei dem Symphysen-Fundus-Abstand die größte Bedeutung zukommt, lassen sich bis zu 2/3 der wachstumsretardierten Feten erkennen (Bitzer et al. 1985).

Messung der Plazentadurchblutung

Durch Anwendung radioaktiv markierter Tracer versuchte man qualitative Hinweise auf die Art der Plazentadurchblutung zu bekommen. Mit Hilfe unterschiedlich strahlender Substanzen und durch Variation der Applikationsart (i.v., Inhalation, intraplazentar, intraamnial) konnten gewisse Rückschlüsse auf die Strömungsverhältnisse in der Plazenta gezogen werden. Wegen der Strahlenbelastung und der starken Streuung der Ergebnisse sind alle diese Methoden nicht für die Routinediagnostik einsetzbar.

Bestimmung von Enzymen, Proteinen und Steroiden im peripheren Blut der Mutter

Zur Diagnostik der chronischen Plazentainsuffizienz wurden verschiedene Enzyme und Hormone im mütterlichen Serum untersucht, deren Produktionsstätte die Plazenta selbst oder die fetoplazentare Einheit ist. Die Sicherheit ihrer Aussage läßt sich erst bei der Geburt des Kindes überprüfen, so daß der Zusammenhang zwischen Plazentainsuffizienz und dem Zustand des Kindes (z. B. Wachstumsretardierung) um so genauer nachgewiesen werden kann, je kürzer das Intervall zwischen den einzelnen Untersuchungen und der Geburt ist.

Pledger u. McEwan (1984) und Westergaard et al. (1984) überprüften den Aussagewert von SP1, HPL und PAPP-A. Bei intrauteriner Wachstumsretardierung konnte die Diagnose am besten mit HPL belegt werden. Ronin-Walknowska et al. (1984) gaben an, daß sich durch Bestimmung der plazentaren alkalischen Phosphatase und HPL die Gestose mit Wachstumsretardierung des Kindes besser erkennen ließ als mit Östriol. Im Gegensatz zu diesen Hormonen war PP12 im mütterlichen Blut bei Wachstumsretardierung erhöht. Die Aussagekraft entsprach der des HPL (Howell et al. 1985).

In Tabelle 12.23 sind die Ergebnisse unserer Untersuchung dargestellt, wobei sowohl Einzelbestimmungen zwischen 28. bis 34. SSW als auch Serienbestimmungen bis zur Geburt berücksichtigt wurden. In Abhängigkeit vom Alter der Schwangerschaft, der Dauer bis zur Geburt und des Grades der Retardierung lassen sich etwa 1/3 der Plazentainsuffizienzen durch Östriol oder HPL erfassen, wobei Serienbestimmungen zuverlässiger sind als Einzelbestimmungen. In der Literatur werden zum Teil höhere Trefferquoten angegeben (für Östriol:

Tabelle 12.23. Aussagekraft verschiedener Hormonbestimmungsmethoden bei Plazentainsuffizienz im Rahmen einer prospektiven Studie zur Schwangerschaftsüberwachung an der Universitäts-Frauenklinik Heidelberg (Gerhard et al. 1986; Gerhard u. Runnebaum 1987, 1988)

Hormon	Sensitivität (%)[a]		Spezifität (%)[b] (n = 625)
	Fetale Wachstumsretardierung (n = 60)	Fetale Asphyxie (n = 86)	
Serumöstriol	23 – 31	25 – 40	85 – 90
Urinöstrogene	19 – 35	17 – 27	85 – 90
HPL	25 – 30	10 n.s.	85 – 90
SP1	15 (nach 35. SSW)	10 n.s.	85 – 90
17β-Estradiol	10 n.s.	10 n.s.	90 n.s.
β-HCG	10 n.s.	10 n.s.	90 n.s.
Progesteron	10 n.s.	10 n.s.	90 n.s.

[a] Sensitivität: Häufigkeit (%) erniedrigter Hormonkonzentrationen (< 10. Perzentile) bei fetaler Wachstumsretardierung und fetaler Asphyxie
[b] Spezifität: Häufigkeit (%) normaler Hormonkonzentrationen im Kontrollkollektiv

Isouard 1979; für HPL: Isouard 1979; Letchworth et al. 1978; Westergaard et al. 1984), zum Teil entsprechen sie unseren Ergebnissen (für Östriol: Beischer 1975; für HPL: Spellacy et al. 1974). Auch die Messung der Konzentrationen von α-Fetoprotein, Cystinaminopeptidase, SP1 und PAPP-A brachte keine aussagefähigeren Resultate (Gerhard et al. 1985; Klopper et al. 1977; Obiekwe u. Chard 1983; Westergaard et al. 1984).

Höhere Trefferquoten sind in der Regel nur scheinbare, da die Spezifität der Methode reduziert ist und somit die Trennschärfe zwischen pathologischen und normalen Kollektiven abnimmt. Durch die gleichzeitige Bestimmung zweier oder dreier verschiedener Hormone läßt sich die Genauigkeit der Aussage etwas verbessern, weshalb von einigen Autoren die gleichzeitige Bestimmung von HPL und Östriol empfohlen wird (Edwards et al. 1976; Isouard 1979) bzw. von HPL und SP1 (Nisbet et al. 1982) Letztere Autoren gaben sowohl Sensitivität als auch Spezifität für die Kombination beider Methoden mit 63% an. In einer eigenen Untersuchung konnten durch die einmalige Bestimmung von HPL (Östriol) zu Beginn des 3. Trimenons 36% (27%) der wachstumsretardierten und 18% der asphyktischen Neugeborenen prognostiziert werden (Gerhard et al. 1987b; Gerhard u. Runnebaum 1988a). Durch die gleichzeitige Messung von Östriol oder HPL und des Thoraxdurchmessers durch Sonographie war die antepartale Diagnose von 50% der hypo- und hypertrophen Neugeborenen möglich (Gerhard et al. 1987b). Klopper (1984) schlug ein routinemäßiges HPL-Screening bei allen Schwangeren vor. Bei erniedrigten HPL-Werten soll die Schwangere durch Östriolserienbestimmungen zusätzlich überwacht werden. Tamsen et al. (1983) erfaßten durch SP1-Bestimmungen in der 32. bis 34. SSW 50% der wachstumsretardierten Kinder durch erniedrigte Werte, in Verlaufsbestimmungen fand sich kein SP1-Anstieg. McDonald et al. (1983) untersuchten 1600 Frauen mit HPL, SP1 und der Östrogen/Kreatininratio. 51 Frauen hatten pathologische Werte. Ihre Plazenten wurden postpartum histologisch untersucht und der Grad der Plazentainsuffizienz (Score) bestimmt. Bei den Frauen mit erniedrigten HPL-Werten fand sich in 84% ein erhöhter Plazentainsuffizienzscore. Von den Frauen mit erniedrigten HPL- und Östriolwerten hatten 83% eine Plazentainsuffizienz und eine Wachstumsretardierung. Die Kinder der Mütter mit erniedrigten SP1-Konzentrationen wiesen häufiger Asphyxien auf.

Differentialdiagnostisch muß bei wiederholt sehr niedrigen Östrogenkonzentrationen (Kortikoid- und antibiotische Therapie der Mutter bereits ausgeschlossen) auch an einen Sulfatasemangel der Plazenta gedacht werden, der durch Belastungstests abgeklärt werden kann (s. unten). Des weiteren fallen chronisch erniedrigte Östrogenspiegel auf bei Schwangerschaften mit Anenzephalus und Feten mit primärer Nebennierenrindenhypoplasie.

Das Risiko einer akuten fetalen Asphyxie läßt sich mit endokrinologischen Methoden nur abschätzen, wenn sie sich auf eine chronische Plazentainsuffizienz aufpfropft. Lediglich die Serumöstriolbestimmung gibt Hinweise auf die Gefährdung des Kindes, was trotz unterschiedlicher Definition des Krankheitsbildes von vielen Untersuchern bestätigt wird (Edwards et al. 1976). Obwohl einige Autoren durch die HPL-Bestimmung kurz vor der Geburt auch Hinweise auf eine fetale Notsituation angeben (Letchworth et al. 1978; Isouard 1979), ist diese zur Routineüberwachung weniger geeignet. Selbst dem intrauterinen Fruchttod gehen nur in 30–50% erniedrigte Östriol- oder HPL-Werte voraus (Gerhard et al. 1985).

Die Messung des Östrioltagesprofils, das abends höhere Werte als morgens aufweist und negativ mit den mütterlichen Kortisolspiegeln korreliert, brachte keine zusätzlichen Informationen, da auch bei Plazentainsuffizienz der Tagesrhythmus erhalten bleibt. Nach Breckwoldt u. Reck (1983) erlaubt die Beobachtung der abendlichen Östriolfluktuation (1/2stündlich zwischen 18–22 Uhr gemessen) in 85% eine gute prognostische Aussage über den fetalen Zustand für die nächsten 14 Tage.

Hormonbelastungstests

Hormonbelastungstests in der Spätschwangerschaft haben für die Klinik als Plazentafunktionsteste keine Bedeutung und sollen aus historischen Gründen kurz erwähnt werden.

DHEAS-Test. Nach intravenöser Injektion von 50 mg DHEA-S steigen bei Frauen mit fetaler Wachstumsretardierung die Östrogene weniger stark an als bei Frauen mit normaler Plazentafunktion (Lauritzen 1967; Strecker et al. 1978).

Dexamethasontest. Nach Gabe von Dexamethason fallen die Östrogenkonzentrationen im mütterlichen Serum steil ab. Bei Frauen mit Plazentainsuffizienz dauert es länger, bis wieder normale Östriolspiegel erreicht werden, als bei Frauen mit normaler Plazentafunktion. Nach Distler (1983) findet man 28–32 h nach Gabe von 4 mg Dexamethason i.v. bei späteren Risikogeburten einen signifikant verminderten Östriolanstieg.

Kombinierter Dexamethason-DHEA-S-Test. Nach Suppression der fetalen und mütterlichen Nebennierenrinde mit Dexamethason und darauf folgenden Östrogenabfall wird DHEA-S injiziert. Bei Frauen mit intrauteriner Wachstumsretardierung steigen die Östrogenspiegel langsamer an als bei Frauen mit normaler Plazentafunktion (Strecker et al. 1978).

Die physiologische Streuung der Werte dieser Belastungstests ist sehr groß und engt die Aussagefähigkeit somit stark ein. Sie konnten sich deshalb in der klinischen Routinediagnostik nicht durchsetzen.

Physikalische Methoden

Eine genauere Aussage als mit Hormonuntersuchungen läßt sich in bezug auf die fetale Wachstumsretardierung durch die Ultraschalluntersuchung machen. Durch die Messung des biparietalen Kopfdurchmessers, der Bildung von Quotienten aus verschiedenen Kopf- und Abdominaldurchmessern, Bestimmung des Thoraxquerdurchmessers und der Femurlänge lassen sich 40–60% der Wachstumsstörungen diagnostizieren (Bitzer et al. 1985). Wenn das Alter der Schwangerschaft genau bekannt ist und ein erfahrener Untersucher regelmäßig die Ultraschallmessung macht, können sogar bis zu 90% der Wachstumsretardierungen vor der Geburt entdeckt werden (Hansmann 1976).

Bei der drohenden fetalen Asphyxie kann die Patientin eventuell ein Nachlassen der Kindsbewegungen bemerken. Auch ultrasonographisch lassen sich veränderte Bewegungsmuster nachweisen. Die direkte Diagnostik der fetalen Asphyxie ist nur durch das CTG, u. U. nach Wehenbelastung mit Oxytozin, und die Fetalblutanalyse möglich.

Der uteroplazentare und fetale Blutfluß läßt sich mit der Dopplermethode beurteilen. Durch die dopplersonographische Untersuchung der arteriellen umbilikalen Durchblutung lassen sich intrauterine Wachstumsretardierungen in 60–80% erkennen bei einer Spezifität von 80–90%. Zur Abschätzung des fetalen Gesamtrisikos einschließlich fetaler Asphyxie ist es sinnvoll, zusätzlich den Blutstrom in den uterinen Arterien und in der fetalen Aorta zu untersuchen. Damit läßt sich im letzten Trimenon das fetale Risiko mit einer Sensitivität von 83% und einer Spezifität von 95% angeben (Sohn et al. 1993). Inzwischen gibt es auch Vorschläge, bereits in der 24.–26. SSW ein Screening (am besten mit Farbdoppler) durchzuführen, da bereits zu dieser Zeit durch Strömungs- und Widerstandsveränderungen in den Gefäßen ein drohender Schwangerschaftshochdruck und eine Wachstumsretardierung vermutet werden kann, so daß u. U. therapeutische Maßnahmen (wie z. B. die Aspirintherapie) frühzeitig einsetzen könnten (Harrington et al. 1991; Harrington u. Campbell 1992).

Therapeutische Möglichkeiten

Das Ziel der Therapie bei der chronischen Plazentainsuffizienz ist die Verbesserung der uteroplazentaren Durchblutung. Allein durch Bettruhe läßt sich die Durchblutung etwa um 30% steigern. Durch bestimmte Antihypertensiva (wie z. B. Nepresol), die gefäßerweiternd wirken, ohne dabei das Herzminutenvolumen zu reduzieren, kann bei

Frauen mit EPH-Gestose eine bessere Durchblutung der Plazenta erzielt werden. Wichtig ist dabei der frühzeitige Therapiebeginn, damit die Gefäße nicht schon geschädigt sind. Auch Tokolytika können über eine Herabsetzung des Uterustonus durchblutungssteigernd wirken.

Besonders bei Frauen mit erhöhtem Hämatokrit (>38%) und erhöhtem Hb-Wert (>13 g/dl) sollte man versuchen, die plazentare Mikrozirkulation zu verbessern. Die Anwendung von Aspirin, Heparin, Colfarit oder niedermolekularen Dextranen hat noch nicht zu verbindlichen Resultaten geführt. Statt Dextran wird heute 10%ige Hydroxyäthylstärke (HAES-steril, 10%, Fresenius AG) verwendet, von der 500 ml zusammen mit 500 ml Ringerlösung über 4 h täglich infundiert werden. Nach 10 Tagen wird für 1 Woche pausiert. Einige Autoren sehen auch eine Indikation zur Immunglobulintherapie, besonders wenn in der Vorgeschichte habituelle Aborte, Spätaborte und Frühgeburten sind (Pfeifer 1993).

Wenn die Diagnose einer sicheren Wachstumsretardierung gestellt ist, so muß durch Ultraschalluntersuchungen die Fruchtwassermenge, das fetale Wachstum und die Durchblutung (Flowmessung) unter der Therapie wöchentlich kontrolliert werden. Im Einzelfall können tägliche CTGs und eventuell Wehenbelastungstests erforderlich sein, um den geeigneten Zeitpunkt zur Geburtseinleitung festzulegen.

Verlauf

Postpartum müssen Kinder nach Plazentainsuffizienz intensiv überwacht werden, da ihre perinatale Mortalität und Morbidität höher ist als die der Kinder von Müttern mit normaler Plazentafunktion. So ist z. B. die Sterblichkeitsquote während und nach der Geburt bei Kindern unter der 5. Gewichtsperzentile (3,0‰/14,9‰) signifikant höher als bei Kindern über der 5. Gewichtsperzentile (0,7‰ /1,4‰) (Usandizaga et al. 1984). In den ersten 2 Lebensjahren ist die motorische und intellektuelle Entwicklung von Kindern nach Plazentainsuffizienz schlechter als nach normaler Plazentafunktion (Gerhard et al. 1984). Drew et al. (1983) beobachteten bei Kindern mit 7 Jahren keine unterschiedliche Entwicklung in den Gruppen ehemals wachstumsretardierter und normalgewichtiger Kinder. Dagegen stellten Bolte et al. (1983) nur bei 47% von 63 bei der Geburt wachstumsretardierten Kindern im Alter von 7–12 Jahren eine normale psychosomatische Entwicklung fest.

In unserer Untersuchung an 753 Kindern mit 1 und 2 Jahren waren die Kinder, die bei der Geburt wachstumsretardiert waren (<10. Perzentile) auch mit 2 Jahren noch kleiner und untergewichtiger als ihre Altersgenossen, die bei der Geburt normalgewichtig waren (≥10. Perzentile). Ihr Sprachvermögen war geringer. Bei Kindern mit pathologischen Apgar-Werten war die motorische Entwicklung verzögert und zerebrale Bewegungsstörungen traten gehäuft auf. Es ist bemerkenswert, daß besonders bei den Kindern Störungen der Entwicklung beobachtet wurden, die niedrige Apgar-Werte hatten und deren Mütter erniedrigte Serumöstriolkonzentrationen aufwiesen (Gerhard et al. 1985). Die Screening-Untersuchung zu Beginn des 3. Trimenons mit HCG, HPL, SP1 und Östriol erbrachte im Hinblick auf die kindliche Entwicklung nur für Östriol eine besondere Bedeutung: In den ersten 2 Lebensjahren waren die somatische, motorische, neurologische und gesundheitliche Entwicklung der Kinder von Müttern mit erniedrigten Östriolwerten schlechter als mit normalen Werten (Gerhard et al. 1986). Noch im Alter von 5 Jahren konnte ein psychisches und neurologisches Defizit dieser Kinder beobachtet werden (Gerhard et al. 1990b–i).

12.2.2.2 Der Sulfatasemangel

Die Häufigkeit des Sulfatasemangels wird auf 1mal pro 2000 Knabengeburten geschätzt. In der normalen Schwangerschaft wird durch das plazentare Enzym Steroidsulfatase DHEA-S und 16α-OH-DHEA-S hydrolysiert, so daß Östriol synthetisiert werden kann. Fehlt dieses Enzym, so fallen in der Schwangerschaft extrem niedrige Östriolwerte auf bei gutem gesundheitlichem Zustand des Feten (France et al. 1973). Der Enzymdefekt wird durch ein rezessives X-chromosomal gebundenes Gen verursacht, so daß die Störung nur bei männlichen Feten auftritt. Bei der Mehrzahl der Kinder wurde später die X-chromosomal-rezessive Form der Ichthyosis diagnostiziert. Die Häufigkeit dieser Form der Ichthyosis wird auf 1 pro 6000 Geburten geschätzt. Als Ursache fand man einen Defekt der mikrosomalen Arylsulfatase C, die offenbar mit der Plazentasulfatase identisch ist (Jöpsis et al. 1980). Durch den Östriolmangel sind die Schwangerschaften mit Sulfatasemangel häufig durch Übertragung kompliziert mit fehlender Zervixreifung, ausbleibender spontaner Wehentätigkeit und mangelhaftem Ansprechen auf Oxytozin.

Differentialdiagnostisch ist bei stark erniedrigtem Östriol und guten fetalen Parametern an eine primäre fetale Nebenniereninsuffizienz zu denken. Diese läßt sich durch den DHEA-S-Belastungstest ausschließen: nach i.v.-Injektion von 50 mg DHEA-S müßte bei Nebennierenrindeninsuffizienz Östriol innerhalb von 3 h deutlich ansteigen.

Auch ein reduzierter 17β-Östradiol-Anstieg 30 min nach Injektion von DHEA-S (auf weniger als 50 nmol/l) ist beweisend für einen Steroidsulfatasemangel der Plazenta, wie Oakey (1984) durch Vergleich der In-vivo-Tests mit Plazentainkubationsversuchen demonstrieren konnte. Der Sulfatasemangel kann ebenfalls in Nabelschnurleukozyten, Amnionzellkulturen und Hautfibroblasten nachgewiesen werden, oder durch eine erhöhte Ausscheidung von Androstentriol, 16α-Hydroxypregnenolon und 16α-Hydroxy-DHEA im mütterlichen Urin des 3. Trimenons.

12.2.2.3 Relevanz endokrinologischer Untersuchungsmethoden in der Spätschwangerschaft

Da die kindliche Entwicklung in den ersten Lebensjahren noch durch Risikofaktoren der Schwangerschaft und Geburt beeinflußt wird, muß die pränatale Diagnostik und Therapie dieser Störungen im Interesse aller Neonatologen liegen. Die plazentaren Proteine geben nur indirekt die Leistung von Plazentafunktionen wieder, die nicht mit dem kindlichen Gesundheitszustand parallel laufen müssen. So eignet sich z. B. die Bestimmung von HPL oder SP 1 nicht zur Überwachung bei Diabetes mellitus oder Rh-Erythroblastose, da in der Regel erhöhte Konzentrationen vorliegen. Auch die tägliche Östriolbestimmung zusammen mit wöchentlichen Wehenbelastungstests hat sich bei Diabetikerinnen nicht durchgesetzt (Ray et al. 1986).

Bei intrauteriner Wachstumsretardierung als Folge einer chronischen Plazentainsuffizienz werden erniedrigte Serumkonzentrationen von HPL, SP 1 oder PAPP-A nur in 20–30% gefunden und von Östriol in 20–40%, so daß die ultrasonographische Überwachung des fetalen Wachstums genauere Rückschlüsse auf das prospektive Geburtsgewicht erlaubt.

Die drohende fetale Asphyxie läßt sich nur in den letzten Wochen vor der Geburt bei etwa 20% der Kinder mit dem CTG erfassen. Bestehen gleichzeitig erniedrigte Östriolkonzentrationen, so muß bei 50% der Neugeborenen mit Komplikationen gerechnet werden. Da freies Serumöstriol besser mit dem kindlichen Zustand korreliert als die Gesamtöstrogenausscheidung im 24-h-Harn (Gerhard et al. 1985), wird bei Risikoschwangerschaften die routinemäßige Östriolbestimmung empfohlen. Bei erniedrigten, nicht ansteigenden oder abfallenden Werten sind engmaschige CTG-Kontrollen und Flowmessungen, u. U. mit Wehenbelastungen angezeigt. Zum Ausschluß eines Sulfatasemangels muß bei erniedrigten Östriolwerten ein DHEA-S-Test durchgeführt werden.

Zusammenfassend wird sich heute die endokrinologische Diagnostik in der Spätschwangerschaft auf die Bestimmung von Östriol beschränken, da

Tabelle 12.24. Einsatz biochemischer Überwachungsmethoden in Abhängigkeit von der Fragestellung unter Einbeziehung der Ultraschalldiagnostik

Fragestellung	Methode
Schwangerschaftsnachweis	(β)-HCG (Urin, Serum), SP1 EPF (Early pregnancy factor) Vaginaler Ultraschall
Alter der Schwangerschaft	β-HCG-Verdoppelungszeit SP1, vaginaler Ultraschall
Blutungen in der Schwangerschaft	vor der 10. SSW: β-HCG, Progesteron , 17β-Estradiol nach der 10. SSW: 17β-Estradiol (evtl. Östriol) Ultraschall
Verdacht auf EUG	β-HCG, Progesteron Ultraschall
Frühdiagnostik einer intakten oder gestörten SS	HCG, 17β-Estradiol Progesteron, vaginaler Ultraschall
Mißbildungssuche	α-Fetoprotein, HCG, Ultraschall
Störung der fetoplazentaren Einheit	Serumöstriol Belastungs-CTG, Ultraschall, Flowmessung
Fetale Lungenreife	Phospholipide (Fruchtwasser)

sich mit der verbesserten Ultraschalltechnik sowohl die kindlichen Maße als auch die Blutflußgeschwindigkeiten in den fetalen, plazentaren und uterinen Gefäßen genau darstellen und verfolgen lassen.

12.2.3 Einsatz biochemischer Überwachungsmethoden in der Schwangerschaft

Die wichtigsten in der Schwangerschaft zur Verfügung stehenden biochemischen Überwachungsmethoden sind in Abhängigkeit von der Fragestellung in Tabelle 12.24 zusammengefaßt. Die Ultraschalluntersuchung ist immer parallel durchzuführen. Durch gezielten Einsatz nur weniger Methoden läßt sich bei vertretbaren Kosten eine genaue Einschätzung des fetalen Zustandes erreichen, was letztlich zur Senkung der kindlichen Mortalität und Morbidität beitragen wird.

12.3 Literatur

Abe Y, Hasegawa Y, Miyamoto K, Yamaguchi M, Andoh A, Ibuki Y, Igarashi M (1990) High concentrations of plasma immunoreactive inhibin during normal pregnancy in women. J Clin Endocrinol Metab 71:133–137

Aboulghar MA, Mansour RT, Serour GI (1990) Transvaginal injection of potassium chloride and methotrexate for the treatment of tubal pregnancy with a live fetus. Hum Reprod 5:887–888

Ahlborg G, Bjerkedal T, Egenaes J (1987) Delivery outcome among women employed in the plastics industry in Sweden and Norway. Am J Ind Med 12:507–517

Ahmed AG, Klopper A (1986) Estimation of gestational age by last menstrual period, by ultrasound scan and by SP1 concentration: comparisons with date of delivery. Br J Obstet Gynaecol 93:122–127

Akashi K, Nagasawa K, Mayumi T, Yokota E, Oochi N, Kusaba T (1990) Successfull treatment of refractory systemic lupus erythematosus with intravenous immunoglobulins. J Rheumatol 17:375–379

Aleem FA, DeFazio M, Gintautas J (1990) Endovaginal sonography for the early diagnosis of intrauterine and ectopic pregnancies. Hum Reprod 5:755–758

Alexander H, Giese T, Zimmermann G, Giese N, Pretsch G (1990) HCG secretion of lymphocytes: an essential immunoendocrinological reaction in reproduction. Human Reprod, p. 48 (Abstracts of the II Joint ESCO-ESHRE Meeting, Milan)

Ammit AJ, O'Neill C (1991) Comparison of a radioimmunoassay and bioassay for embryo-derived platelet-activating factor. Hum Reprod 6:872–878

Anthony FW, Davies DW, Gadd SC, Jenkins JM, Masson GM, Chard T, Perry LA (1991) Lack of placental protein 14 production in pregnancy after frozen embryo transfer, down-regulation of anterior pituitary and administration of exogenous oestradiol and progesterone. Hum Reprod 6:737–739

Balasch J, Coll O, Martorell J, Jové IC, Gayá A, Vanrell A (1989) Further data against HLA sharing in couples with recurrent spontaneous abortion. Gynecol Endocrinol 3:63–69

Balasch J, Fout J, López-Soto A, Cervera R, Jové J, Casals FJ, Vanrell JA (1990) Antiphospholipid antibodies in unselected patients with repeated abortions. Hum Reprod 5:43–46

Barbui T, Cortelazzo S, Galli M, Parazzini F, Radici E, Rossi E, Finazzi G (1988) Antiphospholipid antibodies in early repeated abortions: a case-controlled study. Fertil Steril 50:589–592

Barnea ER, Avigdor D (1990) Coordinated induction of catechol-O-methyltransferase and estrogen hydroxylase activity by xenobiotics in the first trimester placenta in vitro. J Steroid Biochem 35:327–331

Barnea ER, Avigdor S (1991) Aryl hydrocarbon hydroxylase activity in the first trimester placenta: induction by carcinogens and chemoprotectors. Gynecol Obstet Invest 32:4–9

Barnea ER, Kaplan M (1989) Endogenous, gonadotropin-releasing hormone-induced, and progesterone-inhibited pulsatile secretion of human chorionic gonadotropin in the first trimester placenta in vitro. J Clin Endocrinol Metab 69:215–217

Barnea ER, Shurtz-Swirski R (1992) Modification of pulsatile human chorionic gonadotrophin secretion in first trimester placental explants induced by polycyclic aromatic hydrocarbons. Hum Reprod 7:305–310

Barnea ER, Ashkenazy R, Tal Y, Kol S, Sarne Y (1991) Effect of β-endorphin on human chorionic gonadotrophin secretion by placental explants. Hum Reprod 6:1327–1331

Barnea ER, Avigdor S, Boadi WY, Check JH (1993) Effect of xenobiotics on quinone reductase activity in first trimester explants. Hum Reprod 8:102–106

Bateman BG, Kolp LA, Nunley WC, Felder R, Burkett B (1992) Subclinical pregnancy loss in clomiphene citrate-treated women. Fertil Steril 57:25–27

Becker V (1981) Plazentainsuffizienz. In: Becker V, Schiebler TH, Kubli F (eds) Die Plazenta des Menschen. Georg Thieme, Stuttgart New York, S 333–340

Beer E, Beer MD (1988) Immunologic aspects of normal pregnancy and recurrent spontaneous abortion. Seminars in Reprod. Endocrinol 6:163–180

Beier HM (1984) Biologie und Endokrinologie der Implantation. In: Breckwoldt M (ed) Endokrinologie der Schwangerschaft. Deutscher Ärzteverlag Köln, S 11–39

Beischer NA (1975) Low oestriol excretion: incidence, significance and treatment in an obstetric population. Med J Aust 2:379–381

Bhaumick B, Dawson EP, Bala RM (1987) The effects of insulin-like growth factor I and insulin on placental lactogen production on human term placental explants. Biochem Biophys Res Commun 144:674

Bischof P, Hughes G, Klopper A (1980) Relationship of obstetric parameters to the concentration of pregnancy-associated plasma protein A. Am J Obstet Gynecol 138:494–499

Bischof P, Mignot TM, Cédard L (1989) Are pregnancy-associated plasma protein-A (PAPP-A) and CA 125 measurements after IVF-ET possible predictors of early pregnancy wastage? Hum Reprod 4:843–847

Bitzer J, Hendry M, Richter R (1985) Die Erkennung der intrauterinen Mangelentwicklung im Rahmen der Routine-Schwangerschaftsvorsorge. Geburtsh Frauenheilk 45:79–82

Block F (1961) Die Pathologie der Uterusmyome. Arch Gynecol 195:166–177

Blumenfeld Z, Ruach M (1992) Early pregnancy wastage: the role of repetitive human chorionic gonadotropin supplementation during the first 8 weeks of gestation. Fertil Steril 58:19–23

Blumenfeld Z, Weiner Z, Lorber M, Sujov P, Thaler I (1991) Anticardiolipin antibodies in patients with recurrent pregnancy wastage: treatment and uterine blood flow. Obstet Gynecol 78:584–589

Boadi WY, Shurtz-Swirski R, Barnea ER, Urbach J, Brandes JM, Vannai S (1992) The influence of mercury on the secretion of human chorionic gonadotropin in superfused young placental tissue. Pharmacol Toxicol 71:19–23

Bogart MH, Golbus MS, Sorg ND, Jones OW (1989) Human chorionic gonadotropin levels in pregnancies with aneuploid fetuses. Prenat Diagn 9:379–384

Boklage CE (1990) Survival probability of human conceptions from fertilization to term. Int J Fertl 35:75–94

Bolte A, Schlensker K-H, Breuker K-H, Wolff F (1983) Geburtshilfe bei schwerer fetaler Wachstumsretardierung. Geburtsh Frauenheilk 43:93–98

Bolton PJ, Jogee M, Myatt L, Elder MG (1981) Maternal plasma 6-oxoprostaglandin F2 alpha levels throughout pregnancy: A longitudinal study. Br J Obstet Gynaecol 88:1101–1103

Boué J, Boué A, Lazar P (1975a) Retrospective and prospective studies of 1500 karyotyped spontaneous abortions. Teratology 12:11

Boué J, Boué A, Lazar P (1975b) The epidemiology of human spontaneous abortions with chromosomal anomalies. In: Blandau RJ (ed) Aging Gametes. Karger, Basel, pp 330–348

Braekeleer MD, Dao TN (1990) Cytogenetic studies in couples experiencing repeated pregnancy losses. Hum Reprod 6:519–528

Breckwoldt M, Reck G (1983) Untersuchungen der foeto-plazentaren Einheit als geburtshilfliche Entscheidungshilfe. Gynäkologie 16:124–131

Buck RH, Joubert SM, Norman RJ (1988) Serum progesterone in the diagnosis of ectopic pregnancy: a valuable diagnostic test? Fertil Steril 50:752–755

Büscher U, Stief G, Schmiady H, Kentenich H (1990) Zum Implantationszeitpunkt menschlicher Embryonen bei der IVF – β-HCG-Verläufe. Ber Gynäkol Geburtsh 127:1011–1012, Abstr 003693

Bung C, Bung P, Pietrzik K, Prinz R (1992) Aborte, rezidivierende Aborte, Folatstatus. Dt Gesellschaft für Gynäkologie und Geburtshilfe 49. Kongress. Abstraktband der freien wissenschaftlichen Vorträge und Posterpräsentationen:129

Burns WN, Rao TR, Olive DL, Jacobs JD, Riehl RM, Schenken RS (1991) Immediately preovulatory levels of messenger ribonucleic acid for inhibin alpha-subunit are diminished in granulosa cells from successful in-vitro fertilization-embryo transfer. Hum Reprod 6:351–355

Butler N (1974) Risk factors in human intrauterine growth retardation. In: Ciba Found, Symp 27. Size at birth, Excerpta Medica, Amsterdam

Buttram VC (1983) Mullerian anomalies and their management. Fertil Steril 40:159–163

Buttram VC, Reiter RC (1981) Uterine leiomyomata: etiology, symptomatology, and management. Fertil Steril 36:433–445

Butz S, Gerhard I, Krähe J, Waldbrenner A (1993) Chlorkohlenwasserstoff (CKW)-und Schwermetallbelastung bei Frauen mit Abortanamnese. Arch Gynecol Obstet 254: 1294–1296

Cacciatore B, Ylöstalo P, Stenman UH, Widholm O (1988) Suspected ectopic pregnancy: ultrasound findings and hCG levels assessed by an immunofluorometric assay. Br J Obstet Gynaecol 95:497–502

Carp HJ, Toder V, Gazit E (1990) Immunization with paternal leukocytes for prevention of primary habitual abortion: Results of a matched controlled trial. Gynecol Obstet Invest 29:16–21

Carreras L, Perez GN, Vega HR, Casavilla F (1988) Lupus anticoagulant and recurrent fetal loss: successful treatment with gammaglobulin. Lancet ii, 393–394

Cauchi MN, Lim D, Young M (1991) Treatment of recurrent aborters by immunization with paternal cells – Controlled trial. Am J Reprod Immunol 25:16–17

Chartier M, Roger M, Barrat J, Michelon B (1979) Measurement of plasma chorionic gonadotropin (hCG) and β-hCG activities in the late luteal phase: evidence of the occurence of spontaneous menstrual abortions in infertile women. Fertil Steril 31:134–137

Check JH, Weiss RM, Lurie D (1992) Analysis of serum human chorionic gonadotrophin levels in normal singleton, multiple and abnormal pregnancies. Hum Reprod 7:1176–1180

Christiansen OB, Riisom K, Lauritsen JG, Grunnet N (1989a) No increased histocompatibility antigen-sharing in couples with idiopathic, habitual abortions. Hum Reprod 4:160–162

Christiansen OB, Riisom K, Lauritsen JG, Grunnet N, Jersild C (1989b) Association of maternal HLA haplotypes with recurrent spontaneous abortions. Tissue Antigens 34:190–199

Christiansen OB, Mathiesen O, Lauritsen JG, Grunnet N (1992) Intravenous immunoglobulin treatment of women with multiple miscarriages. Hum Reprod 7:718–722

Clyne MB (1972) Der habituelle Abort. Sexualmedizin 1:93–96

Coddington CC, Sinosich MJ, Boston EG, Bartko JJ, Hodgen GD (1989) Pregnancy-associated protein-A does not improve predictability of pregnancy success or failure over human chorionic gonadotropin levels in early normal and abnormal pregnancy. Fertil Steril 52:854–857

Coid (1973) Intrauterine infections. In: Ciba Found Symp. 10. Amsterdam, Elsevier pp 117–133

Collier M, O'Neill C, Ammit AJ, Saunders DM (1988) Biochemical and pharmacological characterization of human embryo-derived platelet activating factor. Hum Reprod 3:993–998

Collier M, O'Neill C, Ammit AJ, Saunders DM (1990) Measurement of human embryo-derived platelet activating factor (PAF) using a quantitative bioassay of platelet aggregation. Hum Reprod 5:323–328

Confino E, Demir RH, Friberg J, Gleicher N (1986) The predictive value of hCG β subunit levels in pregnancies achieved by in vitro fertilization and embryo transfer: an international collaborative study. Fertil Steril 45:526–531

Coste J, Job-Spira N, Fernandez H (1991) Risk transfer for spontaneous abortion: a case-control study in France. Hum Reprod 6:1332–1337

Cowchock S, Dehoratius RD, Wagner RJ, Jackson LG (1985) Subclinical autoimmune disease and unexplained abortion. Am J Obstet Gynecol 150:367

Cowchock S, Smith JB, Gocial B (1986) Antibodies to phospholipids and nuclear antigens in patients with repeated abortions. Am J Obstet Gynecol 155:1002

Crane JP, Wahl N (1981) The role of maternal diabetes in repetitive spontaneous abortion. Fertil Steril 36:477–479

Critchley HOD, Chard T, Lieberman BA, Buckley CH, Anderson DC (1990) Serum PP14 levels in a patient with Turner's syndrome pregnancy after frozen embryo transfer. Hum Reprod 5:250–254

Crosignani PG, Rubin BL (1991) Recurrent spontaneous abortion. Hum Reprod 6:609–610

Crosignani PG, Nencioni T, Brombat B (1972) Concentration of chorionic gonadotrophin and chorionic somatomammotrophin in maternal serum, amniotic fluid and cord blood serum at term. J Obstet Gynaecol Br Cwlth 79:122–126

Csapo AI, Pulkkinen MO, Ruttner B, Sauvage JP, Wiest WG (1972) The significance of the human corpus luteum in pregnancy maintenance. Am J Obstet Gynecol 112:1061–1067

Csapo AI, Pulkkinen MO, Wiest WG (1973a) Effects of luteectomy and progesterone replacement therapy in early pregnant patients. Am J Obstet Gynecol 115:759–765

Csapo AI, Pohanka O, Kaihola HL (1973b) Steroid profile of threatened premature labor. Lancet 2:1097–1098

Csapo AI, Pohanka O, Kaihola HL (1974) Progesterone deficiency and premature labor. Br Med J 1:137–140

Cuckle HS, Wald NJ, Thompson SG (1987) Estimating a woman's risk of having a pregnancy associated with Down's syndrome using her age and serum alpha-fetoprotein level. Br J Obstet Gynaecol 94:387–402

Daly DC, Walters CA, Soto-Albors CE, Riddick DH (1983) Hysteroscopic metroplasty: surgical technique and obstetric outcome. Fertil Steril 39:623–628

Dawood MY, Wang CF, Cupta R, Fuchs F (1978) Fetal contribution to oxytocin in human labor. Obstet Gynecol 52:205–209

Daya S (1987) Human chorionic gonadotropin increase in normal early pregnancy. Am J Obstet Gynecol 156:286

Daya S (1989) Efficacy of progesterone support for pregnancy in women with recurrent miscarriage. A meta-analysis of controlled trials. Br J Obstet Gynaecol 96:275–280

Degenhardt F (1987) Kontrolle von Frühschwangerschaften durch Vaginalsonographie. Z Geburtsh Perinatol 191:96—98

DFG Forschungsbericht (1977) Schwangerschaftsverlauf und Kindesentwicklung. Deutsche Forschungsgemeinschaft. Harald Boldt Verlag KG, Boppard

Dickey RP, Gasser RF (1993) Ultrasound evidence for variability in the size and development of normal human embryos before the tenth post-insemination week after assisted reproductive technologies. Hum Reprod 8:331–337

Dickey RP, Olar TT, Curole DN, Taylor SN, Rye PH, Matulich EM (1990) The probability of multiple births when multiple gestational sacs or viable embryos are diagnosed at first trimester ultrasound. Hum Reprod 5:880–882

Dickey RP, Olar TT, Taylor SN, Curole DN, Harrigill K (1993) Relationship of biochemical pregnancy to pre-ovulatory endometrial thickness and pattern in patients undergoing ovulation induction. Hum Reprod 8:327–330

Diczfalusy E, Johannisson E, Tillinger KG, Bettendorf G (1964) Comparison of the clinical and steroid metabolic effect of human pituitary and urinary gonadotrophins in amenorrhoeic women. Acta Endocr Suppl 90:35–56

Diedrich U, Hansmann I, Janke D, Opitz O, Probeck HD (1983) Chromosome anomalies in 136 couples with a history of recurrent abortions. Hum Genet 65:48–52

DiMarchi JM, Kosasa TS, Hale RW (1989) What is the significance of the human chorionic gonadotropin value in ectopic pregnancy. Obstet Gynecol 74:851–855

Distler W (1983) Serumöstriol zur Überwachung der Risikoschwangerschaft. Thieme Copythek, Stuttgart

Drew JH, Bayly J, Beischer NA (1983) Prospective follow-up of growth retarded infants and of those from pregnancies complicated by low oestriol excretion – 7 years. Aust NZ J Obstet Gynecol 23:150–154

Economides DL, Nicolaides KH, Gahl WA, Bernardini I, Bottoms S, Evans M (1989) Cordocentesis in the diagnosis of intrauterine starvation. Am J Obstet Gynecol 161:1004–1008

Edelman P, Rouquette AM, Verdy E, Elias A, Cabane J, Cornet D, Barrat J, Chavinie J, Salat-Baroux J, Sureau C (1986) Autoimmunity, fetal losses, lupus anticoagulant: beginning of systemic lupus erythematosus or new autoimmune entity with gynaeco-obstetrical expression? Hum Reprod 1:295–297

Edgar DH, James GB, Mills JA (1993) Steroid secretion by human early embryos in culture. Human Reprod 8:277–278

Edmonds KD (1988) Use of cervical cerclage in patients with recurrent first trimester abortion. In: Early Pregnancy Loss, hrsg. v. Beard RW, Sharp F, Springer, London, p 414

Edwards R, Diver MJ, Davis JC, Hipkin LJ (1976) Plasma oestriol and human placental lactogen measurements in patients with high risk pregnancies. Br J Obstet Gynaecol 83:229–237

Edwards RG, Steptoe PC (1983) Current status of in-vitro fertilisation and implantation of human embryos. Lancet 2:1265–1269

Egarter C, Fitz R, Spona J, Grünberger W, Wagenbichler P, Haidbauer R, Baumgarten K, Beck A, Leodolter S, Kiss H, Husslein P (1989) Behandlung der Eileiterschwangerschaft mit Prostaglandinen: Eine Multizenterstudie. Geburtsh Frauenheilk 49:808–812

Eiben B, Goebel R (1991) Klinische Erfahrungen und Möglichkeiten der schnellen zytogenetischen Diagnostik von Spontanaborten im Routinebetrieb einer Frauenklinik. Geburtsh Frauenheilk 51:450–453

Eichler WG (1992) Mädchenüberschuß als Bioindikator der Umweltverschmutzung. Biol Schule 41:357

Elder MG, Bonello F, Ellul J (1971) Neutrophil alkaline phosphatase levels in normal and abnormal pregnancy. Am J Obstet Gynecol 111:663–665

Ellis S (1990) HLA G: At the interface. Am J Reprod Immunol 23:84–86

Exalto N, Rolland R, Eskes TKAB, Voojs GB (1983) Early pregnancy, PMS. Boehringer Ingelheim

Falk C, Gerhard I, Mytilineos J, Daniel V (1993) Immunologische Störungen bei Frauen mit habituellen Aborten. Arch Gynecol Obstet 254:1286–1288

Faulk WP, McIntyre JA (1981) Trophoblast survival. Transplantation 32:1–5

Fay TN, Grudzinskas JG (1991) Human endometrial peptides: a review of their potential role in implantation and placentation. Hum Reprod 6:1311–1326

Fay TN, Jacobs IJ, Teisner B, Westergaard JG, Grudzinskas JG (1990) A biochemical test for the direct assessment of endometrial function: measurement of the major secretory endometrial protein PP14 in serum during menstruation in relation to ovulation and luteal function. Hum Reprod 5:382–386

Fazleabas AT, Verhage HG, Waites G, Bell SC (1989) Characterization of an insulin-like growth factor binding protein, analogous to human pregnancy-associated secreted endometrial α_1-globulin, in decidua of the baboon (Papio anubis) placenta. Biol Reprod 40:873–885

Fernandez H, Baton C, Lelaidier C, Frydman R (1991a) Conservative management of ectopic pregnancy: prospective randomized clinical trial of methotrexate versus prostaglandin sulprostone by combined transvaginal and systemic administration. Fertil Steril 55:746–750

Fernandez H, De Ziegler D, Bourget P, Feltain P, Frydman R (1991 b) The place of methotrexate in the management of interstitial pregnancy. Hum Reprod 6:302–306

Fernandez H, Lelaidier C, Thounevez V, Frydman R (1991 c) The use of a pretherapeutic, predictive score to determine inclusion criteria for the nonsurgical treatment of ectopic pregnancy. Hum Reprod 6:995–998

Fernandez H, Lelaidier C, Baton C, Bourget P, Frydman R (1991 d) Return of reproductive performance after expectant management and local treatment for ectopic pregnancy. Hum Reprod 6:1474–1477

FitzSimmons J, Jackson D, Wapner R, Jackson L (1983) Subsequent reproductive outcome in couples with repeated pregnancy loss. Am J Obstet Genet 16:583–587

Forman R, Fries N, Testart J, Belaisch-Allart J, Hazout A, Frydman R (1988) Evidence for an adverse effect of elevated serum estradiol concentrations on embryo implantation. Fertil Steril 49:118–122

Fossum GT, Davajan V, Kletzky OA (1988) Early detection of pregnancy with transvaginal ultrasound. Fertil Steril 49:788–791

Foulon W, Naessens A (1984) Role of ureaplasma urealyticum and mycoplasma hominis in spontaneous abortion. In: Hafez ESE (ed) Spontaneous Abortion. MTP-Press, Lancaster, pp 189–197

France JT, Seddon RJ, Liggins GC (1973) A study of a pregnancy with low estrogen production due to placental sulfatase deficiency. J Clin Endocrinol Metab 36:1–9

Fritz MA, Guo S (1987) Doubling time of human chorionic gonadotropin (hCG) in early normal pregnancy: relationship to hCG concentrations and gestational age. Fertil Steril 47:584–589

Fuchs AR, Husslein P, Fuchs F (1981) Oxytocin and the initiation of human parturition. II. Stimulation of prostaglandin production in human decidua by oxytocin. Am J Obstet Gynecol 141:694–697

Fuchs AR, Goeschen K, Husslein P, Rasmussen AB, Fuchs F (1983) Oxytocin and the initiation of human parturition. III. Plasma concentrations of oxytocin and 13,14-Dihydro-15-Keto-Prostaglandin F2alpha in spontaneous and oxytocin-induced labor at term. Am J Obstet Gynecol 147: 497–502

Fuhrmann W, Weitzel H (1984) Früherkennung und Prävention von Anenzephalie und Myelomeningozele durch Alpha-Fetoprotein-Konzentrations-Bestimmung im Serum Gravider. Gesellschaft für Strahlen- und Umweltforschung mbH München, BPT-Bericht 3/84

Fukamatsu Y, Tomita K, Fukuta T (1984) Further evidence of prolactin production from human decidua and its transport across fetal membrane. Gynecol Obstet Invest 17:309–316

Galbraith RS, Karchmar EJ, Piercy WN, Low JA (1979) The clinical prediction of intrauterine growth retardation. Am J Obstet Gynecol 133:281–286

Gardiner A, Clarke C, Cowen J, Finn R, McKendrick OM (1978) Spontaneous abortion and fetal abnormality in subsequent pregnancy. Br Med J 1:1016–1018

Garfield RE, Kannan MS, Daniel EE (1980) Gap junction formation in myometrium: Control by estrogens, progesterone and by prostaglandins. Am J Physiol 238:681

Garoff L (1976) High risk pregnancy: Assessment of fetal outcome by maternal serum placental lactogen, alpha fetoprotein and urinary estriol excretion. Dissertation Helsinki 1977

Garoff L, Seppälä M (1975) Prediction of fetal outcome in threatened abortion by maternal serum placental lactogen and alpha fetoprotein. Am J Obstet Gynecol 121:257–261

Gatenby PA, Cameron K, Shearman RP (1989) Pregnancy loss with phospholipid antibodies. Improved outcome with aspirin containing treatment. Aust NZ J Obstet Gynaecol 29: 294–298

Gerhard I (1982) Endokrine Funktionsdiagnostik bei normaler und bedrohter Frühschwangerschaft. Habilitationsschrift, Heidelberg

Gerhard I (1993) Reproductive risk of heavy metal and pesticides in women. In: Richardson M (ed): Reproductive Toxicology. VCH Weinheim, New York, Basel, Cambridge, Tokyo pp 167–183

Gerhard I, Runnebaum B (1977) Significance of HCG, progesterone, HCS and estradiol determinations during the first half of human pregnancy. In: Vermeulen A (ed) Research on Steroids, Vol. VII, North Holland Publishing Company. Amsterdam, New York, Oxford pp 47–455

Gerhard I, Runnebaum B (1978) Aussagewert von HCG, HPL, Progesteron und Östriol-Bestimmungen bei Frauen mit drohender Fehlgeburt. Geburtsh Frauenheilk 38:785–799

Gerhard I, Runnebaum B (1979 a) Hormonelle Überwachung von Schwangerschaften nach Ovulationsauslösung mit Clomifen und Gonadotropinen. Geburtsh Frauenheilk 39: 228–238

Gerhard I, Runnebaum B (1980) Hormonbestimmungen bei Mehrlingsschwangerschaften. Geburtsh Frauenheilk 40: 101–115

Gerhard I, Runnebaum B (1984 a) Predictive value of hormone determinations in the first half of pregnancy. Eur J Obstet Gynec Reprod Biol 17:1–17

Gerhard I, Runnebaum B (1984 b) Hormone patterns in early pregnancy disorders. In: Hafez ESE (ed) Spontaneous Abortion. MTP-Press, Lancaster, pp 263–284

Gerhard I, Runnebaum B (1984 c) Hormone load tests in the first half of pregnancy, a diagnostic and therapeutic approach. Biol Res Pregn 5:157–173

Gerhard I, Runnebaum B (1984 d) Evaluation of luteal insufficiency by hormone load tests. In: Taubert HD, Kuhl H (ed) The Inadequate Luteal Phase. MTP Press, Lancaster, pp 123–143

Gerhard I, Runnebaum B (1988 a) Weight percentile and Apgar score at birth: Relevance for infant's development. Prediction by endocrine methods. Int J of Feto-Maternal Medicine 1:5–20

Gerhard I, Runnebaum B (1988 b) Endokrinologie der normalen und gestörten Frühgravidität. Gynäkologe 21:199–209

Gerhard I, Runnebaum B (1992 a) Grenzen der Hormonsubstitution bei Schadstoffbelastung und Fertilitätsstörungen. Zentralbl Gynäkol 114:593–602

Gerhard I, Runnebaum B (1992 b) Schadstoffe und Fertilitätsstörungen – Schwermetalle und Mineralstoffe. Geburtsh Frauenheilk 52:383–396

Gerhard I, Klinga K, Runnebaum B, Rüttgers H (1979) Hormonbestimmungen bei schwangeren Frauen mit vorzeitigen Wehen. Arch Gynec 228:227–228

Gerhard I, v Wendt A, v Holst T, Runnebaum B (1981) Zur Diagnostik und Therapie des habituellen Abortes in der Praxis des Frauenarztes. Geburtsh Frauenheilk 41:797–803

Gerhard I, Klinga K, Runnebaum B, Kubli F (1984) Aussagewert von Hormonbestimmungen während der Schwangerschaft für die kindliche Entwicklung bis zu 2 Jahren. Ber Gynäkol Geburtsh 120:527

Gerhard I, Klinga K, Runnebaum B, Kubli F (1985) Aussagewert von Hormonbestimmungen während der Schwangerschaft für die Entwicklung des Kindes nach der Geburt. In: Krebs D (ed) Verhandlungen der deutschen Gesellschaft für Gynäkologie und Geburtsheilkunde. Springer Verlag, Berlin Heidelberg New York. Arch Gynecol 238:380–381

Gerhard I, Fitzer C, Klinga K, Rahman N, Runnebaum B (1986) Estrogen screening in evaluation of fetal outcome and infants development. J Perinat Med 14:279–291

Gerhard I, Gwinner B, Eggert-Kruse W, Runnebaum B (1987a) Double blind controlled trial of progesterone substitution in threatened abortion. Biol Res Pregn 8:26–34

Gerhard I, Vollmer B, Runnebaum B, Klinga K, Haller V, Kubli F (1987b) Weight percentile at birth. II. Prediction by endocrinologic and sonographic measurements. Eur J Obstet Gynecol Reprod Biol 26:313–328

Gerhard I, Kloss S, Eggert-Kruse W, v. Holst T, Klinga B, Runnebaum B (1988) Diagnostik und Therapie präklinischer Hormonstörungen in der Sterilitätssprechstunde unter besonderer Berücksichtigung der Schilddrüsenfunktion. Aktuel Endokrinol Stoffw 9:200–207

Gerhard I, Bechtold E, Eggert-Kruse W, Heberling D, Runnebaum B (1990a) Value of endometrial biopsies and serum hormone determinations in women with infertility. Hum Reprod 5:906–914

Gerhard I, Metzner C, Runnebaum B, Kubli F, Linderkamp O (1990b) Entwicklungsstand vierjähriger Kinder. I. Beschreibung einer prospektiven Längsschnittstudie. Sozialpädiatrie 12:308–312

Gerhard I, Metzner C, Runnebaum B, Kubli F, Linderkamp O (1990c) Entwicklungsstand vierjähriger Kinder. II. Deskription und Interaktion somatischer, motorischer und neurologisch-psychischer Entwicklung. Sozialpädiatrie 12:383–389

Gerhard I, Metzner C, Runnebaum B, Kubli F, Linderkamp O (1990d) Entwicklungsstand vierjähriger Kinder. III. Somatische Entwicklung. Sozialpädiatrie 12:446–452

Gerhard I, Metzner C, Runnebaum B, Kubli F, Linderkamp O (1990e) Entwicklungsstand vierjähriger Kinder. IV. Gesundheitliche Entwicklung. Sozialpädiatrie 12:590–593

Gerhard I, Metzner C, Runnebaum B, Kubli F, Linderkamp O (1990f) Entwicklungsstand vierjähriger Kinder. V. Motorische Entwicklung. Sozialpädiatrie 12:669–676

Gerhard I, Metzner C, Runnebaum B, Kubli F, Linderkamp O (1990g) Entwicklungsstand vierjähriger Kinder. VI. Sprachentwicklung. Sozialpädiatrie 12:760–766

Gerhard I, Metzner C, Runnebaum B, Kubli F, Linderkamp O (1990h) Entwicklungsstand vierjähriger Kinder. VII. Neurologische Entwicklung. Sozialpädiatrie 12:828–835

Gerhard I, Metzner C, Runnebaum B, Kubli F, Linderkamp O (1990i) Entwicklungsstand vierjähriger Kinder. VIII. Psychische Entwicklung. Sozialpädiatrie 12:895–899

Gerhard I, Reischmann T, Eggert-Kruse W, Runnebaum B (1990j) Untersuchung der Faktoren, die den Schwangerschaftseintritt- und -ausgang durch medikamentöse Therapie bei sterilen Frauen beeinflussen. I. Anamnestische und klinische Parameter. Fertilität 6:123–135

Gerhard I, Becker T, Eggert-Kruse W, Klinga K, Runnebaum B (1991a) Thyroid and ovarian function in infertile women. Hum Reprod 6:338–345

Gerhard I, Eggert-Kruse W, Merzoug K, Klinga K, Runnebaum B (1991b) Thyrotropin-Releasing Hormone (TRH) and Metoclopramide testing in infertile women. Gynecol Endocrinol 5:15–32

Gerhard I, Katzer E, Runnebaum B (1991c) The Early Pregnancy Factor (EPF) in women with repeated abortions. Early Human Development 26:83–92

Gerhard I, von Holst T, Runnebaum B (1992) Ursache und Therapie von habituellen Aborten. In: Stolz W, Wallwiener D, Bastert G (Hrsg): Immunglobuline in der Frauenheilkunde. Springer Verlag, Berlin Heidelberg New York London Paris Tokyo Hong Kong Barcelona Budapest, pp 28–40

Gerhard I, Eckrich W, Runnebaum B (1993) Schadstoffe und Fertilitätsstörungen. Lösungsmittel und Pestizide. Geburtsh Frauenheilk 53:147–160

Gill TJ (1983) Immunogenetic of spontaneous abortions in humans. Transplantation 35:1–6

Glasier A, McNeilly AS, Howie PW (1984) Pulsatile secretion of LH in relation to the resumption of ovarian activity post partum. Clin Endocrinol (Oxf) 20:415–426

Gleicher N, Friberg J (1985) IgM gammopathy and the lupus anticoagulant syndrome in habitual aborters. JAMA 14:3278–3281

Glinoer D, Soto MF, Bourdoux P, Lejeune B, Delange F, Lemone M (1991) Pregnancy in patients with mild thyroid abnormalities: maternal and neonatal repercussions. J Clin Endocrinol Metab 73:421–427

Golan A, Langer R, Wexler S, Segev E, Niv D, David MP (1990) Cervical cerclage – its role in the pregnant anomalous uterus. Int J Fertil 35:167–170

Goldman JA, Resnik R (1974) Carbohydrate metabolism in previable fetal death. Am J Obstet Gynecol 119:1083–1190

Goldstein P, Berrier J, Rosen S, Sacks HS, Chalmers TC (1989) A meta-analysis of randomized control trials of progestational agents in pregnancy. Br J Obstet Gynaecol 96:265–274

Goto S, Hasegawa I, Higashino M, Kazama Y, Yamada K, Takakuwa K (1993) Ultrasonographic detection of a live fetus in recurrent spontaneous abortion during the first trimester. Hum Reprod 8:627–630

Grandis A, Jorgensen V, Kodack L, Quarfordt S, Handwerger S (1989) High-density lipoproteins (HDL) stimulate placental lactogen secretion in pregnant ewes: further evidence for a role of HDL in placental lactogen secretion during pregnancy. J Endocrinol 120:423–427

Grimm ER (1962) Psychological investigation of habitual abortion. Psychosom Med 24:368–396

Grosse-Wilde H, Kuhn U (1988) Immundiagnostik und -therapie des habituellen Aborts. Gynäkologe 21:249–261

Gruenwald P (1963) Chronic fetal distress and placental insufficiency. Biol Neonat:215

Guerrero R, Rojas O (1976) Spontaneous abortion and aging of human ova and spermatozoa. Obstet Gynecol Survey 31:112–113

Guerrero R, Hyg MS, Lanctot CA (1970) Aging of fertilizing gametes and spontaneous abortion. Am J Obstet Gynecol 107:263–267

Guichard A, Perez J, Mignot TM, Boyer P, Mathieson J, Risquez F, Zorn JR, Cédard L (1990) Prognostic value of early hCG assays in pregnancies after IVF-ET or GIFT. Human Reprod, abstracts of the II Joint ESCO-ESHRE Meeting, Milan 1990, pp 91–92

Halme J (1989) Release of tumor necrosis factor-α by human peritoneal macrophages in vivo and in vitro. Am J Obstet Gynecol 161:1718–1725

Hamori M, Stuckensen JA, Rumpf D, Kniewald T, Kniewald A, Marquez M (1989) Early pregnancy wastage following late implantation of embryos after in-vitro fertilization and embryo transfer. Hum Reprod 4:714–717

Hansmann M (1976) Ultraschallbiometrie im II. und III. Trimester der Schwangerschaft. Gynäkologe 9:133–155
Hansmann D, Hansmann M (1992) Sog. pränatale Triple-Diagnostik: Erweitertes Nicht-invasives Serum-Screening (NiS) im zweiten Trimenon zur Erkennung von fetalen Chromosomenstörungen. Ikon 4:5–11
Harger JH, Archer DF, Marchese SG, Muracca-Clemens M, Garver KL (1983) Etiology of recurrent pregnancy losses and outcome of subsequent pregnancies. Obstet Gynecol 62:574–581
Harlap S, Shiono PH (1980) Alcohol, smoking and incidence of spontaneous abortions in the first and second trimester. Lancet II:173–176
Harrington K, Campbell S (1992) Doppler ultrasound in prenatal prediction and diagnosis. Curr Opinion Obstet Gynecol 4:264–272
Harrington KF, Campbell S, Bewley S, Bower S (1991) Doppler velocimetry studies of the uterine artery in the early prediction of pre-eclampsia and intra-uterine growth retardation. Eur J Obstet Gynecol Reprod Biol 42:14–20
Harrison RF (1985) Treatment of habitual abortion with human chorionic gonadotropin: results of open and placebo-controlled studies. Eur J Obstet Gynecol Reprod Biol 20:159–168
Harrison RF (1992) Human chorionic gonadotrophin (hCG) in the management of recurrent abortion; results of a multi-centre placebo-controlled study. Eur J Obstet Gynecol Reprod Biol 47:175–179
Harrison RF, Russel EA, Weinstein L, Lewis M, Nash M, Sim DA (1983) Cervical chlamydia trachomatis and mycoplasma infections in pregnancy. JAMA 250:1721–1727
Hartikainen-Sorvi AL, Kauppila A, Tuimala R, Vinikka L, Ylikorkala O (1981) The lack of significant change in plasma progesterone and estradiol-17β levels before the onset of human labor. Acta Obstet Gynecol Scand 60:497–499
Hasegawa I, Tani H, Takakuwa K, Goto S, Yamada K, Kanazawa K (1991) A new lymphocyte serotyping using cytotoxic antibodies from secondary recurrent aborters and its application in cases of recurrent abortion and infertility. Fertil Steril 55:906–910
Hasegawa I, Takakuwa K, Goto S, Yamada K, Sekizuka N, Kanazawa K, Tanaka K (1992) Effectiveness of prednisolone/aspirin therapy for recurrent aborters with antiphospholipid antibody. Hum Reprod 7:203–207
Hay DL, de Crespigny LC, McKenna M (1989) Monitoring early pregnancy with transvaginal ultrasound and choriogonadotropin levels. Aus NZ J Obstet Gynaecol 29:165–167
Healy DL, Burger HG, Kimpton WG, Muller HK (1979) Human decidua-chorion synthesis immunoreactive prolactin. Br J Obstet Gynaecol 86:307–313
Healy DL, Polson D, Yohkachiya T, de Kretser D (1990) Inhibin and related peptides in pregnancy. Baillère's Clin Endocrinol Metabol 4:233–247
Heiner JS, Hainsworth KM, Kiltz RJ, Meldrum DR (1993) A single quantitative β-hCG level has good predictive value for IVF/GIFT pregnancy outcome. Abstract of oral and poster presentations. 41st annual meeting of The Pacific Coast Fertil Society
Held E (1992) Schwangerschaft bei systemischen Autoimmunerkrankungen. Internist 33:90–99
Hembree WC, Van de Wiele RL (1978) Female reproductive system. In: Werner S, Ingbar S (eds) The thyroid. Harper u. Row Hagerstown. Hyperthyreose pp. 757–766, Hypothyreose pp 914–918
Hemmings R, Langlais J, Falcone T, Granger L, Miron P, Guyda H (1992) Human embryos produce transforming growth factors alpha activity and insulin-like growth factors II. Fertil Steril 58:101–104
Henderson DJ, Bennett PR, Moore GE (1992) Expression of human chorionic gonadotrophin alpha and β subunits is depressed in trophoblast from pregnancies with early embryonic failure. Hum Reprod 7:1474–1478
Hertig AI (1967) Human trophoblast: normal and abnormal. Am J Clin Path 47:249–268
Hertig AT, Rock J, Adams EC (1956) A description of 34 human ova within the first 17 days of development. Am J Anat 98:435
Heyat M, Bartels I, Gatz G, Osmers R, Rauskolb R (1991) Chromosomenanomalien in Spontanaborten. TW Gynäkologie 4:23–28
Hillier K, Calder AA, Embrey MP (1974) Concentrations of prostaglandin F2alpha in amniotic fluid and plasma in spontaneous and induced labours. J Obstet Gynaecol Br Cwlth 81:257–263
Hinney B, Hartmann A, Günther E, Kuhn W (1990) Der Nachweis blockierender Faktoren in der Schwangerschaft. Eine Longitudinalstudie mit MLC und EAI an 11 intakten Schwangerschaften. Ber Gynäkol Geburtsh 127:1069 (Abstr 003852)
Hinney B, Neumeyer H (1991) Immuntherapie zur Abortprophylaxe. Geburtsh Frauenheilk 51:15–22
Ho PC, Chan SYW, Tang GWK (1988) Diagnosis of early pregnancy by enzyme immunoassay of Schwangerschafts-protein 1. Fertil Steril 49:76–80
Ho H, Gill TJ, Hsieh H, Jiang J, Lee T, Hsieh C (1991) Immunotherapy for recurrent spontaneous abortion in a Chinese population. Am J Reprod Immunol 25:10–15
Hohlweg-Majert P, Krizanits FH (1984) Der Stellenwert der Zervixcerclage. Geburtsh Frauenheilk 44:677–679
Holmes PV, Sjögren A, Hamberger L (1989) Prostaglandin-E2 released by pre-implantation human conceptuses. J Reprod Immunol 17:79–86
Holzgreve W, Miny P, Schloo R, Horst J, Fuhrmann W, Altland K, Tercanli S (1991) Stellungnahme zum AFP-Screening. Pränatale Risikospezifizierung für Morbus Down durch Untersuchung mütterlicher Serummarker. Gynäkol Geburtsh 1:21–22
Homburg R, Jacobs HS (1989) Etiology of miscarriage in polycystic ovary syndrome. Fertil Steril 51:196
Homonnai ZT, Paz GF, Weiss JN, David MP (1980) Relation between semen quality and fate of pregnancy. Retrospective study on 534 pregnancies. Int J Androl 3:574–584
Hook EB (1988) Variability in predicted rates of Down syndrome associated with elevated maternal serum alpha-fetoprotein levels in older women. Am J Hum Gen 43:160–164
Howell RJS, Perry LA, Choglay NS, Bohn H, Chard T (1985) Placental protein 12 (PP12): a new test for the prediction of the small-for-gestational-age infant. Br J Obstet Gynaecol 92:141–1144
Husslein P, Sinzinger H (1984) Concentration of 13,14-dihydro-15-keto-prostaglandin E_2 in the maternal peripheral plasma during labour of spontaneous onset. Br J Obstet Gynaecol 91:228–231
Husslein P, Fuchs AR, Fuchs F (1981) Oxytocin and the initiation of human parturition. I. prostaglandine release during induction of labour by oxytocin. Am J Obstet Gynecol 141:688–693
Isouard G (1979) Value of total serum oestriol and human pla-

cental lactogen in the assessment of fetal placental function. Aust NZ J Obstet Gynaecol 19:69–76

Jacobs IJ, Fay TN, Yovich J, Stabile I, Frost C, Turner J, Oram DH, Grudzinskas JG (1990) Serum levels of CA 125 during the first trimester of normal outcome, ectopic and anembryonic pregnancies. Hum Reprod 5:116–122

Jöpsis AC, De Groot WP, Tigges JA, De Bruijn HWA, Rijken Y, Meijer AEFH, Marinkovic-Ilsen A (1980) X-linked ichthyosis and X-linked placental sulfatase deficiency: a disease entity. Am J Pathol 99:279

Jogee M, Myatt L, Elder MG (1983) Decreased prostacyclin production by placental cells in culture from pregnancies complicated by fetal growth retardation. Br J Obstet Gynaecol 90:247–250

Johnson AM, Palomaki GE, Haddow JE (1990) The effect of adjusting maternal serum α-fetoprotein levels for maternal weight in pregnancies with fetal open spina bifida. A United States Collaborative Study. Am J Obstet Gynecol 163:9–11

Johnson MR, Riddle AF, Grudzinskas JG et al (1993a) Endocrinology of in-vitro fertilization pregnancies during the first trimester. Hum Reprod 8:316–322

Johnson MR, Abbas A, Norman-Taylor JQ, Riddle AF, Grudzinskas JG, Chard T, Nicolaides KH (1993b) Circulating placental protein 14: in the first trimester of spontaneous and IVF pregnancies. Hum Reprod 8:323–326

Johnson MR, Riddle AF, Sharma V, Collins WP, Nicolaides KH, Grudzinskas JG (1993c) Placental and ovarian hormones in anembryonic pregnancy. Hum Reprod 8:112–115

Jones GS (1976) The luteal phase defect. Fertil Steril 27:351–356

Jones GS (1984) Luteal insufficiency – a factor of pathology in implantation and in premature abortion. Abstract 0157, European Sterility Congress, Monte Carlo

Joshi NJ, Nandedkar TD (1984) Effects of intrauterine instillation of antiserum to hCG during early pregnancy in mice. Acta Endocrinol 107:268–274

Jouppila P (1985) Clinical consequenses after ultrasonic diagnosis of intrauterine hematoma in threatened abortion. J Clin Ultrasound 13:107–111

Jouppila P, Tapanainen J, Huhtaniemi I (1980) Plasma HCG and ultrasound in suspected ectopic pregnancy. Eur J Obstet Gynecol Reprod Biol 10:3–12

Julkunen M, Koistinen R, Suikkari AM, Seppälä M, Janne OA (1990) Identification by hybridization histochemistry of human endometrial cells expressing mRNAs encoding a uterine beta-lactoglobulin homologue and insulin-like growth factor-binding protein-1. Mol Endocrinol 4:700–707

Jung H (1965) Zur Physiology und Klinik der hormonalen Uterusregulation. Karger, Basel

Kadar N (1990) Use of serial human chorionic gonadotropin measurements to differentiate between intrauterine and ectopic pregnancies. Am J Obstet Gynecol 163:259–260

Kadar N, Romero R (1987) Observations on the log hCG-time relationship in early pregnancy and their practical implications. Am J Obstet Gynecol 157:73

Kadar N, Romero R (1988) Serial human chorionic gonadotropin measurements in ectopic pregnancy. Am J Obstet Gynecol 158:1239–1240

Kadar N, Caldwell BV, Romero R (1981) A method of screening for ectopic pregnancy and its indication. Obstet Gynecol 58:162

Kadar N, DeCherney AH, Romero R (1982) Receiver operating characteristic (ROC) curve analysis of the relative efficacy of single and serial chorionic gonadotropin determinations in the early diagnosis of ectopic pregnancy. Fertil Steril 37:542–547

Kaji T, Ferrier A (1978) Cytogenetics of aborters and abortuses. Am J Obstet Gynecol 131:33–38

Kandil O, El-Sheikha Z, ElMekkawi T, Mousa M (1984) Immunological factors in spontaneous abortion. In: Hafez ESE (ed) Spontaneous Abortion. MTP-Press, Limited, Lancaster, pp 343–351

Kaplan M, Barnea ER, Bersinger NA (1991) Patterns of spontaneous pulsatile secretion of human chorionic gonadotropin and pregnancy specific β1 glycoprotein by superfused placental explants in first and last trimester. Lack of episodic human placental lactogen secretion. Acta Endocrinol (Copenh) 124:331–337

Karbowski B, Maicher E, Schneider HPG (1990) Funktionelle Tubenveränderungen: ein Modell für den gestörten Eitransport. Ber Gynäkol Geburtsh 127:917 (Abstr. 003425)

Kato Y, Braunstein GD (1989) Discordant secretion of placental protein hormones in differentiating trophoblasts in vitro. J Clin Endocrinol Metab 68:814–820

Katz VL, Thorp JM, Watson WJ, Fowler L, Heine RP (1990) Human immunoglobulin therapy of preeclampsia associated with Lupus anticoagulant and anticardiolipin antibody. Obstet Gynecol 76:986–988

Kauppila A, Arvela P, Koivisto M, Kivinen S, Ylikorkala O, Pelkonen O (1983) Metoclopramide and breast feeding: transfer into milk and the newborn. Eur J Clin Pharmacol 25:819–823

Kleinhout J, Madan K (1984) Repeated abortions and chromosome analysis. In: Hafez ESE (ed) Spontaneous Abortion. MTP-Press, Limited, Lancaster, pp 143–152

Kline J (1978) I. An epidemiological review of the role of gravidity in spontaneous abortion. Early Human Development, Elsevier-Holland Biomedical Press, pp 337–344

Klopper A (1984) Diagnosis of growth retardation by biochemical methods. Clin Obstet Gynecol 11:437–455

Klopper A, Masson D, Wilson G (1977) Plasma estriol and placental proteins. A cross-sectional study at 38 weeks gestation. Br J Obstet Gynecol 84:648–655

Knudsen UB, Hansen V, Juul S, Secher NJ (1991) Prognosis of a new pregnancy following previous spontaneous abortions. Eur J Obstet Gynecol Reprod Biol 39:31–36

Kofler E, Husslein P, Langer M, Fuchs AR, Fuchs F (1983) Die Bedeutung der Oxytocinempfindlichkeit für den spontanen Wehenbeginn beim Menschen. Geburtsh Frauenheilk 43:533–537

Kruck M, Jänicke F, Brach H, Pache P (1990) Fertilität nach Extrauteringravidität: Identifizierung und Gewichtung prognostischer Faktoren. Ber Gynäkol Geburtsh 127:905–1122

Kubli F, Wernicke K (1981) Klinik der Plazenta-Insuffizienz. In: Becker V, Schiebler TH, Kubli F (eds) Die Plazenta des Menschen. Georg Thieme, Stuttgart New York, S 395–477

Künzig HJ, Nittner G, Seitz E (1983) Tubargravidität: Aktuelle Aspekte in Diagnostik und Therapie. Geburtsh Frauenheilk 43:658–663

Kumar D, Azoury RS, Barnes AC (1963) Studies on human premature births I placental progesterone concentrations. Am J Obstet Gynecol 87:126–129

Kuoppala T, Saarikoski S (1986) Pregnancy and delivery after cone biopsy of the cervix. Arch Gynecol 237:149–154

Kwak JYH, Gilman-Sachs A, Beaman KD, Beer AE (1992) Reproductive outcome in women with recurrent spontaneous abortions of alloimmune and autoimmune causes: preconception versus postconception treatment. Am J Obstet Gynecol 166:1787–1798

Lagrew DC, Wilson EA, Fried AM (1984) Accuracy of serum human chorionic gonadotropin concentrations and ultrasonic fetal measurements in determining gestational age. Am J Obstet Gynecol 149:165–168

Laitinen T, Lokki ML, Tulppala M, Ylikorkala O, Koskimies S (1991) Increased frequency of complement C4 'null' alleles in recurrent spontaneous abortions. Hum Reprod 6: 1384–1387

Lampe B, Hühn R, Blödow G (1991) Hormonanalytische Differenzierung von Einlings- und Zwillingsgraviditäten beim Rind. Fertilität 7:211–215

Lane M, Gardner DK (1992) Effect of incubation volume and embryo density on the development and viability of mouse embryos in vitro. Hum Reprod 7:558–562

Lang P, Weiß PAM, Hönigl W, Mayer HO (1990) Die lokale Behandlung der Eileiterschwangerschaft mit hyperosmolarer Glukoselösung. Ber Gynäkol 127:908 (Abstr. 003400)

Lauritsen JG (1976) Aetiology of spontaneous abortion. A cytogenetic and epidemiological study of 288 abortuses and their parents. Acta Obstet Gynecol Scand Suppl 52:1–29

Lauritsen JG (1977) Genetic aspects of spontaneous abortion. Danish Medical Bulletin 1977

Lauritsen JG, Grunnet N, Jensen OM (1975) Materno-fetal ABO incompatibility as a cause of spontaneous abortion. Clin Genet 7:308–316

Lauritsen JG, Jorgensen J, Kissmeyer-Nielsen F (1976) Significance of HLA and blood group incompatibility in spontaneous abortion. Clin Genet 9:575–582

Lauritzen CH (1967) A clinical test for placental activity using DHEA-sulphate and ACTH injections in the pregnant woman. Acta Endocr (Kbh) Suppl 119, Abstr 172:188

Lejeune B, Grun JP, Denayer P, Servais G, Glinoer D (1990) Antithyroid antibodies: association with miscarriage. Abstract of the II Joint ESCO-ESHRE meeting Milan:98

Lenton EA, Neal LM, Sulaiman R (1982) Plasma concentrations of humam chorionic gonadotropin from the implantation until the second week of pregnancy. Fertil Steril 37:773–778

Letchworth AT, Slattery M, Dennis KJ (1978) Clinical application of human placental lactogen values in late pregnancy. Lancet 1:955–957

Li Y, Matsuzaki N, Masuhiro K, Kameda T, Taniguchi T, Saji F, Yone K, Tanizawa O (1992) Trophoblast-derived tumor necrosis factor-α induces release of human chorionic gonadotropin using interleukin-6 (IL-6) and IL-6-receptor-dependent system in the normal human trophoblasts. J Clin Endocrinol Metab 74:184–191

Lindblom B, Hahlin M, Sjöblom P (1989) Serial human chorionic gonadotropin determinations by fluoroimmunoassay for differentiation between intrauterine and ectopic gestation. Am J Obstet Gynecol 161:397–400

Liu HC, Davis O, Berkeley A, Graf M, Rosenwaks Z (1991) Late luteal estradiol patterns are a better prognosticator of pregnancy outcome than serial beta-human chorionic gonadotropin concentrations. Fertil Steril 56:421–426

Llauro JL, Runnebaum B, Zander J (1968) Progesterone in human peripheral blood before, during, and after labor. Am J Obstet Gynecol 7:867–873

Lockshin MD, Druzin ML, Qamar T (1989) Prednisone does not prevent recurrent fetal death in women with antiphospholipid antibody. Am J Obstet Gynecol 160:439–443

Lockwood CJ, Romero R, Feinberg RF, Clyne LP, Coster B, Hobbins JC (1989) The prevalence and biologic significance of lupus anticoagulant and anticardiolipin antibodies in a general obstetric population. Am J Obstet Gynecol 161: 369–373

Löfgren M, Backström T (1992) Progesterone concentrations in maternal and fetal serum are lower during functional dystocia than in normal labor. Obstet Gynecol 79:752–759

Loizou S, Byron MA, Englert HJ, David J, Hughes GVR, Walport MJ (1988) Association of quantitative anticardiolipin antibody levels in systemic Lupus erythematosus. Q J Med 68:525–531

Lower AM, Yovich JL (1992) The value of serum levels of oestradiol, progesterone and β-human chorionic gonadotrophin in the prediction of early pregnancy loss. Hum Reprod 7:711–717

Lower AM, Yovich JL, Hancock C, Grudzinskas JG (1993) Is luteal function maintained by factors other than chorionic gonadotrophin in early pregnancy? Hum Reprod 8:645–648

Lustig L, Clarke S, Cunningham G, Schonberg R, Tompkinson G (1988) California's experience with low MS-AFP results. Am J Med Gen 31:211–222

Maas S, Jarry H, Teichmann A, Rath W, Kuhn W, Wuttke W (1992) Paracrine actions of oxytocin, prostaglandin F2α, and estradiol within the human corpus luteum. J Clin Endocrinol Metab 74:306–312

McDonald DJ, Scott JM, Gammell RS, Mack DS (1983) A prospective study of three biochemical fetoplacental tests: serum human placental lactogen, pregnancy-specific beta-1-glycoprotein, and urinary estrogens, and their relationship to placental insufficiency. Am J Obstet Gynecol 147:430–436

McDonald AC, Lavoie J, Cote R, McDonald JC (1988) Spontaneous abortion in women employed in plastics manufacture. Am J Ind Med 14:9–14

Maclin VM, Radwandska E, Binor Z, Durowski PW (1990) Progesterone: estradiol ratios at implantation in ongoing pregnancies, abortions, and nonconceptiva cycles resulting from ovulation inductions. Fertil Steril 54:238

McMichael AJ, Vimpani GV, Robertson EF, Baghurst PA, Clark PD (1986) The Port Pirie cohort study: maternal blood lead and pregnancy outcome. J Epidemiol Community Health 40:18–25

McNeilly AS, Robinson IC, Houston MJ, Howie PV (1983) Release of oxytocin and prolactin in response to suckling. Br Med J (Clin Res) 286:257–259

MacNeilly AS (1984) The endocrine control of lactational infertility in women. Endocrinology (eds Labrie F, Proulx L) International Congress Series No. 655, Excerpta Medica, Amsterdam. New York Oxford, S 803–806

Macri JN, Kasturi RV, Krantz DA, Cook EJ, Moore ND, Young JA, Romero K, Larsen JW (1990) Maternal serum Down syndrome screening: free beta protein is a more effective marker than human chorionic gonadotropin. Am J Obstet Gynecol 163:1248–1253

Maier DB, Parke A (1989) Subclinical autoimmunity in recurrent aborters. Fertil Steril 51:280–285

Makino T, Hara T, Oka C, Toyoshima K, Sugi T, Iwasaki K, Umeuchi M, Iizuka R (1992) Survey of 1120 Japanese women with a history of recurrent spontaneous abortions. Eur J Obstet Gynecol Reprod Biol 44:123–130

Manganiello PD, Yearke RR (1991) A 10-year prospective study of women with a history of recurrent fetal losses fails to identify Listeria monocytogenes in the genital tract. Fertil Steril 56:781–782

Mantoni M (1985) Ultrasound signs in threatened abortion and their prognostic significance. Obstet Gynecol 65:471–475

Marioner FG, Hassan MM, Syner FN, Chik LC, Sokol RJ (1984) Maternal serum alpha-fetoprotein (MSAFP) and fetal growth. J Perinat Med 12:179–183

Martin DH, Koutsky L, Eschenbach DE, Dahling JR, Russel EA, Benedetti JK, Holmes KK (1982) Prematurity and perinatal mortality in pregnancies complicated by maternal chlamydia trachomatis infections. JAMA 247:1585–1558

Maruo T, Katayama K, Matuso H, Anwar M, Mochizuki M (1992) The role of maternal thyroid hormones in maintaining early pregnancy in threatened abortion. Acta Endocrinol 127:118–122

Marzusch K, Tinneberg HR, Gagsteiger F, Mayer G (1991) Die Prophylaxe von habituellen Aborten mit polyvalenten Immunglobulinen: Eine Alternative zur aktiven Immuntherapie. Fertilität 7:177–180

Marzusch K, Dietl J (1993) Neue Aspekte zu Immunvorgängen an der maternofetalen Grenzzone – Wie könnte 7S-IgG beim habituellen Frühabort wirken? Internat Behring Immunologie Symposium „Infektionen und Autoimmunerkrankungen II: Therapie mit Immunoglobulinen und deren Derviaten" pp 221–231

Masson GM, Anthony F, Wilson MS, Lindsay K (1983) Comparison of serum and urine hCG levels with SP1 and PAPP-A levels in patients with first-trimester vaginal bleeding. Obstet Gynecol 61:223–226

Mathur RS, Landgrebe S, Moody LO, Powell S, Williamson HO (1980) Plasma steroid concentrations in maternal and umbilical circulation after spontaneous onset of labor. J Clin Endocrinol Metab 51:1235–1238

Matt O, Gerhard I, Runnebaum B (1992) Stellenwert des Metoclopramidtests bei der Diagnostik hormoneller weiblicher Sterilitätsursachen. Zentralbl Gynäkol 114:539–546

Mecke H, Argiriou C, Semm K (1991) Die Behandlung der Tubargravidität per pelviskopiam – Komplikationen, Schwangerschafts- und Rezidivraten. Geburtsh Frauenheilk 51:549–553

Mehraein Y, Rehder H, Draeger HG, Froster-Iskenius UG, Schwinger E, Holzgreve W (1991) Die Diagnostik fetaler Virusinfektionen durch in-situ-Hybridisierung. Geburtsh Frauenheilk 51:984–989

Merchenthaler I, Culler MD, Petruz P, Negro-Vilar A (1987) Immunocytochemical localization of inhibin in rat and human reproductive tissues. Mol Cell Endocrinol 54:239–243

Merkatz IR, Nitowsky HM, Macri JN, Johnson WE (1984) An association between low maternal serum α-fetoprotein and fetal chromosomal abnormalities. Am J Obstet Gynecol 148:886–894

Merz E (1992) Hinweisende Diagnostik durch Ultraschalluntersuchung im Down-Syndrom: Früherkennung und therapeutische Hilfen. Ed J Dudenhausen, U+M Verlagsgesellschaft, Frankfurt/Main, pp 24–30

Metzger DA, Olive DL, Stohs GF, Franklin RR (1986) Association of endometriosis and spontaneous abortion: effect of control group selection. Fertil Steril 45:18–22

Meunier K, Mignot TM, Maria B, Guichard A, Zorn JR, Cedard L (1991) Predictive value of the active renin assay for the diagnosis of ectopic pregnancy. Fertil Steril 55:432–435

Mickan H, Zander J (1979) Pregnanolones, pregnenolone and progesterone in the humam feto-placental circulation at term of pregnancy. J Steroid Biochem 11:1463–1465

Miller JF, Williamson EM, Glue J (1980) Fetal loss after implantation. Lancet 2:554–556

Milunsky A, Jick SS, Bruell CL, MacLaughlin DS, Tsung Y-K, Jick H, Rothman KJ, Willett W (1989) Predictive values, relative risks, and overall benefits of high and low maternal serum α-fetoprotein screening in singleton pregnancies: new epidemiologic data. Am J Obstet Gynecol 161:291–297

Mochizuki M, Maruo T, Masuko K, Ohtsu T (1984) Effects of smoking on fetoplacental-maternal system during pregnancy. Am J Obstet Gynecol 149:413–420

Morin-Papunen L, Tiilikainen A, Hartikainen-Sorri AL (1984) Maternal HLA immunization during pregnancy: Presence of anti HLA antibodies in half of multigravidous women. Med Biol 62:323

Morrish DW, Bhardwaj D, Dabbagh LK, Marusyk H, Siy O (1987) Epidermal growth factor induces differentiation and secretion of human chorionic gonadotropin and placental lactogen in normal human placenta. J Clin Endocrinol Metab 65:1282–1290

Morrison I, Olsen J (1985) Weight-specific stillbirths and associated causes of death: an analysis of 765 stillbirths. Am J Obstet Gynecol 152:975–980

Mowbray JF, Liddell H, Underwood JL, Gibbings C, Reginald PW, Beard RW (1985) Controlled trial of treatment of recurrent spontaneous abortion by immunisation with paternal cells. Lancet 1985:941–943

Mowbray JF, Unterwood JL, Michel M (1987) Immunisation with paternal lymphocytes in women with recurrent miscarriage. Lancet 19:679–680

Müller-Eckhardt G, Heine O, Neppert J, Künzel W, Mueller-Eckhardt C (1989) Prevention of recurrent spontaneous abortion by intravenous immunoglobulin. Vox Sang 56:151–154

Nakajima ST, Nason FG, Badger GJ, Gibson M (1991) Progesterone production in early pregnancy

Nahhas F, Barnea E (1990) Human embryonic origin early pregnancy factor before and after implantation. Am J Reprod Immunol 22:105–108

Naiem A, Bersinger NA, Keller PJ, Schneider H (1988) Comparison of pregnancy-specific β1-glycoprotein (SP1) and ultrasound in predicting the date of delivery. Br J Obstet Gynaecol 95:116–119

Nakajima ST, Nason FG, Badger GJ, Gibson M (1991) Progesterone production in early pregnancy. Fertil Steril 55:516–521

Nakatsuka M, Yoshida N, Kudo T (1992) Platelet activating factor in culture media as an indicator of human embryonic development after in-vitro fertilization. Hum Reprod 7: 1435–1439

Navot D, Laufer N, Kopolovic J, et al (1986) Artificially induced endometrial cycles and establishment of pregnancies in the absence of ovaries. N Engl J Med 314:806

Navot D, Scott T, Droesch K, Veeck L, Liu H, Rosenwaks Z (1991) The window of embryo transfer and the efficiency of human conception in vitro. Fertil Steril 55:114–118

Nelson DM, Walsh SW (1989) Aspirin differentially affects thromboxane and prostacyclin production by trophoblast and villous core compartments of human placental villi. Am J Obstet Gynecol 161:1593–1598

Neppert J, Mueller-Eckhardt G, Neumeyer H, Maichus R, Kiefel V, Gerhard I, Kuhn V, Westphal E, Harpprecht J (1989) Pregnancy-maintaining antibodies; Workshop report (Gießen 1988). J Reprod Im 15:159–167

Nisbet AD, Horne CHW, Jandial V, Bremner RD, Cruikshank N, Sutcliffe RG (1982) Measurement of plasma placental proteins and estriol in the detection of intrauterine growth retardation. Eur J Obstet Gynecol Reprod Biol 13:333–342

Nishino E, Matsuzaki N, Masuhiro K, Kameda T, Taniguchi T, Takagi T, Saji F, Tanizawa O (1990) Trophoblast-derived IL-6 regulates human chorionic gonadotropin release through IL-6 receptor on human trophoblasts. J Clin Endocrinol Metab 71:436–441

Novy MJ (1991) Transabdominal cervicoisthmic cerclage: A reappraisal 25 years after its introduction. Am J Obstet Gynecol 164:1635–1641

Nyberg DA, Filly RA, Filho DL, Laing FC, Mahony BS (1986) Abnormal pregnancy: early diagnosis by US and serum chorionic gonadotropin levels. Radiology 158:393–396

Nylund L, Gustafson O, Lindblom B, Pousette A, Seppälä M, Riittinen L, Akerlöf E (1992) Placental protein 14 in human in-vitro fertilization early pregnancies. Hum Reprod 7:128–130

Oakey RE (1984) Antenatal detection of placental steroid sulphatase deficiency: use of a dehydroepiandrosterone sulphate loading test. Br J Obstet Gynaecol 91:337–341

Obiekwe BC, Chard T (1983) A comparative study of the clinical use of four placental proteins in the third trimester. J Perinatol Med 11:121–126

Ohara A, Mori T, Taii S, Ban C, Narimoto K (1987) Functional differentiation in steroidogenesis of two types of menstrual cells isolated from mature human corpora lutea of menstrual cycle. J Clin Endocrinol Metab 65:1192–1200

Ohashi K, Saji F, Munehiro K, Wakimoto A, Tanizawa O (1992) Tumor necrosis factor-α inhibits human chorionic gonadotropin secretion. J Clin Endocrinol Metab 74:130–134

Oksenberg JR, Persitz E, Amar A, Schenker J, Segal S, Nelken D, Brautbar C (1983) Mixed lymphocyte reactivity nonresponsiveness in couples with multiple spontaneous abortion. Fertil Steril 39:525–529

Oksenberg JR, Persitz E, Amar A, Brautbar C (1984) Maternal-paternal histocompatibility: lack of association with habitual abortions. Fertil Steril 42:359–389

Orvieto R, Achiron A, Ben-Rafael Z, Achiron R (1991) Intravenous immunoglobulin treatment for recurrent abortions caused by antiphospholipid antibodies. Fertil Steril 56:1013–1020

Out HJ, Bruinse HW, Derksen RHWM (1991) Anti-phospholipid antibodies and pregnancy loss. Hum Reprod 6:889–897

Pahnke VG, Goepel E, Kitschke HJ (1985) Fruchtwasser-Prolaktin, ein osmoregulatorisches Hormon mit klinischer Bedeutung? Geburtsh Frauenheilk 45:462–469

Parazzini F, Acaia B, Ricciardiello O, Fedele L, Liati P, Candiani GB (1988) Short-term reproductive prognosis when no cause can be found for recurrent miscarriage. Br J Obstet Gynaecol 95:654–658

Pardo RJ, Larkin LH (1982) Lokalization of relaxin in endometrial gland cells of pregnant, lactating and ovariectomized hormone-treated guinea pigs. Am J Anat 164:79–90

Parke A, Maier D, Wilson D, Andreoli J, Ballow W (1989) Intravenous gamma-globulin, anti-phospholipid antibodies, and pregnancy. Ann Intern Med 110:495–496

Pedersen JF, Molsted-Pederson L (1981) Early fetal growth delay detected by ultrasound marks increased risk of congenital malformation in diabetic pregnancy. Br Med J 283–269

Peters F (1984) Physiologie und Pathologie der Laktation. In: Breckwoldt M (ed) Endokrinologie in der Schwangerschaft. Deutscher Ärzteverlag Köln, S 169–198

Petrocik E, Wassman ER, Kelly JC (1989) Prenatal screening for Down syndrome with maternal serum human chorionic gonadotropin levels. Am J Obstet Gynecol 161:1168–1173

Pfeifer R (1993) Differenzierter Einsatz von Plasmaderivaten zur Therapie von gestörten und potentiell gestörten Schwangerschaften. Int Behring Immunologie Symposium „Infektionen und Autoimmunerkrankungen II: Therapie mit Immunoglobulinen und deren Derivaten“, pp 255–261

Phocas I, Sarandakou A, Rizos D, Dimitriadou F, Mantzavinos T, Zourlas PA (1992) Secretion of α-immunoreactive inhibin by human pre-embryos cultured in vitro. Hum Reprod 7:545–549

Pittaway DE, Reissh RL, Wentz AC (1985) Doubling times of human chorionic gonadotropin increase in early viable intrauterine pregnancies. Am J Obstet Gynecol 152:299

Pittaway DE, Ellington CP, Klimek M (1988) Preclinical abortions and endometriosis. Fertil Steril 49:221–223

Plachot M (1989) Chromosome analysis of spontaneous abortions after IVF. A European Survey. Hum Reprod 4:425–429

Pledger DR, McEwan HP (1984) Abnormally elevated pregnancy specific beta 1 glycoprotein (SP1 beta) with very low placental lactogen (hPL) concentrations in a pregnancy with satisfactory outcome. Acta Obstet Gynecol Scand 63: 663–665

Plouffe L jr, White EW, Tho SP, Sweet CS, Layman LC, Whitman GF, McDonough PG (1992) Etiologic factors of recurrent abortion and subsequent reproductive performance of couples: Have we made any progress in the past 10 years? Am J Obstet Gynecol 167:313–321

Poland BJ, Miller JR, Harris M, Livingston J (1981) Spontaneous abortion. A study of 1961 women and their conceptuses. Acta Obstet Gynecol Scand (Suppl) 102

Poretsky L, Kalin MF (1987) The gonadotropic function of insulin. Endocr Rev 8:132

Pouly JL, Mahnes H, Mage G, Canis M, Bruhat MA (1986) Conservative laparoscopic treatment of 321 ectopic pregnancies. Fertil Steril 46:1093–1097

Psychosos A (1993) The high fertility of agonadal and amenorrhoeic women after oocyte donation. Hum Reprod 8:498–501

Queck M, Berle P (1992) Spontanaborte nach vaginaler Blutung bei intakter Frühgravidität – Eine Ursachenanalyse. Geburtsh Frauenheilk 52:553–556

Rabe T, Kiesel L, Runnebaum B (1985) Regulation of human placental progesterone synthesis in vitro by naturally occurring steroids. J Steroid Biochem 22:657–644

Rauskolb R (1993) Blutuntersuchungen bei Schwangeren zur pränatalen Erkennung von Chromosomenanomalien und Neuralrohrdefekten (sog. Tripl-Test). Frauenarzt 34:254–258

Ray DA, Yeast JD, Freeman RK (1986) The current role of daily serum estriol monitoring in the insulin-dependent pregnant diabetic woman. Am J Obstet Gynecol 154:1257–1263

Reagan L, Owen EJ, Jacobs HS (1990) Hypersecretion of luteinising hormone, infertility, and miscarrige. Lancet 336:1141–1144

von Rechenberg KN (1989) Die prozentuale Veränderung der Beta-HCG-Konzentration im mütterlichen Serum bei gestörter Schwangerschaft. Z Geburtsh Perinat 193:72–76

Regan JA, Chao S, James LS (1981) Premature rupture of membranes, preterm delivery and group B streptococcel colonization of mothers. Am J Obstet Gynecol 141:184–186

Regan L, Braude PR, Hill DP (1991) A prospective study of the incidence, time of appearance and significance of anti-paternal lymphocytotoxic antibodies in human pregnancy. Hum Reprod 6:294–298

Reginald PW, Beard RW, Chapple J, Forbes PB, Liddel HS, Mowbray JF, Underwood JL (1987) Outcome of pregnancies progressing beyond 28 weeks gestation in women with a history of recurrent miscarriage. Br J Obstet Gynaecol 94:643–648

Reijnders FJL, Thomas CMG, Doesburg WH, Rolland R, Eskes TKAB (1988) Endocrine effects of 17alpha-hydroxyprogesterone caproate during early pregnancy: a double-blind clinical trial. Br J Obstet Gynaecol 95:462–468

Rempen A (1991) Biometrie in der Frühgravidität (I. Trimenon). Gynäkol Geburtsh 1:23–28

Reznikoff-Etiévant MF, Durieux I, Huchet J (1987) Paternal leukocyte injections in recurrent spontaneous abortion. Lancet 2:1460

Ricketts AP, Flint APF (1980) Onset of synthesis of progesterone by ovine placenta. J Endocrinol 86:337–347

Rísquez F, Mathieson J, Pariente D, Foulot H, Dubuisson JB, Bonnin A, Cedard L, Zorn JR (1990) Diagnosis and treatment of ectopic pregnancy by retrograde selective salpingography and intraluminal methotrexate injection: work in progress. Hum Reprod 5:759–762

Rita P, Reddy PP, Reddy SV (1987) Monitoring of workers occupationally exposed to pesticides in grape gardens of Andhra Pradesh. Environ Res 44:1–15

Robinson HP, Caines JS (1977) Sonar evidence of early pregnancy failure in patients with twin conceptions. Br J Obstet Gynaecol 84:22–25

Rock JA, Jones HW Jr (1977) The clinical management of the double uterus. Fertil Steril 28:798–806

Rolfe BE (1982) Detection of fetal wastage. Fertil Steril 37:655–660

Romero R, Kadar N, Jeanty P, Copel JA, Chervenak FA, DeCherney A, Hobbins JC (1985) Diagnosis of ectopic pregnancy: value of the discriminatory human chorionic gonadotropin zone. Obstet Gynecol 66:357–360

Romero R, Kadar N, Copel JA, Jeanty P, DeCherney AH, Hobbins JC (1986) The value of serial human chorionic gonadotropin testing as a diagnostic tool in ectopic pregnancy. Am J Obstet Gynecol 155:392–394

Romero R, Kadar N, Castro D, Jeanty P, Hobbins JC, DeCherney AH (1988) The value of adnexal sonographic findings in the diagnosis of ectopic pregnancy. Am J Obstet Gynecol 158:52–55

Ronin-Walknowska E, Holmgren PA, von Schoultz B, Stigbrand T (1984) Placental alkaline phosphatase compared with human placental lactogen and oestriol in high-risk pregnancies. Gynecol Obstet Invest 18:206–211

Rosenberg SM, Bhatnayar AS (1984) Sex steroids and human chorionic gonadotropin modulation of in vitro prolactin production by human term placenta. Am J Obstet Gynecol 148:461–465

Rosenwaks Z (1987) Donor eggs: their application in modern reproduction technologies. Fertil Steril 47:895–909

Rosove MH, Tabsh K, Wasserstrum N, Howard P, Hahn BH, Kalunian KC (1990) Heparin therapy for pregnant women with Lupus anticoagulant or anticardiolipin antibodies. Obstet Gynecol 75:630–634

Runnebaum B, Gerhard I (1983) Diagnostische und prognostische Bedeutung von Hormonbestimmungen in der ersten Schwangerschaftshälfte. Gynäkologe 16:155–172

Runnebaum B, Rabe T (1983) Zur Regulation der plazentaren Progesteronsynthese beim Menschen. Geburtsh Frauenheilk 43:87–92

Runnebaum B, Zander J (1962) Progesteron, Delta4-Pregnen-20a-ol-3-on, Delta4-Pregnen-20β-ol-3-on und 17a-Hydroxyprogesteron im Plasma der Nabelvene und der Nabelarterie. Klin Wochenschrift 40:453–456

Runnebaum B, Zander J (1971) Progesterone and 20alpha-dihydroprogesterone in human myometrium during pregnancy. Acta Endocr Kbh Suppl 150:5–50

Runnebaum B, Runnebaum H, Stöber I, Zander J (1975a) Progesterone, 20alpha-Dihydroprogesterone and 20β-Dihydroprogesterone levels in different compartments from the human fetoplacental unit. Acta Endocr 80:558–568

Runnebaum B, Stöber I, Zander J (1975b) Progesterone, 20a-Dihydroprogesterone and 20β-Dihydroprogesterone in mother and child at birth. Acta Endocr 80:569–576

Runnebaum B, Klinga K, v Holst T, Junkermann H (1978) Steroids in human myometrium and peripheral blood during the menstrual cycle. Am J Obstet Gynecol 131:628–631

Rush D (1980) Cigarette smoking, nutrition, social status, and perinatal loss: their interactive relationships. In: Porter I, Hook EB (eds) Human Embryonic and Fetal Death. Academic Press, New York, p 207

Saling E (1981) Der frühe totale Muttermundverschluß zur Vermeidung habitueller Aborte und Frühgeburten. Z Geburtsh Perinat 185:259–261

Saling E (1984) Prevention of habitual abortion and prematurity by early total occlusion of the external os uteri. Eur J Obstet Gynecol Reprod Biol 17:165–170

Sanyal MK, Brami CJ, Bischof P, Simmons E, Barnea ER, Dwyer JM, Naftolin F (1989) Immunoregulatory activity in supernatants from cultures of normal human trophoblast cells of the first trimester. Am J Obstet Gynecol 161: 446–453

Sauer MV, Anderson RE, Vermesh M, Stone BA, Paulson RJ (1989) Spontaneously resorbing ectopic pregnancy: preservation of human chorionic gonadotropin bioactivity despite declining steroid hormone levels. Am J Obstet Gynecol 161: 1673–1676

Schats R, Jansen CAM, Wladimiroff JW (1990) Abnormal embryonic heart rate pattern in early pregnancy associated with Down's syndrome. Human Reprod 5:877–879

Schenker JG, Margalioth EJ (1982) Intrauterine adhesions: an updated appraisal. Fertil Steril 37:593–610

Schüßler B, Wiedemann R, Korell M, Strowitzki T, Hepp H (1990) Erste Ergebnisse der systemischen Anwendung von Sulproston in der Therapie der Extrauteringravidität. Ber Gynäkol 127:908 (Abstr. 003398)

Schwarzenau E (1993) Erfahrungen mit Venimmun bei der Prävention von habituellen Aborten; Erfolgsraten, Therapiedauer. Inter Behring Immuno Symposium „Infektionen und Autoimmunerkrankungen II: Therapie mit Immunoglobulinen und deren Derivaten", pp 245–254

Schwegel P, Kirchler H, Brezinka C, Alge A (1990) Transvaginale Farbdoppler-Ultraschalluntersuchung der uterinen und tubaren Durchblutung bei Extrauteringravidität (EUG). Ber Gynäkol 127:918 (Abstr. 003428)

Scott JR, Brnach DW, Kochenour NK, Ward K (1988) Intravenous immunoglobulin treatment of pregnant patients with recurrent pregnancy loss caused by antiphospholipid antibodies and Rh immunization. Am J Obstet Gynecol 159:1055–1056

Scott R, Navot D, Liu HC, Rosenwaks Z (1991) A human in vivo model for the luteoplacental shift. Fertil Steril 56:481–484

Selevan SG, Lindbohm ML, Hornung RW, Hemminki K (1985) A study of occupational exposure to antineoplastic drugs and fetal loss in nurses. N Engl J Med 313:1173–1178

Semprini E (1991) Results of active immunotherapy of immunologic recurrent spontaneous abortion in a randomized study. Presented at the 11th Postgraduate Course on Fertility and Sterility, Florence, Italy

Seppälä M, Wahlström T, Koskimies AI, Tenhunen A, Rutanen EM, Koistinen R, Huhtaniemi I, Bohn H, Stenman UH (1984) Human preovulatory follicular fluid, luteinized cells of hyperstimulated preovulatory follicles, and corpus luteum contain placental protein 12. J Clin Endocrinol Metab 58:505–510

Seppälä M, Martikainen H, Rönnberg L, Riittinen L, Kauppila A (1989) Suppression of prolactin secretion during ovarian hyperstimulation is followed by elevated serum levels of endometrial protein PP14 in the late luteal phase. Hum Reprod 4:389–391

Shapiro BS, Cullen M, Taylor KJW, DeCherney AH (1988) Transvaginal ultrasonography for the diagnosis of ectopic pregnancy. Fertil Steril 50:425–429

Shurtz-Swirski R, Simon RJ, Chohen Y, Barnea ER (1991) Human embryo modulates placental function the first trimester; effects of neutral tissues upon chorionic gonadotropin and progesterone secretion. Placenta 12:43–54

Siegel M, Fuerst HT, Peress NS (1976) Comparative fetal mortality in maternal viral disease. A prospective study on rubella, measles, mumps, chicken pox, and hepatitis. New Engl J Med 274:768

Simpson JL, Mills JL, Holmes LB, Ober CL, Aarons J, Jovanovic L, Knopp RH (1987) Low fetal loss rates after ultrasound-proved viability in early pregnancy. JAMA 258:2555–2557

Sjöberg J, Wahlström T, Seppälä M, Rutanen EM, Koistinen R, Tenhunen A, Sinosich MJ, Grudzinskas JG (1984) Hyperstimulated human preovulatory follicular fluid, luteinized cells of unruptured follicles, and corpus luteum contain pregnancy-associated plasma protein A (PAPP-A). Fertil Steril 41:551–557

Smith JB, Cowchock FS (1988) Immunological studies in recurrent spontaneous abortion: effects of immunization of women with paternal mononuclear cells on lymphocytotoxic and mixed lymphocyte reaction blocking antibodies and correlations with sharing of HLA and pregnancy outcome. J Reprod Immunol 14:99–113

Sohn C, Stolz W, Bastert G (1993) Dopplersonographie in Gynäkologie und Geburtshilfe. Thieme-Verlag, Stuttgart

Spellacy WN, Buhi WC, Birk RN, McCreary BS (1974) Distribution of human placental lactogen in the last half of normal and complicated pregnancies. Am J Obstet Gynecol 120:214–223

Spencer K, Coombes EJ, Mallard AS, Ward AM (1992) Free beta human choriogonadotropin in Down's syndrome screening: a multicentre study of its role compared with other biochemical markers. Ann Clin Biochem 29:506–518

Spencer K, Macri JN (1992) Early detection of Down's syndrome using free beta human choriogonadotropin. Ann Clin Biochem 29:349–350

Sridaran R, Ghose M, Mahesh VB (1988) Inhibitory effects of a gonadotropin-releasing hormone agonist on the luteal synthesis of progesterone, estradiol receptors, and prolactin surges during early pregnancy. Endocrinol 123:1740–1746

Srisuphan W, Bracken MB (1986) Caffeine consumption during pregnancy and association with late spontaneous abortion. Am J Obstet Gynecol 154:14–20

Stabile I, Campbell S, Grudzinskas JG (1988a) Can ultrasound reliably diagnose ectopic pregnancy? Br J Obstet Gynaecol 95:1247–1252

Stabile I, Grudzinskas JG, Chard T (1988b) Clinical applications of pregnancy protein estimations with particular reference to pregnancy associated plasma protein A (PAPP-A). Obstet Gynecol Surv 43:73

Stabile I, Campbell S, Grudzinskas JG (1989) Ultrasound and circulating placental protein measurements in complications of early pregnancy. Br J Obstet Gynaecol 96:1182–1191

Stagnano-Green A, Roman SH, Cobin RH, El-Harazy E, Alvarez-Marfany M, Davis TF (1990) Detection of at-risk pregnancy by means of highly sensitive assays for thyroid autoantibodies. JAMA 264:1422–1425

Stark RI, Daniel SS, Husain MK, Sanocka UM, Zubrow AB, James LS (1984) Vasopressin concentration in amniotic fluid as an index of fetal hypoxia: mechanism of release in sheep. Pediatr Res 18:552–558

Starkey PM (1987) Reactivity of human trophoblast with an antibody to the HLA class II antigen, HLA-DP. J Reprod Immunol 11:63–70

Steegers-Theunissen RPM, Boers GHJ, Blom HJ, Trijbels FJM, Eskes TKA (1992) Hyperhomocysteinaemia and recurrent spontaneous abortion or abruptio placentae. Lancet 339

Stickle G (1968) Defective development and reproductive wastage in the United States. Am J Obstet Gynecol 100:442–447

Stiller RJ, Hynes de Regt R, Blair E (1989) Transvaginal ultrasonography in patients at risk for ectopic pregnancy. Am J Obstet Gynecol 161:930–933

Stirrat GM (1990) Recurrent miscarriage. II: Clinical associations, causes, and management. Lancet 336:728–733

Stovall TG, Ling FW, Cope BJ, Buster JE (1989) Preventing ruptured ectopic pregnancy with a single serum progesterone. Am J Obstet Gynecol 160:1425–1431

Strassmann P (1907) Die operative Vereinigung eines doppelten Uterus. Zentralbl Gynaekol 43:1322–1335

Stray-Pedersen B, Lorentzen-Styr AM (1979) The prevalence of toxoplasma antibodies among 11736 women in Norway. Scand J Infect Dis 11:159

Stray-Pederson B, Eng J, Ruikvant M (1978) Uterine T-mykoplasma colonization in reproductive failure. Am J Obstet Gynecol 130:307–311

Stray-Pedersen B, Stray-Pederson S (1984) Etiologic factors and subsequent reproductive performance in 195 couples with a prior history of habitual abortion. Am J Obstet Gynecol 148:140–146

Strecker JR, Killus CM, Lauritzen C, Neumann GK (1978) The clinical value of the dehydroepiandrosterone sulfate loading test in normal and pathologic pregnancies. Am J Obstet Gynecol 131:239–249

Suchy SF, Yeager MT (1990) Down syndrome screening in women under 35 with maternal serum hCG. Obstet Gynecol 76:20–24

Sugi T, Makino TI, Maruyama T, Kim WK, Iizuka R (1991) A possible mechanism of immunotherapy for patients with recurrent spontaneous abortions. Am J Reprod Immunol 25:185–189

Suikkari AM, Baxter RC (1992) Insulin like growth factor-binding protein-3 is functionally normal in pregnancy serum. J Clin Endocrinol Metab 74:177–183

Sweet RL, Lander DV, Walter Ch, Schachter J (1987) Chlamydia trachomatis infection and pregnancy outcome. Am J Obstet Gynecol 156:824–833

Takakuwa K, Goto S, Hasegawa I (1990) Result of immunotherapy on patients with unexplained recurrent abortion: A beneficial treatment in patients with negative blocking antibodies. Am J Reprod Immunol 23:37–41

Tal J, Kaplan M, Sharf M, Barnea ER (1991) Stress-related hormones affect human chorionic gonadotrophin secretion from the early human placenta in vitro. Hum Reprod 6:766–769

Tamby Raja RL, Lun KC (1978) Plasma estradiol as a predictor of preterm labor. Int J Gynaec Obstet 15:535–538

Tamsen L (1984) Pregnancy-specific beta 1-glycoprotein (SP1) levels measured by nephelometry in serum from women with vaginal bleeding in the first half of pregnancy. Acta Obstet Gynecol Scand 63:311–315

Tamsen L, Johannson SG, Axelsson O (1983) Pregnancy-specific beta 1-glycoprotein (SP1) in serum from women with pregnancies complicated by intrauterine growth retardation. J Perinat Med 11:19–25

Tatra G, Bernaschek G, Tessarek KH (1983) SP-1 bei normaler und gestörter Frühschwangerschaft: Diagnostik durch Enzymimmunoassay. Geburtsh Frauenheilk 43:224–226

Taylor PJ, Goswamy RK (1989) Hysteroscopy in infertility and habitual abortion. Hum Reprod 4:13–16

Taylor CG, Page-Faulk W, McIntyre JA, Hill JG (1985) Immunotherapy in habitual abortion. Arch Gynecol Suppl 237:226–227

Thorburn J, Bryman I, Hahlin M (1992) Distinction between early normal intrauterine pregnancies and pathological pregnancies by means of a logistic model. Hum Reprod 7:120–122

Thorps JM, Katz VL, Fowler LJ, Kurtzman JT, Bowes WA (1989) Fetal death from chlamydial infection across intact amniotic membranes. Am J Obstet Gynecol 161:1245–1246

Thrailkill KM, Golander A, Underwood LE, Richards RG, Handwerger S (1989) Insulin stimulates the synthesis and release of prolactin from human decidual cells. Endocrinol 124:3010–3014

Toder V, Strassburger D, Carp H et al (1989) Immunopotentiation and Pregnancy loss. J Reprod Fert 37:79–84

Tsenghi C, Metaxotou-Stavriolaki C, Strataki-Benetou M, Kalpini-Mavrou A, Matsaniotis N (1976) Chromosome studies in couples with repeated spontaneous abortions. Obstet Gynec 47:463–468

Tulchinsky D, Hobel CJ (1973) Plasma human chorionic gonadotropin, estrone, estradiol, estriol, progesterone and 17-alpha hydroxyprogesterone in human pregnancy III early normal pregnancy. Am J Obstet Gynecol 117:884–893

Tupper C, Weil RJ (1962) The problem of spontaneous abortion IX The treatment of habitual aborters by psychotherapy. Am J Obstet Gynecol 83:421–424

Unander M, Linholm A, Olding LB (1985) Habitual abortion: Blocking antibodies and transfusion therapy. Arch Gynecol Suppl 237:227

Unander AM, Norberg R, Hahn L, Arfors L (1987) Anticardiolipin antibodies and complement in ninety-nine women with habitual abortion. Am J Obstet Gynecol 156:114

Usandizaga M, Ortiz-Caro J, Celorio JA, Calcro E, Garcia Elvira JI, Usandizaga JA (1984) Zur Definition der intrauterinen Wachstumsretardierung. Geburtsh Frauenheilk 44:66–658

van der Weiden RMF, Helmerhorst FM, Keirse MJNC (1991) Influence of prostaglandins and platelet activating factor on implantation. Hum Reprod 6:436–442

Vercellini P, Fedele L, Viezzoli T, Ricciardiello O, Cavalli G (1986) Endometriosis and spontaneous abortion. 12th Word Congress on Fertil and Steril, Singapore Oct. 26–31, Handbook of Abstracts 2

Vermesh M, Silva PD, Sauer MV, Vargyas JM, Lobo RA (1988) Persistent tubal ectopic gestation: patterns of circulating β-human chorionic gonadotropin and progesterone, and management options. Fertil Steril 50:584–588

Vogel R, Spielmann H (1986) Überadditive embryotoxische Effekte nach kombinierter Behandlung mit Coffein und Cyclophosphamid in der Präimplantationsphase bei der Maus. Fertilität 2:194–196

Voigtländer T, Schroeder-Kurth T (1990) Läßt sich das Risiko für ein Kind mit Down-Syndrom aus dem mütterlichen Blut erkennen? Med Genetik 5:19–25

Vorherr H (1974) The Breast. Morphology, Physiology, and Lactation. Academic Press, New York

Vorherr H (1975) Konzeptionsverhütung post partum und post abortum. Gynäk Rdsch 15:48–73

Wagner H (1988) Phytopräparate zur Immunstimulierung. Internist 29:472–478

Wald NJ, Cuckle HS, Densem JW, Nanchahal K, Royston P, Chard T, Haddour JE, Knight GJ, Palomaki GE, Canick JA (1988a) Maternal serum screening for Down's syndrome in early pregnancy. Br Med J 297:883–887

Wald NJ, Cuckle HS, Densem JW, Nanchahal K, Canick JA, Haddow JE, Knight GJ, Palomaki GE (1988b) Maternal serum unconjugated oestriol as an antenatal screening test for Down's syndrome. Br J Obstet Gynaecol 95:334–341

Wang L, Warnes GM, Kirby CA, Matthews CD, Norman RJ (1990) Luteal function associated with single, multiple and ectopic embryo implantation in natural cycles or after ovarian hyperstimulation for in-vitro fertilization/gamete intra-Fallopian transfer. Hum Reprod 5:476–480

Warburton D, Fraser FC (1964) Spontaneous abortion risks in man: data from reproductive histories collected in a medical genetics unit. Am J Hum Genet 16:1–25

Warren WB, Timor-Tritsch I, Peisner DB, Raju S, Rosen MG (1989) Dating the early pregnancy by sequential appearance of embryonic structures. Am J Obstet Gynecol 161:747–753

Weckstein L, Jacobson A, Galen D, Hampton K, Ivani K, Andres J (1993) Improvement in pregnancy rates with oocyte donation in older recipients with the addition of progesterone vaginal suppositories. 41st annual meeting of the pacific coast fertility society. Abstracts of oral and poster presentations

Wegmann TG (1988) Maternal T cells promote placental growth and prevent spontaneous abortion. Immunol Lett 17: 297–302

Welsh JJ, Collins TF, Black TN, Graham SL, O'Donnell MW Jr (1987) Teratogenic potential of purified pentachlorophenol and pentachloroanisole in subchronically exposed Sprague-Dawley rats. Food Chem Toxicol 25:163–172

Westergaard JG, Sinosich MJ, Bugge M, Madsen LT, Teisner B, Grudzinskas JG (1983) Pregnancy-associated plasma protein A in the prediction of early pregnancy failure. Am J Obstet Gynecol 145:67–69

Westergaard JG, Teisner B, Hau J, Grudzinskas JG (1984) Placental protein measurements in complicated pregnancies. I. Intrauterine growth retardation. Br J Obstet Gynaecol 91:1216–1223

Westergaard JG, Teisner B, Sinosich MJ, Madsen LT, Grudzinskas JG (1985) Does ultrasound examination render biochemical tests obsolete in the prediction of early pregnancy failure? Br J Obstet Gynaecol 92:77–83

Westphal, Olofsson L (1989) Intradermal immunization by paternal and non-paternal cells in patients with infertility and sterility. JRIMDR Supplement p 18

Wheeler JM, Johnston BM, Malinak LR (1983) The relationship of endometriosis to spontaneous abortion. Fertil Steril 39:656–660

White I, Papiha SS, Magnay D (1989) Inproving methods of screening for Down's syndrome. N Engl J Med 320:401–402

Wiedemann R, Strowitzki T, Sandner R, Luppa P, Hepp H (1989) Wertigkeit hormoneller und sonographischer Parameter bei der Diagnostik der gestörten bzw. ungestörten Frühgravidität. Geburtsh Frauenheilk 49:237–242

Wilcox AJ, Weinberg CR, O'Connor JF, Baird DD, Schlatterer JP, Canfield RE, Armstrong EG, Nisula BC (1988) Incidence of early loss of pregnancy. N Engl J Med 319:189–194

Wilson T, Liggins GC, Joe L (1989) Purification and characterization of a uterine phospholipase inhibitor that loses activity after labor onset in women. Am J Obstet Gynecol 160:602–606

Wiqvist I, Norström A, O'Byrne E, Wiqvist N (1984) Regulatory influence of relaxin on human cervical and uterine connective tissue. Acta Endocrinol 106:127–132

Würfel W, Beckmann M, Austin R, Holt JA (1990) HTSH supprimiert die hCG-Freisetzung der Terminplatzenta in vitro: Einfluß auf die De novo-Synthese von HCG? Berichte Gynäkologie Geburtshilfe 127. Band Heft 11 – 12:1117

Yagel S, Lala PK, Powell WA, Casper RF (1989) Interleukin-1 stimulates human chorionic gonadotropin secretion by first trimester human trophoblast. J Clin Endocrinol Metab 68:992–995

Yeko TR, Gorrill MJ, Hughes LH, Rodi IA, Buster JE, Sauer MV (1987) Timely diagnosis of early ectopic pregnancy using a single blood progesterone measurement. Fertil Steril 48:1048–1050

Ylikorkala O, Jouppila P (1973) Human placental lactogen (HPL) in serum in complicated early pregnancy. J Obstet Gynaecol Br Cwlth 80:1040–1045

Yuen BH, Pride SM, Poland BJ (1984) Endocrinology of luteal phase defects, habitual abortion and trophoblastic-luteal complex during normal and embryopathic gestation. In: Hafez ESE (ed) Spontaneous Abortion. MTP-Press, Limited, Lancaster, pp 241–261

Zander J, v Münstermann AM (1956) Progesteron im menschlichen Blut und Geweben III Progesteron in der Plazenta, in der Uterusschleimhaut und im Fruchtwasser. Klin Wochenschr 34:944–953

Zigril M, Fein A, Carp H, Toder V (1991) Immunopotentiation reverses the embryotoxic effect of serum from women with pregnancy loss. Fertil Steril 56:653–659

Zlatnik FJ, Gellhaus TM, Benda JA, Koontz FP, Burmeister LF (1990) Histologic chorioamnionitis, microbial infection, and prematurity. Obstet Gynecol 76:355–359

13 Die Ultraschalluntersuchung in der Schwangerschaft

C. Sohn, W. Stolz und G. Bastert

13.1 Einleitung

Aufgabe der Ultraschalluntersuchung in der Frühschwangerschaft ist die Kontrolle einer regelrechten Implantation der Frucht, sowie der Entwicklung der Frucht. Dabei stehen prinzipiell 2 Zugangswege (Möglichkeiten) zur Verfügung:

- die Vaginalsonographie und
- die abdominale Applikation.

Welche Methode zur Anwendung kommt, hängt in erster Linie von der Akzeptanz seitens der Patientin ab, muß jedoch auch von medizinischen Notwendigkeiten bestimmt sein. Bei entsprechender Aufklärung wird kaum eine Patientin die eingreifendere vaginale Ultraschalluntersuchung ablehnen, zumal die Notwendigkeit einer gefüllten Harnblase zur Abdominalsonographie häufig mit einigen Nöten für die Patientin verbunden ist. Ein entsprechendes Harnblasenvolumen ist notwendig, da die gefüllte Harnblase zum einen das innere Genitale hinter der Symphyse nach kranial schiebt, und sich zum anderen vor diese Organstrukturen legt, so daß sie als Vorlaufstrecke dient und einen optimalen Einblick in Uterus und Ovarien bietet.

Demgegenüber stört die gefüllte Harnblase bei der *Vaginalsonographie,* da sie die zu untersuchenden Organe vom Schallkopf distanziert. Zur *Abdominalsonographie* empfiehlt sich die Verwendung eines Sektorschallkopfes beispielsweise in Anular-Array-Technik oder besonders ein moderner elektronischer Phase-Array-Schallkopf, da dessen kleine Auflagefläche bei genügend großem Schallfenster den Einblick in das kleine Becken erlaubt. Die Handhabung dieses kleinen Schallkopfes ist dabei optimal flexibel. Der divergierende Strahlengang ist ebenfalls vorteilhaft.

Die Frequenz des Abdominalschallkopfes sollte 3,5 MHz betragen, demgegenüber empfiehlt es sich, bei der Vaginalsonde eine Frequenz von 5 oder 7,5 MHZ zu verwenden. Von verschiedenen Herstellern werden Schallköpfe zur Vaginalsonographie angeboten, die einen Bildausschnitt zwischen 90 und 270° liefern. Zur Orientierung ist ein Panoramabild von 150 bis 270° sehr vorteilhaft, während zur gezielten Untersuchung fraglicher Befunde bei bekannter Lage die bessere Bildqualität der enger begrenzten Schallköpfe Vorteile bietet. Die höhere Frequenz der Vaginalsonde bedingt meist schon eine bessere Auflösung.

Die Dopplersonographie, die in Duplexsystemen sowohl von vaginal als auch von abdominal angewandt werden kann, ist in der Frühschwangerschaft momentan noch in erster Linie von wissenschaftlichem Interesse, im Gegensatz zur Dopplersonographie in der Spätschwangerschaft, wo diese Methode sich fest in der klinischen Routine etablieren konnte.

13.2 Die ungestörte Frühschwangerschaft

Im folgenden werden die Schwangerschaftswochen post menstruationem berechnet angegeben.

Der früheste sonographische Schwangerschaftsnachweis gelingt meist schon in der 5. SSW, da zu diesem Zeitpunkt die Größe der Frucht (ca. 5 mm) das Auflösungsvermögen der handelsüblichen Schallköpfe überschritten hat (Abb. 13.1). Bedingt durch die bessere Auflösung und die geringere Distanz zwischen Frucht und Schallkopf gelingt dieser frühe Schwangerschaftsnachweis mit der Vaginalsonographie häufig besser und eindeutiger.

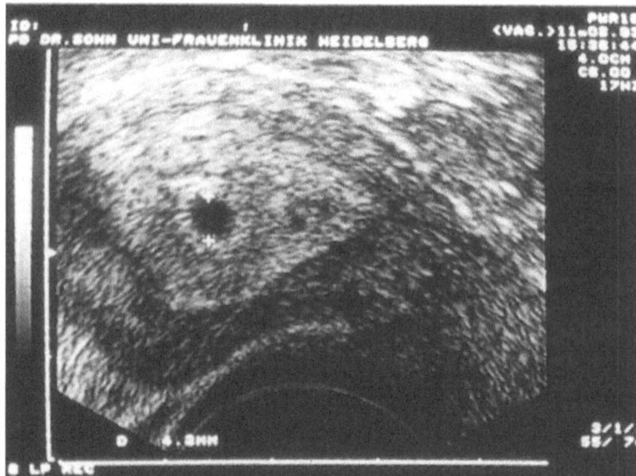

Abb. 13.1. Darstellung einer frühen intrauterinen Schwangerschaft der 5. SSW p.m. Sagittalschnitt. Im hoch aufgebauten Endometrium ist eine kleine Fruchthöhle unter 5 mm erkennbar

Intrauterin ist zu diesem Zeitpunkt eine kleine Fruchtblase von wenigen Millimetern Durchmesser zu sehen. Die Abgrenzung gegen kleine Flüssigkeitsansammlungen im Endometrium und den Pseudofruchtsack bei Extrauteringraviditäten kann Schwierigkeiten bereiten. Dabei ist zu beachten, daß die intrauterine Frucht einen doppelten Ring – der Dezidua und dem Throphoblasten zuzuordnen – aufweist und sich asymmetrisch im Ultraschallbild darstellt. Ein bis 2 Wochen später ist im sonographischen Bild der Embryo mit Herzaktionen nachzuweisen (Abb. 13.2) (Reinhold u. Kucera 1975).

Dieselbe Diagnostik kann sich mit Hilfe der Abdominalsonographie um ca. eine Woche verschieben, einmal bedingt durch die geringere Schallkopffrequenz und zum anderen durch die oft nicht vergleichbar optimalen Untersuchungsbedingungen.

Entscheidend für den Nachweis der intrauterinen Schwangerschaft ist das regelrechte Wachstum der Chorionhöhle und das Auffinden embryonaler Strukturen, da wie erwähnt auch bei der Extrauteringravidität intrauterin fruchtblasenähnliche Strukturen bis zur Größe von 1 cm gefunden werden können (Donald 1965).

Frühestens ab der 6. SSW lassen sich embryonale Strukturen darstellen und kurz anschließend kindliche Herzaktionen nachweisen (Abb. 13.3). Der sichere Nachweis der Herzaktionen gelingt bei einer Größe des Embryos von 1 cm Scheitel-Steiß-Länge. Diese Herzaktionen können mit Hilfe des Time-Motion-Verfahrens objektiviert und dokumentiert werden (Hansmann et al. 1979; Kratochwil u. Eisenhut 1967; Piiroinen 1974).

Es ist zu fordern, daß Herzaktionen bis zur 8. SSW – der Embryo hat die Scheitel-Steiß-Länge von 1 cm zu diesem Zeitpunkt überschritten (Abb. 13.4) – immer gefunden werden, wobei Vorsicht bei Retroflexio geboten ist, da hier die Frucht durch die ungünstige anatomische Lage des Uterus zumindest von abdominal schwerer und meist später nachweisbar ist. Hier weist die Vaginalsonographie eindeutig Vorteile auf. Auch bereitet die Lage des Embryos in Nischen der Fruchtblase eng anliegend manchmal Probleme, da in diesen Fällen dessen Nachweis nur mit großer Sorgfalt gelingt. Hier ist die Unterscheidung zwischen mütterlichen und kindlichen Herzaktionen manchmal erschwert und bedarf sorgfältiger Untersuchung in verschiedenen

Abb. 13.2. Intakte intrauterine Schwangerschaft der 6./7. SSW. Asymmetrisches Chorion, vorwiegend an der Hinterwand erkennbar

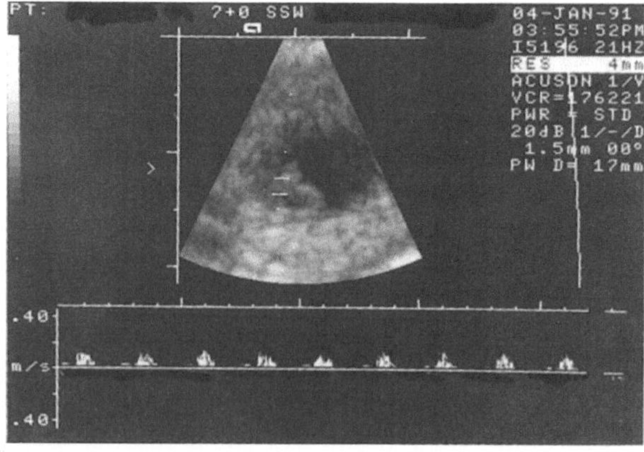

Abb. 13.3. Intrauterine Schwangerschaft der 7./8. SSW. Dopplersonographisch können die Herzaktionen nachgewiesen werden

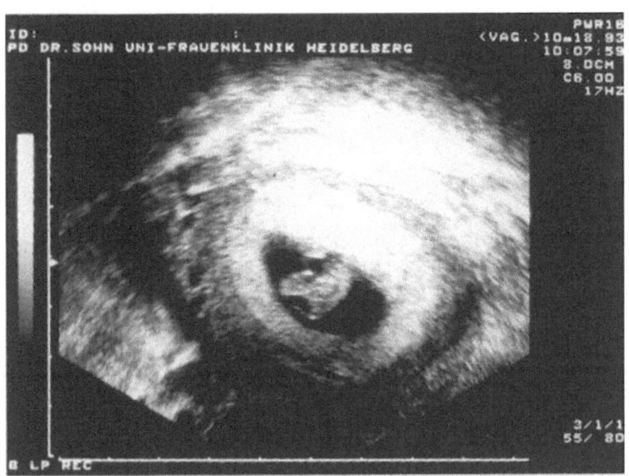

Abb. 13.4. Intrauterine Schwangerschaft der 7./8. SSW. Es läßt sich zuverlässig die Scheitel-Steiß-Länge abgreifen

Schnittebenen durch entsprechende Drehung des Schallkopfes (Reinold 1976). Werden Herzaktionen nachgewiesen, so ist in mehr als 90% der Fälle mit einem positiven Ausgang der Schwangerschaft zu rechnen.

Die physiologische Herzfrequenz beträgt zwischen der 6. und 7. SSW um 130 Schläge pro Minute und erreicht um die 9. SSW die höchste Schlagzahl in der Schwangerschaft mit ca. 170 Schlägen pro Minute.

Das Chorion stellt sich immer asymmetrisch dar. In der Frühschwangerschaft korreliert das Schwangerschaftsalter mit der Größe der Chorionhöhle, die sich gut ausmessen läßt, da die Höhle exakt gegen das Uterusgewebe bzw. im Endometrium gelegene Fruchtgewebe abgegrenzt werden kann. Allerdings ist es nur bis zur 11. SSW sinnvoll, zur Altersbestimmung der Frucht die Chorionhöhle zu messen, da nach dieser Schwangerschaftszeit exaktere Parameter, die den Embryo direkt messen, zur Verfügung stehen (Foebus 1981; Schmidt et al. 1981). Zudem ist die Messung der Chorionhöhle dadurch erschwert, daß diese nicht gleichmäßig rund ist (Haller et al. 1976).

Mit dem Nachweis des Embryos kann dieser selbst gemessen werden. Bis Details des embryonalen Körpers sichtbar werden, stellt das maximale Abgreifen der kindlichen Strukturen die Scheitel-Steiß-Länge dar. Sobald in der 9. SSW Details am Embryo darstellbar sind (Abb. 13.5), muß darauf geachtet werden, daß die Extremitäten und der Dottersack (Abb. 13.6) nicht in die Messung einbezogen werden (Hansmann et al. 1985; Sauerbrei et al. 1980).

Zu späteren Zeitpunkten, wenn Streck- und Beugebewegungen des Embryos auftreten, muß eine Streckphase des Kindes abgewartet werden, um die genaue Scheitel-Steiß-Länge zu messen (Robinson u. Fleming 1975; Robinson u. deCrespigny 1983). Ab der 12. SSW wird es sinnvoll, weitere embryonale Maße wie der biparietale Kopfdurchmesser und der Thoraxdurchmesser bzw. Umfang zu messen, um aus dem Zusammenstimmen aller Maße sehr exakt auf das Schwangerschaftsalter zu schließen. Ende des 1. Trimenons lassen sich bereits Details am Embryo erkennen, so daß der Körper des Kindes in seinen Proportionen und die Körperoberfläche auf deren Regelmäßigkeit überprüft werden kann (Abb. 13.7 und Abb. 13.8) (Hansmann et al. 1985).

Im 1. Trimenon kann aus den embryonalen Maßen, wie beschrieben, exakt das Schwangerschaftsalter errechnet werden (Hackelöer u. Hansmann

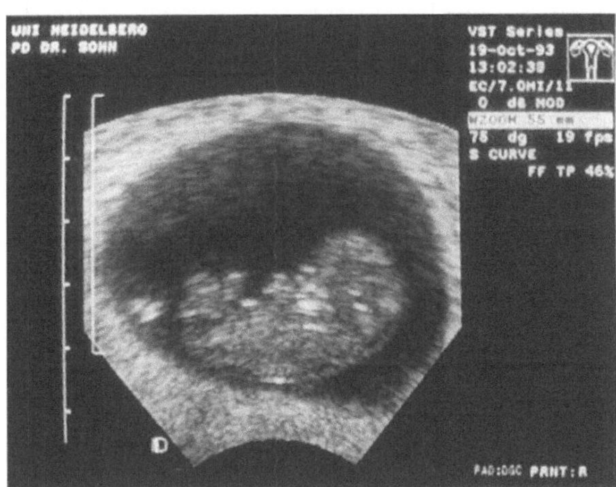

Abb. 13.5. Schwangerschaft der 9. Woche im Sagittalschnittpunkt. Details am Embryo werden sichtbar

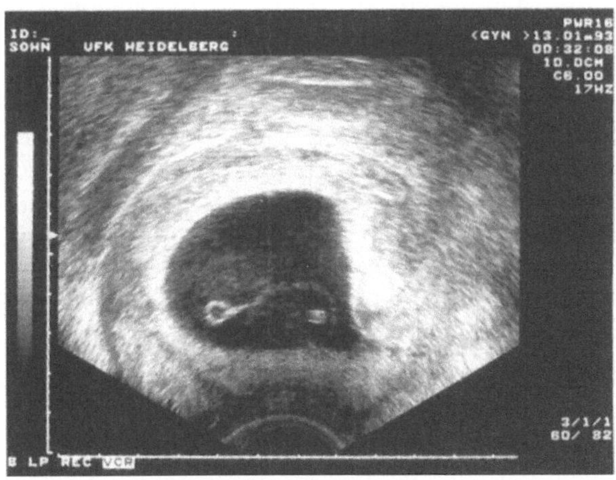

Abb. 13.6. Darstellung von Dottersack und Dottergang in der 9. SSW im Sagittalschnitt

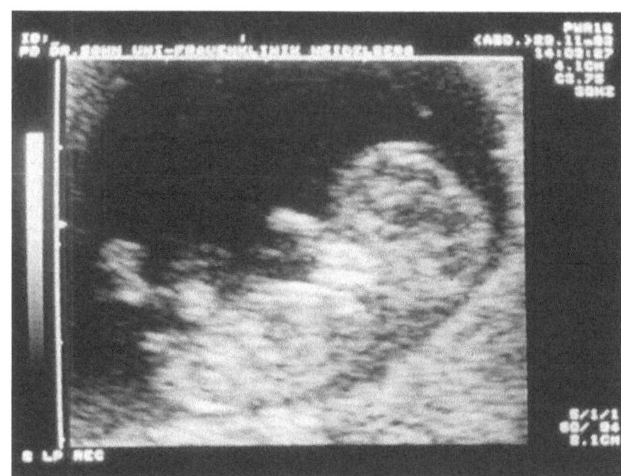

Abb. 13.7. 9. SSW. Deutlich ist die Integrität der Körperoberfläche darstellbar. Extremitäten werden abgrenzbar

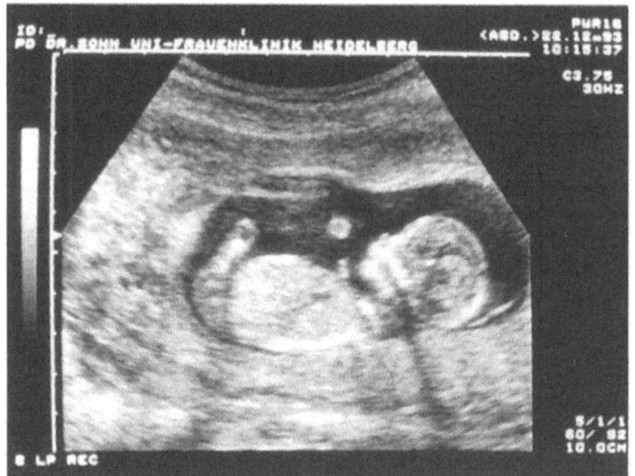

Abb. 13.8. Intakte Schwangerschaft der 11. Woche. Der Embryo ruht auf dem Amnion, das mit dem Chorion noch nicht verschmolzen ist

1976). Eine weitere entscheidende Aufgabe der Ultraschalluntersuchung in der Frühschwangerschaft ist der Nachweis oder Ausschluß von Mehrlingsschwangerschaften (Abb. 13.9). Im 1. Trimenon gelingt es immer die Anzahl der Mehrlinge festzulegen, während dies zu späteren Schwangerschaftszeiten unmöglich werden kann. Auch die Unterscheidung zwischen uniamnialen und multiamnialen bzw. monochorialen oder multichorialen Mehrlingen ist in der Frühschwangerschaft durch den Nachweis einer einzigen oder von getrennten Fruchthöhlen bedeutend einfacher als im 2. oder gar 3. Trimenon (Hackelöer u. Hansmann 1976).

Ende des 1. Trimenons wird die Beurteilung der fetalen Extremitäten und der Wirbelsäule möglich, grobe Bauchwand- und Rückendefekte können diagnostiziert werden, ebenso grobe Kopfmißbildungen, wie beispielsweise ein Anenzephalus (Hansmann et al. 1985).

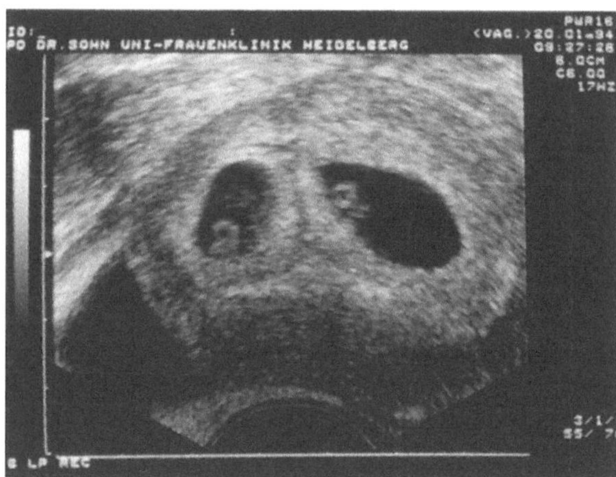

Abb. 13.9. Vaginalsonographische Darstellung einer intakten Geminigravidität in der 7. SSW. Sagittalschnitt. Deutlich sind die 2 getrennten Fruchthöhlen zu erkennen

Im 2. Trimenon wird durch eine weitere Ultraschalluntersuchung mit Messung möglichst vieler embryonaler Körpermaße wie biparietaler Kopfdurchmesser, Kopfumfang, Thoraxdurchmesser und -umfang sowie die Länge der Röhrenknochen und der bestimmte Entbindungstermin bestätigt. Gleichzeitig soll möglichst zwischen der 18. und 22. SSW der Fetus auf Mißbildungen und regelrechte Organstrukturen sonographisch untersucht werden.

Zu späteren Zeitpunkten Ende des 2. Trimenons und im 3. Trimenon kann dann das regelrechte Wachstum und die Entwicklung des Feten überprüft werden, um rechtzeitig Mangelentwicklungen und Gefahrenzustände des Kindes zu erkennen und gegebenenfalls zu behandeln (Hansmann 1976; Sohn et al. 1993). Insbesondere reiht sich hier die Dopplersonographie mütterlicher und fetaler Gefäße ein. Wichtig ist zu diesem Schwangerschaftszeitpunkt die Beurteilung der Integrität der Organe und Körperhöhlen, da hier sowohl intrauterine wie auch extrauterine Behandlungsmöglichkeiten bestehen, wie beispielsweise bei fetalen kardialen Arrhythmien, Ergüssen oder bei Rhesusinkompatibilität. Auch für den Entbindungsmodus, z. B. bei diagnostizierter Omphalozele, ist diese Diagnostik von Nutzen.

13.2.1 Pathologie

Eine wichtige Aufgabe der Ultraschalluntersuchung in der Frühschwangerschaft ist die Abgrenzung einer nicht intakten Gravidität von einer intakten. In 50% bei Frühaborten sind keine embryonalen Strukturen nachweisbar (Abb. 13.10). Dabei ist die Windmole zu diagnostizieren, wenn in einer Fruchtblase von mehr als 2–3 cm kein Embryo sichtbar ist, wobei der problematische Nachweis von sog. „Eckenhockern" berücksichtigt werden muß. Wiederholte Ultraschalluntersuchungen sind daher indiziert. Charakteristisch ist das zu langsame Wachstum der Fruchtblase und deren Asymmetrie. Pathologisch erniedrigte HCG-Werte bzw. ein fehlender Anstieg der HCG-Werte können diese sonographisch zuverlässig zu stellende Diagnose stützen.

Die Diagnose „Missed Abortion" beruht auf einem fehlenden Nachweis von Herzaktionen bei sonographisch sichtbarem Embryo (Lyons u. Levi

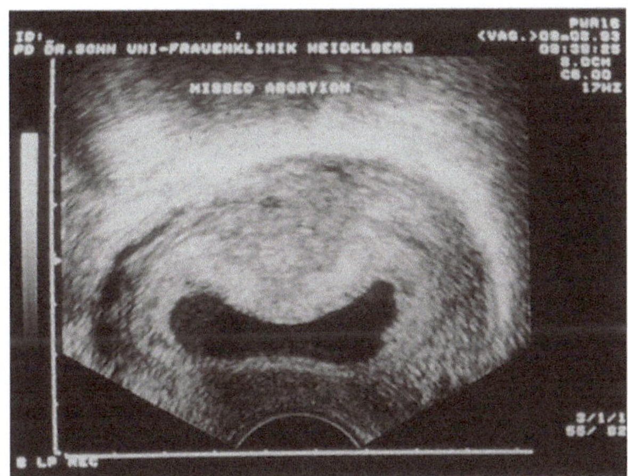

Abb. 13.10. Leere Fruchthöhle in der 7./8. SSW, keine embryonalen Spuren nachweisbar, der Befund entspricht einem Windei (Abortivfrucht)

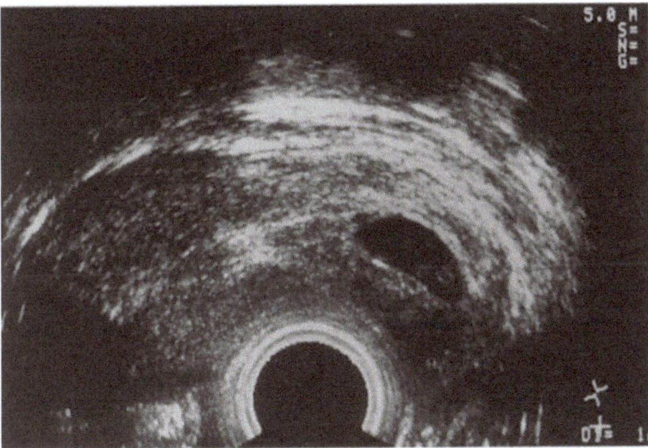

Abb. 13.11. Vaginalsonographischer Sagittalschnitt durch den Uterus. Die echofreie Struktur im Zervikalkanal entspricht einer Abortivfrucht i. S. eines Zervikalabortes

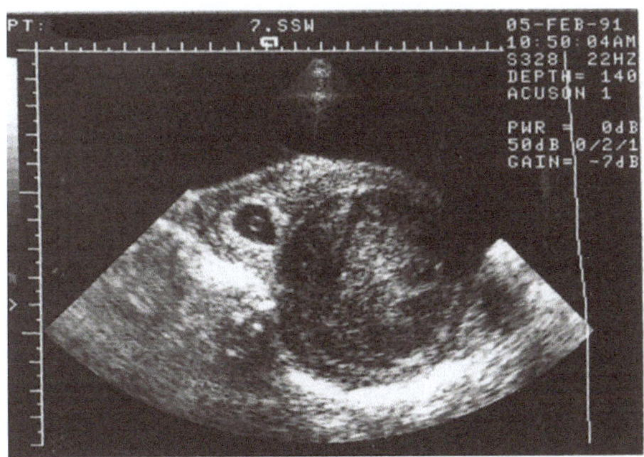

Abb. 13.12. Intakte Schwangerschaft der 7. Woche mit großem solitärem Myom. In der Fruchthöhle ist der Dottersack erkennbar

1983). Auch diese Diagnose sollte durch wiederholte Untersuchungen abgesichert werden. Typisch ist das passive Nachpendeln der avitalen Frucht nach Stoßpalpation mit Hilfe des Schallkopfes. Bei Kontrolle kann selbstverständlich kein Wachstum des Embryos nachgewiesen werden, die Fruchtblase ist häufig unrund (Abb. 13.11 und Abb. 13.12) (Hansmann et al. 1985).

Im Falle einer Blasenmole zeigt sich sonographisch im vergrößerten Uterus ein sehr inhomogenes Bild, das Echomuster reicht von echoreich bis echoarm und wird zutreffend als „Schneegestöber" beschrieben. Die Bestimmung des HCG-Wertes bestätigt die sonographische Diagnose. Allerdings wird von Hansmann beschrieben, daß eine Blasenmole auch mit niedrigen HCG-Werten bzw. negativem Schwangerschaftstest einhergehen kann (Hansmann et al. 1985). Relativ häufig werden bei Blasenmolen Luteinzysten in den Ovarien gefunden.

Bedingt durch die frühzeitige sonographische Diagnose des Abortes wurde die Häufigkeit der Blasenmole in den letzten Jahren reduziert, da hierdurch zur Entwicklung der Blasenmole keine Zeit mehr besteht.

13.3 Extrauteringravidität

Auch für den geübten Untersucher kann die sonographische Diagnose einer Extrauteringravidität (EUG) schwer sein. In den wenigsten Fällen gelingt der direkte Nachweis einer Fruchtblase mit embryonalen Strukturen und positiven Herzaktionen (Abb. 13.13) (Hansmann et al. 1985). Da die Frucht

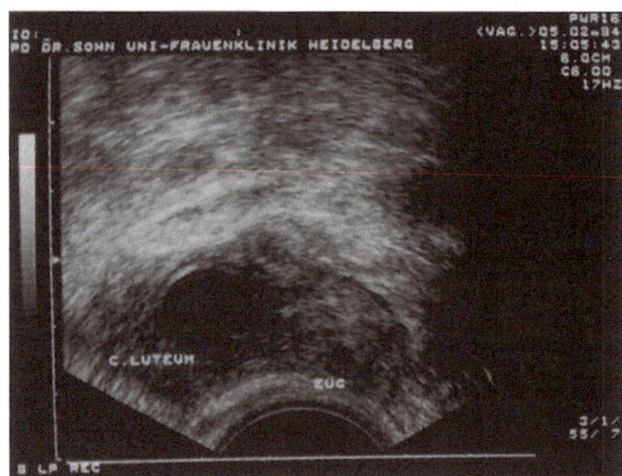

Abb. 13.13. Linksseitiger Tubarabort in der 6. SSW vaginalsonographisch dargestellt

relativ häufig frühzeitig zugrunde geht, sind embryonale Strukturen oft nicht nachweisbar, allenfalls eine kleine Fruchtblase innerhalb eines soliden Tumors im Adnexbereich (Abb. 13.14) (Hallatt 1975; Laing u. Brooke-Jefrey 1983).

Zur Diagnose der EUG sollte in erster Linie die Vaginalsonographie Anwendung finden. Der erste Hinweis auf eine EUG ist das sonographische Bild des hochaufgebauten Endometriums ohne Fruchtblase zu einer Schwangerschaftszeit, in der die Fruchtblase sichtbar sein müßte (Sanders 1978).

Allerdings kann durch die deziduale Reaktion des Endometriums mit Flüssigkeitsansammlung eine intrauterine Gravidität vorgetäuscht werden (Schaffer et al. 1983; Weiner 1981). Die Abgrenzung gegen eine Fruchtblase gelingt durch den Nachweis der meist völlig symmetrischen Form des umliegenden Gewebes im Gegensatz zur Fruchtblase, die vom asymmetrischen Chorion umgeben ist. Auch ist das Wachstum des Pseudofruchtsacks bei der EUG deutlich verlangsamt, die Pseudofruchtblase erreicht meist nur eine Größe von 1 cm (Hansmann et al. 1985; Nelson et al. 1983). Zudem ist der Pseudofruchtsack von nur einem Ring umgeben, während die Intrauteringravidität von 2 Ringen, der aus Dezidua und Trophoblast besteht, umgeben ist (Bradley et al. 1982). Das nächste Augenmerk gilt nun dem Douglas-Bereich zum Nachweis oder Ausschluß von Flüssigkeit, die sowohl bei Tubarruptur als auch nach Tubaraborten häufig vorkommt. Der Nachweis von Douglas-Flüssigkeit gelingt ab einem Volumen von ca. 3 ml. Vorhandene Douglas-Flüssigkeit ergibt also einen weiteren Hinweis auf das Vorliegen einer EUG.

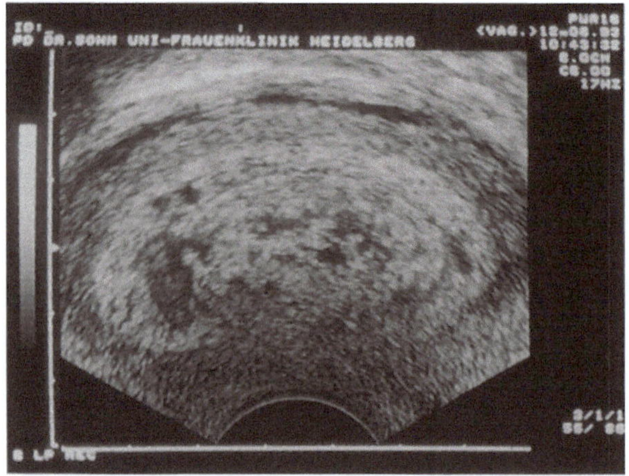

Abb. 13.14. Blasenmole in der 8. SSW vaginalsonographisch dargestellt durch Sagittalschnitt

Im folgenden wird sorgfältig im Längs- und Querschnitt der Adnexbereich durchgemustert, vom Tubenabgang bis zum Ovar. Dabei ist besonders auf Tumoren im Adnexbereich zu achten, die auch ohne den Nachweis einer Fruchtblase der EUG entsprechen können. Dabei bereiten die im Adnexbereich liegenden Corpusluteum-Zysten differentialdiagnostisch manchmal Probleme. Auch ist die Abgrenzung der EUG von varikösen Gefäßen, wie sie entlang des Uterus und der Tuben verlaufen können und besonders in der Schwangerschaft erweitert sind, oft schwierig. Das Duplexsystem mit dessen Hilfe der Blutfluß nachgewiesen werden kann, ermöglicht hier problemlos die Abgrenzung der Gefäße von einer Fruchtblase.

Verlaufsuntersuchungen und Beobachtung oft unter stationären Bedingungen mit engmaschigen sonographischen Kontrollen sind notwendig, wenn der direkte sonographische Nachweis der EUG nicht gelingt (Kadar et al. 1981). Die im folgenden nicht nachweisbare intrauterine Fruchtblase, zunehmende Douglas-Flüssigkeit und ein Tumor im Adnexbereich beweisen dann die EUG.

13.4 Dopplersonographie in der Geburtshilfe

Dieses in anderen medizinischen Disziplinen alltäglich verwendete Verfahren hat sich erst vor kurzer Zeit in der Geburtshilfe etabliert und liefert wichtige Zusatzinformationen über drohende Gefahrenzustände des Kindes (Fendel u. Sohn 1989; Sohn et al. 1993). Da sich aus der dopplersonographischen Untersuchung geburtshilfliche Konsequenzen ergeben können, ist deren Einsatz erst beim lebensfähigen Kind sinnvoll. Der früheste Zeitpunkt stellt also in etwa die 25. SSW dar (Fendel u. Sohn 1989).

Zur Untersuchung wird ein Ultraschallduplexsystem verwendet. Das Duplexsystem vermag mit demselben Schallkopf ein normales Ultraschallschnittbild (B-Bild) zu erzeugen und eine gezielte Doppleruntersuchungen von Strukturen, die im B-Bild identifiziert wurden, durchzuführen.

Grundsätzlich werden 2 Arten von Duplexsystemen unterschieden (Fendel u. Sohn 1989; Pourcelot 1974):

- das mechanische und
- das elektronische Duplexsystem.

Das mechanische verwendet einen Sektorschallkopf, in dem sich der Kristall dreht. Hier wird derselbe Kristall zum Aufbau des B-Bildes und des Dopplerbildes benutzt, so daß der gleichzeitige Betrieb von Schnittbilddarstellung und Doppler nicht möglich ist, was eigentlich von einem Duplexsystem erwartet wird. Anders beim elektronischen Duplexsystem: hier ist der simultane Betrieb von B-Bild und Doppler möglich, da in dem elektronischen Schallkopf eine Vielzahl von Kristallen zur Verfügung steht, die entweder für das B-Bild oder den Dopplerbetrieb angesteuert werden.

Zwei Arten von Dopplerverfahren existieren (Fendel u. Sohn 1989):

- gepulster Doppler und
- Continuous-wave-Doppler.

Der prinzipielle Unterschied besteht darin, daß mit Hilfe des Continuous-wave-Dopplers nicht tiefenselektiv untersucht werden kann – alle Blutgefäße, die den Dopplerstrahl kreuzen, werden erfaßt – während mit Hilfe des gepulsten Dopplers ganz gezielt in vorwählbaren Gewebetiefen bestimmte Blutgefäße untersucht werden können. Der Bereich, in dem der Dopplerbetrieb erfolgt, wird Dopplerfenster („sample volume") genannt. Der Einsatz eines gepulsten Dopplers im Duplexsystem ist sinnvoll, da im B-Bild das Blutgefäß identifiziert werden kann und dann gezielt mit dem gepulsten Doppler erfaßt wird.

Im folgenden soll der Einsatz eines elektronischen Duplexsystems mit gepulstem Doppler vorausgesetzt werden.

Das Vorgehen zur Dopplersonographie im 3. Trimenon gestaltet sich derart, daß nach erfolgter Biometrie zum Nachweis oder Ausschluß einer fetalen Retardierung – hierfür sind die Ultraschalluntersuchungen im 1. und 2. Trimenon unerläßlich, da dort das Alter der Schwangerschaft und somit der Entbindungstermin festgelegt wurde – eine Orientierung über die Lage des Kindes erfolgt. Im B-Bild des Duplexsystems wird dann zunächst das zu untersuchende Blutgefäß aufgesucht. In dieses normale Ultraschallbild kann nun mittels eines Markers der Dopplerstrahl mit Dopplerfenster (alle in diesem Fenster, dessen Größe wählbar ist, vorkommenden Blutgefäße werden dopplersonographisch untersucht) auf das gewünschte Gefäß gerichtet und der Dopplerbetrieb eingeschaltet werden. Es ist immer darauf zu achten, daß ein möglichst spitzer Winkel zwischen Dopplerstrahl und Blutgefäß eingehalten wird, um eine optimale Registrierung der Kurven zu gewährleisten.

Die Auswertung der Kurven kann auf verschiedene Weise erfolgen. Zum einen kann die Dopplerkurve qualitativ ausgewertet werden. In diese Auswertung geht die Form der Kurve ein. Eine Objektivierung dieser Art der Kurvenbewertung ist kaum möglich. Demgegenüber erlaubt die qualitative Auswertung der Dopplerkurve einen objektiven Vergleich. Aus der Höhe der Systole (A) und der Höhe der Diastole (B) werden Parameter errechnet: Der Quotient (A/B), der Resistanceindex (A-B/A) und der Pulsatilitätsindex (A-B/Quotient). Problematisch bei der Berechnung der Parameter ist allerdings, daß die Kurvenform unberücksichtigt bleibt, die jedoch interessante Informationen liefert. So zeigt sich beispielsweise bei einer Plazentainsuffizienz eine frühdiastolische Einkerbung (notching), die mittels der Parameter nicht beachtet wird (Fendel u. Sohn 1989). Zwar werden die Parameter als winkelunabhängig bezeichnet, was immer als deren Vorteil aufgeführt wird, da sie angeblich unabhängig vom Winkel zwischen Dopplerstrahl und Blutgefäß immer richtig berechnet werden können. Doch letztlich zutreffend ist dies nicht, da bei größer werdenden Winkeln zwischen Dopplerstrahl und Gefäß der Fehler in der Darstellung von Systolen- und Diastolenhöhe ebenfalls deutlich zunimmt und somit die Berechnung der Parameter mit deutlich höherer Fehlerwahrscheinlichkeit vorgenommen wird.

Unseres Erachtens stellt der Resistanceindex den wichtigsten und aussagekräftigsten Parameter für die Beurteilung des Gefäßwiderstandes dar und soll daher im folgenden als Zahlenbeispiel für die verschiedenen Blutgefäße aufgeführt werden.

Mit Hilfe des Duplexsystems können mütterliche und fetale Gefäße untersucht werden:

Uterine Gefäße. Diese sind am unteren uterinen Pol beidseits leistenwärts auffindbar. Da diese Gefäße meist nicht im weiteren Verlauf darstellbar sind, werden mit möglichst breitem Dopplerfenster verschiedene uterine Gefäße aufgesucht, die auch ohne exakte Darstellung im B-Bild an deren charakteristischem Flußprofil identifiziert werden können. Die Kurve zeigt einen mäßig steilen Anstieg zur Systole und von hier einen kontinuierlichen Abfall zur Enddiastole. Die Frühdiastole ist kaum von der Systole abgrenzbar.

Ein Resistanceindex unter 0,5 (50%) ist normal. Insbesondere bei der Plazentainsuffizienz und Gestose finden sich in diesem Gefäß pathologische und charakteristische Flußprofile (Arduini et al. 1988; Blechner et al. 1974; Fendel u. Sohn 1989; Stuart et al. 1980).

Fetale Aorta. Möglichst weit im abdominalen Anteil wird bei Längsschnittführung des B-Bildes der Dopplerstrahl in spitzem Winkel auf das Gefäß ausgerichtet. Die Dopplerkurve zeigt eine spitze Systole und eine flache gewölbte Diastole. Die hohe markante Systole ist deutlich von der tiefen Frühdiastole zu unterscheiden. Ein Resistanceindex unter 0,8 (80%) ist normal. Ein hoher diastolischer Fluß ist erwünscht, bei drohenden fetalen Gefahrenzuständen aber nicht nachweisbar. Ein niedriger diastolischer Fluß oder ein gar nicht nachweisbarer diastolischer Fluß kündigt eine Gefahr für den Feten an (Eik-Nes et al. 1981; Fendel u. Sohn 1989; Marsal et al. 1984, 1985). Ein Rückgang des diastolischen Flusses kurz vor der Entbindung ist normal.

Fetale A. carotis. Im Halsbereich des Kindes ist sie meist problemlos auffindbar. Auch hier ist auf einen spitzen Winkel zwischen Gefäß und Dopplerstrahl zu achten. Normalerweise läßt sich in diesem Gefäß kein diastolischer Fluß nachweisen, sondern nur eine sehr spitze Systole. Kurz vor der Entbindung kann allerdings auch normalerweise ein geringer diastolischer Fluß nachgewiesen werden. Ein Resistanceindex von 1,0 (100%) ist normal. Ein Anstieg des diastolischen Flusses bei gleichzeitigem Rückgang des diastolischen Flusses in der fetalen Aorta zeigt eine Sparschaltung im Sinne einer Zentralisation an und somit eine fetale Gefahr (Arabin u. Saling 1987; Fendel u. Sohn 1989; Marsal et al. 1985; Stolz et al. 1990; Wladimiroff et al. 1980). So zeigt ein Index der Durchblutungsparameter von Aorta (A) zu A. carotis (C) unter 1 keine Gefahr an, während dieser Index über 1 ein Alarmzeichen ist (Stolz 1989).

$A/C < 1$: keine Gefahr,
$A/C > 1$: Gefahr.

Fetale A. cerebri. Im Bereich des Thalamus ist sie bereits im B-Bild an den Pulsationen erkennbar. Auch an diesem Gefäß ist die spitze Systole deutlich von der normalerweise niedrigen Diastole gut abzugrenzen. In der Regel ist eine sehr niedrige Diastole nachweisbar, im Gegensatz zur A. carotis. Ein Resistanceindex über 0,9 (90%) ist normal. Dieses Gefäß wird untersucht, wenn die fetale A. carotis nicht ableitbar ist, um über das Verhältnis der aortalen zur zerebralen Durchblutung eine Aussage machen zu können. Entsprechend ist der Anstieg der Diastole als pathologisch zu werten (Arbielle et al. 1987; Fendel u. Sohn 1989; Rizzo et al. 1988; Wladimiroff et al. 1986).

A. umbilicalis. Dieses Gefäß ist in aller Regel problemlos im Bereich der kleinen Teile auffindbar. Eine mäßig steile Systole fällt kontinuierlich zur relativ hohen Diastole ab, das Dopplerprofil sieht sägezahnartig aus.

Ein Resistanceindex unter 0,6 (60%) ist normal. Ein Rückgang der Diastolenhöhe kann eine Gefahr für den Fetus ankündigen (Assali u. Tabsh 1984; Gill et al. 1981; Reuwer et al. 1984).

Da dieses Gefäß sehr gewunden ist, kann oft kein Winkel zwischen Dopplerstrahl und Gefäß bestimmt werden. Eine fehlende Diastole kann daher auch ableitungsbedingt falsch sein. Der fetalen Aorta ist darum ein höherer diagnostischer Wert beizumessen (Abramowicz et al. 1988; Fendel u. Sohn 1989; Kurjak u. Rajhvajn 1982).

Die Indikation zum Einsatz der Dopplersonographie in der Geburtshilfe ist immer dann gegeben, wenn eine Gefahrenkonstellation für den Feten vorliegt. So stellt eine Retardierung ebenso wie die EPH-Gestose eine wichtige Indikation dar (Collet u. Boog 1988; Fendel u. Sohn 1989; Kurjak u. Rajhvajn; Tonge 1987).

Die klinische Konsequenz, die sich aus einem pathologischen Dopplerbefund ergibt, bedeutet meist, daß eine intensivere Überwachung des Feten durch häufige Kardiotokographiekontrollen erfolgt (Campbell 1986; Campbell et al. 1983). Pathologische Dopplerbefunde werden meist vor Auffälligkeiten im CTG gefunden (Sohn et al. 1987; Stolz et al. 1990). Daher stellt die Dopplersonographie in der Geburtshilfe eine ideale Methode dar, in Risikoschwangerschaften den richtigen Zeitpunkt rechtzeitig zu erkennen, zu dem diese intensivere

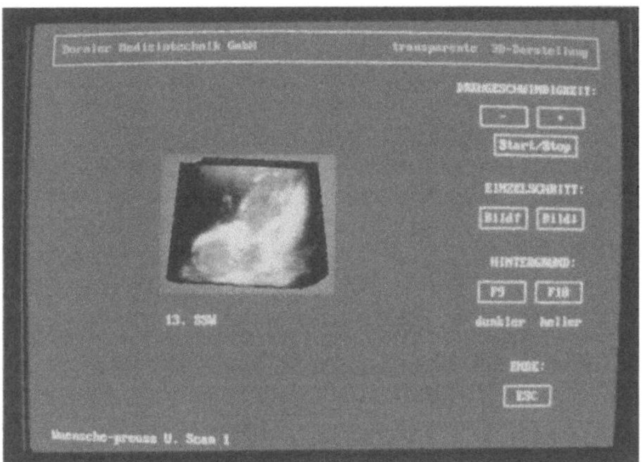

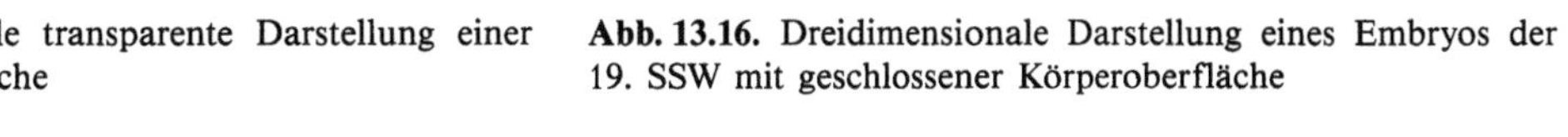

Abb. 13.15. Dreidimensionale transparente Darstellung einer Schwangerschaft der 18. Woche

Abb. 13.16. Dreidimensionale Darstellung eines Embryos der 19. SSW mit geschlossener Körperoberfläche

Gestosen aufweisen können (Sohn u. Fendel 1988; Sohn u. Stolz 1991).

Erste Ergebnisse einer völlig neuartigen Methode, der *dreidimensionalen Ultraschalldarstellung* haben vor kurzem neue diagnostische Möglichkeiten in Aussicht gestellt. Den möglichen Einsatz dieser räumlichen Darstellung wird die Zukunft zeigen müssen (Abb. 13.15, 13.16) (Sohn et al. 1988, 1989a, b; Sohn u. Rudofsky 1989).

Überwachung notwendig wird (Fendel u. Sohn 1989; Sohn et al. 1993). Mit Hilfe des Oxytozinbelastungstests kann die Reaktion des Feten auf die reduzierte Blutversorgung unter Belastung untersucht werden (Reinold 1978).

Untersuchungen an weiteren maternalen Gefäßen, wie beispielsweise den renalen Gefäßen, scheinen sinnvoll, wie Untersuchungen in letzter Zeit gezeigt haben, da sie frühe Veränderungen bei EPH-

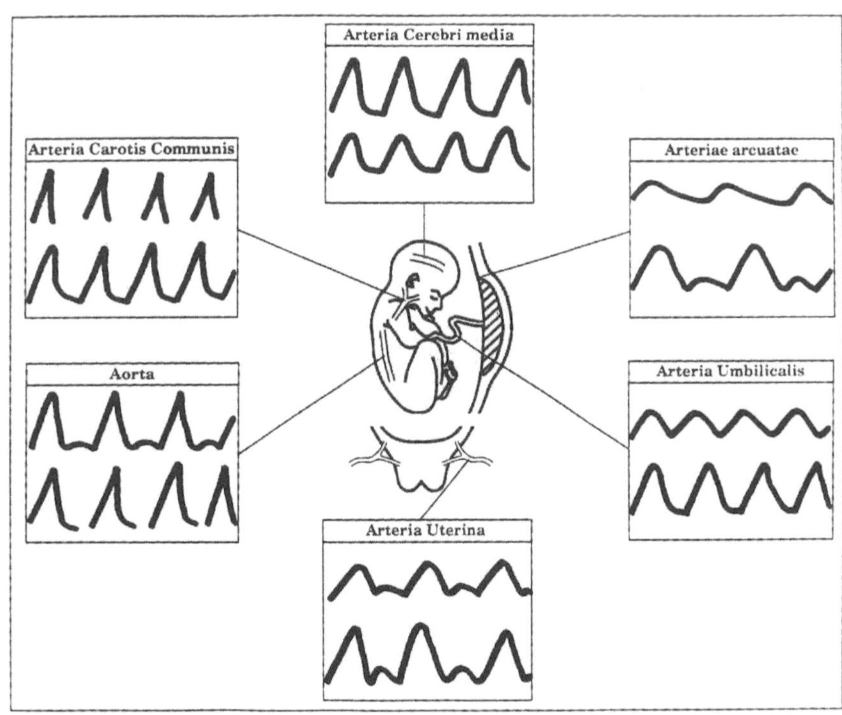

Abb. 13.17. Schematische Zusammenfassung der dopplersonographischen Befunde. Darstellung der einzelnen Gefäßabschnitte mit normalen (obere Pulskurve) und pathologischen (untere Pulskurve) Befunden

13.5 Literatur

Arabin B, Saling E (1987) Die „Sparschaltung" des fetalen Kreislaufs dargestellt anhand von eigenen quantitativen Doppler-Blutflußparametern. Z Geburtshilfe Perinatol 213–218

Arbielle PH, Roncin A, Berson M, Patat F, Pourcelot L (1987) Exploration of the fetal cerebral blood flow by duplex-linear array system in normal und pathological pregnancies. Ultrasound Med Biol 13:329–337

Arduini D, Rizzo G, Caruso A, Romanini C, Mancuso S (1988) Haemodynamic changes in IUGR fetuses during maternal oxygen administration. Int Perinatal Doppler Soc, 1st Congress, Kansas City, 23–25 May 1988

Abramowicz JS, Warsof LS, Arrington J, Levy DL (1988) Doppler ultrasound study of the umbilical cord: placental of fetal abdomen insertion? Int Perinatal Doppler Soc 1st Congress, Kansas Cirty, 23–25 May 1988

Assali NS, Tabsh KMA (1984) Anatomical and physiological aspects of fetal and neonatal circulation: methods of measurement and their pitfalls. In: Kurjak A (ed) Measurement of fetal blood flow. CIC Edizioni Internazionali, Roma, p 17

Blechner JN, Stegner VG, Prystowski H (1974) Uterine blood flow in woman at term. Am J Obstet Gynecol 120:634

Bradley WG, Fiske CE, Filly RA (1982) The double sac sign of early intrauterine pregnancy: use in exclusion of ectopic pregnancy. Radiology 143:223–226

Campbell S (1986) 2nd Meeting of the European Planceta Group. Joint meeting with the Rochester trophoblast conference. Rolduc Monastery, Netherland, Sept 24–27, 1986

Campbell S, Griffin DR, Diaz Recasens JM, Cohen-Oberbeek TE, Wilson K, Teak MJ (1983) New doppler technique of assessing uteroplacental blood flow. Lancet I:675

Collet M, Boog G (1988) Doppler evaluation of umbilical and cerebral arterial blood flow of the fetus in pregnancies complicated by intra-uterine growth retardation. Int Perinatal Doppler Soc, 1st Congress, Kansas City, 23–25 May 1988

Donald I (1965) Ultrasonic echosounding in obstetrical and gynecological diagnosis. Am J Obstet Gynecol 93:935–939

Eik-Nes SH, Marsal K, Kristoffersen K, Vernersson E (1981) Non-invasive Messung des fetalen Blutstromes mittels Ultraschall. Ultraschall 2:226–231

Fendel H, Sohn C (1989) Dopplersonographie in der Geburtshilfe. Springer, Berlin Heidelberg New York Tokyo

Foebus J (1981) Die Bedeutung der Scheitelsteißlänge und des biparietalen Durchmessers für die Schätzung des Gestationsalters in der Frühgravidität. Med. Dissertation, Bonn

Gill RW, Trudinger BJ, Gerrit WJ, Kossow G, Warren PS (1981) Fetal umbilical venous flow measured in utero by pulsed doppler and B-mode ultrasound. Am J Obstet Gynecol 139:170

Hackelöer BJ, Hansmann M (1976) Ultraschalldiagnostik in der Frühschwangerschaft. Gynäkologe 9:108

Haller U, Liebchen C, Henner H, Wesch H, Kubli F (1976) Assessment of gestational age by means of sonar biometry of amniotic sac during early pregnancy. Vortrag No. 284, 5. Europäischer Kongreß für Perinatale Medizin, Uppsala

Hansmann M (1976) Ultraschallbiometrie im 2. und 3. Trimester der Schwangerschaft. Gynäkologie 9:133

Hallatt IG (1975) Repeat ectopic pregnancy: a study of 123 consecutive cases. Am J Obstet Gynecol 122:520

Hansmann M, Hackelöer BJ, Stauddach A (1985) Ultraschalldiagnostik in Geburtshilfe und Gynäkologie. Springer, Berlin Heidelberg New York Tokyo

Hansmann M, Schumacher H, Foebus J, Voigt U (1979) Ultraschallbiometrie der fetalen Scheitelsteißlänge in der ersten Schwangerschaftshälfte. Geburtshilfe Frauenheilkd 39:656

Kadar N, De Vore G, Romero R (1981) Discriminatory hCG zone: its use in the sonographic evaluation of ectopic pregnancy. Obstet Gynecol 58:156–161

Kratochwil A, Eisenhut L (1967) Der früheste Nachweis der fetalen Herzaktion durch Ultraschall. Geburtshilfe Frauenheilkd 27:176

Kurjak A, Rajhvajn B (1982) Umbilical blood flow in normal and complicated pregnancies. J Perinat Med 10:3

Laing FC, Brooke-Jefrey R (1983) Ultrasound evaluation of ectopic pregnancy. In: Callen PW (ed) Ultrasonography in obstetrics and gynecology. Saunders, Philadelphia, p 291

Lyons EA, Levi CS (1983) Ultrasound in the first trimester of pregnancy. In: Callen PW (ed) Ultrasonography in obstetrics and gynecology. Saunders, Philadelphia, pp 1–19

Marsal K, Lindblad A, Lingmann G, Eik-Nes SH (1984) Blood flow in the fetal descending aorta: intrinsic factors affecting fetal blood flow, i.e. fetal breathing movements and cardiac arrythmia. Ultrasound Med Biol 123:2

Marsal K, Lingmann G, Laurin J, Giles W (1985) Fetal circulatory changes in imminent intrauterine asphyxia. In: Gill RW, Dadd MJ (eds) Proceeding of the 4th meeting of the World Federation for Ultrasound in Medicine and Biology. Sydney, Australia, p 241

Nelson P, Bowie JD, Rosenberg E (1983) Early intrauterine pregnancy or decidual cast: an anatomicsonographic appproach. J Ultrasound Med 2:543

Piiroinen O (1974) Detection of fetal heart activity during early pregnancy by combined B-scan and Doppler examination: a new application. Acta Obstet Gynecol Scand 53:231

Pourcelot L (1974) Applications cliniques de L'examen Doppler transcutane. In: Peronneau P (ed) Velocimetric ultrasonor Doppler. INSERM 74:213–240

Reinold E (1976) Ultrasonics in early pregnancy. Karger, Basel

Reinold E (1978) Effekte einer Langzeitverabreichung von Wehenhemmern auf das fetale Wachstum. In: Jung J, Friedrich E (Hrsg) Fenoterol (Partusisten R) bei der Behandlung der Geburtshilfe und Perinatologie, 2. Symposium über Partusisten, Wiesbaden 1977. Thieme, Stuttgart, S 198

Reinold E, Kucera H (1975) Ultraschallmessungen in der Frühschwangerschaft. Wien Klin Wochenschr 87:62

Reuwer PJHM, Nuyen WC, Beijer HJM, Heethaar RM, Bruinse HW, Sountenbeek P, Haspels AA (1984) Characteristics of flow velocities in the umbilical arteries, assessed by Doppler ultrasound. Eur J Obstet Gynecol Reprod Biol 17:397–408

Rizzo G, Arduini D, Caforio L, Romanini C, Mancuso S (1988) Prenatal cerebral doppler ultrasonography and neonatal neurological outcome. Int Perinatal Doppler Soc, 1st Congress, Kansas City, 23–25 May 1988

Robinson HP (1972) Detection of fetal heart movement in the first trimester of pregnancy using pulsed ultrasound. Br Med J IV:466–468

Robinson HP, de Crespigny L (1983) Ectopic pregnancy. In: Campbell S (ed) Ultrasound in obstetrics and gynaecology: recent advances, vol 10. Saunders, London, pp 407–421

Robinson HP, Fleming JEE (1975) A critical evaluation of sonar "crown-rumplength" measurements. Br J Obstet Gynaecol 82:702–710

Sanders EP (1978) Subacute ectopic pregnancy. N Z Med J 87:41–49

Sauerbrei E, Cooperberg PL, Poland BJ (1980) Ultrasound demonstration of the normal fetal yolk sac. J Clin Ultrasound 8:217–220

Schaffer RM, Stein K, Shih JH, Goodman JD (1983) The echoic pseudogestational sac of ectopic pregnancy simulating early intrauterine pregnancy. J Ultrasound Med 2:215

Schmidt W, Hendrik HJ, Kubli F (1981) Ultraschallfetometrie – die Scheitelsteißlänge in der ersten Schwangerschaftshälfte. Z Geburtshilfe Perinatol 185:327

Sohn CH, Fendel H (1988) Arterielle renale und uterine Durchblutung in normalen und gestotischen Schwangerschaften. Z Geburtshilfe Perinatol 192:169–174

Sohn CH, Stolz W (1991) Die unterschiedliche Durchblutung mütterlicher Gefäße in normalen und gestotischen Schwangerschaften. Ultraschall 12:6–10

Sohn CH, Rudofsky G (1989) Die dreidimensionale Ultraschalldiagnostik – ein neues Verfahren für die klinische Routine? Ultraschall 4:219–224

Sohn CH, Fendel H, Billet P, Werdin R, Kesternich P, Schonlau H (1987) Änderung der uterinen Durchblutung in Abhängigkeit von der Körperposition während der Schwangerschaft. Z Geburtshilfe Perinatol 191:169–173

Sohn CH, Grotepaß J, Schneider W et al. (1988) Dreidimensionale Darstellung in der Ultraschalldiagnostik. Dtsch Med Wochenschr 113:1743–1747

Sohn CH, Grotepaß J, Ameling W, Schneider W, Menge KH (1989a) Die Voraussetzung zum klinischen Einsatz der dreidimensionalen Ultraschalldarstellung. Radiologe 6:303–307

Sohn CH, Grotepaß J, Menge KH, Ameling W (1989b) Möglichkeiten der dreidimensionalen Ultraschalldiagnostik, erste Ergebnisse. Dtsch Med Wochenschr 114:534–537

Sohn CH, Stolz U, Bastert G: Dopplersonographie in Gynäkologie und Geburtshilfe. Thieme, Stuttgart

Stolz W (1989) Dopplersonographie an fetalen und uteroplazentaren Gesäßen. Habilitationsschrift, Heidelberg

Stolz W, Wunsch S, Stolz M, Reinhard H, Wallwiener D, Bastert G (1989) Die Bedeutung der gepulsten Dopplersonographie für die praenatale Diagnostik bei Plazentainsuffizienz – Untersuchung an 198 Patientinnen. Z Geburtshilfe Perinatol 193

Stolz W, Reinhard H, Stolz M, Wallwiener D, Bastert D (1990) Dopplersonographische Flußmessung fetaler und uteroplazentarer Gefäße. Ultraschall 1:1–54

Stuart B, Drumm J, Fitzferald DE, Duigan NM (1980) Fetal blood velocity waveforms in normal pregnancy. Br J Obstet Gynaecol 88:865

Tonge HM (1987) A doppler ultrasound study of human fetal vascular dynamics. M.D. Thesis

Wladimiroff JW, Vosters R, Vletter W (1980) Real-time assessment of fetal and neonatal cardiac dynamics. In: Bennet MJ, Campbell S (eds) Real-time ultrasound in obstetrics. Backwell Scientific, Oxford, p 79

Wladimiroff JW, Tonge HM, Stewart PA (1986) Doppler ultrasound assessment of cerebral blood flow in the human fetus. Br J Obstet Gynaecol 93:471–475

Weiner CP (1981) The pseudogestational sac in ectopic pregnancy. Am J Obstet Gynecol 139:959–961

Sachverzeichnis

Springer-Verlag und Umwelt

Als internationaler wissenschaftlicher Verlag sind wir uns unserer besonderen Verpflichtung der Umwelt gegenüber bewußt und beziehen umweltorientierte Grundsätze in Unternehmensentscheidungen mit ein.

Von unseren Geschäftspartnern (Druckereien, Papierfabriken, Verpackungsherstellern usw.) verlangen wir, daß sie sowohl beim Herstellungsprozeß selbst als auch beim Einsatz der zur Verwendung kommenden Materialien ökologische Gesichtspunkte berücksichtigen.

Das für dieses Buch verwendete Papier ist aus chlorfrei bzw. chlorarm hergestelltem Zellstoff gefertigt und im pH-Wert neutral.

MIX
Papier aus verantwortungsvollen Quellen
Paper from responsible sources
FSC® C105338

If you have any concerns about our products,
you can contact us on
ProductSafety@springernature.com

In case Publisher is established outside the EU,
the EU authorized representative is:
Springer Nature Customer Service Center GmbH
Europaplatz 3, 69115 Heidelberg, Germany

Printed by Libri Plureos GmbH
in Hamburg, Germany